AACN 重症护理精要

AACN Essentials of Critical Care Nursing

第 5 版

Fifth Edition

主 编　Sarah A. Delgado

主 译　孙　红　庄一渝　关　欣

主 审　杜　斌　常志刚　林　玲

人民卫生出版社

·北 京·

版权所有，侵权必究！

图书在版编目（CIP）数据

AACN 重症护理精要 /（美）萨拉·A. 德尔加多（Sarah A. Delgado）主编；孙红，庄一渝，关欣主译. 北京：人民卫生出版社，2025. 7. -- ISBN 978-7-117-37881-9

I. R459. 7

中国国家版本馆 CIP 数据核字第 2025TW9549 号

| 人卫智网 | www.ipmph.com | 医学教育、学术、考试、健康，购书智慧智能综合服务平台 |
| 人卫官网 | www.pmph.com | 人卫官方资讯发布平台 |

图字：01-2024-2000 号

AACN 重症护理精要
AACN Zhongzhenghuli Jingyao

主　　译：孙　红　庄一渝　关　欣
出版发行：人民卫生出版社（中继线 010-59780011）
地　　址：北京市朝阳区潘家园南里 19 号
邮　　编：100021
E - mail：pmph @ pmph.com
购书热线：010-59787592　010-59787584　010-65264830
印　　刷：人卫印务（北京）有限公司
经　　销：新华书店
开　　本：889×1194　1/16　　印张：38
字　　数：1124 千字
版　　次：2025 年 7 月第 1 版
印　　次：2025 年 7 月第 1 次印刷
标准书号：ISBN 978-7-117-37881-9
定　　价：349.00 元
打击盗版举报电话：010-59787491　E-mail：WQ @ pmph.com
质量问题联系电话：010-59787234　E-mail：zhiliang @ pmph.com
数字融合服务电话：4001118166　E-mail：zengzhi @ pmph.com

译者名录（以姓氏笔画为序）

马　艳	中国医学科学院阜外医院	佟明笑	首都医科大学附属北京积水潭医院
马　萌	北京医院	余　萌	中国医学科学院阜外医院深圳医院
王　云	首都医科大学	邹灯秀	华中科技大学同济医学院附属同济医院
王　玥	北京大学人民医院	沈克凡	首都医科大学
王　胜	同济大学附属同济医院	张　丹	首都医科大学附属北京积水潭医院
王艳国	北京医院	张未迟	首都医科大学宣武医院
王鹏举	吉林大学第一医院	张伟英	同济大学附属东方医院
毛文平	首都医科大学附属北京友谊医院	张志娴	中国医学科学院阜外医院深圳医院
申艳玲	中日友好医院	张欣宇	同济大学附属同济医院
成　帅	天津市北辰医院	张欣婷	吉林大学第一医院
朱　颖	盐城市大丰人民医院	张金娟	北京大学人民医院
庄一渝	浙江大学医学院附属邵逸夫医院	张紫君	天津市泰达医院
刘　芳	首都医科大学宣武医院	陈娜娜	北京大学第一医院
刘　铭	北京医院	周杰楠	中南大学湘雅二医院
刘经邦	浙江大学医学院附属邵逸夫医院	赵　琳	中国医学科学院阜外医院
刘晓江	北京大学人民医院	赵熙文	北京大学第三医院
关　欣	北京医院	荆泽璐	天津市泰达医院
孙　红	中国医学科学院北京协和医院	种　甲	北京医院
孙建华	中国医学科学院北京协和医院	宫晓艳	浙江大学医学院附属邵逸夫医院
孙艳玲	天津市泰达医院	骆金铠	首都医科大学附属北京友谊医院
孙嘉奇	北京大学第三医院	秦　峤	北京大学第一医院
巫　瑞	西安交通大学第一附属医院	袁　翠	北京大学第一医院
李乐之	中南大学湘雅二医院	夏欣华	天津市泰达医院
李宇轩	北京大学第三医院	郭柳媚	西安交通大学第一附属医院
李洁琼	西安交通大学第一附属医院	龚　成	中日友好医院
李尊柱	中国医学科学院北京协和医院	章迎晨	中国医学科学院北京协和医院
李黎明	河南省人民医院	梁小芹	首都医科大学附属北京积水潭医院
杨　凤	中南大学湘雅护理学院	景孟娟	河南省人民医院
杨丽娟	山东第一医科大学附属省立医院	曾　莉	同济大学附属同济医院
杨倩倩	北京市回民医院	蔡　晶	中国医学科学院北京协和医院
吴　荣	中国医学科学院阜外医院	熊　杰	华中科技大学同济医学院附属同济医院
吴晓英	北京大学人民医院	燕朋波	天津市北辰医院

主 译 简 介

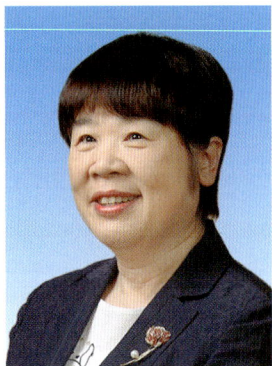

孙　红

1963 年 4 月出生于北京市。副主任护师，曾任中国医学科学院北京协和医院护理部副主任，妇儿党总支书记，组织处(统战处)处长。中华护理学会第二十七届、第二十八届重症护理专业委员会主任委员，北京护理学会第十届、第十一届重症监护专业委员会主任委员，北京护理学会第十二届继续教育工作委员会主任委员。曾获全国"敬佑生命·荣耀医者"美丽天使奖、首届全国杰出护理工作者、全国三八红旗手等称号。第十四届全国政协委员。

从事重症护理、急诊护理、护理管理近 40 年，主编、副主编专业书籍 10 余部，在国内护理核心期刊发表论文 40 余篇，参与多个国内护理团体标准和专家共识的编写工作。

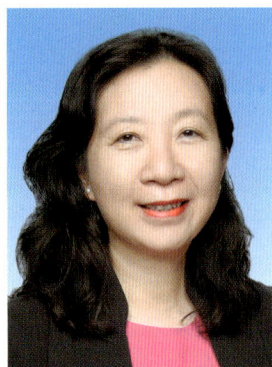

庄一渝

1968 年 12 月出生于江苏南京。主任护师，博士研究生导师。现任浙江大学医学院附属邵逸夫医院护理副院长兼护理部主任，中华护理学会理事，浙江省护理学会副理事长，中华护理学会第二十七届、第二十八届重症护理专业委员会副主任委员，浙江省护理学会 ICU 专业委员会主任委员，《中华护理杂志》副主编。

从事临床科研教学工作 40 年，近 5 年以第一负责人获批浙江省医药卫生科技计划省部共建重大项目 1 项、省级科研项目 2 项。近 5 年以第一作者和通信作者发表中文核心期刊论文 16 篇，SCI 论文 21 篇。

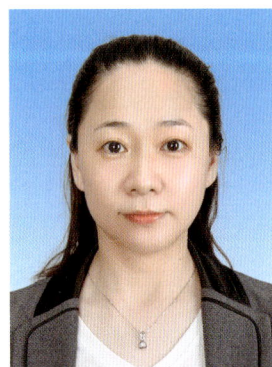

关　欣

1976 年 4 月出生于吉林省白城市。主任护师、教授、硕士研究生导师。现任北京医院(国家老年医学中心)医院感染管理处(疾病预防控制处)处长，中华护理学会第二十七届、第二十八届重症护理专业委员会副主任委员，北京护理学会第十届、第十一届康复专业委员会副主任委员，《中国护理管理》审稿专家。曾获第五届中华护理学会科技奖二等奖、首都优秀护理工作者称号等。

从事临床及管理工作 26 年，在国内外学术期刊上作为第一作者或通信作者发表论文 20 余篇，参编专业书籍、教材 10 余部，参与多个护理团体标准的编写工作。

主 审 简 介

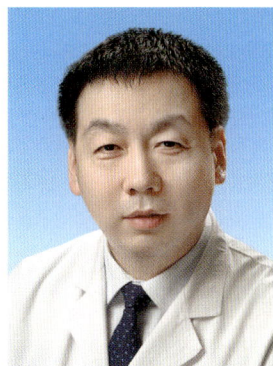

杜 斌

1968年1月出生于北京市。重症医学教授，博士研究生导师，现任中国医学科学院北京协和医院副院长，中国医师协会第五届重症医学医师分会会长，中华医学会重症医学分会第六届委员会副主任委员。从事重症医学临床、教学及科研工作30余年，曾主持或参与多项国家科技支撑计划和国家重点研发计划项目。发表SCI论文200余篇，参与多部国际临床指南编写工作。曾获吴阶平医药创新奖及第二届全国创新争先奖、中华医学会2024年医学科学技术奖二等奖。第十四届全国政协委员。

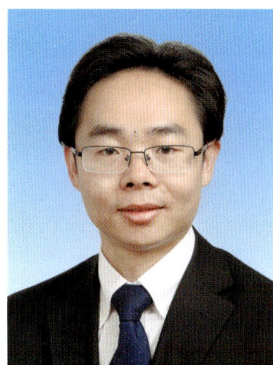

常志刚

1979年2月出生于江苏泰州。博士，主任医师，教授，博士生导师。北京医院重症医学科主任，北京医学会重症医学分会常务委员、北京医师协会重症医学专科医师分会常务理事、中国病理生理学会危重病医学专业委员会青年专家委员会副主任委员、中华医学会肠外肠内营养学分会重症营养治疗专业学组副组长、中国人体健康科技促进会重症医学与器官支持专业委员会副主任委员兼秘书长。

从事重症医学临床教学科研工作20余年，发表论文60余篇，其中SCI论文30余篇，承担多项国家及省部级课题。荣获国家优秀青年医师、全国抗击新冠肺炎疫情先进个人、全国卫生健康系统新冠肺炎疫情防控工作先进个人等称号。

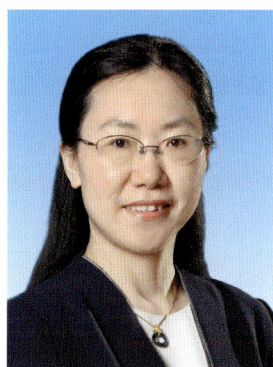

林 玲

1973年6月出生于江苏宜兴。主任医师，浙江大学医学院附属邵逸夫医院医学模拟中心主任，重症医学科副主任，重症医学住院医师规范化培训基地教学主任。现任中国医师协会心脏重症专业委员会委员、浙江省医学会营养与代谢分会副主任委员、浙江省医师协会重症医学医师分会委员、浙江省医师协会体外生命支持专业委员会委员、浙江省抗癌协会肿瘤重症医学专业委员会常务委员、浙江省医学会医学鉴定专家。

从事重症医学临床教学科研工作27年，执笔和参与编写10余项心脏重症领域专家共识和建议，发表SCI/核心论文20余篇，主持和参与省部级课题多项。连续多年主持并成功举办国家级继续医学教育项目。

编 者 名 录

Anna M. Alder, MS, RN, PCCN, CCRN, NPD-BC
Clinical Instructor
University of Utah College of Nursing
Salt Lake City, Utah
Chapter 14: Gastrointestinal System

Earnest Alexander, PharmD, BCCCP, FCCM
Assistant Director, Clinical Pharmacy Services
Tampa General Hospital
Tampa, Florida
Chapter 7: Pharmacology

John C. Bazil, RN, BSN, BSEE
Registered Nurse
UT Southwestern Medical Center
Dallas, Texas
Chapter 12: Neurologic System
Chapter 21: Advanced Neurologic Concepts

Elizabeth J. Bridges, PhD, RN, CCNS, FCCM, FAAN
Professor
University of Washington School of Nursing
Clinical Nurse Researcher
University of Washington Medical Center
Seattle, Washington
Chapter 4: Hemodynamic Monitoring
*Chapter 24: Hemodynamic Monitoring Troubleshooting
    Guide*

Jie Chen, RN, CMSN, ACNP-BC
Harrisburg, Pennsylvania
Chapter 15: Renal System

Yvonne D'Arcy, MS, APRN, CNS, FAANP
Pain Management and Palliative Care Nurse Practitioner
Retired Suburban Hospital Johns Hopkins Medicine
Ponte Vedra Beach, Florida
*Chapter 6: Pain, Sedation, and Neuromuscular Blockade
    Management*

**John J. Gallagher, DNP, RN, CCNS, CCRN, TCRN, CHSE,
    RRT, FCCM**
Professor/Clinical Nurse Specialist
University of Pittsburgh School of Nursing
Pittsburgh, Pennsylvania
*Chapter 20: Advanced Respiratory Concepts:
    Modes of Ventilation*

Danya Garner, PhD, RN, OCN, CCRN-K, NPD-BC
Associate Director, Continuing Professional Education
The University of Texas MD Anderson Cancer Center
Houston, Texas
Chapter 13: Hematologic and Immune Systems

**Sonya M. Grigsby, DNP, APRN, AGACNP-BC, FNP-BC,
    EMBA-HCM, CCRN**
Nurse Practitioner
Christus Mother Frances Hospital
Tyler, Texas
Chapter 11: Multisystem Problems

Kiersten Henry, DNP, ACNP-BC, CCNS, CCRN-CMC
Chief Advanced Practice Provider
MedStar Montgomery Medical Center
Olney, Maryland
Chapter 10: Respiratory System

Carol Jacobson, MN
Partner, Cardiovascular Nursing Education Associates
Cardiovascular Nursing Education Associates
Seattle, Washington
*Chapter 3: Interpretation and Management of Basic Cardiac
    Rhythms*
Chapter 18: Advanced ECG Concepts
*Chapter 25: Cardiac Rhythms, ECG Characteristics, and
    Treatment Guide*

Robert E. St. John, MSN, RN, RRT
Senior Clinical Director – Patient Monitoring
Medtronic
St. Louis, Missouri
Chapter 5: Airway and Ventilatory Management

Mary Jo Kelly, DNP, RN, ARNP, CCNS, ACNS-BC, CCRN
Clinical Nurse Specialist
Providence Swedish Health Care System
Seattle, Washington
Chapter 4: Hemodynamic Monitoring
*Chapter 24: Hemodynamic Monitoring Troubleshooting
    Guide*

Sara Knippa, MS, RN, ACCNS-AG, CCRN, PCCN
Critical Care Clinical Nurse Specialist
UCHealth
Aurora, Colorado
*Chapter 6: Pain, Sedation, and Neuromuscular Blockade
    Management*

Christopher Kolokythas, MS, AGACNP-BC, ACCNS-AG
Senior Nurse Practitioner
R Adams Cowley Shock Trauma Center
Baltimore, Maryland
Chapter 17: Trauma

Janet Lee, RN, DNP, AGACNP-BC, ACCNS-AG, CRNP
R Adams Cowley Shock Trauma Center at University of
　Maryland Medical Center
Baltimore, Maryland
Chapter 17: Trauma

**Barbara Leeper, MN, APRN CNS-MS, CCRN-K,
　CV-BC, FAHA**
Clinical Nurse Specialist, Cardiovascular and Critical Care
Dallas, Texas
Chapter 9: Cardiovascular System
Chapter 19: Advanced Cardiovascular Concepts

DaiWai M. Olson, RN, PhD, FNCS
Professor
University of Texas Southwestern
Dallas, Texas
Chapter 12: Neurologic System
Chapter 21: Advanced Neurologic Concepts

Heather Roff, MS, AGACNP-BC, ACCNS-AG, CCRN
Critical Care Nurse Practitioner
University of California San Francisco
San Francisco, California
Chapter 16: Endocrine System

**Maureen A. Seckel, MSN, APRN, ACNS-BC, CCRN,
　CCRN-K, FCCM, FCNS, FAAN**
Critical Care Clinical Nurse Specialist and Sepsis
　Coordinator
ChristianaCare
Newark, Delaware
Chapter 5: Airway and Ventilatory Management
Chapter 10: Respiratory System

Maxine Wanzer, MSN, AGACNP
Critical Care APP & Fellowship Advisor
OhioHealth
Columbus, Ohio
*Chapter 1: Assessment of Critically Ill Patients and
　Their Families*
*Chapter 2: Planning Care for Critically Ill Patients and
　Their Families*

Laura Webster, D.Be, RN, HEC-C, CEN
Pacific NW Division VP of Ethics – CommonSpirit Health
Affiliate Faculty – University of Washington School
　of Medicine Department of Bioethics and Humanities
Seattle, Washington
Chapter 8: Ethical and Legal Considerations
Chapter 23: Implementing Crisis Standards of Care

审 阅 者

Janet Ahlstrom, MSN, APRN, ACNS-BC, NEA-BC
Clinical Nurse Specialist
University of Kansas Health System
Kansas City, Kansas

Markie Baxter, BSN, RN
Nurse Professional Development Specialist
Virginia Mason Medical Center
Seattle, Washington

Linda Bell, MSN, RN
Clinical Practice Specialist
American Association of Critical-Care Nurses (AACN)
Tryon, North Carolina

Naomi Colón, MSN, RN, CCRN, PCCN, TNS
Clinical Nurse Educator
Bethesda Butler Trihealth Hospital
Hamilton, Ohio

Stephanie Gregory, FNP-C, BMTCN
Lead Nurse Practitioner
Northside Hospital BMT unit
Atlanta, Georgia

Lindsey A. Hart, DNP, AGPCNP-BC
Nurse Practitioner Coordinator, Structural Heart Program
Maimonides Medical Center
Brooklyn, New York

Carrie Judd, MSN, APRN, FNP-C
Clinical Instructor
The University of Texas at Tyler
Longview, Texas

Mary Beth Flynn Makic, PhD, RN, CCNS, CCRN-K, FAAN, FNAP, FCNS
Professor
Adult-Gerontology Clinical Nurse Specialist
  Program Director
University of Colorado
College of Nursing
Aurora, Colorado

Gail Markowski, DNP, ANP-C, ACNP-C, CCRN
Clinical Assistant Professor
State University of New York at Buffalo
Buffalo, New York

Karen Marzlin, DNP, CCNS, ACNPC-AG, CCRN-CMC, CHFN
Acute Care Nurse Practitioner, Clinical Nurse Specialist,
  Educator, Consultant
Kidney and HTN Consultants, Cardiovascular Nursing
  Education Associates, Key Choice
Canton, Ohio

Georgina Morley, PhD, MSc, RN, HEC-C
Nurse Ethicist
Cleveland Clinic
Cleveland, Ohio

Nancy Munro, RN, MN, CCRN, ACNP-BC, FAANP
Nurse Practitioner
Pulmonary Hypertension Service, NIH
Bethesda, Maryland

Heather Przybyl, DNP, RN, CCRN
RN Certified Specialist
Banner University Medical Center Phoenix
Phoenix, Arizona

Brenda Pun, DNP, RN, FCCM
Director of Data Quality
Vanderbilt University Medical Center
Nashville, Tennessee

Gina Riggi, PharmD, BCCCP, BCPS
Clinical Coordinator, Trauma ICU Clinical Specialist
Jackson Memorial Hospital
Miami, Florida

Magally Rolen, MSN, RN, PCCN
Intensive Care Unit – Registered Nurse
Texas Health Resources
Fort Worth, Texas

Kristin E. Sandau, PhD, RN, FAHA, FAAN
Professor of Nursing
Bethel University
St. Paul, Minnesota

Mary A. Stahl, MSN, RN, CCNS, CCRN-K
Clinical Practice Specialist
American Association of Critical-Care Nurses
Parkville, Missouri

Daniel N. Storzer, DNP, ACNP, CCRN, EMT-P, FCCP, FCCM
Intensivist
ThedaCare
Neenah, Wisconsin

Scott Carter Thigpen, DNP, RN, MSN, CCRN-K
Professor of Nursing
South Georgia State College, School of Nursing
Douglas, Georgia

Terri Townsend, MA, RN, CCRN-CMC
Clinical Educator, Ret.
Community Hospital Anderson, Ret.
Anderson, Indiana

Maxine Wanzer, MSN, AGACNP
Critical Care APP & Fellowship Advisor
OhioHealth
Columbus, Ohio

Catherine A. Wolkow, PhD, BSN, RN, CCRN
Critical Care Nurse
UWMC-Northwest (University of Washington Medical
　Center – Northwest)
Seattle, Washington

Susan Yeager, DNP, RN, CCRN, ACNP-BC, FNCS
Advanced Practice Provider Neurocritical Care Educator
The Ohio State University Wexner Medical Center
Columbus, Ohio

中 文 版 序

重症护理是现代医疗体系中的重要组成部分，它不仅是一个技术密集型的护理领域，而且是一个充满人文关怀的专业。在当今这个医学科技飞速发展的时代，随着公众健康意识的增强，重症护理正迎来前所未有的发展机遇与挑战。在这个重要的发展阶段，亟须通过高质量的教育资源来培育新一代具备国际视野、专业能力和创新精神的重症护理人才。

2024年，中华护理学会第28届重症护理专业委员会精心组织翻译了美国重症监护护士协会（American Association of Critical-Care Nurse, AACN）的权威著作——《AACN重症护理精要》第5版。此举不仅展现了我国护理界对国际先进护理理念的开放态度，也彰显了我们致力于提升国内重症护理水平的决心和信心。

《AACN重症护理精要》第5版凝聚了全球范围内重症护理专家的卓越智慧，全面系统地阐述了重症护理的全貌，包括成人重症患者的常见疾病、管理策略，以及特殊病理状态下的重症护理要点。书中不仅提供了诸如实验室检查正常值、心律失常及其处理方法等关键信息，还整合了实用的临床图表、学习工具，并通过案例分析，采用问答的形式加深读者对知识的理解。

在翻译过程中，译者严格遵循原著的学术严谨性，同时兼顾中文读者的语言习惯，力求让内容更加贴近本土读者。希望《AACN重症护理精要》第5版能够成为重症护理从业者学习、交流和实践的重要参考资料，助力提升我国重症护理的整体水平，推动护理专业化的进程。

在全球卫生环境不断演变的背景下，本书将为我国重症护理人员的职业成长提供更为坚实的知识基础，为确保重症患者的安全、提高医疗服务品质注入新的动力。相信通过不断地学习与实践，重症护理工作者将更加从容地应对临床中的各种挑战，为重症患者提供更加精准有效的护理服务。

在此，谨向所有参与本书翻译、审校和编辑工作的专家学者及护理同仁表示衷心的感谢。同时，向每一位在重症护理一线辛勤工作的同仁致以最崇高的敬意，正是因为你们的坚持与努力，才为我国重症护理领域的发展奠定了坚实基础，并不断迈向新的高度。

中华护理学会

2025年6月1日

中文版前言

现代意义上的重症监护病房（ICU）起源于20世纪50年代，标志性事件是1952年脊髓灰质炎大流行期间，医生们首次尝试将需要呼吸支持的患者集中起来进行治疗。这一举措被视为现代ICU发展的里程碑。随着医学技术特别是生命支持系统的不断进步，重症护理逐步发展成为一个独立且专业的领域。到了20世纪60年代至70年代，重症护理的系统化和专业化趋势日益明显，多个国家相继成立了重症护理专业组织。美国于1969年成立了重症监护护士协会（American Association of Critical-Care Nurse，AACN），我国于2004年成立了中华护理学会重症监护专业委员会（现更名为重症护理专业委员会）。重症护理的发展与护理教育紧密相连，通过不断完善教育体系，重症护理人才的培养变得更为系统化和专业化，这不仅提升了重症护理的质量，也推动了整个护理学科的进步。

美国重症监护护士协会2023年组织编写了*Essentials of Critical Care Nursing*第5版，汇聚了众多国际重症护理专家的智慧结晶，反映了最新的临床实践与研究成果。为使我国重症护理与国际接轨，并促进学习资源的有效利用，中华护理学会重症护理专业委员会组织翻译了该书。本书分为4个主要部分：基础知识、常见疾病、理论拓展和关键参考内容，中文版共计24章，由国内重症护理领域的知名专家分工翻译，并由资深重症医学专家组成的团队负责校审工作。经过多次修订和完善，最终完成了此次翻译。

本书的第1部分为读者奠定了重症护理的基础知识与技能，涵盖了重症护理的核心概念，包括全面的患者评估技巧、复杂的临床决策过程等。这部分特别强调了疼痛管理和镇静管理这两个重症护理中的关键主题，为后续更为专业的内容奠定了坚实的基础，确保读者能够掌握重症护理的基本原则和实践方法。

第2部分深入探讨了重症患者常见的各系统疾病，全面覆盖了重症监护单元中经常遇到的病理状况。每一章节都详细介绍了特定系统疾病的病理生理学、临床表现、诊断方法及护理策略。值得一提的是，这部分还专门讨论了多器官功能障碍综合征，体现了对复杂重症病例综合管理的重视。

第3部分涵盖了营养支持和感染控制等贯穿重症护理全过程的重要主题。特殊人群护理的章节体现了对不同患者群体个性化需求的关注，展示了全面而深入的护理理念。

第4部分为重症护理实践提供了重要的参考资料，包括常用的实验室检查正常参考值、药物治疗指南、心律失常的识别与处理等实用信息。危机标准与应急预案的内容则为护士应对紧急情况提供了指导。这部分内容直接支持日常临床决策，是一个宝贵的快速参考资源。

本书从重症护理的基础概念出发，系统阐述了各系统常见病理状况的护理要点，并提供了重要的参考信息。每个章节都包含了理论知识、临床实践指导、案例分析和自我评估题，有助于读者将理论与实践相结合。本书特别强调了循证护理实践，融入了最新的研究成果和临床指南。从基础到拓展，从理论到实践，从常规护理到紧急处置，《AACN重症护理精要》第5版为读者提供了一个全方位的学习和参考平台，将成为一本非常实用的ICU护理参考书。

我们深知，在翻译的过程中，难免会有疏漏和不足之处，我们诚挚地欢迎广大读者提出宝贵的意见和建议，以便我们不断完善和提高。让我们携手共进，在重症护理的道路上不断探索与前行。

中华护理学会重症护理专业委员会

2025年6月1日

原 著 前 言

本书为读者提供了有关危重症患者及其家属护理的循证内容。本书由护理专家撰写，为重症护理教育制定了标准，支持美国国家认证的准备工作，并且可以成为一种解决患者服务中不确定因素的资源。编写组认识到学习者在尝试掌握更复杂的重症监护概念之前需要学习基础知识。此外，美国重症监护护士协会肯定了这本书对美国护理学院学会团体，尤其是医务人员的价值。作为主编，我感谢 AACN 团队为提供此验证而付出的时间和精力。从第 1 版开始，这本书就一直沿用AACN 的名字。

《AACN 重症护理精要》(*AACN Essentials of Critical Care Nursing*)分为 4 个部分：

- 第 1 部分：基础知识介绍了医务人员必须了解的核心信息，以便无论环境或诊断如何，都可以为所有重症患者提供安全、合格的护理。这部分内容包括重症患者及其家属常见的评估、诊断、规划和干预等内容；心律的监测与管理；血流动力学监测；气道和机械通气管理；疼痛、镇静和神经肌肉阻滞的管理；药理学。第 1 部分为 ICU 医务人员提供了夯实基础能力的参考。

- 第 2 部分：常见疾病涵盖了重症监护病房常见的疾病及管理策略，与重症监护注册护士 (critical care registered nurse, CCRN) 认证考试密切相关。本部分按全身器官系统和重症监护情况进行划分，如心血管系统、呼吸系统、神经系统、血液及免疫系统、消化系统、肾脏系统、内分泌系统、多系统和创伤。

- 第 3 部分：理论拓展介绍了复杂的重症护理概念或病理状况，提供了专业信息。具体的章节内容包括心电图理论拓展、心血管理论拓展、机械通气模式和神经学理论拓展。

- 第 4 部分：关键参考内容包含精选的参考信息，包括适用于本书案例分析的实验室检查值和诊断值；心律、心电图特征与治疗指南以及血流动力学诊断。第 5 版新增了一个表格，展示了如何实施常规、应急和危机护理。第 4 部分的内容主要以表格形式呈现，以便快速参考。

第 1 部分、第 2 部分和第 3 部分的每一章都以"学习目标"开始，可用于指导教学，并评价学习者的能力。此外，每章都提供了"典型案例"，重点介绍章节中的关键信息，以辅助临床医务人员理解章节内容，以及对重症护理中遇到的情况和问题提供更好的评估和处理。典型案例旨在加强学员对病理问题 / 疾病严重程度及其对患者和家庭的影响的评估。每个案例都提供了问题和答案，以便学习者测试。

本书体现了第 1 版主编 Marianne Chuley 和 Suzanne M. Burns 的专业能力。两位都是杰出的领导者，拥有丰富的护理专业知识，我很荣幸、谨慎地希望能够继续传承。自第 1 版出版以来，重症护理领域发生了巨大的变化。随着信息技术的广泛运用，包括 AACN 的重症监护基础知识在内的在线学习，以及网络研讨会、播客和其他平台的普及，为护士获取护理知识增加便利。

科技发展也改变了我们的干预措施和记录方式。新的证据改变了旧的做法，并改变了我们对临床数据的解读。虽然重症护理较为复杂，需要团队协作，需要具有独特的专业知识，但护士也需为患者提供持续且富有同情心的关怀。

随着重症护理的不断发展，护士所利用的技能和知识也将发生变化，但不变的是护士对学习的严谨态度，并将学习转化为最佳临床实践。第 5 版与前几版一样，满足护士学习的需求，支持他们寻求验证，并为临床患者护理提供资源。作为这本书的主编，我也希望通过这本书，对护士一直以来在患者、家庭和社区生活中所作出的重要贡献表示敬意。

致敬重症护理。

Sarah A. Delgado，MSN，RN，ACNP

（孙建华　马萌 译）

目　　录

第 1 部分

基 础 知 识

第**1**章 危重症患者及其家属的评估

Maxine Wanzer

学习目标

1. 讨论对危重症患者及其家属应用连贯、系统的方法进行评估的重要性。
2. 明确危重症疾病不同阶段的评估重点：
   - 入室前评估；
   - 入室快速检查；
   - 入室综合评估；
   - 持续评估。
3. 阐述如何根据患者临床状态的改变进行动态评估。

对危重症患者及其家属进行评估是重症监护护士的一项重要能力。通过评估获取的信息可以识别患者及其家属当下和未来的需求，进而启动和调整护理计划来处理或解决这些需求。在本章中，"家属"这个词指的是与患者有重要关系的一个或多个人。

传统的患者评估方法包括全面评估患者的病史、系统回顾，以及对全身各系统的全面体格检查。这种方法虽然理想，但在重症监护中很少能实现，因为患者入室时会面临生命危险，护士必须在收集数据的同时兼顾护理工作的轻重缓急。考虑到患者的危重情况和家庭状况，为了平衡资料收集的需求，传统的评估方法和技术得到了相应调整。

本章概述了一种用于识别危重症疾病突发情况和动态变化的评估方法。此方法强调根据患者护理的优先级别分阶段收集评估数据，可作为评估绝大多数危重症患者及其家属的通用模板。随后，可以针对患者诊断的具体内容进行个性化评估。适用于特定疾病状态的评估内容将在后续章节进行说明。

培养评估危重症患者及其家属的能力，关键在于采取一致和系统的评估方法。如果没有这种方法，就很容易错过一些细微迹象或细节，而通过这些迹象或细节可能会发现实际或潜在的问题，也可能提示患者的状况正在发生变化。评估的重点首先是患者，然后才是技术。患者是重症医护人员关注的焦点，而技术则是对直接评估所获得信息的补充。

评估患者有两种标准方法：从头到脚的方法和身体系统方法。大多数重症监护护士会综合使用这两种方法，即"从上到下"的系统方法。本章的入室评估和持续评估部分就是以这种综合方法为基础进行介绍的。

评估框架

对危重症患者及其家属的评估从护士得知患者即将入室的那一刻就开始了，一直持续至转入下一个护理阶段。评估过程可分为4个不同阶段：①入室前评估；②入室快速检查（仅基本情况）；③初步综合评估；④持续评估。

入室前评估

入室前评估从收到患者即将入室的信息

就开始了。这一通知来自最初的医疗团队联系人。该联系人可能是现场向急诊科（emergency department，ED）报告的急救人员、陪同患者从其他医疗机构或者院内其他科室转诊的医护人员，如 ED、手术室（operating room，OR）、重症康复病房或内/外科护理病区。入室前的评估可以描述患者的初步情况，让重症监护护士开始预估患者的生理和心理需求。这种入室前评估还可让重症监护护士确定护理该患者所需的适当资源。科学技术也可以用来辅助强化入室前评估。应用电子健康病历（electronic health record，EHR）可以快速收集基本信息，如主诉、既往病史、过敏史等。根据入室前评估阶段获得的信息，重症监护护士即可做好环境准备以满足患者及其家属个体化需求。

入室快速检查

入室快速检查是在患者入科后立即进行的，以评估 ABCDE 首字母（表 1-1）所代表的参数为基础。入室快速检查评估是对通气和血流灌注是否充足的快速概述，以确保对任何危及生命的情况进行早期干预。评估的重点还包括获取主诉和必要的诊断检查以补充体格检查的结果。入室快速检查是对患者的概括性观察，可确认基本的神经、心脏和呼吸功能是否正常。

表 1-1　ABCDE 首字母所代表的参数

气道 airway

呼吸 breathing

循环、脑灌注和主诉 circulation, cerebral perfusion, and chief complaint

药物和诊断检查 drugs and diagnostic tests

设备 equipment

初步综合评估

根据患者的生理稳定程度和紧急治疗需求，尽快进行全面的初步评估。如果患者是从院外直接被收入重症监护病房（intensive care unit，ICU），综合评估应包括对既往病史、手术史和社会史深入评估，以及对全身各系统的全面检查。如果患者是从院内其他病区转入 ICU 的，综合评估则包括对入院评估资料的回顾及与患者当前状况的比较。综合评估对患者成功的预后至关重要，因为它为可能需要的主动干预措施提供有价值的见解。

持续评估

在完成基础的初步综合评估后，就要根据病区医疗方案和患者个体的需要，以不同的时间间隔进行持续评估和简化的初步综合评估。除了与患者的具体病情、治疗方法和治疗效果相关的其他持续评估要求外，通常所有患者还要完成本节列出的评估参数。

入室评估中的患者安全问题

危重症患者入室可能是一件混乱且快节奏的事件，很多事情涉及多个学科参与。但此时，医护人员必须特别注意准确评估与资料收集，以确保患者通过适当的干预措施得到安全的护理。入室时若获取的信息不准确，则可能会产生持续存在且难以纠正或发现的错误，并导致患者预后不佳。

获取危重症患者的信息可能很难，甚至无法获取。如果患者无法提供信息，就必须利用其他来源，如家属或朋友、EHR、既往病历、转运记录、转运团队或患者随身物品中的信息。入室时获取准确的患者身份信息、既往史，包括任何已知的过敏史尤为重要。尽快获得当前的用药方案至关重要，因为它们可以为患者的身体状况及任何导致当前状况的潜在因素提供线索，并确保协同用药，以继续适当地用药并避免药物间的相互作用。

EHR 可以帮助及时获取患者既往和当前的健康信息。重症医护人员可以查阅同一医疗系统中的住院和门诊记录，帮助他们快速确定患者最近的用药方案以及实验室和诊断结果。此外，同一地理位置上的许多医疗机构正在合作，让在多家医疗机构就诊的患者的医疗记录于院际间互通成为可能。这在重症监护环境中尤为有益，因为患者可能无法清晰表达重要的医疗信息，包括预立医疗指示、过敏史、直系亲属或门诊医护目前给他们制订的护理计划。通过填补这些空白，EHR 可以改善护理的连续性。

入住 ICU 的患者需进行仔细的体格检查，对重症疾病相关并发症的预防和/或早期治疗至关重要，尤为重要的是压力性损伤、感染、跌倒和/或谵妄的风险评估。在 ICU 期间出现谵妄的患者发生重症监护后综合征（post intensive care syndrome，PICS）的风险很高。这种综合征被定义为转出 ICU 后可能持续数月或数年的认知、心理和身体的症状与体征。发生 PICS 的患者的生活质量会下降，可能无法重返工作岗位或无法恢复以往的活动能力及认知敏锐度。家庭成员也有患上类似综合征的风险。有一些干预措施已被证明可以预防谵妄和PICS。ABCDEF集束化方案，该框架取自美国重症医学会的解放ICU运动倡议，该集束化方案包括针对存在谵妄和PICS风险的ICU患者的预防性措施和护理标准。

与准确识别患者身份相关的风险从未减少过，尤其是与进行侵入性操作、用药、输血、预立医疗指示和收集化验结果等干预措施相关的风险。护士在治疗开始时就需要留意安全问题。例如，准确设置输注高风险药物的注射泵是至关重要的。护士必须使用所有可用的安全设备，如输液泵中程序预编的药品库及条形码技术。医护人员还必须确保需要紧急实施侵入性操作的安全性。

入室前评估：在措施实施前

入室前评估开始于收到患者即将入室的消息时。入室前报告虽然简洁，但提供了关于患者的主诉、诊断或入室原因、相关病史细节和生理状态稳定性的关键信息（表1-2）。此外，还包括患者的性别和年龄、有无侵入性管路或静脉通路、正在使用的药物、其他正在进行的治疗，以及即将或已经完成的实验室或诊断性检查等信息。这些信息有助于临床医生在患者入室前预估患者的生理和情感需求，并确保在患者到来之前床旁环境已准备就绪，可以提供所有监护、物资供应和设备。

考虑隔离防护措施、中性粒细胞减少防护措施或特殊呼吸道隔离的需求也同样重要。

做好隔离需求的准备可以避免患者或医护人员潜在的严重暴露。如果患者需要隔离，则需要特别考虑限制工作人员的数量和进出患者房间的次数。这有助于节约个人防护装备（personal protective equipment，PPE），并减少工作人员暴露于传染性病原体。集中所有必需的装备和用品，并指定一名工作人员负责运送可能需要的其他用品。同时考虑在不离开隔离区的情况下进行沟通的方法，例如，在白板上写下信息。

许多ICU都有标准化的病房设置，是根据每个病区所接收的主要诊断相关的患者组别。每个病区的标准化监护和设备清单虽然各不相同，但要求标准是一样的（表1-3）。病房的标准化设置会

表1-2　入室前和入室快速检查评估方法总结

- **入室前评估**
- 关于患者的简短报告（年龄、性别、主诉、诊断、相关病史、生理状态、侵入性装置、设备和实验室/诊断性检查状况）
- 过敏史
- 完成病房设置，包括检查设备是否正常运行
  - 拒绝心肺复苏（do not resuscitate，DNR）情况
  - 隔离状态

入室快速检查
- 一般表现（患者的体型和意识水平）
- 气道：
  通畅性
  人工气道的位置（如果有）
- 呼吸：
  呼吸的次数和质量（频率、深度、模式、对称性、力度、辅助呼吸肌的使用）
  呼吸音
  是否有自主呼吸
- 循环和脑灌注：
  心电图（electrocardiogram，ECG）（心率、心律和有无异位搏动情况）
  血压
  外周脉搏和毛细血管再充盈
  皮肤、颜色、体温、湿度
  有无出血
  意识水平、反应
- 主诉：
  主要的身体系统
  相关的症状
- 药物和诊断性检查：
  入室前的用药（处方药、非处方药、违禁药）
  当前用药
  回顾诊断性检查结果
- 设备：
  血管通路和引流管的通畅性
  与患者连接的所有设备运行良好且均有标注

根据每位入室患者的特定需求（例如，辅助设备、静脉输注液体或药物）进行调整。在患者入室之前，核实所有床旁设备运转正常，并将人口统计学信息输入床边监护仪。

入室前准备还包括准备病历或床旁电脑，用以输入生命体征、出入量、用药、患者护理活动及患者评估等数据。入室前报告可能会提示即将进行的程序，以便在床旁安排好适当的用品。准备好病房和所有设备，有助于快速、顺利和安全地收治患者。如果ICU正在合作应用远程ICU（tele-icu，

表 1-3　标准房间设置的设备

- 配备合适连接线的床旁心电图和有创血压监护仪
- ECG 电极片
- 血压袖带
- 脉搏血氧饱和度监测仪
- 呼气末二氧化碳监测仪
- 温度计
- 负压吸引装置和负压瓶
- 吸引管
- 球囊面罩设备
- 氧气流量表、合适的导管和氧气输送装置
- 静脉输液架和输液泵
- 床旁用品,包括酒精棉签、非无菌手套、注射器、床垫和敷料用品
- 入室套包,通常包含浴盆和一般卫生用品
- 床旁电脑和/或纸质入院文件表单

e-ICU)模式,将患者即将入室的信息告知 e-ICU 中心也可让工作人员做好在危重症患者入室时开始监护的准备。

在患者入室之前,重症监护护士还要为患者家属做好计划,他们通常会与患者一起到达,甚至在患者入 ICU 之前到达。如果存在探视限制,应在患者入住 ICU 后尽快联系他们。可以指定一名医护人员通过电话或当家属抵达时与其联系,回答疑问,向他们简要介绍或口头概述病房情况,如果可以,带他们到可以舒适等候的地方,向他们提供关于何时可以探视的具体信息,讲述探视规章制度并提供支持。

入室快速检查评估：最初几分钟

患者到达 ICU 时,应立即观察他们的一般表现,并迅速进行 ABCDE 评估(见表 1-1)。入室后,护士要核实患者病情或设备使用情况,与入室前报告比较,有无任何紧急的变化。对当前存在的问题进行优先排序,以便首先解决危及生命的紧急需求。为患者连接监护和支持设备,给予重要药物,安排必要的实验室及诊断性检查。进行 ABCDE 评估的同时,护士必须通过自我识别、医院腕带、个人身份证件和/或家属身份证明来确认患者身份。此外,确定患者的过敏情况,包括过敏反应发生的类型和严重程度,以及既往用于减轻过敏反应的任何相关治疗。

可能会有其他医护人员在场接收患者并辅助完成入室工作。但是,ICU 护士是接收团队的领导者。患者的责任护士负责指导团队并分配任务,例如,更换 ICU 设备或连接监护仪连接线。ICU 护士的领导力对于患者的顺利入室很关键,它可以防止护理工作分散,并确保重要的评估线索不被忽略。

ICU 护士按照本节概述中的 ABCDE 评估法进行快速评估。如果初步评估中任何方面存在异常,则应立即启动干预措施来解决相应问题,然后再继续进行快速入室检查评估。此外,无论患者的意识水平(level of consciousness,LOC)如何,在入室过程中与患者沟通是一项基本的护理要素。

典型案例分析
入室前评估

护士长通知 Terry,他们将从急诊室收治一名 26 岁、发生摩托车车祸的男性。负责该患者的急诊护士打电话给 Terry,按照医院的标准报告格式向他报告。

该患者是一名低速正面相撞事故中未系安全带的司机,遭受了闭合性头部损伤和胸部创伤,并伴有左肺塌陷。患者已行气管插管并连接呼吸机,建立了静脉通路,并置入左侧胸腔引流管。急诊护士提供了患者生命体征和神经系统评估的最新趋势,以及患者对所用镇痛药的反应。在完成头部、胸部和腹部的计算机断层扫

描(computed tomography,CT)后,患者将被转入 ICU。Terry 询问了急诊护士患者是否存在躁动、是否留置了 Foley 导尿管及鼻胃(nasal gastric,NG)管,以及是否通知了家属这起事故。

在入室前,Terry 检查了患者的病房,并开始思索将会需要用到的物品。"患者已行气管插管,所以我要把氧气阀连接到氧源上,检查吸引管,确保吸引装置正常工作。我将通知呼吸治疗师,向他们通报患者入室的最新情况,并协助确保脉搏血氧饱和度监测仪、呼气末二氧化碳监测仪和呼吸机准备就绪。我还需要一根额外的

负压管用来连接胸腔引流系统。我还要打开心电监护仪，并备好心电电极片。床旁备一套动脉管路套件，冲洗系统和换能器也处于随时可以连接的状态。静脉输液装置准备就绪。该患者的LOC存在改变，意味着需要频繁的神经系统检查且可能需留置颅内压（intracranial pressure, ICP）监测导管。我将在与急诊护士交接期间做好神经系统检查的准备。我手边有瞳孔检查笔，但最好确认一下是否有留置颅内压监测导管的所有设备，以防医生在患者行CT扫描后想要在床旁进行操作。病房内电脑已开机，随时可以开始记录。已做好准备。"

　　　　问题1：在与急诊护士的入室前交流中，Terry会想要了解哪些基本信息？

　　　　问题2：患者抵达ICU时有哪些问题可能需要立即评估和/或干预，以确保病房内配置了适当设备？

　　　　问题3：患者被收入ICU后，在急诊护士和

Terry更加正式的交接中都包含了哪些信息？

　　答案

　　1. 患者姓名/年龄；事故类型和时间；损伤程度；相关病史、过敏史、生命体征和重要评估信息；管道和静脉通路留置情况；正在使用的药物；重要的化验结果；入室时的预期计划；家属是否在场；其他特殊说明。

　　2. 生命体征、神经系统状态，以及诸如呼吸机能否充分满足患者的通气需求、患者是否躁动或剧烈疼痛等信息。

　　3. 应用现状-背景-评估-建议（situation-background-assessment-recommendation, SBAR）模式，急诊护士可以提供更详细的车祸损伤信息、已知的患者完整病史、已知过敏史的重申、各系统的评估回顾、诊断性检查结果、所有侵入性管路和设备安置的确认、持续评估和干预的预案，以及任何相关的家庭信息。Terry还可以阐明她可能存在的任何问题。

气道和呼吸

　　通过患者讲话可验证其呼吸道是否通畅，如果他们的声音正常、清晰，则表明气道通畅。如果气道受损，使用仰头抬颏法或双手抬颌法将头部复位，以防舌头堵塞气道，并检查上呼吸道是否有血液、呕吐物和异物。如有必要，置入口咽或鼻咽通气管（见第5章）。如果患者已有人工气道，如气管内插管（endotracheal, ET）或气管切开套管，评估其是否固定妥当并记录气道的位置和大小。对于ET管，在距离牙齿、嘴唇或鼻孔最近的地方进行标记，以便将来与其正确的位置进行比较。经口腔或人工气道清理上呼吸道，确保气道无分泌物。观察并记录分泌物的量、颜色和黏稠度。

　　对患者呼吸的评估还包括观察呼吸的频率、深度、模式和对称性；呼吸的力度；辅助肌肉的使用；如果是机械通气状态，还要观察与呼吸机的同步性。不可忽视呼吸窘迫的非语言信号，包括躁动、焦虑或精神状态的改变。听诊胸部有无双肺呼吸音、呼吸音性质和双侧胸廓的起伏。同时听诊前胸和后背的呼吸音；若患者病情或时间存在限制，只评估前胸。检查无创血氧饱和度并快速分析结果。如果患者正在使用简易呼吸器或呼吸机的辅助呼吸，评估是否存在自主呼吸和吸气所需的压力。

　　如果有胸膜、纵隔的胸腔引流管，也要在最初的快速检查中进行评估。确保胸腔引流管连接负压吸引器，没有夹闭或打折。此外，评估胸腔引流管使用是否正常（如漏气、水封瓶内液体随着呼吸波动），并检查引流液的量和性状。如果需要进行干预以维持或建立通畅的气道，则在此停止评估。

循环和脑灌注

　　循环的初始评估包括快速触摸脉搏和查看心电监护仪，了解心率、节律情况及是否存在异位搏动。评估患者的血压和体温，并通过皮肤的颜色、温度和湿度，以及毛细血管再充盈情况来评估外周灌注。根据入室前报告和入室原因，可能还需要检查身体是否存在任何出血迹象，并确定是否正发生活动性出血。

　　在入室快速检查评估中，脑灌注评估的重点是确定大脑整体功能的完整性，通过快速评估简单的LOC来完成。评估患者思维是否清晰且有定向力，以及何种程度的语言或疼痛刺激会引发患者的反应，或患者有无任何反应。观察患者从担架移到ICU病床时的反应，可以提供有关LOC的更多信息。例如，患者是否可以遵从"把手放在你的胸前"或"挪动一下你的臀部？"等简单指令。如果患者因为创伤或人工气道的存在而无法说话，

注意他们能否根据问题适当点头或者眼睛能否追随病房里的事物活动。需注意 LOC 的降低可能预示着需要快速干预。

主诉

理想情况下，主诉的描述是从患者那里获取的，但这可能并不现实。资料可能收集自家属、朋友、旁观者和 / 或院前工作人员。对于有语言障碍的患者，医院认可的翻译人员可以协助进行谈话、后续评估和沟通。应当避免让患者家属或朋友担任翻译人员，以保护患者的隐私，避免家属不理解适当的医学术语而无法翻译的可能性，并消除其为患者翻译时善意但可能潜在的偏倚表述。在没有病史资料的情况下，医生必须依靠体格检查的结果（例如，是否存在药物贴片、永久起搏器或陈旧手术瘢痕）、病理生理学知识、查看既往 EMR 及转运记录来确定主诉。

主诉的评估侧重于确认所涉及的身体系统和相关症状的程度。其他问题还包括发病时间、诱发因素及严重程度。虽然入室快速检查阶段的重点是快速了解关键生命维持系统的概况，但此时可能仍需要对特定系统进行更深入的评估。例如，在前面介绍的案例分析中，完成 ABCDE 评估后，紧接着还需要对神经系统和呼吸系统进行更深入的评估。

药物和诊断性检查

关于药物和诊断性检查的信息已纳入入室快速检查中。如果没有静脉通路，则需立即建立并开始记录出入量。如果正在输注静脉药物，检查并核对药物名称与浓度，以及微量泵信息是否选择正确，并且药物是否按预定的剂量和速度进行输注。获取已完成的关键诊断性检查，并通过适用于基础诊断和主诉的附加检查，加强基本筛查检查（表 1-4）。回顾现有实验室诊断资料，以发现异常或潜在需要立即干预的迹象。特定病理情况的异常实验室和诊断资料将在后续章节中介绍。

设备

入室快速检查的最后一个阶段是对使用中的设备进行评估。快速评估所有输液管路和引流管的位置和通畅性，并连接至适当的监护或吸引设备。注意引流分泌物的量、颜色、黏稠度和气味。检查患者连接的所有设备的功能是否正常，并按

表 1-4　入室快速检查评估期间实施的一般诊断性检查

血清电解质
血糖
包括血小板的全血细胞计数
凝血功能分析
血型、筛查和交叉配型
动脉血气
药物筛检与毒理分析
胸部 X 线
心电图
血清肌钙蛋白

要求贴上标签。在连接监护和护理设备时，护士必须持续评估患者的呼吸及心血管状况，直至确认所有设备运行良好并能可靠传输精准的患者数据。

入室快速检查评估只需几分钟就可完成。在完成 ABCDE 评估后，即可开始初步综合评估。在进行综合入室评估之前，入室快速检查中发现的任何不稳定因素都会得到解决。

在完成入室快速检查评估后，如果患者不需要紧急干预，那么将患者转入 ICU 的医护团队可能有时间提供更详尽的报告。需要重点注意的是，护理交接过程中可能会发生安全疏漏。在此关键时刻，相关信息遗漏或错误沟通都会导致护理上的差错。使用标准化的交班模式，如 SBAR 模式，包括现状、背景、评估和建议的沟通，可将沟通错误的可能性最小化。交接过程可作为确认观察结果的机会，如药物输注剂量、快速检查评估中发现的异常、患者的神经系统检查、设备设置的确认，以及快速入室评估和入室前报告之间任何潜在的不一致。如有可能，在转运人员仍在场时更容易阐明有关问题。

这也可能是与患者家属进行首次互动的机会。家属和医疗团队之间的关系始于专业地介绍、保证和确认为患者提供最好照护的目的（表 1-5）。如果可行，允许家属短暂地探望患者。如果不可行，给家属提供一个可以了解患者病情进展情况的大致时间范围。在紧张的收治时，寻求其他医疗团队成员（如社会工作者）的帮助作为家庭支持是非常宝贵的，而且能为评估当前家庭成员可能需要的持续支持奠定基础。确定主要联系人，获取他们的联系方式，并解释探视规则。确保联系人信息尽快更新，并于日常或轮班期间更新信息，或根据机构指定的方式进行更新。有关家属探视的进一步讨论，请参阅第 2 章。

表 1-5   循证实践：家庭需求评估

快速评估
- 提供现实的希望
- 给予诚实的回答和消息
- 给予安慰

综合评估
- 使用开放式沟通方法并评估他们的沟通风格
- 评估家庭成员的焦虑程度
- 评估对当前情况的认知（知识、理解能力、对工作人员的期待、对预后的期许）
- 评估家庭角色和家庭动态（文化和宗教的习俗、价值观及发言人）
- 评估应对机制和资源（他们使用什么社交网络及支持）

初步综合评估

初步综合评估用以确定生理和社会心理的基线水平，未来的变化可以与之对比，以确定状态正在改善或恶化。初步综合评估还可明确患者在此次事件前的健康状况，确定在住院期间可能影响患者状态的问题或限制，以及未来护理转变的潜在问题。本节呈现的内容是一份用于筛查异常或确定患者受伤程度的模板。如有任何异常发现或偏离基线改变，都需要对相关系统进行更深入的评估。

初步综合评估包括对患者病史和简略社会史的回顾，以及对各系统的体格检查。除了个别情况外，危重症患者的入室综合评估与非危重症患者的入室评估相似。本节仅介绍危重症患者特有的评估内容，或需要比从非危重症患者评估中获得更广泛的信息。全部评估流程总结于表 1-6 和表 1-7。

重症监护病房中老年患者的比例正在增加，所以需要将衰老的影响纳入评估因素。尽管老人与年轻人的评估没有显著不同，但了解衰老如何改变患者的生理和心理状态是很重要的。表 1-8 总结了老年危重症患者相关的主要生理改变。另外还必须强调既往史，因为老年人可能同时存在多种慢性疾病且可能正在服用多种处方药及非处方药。社会史包括处理与家庭环境、支持系统和自我照护能力有关的问题。在解释老年人的临床表现时，也必须考虑到其自身储备能力的下降，以及较年轻人更大的生理状态快速恶化的风险。

既往病史

除了导致住院的主要事件外，确认既往的内

表 1-6   入室综合评估需求的总结

既往病史
- 身体状况、外科手术
- 精神/情绪问题
- 住院情况
- 药物（处方药、非处方药；中草药或替代性补充药剂等）和最后一次服药时间
- 过敏史
- 按身体系统回顾病史（表 1-7）

社会史
- 年龄、性别等
- 民族
- 身高、体重
- 最高学历
- 首选语言
- 职业
- 婚姻状况
- 主要家庭成员/其他重要的人/决策人
- 宗教信仰
- 预嘱、持久医疗授权书、生命维持治疗医嘱（medical orders for life sustaining treatment, MOLST）
- 物质使用/滥用（乙醇、违禁药或处方药、咖啡因、烟草）
- 家庭暴力或弱势成人筛查

社会心理评估
- 一般交流
- 应对方式
- 焦虑和压力
- 对重症监护室的期望
- 当前的压力
- 家庭需求

精神
- 信仰/精神的偏好
- 治疗活动

体格检查 [a]
- 神经系统
- 心血管系统
- 呼吸系统
- 肾脏系统
- 消化系统
- 内分泌、血液和免疫系统
- 皮肤系统

---

[a] 可能需要在各个身体系统中进行疼痛评估，而非作为独立的评估，见表 1-9。

外科疾病、住院经历、用药情况和症状也很重要（见表 1-7）。在回顾药物使用时，需确保对非处方药以及任何中成药或替代性补充药剂的使用进行评估。对于每个阳性症状反应，都要额外提问以探究该症状的特征（表 1-9）。

表 1-7　按身体系统分类回顾既往史时推荐的提问

身体系统	病史问题
神经	• 您是否有过癫痫发作？ • 您是否有过卒中？ • 您是否曾晕倒、昏厥或出现酒精戒断症状？ • 您身体的任何部位是否有过麻木、刺痛或虚弱？ • 您的听力、视力或言语是否有障碍？ • 您的日常活动水平是否因您现在的状况而改变？ • 您是否需要手杖之类的任何辅助器械？ • 您在过去的 6 个月内是否跌倒过？
心血管	• 您是否有过心脏的任何问题或疾病，例如，心脏病发作或心力衰竭？ • 您是否有过因极度疲劳所致的任何问题？ • 您是否有过心律失常？ • 您是否有过高血压？ • 您是否有置入心脏起搏器或植入式除颤器？
呼吸	• 您是否有过呼吸急促的经历？ • 您是否有过伴随呼吸的任何疼痛？ • 您是否有过持续性咳嗽？是否有咳痰？ • 您是否曾接触过任何可能影响肺部的环境因素？ • 您是否有过睡眠呼吸暂停？
肾脏	• 您排尿的次数是否有变化？ • 您排尿时是否有烧灼感、疼痛、分泌物或排尿困难？ • 您的尿液中是否有血？
消化	• 您最近体重有降低或升高？ • 您的食欲是否有任何变化？ • 您是否有任何恶心或呕吐的问题？ • 您是否有吞咽困难？ • 您多久排便一次？排便的正常模式是否有变化？是否有便血？ • 您是否有假牙？ • 您是否对任何食物过敏？
皮肤	• 您的皮肤是否有问题？
内分泌	• 您的体力水平有变化吗？ • 您有糖尿病史吗？有甲状腺疾病吗？
血液	• 您有任何出血的问题吗？
免疫	• 您有慢性感染的问题吗？ • 您近期接触过传染性疾病吗？ • 您近期出境旅游过吗？
社会心理	• 您有任何会导致沟通困难的身体状况（听力损失或视觉障碍等）吗？ • 您怎样才能最好地学习？您需要多次重复信息和/或在授课前获得信息吗？ • 您应对压力、危机或烦恼的方式是什么？ • 在您的"家庭"或关系网中谁是重要的人？您想要谁和您一起做决定，或者为您做决定？ • 您以前有过罹患重症疾病的经历吗？ • 您有没有受到过身心伤害或言语威胁？ • 您在家里感觉安全吗？ • 您有过焦虑、易怒、困惑、情绪波动或是想要或尝试自杀的经历吗？ • 对您或您的家人来说，哪些文化习俗、宗教影响和价值观是重要的？ • 家属对重症医护人员和环境的看法和期望是什么？
精神	• 您的信仰或精神偏好是什么？ • 哪些活动可以帮助您治疗或处理压力？ • 您愿意见到其他能提供帮助的人吗？

表 1-8　衰老的生理影响

身体系统	影响
神经	视力和听力下降；短期记忆丧失、运动协调性改变、肌力和肌张力减低、对语言和运动刺激的反应减慢；整合新信息的能力降低；对温度状态变化的敏感性增加；对药物镇静的敏感性增加（意识错乱或躁动）；警觉性下降
心血管	血管和心脏瓣膜动脉粥样硬化的影响增加；每搏量下降导致心输出量下降；心肌顺应性降低；心脏负荷增加；外周脉搏减慢
呼吸	肺顺应性和弹性降低；肺活量下降；残气量增加；有效咳嗽减少；对高碳酸血症的反应下降
肾脏	肾小球滤过率下降；液体和电解质失衡风险增加
消化	牙齿问题增多；小肠活动减弱；肝脏代谢能力下降；营养状态改变的风险增加
内分泌、血液和免疫	糖尿病、甲状腺功能紊乱和贫血的发病率增加；抗体反应和细胞免疫功能下降
皮肤	皮肤张力下降；毛细血管脆性增加且瘀伤增多；皮肤弹性降低
其他	药物代谢动力学和药物效应动力学发生改变；关节和肢体的活动范围下降
社会心理	入睡困难或碎片化睡眠模式；抑郁和焦虑的发生率增加；认知功能损伤失调；难以应对变化

表 1-9　症状特征的识别

特征	示例问题
起始	疼痛是在何种情况下发生？如何开始的？突然发生还是逐渐发生的？有无进展？
位置	疼痛部位在何处？是固定在一处还是会辐射或转移？
频率	多久发生一次？
性质	是钝痛、锐痛、灼痛还是跳痛等？
强度	疼痛强度评分（数字法、文字描述法、脸谱法）
持续时间	疼痛持续多久？
场景	疼痛发生时你在做什么？
相关发现	疼痛发生时还有其他症状与体征吗？
加剧和缓解因素	什么事情会加剧疼痛？什么事情会缓解疼痛？

社会史

社会史包括询问咖啡因、乙醇、烟草、违禁药物或者诸如阿片类处方药物的使用情况。因为这些药物的使用可能会影响危重症患者的治疗，此外社会史还包括任何药物使用的频率、数量及持续时间。要谨记，患者所提供的关于乙醇和药物使用的信息不一定总是真实的。饮酒在所有年龄段都很常见，承认这一事实可能有助于获得精准的答案（例如，"你喝多少酒？" vs. "你喝酒吗，喝多少？"）。家属可能会帮助提供有关药物使用的额外信息。社会史中揭示的信息经常可以在体格检查

中通过相应体征得以证实，例如，与注射部位相关的皮肤损伤、与尼古丁使用相关的牙齿及手指变色或者呼吸中的乙醇气味。

患者还会被问及在其家庭环境中的身心安全，以发现潜在的虐待问题。最好能在患者独处时对其脆弱性进行评估。以非威胁性的方式提出问题，如"有人在伤害你吗？"或者"你觉得在家里安全吗？"怀疑存在虐待或易受伤害的情况，则应咨询社工人员并尽快向保护机构报告。

按系统行体格检查

在本章节中，体格检查的顺序是基于系统和从头到脚两种方法的结合。虽然评估内容是作为单独的组成部分呈现，但通常病史问题会被整合于体格检查中。体格检查部分会用到视诊、听诊、叩诊及触诊。

疼痛评估通常被认为与各个身体系统相联系，而非单独的一个系统类别。例如，如果患者有胸痛，疼痛的评估和记录将被纳入心血管系统评估。也不需要在每个系统评估过程中重复一般性的疼痛评估问题，而是在对应系统中呈现。

疼痛和不适感是提示患者和重症监护护士有问题发生并需要及时处理的线索。疼痛评估包括区分急性和慢性疼痛，确定相关生理症状，以及调查患者对疼痛的感知和情绪反应。使用表 1-9 中列出的问题来探索疼痛的性质和特征。疼痛是一种主观的评估，重症监护医生在尝试评估患者的疼痛时，有时难以做出自己的评价。为了解决这

一难题,尽可能使用患者自己的语言和对疼痛的描述,并使用患者首选的疼痛量表(见第 6 章),客观且一致地评估疼痛程度。如果患者无法言语,有几种经过验证的工具可用于评估生理体征以外的疼痛,例如重症监护疼痛观察工具(critical care pain observation tool,CPOT)或疼痛行为量表(Behavioral Pain Scale,BPS)。

神经系统

神经系统是所有系统的"主机",被分为中枢神经系统和周围神经系统。除了周围神经系统中的脑神经,几乎所有焦点都在于危重症患者的中枢神经系统(central nervous system,CNS)评估。重症疾病的生理和精神影响及药物干预措施,经常会改变 CNS 功能。脑功能最重要的独立指标就是 LOC。危重症患者的 LOC 使用标准化量表进行评估(见第 11 章)。

其他神经系统评估包括评估患者瞳孔的大小、形状、对称性及对光反应性。特定药物,如阿托品、吗啡或违禁药品会影响瞳孔大小。即使在没有神经系统诊断的患者中,瞳孔和神经系统的基线评估也很重要,因为有些人在正常情况下瞳孔也会不等大或者无反应性。如果没有对瞳孔基线水平进行检查,在急性事件发生时再做瞳孔检查可能会错将瞳孔异常归因于病理生理事件。

在 LOC 和瞳孔评估之后,紧接着是上下肢对称性及力量的运动功能评估。传统的运动力量练习包括让患者举起两根手指或者竖起大拇指,以及让患者的足部跖屈和背屈。如果患者不能听从指令,可以通过观察其活动(如拉扯约束带或胡乱拍打)推断其运动的力量和质量。如果患者没有自主活动或无反应,应检查神经反射,包括但不限于吞咽反射、咳嗽反射和角膜反射。如果涉及或怀疑头部创伤,应检查鼻子或耳朵周围有无液体渗出,并区分脑脊液和血液(见第 11 章)。

如果患者有反应,则正是评估精神状态的良好时机。评估其对人物、地点和时间的定向力。请患者陈述他们对所发生的事情的理解。当他们回答问题时,观察其眼神交流、紧张或沉默不语的神态及语速。语速通常与患者的精神运动状态相一致。潜在的认知损伤如痴呆和发育迟缓,在患重症疾病时常会因生理变化、药物及环境改变而恶化。应定期对患者进行谵妄筛查,至少每班一次,最好应用标准化工具如 ICU 意识模糊评估

法(confusion assessment method of the ICU,CAM-ICU)。家属或许能够提供有关患者功能基线水平的信息。

与神经系统相关的实验室数据包括血糖、氨、甲状腺功能、电解质、尿渗透压和尿比重。药物毒理学和乙醇含量可用以排除 LOC 改变的潜在原因。如果患者留置有颅内压(intracranial pressure,ICP)监测设备,注意装置的类型(例如,脑室开孔术、硬膜外或硬膜下),并分析基线压力和波形。检查所有诊断性数值和监测系统数据,以明确是否需要立即干预。

心血管系统

心血管系统评估针对的是中心与外周灌注。重新验证入室快速检查评估中的血压、心率和心律。评估 ECG 有无 T 波异常和 ST 段改变,并确定 PR、QRS、QT 间期及 QTc 测量值(见第 3 章)。注意心肌损伤、电传导问题及电解质失衡的任何异常或相关迹象。注意脉压。如果治疗决策基于袖带血压,则需测量双臂血压以确认有无差异。如有差异,则要决定使用哪个以确保一致性。考虑手动测量血压以确认血压的异常。如果留置动脉压力导管,使用快速冲洗测试来评估动态反应性和准确性,以确定使用哪种压力进行持续监测。在袖带和动脉导管方法之间切换可能会导致重症监护团队错将血压波动归因于生理变化而非解剖差异。

注意皮肤的颜色和温度,尤其关注口唇、黏膜和肢体远端。查看胸壁有无手术瘢痕、起搏导线和侵入性管路的存在。还要评估甲床颜色和毛细血管再充盈情况。检查有无水肿,特别是足、踝和骶骨这样的重力依赖区。用以量化外周性水肿严重程度的量表因来源和机构而异。应鼓励护士酌情遵循机构规定,以保证一致性。

心音的听诊包括对于 S₁ 和 S₂ 音质、音强和音高的评估,以及有无额外心音、杂音、咔嗒音或摩擦音。每次听一种声音,都要根据心脏主要解剖标志持续进行。注意心音随呼吸或患者体位的变化。

触诊外周脉搏的幅度和性质,并使用从 0~+4 的分级量表进行评分(表 1-10)。同时检查除颈动脉以外的双侧脉搏,比较每一对脉搏。如果难以触摸到脉搏,就使用超声(多普勒)设备。为了后续评估时方便寻找微弱的脉搏,可以用记号笔标

表 1-10 外周脉搏分级量表

- 0 无脉搏
- +1 可触及但微弱；易被轻微压力阻断
- +2 正常；轻微压力下不会消失
- +3 充盈
- +4 充盈且有力

记脉搏位点。将脉搏性质与 ECG 进行比较也有助于评估心搏相关的血流灌注情况。

电解质水平、全血细胞计数（complete blood count，CBC）、凝血功能检查及血脂分析是评估心血管系统异常的常规实验室检查项目。对于任何胸痛的主诉、疑似胸部创伤或者考虑心力衰竭，都要进行心脏生物标志物（肌钙蛋白、肌酸激酶-MB、B 型钠尿肽）检查。某些类型的心律失常可能需要检测常用心血管药物（如地高辛）的药物浓度。存在心血管症状或危险因素（例如，胸痛、心律失常、晕厥、头晕或疑似创伤相关心肌挫伤等主诉）的所有成人患者通常都需进行 12 导联 ECG 检查。

记录静脉导管的类型、型号和位置，并确认其通畅性。如果正在持续输注血管活性药或抗心律失常药，应确保剂量与当前医嘱一致。还要核查药物是否按照医院规定经粗细适当的血管进行输注。如果两种药物或溶液正在经同一管路输注，需核查以确保其兼容性。

确保所有监护系统报警参数均处于激活状态，并设置适当的报警范围。注意动脉、中心静脉和肺动脉（pulmonary artery，PA）侵入性监测导管的大小和位置。确认悬挂有恰当的冲管液并施加合适的压力。将侵入性管路的位置对准正确的解剖标志部位，并按需将监护仪校零。对于 PA 导管，注意导管鞘的大小和长度（以厘米为单位），标记导管出导管鞘的位置。根据正常值范围和患者潜在的病理生理状态对血流动力学压力值进行解读。评估波形以确定波形质量，以及其是否与侵入性管路所在解剖位置预期的特征相匹配（见第 4 章）。例如，中心静脉压力监测导管出现右室波形，提示中心静脉导管位置有问题，需要纠正。如果 PA 导管有混合静脉血氧饱和度（mixed venous oxygen saturation，SvO_2）持续监测功能或连续的心输出量数据，这些数据还将与生命体征数据，以及任何同时进行的药物治疗和/或液体输注一起进行评估。

评估每个可行的心血管设备，例如，起搏器（内置或外置）、植入型心律转复除颤器（implantable cardioverter defibrillator，ICD）、自动体外除颤器（automated external defibrillator，AED）或任何心室辅助设备。核实并记录设备参数、设备的适当功能及患者对设备功能的反应。

呼吸系统

氧合与通气是重点呼吸系统评估参数。重新评估呼吸的频率和节律及胸廓起伏的对称性。如果患者咳痰或者从人工气道中吸引出分泌物，注意分泌物的颜色、黏稠度和量。评估气管是否位于中线或发生了移位。检查胸腔的形状、前后径、结构性畸形（如脊柱后凸或脊柱侧凸）及是否有瘢痕。触诊胸部呼吸运动是否对称、有无捻发音，以及有无任何压痛或骨折。如果患者正在接受辅助供氧，核实供氧方式和氧浓度，并与临床医生医嘱进行比较。

听诊前后双肺上下叶的呼吸音，以确定是否存在气流及附加音（如爆裂音或哮鸣音）。注意呼吸的质量和深度，以及吸气与呼气相的时长和音调。

动脉血气（arterial blood gas，ABG）常用于评估氧合、通气状态和酸碱平衡。血红蛋白和红细胞比容数值可解释其对于氧合及液体平衡的影响。如果患者病情允许，可以通过连接无创氧饱和度监测仪或 PA 导管设备监测 SvO_2 以持续监测氧饱和度数值。持续呼气末二氧化碳经常被纳入呼吸系统的评估，特别是用于心搏骤停、气管插管、术后患者或者中度镇静之后。

如果患者为插管状态，注意 ET 插管的大小并记录其与牙齿或鼻孔处的距离刻度标记，便于将来比较正确位置。记录机械通气的设置，包括通气模式、潮气量、呼吸频率、呼气末正压（positive and expiratory pressure，PEEP）、压力支持和氧浓度等，并与规定的设置进行比较。观察患者是否存在自主呼吸，注意每次呼吸的频率和平均潮气量，以及呼吸的同步性。记录患者通气所需的压力值，便于在确认肺顺应性变化时进行比较。对于使用无创正压通气设备[如持续气道正压（continuous positive airway pressure，CPAP）或双水平气道正压（bilevel positive airway pressure，BiPAP）]的患者，评估其呼吸模式，包括呼吸频率和深度以及对呼吸机支持模式的耐受性。

如果有胸腔引流管，触诊穿刺部位周围有无

捻发音。确保所有连接牢固且完好，注意引流液的量和颜色，以及是否随呼吸波动和有无漏气。检查引流系统是否处于水封状态或者连接至负压吸引器。

肾脏系统

尿液特征、尿量、血清与尿液的电解质状态，以及血尿素氮（blood urea nitrogen，BUN）与肌酐是评价肾功能的重要指标。结合心血管系统，还可评估肾脏系统对液体容量状态的影响。

对于留置导尿管的患者，注意尿液的量、透明度和颜色，如果可以，留取标本行尿液分析以评估葡萄糖、蛋白质和血液的异常存在。检查外生殖器和尿道口有无创伤或感染症状，即出血、发炎、水肿、溃疡和异常引流液。确定患者是否符合留置尿管的标准，或者是否可以使用非侵入性尿液收集装置，在降低导管相关性感染的风险的同时仍可以监测尿量。如果存在耻骨上膀胱造瘘或输尿管造口，注意其位置、引流量和引流液特征。观察引流管周围是否有引流液渗漏，并评估置管部位有无并发症症状。

消化系统

检查消化系统的关键是对腹部、营养状态和液体平衡进行评估。检查腹部的整体对称性，注意腹部轮廓是否平坦、肥胖、隆起或者膨胀。注意是否存在创伤、伤口、瘢痕、瘀斑、腹部静脉明显扩张、褪色或妊娠纹。通过观察患者的体重和肌张力、口腔黏膜状况，以及诸如人血清白蛋白、前白蛋白和转铁蛋白等化验值评估营养状况。

肠鸣音听诊是在所有四个象限中按顺时针顺序进行的，注意是否有肠鸣音和频率。肠鸣音分级通常被分为无、减弱、正常或活跃。在记录肠鸣音消失之前，至少听 60~90 秒的时间。记录声音的特征和频率。在听诊为正常肠鸣音之后，确认是否存在任何附加肠鸣音，如摩擦音、杂音或嗡嗡声。

腹部浅触诊可识别肿块、积液或腹水区域、强直、压痛、疼痛及保护性或反跳痛。需在触诊前进行听诊，因为触诊可能会改变患者肠鸣音的频率和特征。叩诊腹部，在空腔和实体器官上方检查鼓音或浊音。

评估所有引流管的位置和功能，并注意其引流液的特征。务必确认鼻胃管位置正确且通畅。

如果需要，检查呕吐物及粪便有无隐血。评估造口的位置、造口的颜色，以及其排泄物的颜色和黏稠度。如有监测指征，可通过导尿管测量腹腔内压力，评估有无腹腔间室综合征。

内分泌、血液和免疫系统

在评估危重症患者时，内分泌、血液和免疫系统常常被忽视。用于评价这些系统的评估指标通常包含在其他系统评估中，但在回顾这些参数时有意识地考虑这些系统是至关重要的。内分泌、血液和免疫系统的评估，是基于对各个系统的每种激素、血细胞或免疫成分的主要功能的全面了解。

内分泌系统的评估很有挑战性，因为激素分泌变化的症状与其他系统功能紊乱的症状相似。患者的病史可能有助于区分病因，但任何异常的评估结果，如液体平衡、代谢率、LOC 改变、皮肤的颜色和温度、电解质、葡萄糖和酸碱平衡，都需要重症监护护士考虑内分泌系统的潜在影响。例如，高血容量的体征和症状是否与急性肾损伤或抗利尿激素过量有关？低血压是由于心功能不全还是肾上腺功能不全？可能需要对特定激素水平进行血清检测以排除或确认内分泌系统的参与。

血液系统的特定评估参数包括红细胞（red blood cell，RBC）的化验评估和凝血功能分析。红细胞减少可能会影响血液携氧能力，表现为脸色苍白、发绀、头晕目眩、呼吸急促和心动过速。检查患者是否有瘀斑、穿刺点或黏膜渗血或是明显出血，如果存在可能提示血小板计数低或凝血因子缺乏。关于血液和免疫评估的更多讨论，请参阅第 12 章。

免疫系统抗感染的主要功能的评估是通过测定全血细胞计数中的白细胞和分类计数、穿刺点与黏膜有无渗液、炎症和红肿进行的。体温骤升或持续低温往往是潜在感染的迹象。但是，缺少这些症状可能并不意味着没有感染。许多危重症患者存在免疫系统损伤，对感染的正常反应[例如，穿刺点周围的脓性引流液或体温和白细胞计数（white blood cell count，WBC）升高]可能并不明显。如果怀疑感染，应考虑可轻易解决的潜在感染原，例如，侵入性导管或导尿管留置的时长。

皮肤系统

皮肤是抵御感染的第一道防线，因此评估指

标集中于评估皮肤的完整性。可以在进行其他系统评估的时候同时进行。例如，当进行听诊，听到呼吸音或肠鸣音时，可以分别观察胸部或腹部皮肤的情况。入室时进行从头到脚、从前到后，以及皮肤皱褶之间的细致评估并予以记录是很重要的，用以识别任何需要立即处理的原有皮肤完整性问题，并确立基线水平以便与未来的评估进行比较。

检查皮肤的整体完整性、颜色、温度及肿胀情况。注意有无皮疹、妊娠纹、褪色、瘢痕或损伤。对于任何擦伤、损伤、压力性损伤或伤口，注意其大小、深度及有无渗液。考虑使用皮肤完整性风险评估工具来确认是否需要立刻干预，以预防皮肤完整性进一步丧失和/或压力性损伤的发生。

心理社会评估

重症疾病伴随生理和心理上的快速转变，加上药物与生物制剂治疗，会显著地影响行为。患者可能会出现疾病所带来的可预见的心理反应，若未予以治疗，可能会对疾病康复或生命造成威胁。为了避免揣测患者或家属的感受，可以直接询问他们。告知家属危重症患者可能会经历的心理症状，并鼓励他们对患者予以情感支持。根据机构规定，评估自残和自杀的风险，并实施相应的预防措施。

一般交流

影响交流的因素包括文化、发育阶段、身体状况、压力、理解力、神经认知缺陷、情绪状态和语言技巧。重症疾病的性质加上药物治疗和气道技术，干扰了患者正常的沟通方式。因此，必须确定患者患病前的沟通能力，并确定与危重症患者及家属进行最佳沟通的方法和方式。许多危重症患者无法进行言语交流，迫使重症监护医生成为评估非言语线索的专家。重要的评估资料包括身体姿势、面部表情、眼球运动、不自主运动，以及生理学指标的变化，尤其是心率、血压和呼吸频率。

焦虑和压力

焦虑在生理和心理上都让人精疲力竭。长期处于觉醒状态是很痛苦的事，而且会消耗恢复所需的适应性储备能力。重症监护的环境非常紧张，充满了持续的听觉、视觉和触觉刺激，可能会影响患者的焦虑水平。重症监护的环境可能会造成患者与社会支持相脱离、产生依赖、失去控制、相信陌生的医护人员、感到无助，以及无法解决或处理

问题等情况。烦躁不安、注意力涣散、过度通气，以及不切实际的关注和需求都是焦虑不断升级的警示信号。

干扰素、皮质类固醇、血管紧张素转化酶抑制剂和升压药等药物可诱发焦虑。突然停用苯二氮䓬类药物、咖啡因、尼古丁和麻醉药，以及吩噻嗪类药物所致的静坐不能，可产生焦虑类似表现。与焦虑相关的其他病因学因素包括疼痛、失眠、谵妄、缺氧、呼吸机同步性或脱机、对死亡的恐惧、失去控制、高科技设备和非人性化环境。入住或反复转入重症监护室也可能引起焦虑。

应对方式

应对重症疾病的方式因人而异，了解他们患病前的应对方式、个性特征或性格能让护士预测其在重症护理环境中的应对方式。在评估既往应对资源、应对技巧或防御机制时，应让患者家属参与。例如，一些患者希望被告知他们在 ICU 中所发生的一切，提供信息可以减少他们的焦虑并给他们一种掌控感。其他患者则更愿意让他人接收信息并为他们做决定，向他们提供详细的信息只会加剧他们的焦虑程度并降低他们的应对能力。了解患者和家属对这一疾病事件的理解，对评估其应对能力也很重要。应对资源是否与疾病事件相符且满足患者及家属的需求？

对于精神信仰的评估可能会揭示另一种支持应对的工具。至少要询问患者是否有某种信仰，此外，还要询问患者对他们来说重要的精神和文化治疗活动，以确定在 ICU 期间上述活动是否可以继续。

患者和家属使用不同的互动和应对方式来获得安全感。一些人可能会保持沉默，避免互动，而有些人可能会寻求医疗团队的关注。努力应对可能表现为冲动行为、对挫折的低容忍或者对规则或限制的普遍回避。另外一些人可能会通过退缩和积极要求使用镇静剂和安眠药来应对环境所带来的刺激和压力。

恐惧会有一个可识别的来源并且在患者的应对能力中发挥着重要作用。治疗、手术、疼痛和分离是常见的恐惧对象。死亡的过程会诱发特定的恐惧，比如对未知的恐惧、孤独、失去身体、失去自我控制、痛苦、疼痛、失去身份，以及失去所爱之人。家属和患者都会经历悲伤的过程，包括否认、震惊、愤怒、协商、抑郁和接受等阶段。

家庭需求

家庭不是由社会或法律界限来定义的，而是由患者与他人关系的性质所定义的。理想情况下，患者需要确定他们视为家人的人，并选择在他们无法独立做出决定时由谁接收信息和做出决定。通过预立医疗指示、生命维持治疗医嘱（medical/physician orders for life-sustaining treatment, MOLST/POLST）文书，可以了解患者对其自身照护的期望，还可以引导医护人员了解患者将谁视为自己的家属。重症监护团队需考虑"直系亲属"的传统法律要求和患者对"直系亲属"的意愿，以便与代理决策者和患者指定者进行沟通并寻求他们的帮助。

家庭可以对患者应对重症疾病并从疾病中康复的能力产生积极影响。应鼓励开放探视的做法，并制定规定和保护措施来应对暴力和不文明行为。每个家庭体系都是独特的，并因文化、价值观、宗教、以往的危机经历、社会经济地位、心理完整性、角色期许、交流方式、健康信念和年龄而不同。重要的是评估家庭的需求和资源，以制定干预措施，优化家庭对患者的影响，并支持家庭与医疗团队的合作。家庭需求评估的范围于表 1-5 中进行了概述。

家属探视

由于其他特殊情况，可能会对家属探视加以限制。探视规定必须平衡传染病传播对社区的风险与家属探视所带来的益处。理想情况下，探视规定可以促进患者接触他们并视为支持来源的探视者。探视限制在某些情况下可能是适当的，但应根据具体情况而定，或者仅适用于高社区传播率时期的非必要探视者。如果家属与患者的接触途径受限，其联系策略包括：

- 指定一位家庭成员为联系人。
- 确定每天与家人联系的时间和沟通方式。
- 识别语言障碍或翻译需求。
- 借助医疗团队，例如，社工和其他团队成员，同样为患者家属提供沟通和支持。
- 探索应用手机和平板电脑进行视频通话。如果使用可视化交流方式，需解释他们将在患者病房中看到的内容。
- 家庭成员的视频或音频记录也可以让患者感觉到他们的存在。

病区导引

重症监护护士抽出时间为患者（如果清醒）和家属讲解 ICU 的环境十分重要。解释患者护理中正在使用的设备、探视规定、病区常规，以及患者和家属如何向病区工作人员传达其需求的方法。提供病区电话号码和主要成员（包括护士长、责任护士和患者护理团队成员）的姓名。向患者和家属解释他们将如何参与患者的护理，并提供提问的机会。

转诊

在完成初步综合评估后，重症监护护士分析收集的信息，并确定是否需要转诊给其他医护人员及资源中心（表 1-11）。为确保患者适当及时出院、保证护理的连续性并促进适当的资源管理，应尽快启动转诊。

表 1-11　危重症患者可能需要转诊的情况示例

转交	资源需求
社工部门	- 患者和 / 或家属的经济需求 / 支持 - 患者和/或家属的应对资源
营养部门	- 营养状态存在风险，需要进一步的营养评估 - 入室时营养状况发生改变
康复部门	- 维持或提高身体柔韧性和力量的物理治疗 - 辅助器具支持的专业治疗 - 针对吞咽能力评估或沟通需求的言语治疗
人文关怀	- 为患者和/或家属提供精神指导 - 为患者和/或家属提供应对资源
伤口造口失禁（wound ostomy continence, WOC）护理部门	- 造口的评估和需求 - 伤口的负压管理 - 维持深层皮肤完整性的需求
伦理委员会	- 涉及重大伦理复杂性的决定 - 涉及医护人员之间或医护人员与患者 / 家属之间存在意见分歧的决定 - 涉及政策中不能充分处理拒绝或停止生命维持治疗的决定
照护协调员	- 住院及出院后预期的过渡需求

持续评估

在入室快速检查和综合评估之后，所有后续评估都会用于确认进展、评估治疗反应并从全面基线评估中发现新的潜在问题或变化。持续评估的重点会更加突出，且频率受患者病情的稳定性影响；然而，常规的定期评估是常态。例如，对于病情极度不稳定的患者，可能每几分钟就需要进行一次持续评估，尽管病区方案可能要求每 2～4 小时评估一次。当出现下述任一情况时，需要进行额外评估：

- 护理人员变化；
- 操作干预的前后，如气管插管或置入胸腔引流管；
- 因诊断检查或其他事件而转出 ICU 的前后；
- 生理或精神状态的恶化；
- 开始任何新的治疗。

与入室快速检查一样，持续评估部分有一份通用模板，适用于所有患者（表 1-12）。根据患者的诊断和病理生理问题，还将增加更深入和针对特定系统的评估指标。

表 1-12 持续评估模板

身体系统	评估指标
神经	• 意识 • 瞳孔 • 肢体运动力量
心血管	• 血压 • 心率和节律 • 心音 • 毛细血管再充盈 • 外周脉搏 • 静脉输液通畅性 • 静脉液体和药物的核对 • 血流动力学压力和波形 • 心输出量数据 • 起搏器或植入式除颤器功能
呼吸	• 呼吸频率和节律 • 呼吸音 • 分泌物的颜色和量 • 无创技术信息（例如，脉搏血氧饱和度、呼气末二氧化碳） • 机械通气参数 • 胸腔引流管的类型、通畅性和功能 • 动脉和静脉血气分析

续表

身体系统	评估指标
肾脏	• 出入量 • 尿液的颜色和透明度 • 血尿素氮/肌酐数值
消化	• 肠鸣音 • 腹部轮廓 • 引流管的位置和通畅性 • 鼻胃管的位置 • 分泌物的颜色和量 • 胆红素和白蛋白数值
内分泌、血液和免疫	• 液体平衡 • 电解质和血糖值 • 全血细胞计数和凝血指标数值 • 体温 • 白细胞计数和分类计数
皮肤	• 皮肤颜色和温度 • 压力性损伤风险 • 皮肤完整性 • 红肿区域
疼痛/不适	• 在各系统中评估 • 对干预措施的反应
社会心理	• 精神状态和行为反应 • 对重症疾病经历的反应（例如，压力、焦虑、应对和情绪） • 有无认知障碍（痴呆或谵妄）、抑郁或情绪低落 • 家庭功能和需求 • 沟通需求和参与护理的能力 • 睡眠模式

管理原则

- 危重症患者评估有 4 个不同的部分：①入室前评估；②入室快速检查；③初步综合评估；④持续评估。
- 入室快速检查是系统性的，以免遗漏细微迹象或线索，也被用于确保患者的紧急需求得到满足。例如，从担架到医院病床的转运途中可以观察到患者的精神状态，并迅速处理。
- 一种常见的标准评估方法是基于身体系统和从头到脚两种方法的组合。采用一致的流程并确保收集信息的完整性，同时根据患者的病理表现对特定系统给予额外关注。
- 评估应首先关注患者，然后才是技术。

（吴晓英　王玥　张金娟 译　刘晓江 审校）

参考文献

重症护理评估

American Association of Critical-Care Nurses. *Practice Alert: Assessment and Management of Delirium Across the Lifespan.* Aliso Viejo, CA: AACN; 2016. https://www.aacn.org/clinical-resources/practice-alerts/assessment-and-management-of-delirium-across-the-life-span

American Association of Critical-Care Nurses. *Practice Alert: Ensuring Accurate ST Monitoring.* Aliso Viejo, CA: AACN; 2016. https://www.aacn.org/clinical-resources/practice-alerts/st-segment-monitoring

American Association of Critical-Care Nurses. *Practice Alert: Obtaining Accurate Non-Invasive Blood Pressure Measurements in Adults.* Aliso Viejo, CA: AACN; 2016. https://www.aacn.org/clinical-resources/practice-alerts/obtaining-accurate-noninvasive-blood-pressure-measurements-in-adults

Bickley LS. *Bates' Guide to Physical Examination and History Taking.* 13th ed. Philadelphia, PA: Lippincott Williams & Wilkins; 2020.

Diepenbrock N. *Quick Reference to Critical Care.* 5th ed. Philadelphia, PA: Lippincott, Williams, & Wilkins; 2016.

Good VS, Kirkwood PL. *Advanced Critical Care Nursing.* 2nd ed. St. Louis, MO: Elsevier; 2018.

Hartjes TM. *AACN Core Curriculum for High Acuity, Progressive, and Critical Care.* St. Louis, MO: Elsevier; 2018.

Wiegand DLM. *AACN Procedure Manual for High Acuity, Progressive, and Critical Care.* 7th ed. Philadelphia, PA: Elsevier; 2017.

循证实践指南

Ahn J, Jang H, Son Y. Critical care nurses' communication challenges during handovers: a systematic review and qualitative meta-synthesis. *J Nurs Manag.* 2021;May 29(4):623-634.

American Heart Association. 2020 American Heart Association guidelines for cardiopulmonary resuscitation and emergency cardiovascular care. *Circulation.* 2020;142(16):S337-S357.

Balas MC, Weinhouse GL, Denehy L, et al. Interpreting and implementing the 2018 pain, agitation/sedation, delirium, immobility, and sleep disruption clinical practice guideline. *Crit Care Med.* 2018;46(9):1464-1470.

Bialek K, Sadowski M. Stress, anxiety, depression and basic hope in family members of patients hospitalised in intensive care units—preliminary report. *Anaesthesiol Intensive Ther.* 2021;53:2.

Buckley P, Andrews T. Intensive care nurses' knowledge of critical care family needs. *Intensive Crit Care Nurs.* 2011;27(5):263-272.

Davidson JE, Harvey MA. Patient and family post-intensive care syndrome. *AACN Adv Crit Care.* 2016;27(2):184-186.

Devlin JW, Skrobik Y, Gélinas C, et al. Clinical practice guidelines for the prevention and management of pain, agitation/sedation, delirium, immobility, and sleep disruption in adult patients in the ICU. *Crit Care Med.* 2018;46(9):e825-e873.

Hansen L, Rosenkranz SJ, Mularski RA, Leo MC. Family perspectives on overall care in the intensive care unit. *Nurs Res.* 2016;65(6):446-454.

Hilligoss B, Cohen MD. The unappreciated challenges of between-unit handoffs: negotiating and coordinating across boundaries. *Ann Emerg Med.* 2013;61(1):15-160.

Inoue S, Hatakeyama J, Kondo Y, et al. Post-intensive care syndrome: its pathophysiology, prevention, and future directions. *Acute Med Surg.* 2019;Jul 6(3):233-246.

Kotfis K, Roberson SW, Wilson JE, Dabrowski W, Pun BT, Ely EW. COVID-19: ICU delirium management during SARS-CoV-2 pandemic. *Crit Care.* 2020;24:176.

Kowitlawakul Y, Leong, BSH, Lua A, et al. Observation of handover process in an intensive care unit (ICU): barriers and quality improvement strategy. *Int J Qual Health Care.* 2015;27(2):99-104.

Marmo S, Milner KA. From open to closed: COVID-19 restrictions on previously unrestricted visitation policies in adult intensive care units. *Am J Crit Care.* 2022;Sep 30:e1-e11. doi:10.4037/ajcc2023365

Sandau KE, Funk M, Auerbach A, et al. Update to practice standards for electrocardiographic monitoring in hospital settings: a scientific statement from the American Heart Association. *Circulation.* 2017;136(19):e273-e344.

Society of Critical Care Medicine. ICU Liberation Bundle. https://www.sccm.org/Clinical-Resources/ICULiberation-Home/ABCDEF-Bundles

Spooner AJ, Corley A, Chaboyer W, Hammond NE, Fraser JF. Measurement of the frequency and source of interruptions occurring during bedside nursing handover in the intensive care unit: an observation study. *Aust Crit Care.* 2015;28(1):19-23.

Turner-Cobb JM, Smith PC, Ramchandani P, Begen FM, Padkin A. The acute psychobiological impact of the intensive care experience on relatives. *Psychol Health Med.* 2016;21(1):20-26.

US Preventative Services Task Force. Cardiovascular Disease Risk: Screening with Electrocardiography. June 12, 2018. https://www.uspreventiveservicestaskforce.org/uspstf/recommendation/cardiovascular-disease-risk-screening-with-electrocardiography

第2章 危重症患者和家庭照护计划

Maxine Wanzer

学习目标

1. 讨论多学科照护计划对改善患者临床结局的重要性。
2. 阐述危重症患者常见并发症的预防措施：
   - 静脉血栓栓塞；
   - 感染；
   - 睡眠形态紊乱；
   - 压力性损伤；
   - 谵妄。
3. 讨论维持心理社会完整性的干预措施，并最大程度地减轻患者和家属的焦虑。
4. 阐述促进以家庭为中心照护的干预措施和患者及其家属的教育。
5. 阐述院内安全转运危重症患者所需的设备和人员。
6. 阐述转运相关并发症及转运前、转运中的预防措施。

危重症患者取得最佳临床结局需要多学科团队的协同照护，营养学、呼吸治疗、物理治疗、社会工作、药学、舒缓医学、危重症监护护理和医疗及其他学科的专家，共同合作，提供切实有效的最佳照护。

本章将概述多学科照护计划。此外，本章还将探讨以满足患者需求为目的的照护，照护针对的并非特定疾病，而是对大多数危重症患者来说的常见问题，如睡眠剥夺、压力性损伤和对患者及其家庭的教育。特定疾病管理相关的问题，将在相关章节中阐述。

多学科照护计划

多学科照护计划是指在患者住院时制订的包含主要照护内容的一组计划，以解决某一内科或外科问题。其他类型的计划包括**临床路径**、**方案**和**照护图**。多学科照护计划扩展了医疗或护理计划，为患者照护提供了一个蓝图，明确了多学科团队成员各自的角色。针对某一疾病制订照护计划，可以使照护团队向着患者预期结局努力。

多学科照护计划概述了为使患者及时转入下一个阶段而要完成的检查、药物、护理和治疗，并确保及时完成并满足患者的需求。照护计划给患者和医疗机构带来诸多益处：
- 改善患者结局（例如，降低发病率、死亡率）；
- 提高照护质量；
- 延续照护内容；
- 改善团队成员之间的沟通和协作；
- 识别医院系统存在的问题；
- 协调必要的服务；
- 按干预措施的优先级排序。

由与专科患者密切接触的团队制订多学科照护计划。多学科团队围绕患者需求进行沟通和合作，患者从中受益，参与照护计划制订的通常有医生、护士、药剂师、呼吸治疗师、物理治疗师、职业理疗师、言语治疗师、社会工作者和营养师。多学科照护计划通常包含以下几个方面：
- 患者目标（例如，疼痛控制、活动水平和无并

发症);
- 评估和评价;
- 咨询;
- 诊断;
- 药物;
- 营养;
- 活动;
- 教育;
- 出院计划和预期结果。

照护活动可分为日常照护或某个住院阶段的照护,如术前、术中和术后照护。通过制订和落实照护计划的团队活动,优化学科间的沟通、合作、协调和责任,以实现预期目标。

随着电子健康病历的应用,多学科照护计划演变成了多种形式。一些电子档案设计模仿纸质版本,一些医疗机构将照护计划整合到各类电子记录表单中,如医嘱单、评估单、护理措施单、健康教育单、效果评价单及具体照护计划单。每位照护者都应在评估患者目标进展和实施照护计划时按规定格式进行文书记录,这样才能对照护计划中的具体目标进行评估和跟踪,以确定具体目标是否达到、未达到或不适用。

照护计划中未完成的目标通常称为**变异**,指的是与预期措施或目标存在偏差。计划的结果提前出现称为**正性变异**,而**负性变异**是指未按时完成。负性变异的出现常因为患者病情变化、医院系统问题(如未能在适当的时间内完成诊断或治疗)或缺少医嘱。照护计划中对患者病情进展的评估有助于照护者全面了解患者的康复进程,有助于早期识别和解决问题。有一点很重要,我们需要牢记于心,那就是各学科的照护计划,并不妨碍学科间持续地直接沟通和合作,以促进最优质的患者照护和目标实现。

制订照护计划时考虑人力因素

为危重症患者制订照护计划时,首先需要确保每位护士具备一定的能力和技术,以满足患者的需求。美国重症监护护士协会(American Association of Critical-Care Nurses,AACN)制定了 AACN 护患协同模式,通过描述患者核心特征和需求,推动照护患者和家庭所需的核心能力的发展(表 2-1)。

表 2-1 护患协同模式中定义的患者特征和护士能力

患者特征	具体描述
心理弹性	使用补偿/应对机制恢复到可恢复的功能水平,遭受打击后迅速恢复的能力
脆弱性	对患者结局可能产生不利影响的现存的或潜在的压力源的易感性
稳定性	保持稳态平衡的能力
复杂性	2 个或多个系统的复杂相互作用
资源的可及性	患者/家庭的技术、经济、个人、心理和社会资源的可用程度
照护参与	患者/家属参与照护的程度
决策参与	患者/家属参与临床决策的程度
可预测性	能预测某一事件或疾病状态发生的特征

护士能力	具体描述
临床判断	临床推理(临床决策、评判性思维和对病情的全面了解)和护理技能(通过整合正式和非正式的经验知识及循证实践)
倡导和道德能力	以他人名义工作,代表患者/家属和护理人员的利益
照护实践	创造富有同情心、支持性和治疗性环境的实践活动
协作	与他人合作,促进个人为实现最佳患者、家庭目标作出贡献
系统思维	使护士能够为患者、家属和工作人员进行环境和系统资源管理的知识体系
应对多元性	认识、理解差异并将差异融入照护的敏感性。差异包括但不限于文化差异、性别、种族、民族、生活方式、社会经济地位、年龄和价值观
促进学习	促进患者、家属和工作人员学习的能力
临床调查	质疑、评估及提供可靠合理的照护实践的持续过程

Data from American Association of Critical-Care Nurses. The AACN Synergy Model for Patient Care. Aliso Viejo, CA: AACN.

尽管对护士能力的要求取决于患者的即时需求，AACN 护患协同模式中提出的 8 个维度的护理能力对重症护理实践至关重要。优化人力资源配置是指在评估患者优先需求的基础上安排具备相应能力的护士满足其需求。当护士能力与患者需求相匹配时，就达到了护患协同，从而优化患者结局。

实施照护计划时需考虑患者安全

重症监护病房（intensive care unit, ICU）是一个高科技和治疗干预集中的场所，由多学科共同照护患者。重症监护护士应努力将这种环境中固有的安全风险降至最低。ICU 应不断努力优化护理，最大限度地降低患者风险。

危重症患者的病情可能会迅速变化，因此，即使患者看起来病情稳定或好转，也需要持续进行监测并保持警惕。ICU 环境本身可能存在各种安全问题。如医用气体设备使用不当、不恰当的接地的电子设备、某些类型的约束装置、床栏、电线和地板上的管道，都可能对患者造成危险。此外，由于每位患者的照护涉及多学科，因此准确、及时沟通至关重要。使用标准化医护沟通模式即 SBAR 交班（见第 1 章）是防止医护人员之间因沟通不畅导致差错的基本方法。

典型案例分析
患者特征与护士能力之间的协同模式

MG，女，83 岁，有冠心病、转移性乳腺癌病史，因"呼吸困难加重"入院。入院后给予气管插管和镇静治疗，血压不稳定时使用升压药。已检查明确病因，患者的呼吸困难和呼吸衰竭是由大量胸腔积液引起的。MG 丧偶，有 3 个子女，他们都很关心患者，但他们居住在离医院车程至少 5 小时的地方，也不确定患者对医疗或照护目标的想法。

问题 1：根据 AACN 护患协同模式（表 2-1），为 MG 安排责任护士时应考虑哪 4 个重要的患者特征？

问题 2：护士长安排护士 Rebecca 照护 MG，Rebecca 在下一班次照护患者时应使用哪些特定技能？

答案
1. MG 的重要特征包括不稳定、心理弹性差、脆弱及目前无法完全参与决策。
2. 临床判断、倡导和道德能力及照护实践。

危重症患者的照护计划还包括医院获得性感染的预防措施，医院获得性感染包括呼吸机相关事件、中心静脉导管相关血流感染、导管相关尿路感染（catheter-associated urinary tract infection, CAUTI）、艰难梭菌感染和多重耐药菌（multidrug-resistant organism, MDRO）感染。除了严格执行感染防控措施，护士应参与（也可主持）与医疗团队进行侵入性导管使用的日常讨论。在临床允许的情况下尽早拔除各类导管和引流管，是预防导管相关并发症的第一步。

预防常见并发症

无论病因是什么，危重症均会使患者容易出现一些生理或心理并发症。危重症患者的照护重点是预防相关并发症。最常见的并发症描述如下。

生理状态不稳定

持续性的评估和监测（表 1-12）是早期发现危重症患者生理状态变化和确保已经达到照护计划预期目标的关键。每次评估后，应综合评价所有的指标数据，因为它们都与患者病情相关。当身体某一系统的监测值发生变化，这几乎都不会是独立的问题，而是会影响其他系统，导致其他系统出现相应改变，或监测值的变化本身就是其他系统发生功能改变的一种表现。通过综合考虑，护士可监测变化趋势并采取适当的干预措施。

在护理患者时，护士应知道本班应该达到的与生理状态相关的具体目标，这可以防止护士只关注个人任务和干预措施的执行，鼓励护士更多考虑患者的整体进展。此外，这种全面的分析视野，使护士能够预测患者对干预措施的潜在反应。例如，护士设定了一个血糖管理目标，然后注意到患者每天早晨同一时间需增加胰岛素注射。全面评估患者后，护士可以知道该患者在清晨使用了几种用葡萄糖稀释的药物。这种工作方式能够帮助护士采取措施来稳定血糖。

静脉血栓栓塞

由于基础疾病和不活动，危重症患者静脉血栓栓塞（venous thromboembolism，VTE）的发生风险增加。常规干预可以预防这种潜在严重并发症的发生。增加活动量是关键的一步。重症监护病房患者早期和渐进式活动可以降低 VTE 的发生风险、改善呼吸功能、增强肌力、降低压力性损伤发生的风险和预防谵妄。全面实施早期活动方案需要团队共同努力，包括护士、物理治疗师、呼吸治疗师和医生。渐进式活动是指先让患者在床边坐一段时间，然后帮助他们转移到椅子上，随后在病区走廊里走动。

降低 VTE 风险的策略还包括使用序贯加压装置（见第 9 章）、确保足够的液体容量、避免腹股沟或下肢血管置管及药物预防，如使用低剂量普通肝素或依诺低分子量肝素（low-molecular-weight heparin，LMWH）。证据表明，在疾病危重期间接受 VTE 预防的患者其死亡风险显著降低。患者能活动并不代表可以减少预防性抗凝药的使用，但若患者因合并症正在接受抗凝治疗，则无须额外使用抗凝药来预防 VTE。在某些情况（如肥胖）下，预防 VTE 的药物剂量要高于标准剂量。活动性出血或血小板减少症通常是 VTE 药物预防的禁忌证。

医院获得性感染

由于使用多种侵入性设备和常常合并导致衰弱的疾病，危重症患者特别容易感染。医院获得性感染（hospital acquired infection，HAI）会增加患者的住院时间（length of stay，LOS）和住院费用，并可能显著增加患者的死亡率，这取决于感染的类型和严重程度及基础疾病。美国疾病预防与控制中心（Centers for Disease Control and Prevention，CDC）的最新数据显示，CAUTI 是第二大常见的 HAI，占 HAI 的 15%。近年来，由于在美国的全国范围内开展了预防活动，包括护士主导的干预措施，感染发生率有所下降。

医院获得性肺炎（hospital acquired pneumonia，HAP）是另一种常见的 HAI。据文献报道，HAP 病死率高达 70%。第 10 章将详细介绍 HAP 的危险因素及预防方法。其他常见感染包括血流和手术部位感染。此外，艰难梭菌和 MDRO 感染已成为卫生保健系统的巨大负担。这尤其令人担忧，因为治疗 MDRO 的方法非常有限。重症监护医护人员必须了解导致这些潜在致命感染的过程及其在预防这些不良事件中的作用。

感染预防与控制

标准预防，有时被称为"通用预防措施"或"身体物理隔离"，是指无论诊断如何都应对所有患者采取的基本预防措施。标准预防的前提是，所有体液都具有传染性，传染包括细菌性和病毒性的多种疾病。遵循标准预防的基本原则，以预防这些微生物病原体的直接和间接传染。进行静脉穿刺、接触不完整的皮肤与黏膜或接触尿液、粪便、唾液、呕吐物、痰液和血液等体液时，应戴非无菌检查手套。存在血液或体液喷溅到脸上或衣服上的风险时，戴面罩和穿防护服等个人防护装备（personal protective equipment，PPE），不仅可以保护医护人员（healthcare worker，HCW），还可以防止患者之间交叉感染。

其他感染预防和控制措施是基于当前对疾病传播方式的认识而设计的。表 2-2 列出了隔离种类及其相应的感染类型示例。各种基于传播的预防措施包含了 PPE 的使用，必须在进入患者房间之前穿戴好 PPE。除 PPE 外，管理措施（如将相同感染类型的患者集中在同一病房）以及环境隔离措施（如负压病房），对保证医护人员和患者安全至关重要。遵循美国职业安全与健康管理局（Occupational and Safety Health Administration，OSHA）的标准，所有照护者在照护患者时都应能获取适当的防护用品。除非物资确实短缺，否则不应为了节省物资而调整 PPE 使用标准。

无论感染部位或来源如何，一些预防 HAI 的干预措施是相似的。这些策略包括：
- 维持糖尿病和非糖尿病患者的血糖水平。
- 尽快拔除侵入性导线和管道，不应为了工作方便或患者偏好而保留。
- 引流系统应尽可能密闭，避免系统的完整性受到破坏，包括尿液引流系统、静脉输液管和呼吸管道。
- 当这些系统需要中断时，严格实施无菌技术。
- 接触患者前、后进行手卫生。

预防 CAUTI 发生的措施包括：
- 使用有抗感染涂层的导管。
- 使用每日核查表、流程和以护士为主导的导管拔除方案。

表 2-2　隔离种类和感染示例

隔离种类	感染示例
标准预防	适用于所有患者,包括手卫生和接触血液、体液时戴手套
空气隔离	肺结核、麻疹(风疹)、水痘(包括使用 N95 或等效的呼吸防护装置)
飞沫隔离	脑膜炎奈瑟菌、流感嗜血杆菌、百日咳、腮腺炎(戴医用外科口罩)
接触隔离	耐万古霉素肠球菌(vancomycin-resistant enterococcus, VRE)、耐甲氧西林金黄色葡萄球菌(methicillin-resistant Staphylococcus aureus, MRSA)、艰难梭菌、疥疮、脓疱病、水痘、呼吸道合胞病毒(接触患者时穿防护服、戴手套,护理艰难梭菌感染患者后用皂液洗手)
已知或疑似新型冠状病毒感染的隔离措施	美国国家职业安全卫生研究所(National Institute for Occupational Safety and Health, NIOSH)认证的 N95、同等或更高级别的呼吸器、防护服、手套、护目镜。美国 CDC 指出了物资短缺时使用医用外科口罩,气溶胶产生过程中必须穿戴 N95 或等效的呼吸防护装备

Date from Transmission-Based Precautions. Centers for Disease Control and Prevention and Infection Control Guidance for Healthcare Professionals about Coronavirus(COVID-19). Centers for Disease Control and Prevention.

- 培训员工,实施标准的会阴护理。
- 导管留置和操作时严格实施无菌技术。
- 实施集束化策略,包括使用电子健康记录工具。
- 有替代方案时避免留置尿管。

　　预防危重症患者 HAP 的策略,尤其是那些有误吸风险的患者(因为误吸是 HAP 的危险因素之一),预防措施如下:

- 床头抬高≥30°。
- 使用特殊的气管插管(endotracheal tube, ETT),清除气囊上方、声门下分泌物。
- 规范标准的口腔护理。
- 在患者接受肠内营养过程中,评估肠内营养耐受性并采取胃排空策略,如增加肠蠕动或适当调整喂养速率。
- 接触患者分泌物或呼吸设备前后进行手卫生(具体内容请参阅第 5 章和第 13 章,以及美国传染病学会临床实践指南)。

　　导管相关性血流感染的预防措施包括:

- 根据医院规范拔除或更换外周静脉导管。
- 监测中心静脉导管(central venous catheter, CVC)的感染征象和症状,怀疑感染时拔除或更换导管。
- 当对置管过程中的无菌技术存在怀疑时(如紧急状况下的置管),应尽快更换 CVC。
- 保持 CVC 置管部位的敷料干燥、完整,出现潮湿、污染或松动时及时更换,按照医疗机构规范使用抗菌敷料。
- 在输注血液制品或脂质溶液时,根据科室规范综合考虑后更换输液管路。

　　手卫生是预防感染最重要的措施之一。CDC将手卫生定义为使用洗手液(肥皂和流动水)、消毒液洗手、卫生手消毒(含乙醇的泡沫或凝胶洗手液)或外科手消毒。洗手是指用肥皂和流动水剧烈揉搓起泡的手 15 秒,然后在流动水下彻底洗净。特别注意戒指周围和指甲下面的清洁。指甲修剪整齐、不涂指甲油。当手有可见污染、接触已确诊或疑似艰难梭菌或诺如病毒感染患者后,以及饭前便后,要用皂液洗手。在没有明显的污垢或污染的情况下和在所有其他活动之后,使用含醇的无水消毒剂进行卫生手消毒是方便有效的。在戴手套为患者操作之前和摘下手套之后,均需进行手卫生。

　　经常洗手,尤其是用抗菌皂液,会导致皮肤干燥。使用乳胶检查手套会增加皮肤敏感度,导致过敏,对皮肤完整性造成额外风险。这可能使医护人员面临血源性病原体传播以及细菌定植或感染的风险。可以用医院准许使用的乳液和润肤剂来保持皮肤的完整性。

　　据估计,HCW 洗手依从性不到 50%。重要的是,要让所有医护人员都参与进来,互相鼓励并彼此提醒手卫生。一些机构还鼓励患者和家属成为手卫生的合作伙伴,询问医护人员在接触患者之前是否洗过手。

压力性损伤

　　压力和剪切力是危重症患者发生压力性损伤的主要风险因素,原因包括不活动、营养不良、侵入性置管、手术部位、循环不良、水肿和失禁。皮肤会变得非常脆弱、容易破损。压力性损伤可能在 2 小时内发生。健康人即使在睡眠中也可以不断调整体位缓解压力。危重症患者无法自行调整,只能靠照护者。要特别关注压力性损伤的高发部位，如脚跟、肘部、尾骨和枕骨。护士在接收手术时间长的危重症患者时，应询问手术室医护人员患者的术中体位，这有助于确定是否需要对相关受压部位进行密切观察，以早期发现深部组织损伤。同时要认识到，管路固定装置，甚至患者体位调整时经常碰到的床栏，都可能导致压力性损伤。随着患者病情变化，压力性损伤的风险也在增加。常规使用压力性损伤风险评估工具，可以提醒照护者患者压力性损伤风险的增加或降低，以调整临床干预措施。第 11 章将对压力性损伤的风险评估进行深入讨论。

促进皮肤完整性的预防措施包括：

- 至少每 2 小时为患者重新摆放体位，特别是不能自主移动的患者。
- 为所有危重症患者使用减压床垫。
- 小腿下放置枕头，用脚跟保护器和 / 或护肘将脚跟抬离床面。
- 避免长时间坐在椅子上不改变体位。
- 使用包括采用软膏进行隔离保护的皮肤护理方案来治疗失禁，以防止皮肤受到刺激。
- 避免使用增加周围皮肤表面压力的气圈。
- 在可能受到剪切和摩擦的骨突处预防性使用聚氨酯泡沫敷料。

睡眠形态紊乱

所有危重症患者都经历过睡眠形态的改变，其会影响患者的预后并增加谵妄发生风险。表 2-3 列出了导致睡眠剥夺的多种原因。尽管重症监护幸存患者经常指出睡眠剥夺是主要压力源，并伴有因疼痛无法缓解而带来的不适，但睡眠在患者需求层次中的优先顺序经常被误解。治疗不足导致的疼痛、焦虑和失眠形成恶性循环，除非医生通过采取简单但重要的个性化干预措施打破这一循环。睡眠剥夺导致的心理变化包括精神错乱、易怒和烦躁，生理变化包括免疫系统和呼吸系统功能下降及疼痛阈值降低。

在重症监护环境中，如果想要提高患者的睡眠质量需了解环境（包括噪声、光线和频繁监测）对患者的影响。夜间睡眠方案是一个很好的例子，在该方案中，患者从凌晨 1 点钟到 5 点钟都接受密切监护，但无接触，这消除了对危重症患者每小时的干扰。大段时间的睡眠和对睡眠质量进行严密监测，这对患者的健康很重要。表 2-4 详细介绍了

表 2-3　重症监护中导致睡眠障碍的因素

疾病
- 代谢改变
- 基础疾病［如心血管疾病、慢性阻塞性肺疾病（chronic obstructive pulmonary disease，COPD）和痴呆］
- 疼痛
- 焦虑、恐惧
- 谵妄

药物
- 镇痛药
- 抗抑郁药
- β 受体阻滞剂
- 支气管扩张剂
- 苯二氮䓬类药物
- 皮质类固醇

环境
- 噪声，如医疗设备产生的噪声
- 员工交谈
- 电视 / 收音机
- 设备警报
- 频繁的护理中断
- 照明，白天太暗或晚上太亮
- 缺乏正常作息时间
- 室温
- 床铺不舒适
- 访客
- 不好的气味

表 2-4　重症监护患者睡眠促进的循证实践

- 评估患者平日睡眠状态
- 尽可能减少基础疾病的影响（如退热、镇痛、减少代谢紊乱）
- 避免服用影响睡眠的药物
- 咨询医生，继续服用安眠药
- 尽可能模拟患者的日常作息时间
- 尽可能减少环境对睡眠的影响
- 适当使用安眠辅助疗法
- 实施夜间安静时间方案
- 提供耳塞和眼罩
- 鼓励白天开灯、晚上关灯，白天打开窗帘照射自然光
- 减少夜间睡眠中断，集中进行夜间护理活动
- 最大限度实现日间照护目标、增加日间活动
- 进行认知刺激，将时钟放在房间里、更新日历
- 在临床适当的情况下减少白天镇静
- 缓解疼痛、焦虑和恐惧
- 避免下午和晚上摄入咖啡因
- 提供早期渐进式活动
- 出现睡眠障碍体征、症状（如认知问题、谵妄、情绪困扰或与睡眠相关的焦虑）时汇报医生

睡眠评估的基本建议,以及改善内部和外部环境促进睡眠的方法。将这些干预措施融入标准实践流程中,危重症患者将获得高质量睡眠。

社会心理影响

基本原则

ICU 的住院经历可对患者产生长期的身体、心理和认知改变,影响患者和家庭数年。这种长期影响被称为重症监护后综合征(post-intensive care syndrome,PICS),包括功能状态受损、认知障碍和具有临床意义的精神疾病,如创伤后应激障碍(post-traumatic stress disorder,PTSD)、抑郁和/或焦虑。在出 ICU 后的前 6 个月内,约 25% 的重症幸存者经历 PTSD,34% 发生抑郁,40% 出现焦虑。尽管缺少预防和治疗 PICS 的证据,但可以采取一些基本干预措施。包括:

- 鼓励家庭参与照护。
- 促进适当的睡眠觉醒周期。
- 鼓励沟通,并授权患者视情况参与决策。
- 为患者和家庭提供教育,告知科室规章制度、流程、药物治疗和患者身体状况。
- 缓解疼痛,确保舒适。
- 提供延续性照护。
- 提供感官和身体辅助设备,包括眼镜和助听器。
- 鼓励家属带来熟悉的物品或照片。

此外,由医护人员和家属撰写的 ICU 日记,有助于患者了解所经历的事情,并可能减轻其心理痛苦。当患者记忆缺失或混乱时,ICU 日记可在患者出院后告知其经历的来龙去脉。

危重疾病也会对家属产生长期影响,即家属 ICU 后综合征(post-ICU syndrome-family,PICS-F)。患者家属可能会出现焦虑、抑郁、PTSD 等精神后遗症、复杂性哀伤和身体症状,如睡眠障碍、疲劳和先前存在的健康问题的恶化。如果家属出现任何症状,将对他们的生活质量产生负面影响。

为降低这些风险,集束化策略应包含:

- 以家庭为中心的照护;
- 促进睡眠;
- 开放探视(如果可能);
- 家属轮流参与;
- 宣传手册;
- ICU 日记。

当家属记录或者回顾 ICU 日记时,ICU 日记可为他们提供一个情绪出口。

谵妄

谵妄的临床特征表现为定向障碍、意识模糊、认知障碍、烦躁不安、注意力不集中和睡眠觉醒周期紊乱。重症监护病房内应常规进行谵妄评估,有一些有效而可靠的谵妄评估工具可用于识别谵妄,包括简明意识模糊评估法(Brief Confusion Assessment Method,bCAM)和 ICU 意识模糊评估法(Confusion Assessment Method for Intensive Care Unit,CAM-ICU)。由于大多数重症监护病房的本身特性,多数患者会出现意识模糊及随之而来的谵妄。谵妄的治疗是一个难题,因此,谵妄的预防优于治疗。谵妄多发于术后和老年患者,也是重症监护患者行为异常的最常见原因。医护人员通常怀疑危重症、意识模糊和烦躁不安的患者出现了谵妄。然而,实际上谵妄有不同亚型:活动增多型(不安、烦躁、易怒、有攻击性)、活动减少型(对言语刺激反应迟钝、心理活动缓慢)和混合型(活动增多型和活动减少型交替出现)。

感官过载是危重症患者发生谵妄的常见危险因素。可能导致谵妄的药物包括丙氯拉嗪、苯海拉明、法莫替丁、苯二氮䓬类药物、阿片类药物、皮质类固醇和抗心律失常药物。导致谵妄的其他因素包括代谢紊乱、多重用药、不活动、感染(尤其是泌尿道和呼吸道感染)、脱水、电解质紊乱和认知障碍。

预防谵妄的最佳方法是多模式干预,同时采用多种干预措施,通常被称为集束化护理。具有代表性的集束化措施包括定时定向、缓解疼痛、有助于及早停止机械通气的自主呼吸试验、实施早期活动、促进睡眠以保证充足的睡眠、提供眼镜和助听器等辅助设备解决感觉缺失及尽量少用导致谵妄的药物。家属参与定时定向,家属熟悉的面孔和声音也有助于预防谵妄。ICU 谵妄网站提供了一种名为 A～F 或 ABCDEF 的集束化策略,具体内容见表 2-5。预防谵妄的更多内容请参阅第 5 章和第 6 章。

一旦发生谵妄,首要任务是确定病因,是否存在生理性改变,如电解质紊乱、低氧血症或出现药物不良反应?患者的基础疾病(如心力衰竭)是否得到控制?患者是否有新发感染?患者是否存在疼痛?表 2-6 中提到的"THINK",是分析谵妄原因

表2-5 预防谵妄ABCDEF或"A~F"集束化策略

A. 使用有效工具评估和管理疼痛
B. 自发觉醒试验和自主呼吸试验相结合
C. 镇痛和镇静药物的选择
D. 谵妄评估、预防和管理（使用有效工具）
E. 早期活动和锻炼
F. 家庭参与和赋权

Data from Vanderbilt University Medical Center.

表2-6 THINK提及的谵妄的发生原因

T：毒性状态——慢性心力衰竭、休克、脱水、致幻剂（剂量频繁调整）及新发器官功能衰竭（肾脏、肝脏）
H：低氧血症
I：感染/脓毒症（医院获得性）及不活动
N：未行非药物干预措施——助听器、眼镜、睡眠方案、音乐噪声控制和行走
K：K⁺或电解质问题

Adapted with Marta Render, MD-Deparmtent of Veteran Affairs Inpatient Evaluation Center（IPEC）.

的一种方法。一旦病因确定，医护人员共同采取合适的治疗方案，而药物治疗只应用于行为干预无效的患者。不鼓励采取保护性限制措施，这往往会增加患者躁动。

如果患者在谵妄发生过程中表现出妄想症，此时应避免正面冲突，并与患者保持安全距离。即便不认同，也要冷静地接受患者的荒诞言语。向患者家属解释这些行为是谵妄的临床症状，随着时间推移，恢复到正常睡眠模式，并解决潜在原因，这些症状很可能会消失。谵妄患者通常会记得谵妄期间发生的事件、想法、对话和医护人员做出的反应。如果在发作时表现得激进，患者在康复后可能会感到尴尬和内疚。

抑郁

并发抑郁症会延长患者病程、增加发病率和死亡率，影响远期康复。导致抑郁症临床表现的危险因素包括社交障碍、近期切除了某个脏器或器官、悲观、经济压力、情绪障碍史、乙醇或药物使用/戒断、既往的自杀企图及疼痛。许多收入ICU的患者有抑郁症病史，危重症疾病会导致抑郁症状加重。重要的是，医生需继续使用患者的精神药物治疗方案，以避免患者心理状况恶化。

评估抑郁最好的方式是直接询问。让患者主导对话。如患者在交流中表达了对疾病和治疗的错误认知，应及时纠正、解释并告知真实信息，安

抚患者，以促进更好的临床结局。固定医护人员可以增进与患者之间的信任，促进患者康复。告知患者和家属抑郁症在危重症期间并不罕见，通常是暂时的，这很重要。如果抑郁症的治疗需要新的药物干预，请心理医生会诊，要记住，抗抑郁药可能需要几周才能完全发挥药效。

试图自杀或有自杀倾向的患者可能让医护人员感到害怕。护理措施中应对患者的自杀意念（自伤的想法）和自杀意图（自伤的计划）进行评估。不要回避询问相关问题，因为询问不会引发自杀念头。若患者在沟通时提到自杀倾向，说明有与他人讨论恐惧、痛苦或孤独问题的愿望。此时建议转诊精神专科，进行专业评估和干预。同时，根据医院和科室规范，采取自杀预防措施，包括加强监测、移除可能用于自伤的用品并频繁巡视。

焦虑

疾病问题会导致焦虑和类似恐惧的症状，让患者和家属感到痛苦，并可能加速病情进展。基础疾病的治愈可以减少并发的焦虑。药物和非药物干预都有助于控制危重症期间的焦虑。本书第6章和第7章介绍了抗焦虑药。药物治疗的目标是通过调整药物剂量，维持患者的认知能力和与医护人员、家属和环境进行互动的能力，以及控制疼痛和促进睡眠。理想的治疗方案是使用最低有效剂量药物。此外，还有多种非药物措施也可以减轻或控制焦虑，包括：

- **呼吸技巧**：该技巧能缓解焦虑引起的躯体症状。呼吸技巧包括深而慢的腹式呼吸。重要的是需要示范并和患者一起深呼吸，因为重度焦虑会降低患者的注意力。练习呼吸技巧可以减轻焦虑，并促进可能需要呼吸机支持患者的人机同步。

- **肌肉放松**：通过肌肉放松缓解精神运动紧张。同样，患者很可能需要一些提示，这或许是家属参与护理的最好机会。提示语可以是："用你的头、手肘、脚跟和背向身下的床垫用力施压，然后放松，放松时试着离开床垫。"可采用放松技术商用移动应用程序和网站进行提示语引导，但不如熟悉的声音那么有效。

- **想象**：依据患者的注意力、记忆力和处理能力来选择认知干预疗法，如想象技术。视觉化想象包括回忆一个愉快放松的情景，例如，洗热水澡、躺在温暖的海滩上、听海浪或听鸟唱歌。引

导性想象法和催眠术是额外的心理治疗方法，需要一定的专业能力才能发挥作用；因此，建议转诊。有些患者将冥想作为应对压力的替代疗法，鼓励他们继续，但可能需要调整环境以改善治疗效果。

- **提供相关知识**：为患者和家属提供相关知识，对缓解焦虑非常有帮助。允许患者和家属管理患者照护的某些方面可以让家属感到安慰。
- **分散注意力**：这些技巧也可以打破焦虑的恶性循环。分散注意力的方法包括听熟悉的音乐、看视频或快速从 200 每隔 2 进行倒数。
- **使用既往的应对方法**：确定患者和家属以往应对压力和焦虑的方法，并建议他们在适当的情况下使用。采用既往的应对技巧可能会非常有益。

患者和家庭教育

在重症监护环境中，患者和家庭教育至关重要，包括提供诊断、预后、治疗和操作的相关信息。此外，适当的教育能够使患者和家属正确应对恐惧和担忧，积极参与照护决策。

为危重症患者及其家属提供教育具有一定的挑战性，实施这一基本干预，需克服或适应多种障碍，如环境因素、患者病情稳定性、患者和家属焦虑。重症教育的重要性，加上这些障碍因素在重症监护病房很常见，使教育成为一个需要团队所有成员参与的持续的过程。有些教育是不易觉察的，发生在患者、家属和医疗团队的每次互动中。

学习准备度的评估

对患者和家属学习需求的评估主要关注学习准备度。**学习准备度**是指学习者能够理解和综合教育信息的能力。没有学习准备，教育可能就无效。表 2-7 列出了评估学习准备度的方法。

患者和家庭教育的策略

进行教育之前，对评估获取的信息进行优先顺序的排序，制订学习计划，具体见表 2-8。接着，确定教育目标和合适的教育内容，决定教育方法。然后教育患者、家属和其他重要的人（表 2-9）。尽管这个过程看起来很容易，但实际上很难。在内容交流过程中，无论使用何种交流方式（视频、小册子或讨论），都必须认真倾听学习者表达的学习需求，并做出清晰准确的回应，这至关重要。回授

法是确保患者和家属理解教育信息的一种简单方法。要求患者或家属用自己的话语复述他们需要做或知道的事情。这样就可以让照护者在他们误解或未理解所传达信息时予以澄清或重新解释。

教育目标监测的原则

开展教育后，判断教育目标是否达成至关重要（表 2-10）。即使目标似乎已经实现，学习者也

表 2-7　学习准备度的评估

基本原则
- 患者和家属对疾病诊断、预后、治疗或手术操作有疑问吗？
- 患者和家属希望学习什么？
- 被教育个体的知识水平是什么？他们对将要讲解的问题了解多少？
- 他们目前的情况（条件和环境）是什么？他们之前是否有过类似经历？
- 患者或家属是否存在沟通障碍（如语言障碍、文盲、文化障碍、听力障碍、理解力障碍）？
- 患者或家属首选的学习方法是什么？

重症教育的注意事项
- 患者病情是否允许你评估获得以上信息，如生理、心理的稳定性？
- 患者的支持系统、家属、其他重要的人是否有空或准备好接收这些信息？
- 哪些环境因素（包括时间）是 ICU 教育的障碍因素？
- 照护团队的其他成员是否掌握了重要的评估信息？

表 2-8　教育计划准则

基本原则
- 确定教育目标
- 根据评估结果确定教育内容
- 确定有哪些支持系统支持你的教育工作（如科室领导、教育部门、标准化教育计划、手册、计算机应用程序、资料手册及视频等参考材料）
- 熟悉教育内容和教材
- 联系教育资源，阐明和提供与现有的教育一致的信息，提供额外教育支持和后续教育
- 确定合适的教育方式（视频、书面材料、计算机应用程序或讨论）和教育对象（患者或家属）

重症教育的注意事项
- 认真规划教育策略。危重症患者和家属重度焦虑，而信息过载会加重他们的焦虑。制订教育计划时，要根据患者的评估结果、疾病的性质和严重程度、其他重要的人的可及性及现存障碍因素，来确定教育的内容和多少

表2-9　教育课程的设置原则

基本原则
• 考虑传达信息所需的时间和可用的支持系统
• 考虑患者目前所经历的状况,需要时考虑延期教育
• 了解教育内容的量及患者和家属对信息的理解能力
• 教育过程中要敏锐观察,以患者和家属能理解的方式传递信息
• 查阅资料,加入合适的教育资源
• 传递准确无误的信息,确保这些信息与之前提供给患者的信息一致
• 在教育过程中仔细倾听并征求反馈意见,引导讨论
• 使用回授法确保患者和家属理解所传达的信息,重新解释或阐明有可能错误理解的地方
重症教育的注意事项
• 缩短教育时间,提高教育效果。由于患者病情和环境的特殊性,教育必须间歇、分阶段进行
• 重复教育内容。焦虑和重症环境会改变患者和家属的理解能力,鉴于此,重复教育是必需的
• 避免教育内容过细,除非患者或家属要求。一般情况下,细节会使所传达的信息模糊不清。如有必要,可在住院的晚些时候提供详细信息

表2-10　教育目标监测的原则

基本原则
• 评估教育结果。结果符合要求吗? 结果是否未达到要求?
• 通过口头形式或病历记录将教育结果交班给医疗团队的其他成员
• 提供必要的后续强化教育
• 在患者和家庭教育中或结束时确定需要转诊,安排转诊
• 评估教育过程中的障碍或问题,予以解决,在未来沟通中给予关注
重症教育的注意事项
• 认识到信息重复是定律,没有例外。做好重复之前信息的充分准备,必要时重复多次

经常无法记住所有信息。患者和家属在重症环境中会承受很大压力,强化教育往往是必要的。

以家庭为中心的照护

证据表明,家属在场和参与ICU决策有助于危重症患者康复。家属可以帮助患者应对、减轻焦虑,为患者提供支持。家属也需要支持和被鼓励,以满足他们的需求,从而对患者产生积极影响。因此,与家属建立伙伴关系和信任关系符合每个人的利益。研究表明,护士和家属在家庭需求类型或优先级方面常存在分歧。因此,直接与家属沟通他们的需求和看法,根据这些需求制订相应的干预措施是非常重要的(表2-11)。

表2-11　家庭干预的循证实践

计划
• 确定家庭的优先需求
干预
• 确定代言人和联系人
• 建立与家属联系沟通的最佳方式,使沟通常规化
• 必要时推荐支持性服务(如缓和照顾、社会工作及精神支持)
• 根据家庭需求提供信息
• 根据情况让家属参与照护和医疗决策
• 提供舒适环境
• 考虑写ICU日记,记录ICU事件、表达情感
• 鼓励家属在场并积极参与团队查房
评估
• 采用多种方法(如反馈、满意度调查、护理会议或出院后随访)评估满足家庭需求所取得的成效

Data from Leske JS. Interventions to decrease family anxiety. Crit Care Nurse. 2002;22(6):61-55 and Coombs M, Puntillo KA, Franck LS, et al: Implementing the SCCM Family-Centered Care Guidelines in Critical Care Nursing Practice. *AACN Adv Crit Care.* 2017;28(2):138-147.

研究一致确定了家庭需求的主要领域包括以下几个方面。

得到保证

家庭成员需要得到保证,即正在为患者提供尽可能好的照护的保证。这能增加家属的信心和安全感,它也有助于保持希望,或者在适当的时候将希望重新定义为更现实的目标。

留在患者身边

家属需要能够持续探视他们的亲人。对家属来说,最重要的是探视制度。探视制度应列出具体规定,包括一次允许的访客人数,以及与访客年龄相关的规定(表2-12)。应经常评估患者病情危重期间限制探视的益处和风险。现有证据支持在进行侵入性操作和心肺复苏(cardiopulmonary resuscitation,CPR)时家属在场。多学科制定的文书性制度可促进在进行心肺复苏时或侵入性操作时家属在场。

表 2-12　ICU 探视的循证实践

- 为家属提供探视患者的方式（如开放探视、视频探视或科室电话）
- 询问患者的探视意愿
- 相关科室制度和流程保持一致，鼓励家属探视，并提供个性化选择
- 为家属探视做好准备
- 模拟与患者的互动方式
- 向家属介绍患者病情、所使用的监护设备和技术的相关信息
- 观察患者及家属对探视的反应

接收信息

公开坦诚地与患者和家属进行沟通很重要，要信守承诺（在做出承诺之前需深思熟虑）、描述期望、承认困难和错误及保守秘密。医护人员不要表明个人偏好。使用通俗易懂的语言来帮助理解，不要使用医学术语（如将患者转运到诊断部门或手术区域的"院内转运"）或字母缩写〔例如，PEEP——呼气末正压（positive end-expiratory pressure）和 IABP——主动脉内球囊反搏（intra-aortic balloon pump）〕。存在语言沟通障碍时，根据情况联系翻译。

通过询问患者和家属对所传达信息的内容和意图的理解，来评估沟通的有效性。若在沟通过程中发生冲突，找一个私密的地方进行沟通。避免把冲突当成个人冲突。考虑清楚问题是什么和应该如何解决。如果对方情绪过于激动，尽可能稍后再解决问题。

通过指定一名家属，建立好沟通途径，能够在患者病情变化的时候进行电话联系，这是很有帮助的，也可以考虑与指定人商量好沟通时间，让其在指定时间打电话来科室询问患者的最新病情。可以将科室的规章制度做成手册，供家属随时参阅。手册内容包括护理理念、轮班和医生查房等工作流程、不同工作人员的角色，以及餐饮服务、浴室、等候区、交通和住宿等家属需要的信息。一些重症监护病房会邀请患者家属参与医疗查房，讨论患者的照护问题。充分的沟通可以缓解焦虑，增强掌控感，有助于家属做出临床决策。

舒适

ICU 内或附近的可用空间是满足家属舒适需求所必需的。这个空间可包括舒适的家具、电话和卫生间，可帮助家属留宿。鼓励家属在不堪重负时表达出来，休息、吃饭、放松、睡觉及联系其他家属和朋友。帮助家属满足基本的舒适需求有助于减轻他们的痛苦，保存体力，保持良好的应对。这提高了他们成为患者有力支撑的能力。

可及的支持

利用所有可用资源满足家庭需求。在护理危重症患者时，仅依靠护士来满足家属的所有需求，会给护士带来压力、导致沮丧。评估家属是否可以最大限度地利用自身资源。可通过医院转诊来进行家庭支持，如社会工作者、缓和照顾和儿童家庭生活部门。

家庭访视

大量证据表明，患者的支持系统（家属、重要他人及信赖的朋友）不受限制地探视患者，可以为患者提供情感和社会支持，使患者获益；增强医疗团队对患者照护目标的理解，加强沟通，提高患者和家属满意度。某些情况下，出于医疗、治疗或安全考虑，如破坏性行为、感染性疾病、患者隐私或患者的要求，开放探视可能不合适。这时，应限制探视，减少探视至最低程度，保证安全，必要时取消探视。

对家庭来说，重症监护象征着希望、恐惧和信念，从治愈的希望到临终关怀。以家庭为中心的照护模式可以提高家庭成员之间的应对能力和凝聚力，最大限度地减少患者的孤独和焦虑。评估家庭需求、关注当下、促进开放式沟通和提供信息对健全家属心理至关重要。

危重症患者的转运

即使在重症监护病房这样可控的环境中，预防常见并发症、维持患者生理和心理稳定也是一种挑战。出于诊断和治疗目的，要将危重症患者转运到医院其他区域时更具挑战。将危重症患者从控制良好的重症环境转运出来的决定会引发临床医生的各种反应。经常听到这样的反应，"她病得太重了，不能离开监护病房！""如果路上发生病情变化怎么办？""我不在的时候谁来照顾我的其他患者？"这些反应集中表明了临床医生对危重症患者转运风险的认知。

安全转运患者需要周密的计划、组织及多学

科间的沟通与协作。转运中的目标是在医院的任何地方都要提供与 ICU 等同的监护水平。转运常给危重症患者带来一定程度的风险。因此，转运决策应基于对转运潜在收益和风险的权衡和评估。

　　转运危重症患者的原因主要是重症监护病房无法提供患者需要的相应照护、技术或专家。只要条件允许，诊断性检查或简单检测应在重症监护病房床边进行。如果考虑进行的诊断性检测或操作性治疗不太可能改变患者的管理或结局，那么转运风险可能大于获益。医疗团队的每位成员应帮助阐明转运可能的获益。

并发症风险评估

　　转运前，应系统评估患者在转运过程中发生并发症的风险。将重症监护生命支持设备替换成便携式设备，可能会导致不良的生理变化。此外，重症监护病房外部的环境难以控制，可能导致各种并发症，如体温波动或侵入性器械（如气管插管、胸腔引流管及静脉装置）因疏忽而移位。表2-13 归纳了转运相关的常见并发症。

表 2-13　转运过程中的潜在并发症

肺部
- 氧合变化
- 过度通气
- 通气不足
- 气道阻塞
- 误吸
- 复发性气胸
- 动脉血气变化
- 通气不足，尤其是便携式呼吸机无法提供与转运前相同的呼吸支持

心血管系统
- 低血压
- 高血压
- 心律失常
- 组织灌注不足
- 心肌缺血
- 肺水肿
- 外周缺血
- 血管活性药物中断

神经系统
- 颅内压增高
- 脑缺氧
- 脑高碳酸血症
- 颅骨或脊椎骨折固定不牢靠

续表

胃肠道
- 恶心
- 呕吐

疼痛
- 焦虑

转运过程中的监护水平

　　转运中，不应中断对患者生命体征的监测或维持。确保转运过程中医疗设备的使用以及转运人员的技能水平与重症监护病房的监护水平相当（表 2-14）。转运过程中和患者离开重症监护病房期间，应继续间歇或连续监测患者的生理状态，如心输出量和心律、血压、氧合和通气情况等（表 2-15）。

表 2-14　转运人员和转运设备的要求

人员
- 至少应有 2 名医护人员陪同患者
- 转运人员之一应为具有高级生命支持证书的重症监护护士
- 其他人员可包括呼吸治疗师、注册护士或医生，机械通气患者应由呼吸治疗师陪同转运

设备
应至少配备以下设备：
- 心电监护仪、除颤器
- 大小合适、适用于患者的气道管理设备和抢救箱
- 充足的氧气供应，满足患者离开 ICU 期间的氧供，外加 30 分钟的氧气储备
- 标准复苏药物：肾上腺素、阿托品和胺碘酮
- 血压计和听诊器
- 提供充足的静脉输液和持续药物输注（由电池驱动的输液泵调节速率）
- 其他药物，提供计划中的间歇性用药的药物用量，满足医嘱的预期用量需求（如镇静），医生不在场时允许给药
- 对于机械通气患者，使用能够提供与患者在 ICU 时相同的潮气量、压力、呼气末正压和吸入氧浓度的通气设备或更高级的设备。成人转运时 100% 的纯氧是最可行的，因为这样可以不用空气罐和空氧混合器。新生儿转运时，应精确控制吸入氧浓度
- 不是每个转运患者都需要携带抢救车和吸引设备，但这些都应放置在危重症患者要用的地方，并事先确定应急机制，以便在患者转运出现紧急情况时随时可用

Data from Day D. Keeping patients safe during intrahospital transport. *Crit Care Nurse*. 2010; 30(4): 18-32.

表2-15　转运过程中的监护

- 如果技术上可行,患者在转运过程中应接受与在ICU相同的生理监测
- 对所有转运的危重症患者,至少连续监测心电图和脉搏血氧饱和度,间断测量和记录血压、呼吸频率和脉率
- 此外,根据病情,部分患者需要二氧化碳波形图监测,持续监测血压、肺动脉压和ICP,间断测量CVP、动脉血氧分压和CO
- 对于气管插管机械通气患者,应监测呼气末二氧化碳和气道压力。如果使用便携式呼吸机,要有报警功能,在呼吸机管路断开或气道压力过高时报警

Data from Day D. Keeping patients safe during intrahospital transport. *Crit Care Nurse*. 2010; 30(4): 18-32.

准备转运时需要回答以下问题:

- 目前的监护水平(设备及人员)如何?
- 转运过程中或在目的地需要怎么做才能维持当前的监护水平?
- 转运前或转运过程中可能需要哪些额外的治疗(如镇痛和镇静药,血管活性药或正性肌力药剂量的调整)?

转运前准备

转运前,协调转运过程中和转运后的照护计划,确保照护的连续性和资源的可及性(表2-16)。联系接收部门,确认可以获得必要的资源,如电池电量有限的设备可用的插头和墙式吸引(如果需要)。转运团队成员之间要充分沟通患者的当前状况、管理优先项目,以及转运相关不良事件(如突发的血流动力学不稳定或气道问题)发生时的处置流程。

表2-16　转运前的协调与沟通

- 当患者离开ICU,由不同的团队负责管理时,应在医疗记录中记录转运后的患者病情和治疗,用于医生之间或护士之间的交接
- 患者转去的部门(放射科、手术室或核医学科等)在转运前确认已做好接收准备,可以立即开始相关手术或检查
- 通知辅助人员(如保安、呼吸治疗师及护送人员)转运所需时间、所需设备和支持
- 通知主管医生陪同患者,或医生要意识到患者此时不在监护病房,可能发生紧急事件,需要做出反应,以便在医院的其他地方提供紧急救治
- 医疗记录应包括转运的指征、转运期间患者病情,以及患者是否计划返回ICU

Data from Day D. Keeping patients safe during intrahospital transport. *Crit Care Nurse*. 2010; 30(4): 18-32.

在评估患者转运并发症的发生风险后,做好生理及心理的转运准备。向患者及其家属解释转运过程,包括描述转运过程中患者可能出现的感受、转运预计时长,以及转运团队中每个成员的角色。告知患者和家属现在参与照护的医护人员会陪同患者转运,这一点对于缓解患者或家属的焦虑非常重要。急救设备和药物的可及性,以及转运过程中如何沟通,这些信息也能让患者和家属放心。

转运

一旦准备就绪,就可以开始转运。确保便携式设备有充足的电量,以便在出现转运意外延迟时使用。在可能的情况下,与床边设备断开之前,先连接便携式监测设备,与便携式设备进行血流动力学参数的对比。

一旦血流动力学监测设备和无创氧合监测仪就位且监测值得到确认,此时断开患者与呼吸机或床边氧源的连接,开始使用通气和氧合的便携式设备。评估患者有无呼吸困难的临床体征和症状及通气和氧合的变化。如果接收部门的电梯和空间足够,患者躺床上转运会更方便些。检查静脉输液管、压力导线、心电监护仪导线、鼻胃管、胸腔引流管、导尿管和各种引流管,确保转运过程中正确放置,防止意外脱管。

转运过程中,重症监护护士负责持续监测患者的心肺功能(心电图、血压、呼吸、氧合及呼气末二氧化碳等),并采取措施维持其稳定。在离开重症监护环境的整个过程中,必须特别注意,严密观察和评估患者对转运、操作或治疗的反应。离开重症监护病房期间需要经常调整用药,特别是镇痛药、镇静剂和血管活性药物,以稳定患者生命体征。做好转运记录,包括整个转运过程中的评估结果、干预措施和效果评价。

返回重症监护病房后,重新设置监护仪、开始各项干预措施及评估患者。通常,转运后需要对药物治疗或呼吸机支持进行一些调整。返回重症监护病房后的另一重要事项是让家属陪伴患者,让患者安心休息。

过渡到下一个照护阶段

在患者进入ICU后就应开始进行下一个照护阶段的计划。最基本的评估内容包括了解患者住

在哪里、与谁住在一起、入院前使用了哪些外部资源，以及从重症监护病房转出时预计需要哪些资源。病情复杂的患者若要成功实现过渡需要提前进行全面的计划。随着患者病情的稳定和好转，离开 ICU 的想法可能会让患者感到害怕，因为这被认为是转移到了一个照护工作人员较少的地方。强调过渡计划的积极方面，因为这标志着患者正在好转和进步。

假设患者要转运到另一个医疗机构，如急性或亚急性康复机构，建议家属在转运前参观该机构。使他们有机会与新的照护人员见面，咨询他们想知道的问题，缓解患者对转运的焦虑。如果是转运到院内的另一个科室，而患者的护理又很复杂，可以考虑提前与接收科室的工作人员接触，告知他们预期照护计划和患者的一些偏好。接收科室提前指定一名主管患者的责任护士，她可以在患者转运前访视患者。临床护理专家或护士长也可以探望患者和家属，介绍接收科室，并在转运后给予支持，再次给患者和家属一种掌控感。

死亡过程中的患者和家庭支持

过渡期照护还包括为临终患者制订照护计划。照顾临终患者及其家属极具挑战但很有意义。预嘱和生命维持治疗医嘱为危重症患者提供了一种交代临终照护意愿的方式。与患者和家属就临终关怀进行沟通，理解他们的照护目标。如果有预嘱，那么照护计划的设计应与遗嘱所描述的保持一致。如果没有预嘱，与患者关系密切的人可代理决策。表 2-17 列出临终关怀的实践建议。

表 2-17　临终关怀建议

领域	主要建议内容
临终决策	如果可能的话，与患者一起决定停止或撤除维持生命的治疗，要考虑患者的意愿和价值观
	家属应持续参与对患者情况的评估，参与程度根据每个国家的法律而定
	临终决策应包含多学科团队的所有成员
	临终决策应记录在案
	"不复苏抢救" 医嘱的下达并不意味着不给予其他治疗
死亡地点	如果可能，允许患者在 ICU 中去世
	最好在单人间
	如果必须将患者从 ICU 转出，应尽早提出并说明理由
	允许患者在家中去世
患者舒适度	当停止生命支持治疗时，缓和照顾成为主要目标
	经常评估患者的舒适需求，采用个性化药物和非药物措施
	为生命末期患者实施舒适护理时，要敏锐觉察各种状况下影响舒适度的各种因素
	尽最大努力识别并尊重患者在就诊、餐饮及精神支持等方面的意愿
	如果患者没有家属，护士是亲属的重要替代者
家属 ICU 探视	如果患者需要的话，为患者的亲密家属和朋友日夜开放探视是最理想的
	避免家属在病房外进行不必要的等候
儿童探视	允许儿童探视，并告知其患者病情的真相
	儿童第一次探视前护士应与其交谈
	ICU 应有孩子们可以玩耍的地方
家庭需求	除了信息，家庭还需要情感、精神和实际支持
为家庭做准备	对一些家属来说，与临终患者待在一起是一个全新的、可能让人害怕的经历，向他们提供有关患者症状和可能发生的事情的信息
	一般来说，无法准确预测患者死亡过程的持续时间
	向家属保证，患者的症状会持续得到评估和治疗

续表

领域	主要建议内容
工作人员在场	有必要询问家属是否愿意让工作人员在患者床旁
	如果家属喜欢单独和患者在一起,护士仍应经常巡视病房
患者去世时	患者去世后,家属需要时间与患者道别
	家属可以参与护理离世的患者
患者去世后的家庭照护	有些监护病房会赠送家属患者手印、一绺头发和吊唁信等作纪念
	随访活动,包括电话联系家属、请其参观ICU、请喝咖啡等
员工关爱	与同事谈论自己的经历、询问他人在患者死亡后的感受和应对方式,这些是有益的
	没有很好地完成生命末期阶段的照护可能会导致职业倦怠

Reproduced with permission from Jensen HI, Halvorsen K, Jerpseth H, et al: Practice Recommendations for End-of-Life Care in the Intensive Care Unit. *Crit Care Nurse.* 2020; 40(3): 14-22.

照顾临终患者时,要意识到个人对死亡的态度非常重要。要真诚地提供照护、抚触和陪伴,不要觉得被迫交流。要听取患者的意见。

管理原则

1. 多学科照护计划的使用改善了沟通和协作,以实现最佳的患者结局。

2. 急危重症患者的高质量照护包括预防ICU常见并发症,如VTE、HAI、压力性损伤和睡眠障碍。

3. 预防和及时治疗谵妄、抑郁和焦虑可能会预防或改善ICU住院对患者和家庭产生的长期负面影响。

4. 通过实施以患者和家庭为中心的照护和教育来满足患者和家庭需求,包括提供患者病情和照护相关的重要信息,以减轻他们的恐惧和担心。

5. 周密的计划和组织可以最大限度地降低危重症患者的转运风险。

（张伟英　朱颖 译　曾莉 审校）

参考文献

患者及家属需求

American Association of Critical-Care Nurses. AACN Practice Alert. Family visitation in the adult intensive care unit. *Crit Care Nurse.* 2017;37(4):88.

Chapman DK, Collingridge DS, Mitchell LA, et al. Satisfaction with elimination of all visitation restrictions in a mixed-profile intensive care unit. *Am J Crit Care.* 2016;25(1):46-50.

Coombs M, Puntillo KA, Franck LS, et al. Implementing the SCCM family-centered guidelines in critical care nursing practice. *AACN Adv Crit Care.* 2017;28(2):138-147.

Davidson J, Aslakson R, Long A, et al. Guidelines for family-centered care in the neonatal, pediatric, and adult ICU. *Crit Care Med.* 2017;45(1):103-128.

Miller J. Animal-assisted interventions. *Nursing Manage.* 2020; 51(4):16-23. doi:10.1097/01.NUMA.0000657240.17744.1b

Hardin SR, Kaplow R. *Synergy for Clinical Excellence: The AACN Synergy Model for Patient Care.* 2nd ed. Burlington, MA: Jones & Bartlett; 2017.

Høghaug G, Fagermoen MS, Lerdal A. The visitor's regard of their need for support, comfort, information, proximity, and assurance in the intensive care unit. *Intensive Crit Care Nurs.* 2012;28(5):263-268.

Huynh TG, Covalesky M, Sinclair S, et al. Measuring outcomes of an intensive care unit family diary program. *AACN Adv Crit Care.* 2017;28(2):179-190.

Jacob M, Horton C, Rance-Ashley S, et al. Needs of patients' family members in an intensive care unit with continuous visitation. *Am J Crit Care.* 2016;25(2):118-125.

Jensen H, Halvorsen K, Jerpseth H, Fridh I, Lind R. Practice recommendations for end-of-life care in the intensive care unit. *Crit Care Nurse.* 2020;40(3):14-22.

Kean L, Milner K. Implementation of open visitation in an adult intensive care unit: an evidence-based practice quality improvement project. *Crit Care Nurse.* 2020;40(2):76–79.

Kozub E, Scheler S, Necoechea G, O'Byrne N. Improving nurse satisfaction with open visitation in an adult intensive care unit. *Crit Care Nurs Q.* 2017;40(2):144-154.

Nikayin S, Rabiee A, Hashem M, et al. Anxiety symptoms in survivors of critical illness: a systematic review and meta-analysis. *Gen Hosp Psychiatry.* 2016;43:23-29.

Nydahl P, Egerod I, Hosey MM, Needham DM, Jones C, Bienvenu OJJ. Report on the Third International Intensive Care Unit Diary Conference. *Crit Care Nurse.* 2020;40(5):e18-e25. doi:10.4037/ccn2020958

Obringer K, Hilgenbeg C, Booker K. Needs of adult family members of intensive care unit patients. *J Clin Nurs.* 2012;21(11-12):1651-1658.

Parker A, Sricharoenchai T, Raparla S, Schneck K, Bienvenu O, Needham D. Posttraumatic stress disorder in critical illness survivors: a metaanalysis. *Crit Care Med.* 2015;43(5):1121-1129.

Rabiee A, Nikayin S, Hashem M, et al. Depressive symptoms after critical illness: a systematic review and meta-analysis. *Crit Care Med.* 2016;44(9):1744-1753.

Rogan J, Zielke M, Drumright K, Boehm L. Institutional challenges and solutions to evidence-based, patient-centered practice: implementing ICU diaries. *Crit Care Nurse*. 2020;40(5):47-45.

感染预防与控制

Centers for Disease Control and Prevention. Interim infection prevention and control recommendations for healthcare personnel during the coronavirus disease 2019 (COVID-19) pandemic. 2022. https://www.cdc.gov/coronavirus/2019-ncov/hcp/infection-control-recommendations.html.

Centers for Disease Control and Prevention. Transmission based precautions. 2022. https://www.cdc.gov/infectioncontrol/basics/transmission-based-precautions.html.

Kalil A, Metersky ML, Klompas M, et al. Management of adults with hospital-acquired and ventilator-associated pneumonia: 2016 clinical practice guidelines by the Infectious Diseases Society of America and the American Thoracic Society. *Clin Infect Dis*. 2016;63:e61.

McDonald C, Gerding DN, Johnson S, et al. Clinical practice guidelines for *Clostridium difficile* infection in adults and children: 2017 update by the Infectious Diseases Society of America (IDSA) and Society for Healthcare Epidemiology of America (SHEA). *Clin Infect Dis*. 2018;66(7):e1-e48.

National Health Safety Network. Bloodstream infection event (central line-associated bloodstream infection and non-central line associated bloodstream infection) 2021. https://www.cdc.gov/nhsn/pdfs/pscmanual/4psc_clabscurrent.pdf. Accessed June 28, 2021.

National Health Safety Network. Multidrug-resistant organism & *Clostridioides difficile* infection (MDRO/CDI) module. 2021. https://www.cdc.gov/nhsn/pdfs/pscmanual/12pscmdro_cdadcurrent.pdf. Accessed June 28, 2021.

National Health Safety Network. Urinary tract infection (catheter-associated urinary tract infection [CAUTI] and non-catheter-associated urinary tract infection [UTI]) events. 2021. https://www.cdc.gov/nhsn/pdfs/pscmanual/7psccauticurrent.pdf. Accessed June 28, 2021.

National Health Safety Network. Pneumonia (ventilator-associated [VAP] and non-ventilator-associated pneumonia [PNEU]) event. 2021. https://www.cdc.gov/nhsn/pdfs/pscmanual/6pscvapcurrent.pdf. Accessed June 28, 2021.

Occupational Safety and Health Administration. June 2021 regulations https://www.osha.gov/coronavirus/standards. Accessed July 18, 2021.

患者及家属教育

Always Use Teach-Back! Welcome to the Always Use Teach-Back! Training toolkit, 2017. www.teachbacktraining.org. Accessed June 15, 2017.

Centrella-Nigro AM, Alexander C. Using the teach-back method in patient education to improve patient satisfaction. *J Contin Educ Nurs*. 2017;48(1):47-52.

Gillam SW, Gillam AR, Casier TL, Curcio K. Education for medications and side effects: a two part mechanism for improving the patient experience. *Appl Nurs Res*. 2016;31:72-78.

心理社会支持

Bell, L. Prevent post-intensive care syndrome (PICS) during COVID-19. May 4, 2020. https://www.aacn.org/blog/prevent-post-intensive-care-syndrome-pics-during-covid-19. Accessed June 28, 2021.

Critical Illness, Brain Dysfunction and Survivorship (CIBS) Center. ABCDEF (A2F) bundle overview. https://www.icudelirium.org/

medical-professionals/overview. Accessed July 18, 2021.

Davidson JE, Harvey MA. Patient and family post-intensive care syndrome. *AACN Adv Crit Care*. 2016;27(2):184-186.

Kotfis K, Roberson SW, Wilson JE, Dabrowski W, Pun BT, Ely EW. COVID-19: ICU delirium management during SARS-CoV-2 pandemic. *Crit Care*. 2020;24:176.

Planetree International. *Family Presence Policy: Decision-Making Toolkit for Nurse Leaders*. May 2021. https://planetree.org/wp-content/uploads/2021/05/Family-Presence-Policy-Decision-Making-Toolkit.pdf.

Selim AA, Ely EW. Delirium the under-recognised syndrome: survey of healthcare professionals' awareness and practice in the intensive care units. *J Clin Nurs*. 2017;26(5-6):813-824.

Slooter AJ, Van de Leur RR, Zaal IJ. Delirium in critically ill patients. *Handb Clin Neurol*. 2017;141:449-466.

睡眠剥夺

Blissitt PA. Sleep and mechanical ventilation. *Crit Care Nurs Clin North Am*. 2016;28:195-203.

Engwall M, Fridh I, Johansson L, Bergbom I, Lindahl B. Lighting, sleep and circadian rhythm: an intervention study in the intensive care unit. *Intensive Crit Care Nurs*. 2015;31(6):325-335.

Grimm J. Sleep deprivation in the intensive care patient. *Crit Care Nurse*. 2020;40(2):16-24.

Owens RL, Huynh TG, Netzer G. Sleep in the intensive care unit in a model of family-centered care. *AACN Adv Crit Care*. 2017;28(2):171-178.

Shaw R. Using music to promote sleep for hospitalized adults. *Am J Crit Care*. 2018;25(2):181-184.

危重症患者转运

Comeau, OY. Intrafacility transport of critically ill adult patients. *Crit Care Nurse*. 2020;40(2):70-72.

Comeau OY, Armendariz-Batiste J, Woodby SA. Safety first! Using a checklist for intrafacility transport of adult intensive care patients. *Crit Care Nurse*. 2015;35(5):16-25.

循证实践

AACN Scope and Standards for Progressive and Critical Care Nursing Practice. https://www.aacn.org/nursing-excellence/standards/aacn-scope-and-standards-for-progressive-and-critical-care-nursing-practice.

American Association of Critical-Care Nurses. AACN Practice Alert. Assessment and management of delirium across the life span. *Crit Care Nurse*. 2016;36(5):e14-e19.

American Association of Critical-Care Nurses. AACN Practice Alert. Prevention of aspiration in adults. *Crit Care Nurse*. 2017;37(3):88.

American Association of Critical-Care Nurses. AACN Practice Alert. Prevention of catheter-associated urinary tract infections in adults. *Crit Care Nurse*. 2018;38(1):84.

American Association of Critical-Care Nurses. AACN Practice Alert. Preventing venous thromboembolism in adults. *Crit Care Nurse*. 2018;38(3):88.

American Association of Critical-Care Nurses. Guideline update: bundle up for pain, agitation, and delirium. *Crit Care Nurse*. 2021;41(3):80.

Barnes G, Burnett A, Allen A, et al. Thromboembolism and anti-coagulant therapy during the COVID-19 pandemic: interim clinical guidance from the anticoagulation forum. *J Thromb Thrombolysis*. 2020;50:72-81.

Centers for Disease Control and Prevention. Hand hygiene in healthcare settings. https://www.cdc.gov/handhygiene/index.html. Accessed June 28, 2021.

Devlin JW, Skrobik Y, Gélinas C, et al. Clinical practice guidelines for the prevention and management of pain, agitation/sedation, delirium, immobility, and sleep disruption in adult patients in the ICU. *Crit Care Med.* 2018;46(9):e825-e873.

Kearon C, Aki E, Ornelas J, et al. Antithrombic guidelines for VTE disease. *Chest.* 2016;149(2):315-352.

Klompas M, Branson R, Cawcut K, et al. Strategies to prevent ventilator-associated pneumonia, ventilator-associated events, and nonventilator hospital-acquired pneumonia in acute-care hospitals: 2022 update. *Infect Control Hosp Epidemiol.* 2022;43(6):687-713. doi:10.1017/ice.2022.88

National Pressure Ulcer Advisory Panel, European Pressure Ulcer Advisory Panel, Pan Pacific Pressure Ulcer Injury Alliance. Prevention and treatment of pressure ulcers: quick reference guide. https://npiap.com/page/Guidelines

Sedwick MB, Lance-Smith M, Reeder SJ, Nardi J. Using evidence-based practice to prevent ventilator-associated pneumonia. *Crit Care Nurse.* 2012;32(4):41-50.

Shadle H, Sabol V, Smith A, Stafford H, Thompson JA, Bowers M. A bundle-based approach to prevent catheter-associated urinary tract infections in the intensive care unit. *Crit Care Nurse.* 2021;41(2):62-71.

第3章　常见心律失常的识别与管理

Carol Jacobson

学习目标

1. 正确识别心电图（electrocardiogram，ECG）的波形、波群和间期：
   - P波；
   - QRS波群；
   - T波；
   - ST段；
   - PR间期；
   - QT间期；
   - RR间期；
   - 心率（心房和心室）。

2. 能够辨别病因及ECG特征，以及处理常见的心律失常和传导阻滞：
   - 窦房结性心律失常；
   - 房性心律失常；
   - 房室交界性心律失常；
   - 室性心律失常；
   - 房室传导阻滞。

3. 阐述临时心脏起搏器、除颤和心脏电复律治疗恶性心律失常的适应证和应用[①]。

持续监护危重症或急症患者的心律是心血管评估的一个重要方面。持续分析ECG的速率和节律，可以早期识别和治疗心律失常及其他身体系统的异常情况。本章主要回顾心脏基本电生理学和常见心律失常的识别及治疗。有关高级心律失常和12导联ECG的解读，请参阅第17章。

基本电生理学

心脏的节律性收缩由心脏的电脉冲触发。心脏传导系统负责电脉冲的启动及按照在心房、房室（atrioventricular，AV）交界处和心室的顺序传导。心脏传导系统由以下结构组成（图3-1）：

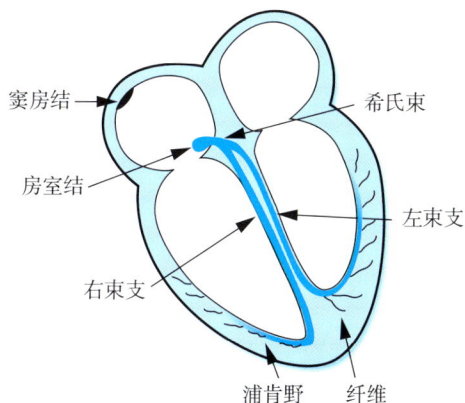

图3-1　心脏传导系统

窦房结：窦房结是位于右心房上部的一个小细胞群，是心脏的正常起搏点，因为它在所有潜在心脏起搏点中具有最高的自律性。窦房结通常以60～100次/min的正常速度去极化。

房室结：房室结是位于右心房下部靠近三尖

[①] 虽然不同的专业组织可能更喜欢使用心律不齐而不是心律失常，但它们是同义词。本章使用心律失常，特定的专业声明、方案和实践声明中使用心律不齐的情况例外。

瓣的一个小细胞群。房室结主要有 3 个功能:

1. 主要功能是减缓从心房到心室的电脉冲传导,使心房有时间收缩和血液进入心室。

2. 其节律为 40～60 次/min,如果窦房结出现功能障碍,其可以作为备用起搏点。

3. 当心房速率过快时,可以屏蔽快速的心房脉冲,保护心室免受快速心率影响。

希氏束:希氏束是在房室结底部通向左右束支的短束纤维。心脏传导速度在希氏束中加速,电脉冲被传导至左右束支。

束支:左右束支是成束的纤维,将电脉冲迅速传导至左右心室。右束支沿着室间隔的右侧下行,电脉冲随之进入右心室。左束支有两个主要的分支:前束支和后束支,电脉冲随之进入左心室。

浦肯野纤维:浦肯野纤维是沿两心室心内膜表面的束支发出的毛发状纤维,可迅速将电脉冲传导到心室肌细胞。其节律为 20～40 次/min,如果其他起搏点都出现障碍,则可以作为备用起搏点。

电脉冲通常开始于窦房结,并向左右方向通过两心房扩散,导致心房肌除极。当电脉冲到达房室结时,其传导速度在进入心室之前会减慢。当电脉冲从房室结发出,迅速穿过希氏束,沿左右束支进入两心室的浦肯野纤维,导致心室肌除极。

这种除极波在心脏中的传导产生了经典的体表 ECG,可以利用心电图机记录,也可以通过床旁心电监护仪进行持续监护。

ECG 波形、波群和间期

ECG 波形、波群和间期如图 3-2 所示。

P 波

P 波代表心房除极。正常 P 波振幅≤2.5mm,持续时间≤0.11 秒。P 波可以是直立的、倒置的或双相的,这取决于电脉冲如何通过心房以及它是在哪个导联上被标示下来的。

QRS 波群

QRS 波群代表心室除极。Q 波是一个从基线开始的初始负偏转,R 波是从基线开始的第一个正偏转,S 波是跟随 R 波出现的负偏转。QRS 波群的形态取决于被标示的导联和心室激动顺序,并不是所有的导联都能标示 QRS 波群的完整波形。无论波群形态如何,心室除极波都被称为 QRS 波群(图 3-3)。QRS 波群的宽度是测量从 QRS 波群第一次离开基线的点至最后一个波结束的点,代表

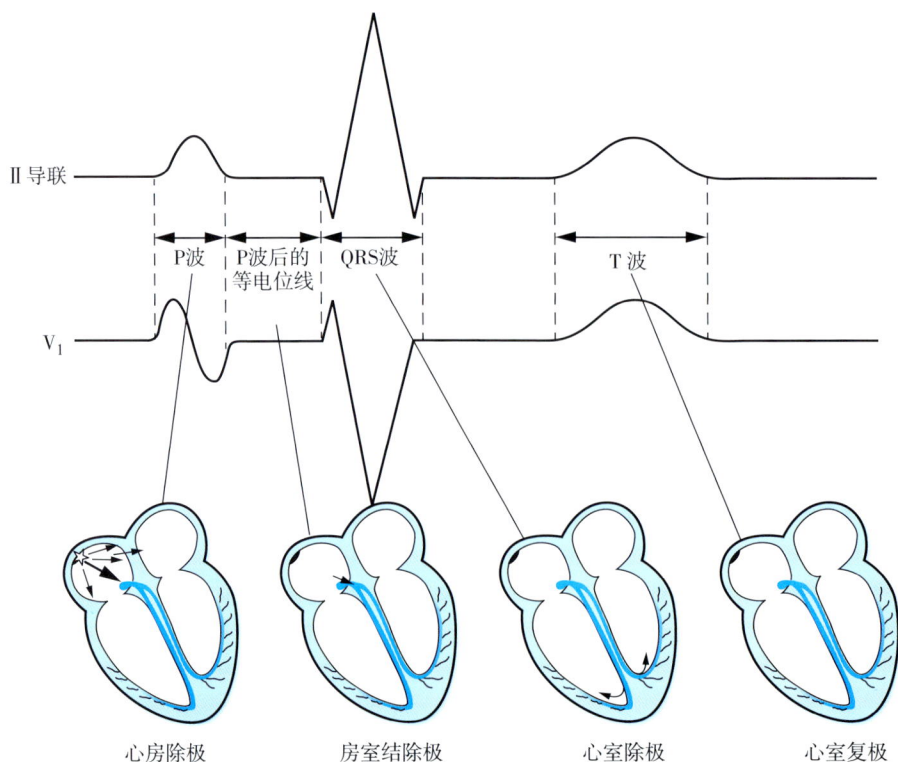

图 3-2 Ⅱ导联和 V₁ 导联的心电图波形、波群和间期

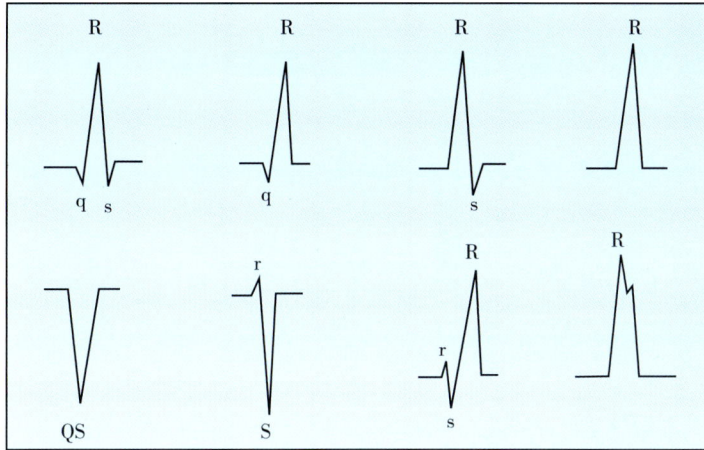

图 3-3　QRS 波群的不同形态示例（Reproduced with permission from Jacobson C，Marzlin K，Webner C. Cardiovascular Nursing Practice：A Comprehensive Resource Manual and Study Guide for Clinical Nurses. Burien，WA：Cardiovascular Nursing Education Associates；2014.）

电脉冲在心室内的传导时间。成人的正常 QRS 波群宽度为 0.04～0.10 秒。在书面描述 QRS 波群的形态时，当振幅≥5mm 时用大写字母表示，当振幅≤4mm 时用小写字母表示，如图 3-3 所示。

T 波

T 波代表心室复极。在 QRS 波群之后出现，通常与 QRS 波群的方向一致。T 波可以是直立的、低平的或倒置的，这与多种因素有关，如心肌缺血、电解质水平、药物效应、心肌疾病和被标示的导联等。

U 波

U 波是一种小的圆形波，有时在 T 波后出现，通常认为是心室中的 M 细胞（心肌中层的细胞）复极产生的波形。U 波应该是正向的，尤其当 T 波是正向的时候。U 波增大见于复极过程异常延长的情况，如电解质失衡（低钾血症、低钙血症、低镁血症）、颅内压升高、左心室肥厚或使用某些药物时。

PR 间期

PR 间期是从 P 波开始到 QRS 波群开始的间距，代表电脉冲通过心房、房室交界处，到达浦肯野纤维所需的时间。成人的正常 PR 间期时间为 0.12～0.20 秒。PR 段指从 P 波末端一直延伸到 QRS 波群起点的间距。

ST 段

ST 段代表早期心室复极。它从 QRS 波群终点（J 点）开始，延伸到 T 波起点。J 点是 QRS 波群终末与 ST 段交界点。ST 段应位于等电位线上。

QT 间期

QT 间期代表心室除极和复极过程的持续时间，随年龄、性别和心率的不同而变化。QT 间期是从 QRS 波群开始到 T 波结束的间距。QT 间期受心率影响较大，因此 QT 间期必须按 60 次 /min 的心率进行校正［QT 间期校正（QTc）］。通常使用 Bazett 公式来完成校正：

QTc=测量的 QT 间期/$\sqrt{\text{RR}}$ 间期（单位：秒）

男性 QTc 不应超过 0.45 秒，女性不应超过 0.46 秒。

基础心电图

ECG 是心脏电活动的图形记录。电脉冲在心脏传导中产生微弱的电流，该电流可以被心电图机检测和放大，并记录在校准的图表纸上。这些放大的信号形成了 ECG 波形，它由前面描述的波形和网格纸上的间隔组成。图表纸上的网格是由一系列水平线和垂直线形成的大小格子组成，水平轴测量时间，垂直轴测量电压（图 3-4）。在横轴上，每一小格等于 0.04 秒，每一大格等于 0.20 秒。在纵轴上，每一小格为 1mm，等于 0.1mV；每一大格为 5mm，等于 0.5mV。除了网格外，大多数心电图纸在顶部边缘每 3 秒设置一条垂直线或每秒设置一个标记。

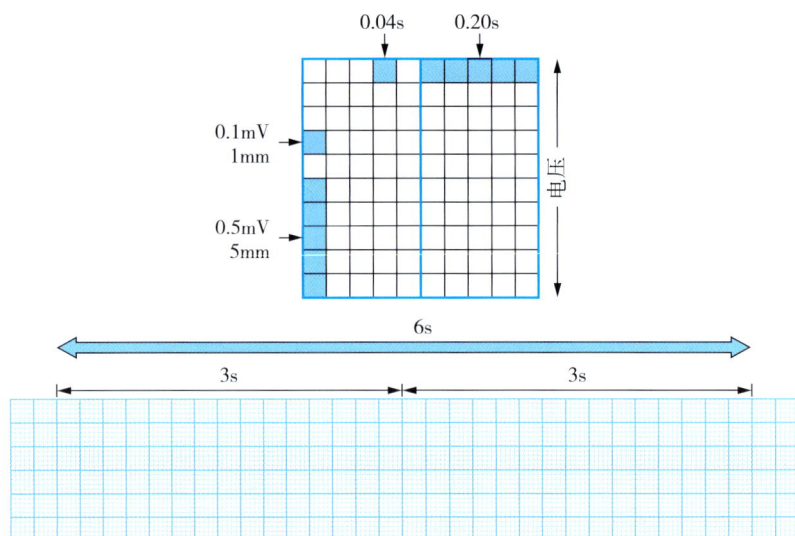

图 3-4   心电图纸上的时间和电压的标准走纸速度为 25mm/s。水平轴测量时间：每一小格 =0.04 秒，每一大格 =0.20 秒。垂直轴测量电压，也表示 ST 段的偏差（mm）：每一小格 =0.1mV 或 1mm；每一大格 =0.5mV 或 5mm

心电监护

心电监护可以提供持续的心率和节律监测，是各种急危重症监护室、急诊科、麻醉恢复室和手术室的常规护理程序。在患者接受适度镇静治疗或使用某些药物可能导致心律失常的情况下，也经常使用心电监护。心电监护不仅可以进行简单心率和基本节律监测，还可以实现复杂心律失常的诊断和监测 ST 段以识别心肌缺血。可以使用 3 导联、5 导联或 10 导联监测线为患者连接心脏监护仪或便携式遥测盒进行心电监护。

监测导联的选择取决于特定患者群体的监护目标和患者的临床情况。由于心律失常是缺血性心脏病和心肌梗死（myocardial infarction，MI）最常见的并发症，因此对于这些患者要重点监测心律失常的发生。尽管许多心律失常可以在任何导联中被识别出来，但研究表明，导联 V_1 和 V_6 或它们的双极替代导联 MCL_1 和 MCL_6，是识别宽大 QRS 波群的最佳导联（表 3-1）。这些导联中显示的 QRS 波群形态有助于鉴别室性心动过速（ventricular tachycardia，VT）和心室内传导异常的室上性心动过速（supraventricular tachycardia，SVT），并有助于识别左右束支传导阻滞（见第 17 章）。

正确地粘贴监测电极对于从任何监测导联中获取准确的信号都是至关重要的。目前大多数床旁监护仪使用 3 导联或 5 导联监测线。与 3 导联监测系统相比，5 导联监测系统更具有优势（表 3-2）。使用 5 导联监测系统，可以一次监测多个导联，也可以监测一个真正的单极导联，导联 V_1 在识别宽大 QRS 波群时优于其双极替代导联 MCL_1。在 5 导联监测系统下，通过在床旁监护仪上选择所需的导联，并将胸导联移动到胸部的适当位置，记录胸前导联 $V_1 \sim V_6$，即可以获得 12 导联标准心电图（见第 17 章）。图 3-5 说明了 5 导联监测系统电极放置的正确位置。手臂电极放置于肩部，尽可能靠近手臂连接躯干的位置。可以将手臂电极放置在后肩，以便需要时在前胸放置除颤电极板，同时避免刺激可能需要放置静脉导管的锁骨下区域的皮肤。腿部电极放置在胸部最低肋骨水平处或髋部。将胸部电极放置在胸部的适当位置，并在床旁监护仪上选择"V"，以获得所需的 V 或胸前导联。监测 V_1 时，将胸部电极放置于胸骨右缘第 4 肋间。监测 V_6 时，将胸部电极放置于左侧腋中线 V_4 水平处（V_4 水平为左锁骨中线第 5 肋间）。

当使用 3 导联监测系统，电极放置在左右肩部和左髋部或左侧胸部下方时，可以通过床旁监护仪选择所需的导联来监测Ⅰ、Ⅱ或Ⅲ导联。3 导联监测系统无法获得一个真正的单极导联 V_1 或 V_6。在这种情况下，可以使用双极替代导联 MCL_1 和 MCL_6，但需要将电极放置在非常规的位置。图 3-5 显示了可以监测导联 MCL_1 和 MCL_6 的 3 导联

表 3-1　循证实践：床旁心电监护识别心律失常

电极放置
• 在放置监测电极之前，要确保皮肤清洁和干燥
• 将手臂电极放置于肩部（前面、顶部或背面），尽可能靠近手臂连接躯干的位置
• 将腿部电极放置在胸部下方或髋部
• V_1 电极放置于胸骨右缘第 4 肋间
• V_6 电极放置于左腋中线 V_4 水平处
• 每天更换电极
• 用记号笔标记电极片位置，以确保导联放置位置不变

导联选择
• 尽可能将 V_1 导联作为主要的心律失常监测导联
• 当 V_1 导联不可用时，使用 V_6 导联
• 尽可能地显示至少 2 个导联
• 如果其他导联不清楚，则使用导联 II 来识别心房活动，并在同步电复律期间监测 R 波
• 如果使用 3 导联监测系统，首选 MCL_1，其次选择 MCL_6

报警限值
• 根据患者当前的心率和临床情况设置心率报警限值
• 监测患者节律期间，请勿关闭心率报警
• 如果使用信息化的心律失常监测系统，则根据患者的护理目标对其他参数设置报警限值

记录和报告
• 记录每个心电图纸上的监测导联
• 每班记录心率、PR 间期、QRS 宽度和 QT 间期，包括任何显著的节律变化
• 记录每个显著心律变化的节律条图： 　– 心动过速的发作和终止 　– 有症状的心动过缓或心动过速 　– 心房扑动或心房颤动的发作和终止 　– 所有需要立即治疗的心律变化
• 将心电图纸铺平放置（避免折叠或缠绕）
• 如果没有心房颤动病史的记录，请报告心房颤动的发作
• 报告 <0.12 秒的短 PR 间期的心律（可能表示存在附加通路）
• 报告危及生命的心律失常和需要治疗的心律变化的发作
• 记录患者对心律失常的耐受性和所有症状
• 记录患者对治疗的反应

监护患者的转运
• 若患者需要离开监护单元进行诊断或治疗，则继续使用便携充电式监护除颤器进行心电监护
• 在转运过程中，监护的患者必须由具有熟练识别 ECG 和除颤能力的医护人员陪同
• 应尽可能避免将 QT 间期校正（QTc）≥0.50 秒的患者送出病房，直到 QTc 间期延长问题被解决

AACN Practice Alert: Accurate dysrhythmia monitoring in adults. 2016.

Data from Sandau, Funk, Auerbach, et al. 2017.

表 3-2　常见监测导联的优势

导联	优势
首选监测导联	
V_1 和 V_6（或 3 导联监测系统下 MCL_1 和 MCL_6）	区分左右束支传导阻滞 区分室性搏动和室上性搏动的波形特征 区分左右心室异位 区分左右心室起搏 通常显示形态良好的 P 波 电极片位置应避开心尖部位，以便听诊或除颤
其他监测导联	
导联 II	通常显示形态良好的 P 波 通常是识别心房扑动波的最佳导联 通常有高而直立的 QRS 波群，便于进行心脏同步电复律 可以识别逆行 P 波
导联 III 或 aVF 导联	有助于诊断半支传导阻滞 可以识别逆行 P 波 可以识别心房扑动波 当 12 导联心电图显示缺血性特征无效时，是监测 ST 段的最佳肢体导联
Lewis 导联（负极在右第 2 肋间，正极在右第 4 肋间）	当其他导联不清晰时，可以很好地识别心房活动
心房电描记图（通过心房心外膜起搏导线记录）	当其他导联不清晰时，可以很好地识别心房活动

监测系统电极的放置位置。将右臂电极放在左肩上，左臂电极放置于 V_1 位置（胸骨右缘第 4 肋间），左腿电极放置于 V_6 位置（左腋中线第 5 肋间）。当电极在此位置时，在监护仪上选择"导联 I"就可以记录 MCL_1，切换到"导联 II"就可以记录 MCL_6。

放置电极部位的皮肤应清洁、干燥，且相对平坦。应去除多余的毛发，并用乙醇清洁皮肤，去除所有油脂。用电极片包装中提供的纱布或磨砂垫轻轻擦拭皮肤，以改善 ECG 信号的传输。将含预凝胶的电极片贴在胸前适当的位置。根据患者的临床情况和当前心率设置心率报警限值。床旁监护系统有默认报警限值，可以根据监测到的心率调整上限和下限。电极片应每天更换，以防止出现压力性损伤，也可以确保提供无伪影的心电波形。

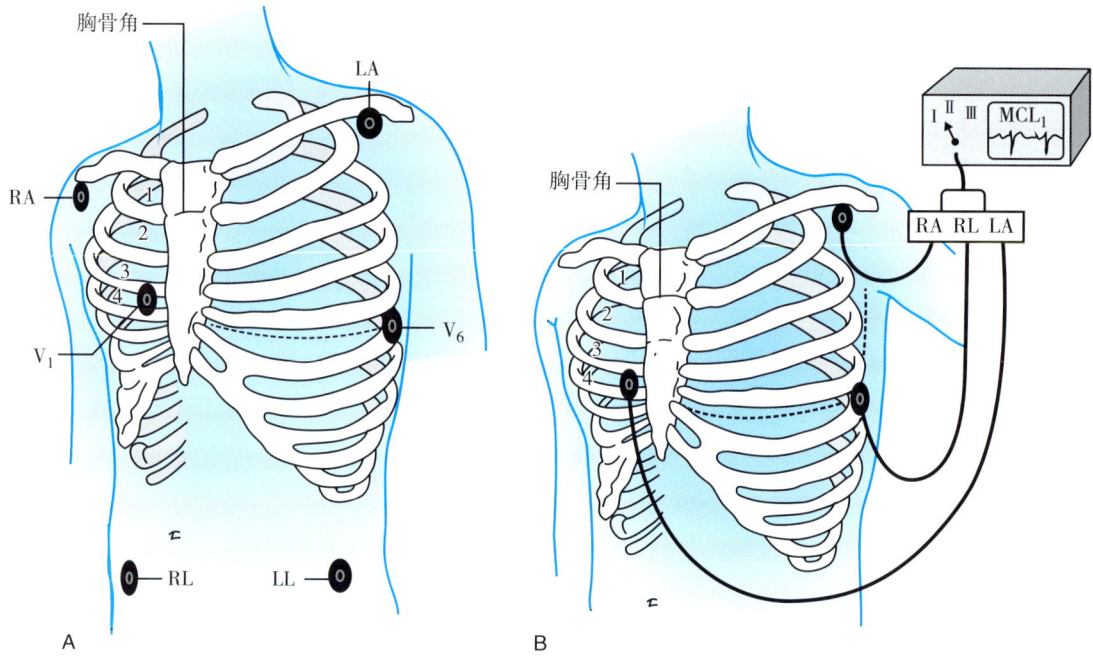

图 3-5 A. 5 导联监测系统电极片放置正确位置。将 RA 和 LA 电极放置在肩膀上，RL 和 LL 电极放置在胸部下方或髋部，如图所示。通过床旁监护仪可以选择显示的导联：Ⅰ、Ⅱ、Ⅲ、aVR、aVL 和 aVF 导联。如果监测 V_1 导联，将胸导联放置于胸骨右缘第 4 肋间，在床旁监护仪上选择"V"。如果监测 V_6 导联，将胸导联放置于左腋中线 V_4 水平处，在床边监护仪上选择"V"。B. 3 导联监测系统 MCL_1 和 MCL_6 导联电极正确放置位置。将 RA 电极放置在左肩上，LA 电极放置于胸骨右缘第 4 肋间，LL 电极放置于左腋中线 V_4 水平处（V_6 位置）。在床旁监护仪上选择导联Ⅰ可监测 MCL_1，选择导联Ⅱ可监测 MCL_6[Adapted with permission from Drew BJ. Bedside electrocardiogram monitoring. *AACN Clin Issues Crit Care Nurs.* 1993; 4(1): 25-33.]

心率的计算

在心电图上计算心率的方法有多种。当心律

规则时，第一种也是最准确的一种方法是数两个 R 波之间有多少个小格（一小格 =0.04 秒），然后用 1 500 除以得到的数字。每分钟的心电图纸有 1 500 个 0.04 秒的小格（图 3-6A）。第二种方法是

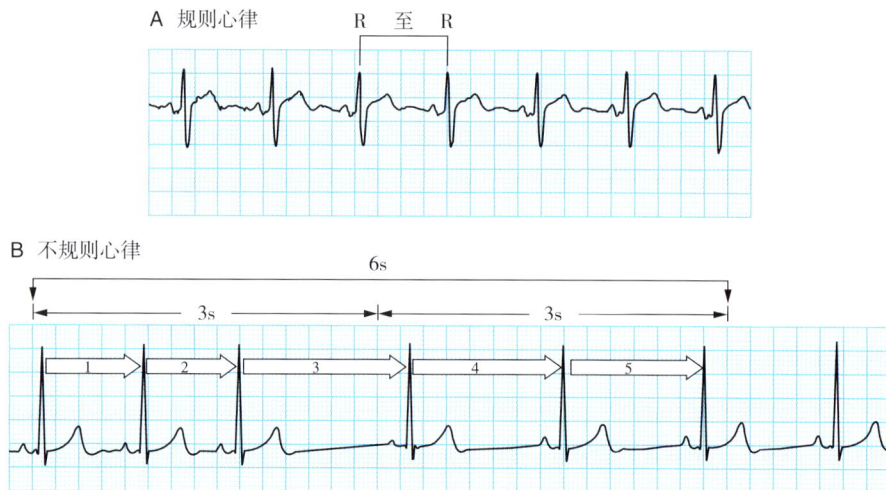

图 3-6 A. 使用两个 R 波之间的小格子计算规则节律的心率。一个 RR 间期标记在心电图纸的顶部。在这两个 R 波之间有 18 个小格子。在一个 60 秒的心电图纸中有 1 500 个小格子。用 1 500 除以 18，可以计算出心率为 83 次 /min。也可以使用两个 R 波之间的大格子计算规则节律的心率。R 波之间大约有 4 个大格子。在一个 60 秒的心电图纸中有 300 个大格子。用 300 除以 4，可以计算出心率约为 75 次 /min。B. 使用 6 秒心电图纸中 RR 间期的数量并乘 10 来计算规则或不规则节律的心率。本例中有 5 个 RR 间隔，乘 10 计算出心率约为 50 次 /min

数两个 R 波之间有多少个大格（一个大格 =0.20 秒），然后用 300 除以得到的数字或者使用标准化表格（表 3-3）。

表 3-3　使用心电图大格子计算心率

R 波之间大格子数量	心率/(次·min⁻¹)
1	300
2	150
3	100
4	75
5	60
6	50
7	43
8	38
9	33
10	30

第三种计算心率的方法是数每 6 秒中 RR 间期的数量，然后将得到的数字乘 10，这种方法在心律不规则的情况下较为适用。ECG 纸通常每隔 3 秒（水平 15 个大格子）在纸的顶部用竖线标记（图 3-4 和图 3-6B）。为避免高估心率，应采取计算 RR 间期而不是 QRS 波群的方法。

可以使用这三种方法中的任何一种来测量心房率，用计算 P 波间距来计算 R 波间距。

心律的识别

正确地识别心律需要对心电图进行系统的评估，可采用以下步骤来确定心律：

1. 计算心房（P 波）率。
2. 计算心室（QRS 波群）率。
3. 确定 P 波的规律性和宽度。
4. 确定 QRS 波群的规律性、形状和宽度。
5. 测量 PR 间期。
6. 对心律失常的解释如后文所述。

常见心律失常

心律失常是指任何非正常窦性心律的心脏节律。心律失常与心律不齐是同义词。心律失常可能由脉冲形成或传导的改变引起。异位搏动是指来自窦房结以外部位的任何搏动或节律，异位搏

动可出现在心房、房室交界处或心室。心律失常是根据它们的起源和速率来命名的。心律失常根据起源不同有以下分类：

1. 源自窦房结。
2. 源自心房。
3. 源自房室交界处。
4. 源自心室。
5. 房室传导阻滞。

本章介绍了基本心律失常的病因、ECG 特征和治疗方法，并在第 24 章进行了总结。

起源于窦房结的节律

起源于窦房结的节律的传导路径如图 3-7 所示。

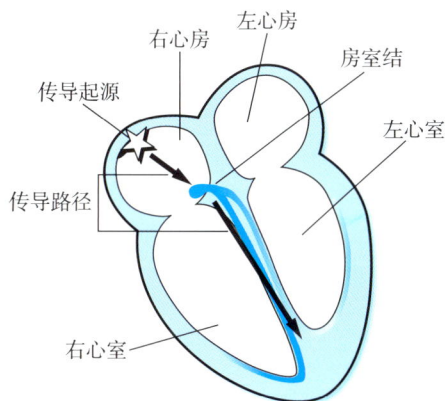

图 3-7　展示起源于窦房结节律的传导路径

正常窦性节律

ECG 特征

- **心率**：60～100 次 /min。
- **节律**：规则。
- **P 波**：在每个 QRS 波群之前，形状一致。
- **PR 间期**：0.12～0.20 秒。
- **QRS 波群**：0.04～0.10 秒。
- **传导**：正常通过心房、房室结、束支和心室。
- **正常窦性心律示例**：图 3-8。

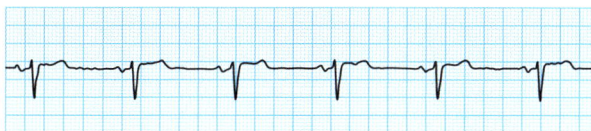

图 3-8　正常窦性心律

窦性心动过缓

除了速率较慢，窦性心动过缓的其他所有方面都与正常窦性心律相同。这对于运动员和处于睡眠状态是正常的。窦性心动过缓可能是对迷走神经刺激的反应，如颈动脉窦按摩、眼部按压或呕吐。窦性心动过缓的其他原因包括下壁心肌梗死、阻塞性睡眠呼吸暂停、颅内压升高和其他中枢神经系统疾病（如脑卒中）、神经性厌食症、甲状腺功能减退、体温过低和部分感染性疾病。一些药物也可能导致窦性心动过缓，包括洋地黄类、β 受体阻滞剂、部分钙通道阻滞剂、伊伐布雷定、抗心律失常药物等。

心电图特征

- 心率：传统上定义为低于 60 次 /min 的心率，但越来越多的研究和实践指南将心动过缓定义为低于 50 次 /min。
- 节律：正常。
- P 波：在每个 QRS 波群之前，形状一致。
- PR 间期：一般正常（0.12～0.20 秒）。
- QRS 波群：一般正常（0.04～0.10 秒）。
- 传导：正常通过心房、房室结、束支和心室。
- 窦性心动过缓示例：图 3-9。

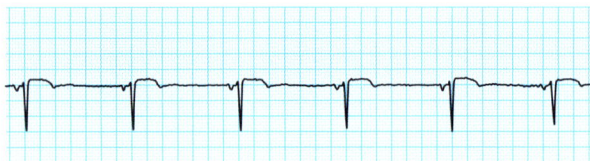

图 3-9　窦性心动过缓，频率为 42 次 /min

治疗

成人窦性心动过缓无须治疗，除非有症状。如果心律失常伴有低血压、意识错乱、出汗、胸痛或其他血流动力学不稳定的迹象或心室异位，可选择静脉注射 0.5mg 阿托品。尝试减少对迷走神经的刺激也是一种处理方法。如果心律失常是药物引起的，可暂时停药直到需要再次使用该药。必要时安装临时性或永久性起搏器。

窦性心动过速

窦性心动过速是指心率大于 100 次 /min 的窦性心律。窦性心动过速是对运动和情绪的正常反应。在静息状态下持续存在的窦性心动过速通常提示一些潜在问题，如发热、急性失血、休克、疼痛、焦虑、心力衰竭、高代谢状态、肺部疾病或贫血。窦性心动过速也是心输出量减少的正常生理反应；心输出量是心率和每搏量的乘积。以下药物也会引起窦性心动过速：阿托品、异丙肾上腺素、肾上腺素、多巴胺、多巴酚丁胺、去甲肾上腺素、硝普钠和咖啡因。

心电图特征

- 心率：超过 100 次 /min。
- 节律：规则。
- P 波：在每个 QRS 波群之前，形状一致；也可能隐匿在上一个 T 波中。
- PR 间期：一般正常；如果 P 波隐藏在 T 波中，可能难以测量。
- QPS 波群：一般正常。
- 传导：正常通过心房、房室结、束支和心室。
- 窦性心动过速示例：图 3-10。

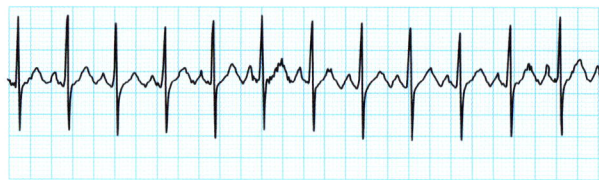

图 3-10　窦性心动过速，频率为 125 次 /min

治疗

窦性心动过速的治疗需要针对根本原因。此类心律失常是对心输出量减少的一种生理反应，绝对不容忽视，特别是在心脏病患者中。舒张期心室充满血液，冠状动脉充盈，持续的心动过速可导致每搏量减少和心输出量减少，心率过快导致心脏舒张时间减少，继发冠状动脉灌注减少。按压颈动脉窦可以暂时减缓心率，从而有助于排除其他心律失常。

窦性心律不齐

窦性心律不齐发生在窦房结不规则放电时。它经常作为一种正常现象发生，特别是在年轻人中，通常与呼吸过程有关。吸气时，窦房结起搏快；呼气时，窦房结起搏慢。洋地黄中毒也可能会导致这种心律失常。除了它的不规则性，窦性心律不齐看起来与正常窦性心律一样。

心电图特征

- **心率**：60～100 次/min。
- **节律**：不规则；速率呈阶段性增加和减少，可能与呼吸有关，也可能与呼吸无关。
- **P 波**：在每个 QRS 波群之前，形状一致。
- **QPS 波群**：一般正常。
- **传导**：正常通过心房、房室结、束支和心室。
- **窦性心律不齐示例**：图 3-11。

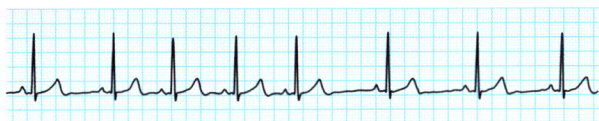

图 3-11　窦性心律不齐

治疗

窦性心律不齐一般不需要治疗。如果心律不齐是洋地黄中毒引起的，则应停用洋地黄。阿托品可以提高心率并消除心律的不规则性。

窦房结功能障碍

窦房结功能障碍（sinus node dysfunction，SND），以前称为病态窦房结综合征，包括窦房结形成脉冲或脉冲传导到心房肌的各种异常。2018 年关于对心动过缓和心脏传导延迟患者的评估和管理的指南将以下情况作为窦房结功能障碍定义的组成部分：

- **窦性心动过缓**：窦性心率低于 50 次/min。
- **异位性房性心动过缓**：窦房结外心房起搏点以低于 50 次/min 的速率起搏。
- **窦房传导阻滞**：窦房结与周围心房组织之间传导失败。
- **窦性暂停**：上一次心房去极化到窦房结去极化的时间大于 3 秒。
- **窦性停搏**：无窦房结去极化。
- **心动过缓-心动过速综合征（慢快综合征）**：窦性心动过缓、异位房性心动过缓或窦性停搏交替出现快速房性心动过速（atrial tachycardia，AT）、心房扑动或心房颤动（atrial fibrillation，AF）。房性快速性心律失常终止后可出现窦房结自律性抑制和窦性暂停。
- **变时性功能不全**：心率不能随着活动或需求的增加而适当增加。一些研究人员将变时性功能不全定义为运动时不能达到预期心率储备的

80%。心率储备是基于年龄（220 减去年龄）的最大预测心率与静息心率之间的差值。例如，50 岁的人的最大预测心率为 170 次/min（220–50）。如果静息心率为 60 次/min，则心率储备为 110 次/min（170–60）。此人在运动过程中心率未能达到 88 次/min（88 为 110 的 80%）则为变时性功能不全。

因窦房结功能障碍引发症状的患者发生晕厥、心房颤动和心力衰竭的风险很高。随着年龄的增长，变时性功能不全的发生与心血管导致的死亡和总死亡率的增加有关。

窦性暂停和窦性停搏（窦房结发出脉冲失败）

心电图特征

- **心率**：心房——在正常范围内，但如果几次窦性脉冲不能形成，可能在心动过缓范围内。心室——在正常范围内，但如果几次窦性脉冲不能形成，且不存在交界性或心室逸搏，则可能在心动过缓范围内。如果在窦性停搏期间发生交界性或心室逸搏，则心室率可能比心房率快。
- **心律**：窦房结暂时无法放电，导致节律不规则。
- **P 波**：窦房结起搏时出现，窦性停搏时消失。它们在每个 QRS 波群之前出现，且形状一致。由于窦房结偶尔无法形成脉冲，因此 PP 间期并非窦性周期的精确倍数。如果出现交界性逸搏，P 波可能在交界性 QRS 波群之前或之后倒置。
- **QRS 波群**：窦房结正常时通常正常，在窦性停搏期间则不存在，除非出现逸搏。如果出现心室逸搏则 QRS 波增宽。
- **传导**：窦房结起搏时，通过心房、房室结、束支和心室的传导正常。当窦房结无法形成脉冲时，心房无传导。如果发生交界性逸搏，心室传导通常正常。如果出现室性逸搏，则心室传导异常缓慢。
- **窦性停搏示例**：图 3-12。

治疗

病因明确时应针对病因治疗。窦房结功能障碍很少急性发作，但如果发作，静脉注射 0.5mg 阿托品可暂时提高窦性心率。如果窦房结功能障碍是钙通道阻滞剂或 β 受体阻滞剂过量引起的，可静脉注射胰高血糖素或大剂量胰岛素来改善心率

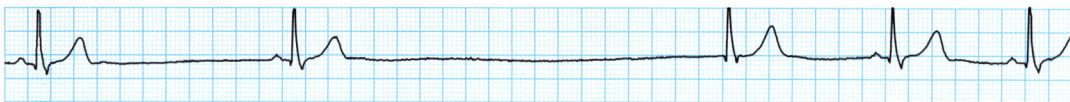

图 3-12   窦性停搏

和症状。静脉注射钙剂可用于钙通道阻滞剂中毒。如果窦房结功能障碍是地高辛中毒引起的,地高辛 Fab 抗体片段可能有效。如果其他治疗方法无效或慢性窦房结功能障碍,可能需要使用临时或永久起搏器治疗。

心动过缓-心动过速综合征(慢快综合征)

心电图特征

- **心率**:心房——随着心律从窦性到房性快速心律失常,从缓慢到正常再到快速不等。心室——根据心房率和节律,从缓慢到正常再到快速不等。
- **节律**:由于心动过缓与心动过速节律交替而不规则。快速性心律失常终止后可能出现长间歇。
- **P 波**:出现在窦性心律期间。当心房扑动或心房颤动发生时,P 波缺失,可见心房扑动波或心房颤动波。
- **QRS 波群**:一般正常,除非存在束支传导阻滞。
- **传导**:窦性和心房脉冲通过房室结、束支和心室传导。如果在停搏期间出现交界性逸搏,心室传导通常正常。如果出现心室逸搏,则心室传导异常缓慢。
- **心动过缓-心动过速综合征示例**:图 3-13。

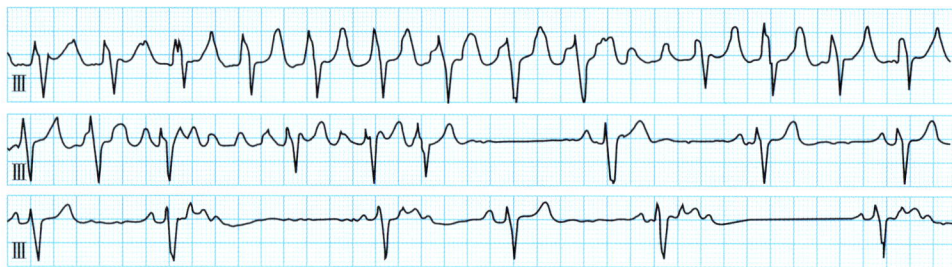

图 3-13   心动过缓-心动过速综合征。房性心动过速或心房扑动与窦性心动过缓交替发作

起源于心房的心律失常

起源于心房的心律失常如图 3-14 所示。

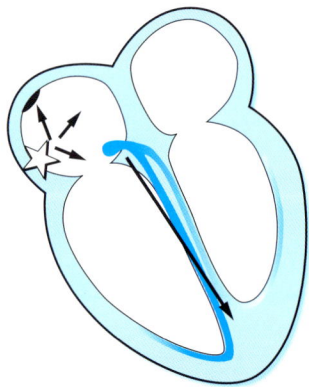

图 3-14   起源于心房的心律失常

房性期前收缩

窦房结兴奋之前,心房中的异位起搏点异常兴奋引起心房收缩就会出现房性期前收缩(premature atrial complexes,PAC)。咖啡因、乙醇、尼古丁、心力衰竭、肺部疾病、心肌梗死或脑梗死导致的心房血供中断、焦虑和高代谢状态都可能导致期前收缩。正常心脏也会出现 PAC。

心电图特征

- **心率**:通常在正常范围内。
- **节律**:通常有规则,除非 PAC 发生时,导致提前的搏动。PAC 通常具有非代偿间歇(PAC 前后的复合波间期小于两个正常的 RR 间期),因为 PAC 对心房的提前去极化通常也会引起窦房结的提前去极化,从而使窦房结本身"复位"。
- **P 波**:在每个 QRS 波群之前出现。期前收缩的 P 波构型与窦性 P 波不同,因为期前收缩的脉冲起源于心房的不同部位,心房去极化的模式也不同。极早期的 P 波可能被隐匿在上一个 T 波中。
- **PR 间期**:可正常或过长,取决于心动的早发性;

极早期的 PAC 可能在房室交界处仍有不应期，无法以正常速率传导，从而导致 PR 间期延长。

- QRS 波群：可正常、异常（宽）或缺失，取决于心动的早发性。如果心室完全复极，则能够正常传导早期脉冲，从而产生正常的 QRS 波。如果 PAC 发生在房室结、束支或心室的相对不应期，则脉冲传导异常，QRS 波增宽。如果 PAC 在房室结、束支或心室的完全不应期过早出现，则脉冲不会传导至心室，QRS 波消失。
- 传导：PAC 通过心房的传导不同于窦性脉冲，因为它们起源于不同的部位；通过房室结、束支和心室的传导通常是正常的，除非 PAC 极早。
- PAC 示例：图 3-15A，B。

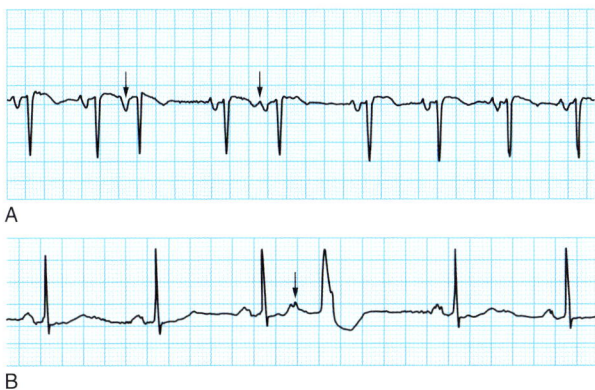

A

B

图 3-15　A. PAC 在心室传导正常；B. PAC 在心室异常传导

治疗

　　PAC 一般无须治疗，因为它们不会导致血流动力学发生变化。通常会建议经常出现 PAC 或受到困扰的患者避免吸烟、饮酒和摄入咖啡因。频繁的 PAC 可能发生在心房颤动等更严重的心律失常之前。治疗应针对病因。β 受体阻滞剂、丙吡胺、氟卡尼和普罗帕酮等药物可用于抑制心房活动，但很少有必要使用。

游走性心房起搏点与多源性房性心动过速

　　游走性心房起搏点（wandering atrial pacemaker，WAP）是指当脉冲形成部位从窦房结转移到心房的各个部位或进入房室交界时，表现出不同 P 波形态的节律。当 2 个（通常是窦性和交界性）或 2 个以上的室上起搏点相互竞争对心脏的控制时，就会发生这种情况。由于这些相互竞争的起搏点的速率几乎相同，当心房被 1 个以上的去极化波激活时，就会出现常见的心房融合，从而导致不同的 P 波形态。WAP 可能是由于迷走神经张力增加，使窦性起搏点减慢，或者心房或交界性起搏点细胞的自律性增强，导致它们与窦房结争夺控制权。**多源性房性心动过速**（multifocal atrial tachycardia，MAT）一词是指心率超过 100 次 /min 的情况。MAT 通常与慢性阻塞性肺疾病（chronic obstructive pulmonary disease，COPD）和其他肺部疾病如肺炎和肺栓塞有关，也见于心力衰竭和冠状动脉疾病、心脏瓣膜病或高血压心脏病。

心电图特征

- 心率：60～100 次 /min。如果心率大于 100 次 /min，则称为 MAT。
- 节律：可能不规则。
- P 波：脉冲起源于心房或交界处的不同部位，可能会出现不规则的情况（直立、平坦、倒置、凹陷）。至少应看到 3 种不同形态的 P 波。
- PR 间期：根据异位起搏点与房室结的接近程度，可能会有所不同。
- QRS 波群：一般是正常的。
- 传导：通过心房的传导随着它们从不同的部位去极化而不同。通过束支和心室的传导通常是正常的。
- WAP 示例：图 3-16。MAT 示例：图 3-17。

治疗

　　WAP 一般无须处理。如果心率减慢导致症状，可以给予阿托品。MAT 的治疗需要消除根本

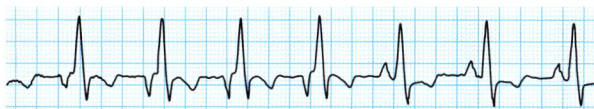

图 3-16　游走性心房起搏点

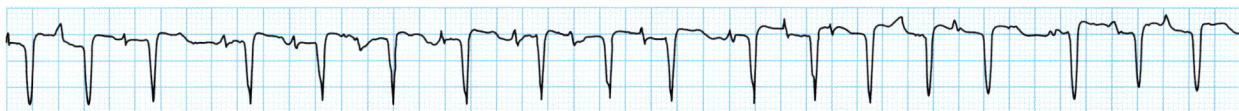

图 3-17　多源性房性心动过速

原因,包括缺氧、心力衰竭和电解质失衡。维持正常的镁和钾水平对于治疗 MAT 很重要。抗心律失常药物对治疗 MAT 没有效果。治疗 MAT 的建议见表 3-4。

表 3-4　室上性心律失常管理指南(每种建议的推荐等级和证据水平)

治疗机制未知的室上性心动过速

紧急治疗
1. 常规室上性心动过速可刺激迷走神经(瓦尔萨尔瓦动作、颈动脉窦按摩)(Ⅰ;B-R)
2. 常规室上性心动过速可使用腺苷(Ⅰ;B-R)
3. 如果血流动力学不稳定,刺激迷走神经动作或腺苷无效或不可行,则进行同步心脏复律(Ⅰ;B-NR)
4. 如果血流动力学稳定,药物治疗无效或禁忌,则进行同步心脏复律(Ⅰ;B-NR)
5. 如果血流动力学稳定,可静脉注射维拉帕米或地尔硫草进行紧急治疗(Ⅱa;B-R)
6. 如果血流动力学稳定,可静脉注射 β 受体阻滞剂进行紧急治疗(Ⅱa;C-LD)

持续管理
1. 如果无预激,则口服 β 受体阻滞剂、地尔硫草或维拉帕米(Ⅰ;B-R)
2. 采用消融方案的电生理学方法(Ⅰ;B-NR)
3. 如果没有结构性心脏病或缺血性心脏病,消融无效,则使用氟卡尼或普罗帕酮(Ⅱa;B-R)
4. 如果不能选择消融且其他药物无效的情况下,选择索他洛尔或多非利特(Ⅱb;B-R)
5. 如果不能选择消融且其他药物无效的情况下,可考虑使用胺碘酮或地高辛(Ⅱb;C-LD)

多源性房性心动过速的治疗

紧急治疗
1. 如果血流动力学稳定,可静脉注射美托洛尔或维拉帕米(Ⅱa;C-LD)

持续管理
1. 口服维拉帕米(Ⅱa;B-NR)或美托洛尔(Ⅱa;C-LD)治疗有症状复发性多源性房性心动过速是合理的

疑似局灶性心房性心动过速的治疗

紧急治疗
1. 如果血流动力学稳定,可静脉注射 β 受体阻滞剂、地尔硫草或维拉帕米(Ⅰ;C-LD)
2. 如果血流动力学不稳定,进行同步心脏复律(Ⅰ;C-LD)
3. 腺苷可恢复窦性心律或诊断心动过速(Ⅱa;B-NR)
4. 如果血流动力学稳定,可静脉注射胺碘酮或伊布利特(Ⅱb;C-LD)

持续管理
1. 导管消融术可替代药物治疗(Ⅰ;B-NR)
2. 口服 β 受体阻滞剂、地尔硫草或维拉帕米(Ⅱa;C-LD)
3. 无结构性或缺血性心脏病应用普罗帕酮(Ⅱa;C-LD)
4. 索他洛尔或胺碘酮(Ⅱb;C-LD)

房室结折返性心动过速

紧急治疗
1. 刺激迷走神经或腺苷(Ⅰ;B-R)
2. 当刺激迷走神经和腺苷无效时,对稳定或不稳定房室结折返性心动过速进行同步心脏复律(Ⅰ;B-NR)
3. 如果血流动力学稳定,静脉注射 β 受体阻滞剂、地尔硫草或维拉帕米(Ⅱa;B-R)
4. 如果血流动力学稳定,口服 β 受体阻滞剂、地尔硫草或维拉帕米(Ⅱb;C-LD)
5. 如果血流动力学稳定,其他药物无效的情况下,静脉注射胺碘酮(Ⅱb;C-LD)

持续管理
1. 导管消融术(Ⅰ;B-NR)——作为首选治疗考虑
2. 如果不能选择消融术,口服 β 受体阻滞剂、维拉帕米或地尔硫草(Ⅰ;B-R)
3. 如果不能选择消融术且其他药物无效,且无结构性或缺血性心脏病,选择氟卡尼或普罗帕酮(Ⅱa;B-R)
4. 症状轻微时,无其他合理治疗即可进行临床随访(Ⅱa;B-NR)
5. 如果不能选择消融,口服索他洛尔、多非利特、地高辛或胺碘酮(Ⅱb;B-R)
6. "口袋药"(pill in the pocket)复律策略(维拉帕米、地尔硫草、β 受体阻滞剂)(Ⅱb;C-LD)

顺向型房室折返性心动过速或环形运动性心动过速的治疗

紧急治疗

1. 刺激迷走神经或腺苷（Ⅰ；B-R）

2. 当刺激迷走神经和腺苷无效时，对稳定或不稳定房室折返性心动过速选择同步心脏复律（Ⅰ；B-NR）

3. 对于血流动力学不稳定的预激性心房颤动应进行同步心脏复律（Ⅰ；B-NR）

4. 如果血流动力学稳定，伊布利特或静脉注射普鲁卡因胺适用于预激性心房颤动（Ⅰ；C-LD）

5. 如果窦性心律期间无预激，则静脉注射地尔硫草、维拉帕米（Ⅱa；B-R）或β受体阻滞剂（Ⅱa；C-LD）

6. 对于窦性心律期间有预激，但其他治疗方法无效的患者，可考虑静脉注射β受体阻滞剂、地尔硫草或维拉帕米（Ⅱb；B-R）

7. 预激性心房颤动患者静脉注射地高辛、静脉注射胺碘酮、静脉注射或口服β受体阻滞剂、地尔硫草和维拉帕米有潜在的危害和禁忌（Ⅲ有害；C-LD）

持续管理

1. 导管消融术用于房室折返性心动过速或预激性心房颤动的辅助通路（Ⅰ；B-NR）

2. 如果静息心电图无预激，则口服β受体阻断药物、维拉帕米、地尔硫草（Ⅰ；C-LD）

3. 如果为房室折返性心动过速且无结构性或缺血性心脏病，或不能选择消融术的预激性心房颤动，口服氟卡尼或普罗帕酮（Ⅱa；B-R）

4. 如果不能选择消融术，则口服多非利特或索他洛尔治疗房室折返性心动过速或预激性心房颤动（Ⅱb；B-R）

5. 静息心电图显示为预激且不能选择消融术者，口服β受体阻滞剂、地尔硫草或维拉帕米（Ⅱb；C-LD）

6. 如果不能选择消融术且其他药物无效，口服胺碘酮治疗房室折返性心动过速或预激性心房颤动（Ⅱb；C-LD）

7. 如果静息心电图显示无预激且无法选择消融术，口服地高辛（Ⅱb；C-LD）

8. 如果静息心电图显示预激性心房颤动，口服地高辛可能有害（Ⅲ有害；C-LD）

心房扑动的治疗

紧急治疗

1. 口服多非利特或静脉注射伊布利特进行药物心脏复律（Ⅰ；A）

2. 如果血流动力学稳定，则静脉注射或口服β受体阻滞剂、地尔硫草或维拉帕米以控制心率（Ⅰ；B-R）

3. 如果血流动力学不稳定且药物无效，则进行同步心脏复律（Ⅰ；B-NR）

4. 如果以血流动力学稳定和控制节律为目标，则进行同步心脏复律（Ⅰ；B-NR）

5. 如果已安装心房起搏导线，应用快速心房起搏转换心房扑动（Ⅰ；C-LD）

6. 与心房颤动相同的紧急抗血栓治疗（表3-5）（Ⅰ；B-NR）

7. 如果β受体阻滞剂存在禁忌或无效（无预激），对于收缩性心力衰竭患者，静脉注射胺碘酮以控制心率（Ⅱa；B-R）

持续管理

1. 如果有症状或控制药物无效，应进行导管消融（Ⅰ；B-R）

2. 如果血流动力学稳定，则可服用控制心率的β受体阻滞剂、地尔硫草或维拉帕米（Ⅰ；C-LD）

3. 至少一种抗心律失常药物无效后，对"非典型"扑动进行导管消融（Ⅰ；C-LD）

4. 正在进行的抗血栓治疗与心房颤动相同（表3-5）（Ⅰ；B-R）

5. 胺碘酮、多非利特或索他洛尔，可用于维持复发性心房扑动的窦性心律（Ⅱa；B-R）

6. 有几项COR Ⅱa建议适用于不同情况下心房扑动的导管消融。更多信息请参阅参考文献

7. 如果没有结构性或缺血性心脏病，选择氟卡尼或普罗帕酮维持窦性心律（Ⅱb；B-R）

8. 对于无症状复发性心房扑动患者，导管消融术可能是合理的（Ⅱb；C-LD）

交界性心动过速的治疗

对于交界性心动过速的治疗尚无Ⅰ类建议

紧急治疗

1. 静脉注射β受体阻滞剂、地尔硫草、普鲁卡因胺或维拉帕米（Ⅱa；C-LD）

持续管理

1. 口服β受体阻滞剂、地尔硫草或维拉帕米（Ⅱa；C-LD）

2. 无结构性或缺血性心脏病可服用氟卡尼或普罗帕酮（Ⅱb；C-LD）

3. 药物治疗无效或禁忌时进行导管消融（Ⅱb；C-LD）

推荐等级(class of recommendation, COR)

等级 I : 强 ; 获益＞＞＞风险

等级 IIa : 中等 ; 获益＞＞风险

等级 IIb : 弱 ; 获益＞风险

等级 III 无益 : 获益＝风险, 未指明、有用或有效

等级 III 有害 : 风险＞获益 ; 潜在有害, 禁忌证

证据水平(level of evidence, LOE)

A 级 : 来自多个随机临床试验的高质量证据或高质量随机临床试验的荟萃分析

B-R 级(随机化): 来自一个或多个 RCT 的中等质量证据或中等质量 RCT 的荟萃分析

B-NR 级(非随机): 来自一个或多个非随机研究、观察性研究、注册研究或此类研究的荟萃分析的中等质量证据

C-LD 级(有限数据): 受设计或执行限制的随机或非随机观察性或注册研究 ; 这些研究的荟萃分析

C-EO 级(专家意见): 基于临床经验的专家共识

Data from Page RL, Joglar JA, Caldwell MA, et al. 2015 ACC/AHA/HRS Guideline for the Management of Adult Patients With Supraventricular Tachycardia : A Report of the American College of Cardiology/American Heart Association Task Force on Clinical Practice Guidelines and the Heart Rhythm Society. *Circulation.* 2016 ; 133(14): e506-e574.

房性心动过速

房性心动过速(Atrial tachycardia, AT)是一种快速的心房节律, 心率为 120～250 次 /min, 可能是自律性异常或心房内折返所致(图 3-18)。当心律失常突然开始又突然结束时, 称为**阵发性房性心动过速**。心房率过快可由情绪、咖啡因、烟草、乙醇、疲劳或拟交感神经药物引起。当心房率较快时, 房室结就会开始阻断部分试图通过的脉冲, 以保护心室免受过快心率的影响。在正常健康的心脏中, 房室结通常可以传导每个心房脉冲,

其频率为 180～200 次 /min。在心脏病患者或正在服用房室结阻滞药物如洋地黄、β 受体阻滞剂或钙通道阻滞剂的患者中, 房室结可能无法传导每次脉冲, 并发生房性心动过速延缓。房性心动过速延缓可能提示洋地黄中毒。

心电图特征

- **心率** : 心房率为 120～250 次 /min。
- **节律** : 规则, 除非在房室结上有变异性阻滞。
- **P 波** : 由于异位起搏点, 所以与窦性 P 波不同。出现在每个 QRS 波群之前, 有可能隐藏在前一个 T 波之中。当存在阻滞时, 在 QRS 波群之前会出现多个 P 波。
- **PR 间期** : 比正常的 PR 间期短, 但通常由于隐藏的 P 波而很难测量。
- **QRS 波群** : 一般是正常的, 但如果存在异常传导, 可能会变宽。
- **传导** : 通常可以正常通过房室结传导进入心室。但是在有阻滞的房性心动过速中, 部分心房的脉冲不能传入心室。如果心房脉冲传导至心室, 但是束支传导存在阻滞, 则可能发生异常的心室传导。
- **房性心动过速示例** : 图 3-19。

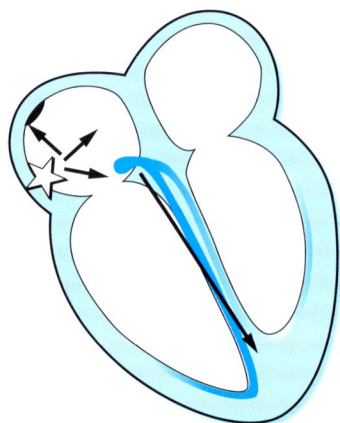

图 3-18　房性心动过速

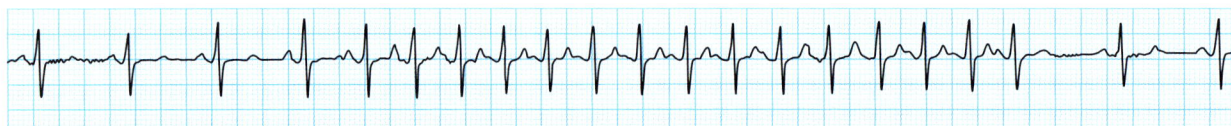

图 3-19　窦性心律伴 18 次房性心动过速, 心率为 167 次 /min

治疗

房性心动过速的治疗需要消除原因，尽可能控制心室率并重建窦性心律。如果患者由于快速房性心动过速而血流动力学不稳定，可以尝试心脏复律，尽管自发性房性心动过速通常对心脏复律没有反应。部分房性心动过速可能通过静脉注射腺苷来终止，但更常见的是静脉注射维拉帕米、地尔硫䓬或 β 受体阻滞剂，用于紧急治疗以减缓心室率，偶尔也可终止房性心动过速。其他可用于治疗复发性房性心动过速的药物有氟卡尼、普罗帕酮、胺碘酮或索他洛尔。导管消融术是预防复发性房性心动过速的一级建议。对房性心动过速的管理详见表 3-4。

心房扑动

心房扑动（图 3-20）时心房去极化的速度为 250～300 次 /min。经典或典型的心房扑动是由于右心房内有固定的折返回路，脉冲沿逆时针循环，导致导联 Ⅱ 和 Ⅲ 出现负扑动波，使心房率在 250～350 次 /min 之间（最常见的是 300 次 /min）。在如此快的心房率下，房室结通常会阻断至少一半的脉冲以保护心室免受过快心房率的影响。发生心房扑动的原因包括风湿性心脏病、动脉粥样硬化性心脏病、甲状腺毒症、心力衰竭、心肌梗死或梗死形成。由于心房扑动患者的心室率显著增快，可能导致心输出量减少，进而引发一系列相关临床症状。由于心房有效收缩功能减弱，心房内血液淤积，可能形成附壁血栓，显著增加全身性或肺栓塞的风险。

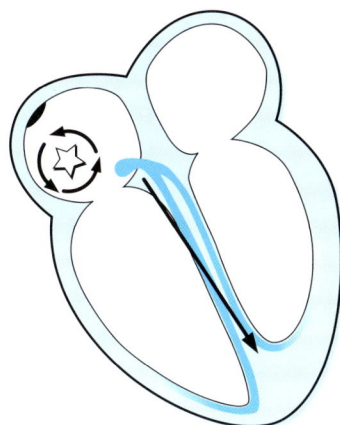

图 3-20 心房扑动

心电图特征

- **心率**：心房频率为 250～350 次 /min，最常见的是 300 次 /min。心室率取决于房室结的阻滞比例。新发心房扑动的心室率通常约为 150 次 /min，如果心室发生 1∶1 的传导，则很少有 300 次 /min。使用阻断房室结传导的药物，心室率通常在正常范围内，通常约为 75 次 /min。
- **节律**：心房节律是规则的。由于房室传导阻滞，心室节律可能是规则的或不规则的。
- **F 波**：可以看到 F 波（颤振波），其特征是一个非常规则的"锯齿"状。一个 F 波通常隐藏在 QRS 波群中，当发生 2∶1 的传导时，F 波可能不容易被发现。
- **FR 间期（颤振波至 QRS 波群的起始处）**：可能是一致的或不同的。
- **QRS 波群**：一般正常，可能发生畸形。
- **传导**：通常通过房室结和心室正常传导。
- **心房扑动示例**：图 3-21A，B。

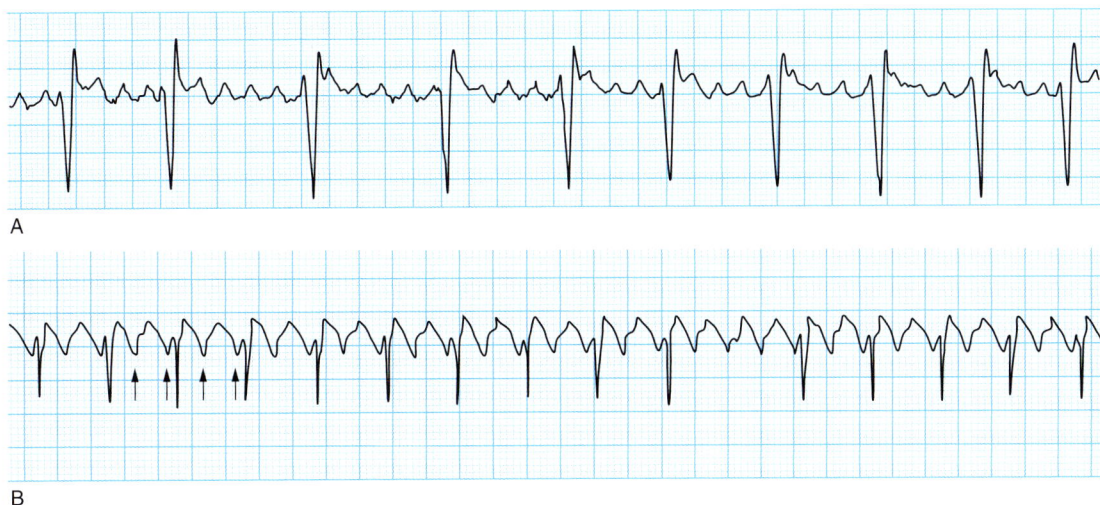

图 3-21 A. 4∶1 和 5∶1 传导的心房扑动；B. 2∶1 传导的心房扑动

治疗

治疗的直接目标取决于心律失常对血流动力学的影响。如果心室率过快导致心输出量明显受损,则控制心室率是首要的。作为一种紧急治疗手段,电(直流电)复律可能是必要的,特别是如果有 1:1 的传导发生。静脉注射钙通道阻滞剂(维拉帕米或地尔硫䓬)或 β 受体阻滞剂可用于控制急性心室率。转复为窦性心律可以通过电复律、药物治疗或超速心房起搏来完成。可口服多非利特或静脉注射伊布利特进行药物转复。

不应使用减缓心房速率的药物,如氟卡尼或普罗帕酮,除非使用房室结阻滞剂(钙通道阻滞剂、β 受体阻滞剂或洋地黄)控制心室率。单独给予这些药物的危险在于心房率可能从 300 次 /min 下降到一个较慢的速率,使房室结可能传导每一次脉冲,从而导致心室率更快。心房扑动的治疗情况见表 3-4。

心房颤动

心房颤动是心房内一种快速而异常的去极化模式,是临床实践中最常见的心律失常之一(图 3-22)。心房颤动通常发生在动脉粥样硬化性心脏病或风湿性心脏病、甲状腺疾病、心力衰竭、心肌病、瓣膜病、肺部疾病、心肌梗死、先天性心脏病和心脏手术后。心房颤动的临床分类:阵发性心房颤动,在发作 7 天内自行或干预后终止;持续性心房颤动,发作持续 7 天以上;长程持续性心房颤动,持续时间达 12 个月以上;永久性心房颤动,持续时间达 12 个月以上,且患者不再进一步尝试转复/维持窦性心律。复发性心房颤动是指患者有 2 次或 2 次以上心房颤动发作。孤立性心房颤动是指在没有心脏病或任何其他已知原因的情况下发生心房颤动(通常发生在 <60 岁的人群中)。非瓣膜性心房颤动发生在无二尖瓣疾病、人工瓣膜或瓣膜手术史的患者中。

心房颤动会带来一些不良后果,需要及时识别和治疗,以预防并发症:

1. 由于心房搏动丧失,心室率增快、心室节律不规则,导致心输出量减少。心输出量依赖于充分的心室充盈。发生心房颤动时心房收缩丧失和心室率增快使得心室充盈减少。

2. 心室率长时间过快,就会导致心动过速诱发的心肌病,这在无症状且不知道自己发生心房颤动的患者中更为常见。

3. 心房颤动易产生血栓栓塞,通常发生在左心耳(left atrial appendage,LAA)处。脑卒中是最常见且具有潜在破坏性的栓塞事件,但也可发生肺栓塞和身体其他部位的栓塞。

心电图特征

- **心率**:心房率为 400～600 次 /min 或更快。心室率取决于房室结的阻滞数量。在新发心房颤动中,心室反应通常相当迅速,160～200 次 /min;治疗心房颤动时,心室率控制在 60～100 次 /min 的正常范围内。

- **节律**:不规则;心房颤动的一个显著特征是心室反应的明显不规律性。

- **F 波**:心房活动混乱,没有形成可见的心房脉冲,出现不规则 F 波,大小从粗到细不等。

- **PR 间期**:无法测量,没有 P 波。

- **QRS 波群**:一般正常;异常传导很常见。

- **传导**:心房内传导功能紊乱,模式极不规则。大多数心房脉冲在房室结内被阻滞。那些通过房室结传导的脉冲通常会正常传导到心室。如果心房脉冲在其不应期内到达束支系统,则可能发生异常的心室内传导。

- **心房颤动示例**:图 3-23A、B。

心房颤动的药物治疗

心房颤动的治疗原则是消除病因,控制心室率、恢复和维持窦性心律,并预防血栓栓塞。美国心脏病学会、美国心脏协会和心律学会合作发布了心房颤动管理指南。心房颤动管理指南内容见表 3-5。

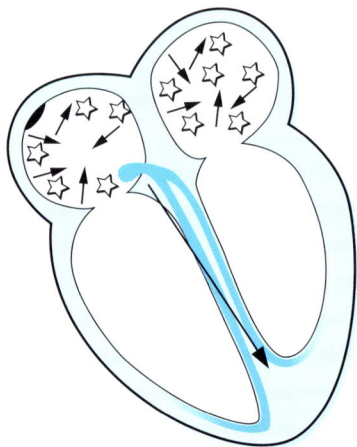

图 3-22　心房颤动

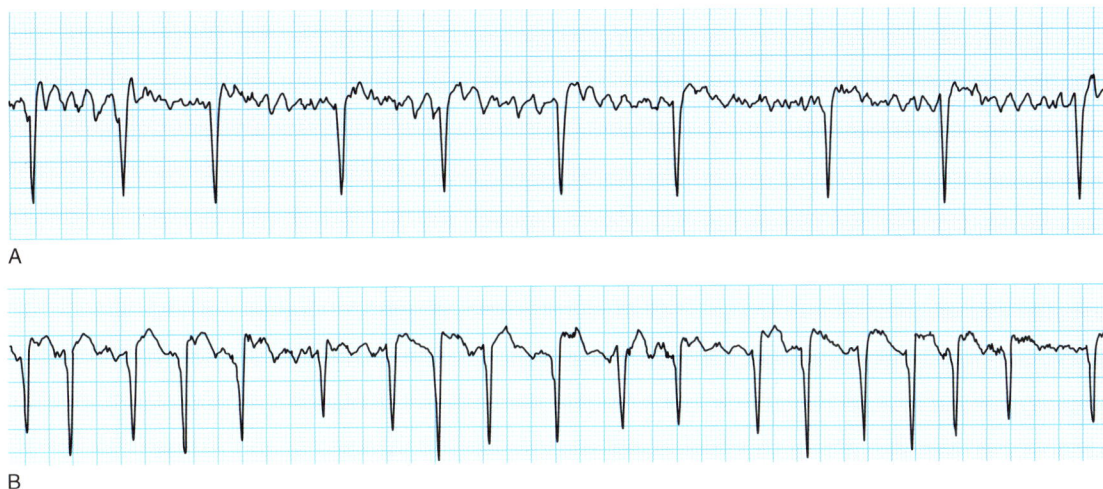

图 3-23　A. 心房颤动伴有可控的心室反应；B. 心房颤动伴有不可控的心室反应

表 3-5　心房颤动管理指南（每种建议的推荐等级和证据水平）

心率控制（请参阅参考文献以获取完整的指南和更详细的信息）
1. β 受体阻滞剂、地尔硫草或维拉帕米治疗阵发性、持续性或永久性 AF（Ⅰ；B）
2. 如果无预激，静脉注射 β 受体阻滞剂、地尔硫草或维拉帕米用于紧急控制心率（Ⅰ；B）
3. 如果血流动力学不稳定，建议进行同步电复律（Ⅰ；B）
4. 对于有症状的 AF，静息心室率控制＜80 次 /min 是合理的（Ⅱa；B）
5. 无预激的危重 AF 患者，可选择静脉注射胺碘酮（Ⅱa；B）
6. 药物治疗无效时，可使用永久心室起搏器或进行房室结消融（Ⅱa；B）
7. 如果无症状且 LV 还有收缩功能，静息心室率控制＜110 次 /min 是合理的（Ⅱb；B）
8. 其他控制心室率的措施失败或存在禁忌时，可口服胺碘酮控制心室率（Ⅱb；C）

预防血栓栓塞（请参阅参考文献以获取完整的指南和更详细的信息）

1. 对于 CHA_2DS_2-VASc 评分升高（男性 ≥2 分、女性 ≥3 分）的 AF 患者，建议使用口服抗凝剂。可选药物包括：（Ⅰ；A）
   - 华法林
   - 达比加群
   - 利伐沙班
   - 阿哌沙班
   - 艾多沙班

2. 对于符合 NOAC（non-vitamin K oral anticoagulant）标准的 AF 患者（中度至重度二尖瓣狭窄或机械心脏瓣膜除外），更推荐使用 NOAC（达比加群、利伐沙班、阿哌沙班和艾多沙班），而非华法林（Ⅰ；A）

3. 对于接受华法林治疗的患者，应在开始抗凝治疗期间至少每周测定一次 INR，并在抗凝稳定时（INR 在正常范围内）至少每月测定一次（Ⅰ；A）

4. 对于 AF 患者（中度至重度二尖瓣狭窄或机械心脏瓣膜除外），建议使用 CHA_2DS_2-VASc 评分评估卒中风险（Ⅰ；B）

5. 对于有机械心脏瓣膜的 AF 患者，建议使用华法林（Ⅰ；B）

6. 无论是阵发性 AF、持续性 AF 还是永久性 AF，抗凝治疗的选择都应基于血栓栓塞的风险（Ⅰ；B）

7. 应在开始使用 NOAC 之前评估肾功能和肝功能，并应至少每年重新评估一次（Ⅰ；B-NR）

8. 对于华法林无法维持 INR 在治疗水平的 AF 患者（中度至重度二尖瓣狭窄或机械心脏瓣膜除外），建议使用 NOAC（Ⅰ；C-EO）

9. 对于男性 CHA_2DS_2-VASc 评分为 0 分或女性评分为 1 分的 AF 患者（中度至重度二尖瓣狭窄或机械心脏瓣膜除外），不进行抗凝治疗是合理的（Ⅱa；B）

10. 对于男性 CHA_2DS_2-VASc 评分为 1 分或女性评分为 2 分的 AF 患者（中度至重度二尖瓣狭窄或机械心脏瓣膜除外），可考虑口服抗凝剂以降低血栓栓塞性卒中风险（Ⅱb；B-R）

续表

心房颤动和心房扑动的电复律

直流电复律

1. 建议进行电复律以恢复窦性心律。如果不成功,可以重复尝试(Ⅰ;B)

2. 建议对于快速心室率不受药物控制的 AF 或心房扑动进行电复律(Ⅰ;C)

3. 建议对于伴有预激综合征和血流动力学不稳定的 AF 或心房扑动进行电复律(Ⅰ;C)

4. 当窦性心律在两次手术之间可以维持一个临床上有意义的时间段时,对持续性心房颤动进行重复心脏复律是合理的(Ⅱb;C)

药物复律

1. 在没有禁忌证的情况下,推荐使用氟卡尼、多非利特、普罗帕酮和静脉注射依布利特(Ⅰ;A)

2. 合理使用胺碘酮(Ⅱa;A)

3. 当普罗帕酮或氟卡尼("口袋药")在院内监控环境下被证明是安全的,可在院外环境合理使用以终止 AF(Ⅱa;B)

4. 不应该在医院外使用多非利特治疗(Ⅲ;B)

预防血栓栓塞

1. 对于 AF 或心房扑动持续≥48 小时的患者,或者 AF 持续时间不明的患者,无论 CHA_2DS_2-VASc 评分或用于恢复窦性心律的方法(电复律或药物复律)如何,建议在电复律之前至少 3 周和电复律后至少 4 周,使用华法林(INR 2.0~3.0)、一种 Xa 因子抑制剂或直接凝血酶抑制剂进行抗凝治疗(Ⅰ;B-R)

2. 对于 AF 或心房扑动持续时间超过 48 小时的患者,或持续时间未知、因血流动力学不稳定而需要立即进行电复律的患者,应尽快开始抗凝治疗,并在电复律后至少继续 4 周,除非有禁忌证(Ⅰ;C)

3. 在对任何持续时长的 AF 进行电复律治疗后,应根据血栓栓塞风险和出血风险情况决定是否进行长期抗凝治疗(Ⅰ;C-EO)

4. 对于 AF 或心房扑动持续时间不到 48 小时且男性 CHA_2DS_2-VASc 评分≥2 分、女性评分≥3 分的患者,在电复律之前尽快使用肝素、Xa 因子抑制剂或直接凝血酶抑制剂是合理的,随后进行长期抗凝治疗(Ⅱa;B-NR)

5. 对于 AF 或心房扑动持续时间≥48 小时,或者持续时间未知,并且在之前 3 周内未接受抗凝治疗的患者,建议在电复律之前进行食管超声心动图检查。如果在检查中未发现左心房血栓(包括 LAA 内的血栓),那么可以继续进行电复律,前提是在食管超声心动图检查前已经实施抗凝,并在电复律后至少继续 4 周的抗凝治疗(Ⅱa;B)

6. 对于 AF 或心房扑动持续时间不到 48 小时且男性 CHA_2DS_2-VASc 评分为 0 分、女性评分为 1 分的患者,可考虑在电复律之前使用肝素、Xa 因子抑制剂或直接凝血酶抑制剂,而无须抗凝剂治疗,且无须在电复律后进行口服抗凝治疗(Ⅱb;B-NR)

窦性心律的维持

1. 根据患者的基础心脏疾病和合并症,建议使用胺碘酮、多非利特、决奈达隆、氟卡尼、普罗帕酮或索他洛尔(Ⅰ;A)

2. 在开始使用抗心律失常药物之前应考虑其风险(Ⅰ;C)

3. 只有在其他药物治疗失败或有禁忌证时,才应使用胺碘酮(Ⅰ;C)

4. 对于心动过速引起的心脏病,药物治疗的心律控制策略可能是有用的(Ⅱa;C)

5. 当药物降低了 AF 的发作频率或减少了症状发生,并且不经常发作且耐受良好时,继续使用抗心律失常药物可能是合理的(Ⅱb;C)

6. 当 AF 变为永久性 AF 时,不应继续使用抗心律失常药物,NYHA Ⅲ 或Ⅳ 级 HF 患者或在过去 4 周内有过失代偿性 HF 的患者,不应使用决奈达隆治疗心房颤动(Ⅲ;B)

7. NYHA Ⅲ级和Ⅳ级 HF 患者或在过去 4 周内有过失代偿性 HF 发作的患者,不应使用决奈达隆治疗 AF(Ⅲ;B)

推荐等级(COR)

等级Ⅰ:强;获益>>>风险

等级Ⅱa:中等;获益>>风险

等级Ⅱb:弱;获益>风险

等级Ⅲ:无益或可能造成危害

证据水平(LOE)

A 级:来自一项以上 RCT 的高质量证据;高质量 RCT 的荟萃分析;由高质量注册研究证实的一项或多项 RCT

B-R 级(随机化):来自一项或多项 RCT 的中等质量证据;中等质量 RCT 的荟萃分析

B-NR 级（非随机）：来自一项或多项设计合理、执行良好的非随机研究、观察性研究或注册研究的证据；此类研究的荟萃分析

C-LD 级（有限数据）：受设计或执行限制的随机观察性研究、非随机观察性研究或注册研究；此类研究的荟萃分析；人体生理或机制研究

C-EO 级（专家意见）：基于临床经验的专家共识

AF，心房颤动；HF，心力衰竭；INR，国际标准化比值；LAA，左心耳；LV，左心室；NOAC，非维生素 K 口服抗凝药物；NYHA，纽约心脏协会；RCT，随机对照试验

Data from January CT, Wann LS, Alpert JS, et al. 2014 AHA/ACC/HRS guideline for the management of patients with atrial fibrillation: a report of the American College of Cardiology/American Heart Association Task Force on practice guidelines and the Heart Rhythm Society. *Circulation.* 2014; 130(23); e199-e267 and January CT, Wann LS, Calkins H, et al. 2019 AHA/ACC/HRS focused update of the 2014 AHA/ACC/HRS guideline for the management of patients with atrial fibrillation: a report of the American College of Cardiology/American Heart Association Task Force on practice guidelines and the Heart Rhythm Society. *Circulation.* 2019; 140: e125-e151.

控制心室率旨在改善血流动力学和缓解症状，新发心房颤动常导致非常快的心室率，可出现轻度至中度症状或导致血流动力学极度不稳定。预激综合征（Wolff-Parkinson-White syndrome，WPW）患者有辅助通路，可通过辅助通路将心房颤动脉冲直接传导到心室，导致极快的心室率，引起心室颤动（ventricular fibrillation，VF）和心源性猝死（见第 17 章）。对于不稳定的患者，要优先控制心室率，如果患者由于心室率较快而血流动力学不稳定，则可能需要电复律。静脉注射钙通道阻滞剂（如地尔硫䓬、维拉帕米）和 β 受体阻滞剂通常用于紧急情况下控制心室率，但在心力衰竭或低血压时应谨慎使用，如果存在 WPW 则禁忌使用。可口服 β 受体阻滞剂、钙通道阻滞剂和洋地黄用于长期心率控制。

节律控制是指使用药物或电复律恢复窦性心律并使用抗心律失常药物维持治疗。心房颤动的抗心律失常药物为氟卡尼、多非利特、普罗帕酮和伊布利特；胺碘酮为 IIa 类推荐药物。在心房颤动发作 7 天内开始用药，对恢复窦性心律最有效。可以有效维持转换后窦性心律的抗心律失常药物包括胺碘酮、多非利特、决奈达隆、氟卡尼、普罗帕酮和索他洛尔。口服 β 受体阻滞剂或胺碘酮常被用于预防心脏手术患者术后心房颤动。关于患者的选择标准，请参考特定的药物指南。

无论节律或心率控制策略如何，预防血栓栓塞是所有心房颤动患者的一个治疗目标。根据卒中风险，建议对所有心房颤动患者进行抗血栓治疗。在考虑抗凝治疗预防血栓栓塞时，必须权衡脑卒中的风险和出血的风险。CHA$_2$DS$_2$-VASc 评分用于评估心房颤动患者的卒中风险，除非另有说明，否则每项赋值 1 分：C= 充血性心力衰竭，

H= 高血压，A$_2$= 年龄 > 75 岁（2 分），D= 糖尿病，S$_2$= 卒中、短暂性脑缺血发作或血栓栓塞（2 分）、V= 血管疾病（既往心肌梗死、外周动脉疾病或主动脉斑块），A= 年龄 65～74 岁，Sc= 性别为女性。对于有机械心脏瓣膜的患者，建议口服华法林抗凝，使国际标准化比值（international normalized ratio，INR）维持在 2.0～3.0 之间（目标 INR=2.5）。推荐 CHA$_2$DS$_2$-VASc 评分为 ≥2 分的男性或 ≥3 分的女性心房颤动患者使用口服抗凝药（oral aspirin challenge，OAC），包括华法林或非维生素 K 口服抗凝血剂（new-oral-anticoagulants，NOAC），包括达比加群、利伐沙班、阿哌沙班或艾多沙班。对于 CHA$_2$DS$_2$-VASc 评分为 0 分的男性或 1 分的女性患者，不考虑抗血栓治疗或口服抗凝剂。心房颤动患者血栓栓塞预防建议见表 3-5。

心房颤动的非药物治疗

导管射频（radio frequency，RF）消融和心房颤动的手术治疗包括房室结消融、肺静脉消融、手术或消融迷宫术，以及左心耳封堵或切除手术。在此简要介绍这些手术。

房室结射频消融术是治疗心房颤动的最常见的非药物心率控制方法，通常仅在药物控制无效或不能耐受时进行。射频能量被引导到房室结，加热组织并破坏其向心室传导脉冲的能力。该手术会导致完全房室传导阻滞，需要植入心室起搏器以维持足够的心室率。房室结射频消融并不能终止心房颤动，因此，患者必须长期接受抗凝治疗以预防卒中。

在肺静脉或心房的心房颤动触发点进行射频消融是心房颤动消融疗法的主要手段。心房颤动触发点最常见的部位是进入左心房的肺静脉内的

前2～4cm处，但触发点也可能存在于两心房的多个部位。最成功的手术是节段性肺静脉开口隔离术（pulmonary vein isolation，PVI）和环肺静脉隔离术。在节段性肺静脉开口隔离术术中，肺静脉开口的特定电传导位点被消融。在环肺静脉隔离术术中，环绕着四个肺静脉的开口进行消融，通常分为两圈（即一圈环绕左肺静脉，另一圈环绕右肺静脉），这些消融部位将肺静脉完全隔离于心房心肌之外，防止脉冲从触发点传导到心房。

Cox-Maze Ⅲ手术包括在心脏手术中使用"切割和缝合"技术在两个心房内创建多个切口，这些切口在心房中产生瘢痕，以有序的方式将脉冲从窦房结传导向房室结，并防止可能导致心房颤动的脉冲再进入。由于耗时长、需要体外循环且技术难度大，Cox-Maze Ⅲ手术目前很少进行，已经被 Cox-Maze Ⅳ手术所取代，Cox-Maze Ⅳ手术是目前手术消融的金标准。Cox-Maze Ⅳ手术可以通过小型开胸术或经正中胸骨切开术进行，并使用双极射频和/或低温能量装置建立消融线。这些消融线引导窦性脉冲通过心房，类似于切割和缝合方法产生的瘢痕。导管的射频消融术从心内膜途径建立通路，可在电生理实验室经皮进行，不需要外科手术。使用消融导管和手术方法的混合手术也是可用的。

LAA 切除通常与外科 Cox-Maze 手术一起进行，也可以与二尖瓣手术一起进行，以降低血栓栓塞的可能性，因为在发生心房颤动期间，大多数血栓在 LAA 形成。LAA 封堵装置可以由右股静脉插入，通过房间隔法进入 LAA，并在 LAA 内扩张，将其与心房的其他部分隔开，从而截留血栓并防止其栓塞。

通过植入式起搏器或植入型心律转复除颤器（implantable cardioverter defibrillator，ICD）检测到房性快速性心律失常的患者发生脑卒中和其他血栓栓塞事件的风险增加。这些设备存储的心电图可以用于检查是否存在无症状的心房颤动或其他房性快速性心律失常，并提供有关增加脑卒中风险的发作频率和持续时间的信息。应评估植入设备上记录的高频发作，以记录心房颤动发作并指导适当的治疗。20%～40% 的脑梗死患者病因不明（称为隐匿性脑卒中）。植入心脏监护仪（循环记录仪）可显示增加脑卒中风险的无症状心房颤动发作。

典型案例分析
房性心律失常和电复律

您正在护理一位因选择性电复律入院的患者。今天上午 7 点钟左右，该患者因出现气促（shortness of breath，SOB）和心悸症状而去了医生办公室。该患者有高血压和糖尿病病史，但无心脏病史。办公室中行 ECG 检查显示心房颤动，心室率为 120～130 次 /min。之前的 ECG 均显示正常窦性节律，由于症状是新发的，发病时间就在几个小时前，医生选择进行电复律治疗。当前患者的血压为 136/74mmHg，呼吸通畅。使用床旁监护仪 V₁ 导联对其进行心电监护。

问题 1：心房颤动的诊断特点是什么？您期望在监护仪上看到什么？

该患者的心电图见图 3-24A。

问题 2：她入院诊断为心房颤动，正确吗？

问题 3：除了电复律之外，还有哪些其他治疗方法适合治疗这种情况？

您已经准备好进行电复律所需的设备和物品。心脏专科医生已到达，还有一位麻醉医生在场为患者施行麻醉。心脏专科医生请您在患者入睡后进行一次能量为 100J 的电击。

问题 4：在进行电复律之前，有哪些必要的安全注意事项？

已电击，图 3-24B 显示了电击后的患者心电图。

问题 5：电复律后的心律如何？
答案

1. 心房颤动的特征是出现"颤动"波而不是有规律的 P 波，并且心室反应不规则。

2. 是的。这是心房颤动的典型案例。

3. 心房颤动治疗的首要目标是控制心室率。用于控制心室率的药物包括 β 受体阻滞剂或钙通道阻滞剂（如维拉帕米或地尔硫䓬）。抗心律失常药物，如氟卡尼、多非利特、普罗帕酮、依布利特或胺碘酮，可利用药物将心房颤动转复为窦性心律。持续性心房颤动患者需要长期使用心室率控制药物和口服抗凝药。

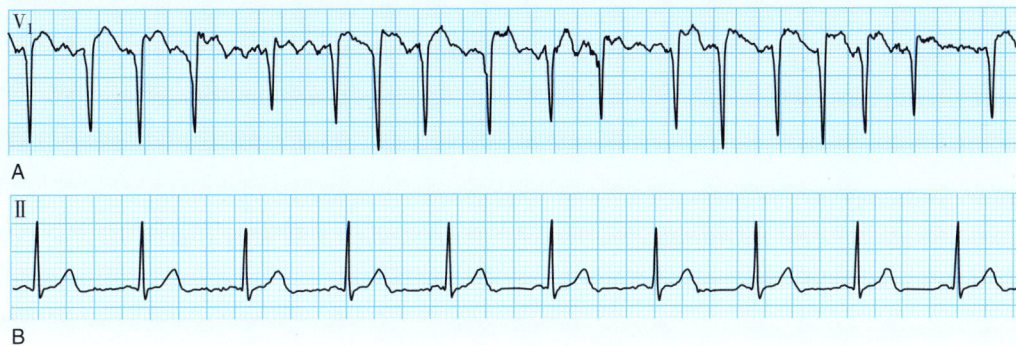

图 3-24　A. 监护启动时的心律；B. 电复律后的心律

4. 手术团队的每个成员都应参与确保患者安全的工作。患者应接受无创血压监测和脉搏血氧监测。床旁应备有气道管理物品、急救药物和镇静拮抗剂。在进行电击之前，患者应充分镇静。除颤器必须与 QRS 波群同步，以避免在 T 波上放电，因为这可能引起心室颤动。在进行放电之前，操作者应确保无人接触患者或床。

5. 这是正常的窦性心律，表明电复律取得了成功。

室上性心动过速

室上性心动过速是指每分钟超过 100 次的心率，其起源于心室之上或利用心房或房室交界处作为维持心动过速的部分回路。通常，室上性心动过速包括窦性心动过速、房性心动过速、心房扑动、心房颤动和房室交界性心动过速。然而，室上性心动过速一词通常用于描述一种规则的、窄 QRS 波的心动过速，在心电图表面上无法确定其确切机制。若能清晰地看到 P 波或心房活动如颤动波或扑动波，通常可以确定其机制。偶尔在房性心动过速中，P 波会隐匿在上一个 T 波中，在这种情况下使用室上性心动过速一词是合理的。

室上性心动过速一词适用的两种最常见的心律失常，即房室结折返性心动过速（atrioventricular node turning back tachycardia，AVNRT）和环形运动性心动过速（circus movement tachycardia，CMT），后者发生于存在辅助通路的情况，比如 WPW。另一个用于描述 CMT 的术语是房室折返性心动过速（atrioventricular reentrant tachycardia，AVRT，AVRT），但在这里使用 CMT 是为了防止这两种常见的心律失常之间的混淆。这些室上性心动过速的机制在第 17 章中有详细描述。这两种室上性心动过速的心电图特征非常相似，在此进行描述。

心电图特征

- **心率**：140～250 次 /min。
- **节律**：规则。
- **P 波**：通常不可见。在 AVNRT 中，P 波隐匿在 QRS 波中或在 QRS 波的末端轻微可见。在 CMT 中，P 波通常存在于 ST 段，但经常不可见。
- **PR 间期**：不可测量，因为 P 波通常不可见。
- **QRS 波群**：一般正常。
- **传导**：在 AVNRT 中，脉冲沿着一个小回路传导，该回路包括房室结作为电路的一个支路，以及房室结外侧一个较慢的传导路径作为电路的第二支路。脉冲以逆行方式使心房去极化的同时，通过正常的浦肯野系统使心室去极化，导致规则的窄 QRS 波心动过速。在 CMT 中，脉冲沿着一个包括心房、房室结、心室和旁道的折返通路。CMT 的最常见类型是顺向型 CMT，其脉冲通过正常的房室结和浦肯野系统从心房传导到心室，然后通过辅助通路从心室返回心房。因为心室通过正常的传导系统进行去极化，因此会产生规则的窄 QRS 波心动过速。如果回路相反，心室通过辅助通路传导进行去极化，则被称为逆向型 CMT，由此产生的心动过速具有较宽的 QRS 波。
- **室上性心动过速示例**：图 3-25A，B。

治疗

患者一般对室上性心动过速耐受良好，而且室上性心动过速一般是阵发性的。如果心室率非常快且持续，则可能会出现心悸、头晕或晕厥等症状。

颈动脉窦按摩、瓦尔萨尔瓦动作、吞咽或咳嗽、饮用冰水或将面部放在冰水中等迷走神经刺激手法可能对终止心动过速有效。腺苷（迅速静脉注射 6mg，如有必要可重复 12mg）是终止心动过速最有效的药物。减慢房室传导的药物，如钙通道阻滞剂（地尔硫䓬、维拉帕米）或 β 受体阻滞剂，可以终止心动过速，并可长期使用以防止复发。如果有药物禁忌或不能终止心动过速，可以使用同步电复律。射频消融术也可治愈 AVNRT 和 CMT。有关室上性心动过速的治疗建议，请参阅表 3-4。

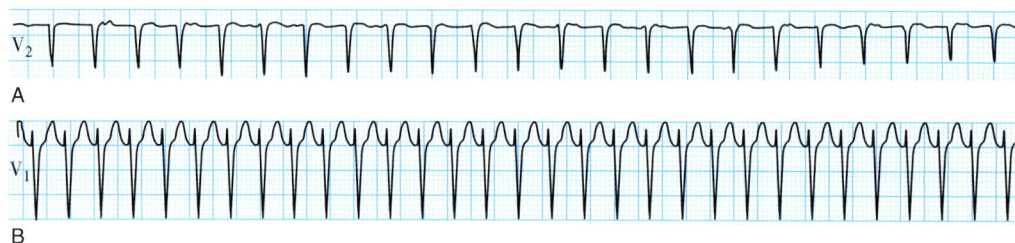

图 3-25　A. 在电生理学研究中，190 次 /min 的 SVT 为 AVNRT；B. 在电生理学研究中，频率为 214 次 /min 的 SVT 为 CMT

房室交界性心律失常

房室结周围的细胞能够产生脉冲并控制心律（图 3-26）。交界性搏动和节律可以以 3 种方式出现在 ECG 上，这取决于交界起搏点的位置和脉冲传导至心房和心室的速度：

- 当脉冲在交界处形成后，去极化波向后（逆行）传导到心房并向前（顺行）传导到心室。如果脉冲在到达心室之前到达心房，ECG 上会先显示 P 波（通常是倒置的，因为心房从下而上去极化），当脉冲传导到心室时立即出现 QRS 波群。在这种情况下，PR 间期非常短，通常是 0.10 秒或更短。

- 如果交界处脉冲同时到达心房和心室，在 ECG 上只能看到 QRS 波，因为心室比心房大得多，即使心房也去极化，也只能看到心室去极化。

- 如果交界处脉冲在到达心房之前到达心室，在 ECG 上 QRS 波会早于 P 波出现。同样，由于心房逆向去极化，P 波通常倒置，并且 RP 间期（从 QRS 波开始到下一个 P 波开始的距离）较短。

交界性期前收缩

交界性期前收缩（premature junctional complexes，PJC）是由房室交界处的刺激引起的。刺激原因可能是冠心病或心肌梗死影响了房室交界处的血供，也可能是尼古丁、咖啡因、情绪或洋地黄等药物刺激。

心电图特征

- **心率**：60～100 次 /min 或任何基本节律的心率。
- **节律**：除期前收缩外正常。
- **P 波**：可能发生在期前收缩 QRS 波群之前、其间或之后，通常是倒置的。
- **PR 间期**：当 P 波早于 QRS 波出现时，时间较短，通常为 0.10 秒或更短。
- **QRS 波群**：通常正常，但如果 PJC 发生较早并在束支折返期传导到心室，则可能出现异常。
- **传导**：逆行通过心房；一般正常通过心室。
- **PJC 示例**：图 3-27。

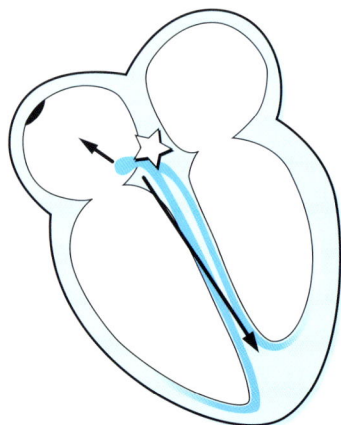

图 3-26　起源于房室交界处的心律失常

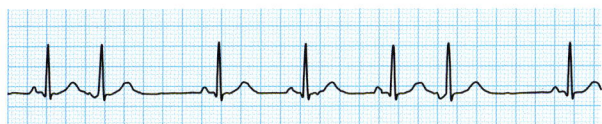

图 3-27 交界性期前收缩

治疗

PJC 一般不需要治疗。

交界性心律、加速交界性心律和交界性心动过速

如果窦房结频率低于房室交界起搏点频率，或者心房传导在通过房室交界处受到干扰，就会出现交界性心律。交界性心律常见于洋地黄中毒或下壁心肌梗死后，其原因是窦房结和房室交界处供血中断。这些节律是根据它们的心率来分类的。交界性心律的心率为 40～60 次/min，加速交界性心律的心率为 60～100 次/min，交界性心动过速的心率为 100～250 次/min。

心电图特征

- **心率**：交界性心律的心率为 40～60 次/min，加速交界性心律的心率为 60～100 次/min；交界性心动过速，100～250 次/min。
- **节律**：正常。
- **P 波**：可能出现在 QRS 波之前或之后。
- **PR 间期**：较短，0.01 秒或更短。
- **QRS 波群**：一般正常。
- **传导**：逆行通过心房；正常通过心室。
- **交界性心律和加速交界性心律示例**：图 3-28 A，B。

治疗

交界性心律很少需要治疗，除非心率过慢或

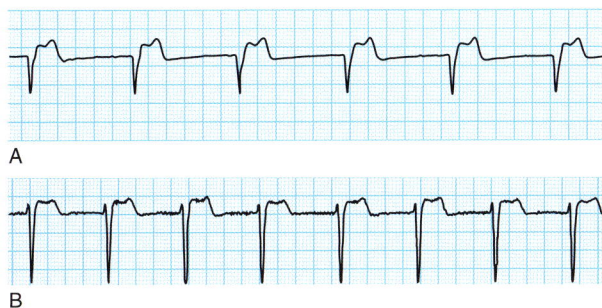

图 3-28 A.交界性心律，心率为 52 次/min；B.加速交界性心律，心率为 70 次/min

过快，无法维持足够的心输出量。如果心率过慢，给予阿托品提高窦性心律，以覆盖交界性异位起搏点或提高交界起搏点的放电频率。如果心率过快，维拉帕米、普萘洛尔或 β 受体阻滞剂等药物可有效减缓心率或终止心律失常。洋地黄中毒是引起交界性心律的常见原因，因此有这种心律失常的患者应避免使用洋地黄类药物。交界性心动过速的治疗建议见表 3-4。

起源于心室的心律失常

室性心律失常起源于心室肌或浦肯野传导系统，由于可能引发室性心动过速并严重降低心输出量，因此被认为比其他心律失常更加危险（图 3-29）。然而，与任何心律失常一样，心室率是决定患者能否耐受室性心律的关键因素。室性心律的严重程度可以分为轻度的、可耐受的、导致心源性猝死的无脉性节律。

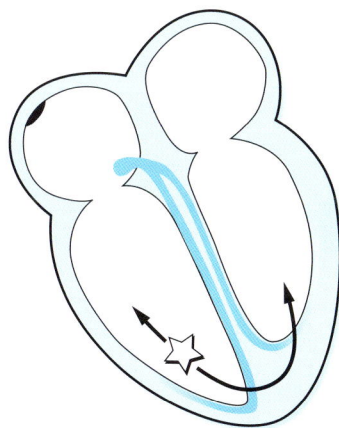

图 3-29 起源于心室的心律失常

室性期前收缩

室性期前收缩（premature ventricular complexes，PVC）是由心室肌细胞或浦肯野系统过早去极化或再入心室引起的。PVC 可由缺氧、心肌缺血、低钾血症、酸中毒、运动、血液中儿茶酚胺水平升高、洋地黄中毒、咖啡因或乙醇等引起。PVC 随着年龄的增长而增加，在患有冠状动脉性心脏病、瓣膜病、高血压、心肌病和其他心脏病的人群中更为常见。于正常人而言，PVC 并不危险，但对于患有结构性心脏病或急性心肌梗死，尤其是左心室功能减退的人来说致死率较高。在冠状动脉性心脏病、既往心肌梗死、心肌病和射血分数降低的患

者中，PVC 发生频率超过每小时 10 次或反复发生（成对出现、连续 3 次或 3 次以上出现）时，被认为是有潜在致命性。

心电图特征

- **心率**：60～100 次 /min 或基本节律的心率。
- **节律**：因为期前收缩而不规则。
- **P 波**：与 PVC 无关。窦性心律通常不会被期前收缩打断，因此一般可以看到窦性 P 波有规律地出现。由于心室至心房的逆向传导，P 波偶尔会出现在 PVC 之后，这些 P 波是倒置的。
- **PR 间期**：在大多数 PVC 之前不会出现。如果 P 波碰巧出现在 PVC 之前，则 PR 间期较短。
- **QRS 波群**：宽大畸形，持续时间超过 0.10 秒。如果起源于心室多个异位起搏点（多源性 PVC），其形态（大小、形状）可能不同。
- **传导**：起源于心室的脉冲通过心室在肌细胞间传导，而不是通过浦肯野纤维，从而导致宽大的 QRS 波群。有些 PVC 可能逆行传导至心房，导致 PVC 后出现倒置 P 波。当窦性心律不受 PVC 干扰时，心房可正常去极化。
- **PVC 示例**：图 3-30A，B。

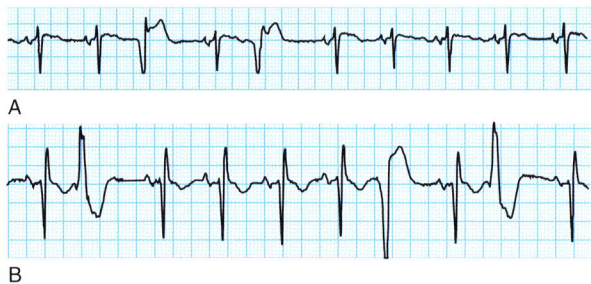

图 3-30　室性期前收缩。A. 单源性 PVC；B. 多源性 PVC

治疗

　　PVC 的意义取决于其发生的临床情况。很多人都有慢性 PVC，通常不需要治疗并且这些人大多数无症状。没有证据表明抑制 PVC 会降低死亡率，特别是对于无结构性心脏病患者而言。如果 PVC 引起心悸，患者应避免摄入咖啡因、烟草、其他兴奋剂并尝试减压方法。小剂量 β 受体阻滞剂可降低 PVC 频率和减少心悸发生次数，缓解症状。

　　在急性心肌梗死情况下，PVC 可能是发生更危险的室性心律失常的前兆，尤其是当 PVC 出现在 T 波顶点附近时（R on T PVC）。除非 PVC 导致血流动力学不稳定或症状性室性心动过速，否

则不建议进行治疗。β 受体阻滞剂通常可有效抑制反复性 PVC，已成为治疗有症状的心肌梗死后 PVC 的首选药物。有些抗心律失常药物可有效降低 PVC 的频率，但由于存在导致心律失常的风险，并与结构性心脏病患者发生心源性猝死有关，因此不推荐使用。胺碘酮和索他洛尔可抑制有症状患者的 PVC，但它们不能降低死亡率。左心室功能障碍伴 PVC 的患者可选择导管消融术。

心室自主心律和加速性心室自主心律

　　当心室中的异位起搏点以低于 50 次 /min，通常为 20～40 次 /min 搏动时，就会出现心室自主心律。当窦房结和交界组织不能起搏或不能将脉冲传导至心室时，就会出现逸搏心律。当心室中的异位起搏点以 50～100 次 /min 搏动时，就会出现加速性心室自主心律（accelerated idioventricular rhythm，AIVR）。AIVR 常见于急性心肌梗死患者，尤其是下壁心肌梗死患者，也是溶栓治疗后受损心肌再灌注时常见的心律失常。然而，AIVR 并不是成功再灌注的灵敏度或特异度标志。

心电图特征

- **心率**：低于 50 次 /min，室性心律通常为 20～40 次 /min，加速性室性心律为 50～100 次 /min。
- **节律**：一般正常。
- **P 波**：可能出现，但速度比心室异位起搏点慢且与 QRS 波群不相连。
- **PR 间期**：不可测量。
- **QRS 波群**：宽大畸形。
- **传导**：如果基本节律为窦性心律，则心房传导正常。起源于心室的脉冲通过肌细胞间传导，导致宽大的 QRS 波群。
- **室性逸搏心律和加速性室性心律示例**：图 3-31 A，B。

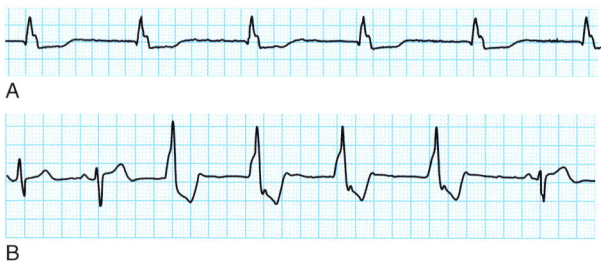

图 3-31　A. 室性逸搏心律为 45 次 /min；B. 窦性心律伴 4 次加速性室性心律为 65 次 /min

治疗

AIVR 的治疗取决于病因和患者的耐受程度。因为心室率在正常范围内，所以这种心律失常通常是一过性且不会造成危害的。消除室性心律可能会导致更加不理想的心率，所以不建议使用抑制疗法。如果患者因心房搏动消失而出现症状，可使用阿托品提高窦房结的起搏频率并加速室性心律。如果室性心律是逸搏心律，治疗方法是提高逸搏心律速率或对心脏行临时起搏。一般来说，加速性室性心律是一过性良性心律，不需治疗。

室性心动过速

室性心动过速是一种快速性室性心律，心率大于 100 次/min。VT 可根据以下因素分类：①持续时间：非持续性（持续时间少于 30 秒）、持续性（持续时间超过 30 秒）或持久性（大部分时间都存在）；②形态（QRS 波群在 ECG 上的形态）：单形性（心动过速时 QRS 波群形态相同）、多形性（QRS 波群形态随机变化）或双向性（心动过速时直立和倒置的 QRS 波群交替出现）。在 QT 间期较长的情况下发生的多形性室性心动过速被称为尖端扭转型室性心动过速（意为"点的扭转"）。室性心动过速最常见的病因是冠状动脉疾病，包括急性缺血、急性心肌梗死和既往心肌梗死。其他原因包括心力衰竭、心肌病、瓣膜性心脏病、先天性心脏病、致心律失常性右室发育不良、心脏肿瘤、心脏手术，以及许多药物的促心律失常效应。更多关于室性心动过速和宽 QRS 波心动过速的鉴别诊断信息，请参阅第 17 章。

心电图特征

- **心率**：心室率高于 100 次/min。
- **节律**：单形性室性心动过速通常规则；多形性室性心动过速可能不规则。
- **P 波**：与 QRS 波群分离。如果窦性节律为基本节律，则规则。P 波可见但与 QRS 波群无关联。P 波通常藏匿在 QRS 波群中。
- **PR 间期**：无法测量，因为 P 波与 QRS 波群分离。
- **QRS 波群**：持续时间通常为 0.12 秒或更长。
- **传导**：脉冲起源于一个心室，并经肌细胞间传导至两个心室。可能会经过心房逆行传导，但更常见的情况是窦房结持续有规律地放电并使心房正常去极化。
- **室性心动过速示例**：图 3-32。

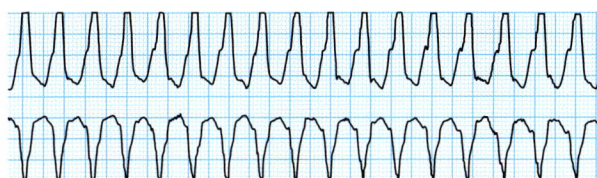

图 3-32　单形性室性心动过速

治疗

室性心动过速的即时治疗取决于患者对心律的耐受程度，患者对任何心动过速的耐受性主要取决于心室率和左心室功能。如果心率过快或左心室功能不佳导致心输出量严重下降，室性心动过速可能就需要紧急处理。

血流动力学不稳定的室性心动过速可通过同步心脏复律治疗。如果是无脉性室性心动过速，则需要立即除颤。血流动力学稳定的室性心动过速可采用药物治疗。胺碘酮通常是首选药物，也可使用利多卡因或普鲁卡因胺。长期治疗室性心动过速的药物包括胺碘酮、索他洛尔和 β 受体阻滞剂。有些室性心动过速可通过射频导管消融术消除异位起搏点。ICD 常用于治疗射血分数降低或药物难治性反复发作的室性心动过速患者。有关室性心律失常的治疗建议见表 3-6。

心室颤动

心室颤动是心室快速、无效的颤动，不及时治疗是致命的（图 3-33）。电活动起源于心室，并以混乱、不规则的模式向两个心室扩散。室性心动过速时没有心输出量，也无法触及脉搏。

心电图特征

- **心率**：快速、不协调、无效。
- **节律**：混乱、不规则。
- **P 波**：未见。
- **PR 间期**：无。
- **QRS 波群**：未见成形的 QRS 波群；快速、不规则的波动，无任何特定模式。
- **传导**：心室内多个异位起搏点同时放电并使其不规则去极化，无任何特定模式。心室没有收缩。
- **心室颤动示例**：图 3-34。

治疗

心室颤动需要立即除颤。由于没有形成可同步电击的 QRS 波群，因此无法进行同步心脏

表 3-6 室性心律失常的治疗

室性心动过速

紧急治疗

1. 对于宽 QRS 波的心动过速患者,若诊断不明确,应考虑 VT 的可能(I ; C-EO)
2. 出现室性心律失常(ventricular arrhythmia, VA)且血流动力学不稳定的患者应接受直流电复律(I ; A)
3. 对于血流动力学稳定的 VT 患者,可尝试静脉注射普鲁卡因胺终止 VT(I ; A)
4. 对于血流动力学稳定的 VT 患者,可考虑静脉注射胺碘酮或索他洛尔终止 VT(IIb; B-R)
5. 对于近期发生过 MI 的患者,使用直流电复律和抗心律失常药物后(VT/VF 风暴),VT/VF 仍反复发作,静脉注射 β 受体阻滞剂可能有用(IIa; B-NR)
6. 对于疑似急性心肌梗死患者,为预防 VT 而预防性使用利多卡因或大剂量胺碘酮可能有害(III; B-R)
7. 对于原因不明的宽 QRS 波的心动过速患者,钙通道阻滞剂(如维拉帕米和地尔硫草)具有潜在危害(III; C-LD)

持续管理

1. 对于缺血性心脏病患者,VT/VF 导致心搏骤停、经历血流动力学不稳定的 VT(I ; B-R)或非可逆原因导致的稳定的 VT(I ; B-NR),如果预期有意义生存时间超过 1 年,则建议使用 ICD
2. 对于有缺血性心脏病和不明原因晕厥的患者,如果在电生理检查中发现可诱发持续单形性 VT,并预期有意义生存时间超过 1 年,则建议使用 ICD(I ; B-NR)
3. 对于缺血性心脏病和复发性 VA 患者,尽管有最佳的设备程序和持续的 β 受体阻滞剂治疗,但仍有明显的症状或 ICD 电击,胺碘酮或索他洛尔可用于抑制复发性 VA(I ; B-R)
4. 对于既往有 MI 且症状持续性 VT 并反复发作的患者,或出现 VT/VF 风暴,胺碘酮(I ; B-R)或其他抗心律失常药物(I ; B-NR)治疗无效或不能耐受的患者,建议采用导管消融术
5. 对于因持续性单形性 VT、症状持续性单形性 VT 或接受 ICD 电击的复发性血流动力学耐受的缺血性心脏病患者,可考虑将导管消融作为首选治疗,以减少复发性 VA(IIb; C-LD)
6. 对于既往有 MI 的患者,不应使用 Ic 类抗心律失常药物(如氟卡尼和普罗帕酮)(III; B-R)
7. 对于缺血性心脏病和持续性单形性 VT 患者,仅进行冠状动脉血运重建无法有效预防复发性 VT(III; C-LD)
8. 对于持续性 VT 或 VF 患者,在心律失常得到充分控制以避免反复 ICD 电击之前,不应植入 ICD(III; C-LD)

多形性室性心动过速

紧急治疗

1. 对于多形性 VT 或 VF 并伴有 ST 段抬高的 MI 患者,建议进行血管造影和紧急血运重建(I ; B-NR)
2. 对于心肌缺血导致的多形性 VT 患者,静脉注射 β 受体阻滞剂可能有用(IIa; B-R)

尖端扭转型室性心动过速

紧急治疗

1. 对于因药物、低钾血症、低镁血症或其他获得性因素和反复尖端扭转导致 QT 间期延长的患者、建议静脉注射硫酸镁以抑制心律失常(I ; C-LD)
2. 对于伴有获得性 QT 间期延长和心动过缓,且静脉注射镁剂无法抑制的复发性尖端扭转患者,建议使用心房或心室起搏或异丙肾上腺素来增加心率以抑制心律失常(I ; B-NR)
3. 对于与获得性 QT 间期延长相关的尖端扭转患者,将血钾补充到 4.0mmol/L 或更高,并将血镁补充到正常值是有益的(I ; C-LD)
4. 对于先天性或获得性长 QT 间期综合征患者,延长 QT 间期的药物可能有害(III; B-NR)

推荐等级(COR)

等级 I : 强;获益 >>> 风险

等级 IIa: 中等;获益 >> 风险

等级 IIb: 弱;获益 > 风险

等级 III: 无益或可能造成伤害

证据水平(LOE)

A 级:来自一项以上 RCT 的高质量证据;高质量 RCT 的荟萃分析;由高质量注册研究证实的一项或多项 RCT

B-R 级(随机化):来自一项或多项 RCT 的中等质量证据;中等质量 RCT 的荟萃分析

续表

B-NR 级(非随机)：来自一项或多项设计合理、执行良好的非随机研究、观察性研究或注册研究的证据；此类研究的荟萃分析

C-LD 级(有限数据)：受设计或执行限制的随机观察性研究、非随机观察性研究或注册研究；此类研究的荟萃分析；人体生理或机制研究

C-EO 级(专家意见)：基于临床经验的专家共识

VA，室性心律失常；VT，室性心动过速；MI，心肌梗死；VF，心室颤动；ICD，植入型心律转复除颤器；RCT，随机对照试验

Data from Al-Khatib SM, Stevenson WG, Ackerman MJ, et al: 2017 AHA/ACC/HRS Guideline for Management of Patients With Ventricular Arrhythmias and the Prevention of Sudden Cardiac Death: A Report of the American College of Cardiology/American Heart Association Task Force on Clinical Practice Guidelines and the Heart Rhythm Society. *Circulation.* 2017 Oct 30.

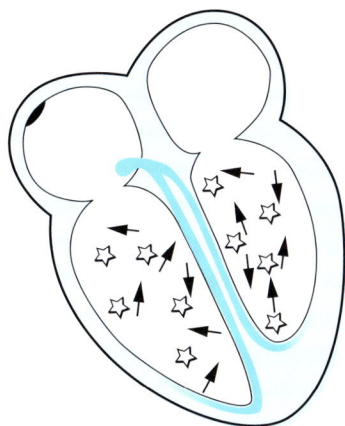

图 3-33　心室颤动

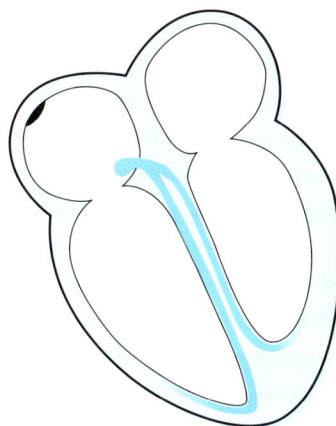

图 3-35　室性停搏

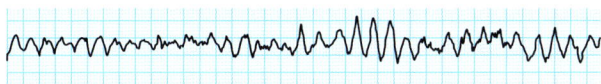

图 3-34　心室颤动

复律。在使用除颤器之前，进行持续心肺复苏(cardiopulmonary resuscitation, CPR)，建议在 200J(双相除颤)或 360J(单相除颤)的能量下进行除颤，然后继续进行心肺复苏和药物治疗。静脉注射胺碘酮是复苏期间推荐的抗心律失常药物，并可在自主循环恢复后 24～48 小时内维持治疗。β受体阻滞剂、胺碘酮和索他洛尔最常用于长期药物治疗。ICD 已成为治疗无急性缺血发生的心室颤动幸存者的标准方法。

室性停搏

室性停搏是指没有任何室性节律：无 QRS 波群、无脉搏和无心输出量(图 3-35)。室性停搏往往是致命的，除非能立即查明原因并进行治疗。如果心房活动仍然存在，则称为"室性静止"。

心电图特征

- **心率**：无。

- **节律**：无。
- **P 波**：如果窦房结功能正常，则可能出现。
- **PR 间期**：无。
- **QRS 波群**：无。
- **传导**：如果窦房结功能正常，心房传导可能正常，但无法传导进入心室。
- **室性停搏示例**：图 3-36。

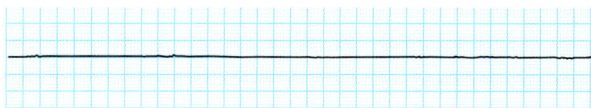

图 3-36　室性停搏

治疗

如果想要救治患者，必须立即开始心肺复苏。静脉注射肾上腺素是目前唯一推荐的治疗心搏骤停的药物。应尽快确定心搏骤停的原因并进行治疗，以提高患者生存的概率。即使进行了最积极的抢救，但预后依然不乐观，因为心搏骤停通常伴随广泛的心肌梗死或严重的潜在代谢问题。起搏和阿托品不再被推荐用于心搏骤停的治疗。

房室传导阻滞

房室传导阻滞是指室上性脉冲延迟传导或传导至心室失败的心律失常。房室传导阻滞可根据阻滞的位置和传导异常的严重程度进行分类。

一度房室传导阻滞

一度房室传导阻滞是指室上性脉冲进入心室的房室传导时间延长（图 3-37）。这种延迟通常发生在房室结，所有脉冲都可以传导到心室，但传导时间会延迟。以下原因可引起一度房室传导阻滞：冠心病、风湿性心脏病、服用洋地黄类、β受体阻滞剂或钙通道阻滞剂等药物。一度房室传导阻滞可能是心率缓慢或迷走神经张力较高人群的正常生理现象。

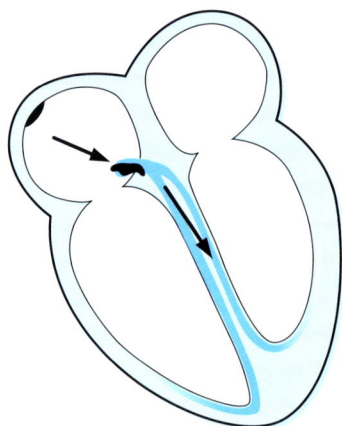

图 3-37　一度房室传导阻滞

心电图特征

- **心率**：可发生任何频次的窦性心律，通常为 60～100 次 /min。
- **节律**：规则。
- **P 波**：正常，出现在每个 QRS 波群之前。
- **PR 间期**：延长至 0.20 秒以上。
- **QRS 波群**：一般正常。
- **传导**：心房正常，房室结延迟，心室正常。
- **一度房室传导阻滞示例**：图 3-38。

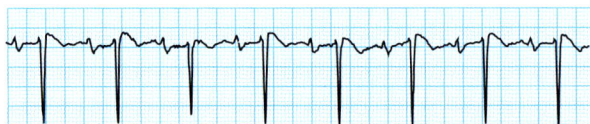

图 3-38　一度房室传导阻滞，PR 间期为 0.28 秒

治疗

一度房室传导阻滞通常不需要治疗，但应观察节律是否进展为更严重的阻滞。

二度房室传导阻滞

二度房室传导阻滞是指一次心房脉冲不能传导到心室。二度房室传导阻滞可分为两种不同类型：发生在房室结的 I 型传导阻滞（图 3-39）和发生在房室结下面的希氏束或其束支系统的 II 型传导阻滞（图 3-40）。

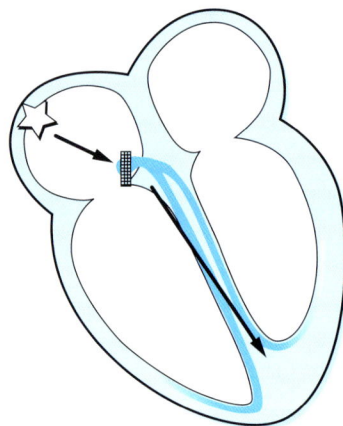

图 3-39　二度 I 型房室传导阻滞

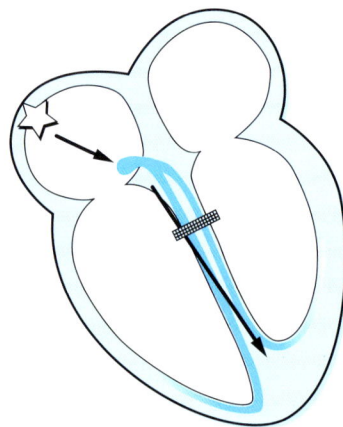

图 3-40　二度 II 型房室传导阻滞

二度 I 型房室传导阻滞

二度 I 型房室传导阻滞，通常被称为"文氏阻滞"，是指连续的心房脉冲进入心室的传导时间逐渐延长，直到其中一个脉冲无法传导或"脱落"。PR 间期逐渐延长，直到一个 P 波后脱落一个 QRS 波群，从而导致漏搏，之后周而复始。这种类型的

房室传导阻滞通常与下壁心肌梗死、冠心病、主动脉瓣疾病、二尖瓣脱垂、房间隔缺损，以及服用洋地黄类、β 受体阻滞剂或钙通道阻滞剂等药物有关。

心电图特征

- **心率**：可发生任何频次的窦性或房性心率。
- **节律**：不规则，整体的节律表现为"成组搏动"。
- **P 波**：正常，部分 P 波未传导至心室，但每次只有一个 P 波未传导至心室。
- **PR 间期**：连续搏动时逐渐延长，漏搏前的 PR 间期长于漏搏后的 PR 间期（除非存在 2：1 传导）。
- **QRS 波群**：一般正常，除非伴有束支传导阻滞。
- **传导**：通过心房的传导正常，通过房室结的传导逐渐延迟直至脉冲无法传导。心室传导正常。传导比率可以多样，低至 2：1（每隔 1 个 P 波会脱落 1 个 QRS 波群），高至 15：14（每隔 15 个 P 波会脱落 1 个 QRS 波群）。
- **二度 I 型房室传导阻滞示例**：图 3-41。

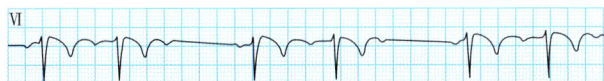

图 3-41　二度 I 型房室传导阻滞。PR 间期在被阻滞的 P 波之前逐渐延长

治疗

二度 I 型房室传导阻滞的治疗取决于传导比率、由此导致的心室率及患者的耐受性。如果心室率缓慢以致心输出量减少，可使用阿托品来提高窦性心律并加速房室结的传导。如果心室率在正常范围内，传导比率较高，则无须治疗。如果阻滞是由服用洋地黄类、钙通道阻滞剂或 β 受体阻滞剂等药物引起的，可以暂停这些药物。这种阻滞通常是暂时的、良性的，一般不需要起搏，心室率缓慢时可使用临时起搏。

二度 II 型房室传导阻滞

二度 II 型房室传导阻滞是指心房脉冲突然无法传导至心室，且连续 P 波的传导时间没有进行性增加（见图 3-40）。II 型阻滞发生在房室结下方，通常与束支阻滞有关；因此，漏搏通常是双侧束支阻滞的表现。这种阻滞在心电图上的表现与 I 型阻滞基本相同，只是在传导阻滞之前 PR 间期没有进行性延长，而且 QRS 波群多见增宽。II 型阻滞比 I 型阻滞少见，但却是一种更为严重的阻滞形式。一般发生在风湿性心脏病、冠心病、原发性传导系统疾病及急性心肌梗死的情况下。II 型传导阻滞比 I 型传导阻滞更危险，因为相关症状和进展为完全性房室传导阻滞的发生率更高。

心电图特征

- **心率**：可发生任何频次的基础心率。
- **节律**：由于搏动受阻而不规则。
- **P 波**：通常规则，在每个 QRS 之前出现。周期性出现一个 P 波后脱落一个 QRS 波群。
- **PR 间期**：传导阻滞前恒定。漏搏前的 PR 间期与漏搏后的 PR 间期相同。
- **QRS 波群**：通常较宽，因为伴有束支传导阻滞。
- **传导**：心房和房室结传导正常，但束支系统间歇性阻滞，无法到达心室。由于伴有束支传导阻滞，所以心室的传导异常缓慢。传导比率从 2：1 到偶尔出现阻滞漏搏不等。
- **二度 II 型房室传导阻滞示例**：图 3-42。

治疗

治疗通常包括起搏器治疗，因为这种阻滞一般是永久性的，并且会发展为完全阻滞。体外起搏可用于治疗有症状的 II 型阻滞，直至可以启动经静脉起搏。不建议使用阿托品，因为增加通过房室结的脉冲数量可能会对病变束支造成超过其承受能力的冲击，导致进一步的传导失败和心室率减慢。

高度房室传导阻滞

高度房室传导阻滞是指在心房率合理（＜135 次/min）的情况下，2 个或 2 个以上连续的心房脉冲被阻滞，传导失败的原因是阻滞本身，而不是来自逸搏心率的干扰。高度房室传导阻滞可能是发生在房室结内的 I 型阻滞，也可能是发生在房室结

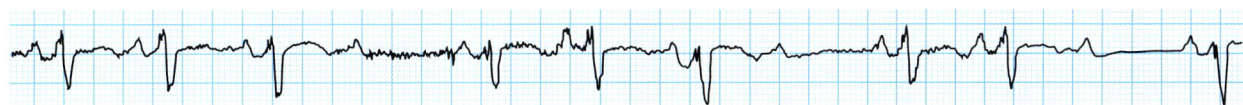

图 3-42　二度 II 型房室传导阻滞。所有的 PR 间期都是恒定的

以下的 II 型阻滞。高度房室传导阻滞的严重性取决于传导比率和由此产生的心室率。由于心室率往往较慢，因此这种心律失常经常出现症状并且需要治疗。

心电图特征

- **心率**：心房率低于 135 次 /min。
- **节律**：规则或不规则，取决于传导模式。
- **P 波**：正常。在每个 QRS 波群之前出现，但某些 P 波后无 QRS 波群。
- **PR 间期**：传导阻滞前恒定。可能正常或延长。
- **QRS 波群**：在 I 型阻滞中通常正常，在 II 型阻滞中较宽。
- **传导**：心房传导正常。2 个或 2 个以上连续的心房脉冲无法传导至心室。I 型阻滞时心室传导正常，II 型阻滞时心室传导异常缓慢。
- **高度房室传导阻滞示例**：图 3-43。

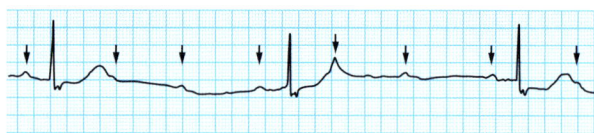

图 3-43　高度房室传导阻滞。连续两个 P 波被阻滞

治疗

如果患者有症状，则有必要对高度房室传导阻滞进行治疗。通常对 I 型阻滞使用阿托品更为有效。对于 II 型高度房室传导阻滞，在开始使用经静脉起搏器之前，可能需要使用体外起搏器，患者通常需要使用永久起搏器。

三度房室传导阻滞（完全性阻滞）

三度房室传导阻滞是指所有心房脉冲完全无法传导至心室（图 3-44A，B）。在三度房室传导阻滞中，房室完全分离；心房通常受窦房结控制，但任何房性心律失常都可能发生完全阻滞；交界性起搏或心室起搏控制心室。心室率通常小于 45 次 /min；更快的心率可能表明交界性或室性心跳加快，从而干扰了从心房到心室的传导，导致传导系统出现生理性耐受，从而引起生理性传导失败，需与完全性房室传导阻滞的传导系统功能异常相鉴别。导致完全性房室传导阻滞的原因包括冠心病、心肌梗死、列夫病、勒内格尔病、心脏外科手术、先天性心脏病，以及服用洋地黄类、β 受体阻滞剂和钙通道阻滞剂等导致房室传导减慢的药物。

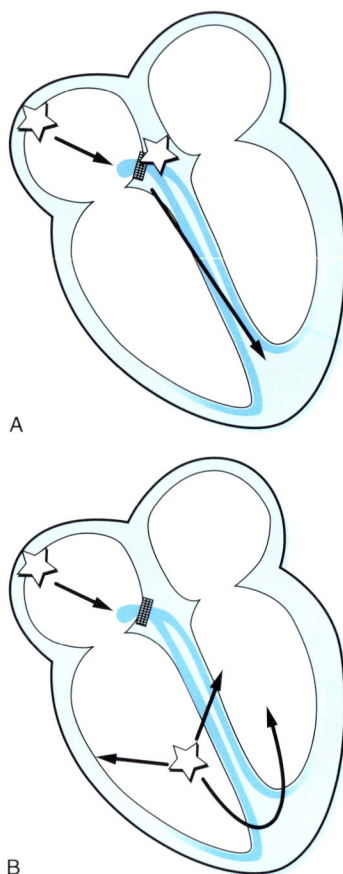

图 3-44　三度房室传导阻滞（完全性阻滞）。A. 三度房室传导阻滞，逸搏点在房室交界区；B. 三度房室传导阻滞，逸搏点在心室内（Reproduced with permission from Woods SL, Froelicher ES, Motzer SU. *Cardiac Nursing*, 3rd ed. Philadelphia, PA：JB Lippincott；1995.）

心电图特征

- **心率**：心房率通常正常。心室率低于 45 次 /min。
- **节律**：规则。
- **P 波**：正常，但与 QRS 波群分离。
- **PR 间期**：PR 间期不一致，因为 P 波和 QRS 波群间无关。
- **QRS 波群**：如果心室由交界性起搏控制则正常。如果由心室起搏控制则宽大。
- **传导**：通过心房正常。所有脉冲均在房室结或束支被阻滞，无法传导至心室。如果出现交界性逸搏心律，则心室传导正常；如果出现室性逸搏心律，则心室传导异常缓慢。
- **三度房室传导阻滞示例**：图 3-45A，B。

治疗

如果三度房室传导阻滞是逐渐发生的，且心脏有时间对缓慢的心室率进行代偿，则不会出现

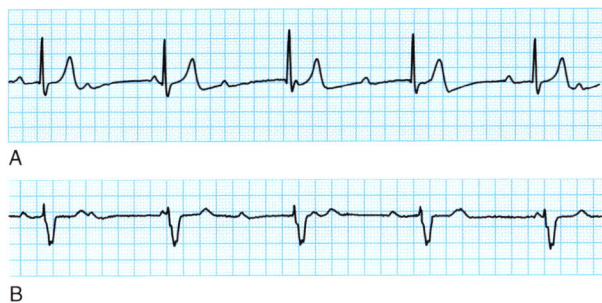

图 3-45　A. 三度房室传导阻滞,逸搏点在房室交界区,心率约为 36 次 /min；B. 三度房室传导阻滞,逸搏点在心室内,心率约为 40 次 /min

明显症状。如果是在急性心肌梗死的情况下突然发生,其严重性取决于所导致的心室率和患者的耐受性。伴有心输出量减少症状的完全性心脏传导阻滞通常采取体外起搏进行治疗,然后可经静脉起搏。也可给予阿托品治疗,但通常无效。

临时起搏

适应证

如果心脏无法产生脉冲或无法向心室传导脉冲,可以使用心脏起搏器对心肌进行电刺激。心脏起搏器由两部分组成:脉冲发生器和起搏电极或导线。临时心脏起搏适用于任何心动过缓导致脑灌注减少或血流动力学受影响且药物治疗无效的情况。血流动力学不稳定的体征和症状包括低血压、精神状态改变、心绞痛或肺水肿。临时起搏也可用于终止一些快速折返性心动过速,其方法是使心脏以比现有速度更快的速度短暂起搏。停止起搏后,如果心动过速已经终止,窦房结可恢复对心律的控制。这种起搏被称为超速起搏,以区别于针对心动过缓的起搏。

临时心脏起搏可通过经静脉、心外膜或体外起搏的方法实现。如果需要继续进行心脏起搏,可选择植入永久性心脏起搏器。以下部分概述了心室临时起搏的原理。有关起搏器功能的更详细解释请参阅第 17 章。

经静脉起搏

经静脉起搏通常是经皮穿刺颈内静脉、锁骨下静脉、肘前静脉或股静脉,将起搏导线推进右心室顶端,使起搏导线尖端与心室壁接触(图 3-46A)。经静脉起搏导线与放在患者身上或床旁的外部脉冲发生器相连。经静脉起搏通常只需要几天时间,直到心律恢复正常或植入永久性起搏器。

心外膜起搏

心外膜起搏是在心脏手术过程中通过放置在心房或心室上的电极进行的。起搏电极导线一端绕圈或松散地缝合在心房或心室的心外膜表面,另一端穿过胸壁,缝合在皮肤上,并连接到外部脉冲发生器上(图 3-46B、C)。通常在胸壁皮下放置接地导线,并穿过其他导线。导线的数量和位置因外科医生而异。

起搏系统的组件

心脏起搏系统的基本组件是脉冲发生器和起搏导线。脉冲发生器包含电源(电池)和控制起搏器功能的所有电子电路。临时脉冲发生器是一个放在床旁的盒子,通常由普通的 9V 电池供电。它的正面有控制按钮,操作者可以设置起搏频率、起搏刺激强度(输出)和灵敏度(图 3-47)。

起搏导线是用于将脉冲发生器的电流传输到心肌的绝缘导线。单极导线包含一根导线,双极导线包含两根相互绝缘的导线。在单极导线中,电极是导线末端裸露的金属尖端,与心肌接触并作为起搏电路的负极。在双极导线中,导线末端为负极,是一个与心肌接触的金属尖端,正极是位于远端近侧几毫米处的一个外露金属环。

起搏器操作基础

电流在两片金属(电极)之间的闭环电路中流动。为使电流流动,两电极之间必须有导电材料(即导线、肌肉或导电溶液)。在心脏中,起搏导线、心肌和身体组织是起搏系统中电流流动的导电材料。起搏电路由起搏器脉冲发生器(电源)、导电导线(起搏导线)和心肌组成。电刺激从脉冲发生器通过起搏导线到达心肌,再通过心肌返回脉冲发生器,从而完成电路闭环。

经静脉临时起搏使用双极起搏导线,其尖端位于 RV 心尖(图 3-46A)。心外膜起搏可使用双极或单极导线。双极是指起搏系统的两极都在心脏内或心脏上(图 3-46A、B)。在双极系统中,脉冲发生器启动电脉冲并将其从起搏器的负极传递到起搏导线。脉冲沿着导联到达与心肌接触的远端电极(负极或阴极)。当脉冲到达顶端时,它穿过

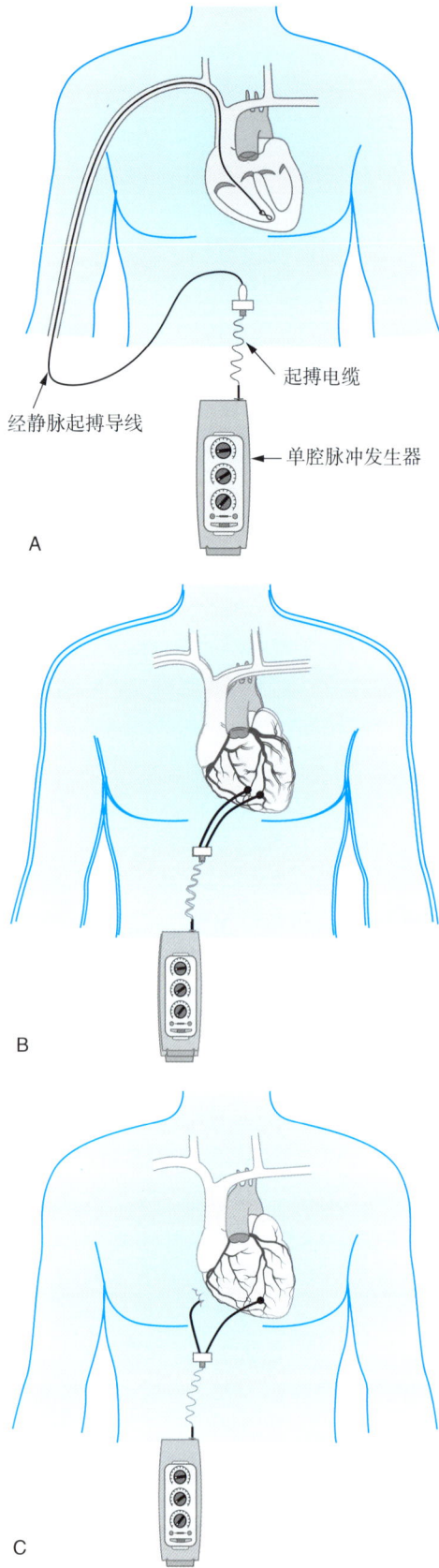

A

B

C

图3-46　临时单腔心室起搏。A.经静脉起搏，起搏导线位于右心室心尖；B.双极心外膜起搏，心室上有两根心外膜导线；C.单极心外膜起搏，一根导线位于心室，一根接地导线位于纵隔

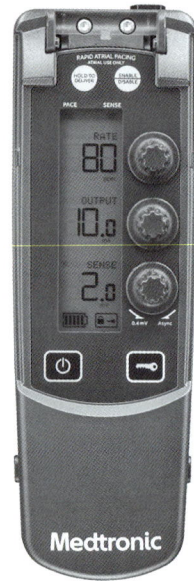

图3-47　临时心脏起搏器脉冲发生器。©2018 Medtronic. All rights reserved.（Used with the permission of Medtronic.）

心肌，返回系统的正极（或阳极），完成电路闭环。在经静脉双极系统中，正极是位于距离远端几毫米处的近端环。在双极系统中，电脉冲所经过的回路很小，因为两极在导线上的位置很近。因此，当起搏刺激在两极之间移动时，心电图上会出现一个小的起搏尖峰。如果刺激强度足以使心肌去极化，则起搏尖峰之后会立即出现 P 波（如果导线位于心房）或宽 QRS 波群（如果导线位于心室）。

　　单极系统只有一极在心脏内或心脏上（图3-46C）。在临时性单极心外膜起搏系统中，放置在纵隔皮下组织的接地导线充当第二极。单极起搏器的工作原理与双极起搏系统相同，但脉冲所经过的回路更大，这是因为两极之间的距离越大。当脉冲在两极之间移动时，心电图上就会出现较大的起搏尖峰。

夺获和感应

　　起搏系统的两个主要功能是夺获和感应。夺获是指起搏刺激导致被起搏心腔去极化（图3-48A）。夺获由刺激强度［以毫安（mA）为单位］、刺激作用于心脏的时间（脉冲持续时间），以及起搏电极与心肌的接触决定。除非起搏导线的远端尖端接触到能够对刺激做出反应的健康心肌，否则不会发生夺获。在梗死组织中起搏通常无法夺获。同样，如果导管漂浮在心室腔内，没有与心肌直接接触，也不会发生夺获。在临时起搏中，脉冲

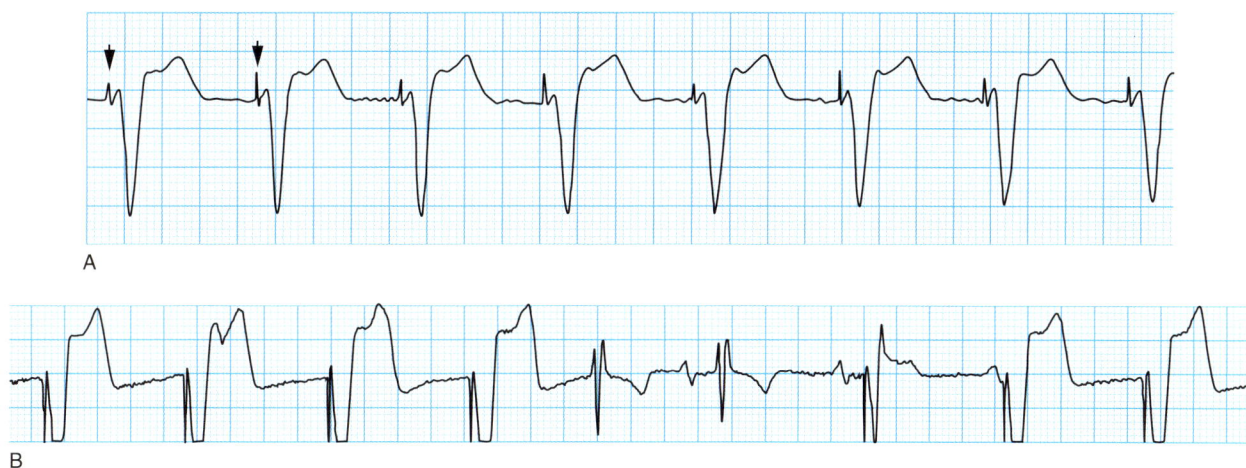

A

B

图 3-48　A. 100% 夺获的心室起搏。箭头显示为起搏尖峰，每个起搏尖峰随后是一个宽 QRS 波群，代表心室夺获；B. 按需模式下心室起搏器的起搏节律。当固有 QRS 波群低于起搏器的预设速率时，可以对固有 QRS 波群进行适当的感应，并通过心室夺获起搏。图中第 7 次搏动是固有 QRS 和起搏心律的融合，是心室起搏的正常现象

发生器表面的输出刻度旋钮可控制刺激强度，操作者可轻松地设置和更改。临时脉冲发生器通常能够提供 0.1～20mA 的刺激。

感应是指起搏器能够检测到心脏固有电活动的存在（图 3-48B）。传感电路控制着起搏器对心脏固有去极化的敏感程度。固有电活动以毫伏（mV）为单位测量，数值越高，固有信号就越强；例如，10mV 的 QRS 波群大于 2mV 的 QRS 波群。当需要提高起搏器的灵敏度以使起搏器"看到"较小的信号时，必须降低灵敏度；例如，2mV 的灵敏度比 5mV 的灵敏度更高。

一个栅栏的类比可能有助于解释灵敏度。把灵敏度看作是位于起搏器和它想看到的心室之间的栅栏；如果两者之间有一个 304.8cm（10 英尺）高的栅栏（或 10mV 的灵敏度），起搏器可能看不到心室在做什么。为了使心脏起搏器能够"看到"东西，需要降低栅栏高度。将栅栏降低到 60.96cm（2 英尺）就可能会使起搏器"看到"心室。将灵敏度从 10mV 改变到 2mV 就像降低栅栏一样——起搏器变得更加灵敏，并且能够更容易地"看到"固有电活动。因此，为了提高起搏器的灵敏度，必须降低毫伏数（栅栏）。

非同步（固定频率）起搏模式

设置为非同步模式的起搏器以设定好的速率起搏，与心脏固有电活动无关。这会导致起搏器与心脏自身电活动之间的竞争。心室的非同步起搏是不安全的，因为起搏刺激有可能落在复极化的易激期，导致心室颤动。

按需模式

所谓"按需"是指起搏器仅在心脏无法自行去极化时才起搏，即起搏器"按需"起搏。在按需模式下，起搏器的传感电路能够感应心脏固有电活动，并在存在固有电活动时抑制起搏器输出。感应发生在起搏器的两极之间。双极系统的感应区域较小，因为两极靠得很近，这可能会导致固有电信号"感应不足"。单极系统的感应范围大，因为两极相距较远，这可能会导致"过度感应"。单极系统更有可能感应到肌肉运动引起的肌电位，并不能适当地抑制起搏器的输出，如果患者没有基础的心律，则可能导致心搏骤停。静脉起搏应始终使用按需模式，以避免发生心室颤动的可能性。

心室搏动以起搏尖峰为起点，这表明起搏器释放了电刺激（图 3-49）。如果起搏刺激的强度足以

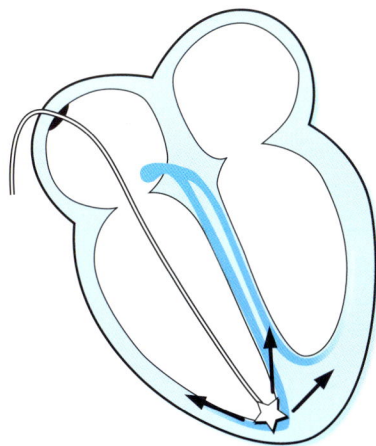

图 3-49　右心室心尖处的临时起搏导线

使心室去极化,则起搏尖峰之后会出现宽大的 QRS 波群和与 QRS 波群方向相反的 T 波。图 3-48A 展示了持续夺获的心室起搏。

图 3-48B 是心室起搏器在按需模式下正常工作时的心电图。当起搏器感应到心率下降到设定的起搏频率以下时,就会产生脉冲。因此,起搏器会感应患者的固有心律,只有当心率低于预设起搏频率时才会产生脉冲。有关单腔起搏和双腔起搏的详细信息,请参阅第 17 章。

启动经静脉心室起搏

临时经静脉起搏导联是双极的,有两端,一端标有"正极"或"近端",另一端标有"负极"或"远端",与脉冲发生器相连。使用经静脉导线启动心室起搏(见图 3-46A):

1. 将脉冲发生器的负极连接到起搏导线的远端。

2. 将脉冲发生器的正极连接到起搏导线的近端。

3. 将频率设定为 70～80 次 /min 或遵医嘱。

4. 将输出电流设置为 5mA,然后确定刺激阈值,并将其设置为高 2～3 倍。

5. 将灵敏度设置为 2mV,然后根据灵敏度阈值进行调整。

启动心外膜起搏

启动双极心室起搏(心室上两根导线,见图 3-46B):

1. 将脉冲发生器的负极连接至其中一根心室导线。

2. 将脉冲发生器的正极连接到另一根心室导线。

3. 将频率设置为 70～80 次 /min 或遵医嘱。

4. 将输出设置为 5mA,然后确定刺激阈值,并将其设置为高 2～3 倍。

5. 将灵敏度设置为 2mV,然后根据灵敏度阈值进行调整。

启动单极心室起搏(心室上一根导线,见图 3-46C):

1. 将脉冲发生器的负极连接至心室导线。

2. 将脉冲发生器的正极连接至接地导线。

3. 将心率设定为 70～80 次 /min 或遵医嘱。

4. 将输出设置为 5mA,然后确定刺激阈值,并将其设置为高 2～3 倍。

5. 将灵敏度设置为 2mV,然后根据灵敏度阈值进行调整。有关如何获取夺获和感应阈值的信息,请参阅第 17 章。

体外(经皮)起搏器

大部分心动过缓是突然发生的,需要立即进行临时起搏。由于经静脉导管的放置难以快速完成,体外起搏是在紧急情况下快速、简便地刺激心脏起搏的首选方法,直到能够置入经静脉起搏器。体外起搏是通过附着在前后胸壁上的电极片完成的,并连接到一个体外起搏装置(图 3-50)。起搏电流通过皮肤和胸壁结构到达心脏,因此需要大量的能量来实现夺获。通常需要镇静和镇痛,以减少患者在起搏时感到的不适。经皮起搏尖峰通常非常大,经常会干扰 QRS 波群。每个伴有起搏尖峰的脉搏的出现都可确认心室夺获。

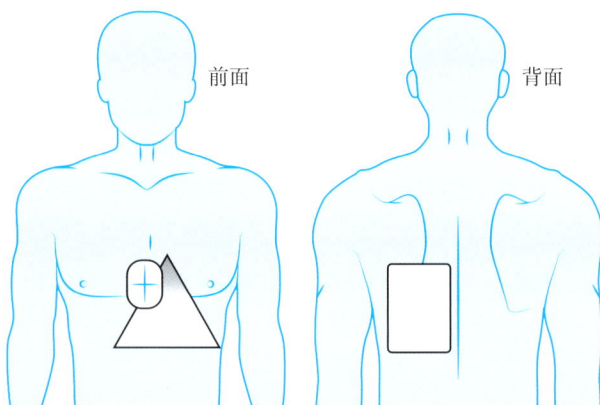

图 3-50　体外起搏器,起搏电极片位于前胸和后背

典型案例分析
心脏传导阻滞和心外膜起搏器

一名患者于昨日接受了主动脉瓣置换术。目前已拔除气管插管,带有一根纵隔胸管,有两个心室心外膜起搏导线,已用敷料包裹。窦性心律,80 次 /min,BP 146/80mmHg,RR 16 次 /min,呼吸平稳。当你进入病房时,监护仪报警,患者脸色苍白,主诉头晕,但没有胸痛。监护仪显示

以下节律：

　　如图 3-51A 所示。

问题 1：该患者是什么心律？

患者主诉头晕，BP 92/60mmHg。

问题 2：如何治疗这种心律失常？

问题 3：请说明如何使用心外膜心室起搏器？

你将导线连接到心外膜临时起搏器，并将心率设置为 70 次/min。

此时节律变为：

　　如图 3-51B 所示。

问题 4：这是什么节律？

问题 5：根据心室夺获和心室感应来评估起搏器的功能。

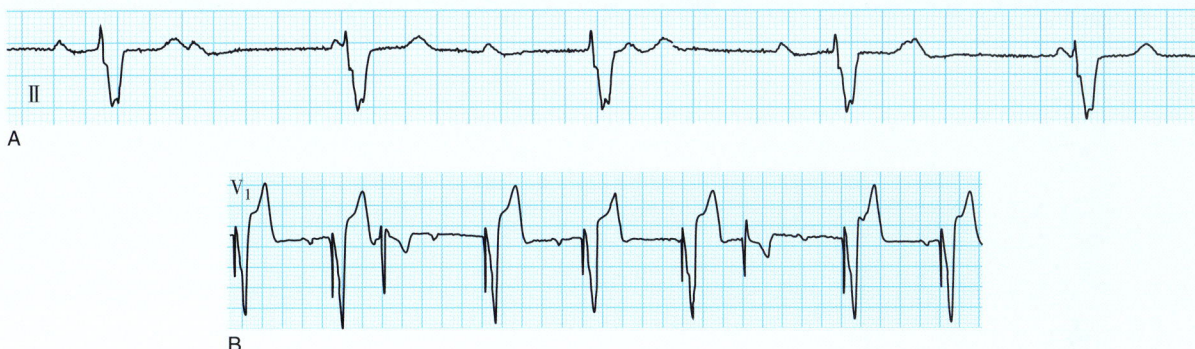

图 3-51　A. 治疗前的节律；B. 治疗后的节律

答案

1. 这种心律是三度房室传导阻滞，有心室起搏点，心率大约为 40 次/min。

2. 三度房室传导阻滞最好采用起搏器治疗。阿托品可以加速窦性心律的速度，但它不能改善完全性心脏传导阻滞时的传导。由于该患者有心室外膜起搏导线，最好的治疗方法是启动临时心室起搏。

3. 启动有两个心室导线的心室外膜起搏，将一个心外膜导线连接到临时起搏器脉冲发生器的负端，并将另一条导线连接到起搏器的正端。设置所需的频率、输出电流和灵敏度，并启动起搏器。

4. 室性起搏心律，频率为 70 次/min。出现窦性 P 波，其中两个传导至心室。

5. 夺获是好的：每个心室起搏尖峰之后都有一个宽大的 QRS 波群。感应也很好：两个传导的搏动被感应，起搏器适当地抑制了其输出。

除颤和心脏复律

除颤

　　除颤是向心肌输送电能以终止危及生命的室性心律失常（心室颤动和无脉性室性心动过速）的治疗方法。除颤电击可使心脏中的所有细胞同时去极化，停止所有电活动，使窦房结恢复其作为心脏正常起搏点的功能。尽早除颤是治疗心室颤动和无脉性室性心动过速的唯一方法，在有除颤器的情况下，不应因任何原因而延迟除颤。如果不能立即使用除颤器，则开始心肺复苏，直到除颤器到位。

　　除颤是在体外进行的，使用两个电极板或贴在前侧和外侧皮肤上的胶垫（图 3-52A）。一个电极板或黏性电极片放在胸骨右侧的右锁骨下，另一个电极板或电极片放在心尖左侧。如果使用电极板，应在患者皮肤上涂上导电凝胶，然后将电极板放在导电凝胶上，施加 11.34kg（25 磅）的压力，以降低胸部阻抗并保护皮肤免受烧伤。避免将电极板放在药物贴片、起搏器或 ICD 脉冲发生器上。

　　高级生命支持（advanced cardiac life support, ACLS）指南建议使用单相除颤仪的初始能量为 360J，双相除颤仪的初始能量为制造商推荐的能量水平。如果不知道制造商推荐的能量水平，建议使用 200J 的电击。确保电击时没有人接触患者、

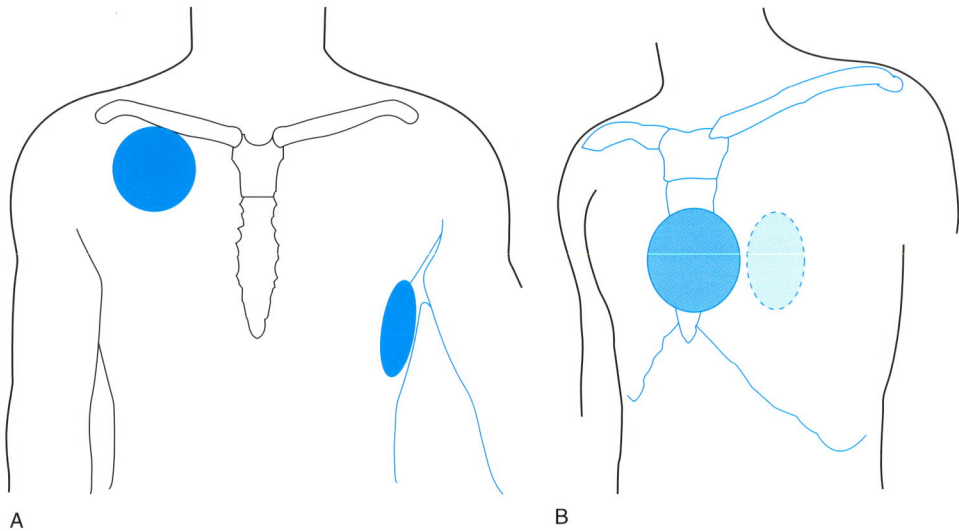

图 3-52　通过前侧和外侧位置（A）以及前侧和后侧位置（B）放置电极板或胶垫进行体外除颤

床或患者身上的任何附件,电击前呼叫"请大家离开"并环顾四周再次确认。按下放电按钮释放能量。如果使用电极板,请同时按下两个放电按钮（每个电极板上各一个）。按下按钮后立即释放电击（图 3-53A）,并立即恢复心肺复苏 2 分钟,然后检查节律和脉搏（这个可以在有 ECG 和血流动力学监护的情况下进行变动）。

自动体外除颤器

自动体外除颤器（automatic external defibrillator, AED）是一种集成了节律分析系统和电击系统的设备,供训练有素的非专业人员或医务人员在治疗心源性猝死患者时使用。美国心脏协会建

议应在选定的人群聚集区以及无法立即获得急救护理的地方提供 AED,例如飞机、机场、体育馆、健身房和健身器械附近等。众所周知,尽早除颤是心室颤动和无脉性室性心动过速患者存活的关键。首次电击的任何延迟,包括等待训练有素的医务人员和设备到达的延迟,都会降低存活概率。在公共场所提供 AED 可以避免不必要的治疗延误,提高心源性猝死患者的存活率。

AED 的操作非常简单,非专业人员也能操作。除颤器上印有使用说明,语音命令也可指导操作人员使用 AED。将电极片放在胸部标准除颤位置（见图 3-52A）,打开除颤器,节律分析系统分析患者的心脏节律。如果节律分析系统检测到可电击

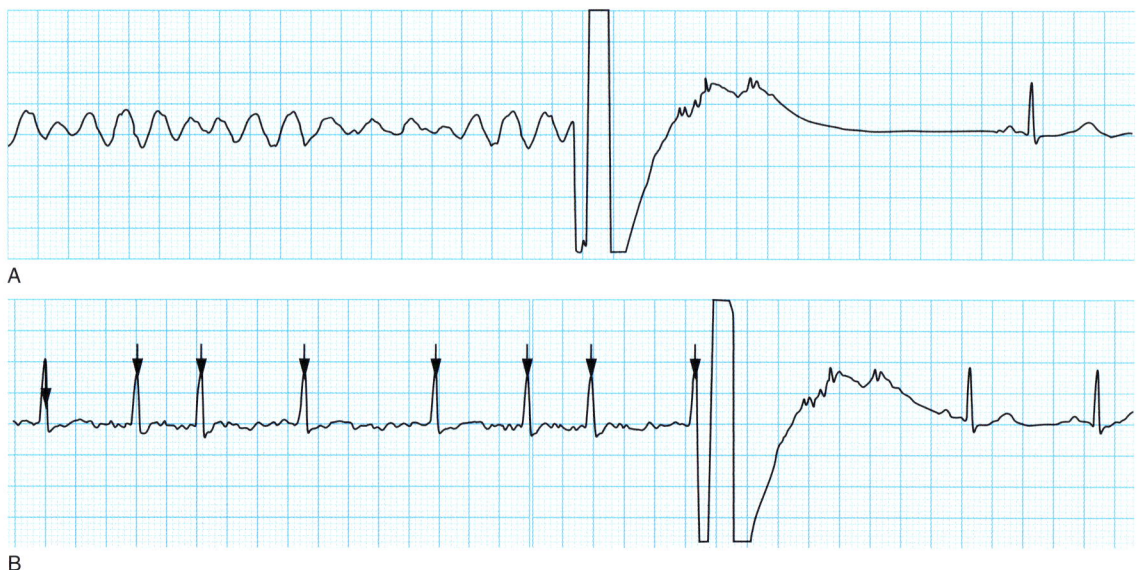

图 3-53　A. 经除颤由心室颤动转为窦性心律；B. 经心脏复律由心房颤动转为窦性心律,请注意 QRS 波群上的标记

的节律,如心室颤动或无脉性室性心动过速,则语音提示操作人员对患者进行电击。电击是一项简单的操作,只需按下按钮即可。建议操作人员在电击前呼叫"请大家离开"。电击完成后,系统会提示操作人员继续进行心肺复苏。心肺复苏 2 分钟后,系统会提示操作人员停止心肺复苏,同时重新分析心脏节律。

心脏复律

心脏复律与 QRS 波群同步化输送电能,以便在心室除极期间输送电能,从而避开 T 波和心室复极的易激期。在 T 波附近输送电能会导致心室颤动。同步心律复律可用于终止室上性心动过速和室性心动过速,通常是一种可选择性的步骤,但如果患者血流动力学不稳定,则应立即进行同步心脏复律。心脏复律可通过前侧和外侧放置的电极(见图 3-52A)或前侧和后侧(anteroposterior,AP)放置的电极进行(见图 3-52B)。AP 放置的电极是首选,因为当能量通过胸部短轴时,所需的能量更少,成功率更高。使用电极板或者黏性电极片均可。

心脏复律需要使用镇静剂,因为患者通常是清醒和敏感的,能够感受到操作带来的疼痛。选择何种药物进行镇静取决于医生的判断和医院的规定,也可能需要麻醉医生对患者进行深度镇静。使用镇静剂时,应立即准备一辆抢救车,车上配备急救药物(利多卡因、肾上腺素、胺碘酮、阿托品)、镇静拮抗剂、氧气输送设备和负压设备。治疗过程中要持续监测患者的血压和血氧饱和度,直到患者完全清醒和恢复。

心脏复律的初始能量水平通常为 50~100J,并随不同的心律失常而变化。如果第一次电击不成功,随后的电击能量可增加。进行心脏复律时,除颤器必须与 QRS 波群同步。大多数除颤器在"同步"模式时,会在 QRS 波群上显示一个亮点或类似标记(见图 3-53B)。除颤器在看到同步标记之前不会释放能量。请务必目测同步标记是否位于 ORS 波群上,而不是位于高耸的 T 波上。在心脏复律过程中,释放能量时按住放电按钮,直到能量释放完毕,同步模式在看到 QRS 波群之前不会放电。能量释放后,除颤器会自动返回到非同步模式,因此如果需要后续电击,必须重新同步。

(吴荣　赵琳 译　马艳 审校)

参考文献

精选书目

Bradfield JS, Boyle NG, Shivkumar K. Ventricular arrhythmias. In: Fuster V, Harrington RA, Narula J, Eapen ZJ, eds. *Hurst's the Heart*. 14th ed. New York, NY: McGraw Hill; 2017.

Calkins H. Supraventricular tachycardia: atrial tachycardia, atrioventricular nodal reentry, and Wolff-Parkinson-White syndrome. In: Fuster V, Harrington RA, Narula J, Eapen ZJ, eds. *Hurst's the Heart*. 14th ed. New York, NY: McGraw Hill; 2017.

Jacobson C, Marzlin K, Webner C. *Cardiovascular Nursing Practice 3rd ed: Cardiac Arrhythmias & 12 Lead ECG Interpretation*. Burien, WA: Cardiovascular Nursing Education Associates; 2021.

循证实践

AACN Practice Alert: Accurate dysrhythmia monitoring in adults. *Crit Care Nurs*. 2016;36(6):e26-e34. https://www.aacn.org/clinical-resources/practice-alerts/dysrhythmia-monitoring

Al-Khatib SM, Stevenson WG, Ackerman MJ, et al. 2017 AHA/ACC/HRS guideline for management of patients with ventricular arrhythmias and the prevention of sudden cardiac death: a report of the American College of Cardiology/American Heart Association Task Force on Practice Guidelines and the Heart Rhythm Society. *Heart Rhythm*. 2018;15:e73-e189.

Drew BJ, Ackerman MJ, Funk M. Prevention of Torsade de Pointes in hospital settings. *J Am Coll Cardiol*. 2010;55:934-947.

January CT, Wann LS, Alpert JS, et al. 2014 AHA/ACC/HRS guideline for the management of patients with atrial fibrillation: a report of the American College of Cardiology/American Heart Association Task Force on Practice Guidelines and the Heart Rhythm Society. *Circulation*. 2014;130:e199-e267.

January, CT, Wann, LS, Calkins, H, et al. 2019 AHA/ACC/HRS focused update of the 2014 AHA/ACC/HRS guideline for the management of patients with atrial fibrillation: a report of the American College of Cardiology/American Heart Association Task Force on Practice Guidelines and the Heart Rhythm Society. *Circulation*. 2019;140:e125-e151.

Kusumoto, F.M., Schoenfeld. M.H., Barrett, C., et al. 2018 ACC/AHA/HRS guideline on the evaluation and management of patients with bradycardia and cardiac conduction delay: a report of the American College of Cardiology/American Heart Association Task Force on Clinical Practice Guidelines and the Heart Rhythm Society. *Circulation*. 2019;140:e382-e482.

Link MS, Berkow LC, Kudenchuk PJ, et al. Part 7: adult advanced cardiovascular life support: 2015 American Heart Association guidelines update for cardiopulmonary resuscitation and emergency cardiovascular care. *Circulation*. 2015;132:S444.

Page RL, Joglar JA, Caldwell MA, et al. ACC/AHA/HRS guideline for the management of adult patients with supraventricular tachycardia: a report of the American College of Cardiology/American Heart Association Task Force on Practice Guidelines and the Heart Rhythm Society. *Circulation*. 2016;133:e506-e574.

Priori SG, Blomstrom-Lundqvist C, Mazzanti A, et al. 2015 ESC guidelines for the management of patients with ventricular arrhythmias and the prevention of sudden cardiac death. *Eur Heart J*. 2015;36:2793-2867.

Sandau K, Funk M, Auerbach A, et al. Update to practice standards for electrocardiographic monitoring in hospital settings: a scientific statement from the American Heart Association. *Circulation*. 2017;136:e273-e344.

第4章 血流动力学监测

Mary Jo Kelly，Elizabeth J. Bridges

学习目标

1. 识别以下血流动力学监测参数的正常和异常压力波形的特征：
   - 中心静脉压；
   - 肺动脉压；
   - 动脉血压。
2. 描述血流动力学压力监测设备和方法的基本要素，以确保压力测量的准确性。
3. 讨论以下常见的血流动力学监测参数的适应证、禁忌证和常规管理原则：
   - 中心静脉压；
   - 肺动脉压；

   - 混合静脉血氧饱和度；
   - 动脉血压；
   - 心输出量。
4. 描述 $SvO_2/ScvO_2$ 监测在危重患者中的应用。
5. 描述功能性血流动力学监测的临床应用，包括分析正压通气过程中的脉压和每搏量的变化，以及被动抬腿试验。
6. 描述危重患者外周灌注指标的使用，包括毛细血管再充盈时间和皮肤花斑评分。
7. 比较异常血流动力学参数的临床意义和管理方法。

概述

　　血流动力学是指血压（blood pressure，BP）、血流量、血管容量、心率（heart rate，HR）、心室功能和血液的物理特性之间的相互关系。监测危重患者的血流动力学状态是重症护理不可或缺的部分。重症监护室护士具备如何获得准确数据、分析波形、解释和整合数据的知识与技能是至关重要的。

　　临床体格检查结果，如精神状态、尿量、水肿、颈静脉充盈、毛细血管再充盈时间、皮肤花斑、皮肤温度和皮肤颜色，可以反映患者液体平衡、氧合和灌注的情况。其他的数据可通过无创和有创血流动力学监测以及功能性血流动力学评估获得，如动脉血压、心输出量（cardiac output，CO）、肺动脉压（pulmonary artery pressure，PAP）和心内压等

参数可以通过留置特殊的导管直接测量。无创评估包括被动抬腿试验（passive leg raising，PLR）和心脏血管超声。对正压机械通气患者动脉波形变化的分析也可以提供关于患者液体反应性的信息，以指导管理。了解如何收集血流动力学数据并进行解读是重症监护室护士的一项重要职责。

解剖与生理

心输出量

　　心输出量是指心室每分钟泵出的血液量。它是心率和每搏量（stroke volume，SV）的乘积，每搏量是心室每次收缩时排出的血液量，如图 4-1 所示。

$$CO=HR \times SV$$

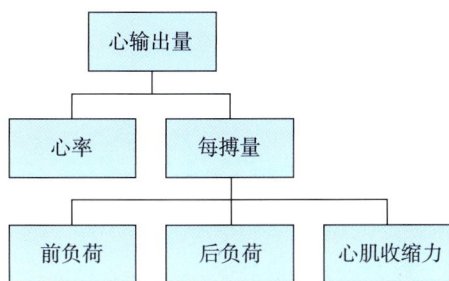

图 4-1　影响心输出量的因素

心输出量的正常值为 4～8L/min（ 表 4-1 ）。需要注意的是，心输出量是相对于体型大小而言的。一个身高约 1.52m，体重约 45kg 的人，其心输出量的正常值对一个身高约 1.83m，体重约 90kg 的人可能是完全不够的。心指数（ cardiac index，CI ）是根据个体体型进行调整后的心输出量。心指数的计算是通过将心输出量除以个体的体表面积（ body surface area，BSA ）来确定的，BSA 可以从

表 4-1　正常的血流动力学和血流参数[①]

参数	缩写	公式	正常范围
心输出量	CO	每搏量（ SV ）×心率（ HR ）	4～8L/min
心指数	CI	CO/BSA÷1 000	2.5～4.3L/（ min·m^2 ）
心输出量（ Fick ）	CO	VO_2×BSA/[（ SaO_2–SvO_2 ）×Hb×13.4×VO_2]=125	
平均动脉压	MAP	（ 2×DBP+SBP ）÷3	70～105mmHg
右心房压力	RAP	cmH_2O=mmHg×1.34	2～8mmHg
肺动脉阻塞压	PAOP		8～12mmHg
肺动脉收缩压	PAS		15～35mmHg
肺动脉舒张压	PAD		10～15mmHg
肺血管阻力	PVR	（ PAM–PAOP ）×80/CO	100～250dyn·s·cm^{-5}
肺血管阻力指数	PVRI	（ PAM–PAOP ）×80/CI	255～285dyn·s·cm^{-5}·m^2
肺动脉平均压	PAM		15～20mmHg
全身血管阻力	SVR	（ MAP–RAP ）×80/CO	800～1 200dyn·s·cm^{-5}
全身血管阻力指数	SVRI	（ MAP–RAP ）×80/CI	1 970～2 390dyn·s·cm^{-5}·m^2
右心室每搏功指数	RVSWI	（ PAM–RAP ）×SVI×0.013 8	7～12（ g·m·m^{-2} ）/次
左心室每搏功指数	LVSWI	（ MAP–PAOP ）×SVI×0.013 8	35～85（ g·m·m^{-2} ）/次
氧输送	DO_2	CaO_2×CO×10 （ Hb×1.34×SaO_2 ）×（ HR×SV ）×10	900～1 100mL/min
氧输送指数	DO_2I	CaO_2×CI×10	360～600mL/（ min·m^2 ）
氧耗量	VO_2	（ CaO_2–CvO_2 ）×CO×10	200～250mL/min
氧耗指数	VO_2I	（ CaO_2–CvO_2 ）×CI×10	108～165mL/（ min·m^2 ）
每搏量	SV	CO/HR×1 000	50～100mL/次
每搏指数	SVI	CI/HR×1 000	35～60mL/（ 次·m^2 ）
射血分数	EF		>60%
右心室舒张末期容积	RVEDV	SV/EF	100～160mL
右心室舒张末期容积指数	RVEDVI	EDV/BSA	600～100mL/m^2
右心室收缩末期容积	RVESV	EDV–SV	50～100mL
右心室收缩末期容积指数	RVESVI	ESV/BSA	30～60mL/m^2
右心射血分数	RVEF	SV/EDV	40%～60%
混合静脉血氧饱和度	SvO_2		60%～80%
氧摄取率	O_2ER	（ CaO_2–CvO_2 ）/CaO_2×100	22%～30%

[①]　译者注：此表公式和正常范围值为原著所著，但与国内并不完全相同。

DuBois 体表面积图表中获得。心指数的转换已被自动化到监护仪中。心指数的正常值为 2.5～4.3L/（min·m²）（见表 4-1）。

$$CI=CO/BSA$$

心输出量测量用于评估患者的灌注状态、治疗反应和血流动力学状态。

$$CO=每搏量（SV）\times 心率（HR）$$

每搏量是指收缩前心室血容量（舒张末期容积）与收缩后心室剩余血容量（收缩末期容积）之间的差值。

每搏量的正常范围为 50～100mL/次（见表 4-1），其取决于前负荷、后负荷和心肌收缩力。因此，心输出量是由以下因素决定的：

1. 心率(和心律)；
2. 前负荷；
3. 后负荷；
4. 心肌收缩力。

低心输出量和心指数

由于左心室的每搏量是用于测定心输出量的一个组成部分，任何影响心室泵血（射血）或心室充盈的情况或疾病都可能导致心输出量的下降。导致心输出量减少的原因一般可分为两类：心室充盈不足和心室排空不足。

导致心室充盈不足的因素包括心律失常、低血容量、心脏压塞、二尖瓣或三尖瓣狭窄、舒张功能障碍、缩窄性心包炎和限制型心肌病。这些异常都会导致前负荷（心室舒张末期容积）减少，从而导致每搏量和心输出量的减少。

导致心室排空不足的因素包括二尖瓣 / 三尖瓣关闭不全、心肌梗死、后负荷增加（高血压、主动脉 / 肺动脉狭窄）、心肌疾病（心肌炎、心肌病）、代谢紊乱（低血糖、缺氧、严重酸中毒）和负性肌力药物（β 受体阻滞剂、钙通道阻滞剂）的使用。

高心输出量和心指数

理论上，在正常健康的个体中，在正常代偿范围内增加心率和收缩力以及减少后负荷，可导致静脉回流和前负荷增加，从而提高心输出量。高血流动力状态，如脓毒症、贫血、妊娠和甲状腺危象，可能导致心输出量的升高。心率增快是高血流动力状态的主要组成部分，然而在脓毒症中，后负荷的显著降低也会导致心输出量的增加。

心输出量 / 心指数的组成部分

心率

正常心率为 60～100 次 /min。在一个健康的个体中，心率增加会导致心输出量增加。对于心功能不全患者，心率增加可导致心输出量降低，并可能导致心肌缺血。心率增加到 130 次 /min 或更快，会缩短心室充盈时间，导致前负荷和每搏量下降，随后心输出量减少。心率的增加也会缩短舒张时间，从而导致冠状动脉灌注减少。

较低的心率并不一定会导致心输出量减少。例如，运动员可能心率较低，但心输出量仍正常。他们的训练强化了心肌，使心脏每次收缩都能增加每搏量。对于左心室功能不全患者，由于心肌收缩力下降和每分钟心脏收缩次数减少，缓慢心率可导致心输出量降低。

因为心输出量是每搏量和心率的乘积，所以每搏量的任何变化通常都会引起心率的变化。心动过缓和心动过速是潜在的危险因素，因为如果不能维持足够的每搏量，它们可能会导致心输出量减少。突发性心动过缓可导致心输出量降低。另外，必须确定心动过速的原因，因为它可能反映的不是低输出状态，而是正常的生理反应（如继发于发热的心动过速）。心率因个体而异，并与许多因素有关。以下是影响心率的一些因素：

心率降低

- 副交感神经兴奋（迷走神经兴奋）是重症监护室中一种常见情况。它可以发生在瓦尔萨尔瓦动作中，如在排便、呕吐、咳嗽和吸痰时过度用力。
- 传导异常，特别是二度和三度房室传导阻滞，常见于心血管疾病患者。在重症监护室中使用的许多药物都可能导致心率下降，包括洋地黄类药物、β 受体阻滞剂、钙通道阻滞剂，而反射性心动过速可能与盐酸去氧肾上腺素（去甲肾上腺素）有关。
- 运动员的静息心率通常低于 60 次 /min，而不会影响心输出量。
- 心率对全身影响的重要性大于心率本身。如果患者的心率导致灌注减少（表现为意识水平下降、尿量减少、低血压、毛细血管再充盈时间延长、新发胸痛等），则应当采取相应的治疗以增加心率。

心率增快

- 压力、焦虑、疼痛，以及导致内源性儿茶酚胺代偿性释放的情况，例如，低血容量（如出血、严重腹泻）、发热、贫血和低血压，都可能产生心动过速。
- 具有直接正性变时效应的药物包括肾上腺素、多巴胺和去甲肾上腺素。

心动过速在危重患者中很常见。在评估时，需评估导致心动过速的每个主要原因。例如，如果患者的心率为 120 次 /min，临床医生在假设心动过速是由于每搏量降低引起之前，会考虑发热、疼痛和焦虑等因素。低每搏量的两个最常见的原因是低血容量和左心室功能障碍。如果心率调节不存在异常（例如，自主神经系统功能障碍、使用干扰交感神经或副交感神经系统的药物，如 β 受体阻滞剂），低每搏量的两种原因都可以引起心率增快。

心率增加可以弥补每搏量的减少，尽管这种代偿是有限的。心率越快，心室充盈的时间就越短。随着心率增加，舒张期充盈时间缩短，最终可能导致每搏量降低。没有特定的心率使舒张期充盈时间严重缩短到导致每搏量降低。然而，随着心率的增加，SV 可能会受到负性影响。

心率增加也有可能潜在性地增加心肌需氧量（myocardial oxygen demand，MVO$_2$），心率越快，心脏的耗氧量可能就越多。一些患者对 MVO$_2$ 升高更为敏感，例如，一个年轻人可以忍受高达 160 次 /min 的窦性心动过速数天，而冠状动脉疾病患者在心率为 130 次 /min 时就可能发生失代偿并发展为肺水肿。控制心率，特别是对于心肌血流改变的患者，是保护心肌功能的一种方法。

心律

室上性心动过速，或从正常窦性心律转变为心房颤动或心房扑动，可导致临床失代偿。"心房收缩"消失可能导致心输出量减少。正常情况下，心房收缩可贡献心室充盈容积的 20%～40%。当心动过速发生时，心房对每搏量的贡献可能会显著减少。尽管那些心功能正常的人不太可能受到影响，但心功能受损的人更有可能出现这种情况。

每搏量和每搏指数

每搏量是一侧心室一次心脏搏动所射出的血液量。左右心室排出的血液量几乎相同，通常是 50～100mL/次（表 4-1）。

$$SV=CO/HR\times1\,000$$

心指数与心输出量及患者的 BSA 有关，每搏指数（stroke volume index，SVI）与每搏量及 BSA 有关。BSA 的计算通常内置在监护设备中（基于体重和身高），但也可以使用线上计算器计算。药师也可以帮助计算 BSA，因为它经常被用于确定药物剂量。指数有助于比较测量值，排除患者的体型大小的影响。大多数监护设备都能进行这一计算。每搏指数的正常范围为 35～60mL/（次·m^2）（见表 4-1）。每搏量 / 每搏指数（SV/SVI）下降的常见原因是血容量（前负荷）不足、心室收缩力（强度）受损、全身血管阻力（SVR，后负荷）增加和心脏瓣膜功能障碍。当血管阻力低（分布性休克状态，如脓毒症、使用血管扩张药、神经源性休克和过敏反应）时，就会导致 SV/SVI 高。

射血分数

射血分数（ejection fraction，EF）被定义为每次收缩时心室泵出的血液量占心室舒张末期容积量的比值，以百分比表示。例如，假设左心室舒张末期容积（left ventricular end-diastolic volume，LVEDV 是收缩前心脏剩余的血量）为 100mL，如果每搏量为 80mL，则射血分数为 80%；即心室排出 100mL 中的 80mL。右心室的容积与左心室的容积大致相同（见表 4-1）。正常情况下射血分数值大于 60%。

在某些情况下，如左心室功能衰竭和脓毒症，射血分数可能先于每搏量发生变化。例如，冠状动脉疾病引起的左心室功能障碍可能导致左心室扩张，LVEDV 增加。如果心脏能够在舒张末期容积增加的情况下进行相应的收缩，射血分数可能保持不变。在心力衰竭中，如果射血分数小于 40%，则称为伴射血分数降低的心力衰竭（heart failure with reduced ejection fraction，HFrEF）。重要的是要记住，大约 50% 的心力衰竭患者的射血分数正常［射血分数保留的心力衰竭（heart failure preserved EF，HFpEF），HFpEF＞40%］，这将影响监测和液体复苏。遗憾的是，射血分数和 LVEDV 并不是常规可及的指标。每搏量和每搏指数是评估左、右心室功能障碍的指标。每搏量非常重要，因为它通常随着低血容量或左心室功能障碍（即左心室功能减弱而不能排出血液）而降低。

影响每搏量和每搏指数的因素

前负荷

前负荷是在心室舒张时拉伸心室心肌的张力。临床上，其被描述为心室舒张末期充盈压，例如，右心室舒张末压[由右心房压力（right atria pressure，RAP）估算]为右心室前负荷，左心室舒张末压[由肺动脉阻塞压（pulmonary artery occlusion pressure，PAOP）估算]为左心室前负荷。

根据 Frank-Starling 原理，收缩力与心肌纤维在收缩前的张力相关，随着纤维伸展，收缩力增加，直到达到阈值。超过这一阈值，收缩力下降，被称为心室衰竭（图 4-2）。前负荷增加反映了舒张末期血容量的增加，从而拉伸心肌，导致心室更强烈地收缩。这种强烈的心室收缩导致每搏量增加，

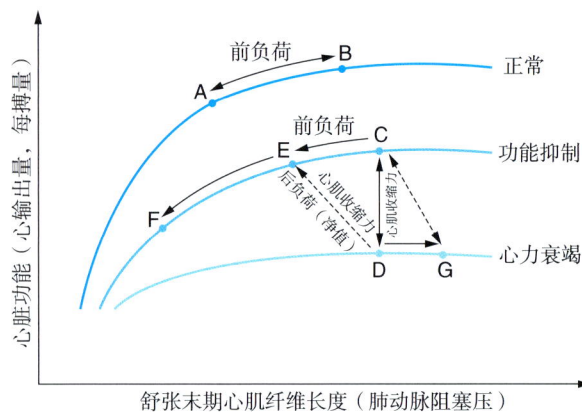

图 4-2　心室功能曲线图谱。心室功能曲线图谱描绘了正常、降低和严重降低的心室功能。前负荷的改变通过沿单一曲线上下移动来表示（Frank-Starling 原理）。从点 A 到点 B 和从点 B 到点 A 分别反映了前负荷的增加和减少。对容量负荷的反应取决于心室功能曲线上的位置和曲线的形状。如果两个心室都位于曲线的陡峭部分，SV 将会随着容量的增加而增加（有反应）。相反，如果心脏位于曲线的平坦部分，SV 将不会增加（无反应）。后负荷的改变导致曲线的移位，这似乎与因收缩力引起曲线的变化相似，尽管它们的机制不同。从点 D 到 E 反映了后负荷降低对衰竭心脏的净效应。这种上移和横移是两种作用的结果。从点 D 到 C 反映了收缩力的增加，从点 C 到 E 反映了由于收缩期射血增加而导致的前负荷减少。收缩力的改变通过曲线的上移或下移来表示，即在任何给定的前负荷和后负荷下，心输出量随之增加或减少。在衰竭心脏中，收缩力减弱的另一个效应是由于收缩期射血减少而导致的前负荷增加；因此，收缩力减弱的净效应是使曲线向下和向左移动（点 C 到 G）（Reproduced with permission from Woods SL，Sivarajan-Froelicher ES，Motzer S，et al：*Cardiac Nursing*，6th ed.Philadelphia，PA：Lippincott；2010.Figure 21-8.）

因而心输出量增加。过多的前负荷会导致心室收缩效果较差（心室功能曲线的平坦部分）。

前负荷的决定因素

前负荷主要由静脉回心血量决定。静脉收缩、静脉扩张，以及全身血容量的改变都会影响前负荷。前负荷随着容量减少而减少，可发生于出血[创伤、外科手术、胃肠道（gastrointestinal，GI）、产后]、利尿（过度使用利尿剂、糖尿病酮症酸中毒、尿崩症）、呕吐和腹泻、体液聚积第三间隙（腹水、严重烧伤、严重脓毒症、心力衰竭）、血流再分布（使用血管扩张药、神经源性休克，以及包括严重脓毒症在内的分布性休克状态）及大量出汗。静脉扩张也会导致前负荷减少。增加静脉淤血并导致静脉回流减少的病因包括高热、脓毒症休克、过敏性休克和药物使用[硝酸甘油（nitroglycerin）、硝普钠（nitroprusside）]（表 4-2）。

导致前负荷增加的因素包括过度输注晶体溶液、胶体溶液或血液制品、肾衰竭（少尿期和/或无尿期），以及导致外周血液流入核心器官（心脏和大脑）的静脉收缩。静脉回流增加导致前负荷增加，可发生在体温过低、某些休克（心源性和梗阻性），以及给予刺激 α 受体的药物[肾上腺素、多巴胺剂量＞10μg/（kg·min）及去甲肾上腺素]时（表 4-2）。

前负荷的临床指标

右心室（right ventricle，RV）将血液排入肺循环，而左心室将血液排入体循环。这两个循环系统受到前负荷、后负荷，以及心肌收缩力的影响。

右心室前负荷

正常右心室压力为 2～8mmHg 或 2～10cmH₂O（见表 4-1）。测量 RAP 用以评估右心室功能和对液体及药物治疗的反应性。虽然中心静脉压（central venous pressure，CVP）通常在临床中作为评估血管内容量的指标，但右心室前负荷只是影响 CVP/RAP 的一个因素。一般来说，导致右心室功能衰竭有 3 种原因：

1. 内在疾病，如右心室梗死或心肌病；

2. 继发于导致肺血管阻力（pulmonary vascular resistance，PVR）增加的因素，如肺动脉高压、肺栓塞、低氧血症、慢性阻塞性肺疾病（chronic obstructive pulmonary disease，COPD）、肺源性心脏病、

表 4-2　心血管药物对血流动力学的影响

药物	CO	PAOP	SVR	MAP	HR	CVP	PVR
去甲肾上腺素	↑（轻微）	↑	↑	↑	↔，↑		
盐酸去氧肾上腺素	↔，↓	↑	↑	↑	↔，↓		
肾上腺素	↑	↑	↑	↑	↑	↑	↑
多巴酚丁胺（dobutrex）	↑	↓	↓	↑（伴 CO↑）	↔，↑（轻微）	↓	↓↑
多巴胺（intropin）	↑	↑	↑	↑	↑	↑	↔
<5µg /（kg·min）	↑	↑↑	（轻微）	（轻微）	↑	↑↑	
>5µg /（kg·min）			↑↑	↑↑			
地高辛（lanoxin）	↑	↔	↔	↔	↓	↔	
异丙肾上腺素（isuprel）	↑	↓	↓	↓	↑	↓	↓
血管升压素	↔，↓（与 ↑ SVR 相关）	↑	↑	↑	↔，↓	↑	↑
米力农（primacor）	↑	↓	↓	↔（在对前负荷敏感的患者中↓）	↔（在对前负荷敏感的患者中↑）	↓	↓
硝酸甘油（tridil）							
20～40µg /min	↔	↓	↔	↔	↔	↓	↔
50～250µg/min（最大剂量）	↑	↓	↓	↓	↑	↓	↓
硝普钠（nipride）	↑	↓	↓	↓	↑	↓	↓

急性呼吸窘迫综合征（acute respiratory distress syndrome，ARDS）、酸中毒和脓毒症；

3. 严重的左心室功能障碍，如二尖瓣狭窄/功能不全或左心室衰竭。

CVP/RAP 下降的唯一有临床意义的原因是血容量不足（血管扩张导致的绝对或相对血容量不足）。需注意，相对较低的 CVP 并不代表低血容量。因此，在没有其他低灌注迹象的情况下，低 CVP 并不是进行容量复苏的理由。对于机械通气的患者，CVP/RAP 可能会随着容量复苏、右心衰竭、并发左心室衰竭、低氧血症，以及呼气末正压通气（end-expiratory positive pressure，PEEP）的应用而增加。心脏压塞（渗出、血液等）和限制型心肌病也可能导致 CVP/RAP 增加。CVP/RAP 是左心室功能改变的迟发指标，因此在临床决策中其价值有限。总体来说，CVP 和 RAP 并不能准确预测患者是否会对补液试验有反应。

左心室前负荷

正常的左心室前负荷为 2～8mmHg（PAEDP=肺动脉舒张末压；PAOP=肺动脉阻塞压；LAP=左心房压力）。最常用的术语是 PAOP（表 4-1）。通过向肺动脉（pulmonary artery，PA）导管的气囊通道注入 1.25～1.50mL 的空气，气囊会嵌顿在 PA 中比气囊小的位置，从而阻塞导管远端至尖端的血流，继而在导管尖端感知左心房的压力。当在心室舒张期间，二尖瓣打开，所感知到的压力是左心室的压力，即左心室舒张末压（left ventricular end-diastolic pressure，LVEDP）或左心室前负荷（图 4-3）。因此，PAOP 可以估算 LVEDP。

PAOP 增加的原因包括血管内容量过多、心脏压塞（血液、积液等）、心室舒张功能受损（舒张功能障碍、限制型心肌病和缩窄性心包炎）及左心室功能障碍。左心室功能障碍的常见原因包括

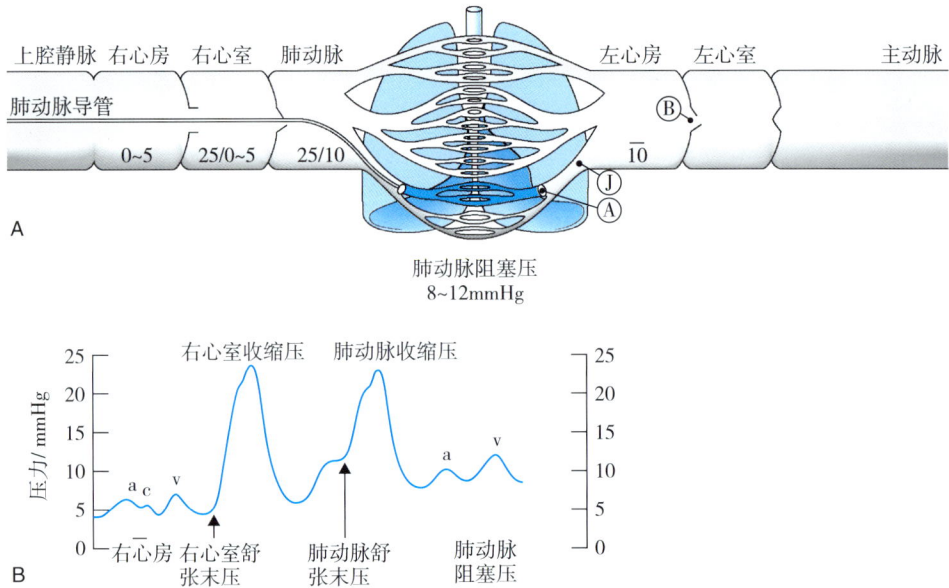

图 4-3 心肺循环和使用肺动脉阻塞压（PAOP）作为左心室前负荷指标的基本原理图示。A. 当导管上的充气气囊阻塞肺动脉血流时，导管记录静态血柱和流动静脉通道交汇处的压力（J 点）。J 点出现在静脉系统中，距离左心房约 1.5cm。B. 观察到的特征波形是当肺动脉导管从右心房通过右心室漂浮到肺动脉并阻塞血流时的肺动脉阻塞压。需注意，平均右心房压与右心室舒张末压相似，右心室收缩压和肺动脉收缩压相似，并且当导管穿过肺动脉瓣并进入肺动脉时，压力会有一个跃升。在正确放置的导管中，PAOP 低于平均肺动脉压，并且其波形与 RAP 相对相似（尽管相对于心电图略有延迟）（Reproduced with permission from Woods SL, Sivarajan-Froelicher ES, Motzer S, et al: *Cardiac Nursing*, 6th ed. Philadelphia, PA: Lippincott; 2010. Figure 21-12.）

二尖瓣狭窄/关闭不全、主动脉瓣狭窄/关闭不全、以及左心室顺应性降低（缺血、纤维化和肥厚等）。PAOP 降低的临床重要原因是绝对血容量不足和由于血管明显扩张引起的相对血容量不足。

在某些情况下，PAOP 和 LVEDP 之间存在不相关的情况，如左心衰竭伴 PAOP > 15~20mmHg，以及左心室顺应性降低的情况会导致 PAOP 小于真实的 LVEDP。接受 PEEP（持续气道正压通气）、导管尖端位于 1 区或 2 区、心动过速（> 130次/min）、二尖瓣狭窄/关闭不全、COPD 或肺静脉闭塞性疾病的患者，其测得的 PAOP 大于真实的 LVEDP。因此，在制定治疗决策之前，必须考虑这些因素。

PAEDP 通常比 PAOP 高 1~4mmHg，这是血流进入肺血管时的阻力造成的。然而，当肺动脉导管被"嵌顿"时，不存在流动或流动阻力，测量值反映了通过静态血柱传输的左心房压力（以及当二尖瓣开放时的 LVEDP）。在 PVR 增加的情况下，PAEDP 和 PAOP 不再一致，不能互换使用。如果 PAEDP 和 PAOP 非常一致，可以使用 PAEDP 趋势监测 LVEDP 而无需测量嵌压。这使气囊寿命延长，并降低了重复测量 PAOP 时可能发生的肺缺血、肺动脉损伤和破裂的风险，需制定制度来规范测量 PAOP 的频率。

后负荷

后负荷是心室在收缩期排空时所面对的阻力，心室必须克服阻力，才能打开主动脉瓣和肺动脉瓣，并将血液泵入全身和肺血管系统。

血管阻力由血管的长度、直径或半径及血液的黏稠度决定。血管的长度被认为是恒定的，血液的黏稠度在没有明显体积变化（如出血）或红细胞增多症时相对恒定。因此，血管直径或心室流出道的条件是影响心室后负荷的主要因素。

随着后负荷增加，由于血管收缩或心室流出道阻塞，心脏必须更加强有力地排出血液。后负荷影响心脏周期的等容收缩阶段，在此阶段，心室压力升高，心室能够克服现有的血管阻力，打开瓣膜，排出血液。一旦心室内的压力高于主动脉/肺动脉系统的压力，瓣膜就会打开，血液从心脏中排出。随着后负荷的增加，心脏需要更努力地射出血流，导致 MVO$_2$ 增加，心脏后负荷增加在心肌缺血损伤敏感期是至关重要的，也是考虑减少后负荷治疗的一个主要原因。

后负荷增加的常见原因包括主动脉/肺动脉狭窄、体温过低、高血压、对低血压和心输出量降低的代偿反应、典型休克状态（低血容量性、心源性和阻塞性休克），以及对刺激 α 受体的药物（肾上腺素、去甲肾上腺素、多巴胺和盐酸去氧肾上腺素）的反应（见表 4-2）。后负荷减少的常见原因包括体温过高、分布性休克（脓毒性、过敏性和神经源性休克），以及使用血管扩张药（硝普钠、较高剂量的硝酸甘油、钙通道阻滞剂、β 受体阻滞剂等）后（见表 4-2）。

后负荷的临床指标

与前负荷不同，后负荷不能直接测量，可以基于其他测量变量计算若干血流动力学参数，这些参数通常被称为推导值，一些常见推导变量的公式列在表 4-1 中，大多数床边监测仪器能够执行计算以确定这些值。然而，重症监护室护士需要知道计算中包含哪些变量，这对于理解血流动力学参数的相互作用、解释推导变量，以及指导选择适当的治疗是至关重要的。

外周血管阻力

正常的 SVR 为 800～1 200dyn·s/cm⁵（见表 4-1）。如果 SVR 升高，左心室在射血时面临的阻力将增加。在低血压或心排血量降低的情况下，如在典型的休克状态中，SVR 通常会升高作为代偿性反应。对临床医生来说，了解 SVR 为什么升高很重要。例如，若高血压导致 SVR 升高，减少后负荷的药物将是治疗的关键。然而，如果是心排血量降低代偿导致的 SVR 升高，治疗的目标将是提高心排血量以降低 SVR。

如果 SVR 较低，左心室在射血时面临的阻力将降低。一般来说，SVR 只有在引起血管扩张的病理性炎症状况［例如，全身炎症反应综合征（systemic inflammatory response，SIRS）、脓毒症和发热］中才会降低。肝脏疾病也可导致 SVR 降低，可能是由于侧支循环增加或神经源性引起的中枢血管扩张。通常情况下，如果 SVR 降低，会考虑补液和/或使用升压药物。更重要的是对潜在病因的治疗，如果导致 SVR 降低的潜在病因未得到治疗，使用升压药物只能得到短期改善。

肺血管阻力

相对于 SVR，PVR 较低。正常的 PVR 为 100～

250dyn·s/cm⁵（见表 4-1）。一般而言，只有 PVR 升高才被认为是有问题的，因为它会对右心室产生压力，如果这种压力得不到缓解，右心室最终可能会衰竭。右心室衰竭导致右心室每搏量降低，继而减少左心室的前负荷和每搏量。由于右心室功能障碍，可能会出现全身性低血压。正如前面所述，导致 PVR 增加的最常见原因包括肺动脉高压、肺栓塞、低氧血症、COPD、肺心病、ARDS、酸中毒和脓毒症。

典型案例分析
高 SVR

患者，女性，73 岁，目前正在重症监护病房接受治疗，诊断为急性失代偿性心力衰竭。该患者目前神志清醒，但主诉呼吸急促。该患者目前使用加温加湿面罩吸氧，吸氧浓度（FiO_2）为 50%，指脉氧饱和度为 89%。两肺可闻及啰音，双下肢凹陷性水肿 3+，并伴有颈静脉扩张。为了查明病因，已为该患者置入肺动脉导管。以下是获取的数据：

BP	202/114mmHg	SVR	2 674dyn·s/cm⁵
P	74 次/min	PVR	191dyn·s/cm⁵
RR	34 次/min		
T	37.6℃		
CO	3.9L/min		
CI	1.9L/（min·m²）		
SI	24		
PA	43/24		
PAOP	21mmHg		
CVP	13mmHg		
SvO_2	53%		

问题 1：这位患者心力衰竭的体征和症状是什么？

问题 2：哪些血流动力学参数是异常的？

问题 3：这位患者的治疗优先事项是什么？

答案

1. 这位患者表现出严重的呼吸急促，50% FiO_2，SaO_2 为 89%。有双侧啰音和凹陷性水肿 3+。这些体征证实了全心衰竭。

2. BP 202/114mmHg；CI 1.9L/（min·m²）；

SI 24; PA 43/24; PAOP 21mmHg; CVP 13mmHg; SvO_2 52%; SVR 2 674dyn·s/cm⁵。

3. 根据这些信息，患者处于高血压亚急症（根据已知信息，收缩压＞180mmHg但没有脏器损伤）。目标是逐渐将血压降低20%，在数小时内降至160/100mmHg以下，并在24小时内将血压控制在接近正常水平。在降低SVR和血压时应谨慎，避免血压快速降低导致灌注压下降。血压持续升高的患者，在血压较高的情况下，器官灌注减少的情况通常多于临床医生的预期，这在老年人中尤其常见。有关高血压危象管理的讨论，请参阅第8章。

心肌收缩力

心肌收缩力（contractility）是心肌收缩的强度，或者说是心肌纤维在不考虑前负荷和后负荷的情况下收缩时的程度。心肌收缩力对心输出量有重要贡献。如果心输出量的其他决定因素保持不变，则心肌收缩力越大，心输出量越多。然而，尽管心肌收缩力是与前负荷和后负荷不同的属性，但根据心脏的Frank-Starling原理（图4-2），前负荷和后负荷可能都会影响心肌收缩力（见图4-2）。

电解质水平也会对心肌收缩力产生重大影响。监测和治疗异常的钙、钠、镁、钾和磷的水平对确保最佳心肌收缩力至关重要。影响心肌收缩力的其他因素包括心肌氧合（缺血）、功能性心肌数量（心肌梗死和心肌病），以及正性和负性肌力药物的使用。

心肌收缩力的临床指标

心肌收缩力间接反映在每搏指数上，该指数是根据个体体型大小调整的每搏量，也反映在右心室和左心室每搏功指数（RVSWI和LVSWI）上。每搏指数的正常值为35～60mL/（次·m²），RVSWI为7～12（g·m·m⁻²）/次，LVSWI为35～85（g·m·m⁻²）/次（见表4-1）。这些并不是心肌收缩力的直接指标，但趋势可以用来识别存在心肌收缩力不佳风险的患者，并可监测治疗管理的效果。

血压

心输出量由心率和每搏量决定。任何影响这两个要素的因素都会影响心输出量，血压由心输出量和阻力决定。测量血压可提供关于心输出量的动态信息。

血压测量的是在每个心脏周期中血液撞击动脉壁所用的力，随着心脏的跳动，血液被射入动脉，收缩压（systolic blood pressure，SBP）是在该心脏周期中产生的峰值压力。在心脏搏动的间歇期，心室舒张，这时心脏会重新充血，也是测量舒张压的时机。

平均动脉压（mean arterial pressure，MAP）是在一个心脏周期中所施加的平均压力。平均动脉压受到SVR和心输出量的影响。为了灌注重要器官，需要将平均动脉压维持在60mmHg。如果平均动脉压持续＜60mmHg，可能导致多器官功能衰竭。血压包括平均动脉压，会随着每次心跳而动态变化，这种动态变化提供了有关血流动力学状况的宝贵信息。

脉压是收缩压和舒张压之间的差值。如果收缩压＝120mmHg，舒张压＝70mmHg，那么脉压则为50mmHg。正常的脉压大约为40mmHg（例如，血压为120/80mmHg）。对于健康、经常运动的人来说，如跑步者，脉压≥50mmHg属于正常。但对于不经常运动的人，脉压增大可能表明心脏需要更努力地工作或动脉的顺应性降低。低脉压被定义为脉压≤收缩压的1/4（通常＜40mmHg），通常出现在心力衰竭、心脏瓣膜病，以及受伤失血等情况中。低脉压，尤其是伴随着低收缩压，可能表明心脏无法泵出足够的血液。例如：收缩压＝90mmHg；舒张压＝60mmHg；脉压＝30mmHg。

舒张压

影响舒张压的主要因素是血管张力，但还有其他因素，如心脏周期的持续时间、每搏量和动脉顺应性。在血管内容量或每搏量无急性变化且动脉顺应性不变的情况下，心率增加会缩短舒张时间，从而导致舒张压升高。心动过缓时，舒张期较长，舒张压可能较低。如果心动过速患者的舒张压低（定义为小于40mmHg或50mmHg），这是异常的，表示存在明显的血管扩张。除了作为血管张力的指标外，低舒张压也对心脏有显著风险，因为冠状动脉充盈由舒张压驱动，而冠脉灌注仅在舒张期发生。

舒张休克指数

评估与心率相关的舒张压是非常重要的。最

近引入了一个新的指标——舒张休克指数(diastolic shock index, DSI), DSI=HR/DBP。在 700 多名脓毒症休克患者中开展了一项研究,用以确定升压药使用前的 DSI 是否与临床结局相关。患者基于 DSI 被分为不同的组。例如,在心率为 78 次/min、舒张压为 52mmHg 的患者中, DSI 为 78/52=1.5,表示血管张力正常。相比之下,在心率为 128 次/min、舒张压为 38mmHg 的患者中, DSI 为 3.3,表示存在严重的血管扩张,这些数据与之前关于舒张压的讨论一致。心动过速并伴有舒张压<50mmHg 表明存在严重的血管扩张(DSI 介于 2~2.5)。在这项研究中,使用升压药之前 DSI 较高的患者(表示血管扩张更严重)的死亡率更高,更需要肾脏替代疗法,乳酸水平更高,需要接受更多的液体和更高剂量的升压药。持续升高的 DSI,表示血管扩张无法缓解,从而导致死亡率增高。尽管 DSI 的使用仍然是试验性的,但它证明解释了舒张压相对于心率的重要性。

动脉导管

在血流异常(高或低心输出量状态)和 SVR 极端异常的情况下,用间接法(血压计或振荡法)测量血压可能不如直接测量血压准确。对于存在这些情况的危重患者,有必要置入动脉导管来直接测量血压。

置管

动脉导管是短[小于 10.16cm(4 英寸)]导管,可置入桡动脉、肱动脉、腋动脉、股动脉或足背动脉。最常见的部位是桡动脉。动脉导管可以通过切开术或经皮置入技术放置,其中后者是最常用的置入方法。

经皮置入的一般步骤类似于静脉导管置入,但在置入桡动脉导管之前,会进行艾伦试验以识别可能导致潜在并发症的任何神经血管或循环障碍(图 4-4)。艾伦试验是通过完全阻塞桡动脉和尺动脉的血流 1~2 分钟。如果存在足够的侧支血流,在松开尺动脉后,手部将在 7 秒内迅速恢复颜色。

在置入过程中,需要谨慎,避免针头过度地穿刺或移动导致动脉血管损伤。如果血管受损,很容易发生组织出血,导致远端血流阻塞和神经压力异常。在动脉置管后,将导管连接到压力传感器和高压输液系统,以防止血液倒流入管道和液体容器中。*AACN Procedure Manual for Progressive and Critical Care* 中有关于动脉导管置入、护理和拔除的详细章节,可提供额外的指导。

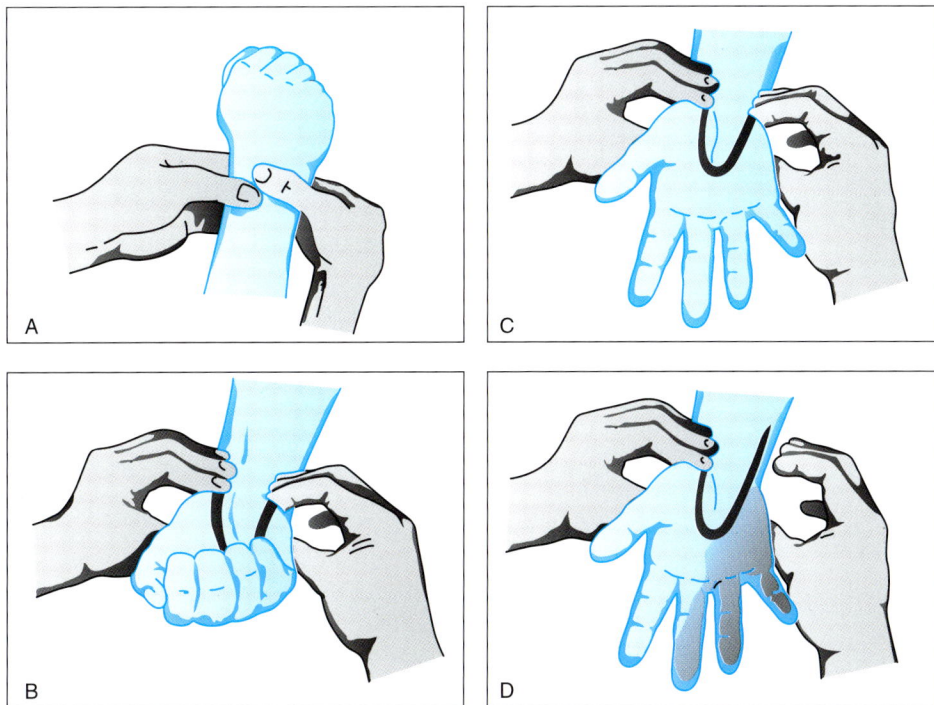

图 4-4　艾伦试验。A. 确定桡动脉和尺动脉的位置; B. 同时按压两条动脉; C. 保持按压并观察手掌的颜色; D. 释放尺动脉压力,观察手掌颜色是否迅速恢复正常(Reproduced with permission from Bucher L, Melander SD: *Critical care nursing*. Philadelphia, PA: WB Saunders; 1999. Figure 6-9.)

拔除

当可以通过非侵入性方法获得准确的血压、血压稳定或不再需要频繁采集动脉血时，就需要拔除动脉导管。拔除动脉导管通常由护士使用类似于静脉导管拔除的步骤进行操作，但由于该导管位于动脉中，更加需要注意止血。在拔除导管后，要在穿刺部位上方 1～2 个手指的位置直接施加压力，维持 5 分钟或更长时间，直至无出血。这样可以防止出血和血肿的形成。对于有凝血功能异常的患者，可能需要手动施加压力 10 分钟或更长时间。与手动施压相比，不建议在某个部位使用压力敷料作为止血的方法。一旦止血，应进行加压包扎，防止再次出血。

建议在导管拔除后经常评估穿刺部位，以识别动脉再出血和血栓形成。建议在拔除导管后几小时内，检查肢体是否有脉搏、循环障碍和出血。

并发症

动脉导管会引起多种并发症（表 4-3）。最严重的并发症是动脉导管系统或穿刺部位出血，以及血栓形成导致的肢体远端的动脉血供缺失，从而导致肢端缺血和坏死。动脉系统连接松动会导致快速和大量失血。与这些并发症相关的发病率和死亡率需要采取严格的安全措施（鲁尔接口连接、最少数量的三通和随时启动压力报警系统），以防止出血发生并迅速识别动脉系统断开。尽早拔除导管，以防止潜在的血栓形成并降低感染风险。

表 4-3　动脉导管相关问题

问题	原因	预防措施	处理[a]
导管拔除后的血肿	穿刺部位出血或渗血	拔除导管时及拔除后在穿刺部位上持续压迫 5～15 分钟（根据需要） 使用弹性胶带（Elastoplast）牢固地粘贴于穿刺点 对于股动脉穿刺部位，使用沙袋压迫 1～2 小时，以防止渗血 如果患者正接受普通肝素治疗，需要在拔除导管前 2 小时停用	继续对穿刺部位按压，直到渗血停止 拔出导管后，在股动脉穿刺部位使用沙袋压迫 1～2 小时
穿刺部位远端脉搏减弱或消失	动脉痉挛 动脉血栓形成	清洁、非创伤性地置入动脉针 使用 1U/mL 的普通肝素生理盐水	利多卡因局部注射于置管部位，并在动脉导管内注射 10mg 如果使用肱动脉或股动脉，从穿刺部位远端和近端进行动脉切开和 Fogarty 导管置管术，90% 以上的情况可以恢复脉搏
血液回流到管道、隔膜或传感器中	静脉包的压力不足 连接松动	保持静脉压力袋的压力为 300mmHg 使用带鲁尔接口的三通；定期拧紧	更换传感器。通过冲洗系统进行"快速冲洗" 拧紧所有连接处
出血	连接松动	保持所有连接处可见 经常观察连接处 使用内置报警系统 使用带鲁尔接口的三通	拧紧所有连接处
血栓	导管尖端的血凝块进入血流	冲洗前务必抽吸和丢弃 使用连续冲洗装置 使用 1U 普通肝素混合在 1mL 的静脉液中。轻轻冲洗＜2～4mL	拔除导管
局部感染	受污染的导管向前移动 未严格进行无菌技术操作 导管的长时间使用	仔细固定导管置入部位 始终使用无菌操作技术 尽早拔除导管 每天检查和护理导管置入部位	拔除导管

续表

问题	原因	预防措施	处理 [a]
血流感染	未严格遵守无菌技术 导管的长时间使用 静脉注射液中的细菌 　滋生	使用经皮置入法 始终使用无菌技术 尽早拔除导管 每 72 小时更换压力传感器、三通和管道 不要使用含葡萄糖的静脉注射液 使用封闭冲洗系统，而不是使用开放系统 在采血后仔细冲洗三通内残留的血液	拔除导管

[a] 对于表中提到的某些治疗选项，应联系重症医护人员以解决问题。请参考您所在机构的具体程序和政策。Data from Lough ME. *Hemodynamic Monitoring Emerging Technologies and Clinical Practice*. St Louis, MO: Elsevier; 2016 and Wiegand, DL. *Procedure Manual for High Acuity*, *Progressive and Critical Care*. St Louis, MO: Elsevier; 2017.

血流动力学监测系统的基本组件

血流动力学监测系统的基本组件包括一根留置导管连接到压力传感器、冲洗系统和床边监护仪。所有与血管系统接触的组件必须是无菌的，使用过程中必须注意保持封闭的无菌系统。

压力管路

压力管路是任何血流动力学监测系统的关键组件。它被设计为坚硬（非顺应性）的管路，以确保将血管内压力准确传递到传感器。压力管路连接血管内导管与传感器。压力管路中可能有三通，以便于采血、传感器调零或校准。通常，压力管路应保持尽可能短［不超过 7.62～10.16cm（3～4 英尺）］，并采用最小数量的三通，以提高压力测量的准确性。在现有的监测管路中置入血液保存装置可能会影响其动态变化的特性。

压力传感器

压力传感器是一个小型的电子传感器，它可以将机械压力（血管压力）转换为一个电信号。然后，这个电信号可以显示在压力显示器上。

压力显示器

压力显示器，或称"床边监护仪"，会增强来自传感器的信号，并将转换后的血管压力作为一个电信号展示。该信号用于在监护仪的显示屏上显示出一个连续的波形，并显示一个压力测量的数值。大多数床边监护仪还配备了图像记录器，用于打印出压力波形。

压力袋和冲洗装置

除了连接到压力显示器外，传感器还连接到静脉注射液，该溶液被放置在一个压力袋中。静脉注射液通常为 500～1 000mL 的生理盐水（NS，0.9% 氯化钠注射液）。应避免使用葡萄糖溶液，因葡萄糖会增加感染的风险。将输液管路连接好后，静脉注射液被施加 300mmHg 的压力，以防止血液从导管倒流回系统。静脉注射液需要压力还有另一个原因，在大多数压力系统中都包括了一个冲洗装置，该装置可通过调节压力管道内缓慢连续的液体流动速率，防止血管导管的阻塞。通常，冲洗装置将液体流速限制在每小时约 1～4mL。若启用冲洗装置（通过挤压或拉动冲洗装置），液体将会快速进入压力管道。冲洗装置的启用有 2 个原因：迅速清除管道中的空气（绝不能进入患者体内）或血液，以及通过动态反应评估（方波试验）检查管道/导管系统的准确性。每班都需关注静脉注射液中的液体，以确定从压力袋中输入的液体量。

比较肝素液间断冲洗与 0.9% 生理盐水冲洗用于中心静脉/肺动脉/动脉导管维护的研究发现，无论是在疗效还是安全性方面，两者都没有明确的差异。使用肝素冲洗有增加费用、引发并发症（血小板减少症）的潜在风险，所以一般不建议使用。决定在冲洗系统中使用肝素，必须考虑到医院政策或每位患者的具体情况。

报警

床边监护仪对每个血流动力学压力都设有报警监测。通常，正在监测的每个参数都有高低限报警，可通过设置报警限值来监测当前值的变化。报警限值设置为监测压力或速率的显著下降或增加,通常为当前值的±10%。当报警限值过窄时,监护仪报警的频率将增加。研究表明,当报警频繁且不能准确反映患者状况变化时,响应时间会增加,使患者面临风险。但报警限值设置过宽时,也会对患者安全构成风险,因为当病情发生变化需要干预时,监护仪可能不会发出警报。为患者量身定制报警限值可提高患者安全性并减少无用的报警。(有关更多循证建议,请参考 *AACN Procedure Alert*:*Managing Alarms in Acute Care Across the Life Span*:*Electrocardiography and Pulse Oximetry*。)

获取准确的血流动力学数据

临床医生必须核实从血流动力学监测技术中获取的信息是否准确。

调平传感器

调平(或校准)是将传感器上的气液平面与代表心房位置的解剖参考物对齐的过程,被称为心脏的体表标志点。调平使液压对传感器的影响最小化,提高了读数的准确性。如果传感器位置过低,会导致压力的错误性升高;如果传感器位置过高,传感器上方管路内的液体会产生较低的压力,导致较低的压力数值。参考点是心脏的体表标志点,位于胸部第4肋间隙(intercostal space,ICS)与胸部前后径的一半交汇处(图4-5)。

当传感器和三通安装在靠近床边的支架上时,调整支架高度,使得三通开口与外部参考物水平。为了确保水平位置,通常需要使用水平仪(或类似设备)。每次床的高度或患者的位置变动时,都必

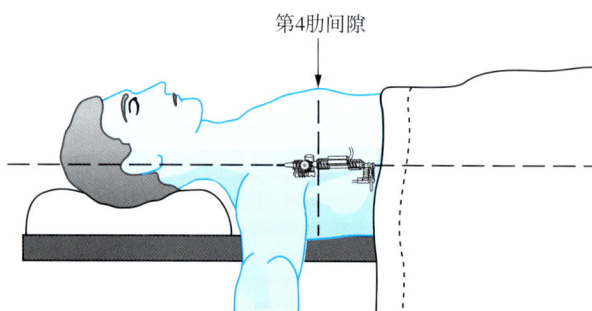

第4肋间隙

图4-5　心脏的体表标志点是通过从胸骨边缘的第4肋间隙沿虚构的垂直线到胸部右侧,以及在胸部前后表面的中点水平绘制第二条虚构的水平线来确定的。心脏的体表标志点位于这两条线的交汇处。请注意,这可能与腋中线不同。传感器在心脏的体表标志点进行水平调整

须重复进行调平。在获取第一组血流动力学数据,以及患者位置相对于传感器位置发生变化时,必须进行调平。在获取第一组数据时,调零和调平常常同时进行。

传感器调零

获取准确的血流动力学数值的基本步骤之一是对传感器增强系统进行零点校准。调零是通过电子手段补偿传感器中的任何偏移(失真)的行为。通常,这是通过让传感器暴露于空气并在床边监护仪上按下自动零点按钮来完成的。对于连接到肺动脉导管或动脉导管的每条压力线,都要进行调零。在导管置入后首次获取血流动力学数据之前,至少要执行一次这个步骤。当波形数值的准确性存在问题时、断开传感器后,以及根据机构规章制度,都应该重新进行调零。

确保波形传输的准确性

为了使血流动力学监测能提供准确的数据,血管压力必须原封不动地传输至传感器。要使波形不被改变,传输路径上不应有任何信号障碍或失真。各种因素都可能导致波形失真,包括导管阻塞(例如,血凝块、导管弯曲、管道中的血液或空气)、过长的管道或连接器及传感器损坏。床旁护士通过进行动态反应试验(方波试验),以验证传感器传输波形的准确性(表4-4)。

动态反应试验

在假定所获取的波形和压力是准确的之前,需要对所有血流动力学压力系统进行动态反应试验(方波试验)。方波试验是通过评估快速冲洗导管后的压力波形来完成的(表 4-5A)。根据型号的不同,快速冲洗活瓣被拉动或挤压,然后迅速释放。监护仪会显示一个迅速上升的波形,并在波形到图纸的顶部,有一个方形图案。释放冲洗装置时应显示出压力迅速下降至低于压力波形基线以下(下调),然后在恢复正常压力波形之前,压力会立即略高于基线(上调)。通常情况下,通过观察快速冲洗启动时出现的反跳波来评估系统是否具有最佳阻尼,但最重要的信息是反跳波的距离,而不是反跳波的个数。最佳阻尼系统之间有1~1.5个小格(在心电图纸上),一般来说,会有1~2个反跳波。最佳阻尼系统会真实再现大多数复杂波形。如果反跳波之间有2个以上的格子,系统很

表 4-4　循证实践：肺动脉压测量

- 请在每个班开始时以及系统被干扰的任何时候进行方波试验（动态反应试验）以验证传感器的准确性
- 应在患者处于仰卧位（床头升高至 0°～60° 之间）、侧卧位（20°、30° 或 90°）或俯卧位时进行 PAP/PAOP/CVP 的测量
- 在进行 PAP/RAP/PAOP 测量之前，将传感器气液平面调平到心脏的体表标志点（胸部的第 4 肋间隙／胸部前后径的一半）
- 通过图形（模拟）追踪在呼气末期获取 PAP/RAP/PAOP 测量数据
- 使用同步的心电图追踪辅助正确识别 PAP/RAP/PAOP 波形
- PA 导管可以由有资质的注册护士安全地拔除（*AACN Procedure Manual for Progressive and Critical Care*）。
- 在气道压力释放通气（airway pressure release ventilation, APRV）模式中，患者在压力上限附近自主呼吸；因此，气道压力追踪可用于识别自主呼气末期，即出现在气道压力释放和吸气开始之前
- 测量 CVP 的准确替代方法包括测量外周静脉压（peripheral venous pressure, PVP）；PVP 测量是从手背或前臂的导管获取的，或者从外周置管的中心静脉导管（peripherally inserted central venous catheters, PICC）获取 [a]
- 应通过检查在导管或靠近导管的手臂或腿的周围进行压迫、持续吸气或进行瓦尔萨尔瓦动作时是否引起 PVP 增加来验证从外周静脉导管尖端到中央循环的连续性

[a] Data from American Association of Critical-Care Nurses, 2016.

表 4-5　从方波试验中评估阻尼概念

方波试验		临床效果	纠正措施
A：最佳阻尼 当持续冲洗系统的快速冲洗被启动并快速释放时，它就会在监护仪和纸质记录上的最高处终止。随后立即快速地下降，并延伸到基线以下，在 0.12 秒内只有 1 次或 2 次反跳波（最小的振幅），并快速恢复到基线。患者的压力波形也清晰地被定义为波形的所有成分，如动脉波形上的重搏切迹，清晰可见。干预：监控系统无须调整	最佳阻尼 观察到的波形	产生准确的波形和压力	不需要
B：阻尼过度 方波的上升显得有些模糊，快速冲洗后波形没有延伸到基线以下，冲洗后也没有振幅。患者的波形显示出错误的低收缩压和高舒张压，以及定义不明确的压力追踪成分，如动脉波形上的重搏切迹减小或缺失。干预措施：纠正此问题①检查采血后有无血凝块、导管内残留的血液或从导管尖端到传感器的任何点的气泡，必要时排除；②使用低兼容（刚性）、短 [<91.44～121.92cm（3～4 英尺）] 监测管；③确保无松动连接；④检查管路是否扭曲	阻尼过度 观察到的波形	产生错误的低收缩压值和高舒张压值	检查系统中是否有空气、血液、连接是否松动或者管路是否弯曲打折。确认未添加延长管
C：阻尼不足 该波形的特征是在快速冲洗后的基线上方和下方有大量放大的反跳波。被监测的压力波显示出错误的高收缩压（超调）、错误的低舒张压，以及波形上的"振幅"伪影。干预措施：为纠正此问题，请清除流体系统中的所有气泡。使用大孔径、较短的管路	阻尼不足 观察到的波形	产生错误的高收缩压值和低舒张压值	移除不必要的管路和三通

Reproduced with permission from Darovic GO. *Hemodynamic Monitoring: Invasive and Noninvasive Clinical Application*, 2nd ed. Philadelphia, PA: WB Saunders Co; 1995. Table 6-2.

可能是阻尼不足的（通常表现为快速冲洗时出现多个反跳波），系统需要进一步优化。阻尼不足最常见的原因是气泡（包括微气泡和旋塞中的空气）。如果反跳波之间有 2.5 个以上格子，说明系统不完善，不经校正不能使用，一般来说，波形会有阻尼。没有证据支持将动脉波形与振荡血压测量进行比较作为动脉波形准确性的指标。这两种方法测量的是身体不同位置的不同现象（压力与流量）。

波形传输可能存在两个问题，这些问题被称为**阻尼过度**和**阻尼不足**（表4-5B，C）。

阻尼过度

某些因素导致压力波降低（例如，大气泡、管路中的血液、三通连接不紧密或冲洗压力袋中的液体不足）会导致**阻尼过度**。阻尼过度会降低收缩压并增加舒张压。阻尼过度的方波试验反映了波形传输中的障碍。阻尼过度的特征包括在冲水活瓣松开后没有出现反跳波过高或反跳波过低，波形逐渐降低到基线水平（表4-5B）。

阻尼不足

某些因素（如过长的管路或小气泡）会导致压力波放大，从而导致**阻尼不足**。阻尼不足会增加收缩压并降低舒张压（表4-5C）。阻尼不足的方波试验反映了压力波的增强，包括冲水活瓣松开后大的反跳波。表4-6 总结了评估和确保血流动力学监测系统准确性的方法。

表4-6　评估和确保血流动力学监测系统准确性的方法总结[a]

方法	执行
传感器调零	在设置时执行，每班执行一次。如果传感器调零正确，则在监视器上可见一个波形（注意：调零也被当作传感器校准的一部分被启用。）
传感器放置校准	应在每班开始时、每次压力读数之前、任何位置变化和任何实质性压力变化后重新校准传感器
方波试验	应在每次读数前和从导管中抽血后进行检测

[a] 如果一个传感器已被调零、调平，并有一个最佳的阻尼方波试验，则监护仪显示是准确的。

管道/导管系统的护理

与管道/导管系统相关的医院感染通常是由微生物通过导管三通进入引起的。三通只在必要时打开用于采血和传感器调零。在条件允许的情况下，使用封闭的无针系统，以降低患者和临床人员的风险。

美国 CDC 和静脉输液护理学会建议每 96 小时更换一次管路，包括冲洗装置、传感器和冲洗液。虽然各医院使用的临床护理技术和材料有很大的差异，但敷料更换的程序始终是无菌的。目前 CDC 的建议是，中央导管一旦不再需要使用，就应立即拔除。

肺动脉导管

肺动脉导管是一种置入肺动脉的多腔导管（图4-6）。每个管腔或"端口"具有特定的功能（表4-7）。一般通过放置在大静脉的导引鞘（具有隔膜的大直径、短导管）置入肺动脉。用于置入肺动脉导管的静脉包括颈内静脉、锁骨下静脉和股静脉。

虽然肺动脉导管的使用频率比 10 年前降低，但肺动脉导管仍被认为是评估血流动力学和指导治疗的金标准。许多危重患者现在使用侵入性更小的血流动力学技术进行监测。目前，肺动脉导管用于需要高级血流动力学监测来指导临床管理的情况，最常见的是心功能障碍、呼吸衰竭和心脏术后管理。研究表明，单独使用肺动脉导管并没有明显的死亡率改变。（请参考 *AACN Practice Alert*：*Pulmonary Artery/Central Venous Pressure Monitoring in Adults*）

置管

肺动脉导管可插入大多数大静脉，其中颈内静脉是最常见的插入部位。通常，将肺动脉导管置入一个带有无菌套、可经皮置入的导引鞘中，以保持肺动脉导管置入后的无菌性（图4-7）。当导管进入右心房后，将导管尖端的气囊充气 1.25～1.50mL。在置入过程中充气的气囊允许血液流经心脏来引导导管，使其漂浮至肺动脉。在导管正确放置在肺动脉后，把气囊放气，并观察波形是否恢复为肺动脉波形，以确认导管是否楔入。

在导管穿过右心并进入肺动脉的过程中，持续监测肺动脉导管尖端的压力（图4-8）。压力和波形结构的变化使临床医生能够确定肺动脉导管在进入右心房、穿过三尖瓣进入右心室、穿过肺动脉瓣进入肺动脉的位置（图4-9 和表4-8）。每个心房的正常压力汇总在表4-1 和表4-7 中。在某些情况

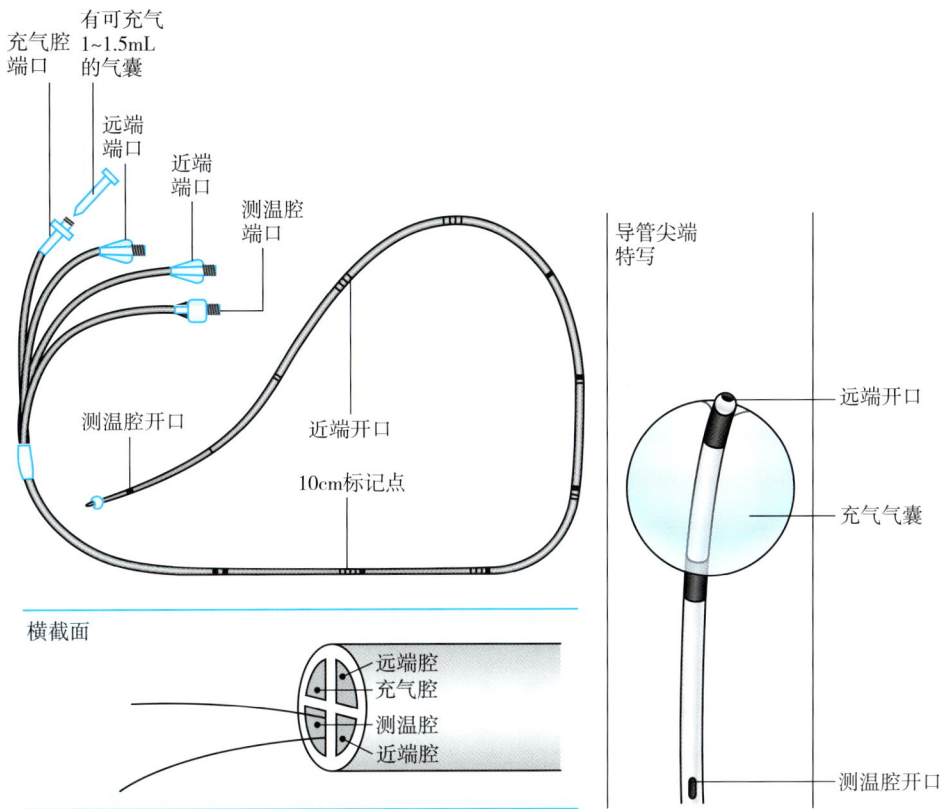

图 4-6　漂浮肺动脉导管

表 4-7　肺动脉导管端口功能

端口类型	功能
远端尖端端口	测量肺动脉导管尖端的压力。通过对气囊进行充气,可以测量 PAOP 用于监测混合静脉氧饱和度水平和其他采血需求
近端导管端口	测量距离远端尖端 30cm 处的压力,通常在右心房内。中心静脉压和右心房压力是同义词 用于 CO 校准的注射点 用于抽取静脉血的实验室检测样本。如果检查凝血功能,则在获取样本之前完全抽出普通肝素 必要时可用于静脉输液和给药
气囊充气口	定期充气<1.5mL,以获得 PAOP
心室端口(在某些型号的肺动脉导管上)	测量右心室压力 用于在右心室插入临时起搏器电极
心室输注口(在某些型号的肺动脉导管上)	有额外的导管腔端口用于静脉补液或药物输注。位于近端导管腔出口区域附近 如有必要,可用于 CO 校准或 CVP 测量
CO 端口(热敏电阻腔)	当连接到 CO 监护设备时,用于测量接近远端尖端的血温 可用于持续监测体温(核心温度)

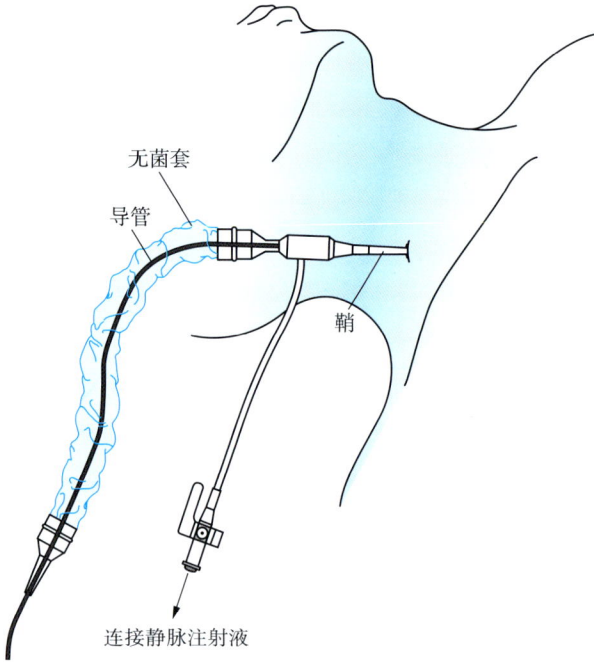

无菌套

导管

鞘

连接静脉注射液

图 4-7　PA 导管通过导引鞘置入右颈内静脉。必要时，导引鞘的无菌套可在导管置入后推进 PA 导管。鞘管的侧端口与静脉注射液相连接，以减少鞘管周围的凝血，并允许经此液体给药（Reproduced with permission from Daily E, Schroeder J. *Techniques in Bedside Hemodynamic Monitoring*, 3rd ed. St Louis, MO: CV Mosby; 1985.）

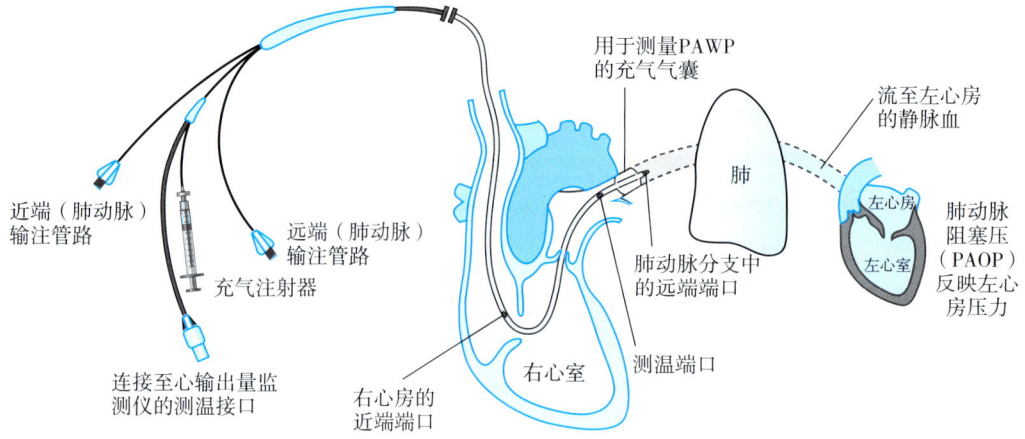

用于测量PAWP的充气气囊

流至左心房的静脉血

肺

左心房

左心室

肺动脉阻塞压（PAOP）反映左心房压力

近端（肺动脉）输注管路

远端（肺动脉）输注管路

充气注射器

肺动脉分支中的远端端口

测温端口

连接至心输出量监测仪的测温接口

右心房的近端端口

右心室

图 4-8　肺动脉导管置入肺动脉

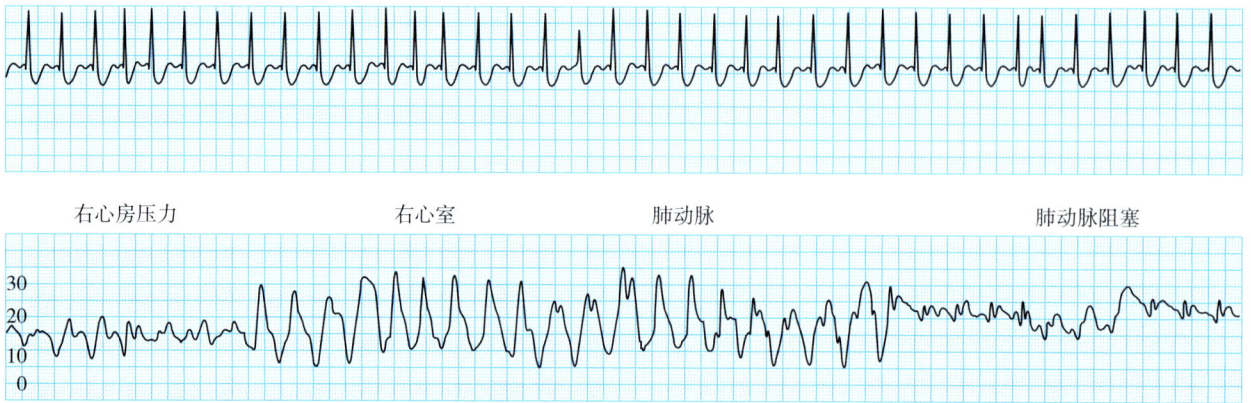

右心房压力　　　右心室　　　肺动脉　　　肺动脉阻塞

30
20
10
0

图 4-9　当 PA 导管从右心房"漂浮"通过右心室进入肺动脉，并到达肺动脉的闭塞位置时，波形发生变化。在这一案例中，患者正在进行自主呼吸

表 4-8　肺动脉导管置入过程中的波形变化

右心房	右心房压力	2～8mmHg

右心室	右心室	收缩压, 20～30mmHg 舒张压, 0～5mmHg

肺动脉	肺动脉	收缩压, 20～30mmHg 舒张压, 10～15mmHg

肺动脉楔入	肺动脉阻塞	8～12mmHg

Reproduced with permission from Boggs R, Woolridge-King M. *AACN Procedure Manual*, 3rd ed. Philadelphia, PA: WB Saunders; 1993.

下,还需要使用床边超声辅助正确置入导管。

在导管置入后,应持续监测肺动脉波形,以识别导管尖端是否因进入肺动脉的小分支而阻塞远端肺组织的血流,或者向后进入右心室而移位。导管置入后也要进行胸部 X 线检查,以确认正确的位置并排除气胸、导管弯曲或其他并发症。

拔管

拔除肺动脉导管是一项基于评估的临床决定,该评估认为通过导管获取的数据不再对患者的照护决策产生贡献。拔管决定可能在导管置入后的几小时到几天之内做出。在美国,拔除肺动脉导管通常由医生执行,尽管在一些机构,护士也执行这项任务(见表 4-4)。请参考 AACN Procedure Manual for High Acuity, Progressive, and Critical Care for the procedure。护理倡导和使用核查清单有助于确保及时拔除侵入性导管。

在停止通过导管输液后,应关闭连通患者的所有阀门,以防止在拔除导管过程中空气进入静脉系统,同时检查并确保球囊已放气。将患者置于仰卧位,床头放平。在缓慢拔除导管的同时,指导患者呼气或屏住呼吸,以进一步减少空气栓子进入的可能性。在导管拔除过程中出现阻力可能表明导管打结和/或被困在瓣叶或腱索中。然后需要通过胸部 X 线检查来确认问题,并执行特殊的拔除程序以避免对心脏造成结构性损伤。

并发症

与 PA 导管相关的并发症包括与置管、维护及拔管相关的并发症(表 4-9)。在导管置入过程中,最常见的并发症是由导管刺激心室壁引起的心室异位节律[室性期前收缩(premature ventricular contractions, PVC)、室性心动过速或心室颤动]。与中心静脉导管相关的并发症类似,气胸或空气栓塞可能会在肺动脉导管插入或拔除时发生。另外,还有微生物进入引起感染的风险。除此之外,还可以引起罕见但严重的并发症,三尖瓣或肺动脉瓣受损。当肺动脉导管不慎进入肺动脉的小直径分支或球囊破裂时,也可能导致肺出血或梗死。表 4-9 总结了这些并发症的预防和治疗策略。

表 4-9　使用肺动脉导管遇到的问题

问题	原因	预防措施	应对措施[a]
静脉炎或穿刺部位的局部感染	机械性刺激或污染	在置管前进行适当的备皮 在置管和敷料更换过程中使用无菌技术 置管过程平稳、快速 使用聚四氟乙烯涂层鞘管 将浸渍银的袖带固定在鞘管上 每 96 小时更换一次敷料、静脉输液袋、传感器、三通和连接管 当不再需要导管时,及时拔除或更换其位置	拔除导管 给予热敷 根据需要给予镇痛药
心室刺激	导管多余部分在右心室中环绕 导管从肺动脉移动到右心室 导管穿过时对心内膜的刺激	仔细固定导管的置入部位;行胸部 X 线检查 将导管尖端主要定位在右肺动脉或左肺动脉 在置入过程中保持球囊充气状态;轻柔推进	重新调整导管位置;去除环绕部分 球囊充气状态使导管漂浮至肺动脉。快速推进至肺动脉 (有时翻动患者可能会使导管尖端移动,继而停止刺激)
放气后的球囊导致的导管嵌顿	导管尖端的前移可能由血流、右心室内过多的环绕部分或置入部位导管缝合不紧密引起	通过超声检查导管尖端;在置管后将其主要定位在右肺动脉或左肺动脉 如果未使用超声,可在 X 线上检查置入后的导管位置 仔细在穿刺点固定导管	从导管中抽取血液,如果导管嵌顿,样本将呈动脉血样且难以获得 如果导管嵌顿,缓慢回抽直到肺动脉波形出现 如果没有嵌顿,轻柔抽吸并用生理盐水冲洗导管;导管尖端可能部分凝血,导致类似于阻塞的 PAOP 波形

续表

问题	原因	预防措施	应对措施[a]
肺出血、肺梗死或两者兼有	导管尖端的远端迁移 导管持续或长时间被嵌顿 在导管被嵌顿时球囊过度充气 球囊无法放气	立即在置管后和12～24小时后行胸部X线检查；去除右心房或右心室中的任何导管环 保持球囊放气状态 仔细将导管固定在皮肤上，以防止意外推进 将导管主要定位在右肺动脉或左肺动脉 如果导管自发嵌顿，将其拉回到肺动脉在导管处于嵌顿位置时不要冲洗 缓慢给球囊充气，只需充入适量足够的气体以获取PAOP 7号导管球囊充气不得超过1.25～1.5mL 如果遇到阻力，不要充气	球囊放气 将患者置于侧卧位（导管尖端向下）停止抗凝 考虑"楔形"血管造影 双腔插管 如果出血严重，建议手术
"过度楔入"或阻塞的PAOP	球囊的过度充气 球囊频繁充气	在充气过程中观察波形；只需注入适量足够的气体以获取PAOP 在置管前检查充气球囊的形状	放气球囊；缓慢重新充气，只需充入足够的气体以获取PAOP 放气球囊；重新定位并缓慢重新充气
动脉球囊破裂	球囊过度充气 球囊频繁充气 注射器放气，损坏球囊壁	缓慢充气，只需充入适量足够的气体以获取PAOP 监测PAEDP作为PAOP和LVEDP的反映 允许球囊被动放气 在充气后移除注射器	移除注射器以防止进一步注入空气 监测PAEDP
感染	非无菌插入技术 通过皮肤污染 通过三通端口或导管端口污染 通过传感器上可拆卸顶的透明膜裂纹导致的液体污染 导管放置时间过长	使用无菌技术 使用无菌保护套 使用有效的消毒剂（氯己定）消毒皮肤 使用CDC批准的无菌敷料（每2天更换纱布敷料，每7天更换透明敷料） 每天检查置管部位 在3天后重新评估是否需要导管 避免使用颈内通路 使用封闭冲洗系统而不是开放系统 在所有三通端口上使用无菌帽 每72～96小时更换静脉输液管路、冲洗装置和溶液 不要使用含葡萄糖的静脉注射溶液 检查传感器顶端是否有裂缝 每72～96小时更换传感器 对于有任何感染迹象的部位以及没有明显来源的感染，更换导管和/或置管部位（应进行培养） 尽早在临床允许的情况下拔除导管	拔除导管 使用抗生素
置管期间的心传导阻滞	既往有左束支阻滞的患者出现希氏束的机械刺激	在充气状态下迅速置入导管 在置入肺动脉导管之前置入经静脉起搏导管	使用临时起搏器或带起搏导线的漂浮导管

PAOP，肺动脉阻塞压。

[a] 对于本表中提到的一些治疗方案，应联系STAT以纠正问题。在一些医疗中心，允许重症监护室护士进行以上干预措施。请参考所在机构的具体相关程序。

Adapted with permission from Lough ME. *Hemodynamic Monitoring Emerging Technologies and Clinical Practice.* St Louis, MO: Elsevier; 2016 and Wiegand, DL. *Procedure Manual for High Acuity, Progressive and Critical Care.* St Louis, MO: Elsevier; 2017.

获取和解读血流动力学波形

为了获取血流动力学参数，对血流动力学波形进行解读是非常必要的。需要使用多通道条形记录仪，该记录仪既能提供心电图（electrocardio-graphic，ECG）又能提供压力记录。许多机构还使用呼吸压力波形，与心电图和血流动力学波形同时绘制，以确保准确识别呼气末期。每个追踪还应带有刻度标记，以帮助识别压力，特别是在回顾打印出的波形时（图 4-10）。

可以通过激活床边监护仪的记录功能来获得波形的打印。在获取用于解读的波形时，请确保纸张左侧的刻度尺与纸张网格正确对齐。未正确对齐的刻度标记会增加波形阅读的难度，并增加解读中的潜在错误。

患者体位

患者取仰卧位，床头可抬高 0°～60° 任何位置（图 4-11）。

在患者处于床头平放且俯卧位时，或 20°、30° 或 90° 的侧卧位时也可以获得准确的数值。在采用俯卧位时，改变体位后要充分稳定一段时间（30～60 分钟），以确保 CVP、肺动脉压和心输出量的数值准确。不正确的体位调整会影响心房和静脉压力数值的准确性。在采用俯卧位时，心脏的体表标志点仍然是参考点。当患者处于右侧卧位时，调整零点位置的参考点是第 4 肋间隙与胸骨正中交汇处。如果患者处于左侧卧位，零点位置的参考点是第 4 肋间隙与胸骨左缘的交汇处。当患者处于 30° 的侧卧位（右侧或左侧）时，左心房的零点位置参考点位于床面与胸骨左缘之间垂直距离的一半处。

需注意的是，在获取血流动力学波形数值时，患者的舒适度也至关重要。不要仅仅为了获取血流动力学数值而将有自主呼吸且伴有呼吸困难的患者放平。最好在患者最舒适的体位下获取数值。如果患者表现出与体位相关的变化，重要的是要始终在该体位下进行测量，并记录该体位，以确保体位和数据的一致性。

数据解读

正确解读血流动力学波形需要仔细评估静脉和动脉压力波形。每种血流动力学压力的正常值汇总在表 4-1 中。此外，第 24 章也罗列了血流动力学监测系统的常见问题和解决方法。在置入肺动脉导管和监测其定位是否正确时，识别每个心腔和肺动脉压相关特征波形的能力是至关重要的（见图 4-9）。

心房和静脉波形

心房和静脉系统中的压力明显低于心室和动脉系统中的压力。在危重患者中测量的 CVP（也称为 RAP）和 PAOP 就是动脉/静脉压力，这些压力可以用于估计心室压力，因为在心室舒张末期二尖瓣和三尖瓣处于开放状态（见图 4-3）。这使得心室和心房之间有顺畅的流通，两个腔室之间的压力得以平衡。理想情况下，心室压力比心房压力更好地反映心室功能；然而心室压力并非始终可以直接测量，因而使用心房压力作为替代。如果有心室波形，则可用其代替心房压力。CVP 和 PAOP 是临床上分别用于评估右心室和左心室"前负荷"的测量值。

传统的液体复苏方法包括测量压力参数，如结合心输出量测定的 CVP 或 PAOP，然后进行"补

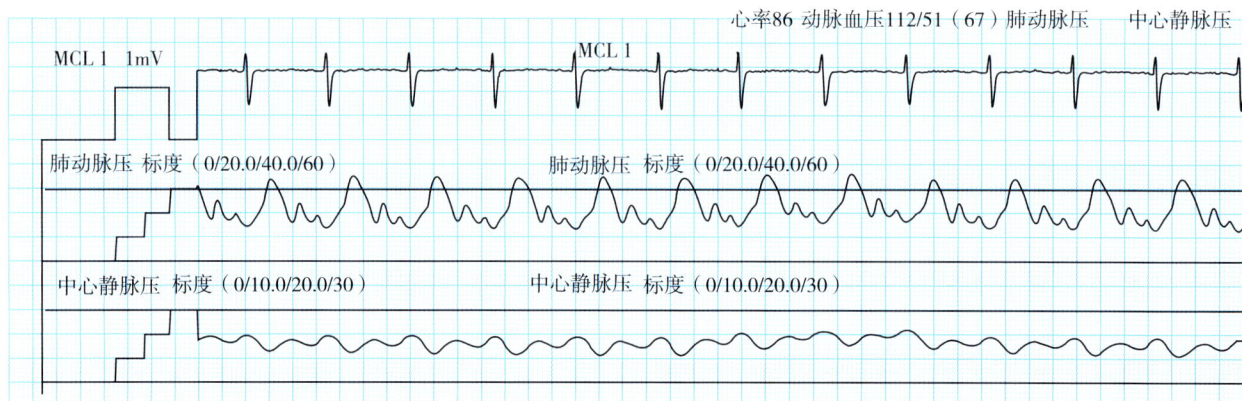

图 4-10   样本打印用于解释包括心电图在内的中心静脉压和肺动脉波形

液试验"和重新评估参数。数据表明 CVP 和 PAOP 不能可靠地预测液体反应性，因此这种方法在很大程度上已不被信任。

中心静脉压

正常的 CVP 在 2～8mmHg 之间，可提供有关右心室前负荷的信息。CVP 低可能反映低血容量或静脉回流减少。CVP 高可能反映液体过多、静脉回流增加或右心衰竭。CVP 不是单独被评估的，而是与每搏量、心输出量，以及功能性血流动力学测量结果综合考虑的数据之一。如果 CVP 和每搏量都较低，而功能性血流动力学结果表明对液体有反应，那么就可能是低血容量。如果 CVP 较高，每搏量较低，而功能性血流动力学结果表明患者对液体没有反应，那么更可能是右心室功能障碍导致的。

CVP 从肺动脉导管的近端端口或中心静脉导管的尖端获得。在心房波形上有 3 种波（a 波、c 波和 v 波）。CVP 的测量与心电图同时进行。CVP 波形的 a 波始于观察到心电图上的 P 波后，代表心房收缩。通常，a 波的峰值在心电图的 P 波后 80 毫秒（0.08 秒）左右（图 4-12）。有几种方法可以用于

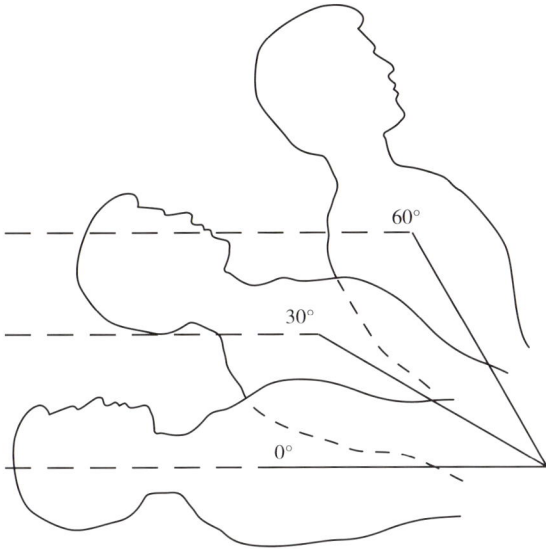

图 4-11　当患者平躺到较高水平的靠背时显示的心脏体表标志点水平。用于参考和归零的气液界面的水平面随着轴线旋转，并在患者从平面向更高的靠背体位移动时保持水平。为了在不同的卧位高度进行准确的血流动力学压力读数，气液界面必须在心脏体表标志点的水平上［Reproduced with permission from Bridges EJ, Woods SL. Pulmonary artery pressure measurement: state of the art. *Heart Lung*. 1993; 22(2): 99-111.］

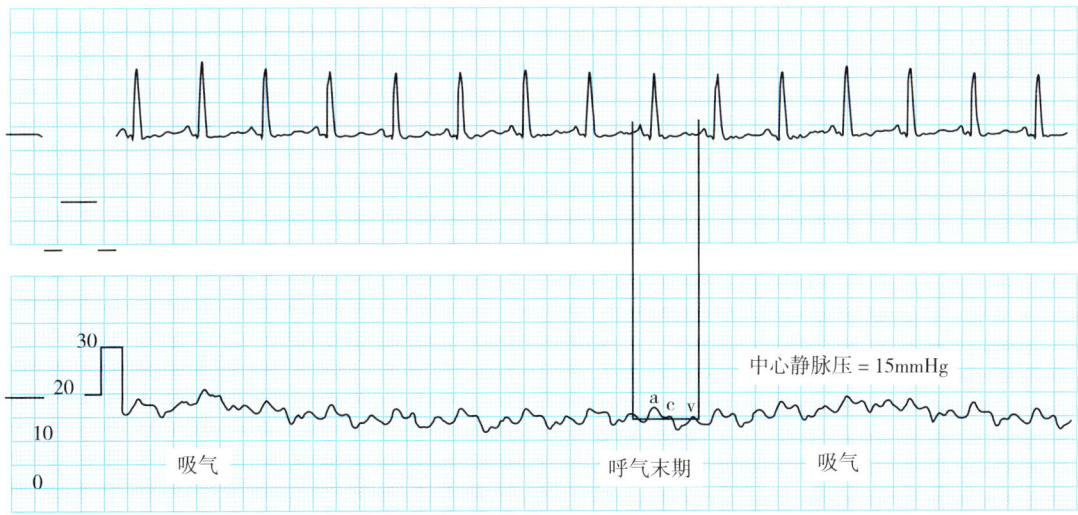

图 4-12　来自机械通气患者的中心静脉压波形追踪。中心静脉压在呼气末期被读取。中心静脉压有 5 个组成成分，a 波、c 波和 v 波，以及 x 下降（a 波的下坡）和 y 下降（v 波的下坡）。平均中心静脉压，是通过将 a 波、c 波和 v 波平分来确定的，以便上下有一个相等的面积。其他的选择包括测量 c 波的前缘（也被称为 Z 点）或将 a 波一分为二。因为 c 波代表三尖瓣的闭合，所以 c 波的开始反映了收缩前的右心室舒张末压。为了识别 a 波，从心电图上的 P 波开始向下画一条线。这种电活动（心房去极化）将先于心房收缩（a 波）。a 波的峰值通常跟随 P 波大约 80 毫秒。反映三尖瓣关闭的 c 波，跟随 a 波的时间间隔近似于 PR 间隔。v 波在闭合的三尖瓣上反映右心房充盈，通常发生在 T 波的峰值。在没有 P 波的情况下，就不会有 a 波［Reproduced with permission from Bridges EJ. Monitoring pulmonary artery pressures: just the facts. *Crit Care Nurse*. 2000; 20(6): 59-78.］

读取 CVP。第一种方法是将 a 波、c 波和 v 波分成两半,使得上下两部分的面积相等。其他策略包括使用 CVP 波形的 a 波的平均值。a 波的平均值最接近心室舒张末期压力。取 a 波的最高点和最低点的平均值,以计算平均 CVP 读数。

另一种方法是 Z 点技术,也可以用于估算心室舒张末期压力(图 4-12)。Z 点是在三尖瓣关闭之前取得的。这一点位于 CVP 波形图上 QRS 波群中期到后期的区域(在 QRS 波群开始后的 0.08 秒)。Z 点技术在 a 波不存在的情况下特别有用,例如,在心房颤动时心房收缩不存在的情况下。

通过隔离 a 波或使用 Z 点技术,可以合理地估计心室舒张末期压力。多通道条形记录仪有助于读取这些值,而不是从床边监护仪上读取。当存在波形变化或异常波形时,可以暂停光标功能或打印方法来提高数值的准确性。

中心静脉压:异常静脉波形

常见的异常 CVP 波形有两种。大 A 波发生在心房收缩时三尖瓣处于关闭状态,这种情况最常见于心律失常,如 PVC 或三度房室传导阻滞。大 V 波在三尖瓣关闭不全或心室衰竭等情况下较为常见。使用 Z 点进行 CVP 解读可以防止由于大 A 波或 V 波的使用而产生的错误。

肺动脉波形

肺动脉压是通过肺动脉漂浮导管(见图 4-3)获取的。肺动脉压是一种反映右心室、每搏量和 PVR 的心室波形。心室波形具有 3 个特征,这些特征在全身动脉波形中也可以观察到:快速的上升波、快速的压力下降和舒张末期的压力升高。收缩期和舒张期的读取方式与动脉波形相同。通常情况下,只有在置入肺动脉导管时或者导管的尖端位于右心室时才能观察到右心室波形(见表 4-8)。如果在监测过程中出现右心室波形,就有必要对导管的位置进行确认(见图 4-9),导管可能已经滑出肺动脉进入右心室。如果导管尖端在右心室内,刺激导致室性异位搏动的风险就会增加。在临床上通常无法获取左心房和左心室波形,但可以在心脏置管期间获取。

从肺动脉导管的远端端口获取的肺动脉压,在通过肺动脉瓣并定位于肺动脉后,通常低于全身血管压力。肺动脉收缩压通常为 20～30mmHg,而肺动脉舒张末期压力为 10～15mmHg(图 4-13)。

随着气囊的充气,导管向前漂浮并置入肺动脉[肺动脉阻塞压,有时也称为肺动脉楔压(pulmonary artery wedge pressure, PAWP)](图 4-14 和图 4-15)。

PAOP 在外观上类似于 CVP,但是它是有阻尼的并出现相位延迟(即相对于心电图发生得更晚)(图 4-16)。

低压肺系统对于肺部进行充分的气体交换至关重要。如果肺血管中的压力升高,毛细血管静水压将超过毛细血管渗透压,从而迫使液体流出

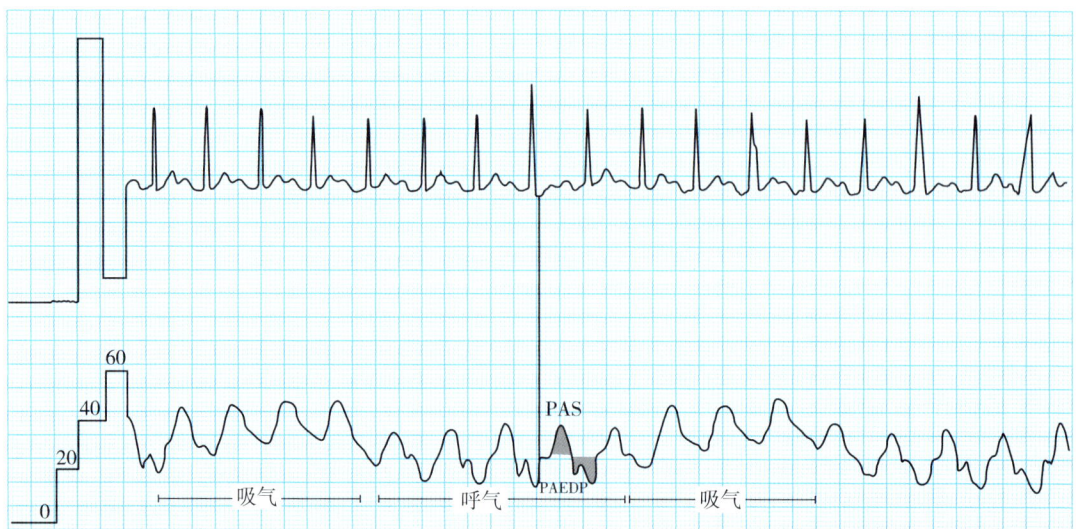

图 4-13　机械通气患者的 PA 波形。在呼气末时测量 PA 压力。肺动脉舒张末压在 QRS 开始后 0.08 秒开始读取,然后有一个收缩压峰值。平均肺动脉压是通过将波形一分为二来确定的,肺动脉压为 38/20/26mmHg(Reproduced with permission from Elizabeth J. Bridges.)

血管。如果肺淋巴引流能力超负荷，就会发生肺间质和肺泡腔充血，影响氧气和二氧化碳的交换。通常，肺动脉压需要足够高才能确保血液通过肺流向左心房。此外，肺动脉内的压力只需充足，能克服左心房的阻力即可。平均肺动脉压必须始终高于左心房压力，否则血液无法经流肺部。作为一个实用的指导方法，PAEDP 应高于左心房平均压力（左心房平均压力通常通过 PAOP 估算），如果 PAEDP 值小于左心房压力或楔压，则表示可能存在非常低的肺血流状态或波形错误。

　　尽管放置肺动脉导管存在出现并发症的风险，但在某些情况下，如评估肺动脉高压或心源性休克患者以确定最佳治疗方案时，测量肺动脉压可能是有益的。某些疾病会导致肺动脉压升高，如慢性肺部疾病、二尖瓣疾病、主动脉瓣疾病、左心室衰竭、低氧和肺栓塞等。肺动脉压低于正常主要出现在引起低血容量的疾病中，若血容量或血管内容积减少，心室射血阻力就会减小，导致动脉压力下降，在这种情况下，PAEDP 与左心房压力接近。

肺动脉阻塞压

　　虽然 CVP 可以用于评估右心室功能，但左心室功能的评估更为重要。在左心室功能障碍（如心肌梗死或心肌病）时，低心输出量会影响组织氧

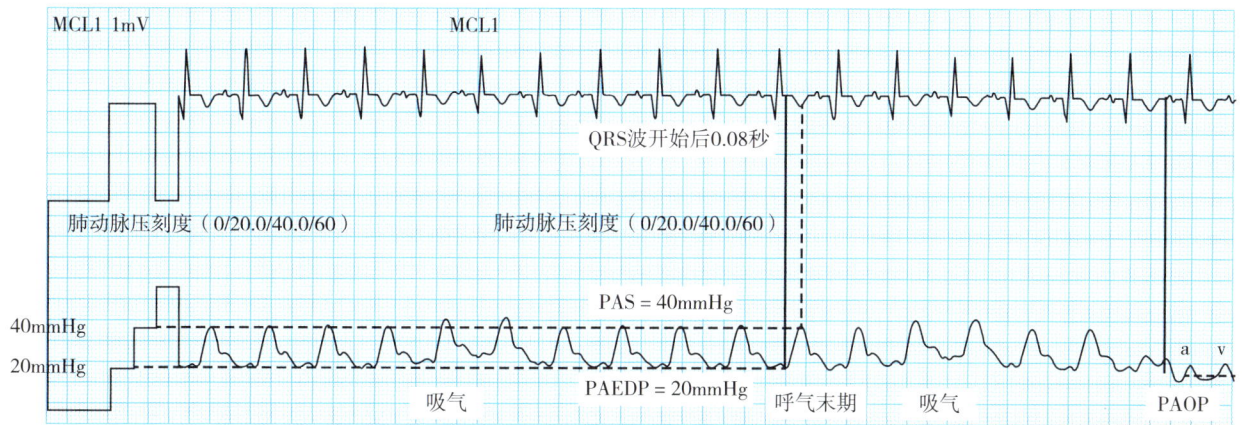

图 4-14　肺动脉压在 0/20/40/60mmHg 的标度上转变为 PAOP。在呼气末期读取 PA 压力。测量三种 PA 压力：PA 舒张末期（PAEDP）、PA 收缩压（PAS）和 PA 平均值（PAM）。在 QRS 波开始后 0.08 秒测量 PAEDP。PAS 通常发生在 QRS 波之后或在心电图上的 T 波附近。PA 平均值是通过平分 PA 波来确定的，因此在平分线上下有一个相等的面积。该 PA 压力略有升高 40/20mmHg。随着球囊充气和导管向前漂浮到嵌顿位置，波形末端的特征发生变化。PAOP 有两个正波形（a 波和 v 波）。要定位 a 波（反映心房收缩），请从心电图上直接向下画一条线（在 P 波之前）。与 CVP 相比，a 波和 v 波向右移动，这是压力波形通过肺血管传输到 PA 导管的远端端口所需的时间。PAOP 波形上的 v 波通常发生在 T 波之后。PAOP 是通过将 a 波和 v 波平分来测量的，所以平分线上下有一个相等的面积。在这一波形中，PAOP 约为 18mmHg

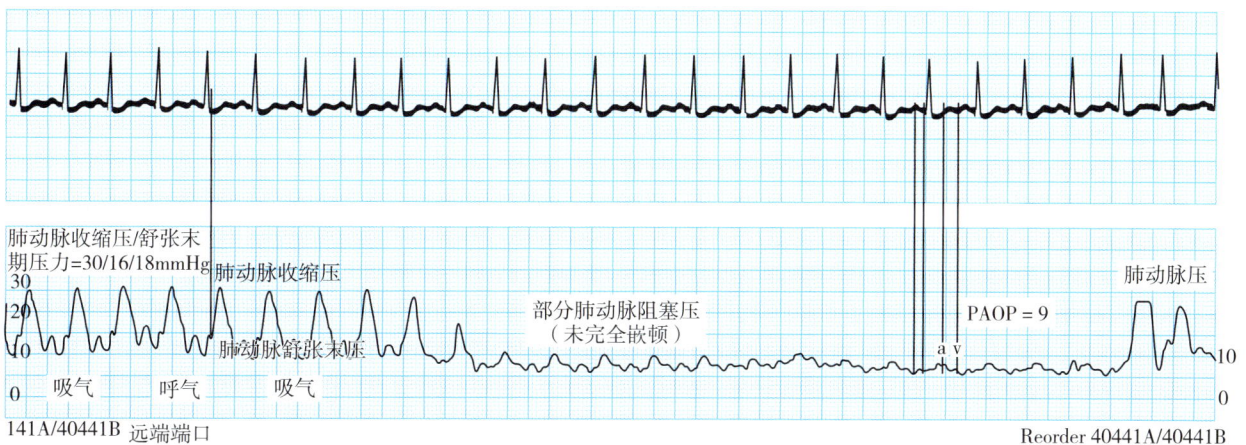

图 4-15　PA 波形进展为 PAOP，并随着球囊放气恢复至 PA 波形。该波形显示了一个不完整的楔形（注意波形如何在楔形位置继续变化）。与 CVP 波形相比，a 波和 v 波与心电图的对齐发生了偏移。要找到 a 波，请定位 P 波。a 波通常是在 P 波后 200～240 毫秒（心电图纸上 5～6 个小格）。v 波与 TP 区间对齐（Reproduced with permission from Elizabeth J. Bridges.）

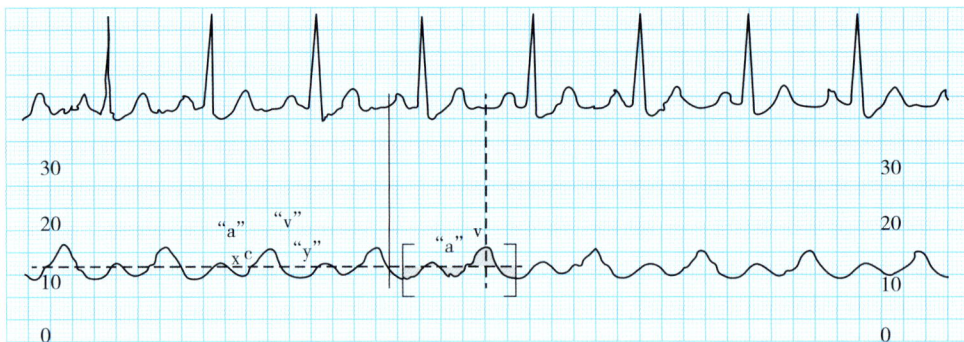

图 4-16　PAOP 有两个主要波形（a 波和 v 波），以及 x 波（a 波的下降波——左心房舒张）和 y 波下降（v 波的下降波——二尖瓣打开后，左心房血液被动排空进入左心室）。反映二尖瓣关闭和左心室收缩期开始的 c 波不一定可见。要定位 a 波（反映心房收缩），请从心电图上直接向下画一条线（在 P 波之前）。电活动（心脏去极化）先于机械活动（心房收缩），紧随 v 波（二尖瓣关闭后静脉血流进入左心房）。与 CVP 相比，a 波和 v 波向右移动，这是压力波形通过肺血管传输到 PA 导管的远端端口所需的时间。PAOP 波形上的 v 波通常发生在 TP 区间。PAOP 是通过将 a 波和 v 波平分来测量的，所以在平分线上下有一个相等的面积。在这一波形中，PAOP 约为 13mmHg。这一条图中的呼吸变异性很小（Reproduced with permission from Elizabeth J. Bridges.）

合。PAOP 可用于评估左心室功能并确定合适的治疗方案。读取 PAOP 与解释 CVP 波形类似，明显的区别是 PAOP 评估 LVEDP，而不是 RVEDP。LVEDP 用于评估左心室功能和全身液体状态。

正常的 PAOP 为 8～12mmHg，左心室衰竭患者的 PAOP 可升高至 15～18mmHg。若 PAOP 超过 18mmHg，而患者尚未适应这一较高压力，则可能发生肺水肿。低 PAOP 反映低血容量，而高值表明高血容量和/或左心室衰竭。PAOP 是容量的间接指标，而不是心脏对补液试验反应能力的指标（例如，液体反应性）。二尖瓣异常也会导致 PAOP 升高。当 PAOP 和每搏量正常时，通常认为血容量正常以及左心室功能尚可接受。如果 PAOP 和每搏量都较低，则可能存在低血容量。当 PAOP 高（通常 >18mmHg），但每搏量较低时，通常认为存在左心室功能障碍。因此，床旁超声心动图与肺动脉数据的联合使用更有助于明确诊断。

PAOP 波形是在漂浮导管的气囊充气时从肺动脉导管的远端端口获得的。球囊的充气只需几秒钟（8～15 秒），以避免干扰肺部血流。在球囊充气时，只需充气到获得 PAOP 波形所需的量即可（1.25～1.50mL），并记录球囊充气量。如果获得 PAOP 所需的气体量比先前的充气量少，可能表示导管已经进一步移位到肺动脉中。如果获得 PAOP 所需的气体量更多，可能表示导管已经后移。如果在球囊充气时感觉不到阻力且没有 PAOP 波形出现，请通知医生可能发生了球囊破裂。在球囊放气时，要让球囊自动排气，主动抽出球囊中的空

气会损坏球囊，球囊气体没有必要完全排空。

PAOP 和 CVP 波形的特征和解读相似，解读 CVP 和 PAOP 波形的区别主要集中在波形与心电图的相关性上（图 4-16）。在 PAOP 波形上，a 波在 QRS 波末端附近开始，通过将 a 波和 v 波二等分使平分线上下的面积相等来测量 PAOP。对于获取 PAOP，还有一种方法是对 a 波的最高值和最低值进行平均。如果要使用 Z 点进行 PAOP 读数，则此点在 QRS 波后 0.08～0.12 秒（图 4-17），应在呼气末读取 PAOP（图 4-18）。

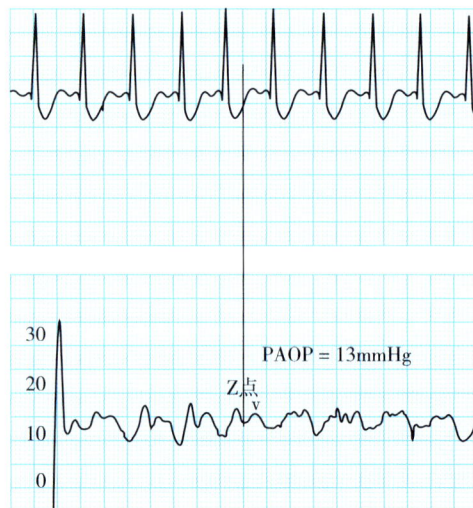

图 4-17　在没有明确的 P 波（SVT、心房颤动）的情况下，则应在 Z 点读取 PAOP，即心电图 QRS 波后 80～120 毫秒（0.08～0.12 秒）。在心房颤动情况下，由于心脏周期时间的变化，应至少包含 3 个心脏周期再测量 PAOP 并取平均值（Reproduced with permission from Elizabeth J. Bridges.）

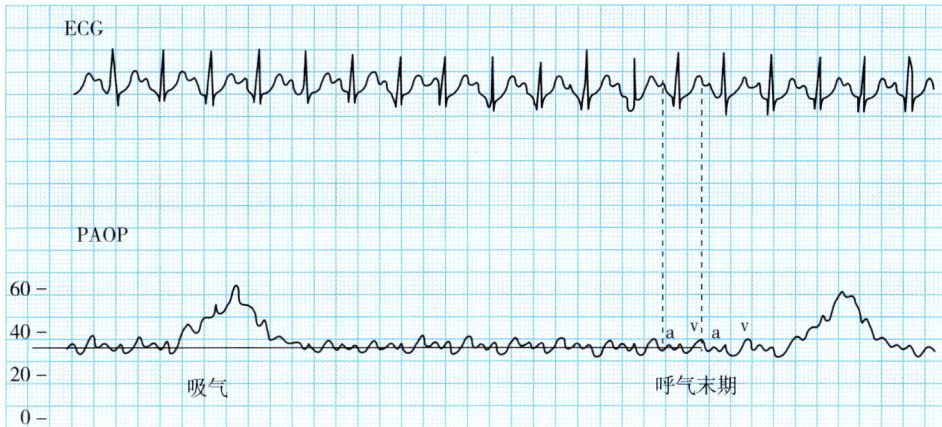

图 4-18 机械通气患者的 PAOP。存在伪影或可能是 c 波。PAOP 非常高（约 36mmHg）。需注意机械通气的影响，应在呼气末读取压力

测量 PAOP 可间接评估左心室压力。使用 PAOP 估算 LVEDP，因为肺动脉系统中不存在瓣膜。假设一，从受阻的肺毛细血管进行测量可以反映血液不间断流向左心房；假设二，当二尖瓣开放时，左心房压力反映 LVEDP。只要这些假设准确，就可以使用 PAOP 估算 LVEDP。

肺动脉阻塞压：异常波形

与 CVP 测量相似，PAOP 波形也会出现异常波形。当左心房在二尖瓣关闭的情况下收缩时，会观察到大 A 波，在心律失常（例如，宽 QRS 波的快速心动过速）时可能出现。二尖瓣关闭不全和左心衰竭时，会观察到大 V 波（高于 a 波 10mmHg）。在出现大 V 波时，LVEDP 与 x 降支（a 波的下降支）

的波槽（最低点）最相关。无论引起大 V 波的原因是什么，肺毛细血管压力都会增加，从而增加肺水肿的风险。

全身动脉压

动脉波形与全身和肺动脉波形相似，有 3 个常见特征：快速的上升支、舒张期切迹和进展的舒张期回流（图 4-19）。舒张期在 QRS 波末端附近读取，而收缩期在 T 波的峰值之前读取。可以计算平均动脉压（见表 4-1）或从床边监护仪的数字显示中获取。

全身动脉压的直接测量是通过将动脉管路的传感器调平至心脏体表标志（见图 4-5）获得的，压力波形的解读如上所述。正常压力通常在收缩

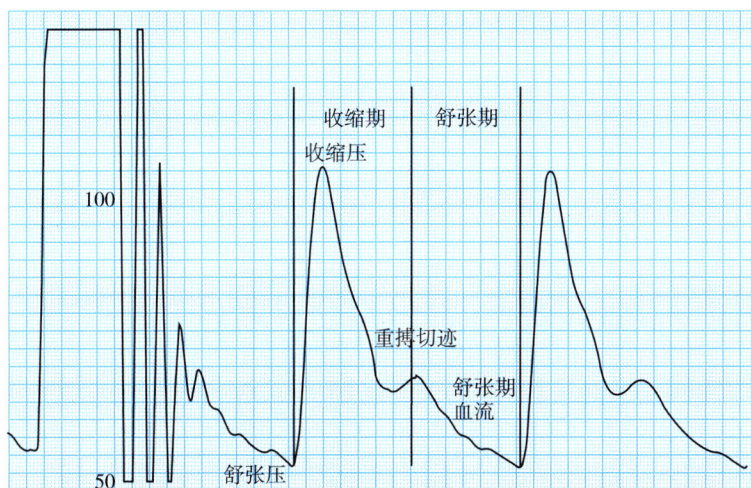

图 4-19 心率为 73 次 /min 的患者桡动脉的动脉波形追踪（105/52）。波形的阻尼充分。动脉波形的上升行程在 QRS 开始后约 0.2 秒开始。重搏切迹反映了主动脉瓣的关闭和舒张期的开始。在心动过速时，舒张期缩短，舒张压升高通常是由于舒张径流时间缩短（有严重的血管扩张除外）

压 100～120mmHg，舒张压 60～80mmHg，平均压 70～105mmHg 的范围内（见表 4-1）。

在没有其他临床信息的情况下，解读全身动脉压是无用的。一般来说，如果动脉压降到 65mmHg 以下，则会认为是低血压。如果收缩压大于 140～160mmHg 或舒张压超过 90mmHg，则认为是高血压。

动脉压力是评估组织灌注情况最常用的参数之一。血压由两个因素决定：心输出量和 SVR。由于与心输出量和 SVR 的相互作用，血压的变化不一定能反映血流动力学早期的临床变化。

此外，心输出量由心率和每搏量组成。这两者相互作用以保持正常的心输出量。因此，如果每搏量由于容量丢失（低血容量）或功能障碍（左心衰竭）而开始下降，心率就会增加以补偿每搏量的减少，其净效应是将心输出量保持在接近正常水平。如果心输出量不变，则每搏量下降不会影响血压。

护士需要考虑的关键点是，由于代偿机制的存在，血压可能不会及时反映血流动力学的早期临床变化。如果患者术后开始出血，血压通常只有在无法再进行代偿时才会反映这种变化。此外，低血压有时很难评估，真正的低血压可能仅在组织缺氧且内脏器官受到影响时才会发生。尽管传统上规定我们使用预设的血压水平来识别低血压，但其他检验措施，如混合静脉血氧饱和度（SvO_2）和乳酸水平，可能会更好地反映组织灌注情况。

SvO_2 监测将在后文描述。

尽管研究确定了高血压在循环损害中的作用，但导致损害的具体高血压水平尚不清楚。因此，任何收缩压超过 140mmHg 都被认为对血管可能具有伤害。

血流动力学波形中的伪差：呼吸影响

呼吸在生理上可以改变血流动力学压力。自主呼吸可增加静脉回流，略增加左心室充盈的阻力。机械通气情况下则相反，可能会减少静脉回流并减轻心脏的负荷。呼吸对波形的影响见图 4-20 和图 4-21。

自主呼吸或由呼吸机触发的呼吸由于胸腔压力减小，波形下降，机械通气下由于胸腔和胸腔内压力的增加会引起基线上升的扭曲（图 4-22）。正确解读波形的关键是确定胸腔压力最接近大气压的点，这一点通常在呼气末，即吸气之前。

有创心输出量监测

肺动脉导管提供有关血流参数（心输出量和每搏量）的测量信息。了解这些血流参数对于心脏功能的评估至关重要。在监测血流动力学数据时，首先评估的血流参数是心输出量和每搏量。

如果血流参数正常，一般组织可维持正常氧合。需注意，当心输出量和血压正常时，微循环可能仍然会发生改变，从而影响组织氧合。当存在异常的血流参数时，临床医生必须怀疑组织氧

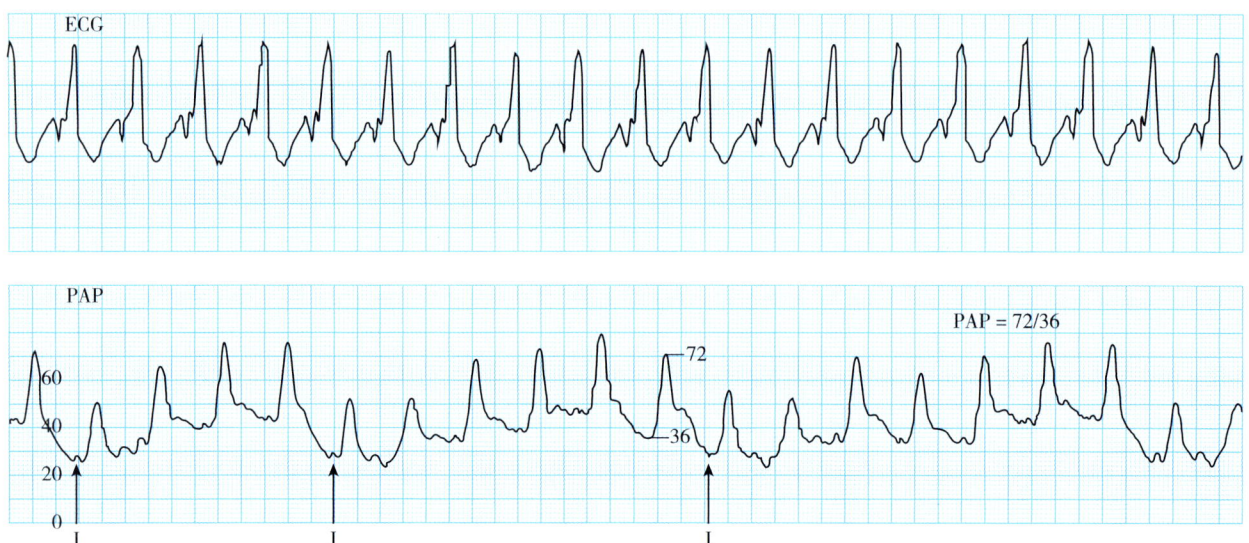

图 4-20　自主呼吸患者肺动脉压（PAP）波形随呼吸的波动。吸气（I）的位置被标记在波形上。吸气前的点为结束，可读取数值（Reproduced with permission from AACN Procedure Manual or High Acuity, *Progressive and Critical Care*, 7th ed. St. Louis, MO：Elsevier；2017.）

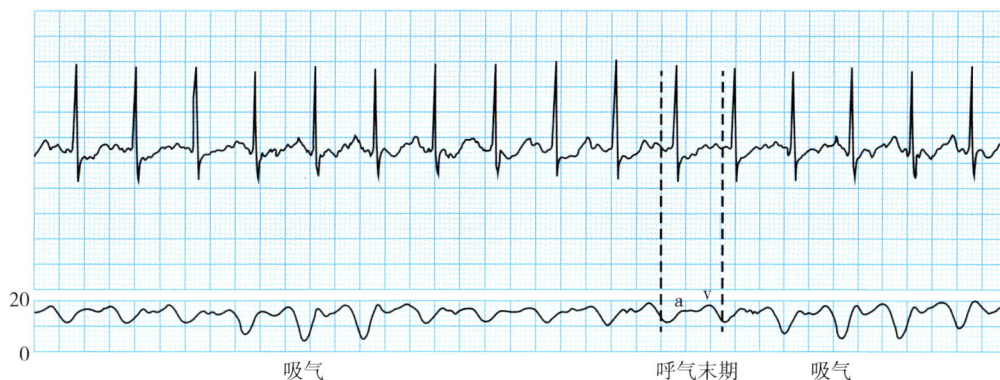

图 4-21　读取自主呼吸患者在呼气末的右心房压（RAP）。在观察患者时，要确定吸气时间（见压力降低）。吸气开始前的点是呼气的结束。通过从心电图上的 P 波向下画一条线来定位 a 波，下一个波形反映的是心房收缩。v 波出现在心电图的 TP 段，通过将 a 波和 v 波平分，CVP 平均值约为 16mmHg（Reproduced with permission from AACN Procedure Manual or High Acuity, *Progressive and Critical Care*, 7th ed. St. Louis, MO: Elsevier; 2017.）

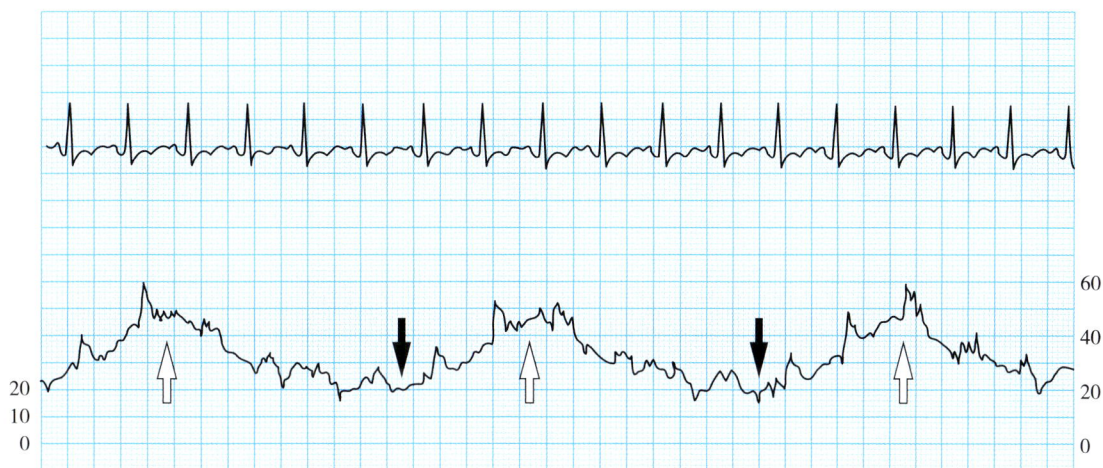

图 4-22　来自 PA 导管的右心房波形，同时记录了一名头部损伤伴神经源性肺水肿患者的心电图。患者正在进行控制模式下的机械通气，PEEP 维持 30cmH₂O。吸气峰值压力为 100cmH₂O。空心箭头表示正压（呼吸机）呼吸，实心箭头表示呼气结束。正是在这一点上，RAP 被记录下来。请注意，呼气末压力的测量值约为 20mmHg。这一显著升高的数值不应被认为是血管内容量或右心室功能的"真实"指标。相反，由于心脏和血管周围的胸腔内压力过高，压力会出现虚高（Reproduced with permission from Darovic GO. *Hemodynamic Monitoring: Invasive and Noninvasive Clinical Application*, 2nd ed. Philadelphia, PA: WB Saunders Co; 1995.）

合是否存在威胁，并考虑采取措施改善心脏功能。血流改变的其他迹象出现较晚且不够具体，包括意识水平变化、尿量减少和脉搏消失。确保足够的血流对于保证组织充足氧合至关重要，所以血流动力学监测是一种评估血流和组织氧供是否充足的方法。

心输出量测量

使用肺动脉导管测量心输出量是使用间歇热稀释技术（intermittent thermodilution technique，TDCO）或持续心输出量（continuous CO，CCO）技术获取的。这两种测量方法都依赖于测量血液温度的变化。大多数医疗中心现在使用 CCO 测量技术，即使用带有加热纤维的改良肺动脉导管。这两种方法都是可靠的。CCO 是一个封闭的系统，通过避免多次进入血液系统来降低感染风险。AACN 程序手册提供了获取有创心输出量测量值的详细说明。

心输出量测量的主要概念

为了正确测量心输出量，护士需要将患者的身高和体重，或者 BSA 输入带有编程的床旁心输出量监测仪。心指数是根据 BSA 调整后的心输出量，测量方法更加精确。心输出量监测仪使用一个被预先编程到监测仪中的专有的计算常数，以确保值的准确性。

影响准确性的因素

TDCO 可测量右心室流出量，但需要三尖瓣和肺动脉瓣功能正常、无室间隔缺损和稳定的心律来确保其准确性。CCO 每 30～60 秒进行一次数据更新，显示过去 3～6 分钟内的平均数据。如果患者有急性变化，可能需要 10 分钟才能显示此变化。在本书的第 24 章和 AACN 程序手册指出了与心输出量测量相关的常见问题。

解读心输出量和心指数

HR 或每搏量的变化将影响心输出量和心指数，临床上显著的变化可表明发生了血流的变化和潜在的氧供的改变。最好采用心指数趋势值而不是单一值来跟踪。当心指数 $<2.5L/(min \cdot m^2)$，表明循环不足，需要进一步评估，如果心指数 $<2.2L/(min \cdot m^2)$，就需要立即进行干预。然而，一些患者可以耐受低心指数，而没有临床表现。

护士需了解什么情况下的心指数值需要干预并通知医生，以减少治疗延误，提高患者的安全性。同时使用心指数和组织氧合参数，如 $SvO_2/ScvO_2$ 和乳酸，可增强对临床重大事件的识别（表4-10）。如果怀疑 CO/CI 的准确性，可考虑使用 SaO_2 和 SvO_2 的 Fick 方程（表 4-1）。在特殊情况下，如三尖瓣反流和低输出状态，使用 Fick 方程更为可靠。

表 4-10　动脉血气/组织氧合参数

参数	正常范围
PaO_2	80～105mmHg
$PaCO_2$	35～45mmHg
pH	7.35～7.45
HCO_3	22～26mEq/L
碱剩余，碱缺失	0 ± 2.3mEq/L
SaO_2	≥94%
SvO_2	60%～80%
$ScvO_2$	70%～75%
乳酸	1～2mEq/L
丙酮酸	0.03～0.10mEq/L

典型案例分析
SvO_2

患者，女性，35 岁，患有胰腺炎和急性呼吸窘迫综合征（acute respiratory distress syndrome, ARDS），氧合情况正逐渐恶化。医疗团队决定用 SvO_2 导管替换其 PA 导管，以更好地对其进行监测和管理。SvO_2 导管置入并完成校准后，注意到患者的 SvO_2 只有 55%。从氧供变量的快速评估可以得出以下结果：

Hct	20%
CO	6L/min
PAOP	18mmHg
SaO_2	91%（在呼吸机氧浓度 60%，PEEP 为 15cmH$_2$O 的情况下）

鉴于患者已经采用了高水平的呼吸机支持，团队认为可通过输注浓缩红细胞（packed red blood cells, PRBC）来增加携氧能力以增加氧合。在输注了 2 个单位的 PRBC 后，SvO_2 升至 70%。在接下来的几天里，通过监测 SvO_2 的变化以及其他变量，评估后降低了呼吸机的支持水平。

在第 6 天，患者变得越来越烦躁，SvO_2 降到 60%，发热，痰液呈脓性。留取了痰培养，并考虑引起烦躁的原因，进行了紧急胸部 X 线检查，排除了气胸的可能性，动脉血气结果显示 $PaCO_2$ 为 45mmHg，PaO_2 为 55mmHg，SaO_2 为 88%。呼吸机设置为 12 次/min 的同步间歇指令通气（synchronized intermittent mandatory ventilation, SIMV），FiO_2 为 0.45，PEEP 为 5cmH$_2$O，Hct 为 29%，CO 为 6L/min。

团队意识到需要处理好患者氧气的供需关系，使患者的氧合状态达到最优化。因此，呼吸机设置调整如下：

FiO_2	0.6
PEEP	10cmH$_2$O
SIMV	20 次/min

问题 1：在最初留置导管进行监护时，导致 SvO_2 低的因素是？

问题 2：导致第 6 天患者 SvO_2 变化的因素是？

答案

1. 决定 SvO_2 的参数包括 CO、血红蛋白（这里测量的是红细胞比容）、SaO_2 和氧耗。正常值为 60%～80%。警报低限应设置在 60%，这样患者的监护仪在数值下降时就会报警。在案例的第一部分中，患者的红细胞比容较低，表明携氧能力不足，可能影响了氧供，导致 SvO_2 下降。

输血后，SvO_2 恢复正常，患者能够脱离呼吸机支持。

2. 在第 6 天，患者的 SvO_2 再次下降时，CO 和红细胞比容稳定，因此导致 SvO_2 下降的参数很可能是 SaO_2 和氧耗。患者发生烦躁和发热，可能导致患者的氧耗增加。通过调整呼吸机参数，增加 PEEP 和 FiO_2 以增加氧的供应，增加呼吸频率可能会降低患者对氧的需求。能够降低患者氧耗的其他策略包括使用退热药治疗发热、抗生素治疗感染和疼痛管理（如果在评估中发现疼痛导致患者烦躁）。

持续混合和中心静脉血氧饱和度监测

监测原则（技术）

除了监测 CO/CI 外，肺动脉导管还提供混合静脉氧合的监测。SvO_2 导管与其他肺动脉导管不同：它们在导管内有两根特殊的光纤束，通过测量反射光的波长（颜色）来确定血红蛋白氧饱和度。光沿着光纤束向下传输，被氧饱和的血红蛋白反射，返回到另一个光纤束。这些信息由床边监护仪进行量化，并连续显示混合静脉血氧饱和度的百分比。即使没有 SvO_2 光纤的肺动脉导管，仍然可以通过肺动脉导管进行 SvO_2 的抽血检测：从肺动脉端口抽取混合静脉血样本并发送到实验室。

连续监测中心静脉血氧饱和度（$ScvO_2$）需要置入一根带有光纤芯片的中心静脉导管，可以从三腔导管或 PICC 导管的远侧尖端抽取血样本进行 $ScvO_2$ 的抽血检测。从理论上讲，$ScvO_2$ 测量了大脑和上半身血液的摄氧水平，并且与 SvO_2 趋势相符。在典型的休克状态下，由于血流再分布，$ScvO_2$ 通常小于 SvO_2。

连续监测 SvO_2 或 $ScvO_2$ 被用作一种诊断工具。它能够提供血流动力学状态变化的早期预警，并连续监测氧的输送和消耗。此外，连续监测 SvO_2/$ScvO_2$ 可以强化患者的其他数据，从而更精确地了解临床变化对患者灌注的影响。连续监测 SvO_2 和 $ScvO_2$ 可显示身体在不同临床条件下对氧气需求的满足程度。血液从左心室排出时，氧饱和度为 100%，根据灌注量（CO）将氧输送到组织供细胞使用。在正常情况下，血红蛋白上只有 25%～30% 的氧被组织提取，血液回流至右心时，血红蛋白的氧饱和度为 70%～75%（图 4-23）。混合静脉血氧饱和度（SvO_2）的正常值为 60%～75%。中心静脉血氧饱和度（$ScvO_2$）的正常值大于 70%。

在组织对氧的需求增加的情况下，回流到右心的血氧饱和度可能会低于 60%。使氧需求（消耗）增加的临床情况包括寒战、发热、疼痛、焦虑、感染、癫痫发作，以及一些"常规"护理活动，如翻身和吸痰。相比之下，低体温会显著降低组织的氧耗。因此连续监测 SvO_2 和 $ScvO_2$ 可以帮助医疗团队确定采取何种具体干预措施，从而使氧供应（输送）和氧需求（消耗）达到平衡。

氧利用的概念通常被称为供应和需求（或消耗），是 SvO_2 中固有的基本概念。因为组织氧合依赖于血红蛋白水平、血红蛋白饱和度、耗氧量和心输出量，所以返回 PA 的血氧饱和度能告诉我们很多关于这四个变量的相互作用，可用于评估干预措施的充分性。

临床应用案例

SvO_2 和低心输出量

在低输出状态下，血红蛋白在体内流动较慢，因此氧输送（供应）减少，组织水平的氧摄取时间也会增加。心源性休克患者的 SvO_2 水平通常较低（<60%），这是由于灌注缓慢和组织对氧的高摄取。增加类似多巴酚丁胺这样的正性肌力药物可能会增加心输出量，从而提高 SvO_2。相反，在正性肌力药物逐渐减量时，SvO_2 可能会下降，表明心输出量减少。SvO_2 值在 30%～49% 之间与产生三磷

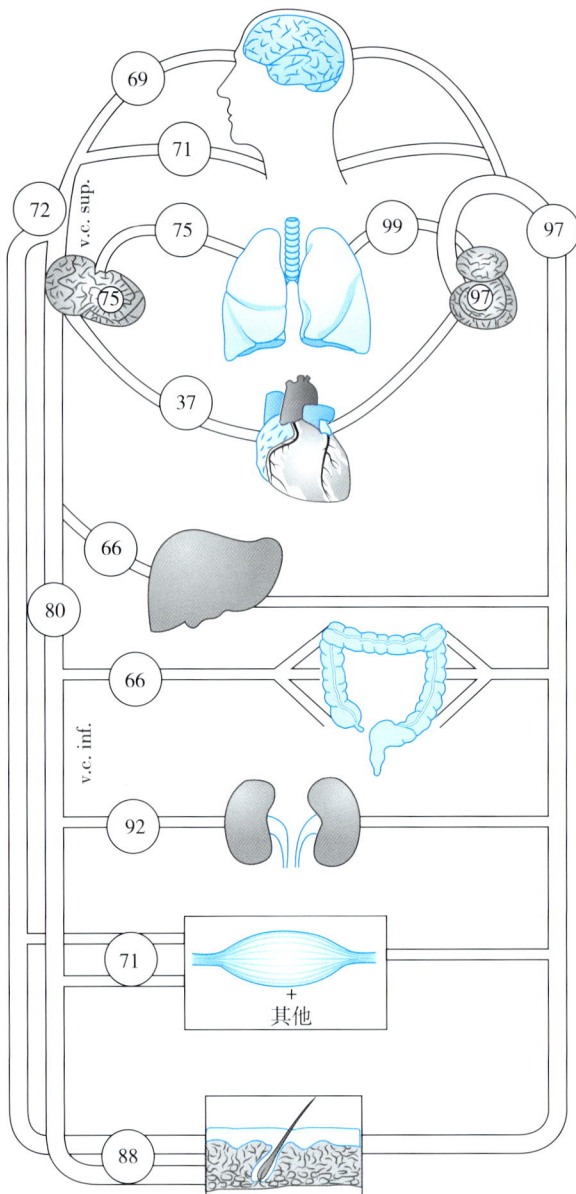

右侧为动脉血氧饱和度，左侧为静脉血氧饱和度。显示的数字是百分比。v.c. inf.，下腔静脉；v.c. sup.，上腔静脉。

图 4-23　不同血管区域的动脉和静脉血氧饱和度［Reproduced with permission from Marx G, Reinhart K. Venous oximetry. Curr Opin Crit Care. 2006；12（3）：263-268.］

酸腺苷的能力被破坏有关。这明显增加了无氧代谢的速率，并可能导致乳酸水平升高。

SvO$_2$ 和高心输出量

　脓毒症患者的心输出量通常非常高（>10L/min）。在这种高代谢、高动力输出状态下，会出现微循环障碍和组织血供减少。SvO$_2$ 水平通常高于正常水平（>80%），表明组织层面的氧摄取较低。尽管氧供充足，但仍存在组织缺氧，这一点可以通过乳酸检测进行确认（尽管这是组织缺氧的晚期迹象）。

由于脓毒症涉及对感染引起的失调反应，脓毒症患者中出现的心输出量升高并不能降低发病率或死亡率，有效的治疗包括早期干预、液体复苏和抗生素治疗。如果脓毒症患者在首次补液后还是存在持续低血压或乳酸水平升高，则需重新评估容量状态和组织灌注。容量状态可以通过测量 CVP 或 ScvO$_2$、进行床旁心血管超声检查、使用 PLR 或补液试验进行动态液体反应性评估，再次进行抽血检查以重新评估组织灌注。有关脓毒症和脓毒症休克的详细讨论，请参阅第 10 章。

SvO$_2$ 和失血

　在急性失血时，血红蛋白减少，身体从可用的血红蛋白中提取更多氧，SvO$_2$ 水平下降，是急性失血的早期迹象。输血（只要数量和速率足够）可以增加 SvO$_2$。

　为了提高氧的输送并减少消耗，需考虑供给和需求的组成部分。可以通过改善心输出量（先补液，然后使用正性肌力药物）、提高氧饱和度（对于机械通气患者，调整 FiO$_2$ 水平和 PEEP），以及增加血红蛋白（输注红细胞）来增加氧供应。由于严重的并发症与输血、感染和肺部并发症（TRALI 和液体超负荷）相关，建议采用"限制性"RBC 输血策略。在 Hb 为 7.0g/dL（除非出现急性出血）或者 Hb 在急性心肌缺血患者中为 8.0g/dL 时考虑输血。降低氧需求的方法包括减少活动、控制患者——呼吸机的不同步、防止烦躁和扭动及避免颤抖。SvO$_2$ 导管可用于快速计算和评估氧的供应和消耗（见表 4-1），并指导治疗。

SvO$_2$ 导管故障排除

　如果要获得准确的读数，必须按照 SvO$_2$ 导管的校准说明进行操作。定期将这些测量值与从肺动脉的远端口缓慢抽取的 SvO$_2$ 的碳氧血气分析值进行比较。如果饱和度有变化，可以重新校准 SvO$_2$ 监测器。这被称为体内校准。

　为了提供准确的数据，SvO$_2$ 导管必须在肺动脉中自由漂浮，末端不能附有纤维蛋白或血凝块，因为这可能会影响饱和度的光纤测量。用于这一点的测量值称为光强度，指的是获取适当反射信号并将其传回监测器所需的透射光的量。光强度水平可以帮助临床医生评估 SvO$_2$ 数值的准确性。光强度信号的大小和位置（在许多监测器上称为信号质量指数或 SQI）有助于护士发现以下并发症：

导管是否处于嵌顿位置或是否形成了血凝块等。

SvO₂ 导管有助于评估重症患者的氧合状态，另外可减少频繁监测心输出量、动脉血气参数和血红蛋白水平的需求。但是，成功应用 SvO₂ 监测取决于使用者对其熟悉程度和对基本概念的全面了解。

无创血流动力学监测

无创血流动力学技术

在过去的 10 年里，肺动脉导管的使用有所减少，部分原因是获益证据不足和技术的进步。血流动力学监测的目标仍然是识别血流动力学不稳定并在器官功能衰竭发生之前进行纠正。通常，危重患者可以通过体格检查，监测尿量、毛细血管再充盈时间、皮肤花斑和生命体征来进行管理。当出现心输出量或心率的改变迹象时，可能需要使用更先进的血流动力学监测来准确指导治疗，以优化心输出量和组织灌注。无创血流动力学监测可用于评估心血管功能，并确定适当的治疗，包括液体输注、升压药或正性肌力药物的使用。

无创血流动力学监测技术已经取得了很大进展，但每种设备和方法都有其优点和局限性。表 4-11 重点介绍了一些当前可用的无创技术及其设备的应用。与对待所有产品一样，以好奇的态度对待它们，并考虑其使用的临床环境和人群是明智的选择。

无创评估

功能性血流动力学监测

功能性血流动力学参数在围手术期和危重患者中的应用研究已经有 20 多年。最常用的动态指标，即收缩压变异度（systolic pressure variation，SPV）和脉压变异率（pulse pressure variation，PPV），都是直接从动脉血液中测量，也可以间接使用无创技术（例如，生物电阻抗或指袖技术）进行测量。每搏量变异度（stroke volume variation，SVV），以及每搏量和心输出量，都可以从动脉波形、无创生物电阻抗或指袖技术的使用中获得。这些动态参数反映了机械通气期间心脏和肺之间的相互作用。

功能性血流动力学参数有助于回答一个问题：患者是否对液体有反应，这些参数是基于对心脏生理学的理解，正如 Frank-Starling 曲线或心室功能曲线所描述的（图 4-24）。

如果通过补液增加前负荷，则每搏量的增加取决于心室功能曲线的形态和位置。如果两个心室都位于曲线的上升部分，增加前负荷应该会导致每搏量明显增加（液体反应性）。对于处于心室功能曲线平坦部分的患者，尽管增加相同的前负

表 4-11　无创血流动力学技术

技术	描述	注意事项
呼气末二氧化碳监测	搭配被动抬腿试验。ETCO₂ 增加 5% 或更多表明 CI 增加——患者有液体反应性。如果增加<5%，提示患者无液体反应性，可能需要其他治疗	仅在机械通气患者中得到验证是液体复苏的良好预测指标
无创脉搏轮廓技术（指袖技术）	将脉搏轮廓分析技术应用于血压波形来推导 SV、SVI、CO、CI 和 SVV 的估计值	未校准 如果患者有血管收缩或有明显的水肿，则可能不可靠
生物电阻抗评估 SV 和 SV 指数的变化	两组电极被贴在前胸。该设备测量一股小电流穿过胸腔所需的时间。测量项目：HR、SV、SVI、CO、CI，以及使用总外周阻力（TPR）估计的后负荷。可用于 PLR	未校准
超声心输出量测量（USCoM）	用无创经皮多普勒装置测量连续的经主动脉或经肺多普勒波形，以确定 CO、CI、SV、SVI、SVR 和 DO₂	未校准
超声（POCUS）	临床超声检查被用于评估非通气患者下腔静脉的可塌陷性和通气患者的直径	
经食管超声	多普勒	速度-时间积分（VTI）、SV、CO

Frank-Starling 曲线

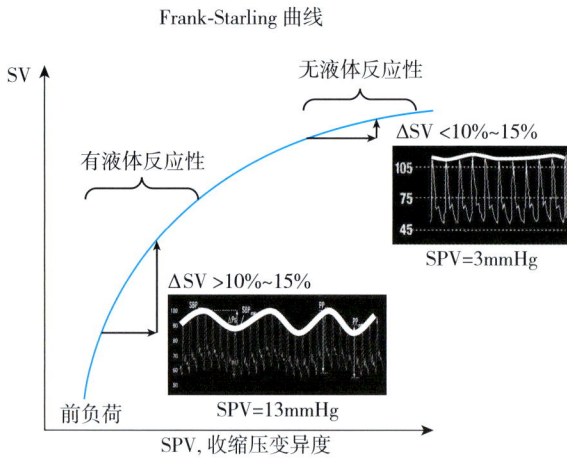

图 4-24　Frank-Starling 心室功能曲线, 显示了曲线形态(陡峭 vs. 平坦)对相应的呼吸机诱导的动脉压力波形变化的影响。在 SV 上也会观察到类似的效应[Reproduced with permission from Bridges E. Using functional hemodynamic indicators to guide fluid therapy. *Am J Nurs*. 2013; 113(5); 42-50.]

荷, 每搏量的变化也会较小(无液体反应性)。

在临床实践中, 可以通过观察由正压通气引起的动脉血压(收缩压和 PP)的变化来确定患者的液体反应性。在吸气期间, 胸腔内压增加, 导致心脏前负荷减少。前负荷的减少导致右心室和左心室的每搏量减少, 随后引起血压下降。通过观察动脉血压波形, 我们可以观察到由呼吸机引起的血压变化。收缩压(SPV)、脉压(PPV)或衍生出的每搏量波形(SVV)的大幅变异表明心脏位于心室功能曲线的陡峭部分, 补液可能会增加每搏量。然而, 如果动脉血压波形或衍生出的每搏量变化较小, 这表明心脏位于心室功能曲线的平坦部分。如果患者无液体反应, 补液可能不会增加每搏量或心输出量, 这时就可能需要其他治疗手段, 如加用升压药。图 4-25 是血压波形的示例(走纸速度 =6.25mm/s), 展示了在失血性休克复苏模型中逐渐补充血容量对 PPV 的影响。这些变化反映了心室功能曲线的上升。

最初的研究和液体反应性的阈值来自接受大于 8mL/kg 的潮气量的机械通气患者的研究, 其中 PPV 和 SVV 的诊断准确性最高(表 4-12)。超声检查的一些参数可用于评估液体反应性, 包括在控制通气期间观察上下腔静脉的变异以及被动抬腿试验后主动脉的速度 - 时间积分(velocity time integral, VTI)。

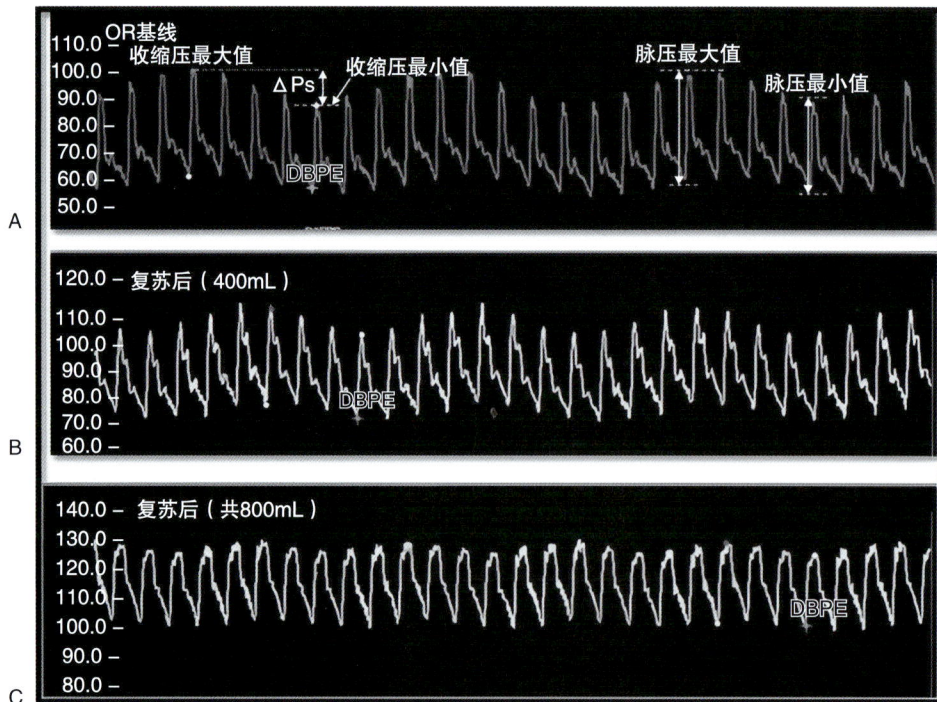

图 4-25　从失血性休克模型中获得的动脉波形结果。A. 在基线时, 呼吸机诱导的动脉波形有明显的变化, PPV 为 18%(液体反应者);B. 输入一个单位全血后, PPV 下降到 15%(液体反应者)。再输入一个单位的全血;C. 复苏后动脉波形的变化很小, PPV 为 11.7%(无反应者)。进一步补液不会增加 SV, 反而会导致容量负荷过重(Reproduced with permission from Elizabeth J. Bridges.)

表 4-12　功能性血流动力学参数

公式		
变量	方程	反应阈值
SPV（收缩压变异度）	$SBP_{max}-SBP_{min}$	>10mmHg
SPV%（SPV 变异百分比）	$(SBP_{max}-SBP_{min})/[(SBP_{max}+SBP_{min})/2]\times100\%$	>10%
*PPV%（脉压变异率）	$(PP_{max}-PP_{min})/[(PP_{max}+PP_{min})/2]\times100\%$	>12.5%
*SVV%（每搏量变异）	$(SV_{max}-SV_{min})/[(SV_{max}+SV_{min})/2]\times100\%$	>12%
PVI（脉搏变异指数）	来源于脉搏血氧灌注指数	12%～16%
ΔSV（每搏量差）	（后 SV- 基线 SV）/ 基线 SV×100%	>10%～15%
ΔCO（心输出量差）	（后 CO- 基线 CO）/ 基线 CO×100%	>10%～15%
下腔静脉（IVC）变异（通气患者）	超声测量	>10%
下腔静脉（IVC）变异（自主呼吸患者）	超声测量	>40%
VTI（速度 - 时间积分——通气患者）	心脏超声测量	>10%
VTI（自主呼吸患者）	心脏超声测量	>12.5%

* 当患者接受<8mL/kg 潮气量时，PPV 和 SVV 仍能准确预测液体反应状态，但阈值较低。对于接受低潮气量通气的患者，也应考虑使用被动抬腿试验。

Data from Headley JM. The goldilocks principle：using functional hemodynamics for fluid optimization. *Nurs Crit Care*. 2016；11（3）：23-27.

值得注意的是，使用这些参数也存在一些局限性（表 4-13）。此外，在液体反应者中，补液的效果可能是短暂的。如果心输出量在 30 分钟内下降，就表明需要持续监测灌注状态（例如，毛细血管再充盈时间和膝部花斑）。

表 4-13　功能性血流动力学的局限性

- 不能在自主呼吸的患者中测量，包括那些接受机械通气的患者
- 不能可靠地应用于接受双相无创通气的患者
- 不能用于持续性心律失常的患者
- 不能用于开胸手术患者
- 指标（PPV、SVV）的大小取决于潮气量
- 需要一个功能性的动脉导管
- 对射血分数降低的患者进行的研究有限
- 低潮气量（<8mL/kg）影响阈值（可能看不到大 ΔCO）——考虑 PLRM
- 非常高的呼吸频率（HR/RR<3.6）可能导致假阴性
- 右心衰竭可能导致假阳性（证据有限，在 ARDS 中未见过）

功能性血流动力学监测的性能。 目前已有专有技术可连续监测功能性血流动力学指标，包括使用有创方法（动脉导管）和无创方法（生物电阻抗或指袖技术）。所有这些技术都可以直接或间接地测量 SPV、PPV，并推导出 SVV、每搏量和心输出量。同时，也可以通过动脉血压波形和床边监护仪间歇性地准确测量 SPV 和 PPV（图 4-26）。

被动抬腿试验

被动抬腿试验（passive leg raising，PLR）包括将患者从床头抬高的状态改为平躺的状态，同时将双腿抬高 30°～45°（图 4-27）。体位的改变导致大约 300mL 血液从下肢和腹腔回流到中心循环和心脏，模拟了补液的效果。PLR 的好处在于，一旦双腿被放下，它就是可逆的。此外，它可以用于自主呼吸、心律失常或接受低潮气量通气的患者，主要的结果是每搏量或心输出量的变化，没有足够的证据表明会引起呼气末二氧化碳的变化。需要注意的是，PLR 存在禁忌证和局限性（表 4-14）。

如果基于动脉的测量结果（如 PPV、SVV）不确定，PLR 可能有助于评估使用肺保护性通气的 ARDS 患者的液体反应性。在这种情况下，这些指标可能低于阈值，因为胸腔内压力的微小变化，可能不足以引起前负荷的充分变化。

例如：ARDS 患者正在接受肺保护性通气（Vt <8mL/kg PBW）[①]

① 假设不存在右心功能障碍。

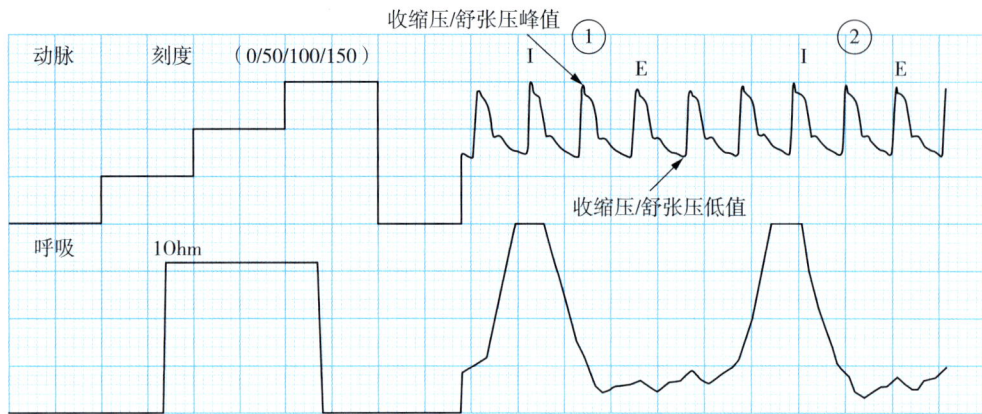

图 4-26　在人工估算 SPV 和 PPV 过程中使用的冻结波形示例,展示了动脉波形的峰值和最低点部分。并使用通气波形识别一个通气周期。在单个通气周期内,识别收缩压(SBP)最高的动脉波形:这是用于测量峰值 SBP 和 DBP 的波形。此外,这个波形很可能具有最大的脉压(PP)。接下来,识别 SBP 的最低点(这应该是在通气周期的呼气阶段)。使用这个波形进行最低 SBP、DBP 和 PP 的测量。使用水平光标来识别确切的压力,它沿着波形移动并提供直接测量,与垂直光标相反,后者需要估计正确的光标位置。从单个通气呼吸中获取血压值,并在 3 个通气周期内取平均值。E=呼气;I=吸气〔Reproduced with permission from Tyler L, Greco S, Bridges E, et al: Accuracy of stop-cursor method for determining systolic and pulse pressure variation. *Am J Crit Care*. 2013;22(4):298-305.〕

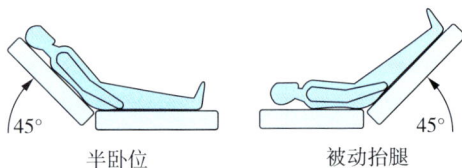

图 4-27　被动抬腿试验(PLR)。PLR 是通过将患者的双腿抬至 45° 的高度,同时将患者的头部和上半身从半卧(床头抬高 45°)降低到仰卧(平躺)位置。这一试验用于测试液体反应性〔Reproduced with permission from Marik PE, Monnet X, Teboul JL. Hemodynamic parameters to guide fluid therapy. *Ann Intensive Care*. 2011;1(1):1.〕

- 功能性指标(例如,PPV、SVV)>阈值=容量反应者
- 功能性指标<阈值=不确定
- 进行 PLR 试验
  - ΔCO>10%=患者有液体反应性
  - ΔCO<10%=患者无液体反应性(不要补液)

　　功能性血流动力学指标还可以为改变胸腔内压力的操作或治疗手段的耐受性提供建议。重要的是,用于评估 PLR 反应性的技术可提供 SV/CO 变化的实时评估(例如,生物电阻抗、超声心动图、脉搏轮廓技术)。血压变化和"stat"模式不能在连续心输出量监护仪上使用。

　　血流动力学对 PEEP 变化的反应。功能性指标可用于预测 PEEP 对血流动力学的影响。PEEP 为 0 时的 PPV 越高(表明患者处于心室功能曲线

表 4-14　PLR 程序

- 患者从头部抬高 45° 到腿部抬高 45° 的体位改变
- 避免诱发疼痛、咳嗽、唤醒,这可能会引起肾上腺素刺激。如果心率显著增加,可能也存在交感神经刺激
- 体位改变导致 300~500mL 的自体输血(如果从头部抬高 0° 开始,容量减少)
- 最大的心输出量或每搏量变化发生在腿部抬高后 1~2 分钟内(必须使用能够实时评估 SV/CO 变化的技术,如脉搏轮廓技术、生物电阻抗或经食管超声)
- 血压变化不是液体反应性的灵敏指标(无论是直接测量还是无创测量)
- 无液体反应性:心输出量或每搏量增加>10%~15%
- 非液体反应性:心输出量或每搏量增加<10%(停止输液并考虑其他治疗,如升压药或正性肌力药物)
- 实施 PLR 的时间为 2~3 分钟

ΔCO 计算示例:
基线 CO=3.2L/min;体位改变后 CO=3.6L/min。
(增加/基线)×100=(0.4/3.2)×100=↑12.5%

禁忌证:
- 不稳定的脊椎骨折
- 骨科——胫骨下段骨折
- 增高的颅内压
- 可疑或已确诊的肺水肿
- 腹内高压可能导致测试结果假阴性

局限性:
- 误吸的风险
- 弹力袜(如 TED)可能会减少静脉回流量,间歇序贯加压装置可能导致 CO 的变化

的陡峭部分），PEEP 增加后心输出量的下降幅度越大。

透析期间血流动力学不稳定性的预测。血流动力学指标的组合，反映宏观血流动力学（例如血压）和灌注，可用于预测透析期间的血流动力学不稳定性（intradialytic hemodynamic instability，IHI）。例如，在首次接受透析的患者中进行了三点评分，每个评分点与透析开始前即时获取的以下参数之一相关联：心血管 SOFA 评分 >1；示指毛细血管再充盈时间 >3 秒；乳酸 >2mmol/L。在首次透析期间，IHI 的发生率随着得分的增加而增加（0=10%；1=33%，2=55%，3=80%）。其他研究发现，液体反应性的指标（脉压指数降低、IVC 塌陷）和血管张力（低 DBP）也与 IHI 发生可能性增加有关。

压力反应

给急性循环衰竭的患者补液是为了增加全身平均血压和心输出量，从而最终增加组织灌注。如上所述，在有输液指征的重症患者中，只有约一半患者对输液有反应，也只有一半患者会出现平均动脉压增加超过 10% 的情况（压力反应者）。无压力反应的原因可能是补液试验和心输出量的增加没有充分增加静脉回流或动脉张力的改变。

动态动脉弹性（dynamic arterial elastance，

Eadyn）。动态动脉弹性是一个较新的血流动力学参数，可用于预测有液体反应的患者是否也会是压力反应者（表 4-15）。这个参数是基于这样的假设：在所有条件相同的情况下，每搏量的增加将会导致脉压的增加。脉压增加的多少取决于动脉张力。在血管收缩的情况下，每搏量的增加将与脉压增加更多有关。相反，在血管扩张的条件下，每搏量的增加可能不会引起脉压的大幅增加。利用 PPV 和 SVV 的功能性血流动力学测量，可以计算出一个连续的动态参数（Eadyn=PPV/SVV）。Eadyn 不同于 SVR；它是一种对动脉强度的功能测量，部分由血管张力决定。Eadyn 允许作为压力反应的预测（即液体反应者也是压力反应者）。

表 4-15　动态动脉弹性的解释（Eadyn）[*]

Eadyn（PPV/SVV）	解读
1.2～2	在正常的范围内，表明患者很可能有压力反应性
	示例：PPV=14/SVV=12；Eadyn=1.2
0.9～1.2	灰色地带——这并不确定
<0.9	显著血管扩张。低 Eadyn 不排除补液，但患者也可能需要升压药
	例：PPV=12/SVV=16；Eadyn=0.75

[*] 患者必须被认为是一个液体反应者来应用 Eadyn。如果他们不是液体反应者，补液将不会增加 CO 或血压。

典型案例分析
压力反应（动态动脉弹性）

案例 1：一位血流动力学不稳定的患者，正在进行补液试验。患者是液体反应者，没有液体负荷过重的风险。下一个问题是他们是否也有压力反应性。

HR	SBP/DBP/MAP	DSI	PPV	SVV	Eadyn	解读
115 次/min	102/43/63mmHg	2.7	12%	17%	0.7	液体反应（+） 压力反应（-）

在案例 1 中，患者是液体反应者，但不是压力反应者。当 Eadyn<0.9，DSI 提示血管过度舒张。在这种情况下，可能需要补液，但也可能需要使用升压药。

案例 2：尽管血压正常，但该患者仍有低灌注（乳酸水平升高，CRT 时间延长）的指征。正在考虑进行补液试验。患者是液体反应者，没有液体负荷过重的风险。下一个问题是他们是否也有压力反应性。

HR	SBP/DBP/MAP	DSI	PPV	SVV	Eadyn	解读
91 次/min	112/58/76mmHg	1.9	22%	15%	1.5	液体反应(+) 压力反应(+)

　　在案例 2 中,如 Eadyn 所指示的,患者同时是液体反应者和压力反应者。此外,虽然 DBP 值较低,但 DSI 值并没有提示严重的血管扩张。最初的补液试验治疗适当。本案例还展示了结合外周灌注指标与宏观血流动力学(如 BP、HR)以监测低灌注迹象。

外周灌注

　　外周灌注的评估是基于休克的生理反应,即血液重新分配到重要器官,离开相对不重要的血管床,如皮肤。可通过以下几种无创方法评估外周灌注,包括皮肤花斑和毛细血管再充盈时间。2021 年拯救脓毒症运动国际指南建议使用毛细血管再充盈时间作为其他灌注测量方法的辅助手段。同样,美国国立卫生研究院 COVID-19 成人危重护理指南特别建议"使用动态参数、皮肤温度、毛细血管再充盈时间和/或乳酸超过正常水平来评估液体反应性。"

皮肤花斑

　　膝部花斑是指由于异质性小血管收缩引起的,通常始于膝部的斑片状紫红色皮肤改变,反映皮肤灌注异常。虽然皮肤花斑也可在身体的其他部位看到,但它只能在膝部前侧进行可靠的评估。花斑反映小血管收缩,提示皮肤灌注异常。皮肤缺乏自动调节(它主要与热控制有关);因此,花斑反映了交感神经的激活。皮肤花斑的变化与宏观血流动力学(即血压和心输出量)无关。膝部花斑的评估存在局限性,研究主要是针对肤色较浅的人。Ait Oufella 等人创建了一个评分系统来对皮肤花斑进行标准化评估,评分范围为 0～5 分(图 4-28)。亟须进一步的研究来确保对所有肤色的准确测量。

　　当评估深肤色的皮肤苍白度或花斑时,使用的光应是自然光或卤素光而不是可能会改变皮肤颜色的荧光。在浅肤色的个体中,发绀或无氧血液增多的皮肤通常呈蓝色或紫色。相比之下,肤色较深的人的无氧血液皮肤可能呈灰色或白色,而肤色为黄色的人的无氧血液皮肤可能呈灰绿色。如果看不到腿前部的皮肤花斑,应考虑对身体其他部位进行更全面的检查,评估是否苍白(如颊黏

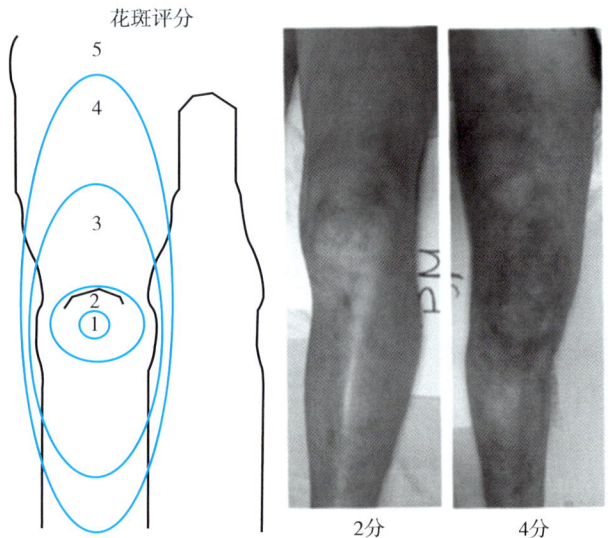

图 4-28　皮肤花斑评分是基于腿部花斑的延伸。0 分表示没有花斑;1 分,指膝部中心位置皮肤存在小面积(硬币大小)的花斑;2 分,指皮肤花斑面积不超过膝部骨的上缘;3 分,指皮肤花斑面积不超过大腿的中部;4 分,指皮肤花斑面积不超过腹股沟皱褶处;5 分,指皮肤花斑非常严重,其面积范围超出腹股沟皱褶处 [Reproduced with permission from Ait-Oufella H, Lemoinne S, Boelle PY, et al: Mottling score predicts survival in septic shock. *Intensive Care Med.* 2011; 37(5): 801-807.]

膜、结膜、手掌)。也可以考虑使用其他方法来评估灌注,如毛细血管再充盈时间。

毛细血管再充盈时间

　　毛细血管再充盈时间(capillary refill time, CRT)是指施加足够的力度压迫指尖、膝部或胸骨使之变苍白,释放压迫后,血流(即颜色)返回远端毛细血管所需的时间。CRT 反映了外周灌注情况,CRT 较长表示毛细血管灌注减少。为了进行不同时间的比较,要求所有的护士使用相同的位置和技术实施 CRT。目前没有关于 CRT 执行标准的建议,仅用表 4-16 总结了 CRT 实施的关键要素,包括可以实施的身体部位、压迫时间和压迫力度。

表4-16　毛细血管再充盈时间评估的执行

身体部位	成人有三个区域可以用于可靠的CRT测量：手指远端指骨（最好是中指，观察甲床或指尖）、膝部、胸骨。对于手部，手臂必须在心脏水平处得到支撑
压迫时间	毛细血管再充盈时间的正常范围为5～15秒，两次压迫之间没有显著差异。关键在于人员之间执行的标准化，因为不同的压迫时间会导致不同的反应
压迫力度	压力适中，可形象地理解为足以在检查者甲床的尖端形成一个新月形压痕的压力

膝部的花斑和CRT说明了什么？大多数与皮肤花斑和CRT相关的最新研究都是在脓毒症休克复苏的患者中进行的。研究发现，在经过6小时复苏治疗后，膝部花斑较明显和CRT较长的患者死亡风险更高。例如，在一项针对脓毒症休克患者的研究中，经过6小时复苏治疗后，幸存者的CRT为2.3±1.8秒，而非幸存者为5.6±3.5秒。总体而言，膝部上的CRT比手指上更长[（2.3±1.8秒）vs.（4.7±3.8秒）]，幸存者的正常值为2.9±1.7秒，非幸存者的延长值为7.6±4.6秒。正常和异常的阈值因测量位置而异。对于最常见的部位（示指），CRT<3秒被视为正常，而CRT>4秒则被视为异常。膝部上的CRT略长，正常时间<3秒，而CRT>5秒提示灌注损伤。最近的研究发现，在复苏结束时，与正常CRT相比，CRT>3.5秒的患者死亡风险增加了4.6倍。

在复苏期间，膝部花斑和CRT的正常与患者预后改善相关。如果患者在复苏期间外周血流灌注没有改善，即使其宏观血流动力学（如HR、血压、心输出量）有所改善，其预后也较差。心搏骤停患者在低温治疗期间，CRT会延长。复温后，CRT无法恢复正常，与较差的生存率相关。在入院时乳酸升高的95例败血症患者中，有65例CRT正常（定义为按压远端指骨10秒后，CRT<3秒），30例CRT异常。复苏后，87例患者CRT正常，复苏后CRT正常的患者需要机械通气和入住ICU的概率较低。8例CRT异常的患者，其不良事件风险发生率（88% vs. 20%）和住院死亡率（63% vs. 9%）较高。在快速反应系统启动时，CRT可能也是不良事件的预测因子，CRT异常（>3秒）可预测到需要转移到更高级别照护的需求和更高的死亡率。在快速反应系统启动时存在的其他不良事件的风险因素包括低氧血症（SpO_2<92%或需氧量增加）、低血压或少尿。

在解读SpO_2时需关注肤色。多项研究表明，在肤色较深的个体中，报告的SpO_2测量值存在正偏差（即SpO_2大于SaO_2）。这种正偏差（约2%）可能导致隐匿性低氧血症，并且还可能延迟治疗的开始时间。在撰写本文时，关于如何纠正这种差异尚无具体的临床实践建议，因此，当患者出现低氧血症迹象但SpO_2正常时，需要高度怀疑。

毛细血管再充盈时间也被用于指导脓毒症休克患者的复苏治疗。在ANDROMEDA-SHOCK试验中，复苏治疗的指导是通过评估毛细血管再充盈时间（每30分钟评估一次，直到≤3秒）与乳酸水平（在2小时内下降>20%或恢复正常）进行比较。CRT组的死亡率更低（34.9% vs. 43.4%，P=0.06），尽管差异无统计学意义。此外，CRT组的器官功能障碍较少，器官功能障碍恢复较快，这些患者接受的复苏液体较少，需要的升压药支持也较少，该研究显示了将外周灌注指标整合到治疗决策中的潜在效用。以上并不表示CRT应该是唯一的指标；相反，它应与其他常规监测的血流动力学参数一起使用，包括乳酸。一项新的研究（ANDROMEDA-2）正在进行，该研究将易于获取的血流动力学参数（PP和DBP）、外周灌注（CRT）、液体反应性，以及心脏功能评估整合在一起，以指导关于液体疗法、升压药和正性肌力药物的使用。

要点

- 外周灌注不足（如膝部花斑、CRT）在复苏后无法得到改善（即使HR和BP恢复正常），与预后较差相关。
- 外周灌注应经常重新评估（例如，在复苏期间每30分钟评估一次）。

典型案例分析
低血容量

患者，女，67岁，因不明原因的低血压被送入重症监护室。患者无反应，需要气管插管以保护气道。听诊呼吸音清，8小时内尿量仅15mL，皮肤凉。创伤超声定向评估（快速）（focused assessment with sonography in trauma, FAST)检查的结果不明确, 因此置入 PA 导管以明确原因。测量后获得以下数据:

BP	86/54mmHg	SI	16mL/m²
P	118 次/min	PA	24/10mmHg
RR	30 次/min	PAOP	6mmHg
T	37.3℃	CVP	3mmHg
CI	1.9L/(min·m²)	SvO₂	50%

问题 1: 哪些血流动力学参数是异常的?

问题 2: 这些结果的临床意义是什么?

问题 3: 可以使用什么策略来确定该患者有液体复苏反应?

答案

1. BP、SI、PAOP、CVP、CI 和 SvO_2 都较低。HR 升高(BP 和 CI 下降的代偿反应)。

2. 注意低血流量(CI 和 SI 低于正常值)和低心内压(PAOP)。这种低血流量和心内压的结合与低血容量相一致。此外, SvO_2 较低, 表明组织氧合可能受到影响。低血容量的确切原因还不能从血流动力学参数中辨别出来。需要进一步的研究来明确这一问题, 如胃肠道出血、脱水或其他形式的失血或失液, 以诊断低血容量的潜在原因。

3. 补液试验被认为是危重症患者复苏的基石。然而, 临床研究表明, 只有约 50% 的血流动力学不稳定患者对容量有反应。越来越多的证据表明, 过度的液体复苏与死亡率的增加有关。在进行补液之前评估患者的液体反应性是至关重要的。静态压力(CVP、PAOP)和超声心动图(IVC 直径)参数并不是液体反应性的可靠预测指标。动态参数(SPV、PPV、SVV)才是液体反应性的可靠预测因子, 并且是基于正压机械通气患者呼吸周期变化而测量的。在自主呼吸的患者中, 被动抬腿试验对液体反应性有很高的预测价值。

血流动力学参数的应用

低心输出量状态

血流动力学紊乱表现为高血流状态或低血流状态。初期时, 代偿机制会使血流保持正常, 但最终产生的结果可能就是心输出量过高或过低。最常见的结果是发展成为低心输出量状态。

低心输出量状态分为两类: 低血容量或左心室功能障碍。尽管许多状况可能引起低血容量或左心室功能障碍, 但都会导致低心输出量状态。在心输出量下降之前, 每搏量会减少。因此, 每搏量或 SI 是即将发生低血流状态的早期警告信号。因此, 在检查心输出量或心指数之前, 应首先检查每搏量或 SI。当下降的每搏量不能再通过心率补偿时, 总血流量(CO)减少。从组织氧合的角度来看, 只要总血流量(CO)得以维持, 每搏量的下降并不会影响氧输送。在总血流量不变的情况下, 参数(如 SvO_2)可保持正常。由于在低血容量和左心室功能障碍中, 每搏量和每搏指数均减少, 而心输出量或 SvO_2 水平不一定改变, 因此在监测血流动力学参数时首先评估每搏量和每搏指数非常重要。

基于临床和血流动力学参数的综合结果, 确定低血流状态的原因(例如, 低血容量或左心室功能障碍)。例如, 患者的体格检查和病史可能提示了患者存在左心室功能不全等病理性临床状况。从血流动力学监测的角度来看, 使用心内压力(PAOP、CVP)是区分低血流状态原因的最常见方法。对低心输出量状态的管理应始于治疗左心室功能障碍或低血容量。

左心室功能障碍

由左心室功能障碍引起的低心输出量状态可通过减少左心室做功和改善功能的干预措施来管理: 增加收缩力并减少前后负荷。通常, 药物疗法用于治疗左心室功能不全。然而, 也有一些物理干预方法, 如让患者坐起、尝试减少焦虑和机械支持, 如主动脉内球囊反搏装置和心室辅助装置(见第 18 章)。然而, 左心室功能的改善在很大程度上依赖于药物支持(见表 4-2)。

CardioMEMS™, 一种经导管植入左肺动脉的装置, 可以对射血分数保留的心力衰竭患者或 NYHA Ⅲ级、过去 1 年曾住院的射血分数下降的心力衰竭患者进行动态肺动脉压和心率监测(图 4-29), 该装置被植入左肺动脉, 可显示肺动脉压和波形, 并将这些数据传输给医务人员。来自

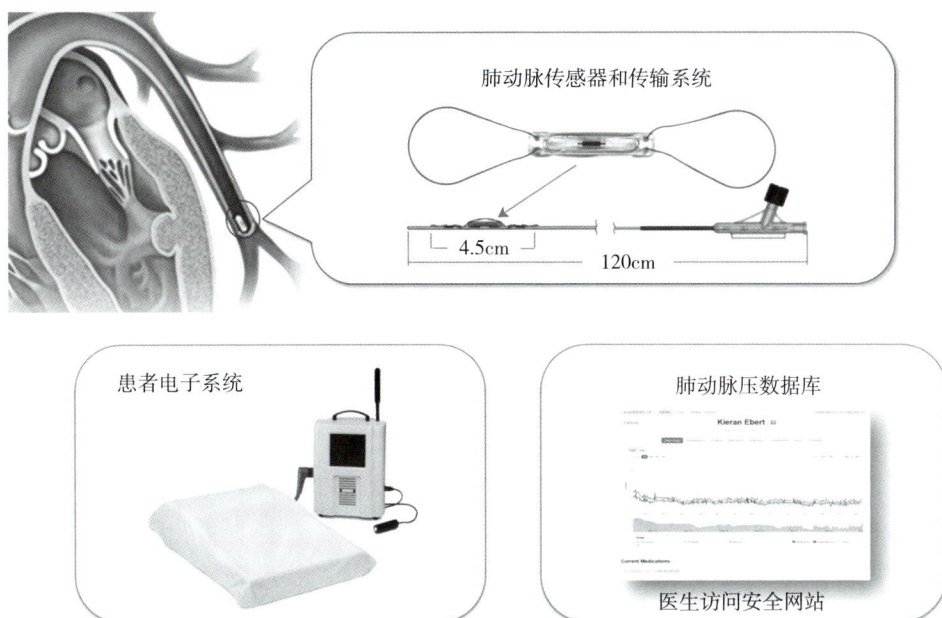

图 4-29　CardioMEMS HF 系统包括压力传感器和外部测量单元。CardioMEMS™（CardioMEMS，Champion and St. Jude Medical are trademarks of St. Jude Medical, LLC or its related companies. Reproduced with permission of St. Jude Medical，©2018. All rights reserved.）

CardioMEMS™ 的数据能够预测临床病情恶化，以便进行早期干预。CHAMPION 试验发现，在 6 个月内，心力衰竭患者的住院率降低了 28%，在 15 个月内降低了 37%。

典型案例分析
动态肺动脉压监测

　　患者，男，75 岁，被诊断为伴有射血分数降低的心力衰竭（HFrEF），在过去 6 个月内已经因心力衰竭加重入院 3 次。这次因置入 CardioMEMS PA 压力监测装置而入院。其他合并症包括糖尿病、心房颤动、冠心病、慢性阻塞性肺疾病（COPD）和痛风。

　　患者正在服用的药物包括缬沙坦、卡维地洛缓释片、螺内酯、呋塞米、胰岛素、别嘌呤醇、地高辛、华法林和二甲双胍。初始的血流动力学结果显示：

EF	25%
CO	3.2L/min
PA	65/32mmHg

　　植入该装置后，患者在 1 年零 6 个月内没有进一步住院治疗。远程调整药物治疗方案。

　　问题 1：正常的 PA 收缩压、舒张压和平均值是多少？

　　问题 2：动态肺动脉压监测的好处是什么？

　　答案

　　1. 正常的 PA 收缩压为 15～35mmHg；PA 舒张压为 10～15mmHg；PA 的平均值为 15～20mmHg。

　　2. 动态肺动脉压监测允许医疗保健提供者远程识别临床病情的恶化。它允许进行当天或次日的药物调整，以防止出现失代偿。它大大减少了心力衰竭失代偿患者的再入院，为医疗管理提供了一种更为积极主动的方法。

改善心肌收缩力

　　如果患者出现左心室功能障碍的症状，可通过改善左心室功能来缓解症状。在左心室功能急剧恶化的情况下，通常使用正性肌力药物治疗。正性肌力药物治疗可以增强心肌收缩力，从而提高射血分数、每搏量、心输出量和组织氧合。

　　在重症监护中，有两种常用于改善心室收缩功能的正性肌力药物：多巴酚丁胺和米力农（表 4-17）。

多巴酚丁胺作为一种交感神经激动剂，在左心室功能急剧恶化的情况下使用。多巴酚丁胺增强了对交感神经系统中β细胞的刺激，产生正性肌力（收缩）反应和正性变时（心率）反应。除非患者的前负荷降低，否则心率反应很小。多巴酚丁胺还因为β2受体的刺激而具有轻微的扩血管作用，导致前后负荷的轻微降低。基于这些作用，多巴酚丁胺是增加心输出量和每搏量的理想首选药物。

如果多巴酚丁胺无效，可以使用米力农，其作用不同于多巴酚丁胺。多巴酚丁胺在交感神经刺激已经达到最大效果时可能无效。米力农是一种磷酸二酯酶抑制剂，可增加细胞内钙的利用率。米力农可减少前后负荷，所以在急性失代偿性充血性心力衰竭患者中必须谨慎使用。虽然米力农可能会有凝血障碍的副作用（降低血小板计数），但它是多巴酚丁胺或多巴胺的合理替代品。

多巴胺可用于改善心肌收缩力，但因多巴胺还刺激交感神经系统的α细胞，导致后负荷增加，所以在低心输出量状态下使用并不理想。多巴胺的净效应是改善血压，还可能改善心输出量和每搏量，但心肌氧耗的代价高于其他两种正性肌力药物。因此，多巴胺不是治疗急性左心室功能障碍的一线药物，除非存在低血压。

正性肌力药物治疗的潜在副作用是随着收缩力的增加，心肌耗氧量增加。心肌耗氧量并不易测，因此，许多临床医生更倾向于使用减少前负荷和后负荷的药物，因为这些药物不会增加心肌耗氧量。

降低前负荷

降低前负荷被认为对左心室功能障碍患者有益，因为它能减轻过度拉伸的心肌纤维扩张。尽管有许多治疗方案旨在减少前负荷，但它们通常可以分为两类：减少血容量的药物（利尿剂）和促使静脉血管扩张的药物（硝酸酯类、钙通道阻滞剂、β受体阻滞剂和硫酸吗啡）（表4-18）。

降低前负荷最常见的方法是使用利尿剂。首选利尿剂是因为它们能排出多余的液体。当左心室开始衰竭时，肾脏的血流减少，肾脏由此认为血容量不足。随之，肾脏会增加对水的重吸收，导致血管内容量增加，这种增加会导致心力衰竭患者出现静脉扩张和坠积性水肿。对收缩压低于90mmHg的患者使用降低前负荷的方法可能会导致患者的临床病情恶化。

用于降低前负荷的最常见利尿剂是袢利尿剂。

表4-17　治疗血流动力学异常的常见正性肌力药物

药物	剂量	起效时间	途径
多巴酚丁胺（dobutamine）	1～20μg/（kg·min）	1～2min	静脉注射
多巴胺（intropin）	2～10μg/（kg·min）	1～2min	静脉注射
米力农（primacor）	首剂0.75mg/kg，然后5～10μg/（kg·min）	<5min	静脉注射

表4-18　治疗血流动力学异常的常见降低前负荷的药物

药物	剂量	起效时间	途径
利尿剂			
呋塞米（lasix）	≥20mg	<5min	静脉注射/口服
布美他尼（bumex）	0.5～10mg/d	<5min	静脉注射/口服
依他尼酸（edecrin）	50～100mg/d	<5min	静脉注射/口服
氯噻嗪（diuril）	500～2 000mg/d	1～2h	静脉注射/口服
美托拉宗（zaroxolyn）	2.5～20mg/d	1h	口服
甘露醇（osmitrol）	12.5～200g/d	<5min	静脉注射
血管扩张药			
多巴胺（intropin）	1～2μg/（kg·min）	5min	静脉注射
硝酸甘油（tridil, nitrostat IV）	5～400μg	1～2min	静脉注射

袢利尿剂通过阻止髓袢中水钠的重吸收来发挥作用。随之而来的水钠丢失可允许血管容量减少。理论上，减少血管内容量会减少回流至心脏的血液量，并减少对心肌的张力。减少的张力可以使心脏恢复到更正常的收缩状态。

其他降低前负荷的药物，如硝酸甘油，可通过促进血管扩张而发挥作用。血管扩张的结果是回流至心脏的血液量减少。其净效应是降低前负荷，改善左室收缩状态。在临床实践中，通常使用 1 种或 2 种降低前负荷的药物。硝酸甘油等降低前负荷的药物附加好处是改善心肌血流，但不能利尿。硫酸吗啡也被用于降低充血性心力衰竭患者的前负荷，但它作为外周血管扩张药会导致静脉淤血。

典型案例分析
左心室功能障碍

患者，男，76 岁，因急性下壁心肌梗死和 COPD 病史收入重症监护室。值班期间，患者开始主诉呼吸急促。听诊肺后叶的 1/3 位置有啰音，并伴有呼气性哮鸣音。患者有 S_3（奔马律）和 II/VI 收缩期杂音。入院时获取了以下血流动力学结果：

BP	100/58mmHg
P	112 次 / min
CO	2.1L/min
CI	4.6L/（min·m²）
SI	19
PA	38/23mmHg
PAOP	21mmHg
CVP	13mmHg
SvO_2	49%

问题 1：哪些血流动力学参数是异常的？
问题 2：这些结果的临床意义是什么？
问题 3：该患者的优先治疗措施是什么？
答案

1. PA 压力、PAOP、CVP 升高；SI、CI 和 SvO_2 降低

2. 该患者表现为低血流量（CI 和 SI）和高心内压（PAOP、CVP）。低 SvO_2 水平表明组织氧合发生严重紊乱（氧输送和氧耗之间的变化）。

3. 需要采取干预措施来维持 CI。监测心率和每搏量。降低前负荷，评估后负荷和心肌收缩力。CI 并不是很低，因此需要进一步查明 SvO_2 极低的原因。还需要进一步研究明确左心室功能障碍的原因，如心力衰竭、心肌梗死或心肌病。

典型案例分析
正性肌力治疗

患者，男，71 岁，因原因不明低血压被送入重症监护室，带入一根 PA 导管用以确定低血压的原因。当前患者无反应，GCS 评分为 4 分。患者生命体征和肺动脉导管测量结果如下：

BP	102/68mmHg
P	101 次 / min
CO	3.9L/min
CI	2.3L/（min·m²）
SI	23
PA	42/22mmHg
PAOP	18mmHg
CVP	12mmHg
SvO_2	51%

问题 1：哪些血流动力学参数是异常的？
问题 2：该患者的治疗重点是什么？
答案

1. CI、SI 和 SvO_2 降低。HR、PA 压力、PAOP 和 CVP 均升高。

2. 在患者的治疗方案中加入了多巴酚丁胺。多巴酚丁胺使用后 1 小时，再次行血流动力学检查，显示如下：

BP	106/44mmHg
P	106 次 / min
CO	4.4L/min
CI	2.6L/（min·m²）
SI	15
PA	40/20mmHg
PAOP	14mmHg
CVP	13mmHg
SvO_2	57%

根据 SI、CI 和 SvO_2 略有改善，以及 PAOP 降低，可看出血流动力学参数有少许改善。由于 SvO_2 不在正常范围内，应考虑进一步调整多巴酚丁胺的剂量。米力农是另一个可以改善患者症状的选择。需重点关注波形趋势。病情变化通常不会立刻出现，因此密切监测趋势将有助于改善预后。还可以谨慎考虑使用血管扩张药（尽管多巴酚丁胺也会引起血管扩张）和利尿剂。

典型案例分析
降低前负荷

患者，女，77 岁，因心绞痛发作导致心衰加重而被收入重症监护室。带入一根 PA 导管，用于测量初始血流动力学参数。在开始使用硝酸甘油后，进行了再次评估。

	初始值	使用硝酸甘油后
BP	114/76mmHg	112/72mmHg
P	106 次 / min	92 次 / min
CI	2.4L/（min·m²）	2.6L/（min·m²）
SI	23	28
PA	40/23mmHg	35/20mmHg
PAOP	22mmHg	17mmHg
CVP	12mmHg	9mmHg
SvO_2	53%	58%

问题 1：基于这些数据，硝酸甘油对改善该患者的血流动力学情况是否有效？

问题 2：该患者的病情是否稳定？

答案

1. 基于 SI 和 SvO_2 的增加及 PAOP 降低，表明这种治疗是有效的。尽管 CO 没有明显变化，但增加足以改善组织氧合。这一案例说明了评估多个参数（如 PAOP、SvO_2 等）的必要性。

2. 不稳定。当 SvO_2 介于 60%～80% 时，患者的病情才算稳定。应考虑逐渐增加硝酸甘油的剂量，然后再次评估血流动力学参数，并监测组织灌注的表现，如乳酸水平。还需要进一步检查诊断引起患者心绞痛的原因。

降低后负荷

长期左心室功能障碍治疗的基石是使用药物降低后负荷（对抗血液射出的阻力）。对于急性左心室功能障碍患者，短期内减少后负荷很重要，但要在确保有足够搏出量的情况下使用相关药物。关于何时在紧急治疗中降低后负荷并没有普遍一致的意见。然而，降低血压或 SVR 以减少后负荷可能是有益的，因为这样做可以减轻左心室的负担，改善左心室的收缩力，并降低心肌耗氧量。

对于急性左心室功能障碍患者伴有高血压或高 SVR 时，通常会选择降低后负荷。一般来说，只有当高血压或高 SVR 被认为是导致左心室功能障碍的原因时，才会使用降低后负荷的药物，否则，要在正性肌力药物治疗和前负荷降低后，再加入降低后负荷的药物。

在对后负荷增加的紧急处理中，最常见的降低后负荷药物是硝普钠（nipride）（表 4-19）。这种动脉扩张剂的起效速度非常快（在 2 分钟内），并且半衰期短（约 2 分钟）。硝普钠的缺点是它可以分解成硫氰酸盐，一种氰化物的前身，硫氰酸盐的毒性水平可在大剂量给药后 2 天内逐渐积累，特别是在肾功能损害的患者中。硫氰酸盐中毒的解毒剂是硫代硫酸钠，硫代硫酸钠可以加入硝普钠输注中，以降低硫氰酸盐毒性的可能性。

其他能够迅速减轻后负荷的药物还包括较新的钙通道阻滞剂和 β 受体阻滞剂。请注意，这些药物可作为负性肌力药物，实际上会减弱心肌收缩力，在急性左心室功能障碍的使用中存在争议，尽管它们在慢性心力衰竭的长期管理中已得到充分验证。

其他减轻后负荷的常见药物是血管紧张素转换酶抑制剂。一般来说，这些药物作为口服制剂用于对后负荷的长期管理，当然也有一些静脉注射剂的药物（依那普利）。有关药物治疗的更多信息，请参阅第 7 章。

低血容量

如果低心输出量状态的根本原因是低血容量，通常采用两种关键的方法：增加前负荷和确定增加前负荷药物的最优类型。通过血流动力学监测，可以更好地识别潜在的低血容量患者，确定开始治疗的时机。为避免解读错误，可使用相关的指

表 4-19　常见的降低后负荷的药物

药物	剂量	起效时间	给药途径
平滑肌松弛剂和 α 受体抑制剂			
硝普钠（nipride）	0.5～10μg/（kg·min）	1～2min	静脉注射
硝酸甘油（tridil, nitrostat IV）	5～400μg	1～2min	静脉注射
肼屈嗪（apresoline）	10～40mg	10～20min	静脉注射/肌内注射
酚妥拉明（regitine）	0.1～2mg/min	<1min	静脉注射
血管紧张素转化酶抑制剂			
卡托普利（capoten）	25～400mg/d, 分 2～3 次	15～30min	口服
依那普利/依那普利酯酸（vasotec/vasotec IV）	2.5～4.0μg/d	15min	口服/静脉注射
赖诺普利（zestril）	10～40mg/d	1h	口服

南对血流动力学监测数据进行解读。例如，在低血容量的患者中，当血容量显著改变时，每搏量或每搏指数会发生变化。每搏量的这种变化经常伴随着心脏相关压力的降低（如 PAOP、CVP），但是，要监测的关键参数是每搏量。需注意，由于心室顺应性，心脏相关压力并不一定反映容量的变化。为了避免在解读低血容量时出现错误，在监测心脏相关压力之前，请持续监测是否存在低每搏量，并考虑功能性参数（如 SPV、PPV 或 SVV），而不是静态参数（如 CVP 或 PAOP）。

　　治疗低血容量最具争议的问题之一是如何选择扩容药物。有 3 大类药物可以选择：血制品、晶体和胶体。如上所述，在急性失血和血红蛋白低至特定阈值时是有输血指征的。晶体是诸如 NS 和乳酸钠林格等溶液，主要通过溶液中的钠来获得益处，晶体液中的电解质水平可能与血浆水平不同。例如，在 0.9% 的 NS 中，Na^+ 和 Cl^- 均为 154mEq/L，不含钾或钙。在乳酸钠林格溶液中，Na^+ 为 130mEq/L，K^+ 为 4.0mEq/L，Cl^- 为 10.9mEq/L，Ca^{2+} 为 2.7mmol/L。胶体是指血液制品（白蛋白）或合成液体（羟乙基淀粉，葡萄糖聚合物）等溶液。由于羟乙基淀粉对肾脏和凝血功能有副作用，因此它在临床实践中的使用非常有限，其水钠潴留效应是由溶液中的大分子（蛋白质或葡萄糖聚合物）所致。

　　晶体液有以下几个优点，价格低廉且产生的免疫反应有限。其主要临床优势在于它们能够扩

散到所有液体间隙（血管、间质和细胞内），大部分溶液不会只留在血管床。例如，如果输入 1 000mL 的晶体液（如 0.9% 氯化钠），则仅有不到 200mL 留在血管床，其余都会扩散到其他间隙。这使得晶体液成为治疗慢性低血容量或脱水患者的理想选择。这种优势在某些情况下也是一种限制。如果需要快速扩容，则需要大量的晶体液，因为大部分溶液并未停留在血管系统中。另一个缺点是生理盐水的酸性，以及大量使用后可能导致高氯性代谢性酸中毒。

　　与晶体液相比，胶体液有一个关键的优势，即它们可以迅速扩充血容量。在初始阶段，几乎所有输入的胶体液都留在血管内，使得低血容量的治疗更加迅速，在创伤和术后出血等情况下经常需要使用。胶体液的缺点是费用昂贵。然而，关于胶体是否比晶体更有效，确实存在争议。值得担心的情况是胶体液可能在存在毛细血管渗漏综合征（如脓毒症和 ARDS）的情况下对人体造成伤害。在这种情况下，如果大分子蛋白质（或葡萄糖聚合物）通过毛细血管渗漏，会加剧液体通过受损的毛细血管渗漏，从而引发大量液体流失。

　　需要进一步的研究来确定在不同临床情境中使用的最佳液体。每种液体都具有自身的优点和局限性。无论选择使用哪一种液体，都应该根据其对组织氧合、每搏量、每搏指数和心脏相关压力的改善程度来评价其效果。

低血容量

患者,男,62岁,因憩室破裂被收入重症监护室。患者目前无反应,正在进行术前准备。听诊呼吸音清,9小时尿量只有20mL,皮肤干冷。置入PA导管以帮助寻找原因,测量后获取以下数据:

BP	82/58mmHg
P	111 次/min
RR	33 次/min
T	38.4℃
CI	1.7L/(min·m²)
SI	15
PA	23/11mmHg
PAOP	7mmHg
CVP	2mmHg
SvO_2	53%

输液后,进行PLR。SV的变化小于10%。

问题1: 哪些血流动力学参数是正常的?

问题2: 该患者的优先治疗措施是什么?

问题3: PLR结果的意义是什么?

答案

1. BP、CI、SI、PAOP、CVP和SvO_2都很低。心率和体温有所升高。

2. 低SI、CI和SvO_2是最需要进行处理的参数。这些参数提示组织氧合较差,应立即进行支持性治疗,包括静脉给予生理盐水或乳酸钠林格溶液。输入乳酸钠林格溶液可能会导致乳酸水平升高。如果患者处于休克状态,监测乳酸水平是非常重要的。也可以考虑输血制品(全血、白蛋白),直到患者接受手术。影响该患者组织氧合的另一个因素是可能存在的脓毒症。补液、留血培养和抗生素治疗是首要任务。如果患者在初始补液后出现持续低血压或乳酸水平升高,需重新评估容量状态和组织灌注。通过监测中心静脉压(CVP)或混合静脉血氧饱和度(ScvO_2)、床旁心血管超声检查、PLR或补液试验进行液体反应性的动态评估,可以重新评估容量状态。通过重复聚焦检查重新评估组织灌注。

3. 根据初次的血流动力学测量结果(BP、CI、SI、PAOP、CVP和SvO_2),补液治疗是首要任务。然而,只有大约50%的血流动力学不稳定患者在补液后能改善灌注。由于初始液体复苏后PLR显示SV变化小于10%,进一步的补液可能对该患者无益。需考虑使用升压药物以维持血流动力学稳定。PLR是一种预测血流动力学不稳定患者液体反应性的有效测试。在插管患者中,评估呼吸周期内SVV或PPV也是一种无创的评估液体反应性的方法。

高心输出量状态

虽然较为罕见,但在危重患者中也可能出现心输出量升高的情况。在健康人群中,当需氧量增加时,心输出量就会增加,例如,在体力活动或心理刺激(恐惧、焦虑)时。在重症监护中,高心输出量状态是对系统性炎症、肝脏疾病或神经源性介导的血管扩张的反应(表4-20)。心输出量升高最常见的原因是全身性炎症,这是对脓毒症反应失调的一部分,并导致SVR下降。这种阻力的降低导致心输出量代偿性增加。心输出量增加可能是轻微的,也可能是显著的。需要记住的关键点是,心输出量升高是临床问题的一个征象,而不是临床问题本身。如果问题得到纠正,心输出量将恢复正常。

当脓毒症患者的心输出量较高时,并不意味着心脏功能正常。由于心肌抑制因子的释放,脓毒症患者的射血分数通常会下降。尽管射血分数降低,通过增加舒张末期容积(end-diastolic volume,EDV)可维持每搏量正常。

如果高心输出量状态的血流动力学问题是低SVR,那么初始治疗重点是增加后负荷(SVR)、增加前负荷和进行正性肌力治疗。需注意,这些治疗方法只是暂时改善低SVR状态,所以必须纠正导致低SVR的根本原因(如感染)。使用晶体液(或胶体液)的液体管理是常见的,因为低SVR时的血管扩张会导致假性低血容量。正如典型案例分析中所述,液体复苏后需要进行评估,如进行PLR,以确定患者是否会从进一步的补液中获益。

对于SVR低的患者,另一种干预措施是使用

表 4-20　休克时的血流动力学特征

参数	低血容量性休克	心源性休克	神经源性休克	过敏性休克	脓毒症休克 早期	脓毒症休克 晚期	梗阻性休克
RAP	↓	↑	↓	↓	↓	↑	↑
PAOP	↓	↑	↓	↓	↓	↑	↑
CO/CI	↓	↓	N↓	↓	N↑	↓	↓
BP	↓	↓	↓	↓	↓	↓	↓
PAP	N↓↑	↑	N↓	N↓↑	N↓	↑	↑
SVR	↑	↑	↓	↓	↓	↑	↑

N，正常。

α 受体激动剂。用于此目的的 3 种常见静脉药物分别是去甲肾上腺素（levophed）、多巴胺（intropin）和去氧肾上腺素（neosynephrine）。去甲肾上腺素和多巴胺具有 α 和 β 受体刺激的双重作用，能够产生血管收缩和增加心脏刺激（正性肌力和正向反应）作用，使心脏收缩更有力、更快。由于这两种药物对心脏和血管的联合效应，升高血压和外周阻力的可能性更大。去氧肾上腺素只是一种 α 受体激动剂，通常是第三选择的药物。由于它仅引起 α 受体刺激，因此对心脏的直接影响较小。尽管去氧肾上腺素可能不像去甲肾上腺素和多巴胺那样快速增加 SVR 和血压，但它确实避免了一些与去甲肾上腺素和多巴胺作用中看到的直接增加心肌耗氧量的效应。临床上，这些药物中的任何一种都可以用于增加外周阻力，但它们是强效的 α 受体激动剂，使用时应谨慎考虑。

直接 α 受体激动剂可能会导致严重血管收缩，这些药物非常强效，如果它们外渗至组织，产生的血管收缩可能导致局部组织坏死。因此，大多数医疗机构都有制度要求需要经中心静脉给予升压药物，或者在必要时通过外周静脉进行短暂使用，同时开通中心静脉通路。与外周血管升压药物相关并发症的发生率相对较低（<2%～4%），如果需要通过外周静脉使用升压药物，静脉导管应靠近肘窝，而且应使用最低浓度的升压药，并尽快过渡到中心静脉给药。

从评估角度来看，如果这些药物有效，SVR 和血压应该会增加。然而，在使用这些药物时，必须评估组织氧合以及 SVR 和血压。如果 SVR 或血压增加，一些参数如混合静脉血氧饱和度（SvO_2）也会随之增加。SVR 和血压并不总是与血流直接相关，这使得组织氧合参数（例如，SvO_2）成为评估去甲肾上腺素、多巴胺和去氧肾上腺素等血管升压素作用的重要组成部分。

典型案例分析
低 SVR

患者，男，65 岁，因低血压倒地后被收入重症监护室。患者 4 天前接受了股 - 腘动脉搭桥手术，直到昨天状况都良好。现患者主诉全身不适，生命体征如下所示：

BP	102/58mmHg	RR	27 次 /min
P	110 次 /min	T	38.1℃

患者的手术部位发红，无引流管。今晨患者感到定向障碍，伴低血压（BP 88/54mmHg，P 114

次 /min），然后转至重症监护室。测得的乳酸水平为 3.2mmol/L。患者无呼吸急促及其他不适。肺部听诊呼吸音清，血氧饱和度为 99%。置入漂浮 PA 导管，以协助评估低血压的原因。从 PA 导管获得了以下数据：

CO	10.5L/min	SVR	475dyn·s/cm⁵
CI	6.0L/（min·m²）	PVR	51dyn·s/cm⁵
PA	22/11mmHg	CVP	2mmHg
PAOP	8mmHg	SvO_2	84%

问题 1：哪些血流动力学参数异常？

问题 2：该患者需要什么治疗方法？

答案

1. CI、HR 和 SvO_2 升高。血压、SVR、PAOP、CVP 均降低。

2. 基于上述信息，患者可诊断为脓毒症休克，MAP<65mmHg，乳酸水平为>2mmol/L。此外，血管扩张还导致了心脏相关压力降低。目前的建议是进行液体复苏，最多为 30mg/kg。如果液体复苏后血压仍然较低，则需要进一步评估以确定液体反应性。如果患者对液体反应不佳，则可以开始使用去甲肾上腺素等升压药物。根据 2021 年脓毒症指南，在脓毒症休克情况下建议使用去甲肾上腺素。必须尽快开始治疗脓毒症休克患者的潜在病因，包括合适的抗生素治疗和标本培养。

在某些情况下，低 SVR 的患者可能受益于正性肌力治疗，得以改善氧输送。一般心输出量正常或较高的患者无须进行正性肌力治疗。但是正性肌力治疗可以为患者提供超过正常水平的氧合，以解决脓毒症和其他低 SVR 状态中发生的微血管分流和细胞氧合降低的问题（图 4-30）。在这类患者中，SvO_2 水平较高，反映了局部血流分布不均和氧耗的降低。

由于某些组织血供不足，可能会增加氧输送以增加对受损组织的氧供。但目前该疗法是否有效仍在研究中。如果问题是微血管分流引起的，可通过增加供氧量改善。如果问题是细胞氧合降低或无法有效利用氧气，仅增加氧输送并不能解决问题。

目前的管理原则侧重于恢复微循环氧合、压力和血流变化的需求。尽管全身参数（血压、心指数、乳酸、碱剩余等）已恢复正常，微循环和局部灌注的变化仍可能发生。这些变化的持续存在与预后恶化有关。近红外光谱（near-infrared spectroscopy，NIRS）的使用可以测量组织血氧饱和度（tissue oxygen saturation，StO_2）并提供一种监测局部循环的方法，在评估大脑微循环和氧合状态方面具有很大的前景。然而，该技术尚未广泛用于评估休克状态。未来的研究可能会提供建议以指导更好地使用这项技术（图 4-31）。

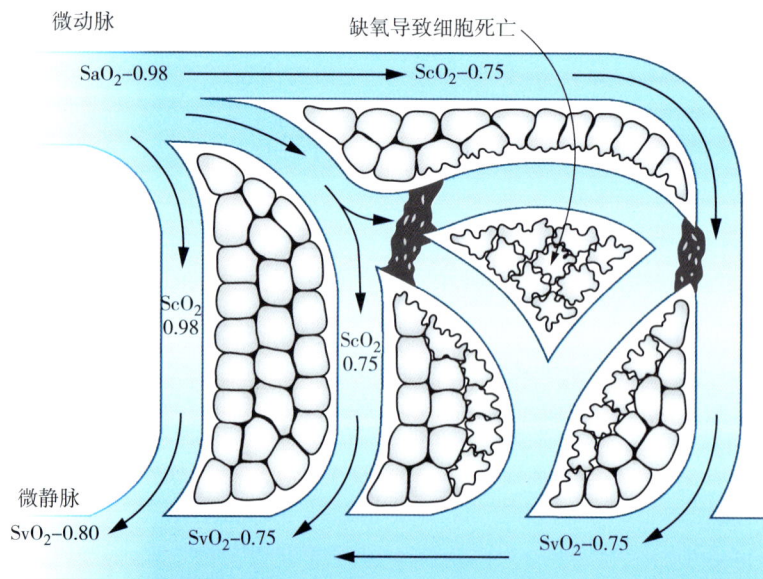

图 4-30　由于毛细血管层的阻塞而引起的微循环分流。SaO_2，动脉血氧饱和度；ScO_2，中心静脉血氧饱和度；SvO_2，静脉血氧饱和度

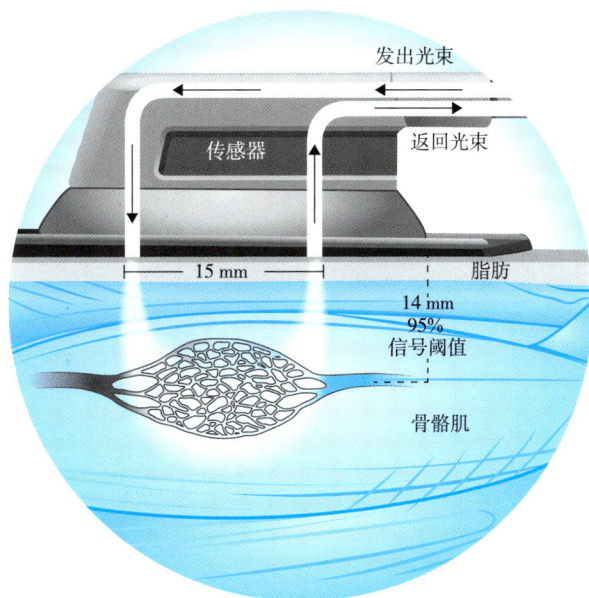

图 4-31　StO_2 是由通过测量监测区域组织的近红外光谱得到的。一个近红外光源将光线照射到组织中。它被用来测量血红蛋白饱和度的百分比。正常值为 0.75～0.90

典型案例分析
使用常规生命体征进行初始评估

患者，男，52 岁，行紧急结肠切除术（因憩室破裂引起的腹膜炎）。既往史：高血压，轻度左室肥大伴舒张功能障碍；EF 56%。术中情况：失血量 300mL（输 1U PRBC），补晶体液 750mL（分 3 次输注，每次 250mL）。FiO_2 50%。

参数	数值	参数解读
心率（次/min）	108	• HR 108 次/min，DBP 54mmHg；DSI=2（血管扩张不明显）
SBP/DBP/MAP（mmHg）	92/54/66	• 低血压
脉压（mmHg）	38	• MAP=66mmHg（关注 HTN 患者）
呼吸（次/min）	22	• 乳酸↑3.6mmol/L，提示低灌注
温度（℃）	38.1	• ↓脉压（正常 40～60mmHg）。PP<40mmHg 提示 SV 低
SpO_2（%）	100	• ↑休克指数（HR/SBP=1.17；>0.9 为异常）
乳酸（mmol/L）	3.6	• ↓外周灌注（膝部花斑和 CRT 延长）
血红蛋白（g/dL）	10.2	
膝部花斑评分	3	
CRT（s）	4	

问题：患者的血流动力学是否不稳定？

答案：是。患者心率过快，血压低（患者如有高血压病史，更需关注），休克指数（HR/SBP）大于 0.9。患者呼吸急促，发热，平均动脉压大于 65mmHg。

问题：低灌注的临床指标有哪些？

答案：患者乳酸水平为 3.6mmol/L，CRT=4（高于正常阈值 3），皮肤花斑评分为 3。这些数据表明患者存在低灌注和感染风险，该患者很有可能被诊断为脓毒症休克。

问题：这是心输出量的问题吗？

答案：从收缩压下降和脉压变小可以看出，造成低血压最可能的原因是心输出量问题。如果需要，可以进行床边超声心动图，以评估心脏功能。尽管在感染性休克等分布性休克状态中，血管扩张是重要的表现，但对于该患者来说，似乎并不显著。患者心率过快（HR 为 108 次/min）、DBP 为 58mmHg 和舒张休克指数为 2。

问题：该患者的初始治疗措施应该是？

答案：该患者低灌注和感染风险增加，应警惕脓毒症的发生。初始治疗的目标将是通过补液优化心输出量。综合的功能性血流动力学参数将进一步优化治疗策略。本案例展示了使用无创评估方法来指导患者治疗。

（庄一渝　刘经邦　宫晓艳 译　申艳玲 审校）

参考文献

血流动力学监测——常规

Bakker J, Kattan E, Annane D, et al. Current practice and evolving concepts in septic shock resuscitation. *Intensive Care Med.* 2022;48:148-163.

Cecconi M, Hernandez G, Dunser M, et al. Fluid administration for acute circulatory dysfunction using basic monitoring: narrative review and expert panel recommendations from an ESICM task force. *Intensive Care Med.* 2019;45:21–32.

Cinel I, Kasapoglu US, Gul F, Dellinger RP. The initial resuscitation of septic shock. *J Crit Care.* 2020;57:108-117.

De Backer D. Detailing the cardiovascular profile in shock patients. *Crit Care.* 2017;21(Suppl 3):311.

De Backer D, Foulon P. Minimizing catecholamines and optimizing perfusion. *Crit Care.* 2019;23(Suppl 1):149.

Knapp, R, ed. *Hemodynamic Monitoring Made Incredibly Visual.* 4th ed., Wolters Kluwer, 2020. Philadelphia, PA.

Kupchik N. Principles of resuscitation. *Crit Care Nurse Clin N Am.* 2021;33:225-244.

Ltaief Z, Schneider AG, Liaudet L. Pathophysiology and clinical implications of the veno-arterial PCO_2 gap. *Crit Care.* 2021;25:318.

Maheshwari K, Nathanson BH, Munson SH, et al. Abnormal shock index exposure and clinical outcomes among critically ill patients: a retrospective cohort analysis. *J Crit Care.* 2020;57:5-12.

Messina A, Collino F, Cecconi M. Fluid administration for acute circulatory dysfunction using basic monitoring. *Ann Trans Med.* 2020;8(12):788.

Messmer AS, Zingg C, Müller M, Gerber JL, Schefold JC, Pfortmueller CA. Fluid overload and mortality in adult critical care patients—a systematic review and meta-analysis of observational studies [published online October 1, 2020]. *Crit Care Med.* doi:10.1097/ccm.0000000000004617

Osman M, Balla S, Dupont A, O'Neill WW, Babar Basir M. Reviving invasive hemodynamic monitoring in cardiogenic shock. Invasive hemodynamic monitoring in cardiogenic shock. *Am J Cardiol.* 2021;150:128-129.

Pinsky, M, Teboul, J, Vincent, J, ed. *Hemodynamic Monitoring Lessons from the ICU.* Springer, 2019. Switzerland.

Sanfilippo F, Messina A, Cecconi M, Astuto M. Ten answers to key questions for fluid management in intensive care. *Medicina Intensiva.* 2021;45:552-562.

Saxena A, Garan AR, Kapur NK, et al. Value of hemodynamic monitoring in patients with cardiogenic shock undergoing mechanical circulatory support. *Circulation.* 2020;141(14):1184-1197.

Scheeren TWL, Bakker J, Kaufmann T, et al. Current use of inotropes in circulatory shock. *Ann. Intensive Care.* 2021;11:21. https://doi.org/10.1186/s13613-021-00806-8

van der Ven WH, Terwindt LE, Risvanoglu N, et al. Performance of a machine-learning algorithm to predict hypotension in mechanically ventilated patients with COVID-19 admitted to the intensive care unit: a cohort study. *J Clin Monit Comput.* 2021;13:1-9.

VanDyck TJ, Pinsky MR. Hemodynamic monitoring in cardiogenic shock. *Curr Opin Crit Care.* 2021 Aug 1;27(4):454-459.

Vincent JL. The fluid challenge. *Crit Care.* 2020;24:703.

Vincent JL. Bakker J. Blood lactate levels in sepsis: in 8 questions. *Curr Opin Crit Care.* 2021;27(3):298-302.

Vincent JL, Joosten A, Saugel B. Hemodynamic monitoring and support. *Crit Care Med.* 2021;49(10):1638-1650.

Wiegand D, ed. *AACN Procedure Manual for High Acuity, Progressive and Critical Care. Section 9: Hemodynamic Monitoring.* 7th ed. Elsevier; 2017.

血压监测

Bridges E, Middleton R. Direct arterial vs oscillometric monitoring of blood pressure: stop comparing and pick one (a decision-making algorithm). *Crit Care Nurse.* 1997;17(3):58-66, 68-72. https://www.ncbi.nlm.nih.gov/pubmed/9313412

Kim SH, Lilot M, Sidhu KS, et al. Accuracy and precision of continuous noninvasive arterial pressure monitoring compared with invasive arterial pressure: a systematic review and meta-analysis. *Anesthesiology.* 2014;120(5):1080-1097.

McGhee BH, Bridges EJ. Monitoring arterial blood pressure: what you may not know. *Crit Care Nurse.* 2002;22(2):60-64, 66-70, 73 passim. http://www.ncbi.nlm.nih.gov/pubmed/11961944

肺动脉导管

Bootsma IT, Boerma EC, de Lange F, Scheeren TWL. The contemporary pulmonary artery catheter. Part 1: placement and waveform analysis. *J Clin Monit Comput.* 2022;36:5-15.

Bootsma IT, Boerma EC, Scheeren TWL, de Lange F. The contemporary pulmonary artery catheter. Part 2: measurements, limitations, and clinical applications. *J Clin Monit Comput.* 2022;36(1):17-31.

Cronhjort M, Wall O, Nyberg E, et al. Impact of hemodynamic goal-directed resuscitation on mortality in adult critically ill patients: a systematic review and meta-analysis. *J Clin Monit Comput.* 2018;32(3):403-414.

De Backer D, Bakker J, Cecconi M, et al. Alternatives to the Swan–Ganz catheter. *Intensive Care Med.* 2018;44:730-741.

Headley JM, Ahrens T. Narrative history of the Swan-Ganz catheter: development, education, controversies, and clinician acumen. *AACN Adv Crit Care*. 2020;31(1):25-33.

Thurman P. Mixed shock states: a case for the pulmonary artery catheter. *AACN Adv Crit Care*. 2020;31(1):67-74.

Von Rueden KT. Bridging the gap between clinical practice and the AACN practice alert on pulmonary artery/central venous pressure monitoring in adults. *AACN Adv Crit Care*. 2020;31(1):34-40.

中心静脉压

Marik PE, Cavallazzi R. Does the central venous pressure predict fluid responsiveness? An updated meta-analysis and a plea for some common sense. *Crit Care Med*. 2013;41:1774-1781.

Sanfilippo F, Noto A, Martucci G, Farbo M, Burgio G, Biasucci DG. Central venous pressure monitoring via peripherally or centrally inserted central catheters: a systematic review and meta-analysis. *J Vasc Access*. 2017;18(4):273-278.

血氧饱和度

Bickler P, Tremper KK. The pulse oximeter is amazing, but not perfect. *Anesthesiology*. 2022;136(5):670-671.

Garrett W Burnett 1, Blaine Stannard 1, David B Wax 1, Hung-Mo Lin 2, Chantal Pyram-Vincent 1, Samuel DeMaria 1, Matthew A Levin 3 et al. Self-reported race/ethnicity and intraoperative occult hypoxemia: a retrospective cohort study. *Anesthesiology*. 2022;136:688–696.

Fawzy A, Wu TD, Wang K, et al. Racial and ethnic discrepancy in pulse oximetry and delayed identification of treatment eligibility among patients with COVID-19. *JAMA Intern Med*. 2022;182(7):730–738. doi:10.1001/jamainternmed.2022.1906.

Gottlieb ER, Ziiegler J, Morley K. Assessment of racial and ethnic differences in oxygen supplementation among patients in the intensive care unit. *JAMA Internal Med*. 2022;59(4):2103246.

Henry NR. Disparities in hypoxemia detection by pulse oximetry across self-identified racial groups and associations with clinical outcomes. *Crit Care Med*. 2022;50:204–211.

Okunlola O, Lipnick MS, Batchelder P, Bernstein M, Feiner J, Bickler P. Pulse oximeter performance, racial inequity, and the work ahead. *Respir Care*. 2022;67:252-257.

Sjoding MW, Dickson RP, Iwashyna TJ, Gay SE, Valley TS. Racial Bias in Pulse Oximetry Measurement. *N Engl J Med*. 2020 Dec 17;383(25):2477-2478. doi: 10.1056/NEJMc2029240. Erratum in: *N Engl J Med*. 2021 Dec 23;385(26):2496. PMID: 33326721; PMCID: PMC7808260.

Wong A-KI, Charpignon M, Kim H, Josef C, de Hond AAH, Fojas JJ, Tabaie A, Liu X, Mireles-Cabodevila E, Carvalho L, Kamaleswaran R, Madushani RWMA, Adhikari L, Holder AL, Steyerberg EW, Buchman TG, Lough ME, Celi LA. Analysis of discrepancies between pulse oximetry and arterial oxygen saturation measurements by race and ethnicity and association with organ dysfunction and mortality. *JAMA Netw Open*. 2021 Nov 1;4(11):e2131674. doi: 10.1001/jamanetworkopen.2021.31674. Erratum in: JAMA Netw Open. 2022 Feb 1;5(2):e221210. PMID: 34730820; PMCID: PMC9178439.

SvO$_2$/ScvO$_2$

Messina A, Greco M, Cecconi, M. What should I use next if clinical evaluation and echocardiographic haemodynamic assessment is not enough? *Curr Opin Crit Care*. 2019;25(3):259-265.

ETCO$_2$/Pa-vCO$_2$

Al Duhailib Z, Hegazy AF, Lalli R, et al. The use of central venous to arterial carbon dioxide tension gap for outcome prediction in critically ill patients: a systematic review and meta-analysis. *Crit*

Care Med. 2020;48(12):1855-1861.

Gavelli F, Teboul JL, Monnet X. How can CO$_2$-derived indices guide resuscitation in critically ill patients? *J Thorac Dis*. 2019;11(Suppl 11): S1528-S1537.

Helmy TA, El-reweny EM, Ghazy FG. Prognostic value of venous to arterial carbon dioxide difference during early resuscitation in critically ill patients with septic shock. *Indian J Crit Care Med*. 2017;21(9):589-593.

Huang H, Wu C, Shen Q, Fang Y, Xu H. Value of variation of end-tidal carbon dioxide for predicting fluid responsiveness during the passive leg raising test in patients with mechanical ventilation: a systematic review and meta-analysis. *Crit Care*. 2022;26(1):20.

Naumann DN, Midwinter MJ, Hutchings S. Venous-to-arterial CO$_2$ differences and the quest for bedside point-of-care monitoring to assess the microcirculation during shock. *Ann Transl Med*. 2016;4(2):37.

无线 / 远程监测

Abraham WT, Adamson PB, Bourge RC, et al. Wireless pulmonary artery haemodynamic monitoring in chronic heart failure: a randomised controlled trial. *Lancet*. 2011;377(9766):658-666.

Abraham WT, Stevenson LW, Bourge RC, et al. Sustained efficacy of pulmonary artery pressure to guide adjustment of chronic heart failure therapy: complete follow-up results from the CHAMPION randomised trial. *Lancet*. 2016;387:453–461.

Joshi R, Nair A. The utility of CardioMEMS, a wireless hemodynamic monitoring system in reducing heart failure related hospital readmissions. *J Nurse Pract*. 2021;17(3):267-272.

Kanat N, Nichols M. CardioMEMS for effective management of heart failure: reducing healthcare utilization and 30 day readmissions. *Heart Lung*. 2017;46(2017):211-214.

Kotalczyk A, Imberti JF, Lip GYH, Wright DJ. Telemedical monitoring based on implantable devices-the evolution beyond the CardioMEMS^{TM} technology. *Curr Heart Fail Rep*. 2022;19(1):7-14.

Lander MM, Aldweib N, Abraham WT. Wireless hemodynamic monitoring in patients with heart failure. *Curr Heart Failure Rep*. 2021 epub, https://doi.org/10.1007/s11897-020-00498-4

Preister S, Case L, Deibert J. Pulmonary artery sensor (CardioMEMS) effect on hospital admissions and emergency department visits. *Heart Lung*. 2017;46:215-219.

Sauld C, Pedersen R, Sulemanjee N. Remote hemodynamic monitoring program: a single center experience in reducing heart failure admissions. *Heart Lung*. 2017;46:215-219.

微创 CO 监测

Ameloot K, Palmers PJ, Malbrain M. The accuracy of noninvasive cardiac output and pressure measurements with finger cuff: a concise review. *Curr Opin Crit Care*. 2015;21:232-239.

Asamoto M, Orli R, Otsuji M, Bougaki M, Imai Y, Yamada Y. Reliability of cardiac output measurements using LiDCOrapid^{TM} and FloTrac/Vigileo^{TM} across broad ranges of cardiac output values. *J Clin Monit Comput*. 2017;31(4):709-716.

Cemaj S, Visenio MR, Sheppard OO, Johnson DW, Bauman ZM. Ultrasound and other advanced hemodynamic monitoring techniques in the intensive care unit. *Surg Clin North Am*. 2022 Feb;102(1):37-52.

De Backer D, Vincent, R. Noninvasive monitoring in the ICU. *Semin Respir Crit Care Med*. 2021;42(1):40-46.

Hodgson LE, Venn R, Forni LG, Samuels TL, Wakeling HG. Measuring the cardiac output in acute emergency admissions: use of the noninvasive ultrasonic cardiac output monitor (USCOM) with determination of the learning curve and inter-rater reliability. *J Intensive Care Soc*. 2016;17(2):122-128.

Huygh J, Peeters Y, Bernards J. Hemodynamic monitoring in the critically ill: an overview of current cardiac output monitoring methods. *F1000Res.* 2016;5(F1000 Faculty Rev):2855.

Johnson A, Stevenson J, Gu H, Huml J. Stroke volume optimization: utilization of the newest cardiac vital sign: considerations in recovery from cardiac surgery. *Crit Care Nurs Clin North Am.* 2019;31(3):329-348.

Messina A, Greco M, Cecconi M. What should I use next if clinical evaluation and echocardiographic haemodynamic assessment is not enough? *Curr Opin Crit Care.* 2019;25(3):259-265.

Peeters Y, Bernards J, Mekeirele M, et al. Hemodynamic monitoring: to calibrate or not to calibrate? Part 1—Calibrated techniques. *Anaesthesiol Intensive Ther.* 2015;47(5):487-500.

Rogge DE, Nicklas JY, Haas SA, Reuter DA, Saugel B. Continuous noninvasive arterial pressure monitoring using the vascular unloading technique (CNAP system) in obese patients during laparoscopic bariatric operations. *Anesth Analg.* 2018;126(2):454-463.

Tanios M, Epstein S, Sauser S, Chi A. Noninvasive monitoring of cardiac output during weaning from mechanical ventilation: a pilot study. *Am J Crit Care.* 2016;25(3):257-265.

NIRS/StO$_2$

Green MS, Sehgal S, Tariq R. Near-infrared spectroscopy: the new must have tool in the intensive care unit? *Semin Cardiothorac Vasc Anesth.* 2016 Sep;20(3):213-224.

Macdonald SPJ, Kinnear FB, Arendts G, Ho KM, Fatovich DM. Near-infrared spectroscopy to predict organ failure and outcome in sepsis: the Assessing Risk in Sepsis using a Tissue Oxygen Saturation (ARISTOS) study. *Eur J Emerg Med.* 2019 Jun;26(3):174-179.

Varis E, Pettilä V, Walkman E. Near-infrared spectroscopy in adult circulatory shock: a systematic review. *J Intensive Care Med.* 2020 Oct;35(10):943-962.

功能性血流动力学

Bakker J, Kattan E, Annane D, Castro R, Cecconi M, De Backer D, Dubin A, Evans L, Gong MN, Hamzaoui O, Ince C, Levy B, Monnet X, Ospina Tascón GA, Ostermann M, Pinsky MR, Russell JA, Saugel B, Scheeren TWL, Teboul JL, Vieillard Baron A, Vincent JL, Zampieri FG, Hernandez G. Current practice and evolving concepts in septic shock resuscitation. *Intensive Care Med.* 2022 Feb;48(2):148–163. doi: 10.1007/s00134-021-06595-9. Epub 2021 Dec 15. PMID: 34910228.

Bigé N, Lavillegrand JR, Dang J, et al. Bedside prediction of intra-dialytic hemodynamic instability in critically ill patients: the SOCRATE study. *Ann Intensive Care.* 2020;10:47.

Cecconi M, Monge Garcia MI, Gracia Romero M, et al. The use of pulse pressure variation and stroke volume variation in spontaneously breathing patients to assess dynamic arterial elastance and to predict arterial pressure response to fluid administration. *Anesth Analg.* 2015;120(1):76-84.

De Backer D, Vincent JL. Should we measure the central venous pressure to guide fluid management? Ten answers to 10 questions. *Crit Care.* 2018;22:43.

Douglas IS, Alapat PM, Corl KA, et al. Fluid response evaluation in sepsis, hypotension and shock: a randomized clinical trial. *Chest.* 2020;158(4):1431-1445. doi:10.1016/j.chest.2020.04.025

Eskesen TG, Wetterslev M, Perner A. Systematic review including re-analyses of 1148 individual data sets of central venous pressure as a predictor of fluid responsiveness. *Intensive Care Med.* 2016 Mar;42(3):324-332. doi:10.1007/s00134-015-4168-4. Epub 2015 Dec 9.

Georges D, de Courson H, Lanchon R, Sesay M, Nouette-Gaulain K, Bials M. End-expiratory occlusion maneuver to fluid responsiveness in the intensive care unit: an echocardiographic study. *Crit Care.* 2018;22(32):1-8.

Headley, J. Applying functional hemodynamics: a goal directed ther-

apy (Webinar). American Association of Critical Care Nurses. 2020 Nov 19. https://www.aacn.org/education/webinar-series/wb0062/applying-functional-hemodynamics-a-goaldirected-strategy

Marik PE, Cavallazzi R. Does the central venous pressure predict fluid responsiveness? An updated meta-analysis and a plea for some common sense. *Crit Care Med.* 2013;41:1774-1781. 10.1097/CCM.0b013e31828a25fd

Messina A, Dell'Anna A, Baggiani M, et al. Functional hemodynamic tests: a systematic review and a metanalysis on the reliability of the end-expiratory occlusion test and of the mini-fluid challenge in predicting fluid responsiveness. *Crit Care.* 2019;23:264.

Monnet X, Marik PE, Teboul JL. Prediction of fluid responsiveness: an update. *Ann Intensive Care.* 2016;6:111. 10.1186/s13613-016-0216-7

Monnet X, Teboul JL. My patient has received fluid. How to assess its efficacy and side effects? *Ann Intensive Care.* 2018 Apr 24;8(1):54.

Pinsky MR. Functional hemodynamic monitoring. *Crit Care Clin.* 2015;31(1):89-111.

Shi R, Monnet X, Teboul JL. Parameters of fluid responsiveness. *Curr Opin Crit Care.* 2020;26:319-326.

Teboul JL, Monnet X, Chemla D, et al. Arterial pulse pressure variation with mechanical ventilation. *Am J Respir Crit Care Med.* 2019;199:22-31. 10.1164/rccm.201801-0088CI

Toscani L, Aya HD, Antonakaki D, et al. What is the impact of the fluid challenge technique on diagnosis of fluid responsiveness? A systematic review and meta-analysis. *Crit Care.* 2017;21(1):207. doi: 10.1186/s13054-017-1796-9

Tyler L, Greco S, Bridges E, et al. Accuracy of stop-cursor method for determining systolic and pulse pressure variation. *Am J Crit Care.* 2013;22(4):298-305. https://doi.org/22/4/298 [pii] 10.4037/ajcc2013295

van der Ven WH, Terwindt LE, Risvanoglu N, et al. Performance of a machine-learning algorithm to predict hypotension in mechanically ventilated patients with COVID-19 admitted to the intensive care unit: a cohort study. *J Clin Monit Comput.* 2021, epub.

Vincent J-L, Cecconi M, De Backer D. The fluid challenge. *Crit Care.* 2020;24(1):703.

被动抬腿试验

Beurton, JL, Teboul V, Girotto L, et al. Intra-abdominal hypertension is responsible for false negatives to the passive leg raising test. *Crit Care Med.* 2019;47(8):e639-e647.

Beurton A, Teboul JL, Monnet X. Passive leg raising test in patients with intra-abdominal hypertension: do not throw it out. *Ann Transl Med.* 2020;8(12):806.

Cherpanath TG, Hirsch A, Geerts BF, et al. Predicting fluid responsiveness of passive leg raising: a systematic review and meta-analysis of 23 clinical trials. *Crit Care Med.* 2016;44(5):981-991.

Hamzaoui O, Gouëzel C, Jozwiak M, et al. Increase in central venous pressure during passive leg raising cannot detect fluid unresponsiveness. *Crit Care Med.* 2020;48:e684-e689.

Honore PM, Spapen HD. Passive leg raising test with minimally invasive monitoring: the way forward for guiding septic shock resuscitation? *J Intensive Care.* 2017;5(36):1-3.

Mesquida J, Gruatmoner G, Ferrer, R. Passive leg raising for assessment of volume responsiveness: a review. *Curr Opin Crit Care.* 2017;23(3):237-243.

Monnet X, Teboul JL. Passive leg raising: five rules, not a drop of fluid! *Crit Care.* 2015;19(18):1-3.

Monnet X, Marik P, Teboul J-L. Passive leg raising for predicting fluid responsiveness: a systematic review and meta-analysis. *Intensive Care Med.* 2016;42:1935-1947.

Monnet X, Teboul JL. Prediction of fluid responsiveness in spontaneously breathing patients. *Ann Transl Med.* 2020;8(12):790.

Pickett JD, Bridges E, Kritek PA. Passive leg-raising and prediction of fluid responsiveness: systematic review. *Crit Care Nurse*. 2017;37(2):32-48.

Pickett JD, Bridges E, Kritek PA, Whitney JD. Noninvasive blood pressure monitoring and prediction of fluid responsiveness to passive leg raising. *Am J Crit Care*. 2018;27(3):228-237.

舒张期休克指数

Benchekroune S, Karpati PC, Berton C, et al. Diastolic arterial blood pressure: a reliable early predictor of survival in human septic shock. *J Trauma*. 2008;64(5):1188-1195. https://doi.org/10.1097/TA.0b013e31811f3a45

Cinel I, Kasapoglu US, Gul F, Dellinger RP. The initial resuscitation of septic shock. *J Crit Care*. 2020;57:108-117. https://doi.org/10.1016/j.jcrc.2020.02.004

Dalmau, R. The diastolic shock index works ... but, what is it? *Ann Intensive Care*. 2020;10(1):103. https://doi.org/10.1186/s13613-020-00720-5

Hamzaoui O, Teboul JL. Importance of diastolic arterial pressure in septic shock rebuttal to comments of Dr. Magder. *J Crit Care*. 2019a;51:244. https://doi.org/10.1016/j.jcrc.2019.01.014

Hamzaoui O, Teboul JL. Importance of diastolic arterial pressure in septic shock: PRO. *J Crit Care*. 2019b;51:238-240. https://doi.org/10.1016/j.jcrc.2018.10.032

Magder, Sheldon. Importance of diastolic pressure in septic shock: Con–Response. *J Crit Care*. 2019;51:245-246. doi:10.1016/j.jcrc.2019.02.021

Ospina-Tascon GA, Hernandez G, Bakker J. Diastolic shock index (DSI) works ... and it could be a quite useful tool. *Ann Intensive Care*. 2020;10(1):109. https://doi.org/10.1186/s13613-020-00728-x

Ospina-Tascon GA, Teboul JL, Hernandez G, et al. Diastolic shock index and clinical outcomes in patients with septic shock. *Ann Intensive Care*. 2020;10(1):41. https://doi.org/10.1186/s13613-020-00658-8

动态导电容（压力传感器）

Bentzer P, Griesdale DE, Boyd J, et al. Will this hemodynamically unstable patient respond to a bolus of intravenous fluids? *JAMA*. 2016;316(12):1298-1309.

Cecconi M, Monge García MI, Gracia Romero, M, Mellinghoff J, Caliandro F, Grounds RM, & Rhodes A. The use of pulse pressure variation and stroke volume variation in spontaneously breathing patients to assess dynamic arterial elastance and to predict arterial pressure response to fluid administration. *Anesth Analg*. 2015;120(1):76-84. https://doi.org/10.1213/ANE.0000000000000442

Maheshwari K, Saugel B. Defining fluid responsiveness: Flow response vs. pressure response. *J Clin Anesth*. 2022;79:110667.

Monge García MI, Romero MG, Cano AG, Aya HD, Rhodes A, Grounds RM, & Cecconi M. Dynamic arterial elastance as a predictor of arterial pressure response to fluid administration: a validation study. *Crit Care* (London, England). 2014;18(6):626. https://doi.org/10.1186/s13054-014-0626-6

Monge García MI, Pinsky MR, & Cecconi M. Predicting vasopressor needs using dynamic parameters. *Intensive Care Med*. 2017;43(12):1841-1843. https://doi.org/10.1007/s00134-017-4752-x

Monge García MI & Barrasa González H. Why did arterial pressure not increase after fluid administration? *Med Intensiva*. 2017;41(9):546-549. https://doi.org/10.1016/j.medin.2017.03.005

外周灌注

Ait-Oufella H, et al. Mottling score predicts survival in septic shock. *Intensive Care Med*. 2011;37:801-807.

Ait-Oufella H, Bakker J. Understanding clinical signs of poor tissue perfusion during septic shock. *Intensive Care Med*. 2016 (Epub—Feb 2016).

Ait-Oufella H, Bige N, Boelle PY, et al. Capillary refill time exploration during septic shock. *Intensive Care Med*. 2014;40:958–964.

Anderson B, Kelly AM, Kerr D, Clooney M, & Jolley D.. Impact of patient and environmental factors on capillary refill time in adults. *Am J Emerg Med*. 2008;26(1):62-65. https://doi.org/10.1016/j.ajem.2007.06.026

Angus D. How best to resuscitate patients with septic shock. *JAMA*. 2019;321(7):647-648.

Bakker J. Clinical use of peripheral perfusion parameters in septic shock. *Curr Opin Crit Care*. 2021;27(3):269-273.

Bakker J, Hernández G. Can peripheral skin perfusion be used to assess organ perfusion and guide resuscitation interventions? *Front Med*. 2020;7(291)1-4.

Bigé N, Lavillegrand JR, Dang J, Attias P, Deryckere S, Joffre J, Dubée V, Preda G, Dumas G, Hariri G, Pichereau C, Baudel JL, Guidet B, Maury E, Boelle PY, Ait-Oufella H. Bedside prediction of intradialytic hemodynamic instability in critically ill patients: the SOCRATE study. *Ann Intensive Care*. 2020 Apr 22;10(1):47. doi: 10.1186/s13613-020-00663-x. PMID: 32323060; PMCID: PMC7176798.

Bridges E. Assessing patients during septic shock resuscitation. *AJN*. 2017;117(10):34-40.

Castro R, et al. Effects of capillary refill time—vs. lactate-targeted fluid resuscitation on regional, microcirculatory and hypoxia-related perfusion parameters in septic shock: a randomized controlled trial. *Ann Intensive Care*. 2020;10:150.

Coudroy R, Jamet A, Frat JP, Veinstein A, Chatellier D, Goudet V, Cabasson S, Thille AW, & Robert R. Incidence and impact of skin mottling over the knee and its duration on outcome in critically ill patients. *Intensive Care Med*. 2015;41(3):452-459. https://doi.org/10.1007/s00134-014-3600-5

Dumas G, Lavillegrand JR, Joffre J, Bigé N, de-Moura EB, Baudel JL, Chevret S, Guidet B, Maury E, Amorim F, & Ait-Oufella H.. Mottling score is a strong predictor of 14-day mortality in septic patients whatever vasopressor doses and other tissue perfusion parameters. *Crit Care* (London, England). 2019;23(1):211. https://doi.org/10.1186/s13054-019-2496-4

Falotico JM, et al. Advances in the approaches using peripheral perfusion for monitoring hemodynamic status. *Front Med*. 2020;7:Article614326.

Hariri G, Joffre J, Leblanc G, et al. Narrative review: clinical assessment of peripheral tissue perfusion in septic shock. *Ann Intensive Care*. 2019;9(1):37.

Hernández G, Ospina-Tascón GA, Damiani LP, et al. Effect of a resuscitation strategy targeting peripheral perfusion status vs serum lactate levels on 28-day mortality among patients with septic shock: the ANDROMEDA-SHOCK randomized clinical trial. *JAMA*. 2019;321(7):654-664. doi:10.1001/jama.2019.0071

Hernández G, Kattan E, Ospina-Tascón G. et al. Capillary refill time status could identify different clinical phenotypes among septic shock patients fulfilling Sepsis-3 criteria: a post hoc analysis of ANDROMEDA-SHOCK trial. *Intensive Care Med*. 2020;46:816-818. https://doi.org/10.1007/s00134-020-05960-4

Hernández G, Castro R, & Bakker J. Capillary refill time: the missing link between macrocirculation and microcirculation in septic shock? *J Thorac Dis*. 2020;12(3):1127-1129. https://doi.org/10.21037/jtd.2019.12.102

Kanoore Edul VS, Caminos Eguillor JF, Ferrara G, Estenssoro E, Siles DSP, Cesio CE, & Dubin A. Microcirculation alterations in severe COVID-19 pneumonia. *J Crit Care*. 2021;61:73-75. https://doi.org/10.1016/j.jcrc.2020.10.002

Kattan E, Hernández G, Ospina-Tascón G, Valenzuela ED, Bakker J, Castro R, & ANDROMEDA-SHOCK Study Investigators and the Latin America Intensive Care Network (LIVEN). A lactate-targeted resuscitation strategy may be associated with higher mortality in patients with septic shock and normal capillary refill time: a post hoc analysis of the ANDROMEDA-SHOCK study. *Ann Intensive Care.* 2020;10(1):114. https://doi.org/10.1186/s13613-020-00732-1

Lara B, Enberg L, Ortega M, et al. Capillary refill time during fluid resuscitation in patients with sepsis-related hyperlactatemia at the emergency department is related to mortality. *PLoS One.* 2017;12:e0188548 75.

Latham H, Bengtson C, Satterwhite L, et al. Sepsis resuscitation based on stroke volume optimization improves outcome and reduces cost of care. *Crit Care Med.* 2018;46:709. doi:10.1097/01.ccm.0000529453.26993.69

Makic MBF, Bridges E. CE: Managing sepsis and septic shock: current guidelines and definitions. *Am J Nurs.* 2018;118(2):34-39.

Morocho JP, Martínez AF, Cevallos MM, Vasconez-Gonzalez J, Ortiz-Prado E, Barreto-Grimaldos A, & Vélez-Páez JL. (2022). Prolonged capillary refilling as a predictor of mortality in patients with septic shock. *J Intensive Care Med.* 2021;37(3):423-429. https://doi.org/10.1177/08850666211003507

Schriger DL. Defining normal capillary refill: variation with age, sex, and temperature. *Ann Emerg Med.* 1988;17(9):932-935.

Schriger DL. Capillary refill—is it a useful predictor of hypovolemic states? *Ann Emerg Med.* 1991;20:601-605.

Sebat C, Vandegrift MA, Oldroyd S, Kramer A, & Sebat F. Capillary refill time as part of an early warning score for rapid response team activation is an independent predictor of outcomes. *Resuscitation.* 2020;153:105-110. https://doi.org/10.1016/j.resuscitation.2020.05.044

van Genderen ME, van Bommel J, & Lima A. Monitoring peripheral perfusion in critically ill patients at the bedside. *Curr Opin Crit Care.* 2012;18(3):273-279. https://doi.org/10.1097/MCC.0b013e3283533924

van Genderen ME, Lima A, Akkerhuis M, et al. Persistent peripheral and microcirculatory perfusion alterations after out-of-hospital cardiac arrest are associated with poor survival. *Crit Care Med.* 2012;40(8):2287-2294.

van Genderen ME, Paauwe J, de Jonge J, et al. Clinical assessment of peripheral perfusion to predict postoperative complications after major abdominal surgery early: a prospective observational study in adults. *Crit Care.* 2014;18:R114 77.

Van Genderen ME, Engels N, van der Valk, RJ, Lima A, Klijn E, Bakker J, & van Bommel J. Early peripheral perfusion-guided fluid therapy in patients with septic shock. *Am J Resp Crit Care Med.* 2015;191(4):477-480. https://doi.org/10.1164/rccm.201408-1575LE

Vera M, Kattan E, Castro R, & Hernández G. The seven T's of capillary refill time: more than a clinical sign for septic shock patients. *Eur J Emerg Med*: official journal of the European Society for Emergency Medicine. 2020;27(3):169-171. https://doi.org/10.1097/MEJ.0000000000000705

外周血管升压药物

Delaney A, Finnis M, Bellomo R, Udy A, Jones D, Keijzers G,

MacDonald S, & Peake S. Initiation of vasopressor infusions via peripheral versus central access in patients with early septic shock: A retrospective cohort study. *Emerg Med Australasia*: EMA. 2020;32(2):210-219. https://doi.org/10.1111/1742-6723.13394

Lewis T, Merchan C, Altshuler D, & Papadopoulos J, (2019). Safety of the Peripheral Administration of Vasopressor Agents. *J Intens Care Med.* 2019;34(1):26-33. https://doi.org/10.1177/0885066616686035

Loubani OM, & Green RS, (2015). A systematic review of extravasation and local tissue injury from administration of vasopressors through peripheral intravenous catheters and central venous catheters. *J Crit Care.* 2015;30(3),653.e9-653.e6.53E17. https://doi.org/10.1016/j.jcrc.2015.01.014

Nickel B. Peripheral intravenous administration of high-risk infusions in critical care: a risk-benefit analysis. *Crit Care Nurse.* 2019;39(6):16-28.

Nguyen TT, Surrey A, Barmaan B, Miller S, Oswalt A, Evans D, & Dhindsa H. (2021). Utilization and extravasation of peripheral norepinephrine in the emergency department. *The American journal of emergency medicine*, 39, 55–59. https://doi.org/10.1016/j.ajem.2020.01.014.

Owen VS, Rosgen BK, Cherak SJ, et al. Adverse events associated with administration of vasopressor medications through a peripheral intravenous catheter: a systematic review and meta-analysis. *Crit Care.* 2021;25:146.

Pancaro C, Shah N, Pasma W, Saager L, Cassidy R, van Klei W, Kooij F, Vittali D, Hollmann MW, Kheterpal S, & Lirk P. Risk of major complications after perioperative norepinephrine infusion through peripheral intravenous lines in a multicenter study. *Anesth Analg.* 2020;131(4):1060-1065. https://doi.org/10.1213/ANE.0000000000004445

Tian DH, Smyth C, Keijzers G, Macdonald S P, Peake S, Udy A, & Delaney A. Safety of peripheral administration of vasopressor medications: A systematic review. *Emerg Med Australasia*: EMA. 2020;32(2):220-227. https://doi.org/10.1111/1742-6723.13406

Udy AA, Finnis M, Jones D, Delaney A, Macdonald S, Bellomo R, Peake S, & ARISE Investigators. Incidence, patient characteristics, mode of drug delivery, and outcomes of septic shock patients treated with vasopressors in the arise trial. *Shock.* (Augusta, Ga.), 2019;52(4):400-407. https://doi.org/10.1097/SHK.0000000000001281

循证实践指南（更新）

AACN. Practice alert: obtaining accurate non-invasive blood pressure measurements in adults (Last reviewed May 2021) https://www.aacn.org/clinical-resources/practice-alerts/obtaining-accurate-noninvasive-blood-pressure-measurements-in-adults (Accessed 28 Mar 2022).

AACN. Practice alert: pulmonary artery/central venous pressure monitoring in adults (Last reviewed 2021). https://www.aacn.org/clinical-resources/practice-alerts/pulmonary-artery-pressure-measurement (Accessed 28 Mar 2022).

AACN. Practice alert: managing alarms in acute care across the life span: electrocardiography and pulse oximetry. 2018. https://www.aacn.org/clinical-resources/practice-alerts/managing-alarms-in-acute-care-across-the-life-span (Accessed 29 Mar 2022).

第5章 气道与通气管理

Robert E.St.John，Maureen A.Seckel

学习目标

1. 阐述正常与异常动脉血气分析（arterial blood gas，ABG）结果和常规治疗管理要点。
2. 明确人工气道、氧输送和监测设备的适应证、并发症和管理策略。
3. 明确机械通气的适应证、操作原理、并发症和管理策略。
4. 解释与机械通气脱机患者有关的呼吸肌疲劳、休息和训练的概念。
5. 讨论短期和长期机械通气患者成功脱机的基本要素以及多学科团队对长期机械通气患者的护理措施。

诊断性检查、监测系统与呼吸系统评估技术

动脉血气分析

动脉血气分析（arterial blood gas，ABG）是最常见的评估危重患者动脉血中酸碱平衡、通气和氧合的实验室检查之一。使用血气分析仪分析动脉血氧分压（PaO_2）、二氧化碳分压（$PaCO_2$）和血 pH。根据这些测量值，血气分析仪还能计算出其他几个参数，包括碱剩余（base excess，BE）、碳酸氢盐 HCO_3^- 和血氧饱和度（oxygen saturation，SaO_2）。若有碳氧血氧仪，可直接测量动脉 SaO_2。ABG 的正常参数值见表 5-1。

ABG 通过直接穿刺动脉（通常为桡动脉）或者留置的动脉血压监测导管来取样。使用肝素化的注射器取样可防止分析前血标本凝固。标本采集后应立即分析，以防止 CO_2 和 O_2 持续进出红细胞；若条件不允许，则将血气标本冷藏保存。ABG 分析设备通常放置于重症监护室内或附近，以最大限度地提高准确性并缩短报告结果的时间。此外，许多医院都有便携式即时检验设备，可在床旁进行血气分析。无论使用哪种方法取样，操作人员都应戴手套并遵循标准预防措施，以防止在取样过程中接触到血液。

操作技术

留置动脉导管

与留置动脉导管一起使用的压力监测系统留有可用于抽取动脉血进行 ABG 分析或其他实验室检测的位置（图 5-1）。使用最靠近导管穿刺部位的三通、留置注射器或无针系统的储液器，抽取 3～5mL 血样，以排出导管系统内的系统冲洗液体。使用肝素化注射器采集 1mL 血样用于 ABG 分析。应排出注射器前端多余的空气，并在末端放置气密帽，将血样置于冰上，以确保检测结果准确。冲洗动脉导管，清除残留在导管中的血液。通过留置动脉导管进行血压监测的管理遵循本机构政策和法规的要求。

采集 ABG 样本的相关并发症包括感染和出

表 5-1 实验室和计算的呼吸值

参数	正常值
动脉血气	
• pH	7.35～7.45
• PaCO$_2$	35～45mmHg
• HCO$_3^-$	21～28mEq/L
• BE	（–2）～（+2）mEq/L
• PaO$_2$	80～100mmHg（正常值随年龄和海拔而变化）
• SaO$_2$	＞95%（正常值随年龄和海拔而变化）
混合静脉血气	
• pH	7.31～7.41
• PmvCO$_2$	40～50mmHg
• PmvO$_2$	35～45mmHg
• SvO$_2$	60%～80%
呼吸参数	
• 潮气量（tidal volume，V$_T$）	6～8mL/kg
• 呼吸频率	8～16 次 /min
• 呼吸静态顺应性	70～100mL/cmH$_2$O
• 最大吸气负压（negative inspiratory force，NIF）	≤–20cmH$_2$O
• 肺泡气体方程（alveolar gas equation，PAO$_2$）	100mmHg（海平面室内空气）
• 每分通气量（minute volume，MV）	5～6L/min
呼吸计算	
• 肺泡气体方程（alveolar gas equation，PAO$_2$）	PAO$_2$=FiO$_2$×（PATM–PH$_2$O）
• 静态顺应性	V$_T$ /（平台压 –PEEP）

血。任何侵入性操作都伴有感染的风险。应尽可能在留置导管上使用无针系统，以减少患者感染的风险，并降低意外针刺伤的风险。出血较少见，一般发生在采血后三通未还原或断开导管时。以上并发症可以通过在血液采集过程中严格遵循操作流程来规避，应由经验丰富的操作者进行操作，并始终保持床旁监测系统的压力警报处于开启状态。

动脉穿刺

当未留置动脉导管时，可以通过采用针头和注射器直接穿刺动脉来获取 ABG 样本。最常见的动脉穿刺部位是桡动脉、肱动脉和股动脉。获取ABG 样本的技术相对简单，与静脉穿刺类似，但成功取样需要一定的经验。

在经皮穿刺取样之前以及将动脉导管置入桡动脉之前均需进行血管通畅试验（艾伦试验）。艾伦试验要求双手同时按压患者桡动脉和尺动脉片刻，阻断其搏动，同时保持前臂向上抬起，以促进手部血液排空。一旦观察到手掌苍白，即刻将前臂下垂，松开对尺动脉的按压，观察手掌颜色变化。如果手掌颜色恢复，这说明在桡动脉受损时，尺动脉能够向手指供血。

定位动脉搏动点并对局部皮肤消毒后，将针头以 45° 角刺入动脉，针尖斜面朝上。缓慢进针，直到注射器针筒中涌出动脉血或刺入深度低于动脉位置。若未见回血，则将针头撤回至皮肤下方，重新确认动脉搏动位置后再次进针。

采集到 1mL 动脉血液即可拔出针头，并用无菌纱布垫迅速按压穿刺部位。加压按压保持至少5 分钟，并检查是否有出血或渗出。若仍有出血，则重新加压按压，直至松开后穿刺部位不出血为

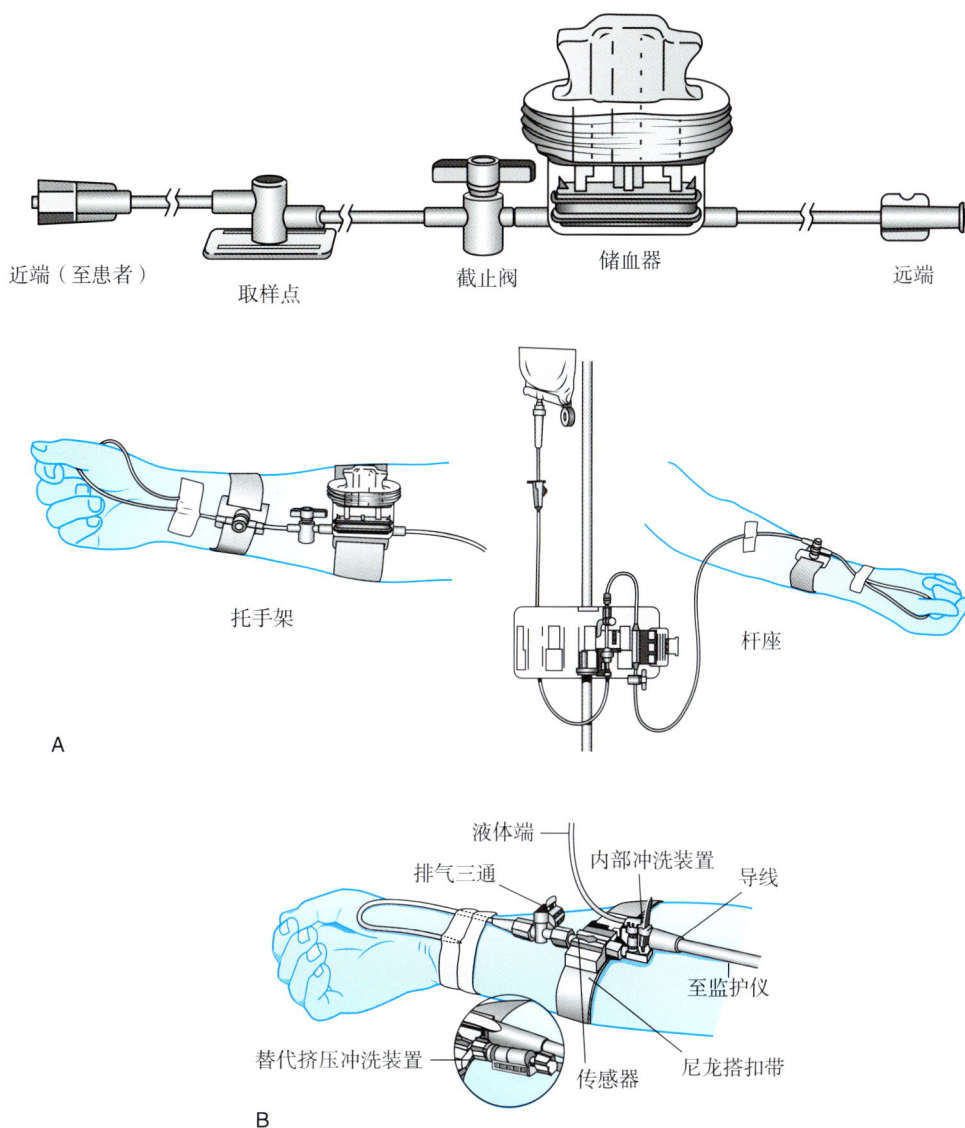

近端（至患者）   取样点   截止阀   储血器   远端

托手架   杆座

A

液体端   内部冲洗装置   导线
排气三通
至监护仪
替代挤压冲洗装置   尼龙搭扣带
传感器

B

图 5-1   用于血气分析的动脉留置导管系统示意图。A. 密闭式采血系统；B. 开放式采血系统
（Reproduced with permission from Edwards Lifesciences LLC, Irvine, CA. ）

止。对于存在凝血功能障碍或正在接受抗凝治疗的患者，可能需要局部加压按压 5 分钟以上。在穿刺部位止血之前不得加压包扎。

如上所述，必须排出动脉采血针中的所有空气，并在末端盖上气密帽（先拔掉针头）。考虑到保持穿刺部位加压按压的重要性，在动脉穿刺过程中可请另一名医护人员协助，以确保血样得到迅速分析和处理。

与动脉穿刺相关的并发症包括动脉血管撕裂、空气栓塞、出血、动脉阻塞、肢体感觉丧失和感染。采用正确的采样技术可以显著降低这些并发症的发生率。使用小口径针头（成人为 21～23 号针头）和避免在同一部位多次穿刺，可以减少对动脉的损伤。尝试穿刺 1 次或 2 次失败后应更换穿刺

部位，或寻求另一名有经验的医护人员协助采样。所有机构对 ABG 样本采集和处理均提供了具体规范和流程的指导，鼓励读者遵循其机构的指导。

如果穿刺后直接压迫未能成功止血，出血很容易扩散至周围组织中。组织出血的范围从局部损伤的小出血到远端循环丧失的大出血，甚至血流不止。大出血更常见于经股动脉穿刺，通常是由拔针后动脉按压不足所致。股动脉出血很难观察到，因此在医护人员注意到这个问题之前，可能已经出现了严重的失血。因此，股动脉是 ABG 采样最不推荐的部位，仅在其他部位无法穿刺取样时才会使用。

如果需要频繁的血气分析取样以进行通气和氧合评估与管理，可能需要置入动脉导管和监测

系统,以降低因重复动脉穿刺引起的相关风险。

动脉血气分析

分析 ABG 结果的最佳方法是系统方法,是通过评估酸碱度和氧合状态来完成的。在收到 ABG 结果后,医生应首先识别所有异常值(表 5-1),然后对酸碱度和氧合状态进行系统地评估。

酸碱分析

当血液的 pH 在 7.35～7.45 之间时,细胞处于最佳功能状态。pH 低于 7.35 时称为酸中毒,pH 高于 7.45 时称为碱中毒。当体内酸或碱的数量增加或减少时,如果酸碱比值发生改变,则 pH 改变;例如,若产酸量增加,而产碱量无改变,则 pH 降低。若产碱量因为产酸量的增加而相应增加,酸与碱的比值保持不变,则 pH 不变。由于机体在 pH 为 7.35～7.45 时功能最佳,因此即使其中一种成分功能异常,也有强大的调节机制来维持酸碱平衡。尽管酸碱平衡涉及多种调节系统,但 HCO_3^- 和 CO_2 水平是其主要调节器。

- **代谢成分**: HCO_3^- 水平主要由肾脏控制,称为酸碱系统的代谢成分。通过增加或减少肾脏 HCO_3^- 的排泄量来提高或降低血液 pH。HCO_3^- 排泄造成的变化可能需要 24 小时或更长时间,但可维持很长时间。
- **呼吸成分**: CO_2 浓度主要由呼吸系统控制,称为酸碱系统的呼吸成分。通过增加或减少肺排出的 CO_2 量来提高或降低血液 pH。通过增加或减少呼吸频率(respiratory rate, RR)和 / 或每次呼吸的深度或潮气量,CO_2 排出量可在 1 分钟内迅速发生改变,从而导致每分通气量增加。但由

于呼吸肌疲劳,呼吸系统代偿难以长时间(24 小时)维持。

- **酸碱失衡**: 多种情况都可能导致酸碱失衡(表 5-2 和表 5-3)。

当 pH 高于 7.45, HCO_3^- 大于 26mEq/L 时,就会出现**代谢性碱中毒**。代谢性碱中毒主要表现为血液中氢离子(H^+)丢失增多或 HCO_3^- 产生增多。呼吸系统试图通过减少体内排出的 CO_2 量(肺泡通气不足)来代偿 pH 的增加。呼吸系统的这种代偿会导致 pH 改变,但一般不能将 pH 纠正到正常值。临床中引起代谢性碱中毒的情况包括体内酸的丢失(胃肠减压吸出胃酸、呕吐、过度利尿剂治疗、类固醇、低钾血症)和外源性碳酸氢盐或柠檬酸物质的摄入。代谢性碱中毒的治疗是针对病因,减少或停止酸的丢失(如给予止吐剂治疗呕吐),并补充电解质。

当 pH 低于 7.35, HCO_3^- 小于 21mEq/L 时,就会出现**代谢性酸中毒**。代谢性酸中毒主要表现为

表 5-2　酸碱失衡

酸碱失衡	原发性 ABG 异常			ABG 代偿性变化（若存在）	
	pH	$PaCO_2$	HCO_3^-	呼吸性（$PaCO_2$）	代谢性（HCO_3^-）
碱中毒					
代谢性	↑		↑	↑	
呼吸性	↑	↓			↓
酸中毒					
代谢性	↓		↓	↓	
呼吸性	↓	↑			↑

表 5-3　动脉血气分析结果示例

ABG 分析	pH	$PaCO_2$/mmHg	HCO_3^-/（mEq·L^{-1}）	BE/（mEq·L^{-1}）	PaO_2/mmHg	SaO_2/%
正常血气分析	7.37	38	24	−1	85	96
呼吸性酸中毒,无代偿,伴低氧血症	7.28	51	25	−1	63	89
代谢性酸中毒,无代偿,无低氧血症	7.23	35	14	−12	92	97
代谢性碱中毒,部分代偿,无低氧血症	7.49	48	37	+11	84	95
呼吸性酸中毒,完全代偿,伴低氧血症	7.35	59	33	+6	55	86
呼吸性碱中毒,无代偿,伴低氧血症	7.52	31	24	0	60	88
代谢性酸中毒,部分代偿,伴低氧血症	7.30	29	16	−9	54	85
实验室错误	7.31	32	28	0	92	96

体内 HCO_3^- 经肾脏过度丢失或酸的堆积。呼吸系统试图通过增加 CO_2 排出量（肺泡过度通气）来代偿 pH 的降低。呼吸系统的这种代偿可以使 pH 趋于正常。临床上引起代谢性酸中毒的情况包括酸的代谢生成增加（糖尿病酮症酸中毒、尿毒症酸中毒、乳酸酸中毒）、碳酸氢盐丢失（腹泻、肾小管性酸中毒）、高钾血症、毒素摄入（水杨酸盐过量、乙二醇和丙二醇、甲醇、三聚乙醛）和肾上腺功能不全。代谢性酸中毒的治疗是针对病因、减少酸的形成［如通过提高休克时的心输出量（cardiac output，CO）来减少乳酸的产生］，减少碳酸氢盐的丢失（如治疗腹泻）及通过透析或导泻清除毒素。当代谢性酸中毒严重且病因无法快速纠正时，可考虑给予碳酸氢钠（$NaHCO_3$）。

当 pH 高于 7.45 且 $PaCO_2$ 低于 35mmHg 时，就会出现**呼吸性碱中毒**。呼吸性碱中毒表现为通气过度（肺泡过度通气）和体内 CO_2 排出增加。如果这些变化持续超过 24 小时，肾脏则会通过增加 HCO_3^- 的排泄来代偿 pH 的升高，直至达到或接近正常 pH 水平。临床上引起呼吸性碱中毒的情况包括神经源性过度通气、间质性肺疾病、肺栓塞、哮喘、急性焦虑/压力/恐惧、通气过度综合征、机械性通气过度和严重低氧血症。呼吸性碱中毒的治疗是针对病因，并尽可能减少过度通气。

当 pH 低于 7.35 且 $PaCO_2$ 高于 45mmHg 时，就会发生**呼吸性酸中毒**。呼吸性酸中毒表现为通气不足（肺泡通气不足）和体内 CO_2 排出量减少。如果这些变化持续超过 24 小时，肾脏则会通过增加体内 HCO_3^- 的量（减少尿液中 HCO_3^- 的排泄）来代偿 pH 的降低，直至达到或接近正常 pH 水平。临床上引起呼吸性酸中毒的情况包括与呼吸衰竭相关的通气不足［如急性呼吸窘迫综合征（acute respiratory distress syndrome，ARDS）、严重哮喘、肺炎、慢性阻塞性肺疾病（chronic obstructive pulmonary disease，COPD）、睡眠呼吸暂停］、肺栓塞、肺水肿、气胸、呼吸中枢抑制、伴肺功能正常的神经肌肉阻滞和机械通气不足。呼吸性酸中毒的治疗是针对病因并改善通气。

混合性（组合型）酸碱平衡失调是指同时发生原发性呼吸和代谢性酸碱平衡紊乱，如代谢性酸中毒可能由糖尿病酮症酸中毒引起，呼吸性酸中毒由与吸入性肺炎相关的呼吸衰竭引起。混合性酸碱平衡紊乱更为复杂，提示有多器官功能障碍，超出本章范围。

氧合状态

根据 ABG 结果确定酸碱状态后，应评估氧合是否充分。PaO_2 的正常值取决于年龄和海拔。随着年龄和海拔的升高，PaO_2 的正常值逐渐降低。一般来说，在室内空气中，PaO_2 的正常值为 80～100mmHg。

SaO_2 水平也受到年龄和海拔的影响，正常应高于 95%。SaO_2 主要受血浆中可用氧量的影响（图 5-2）。正常 S 形氧合血红蛋白解离曲线认为，只要 PaO_2 水平高于 60mmHg 且动脉血 pH 高于 7.35，则 90% 或更多的可用血红蛋白可与 O_2 结合。可使氧合血红蛋白解离曲线左右移动的因素包括温度、pH、$PaCO_2$ 和血红蛋白异常。一般来说，曲线右移（pH 降低）会降低氧对血红蛋白的亲和力，从而导致释放到组织中的氧气量增加。曲线左移（pH 增加）会增加氧对血红蛋白的亲和力，导致释放到组织中的氧气量减少。

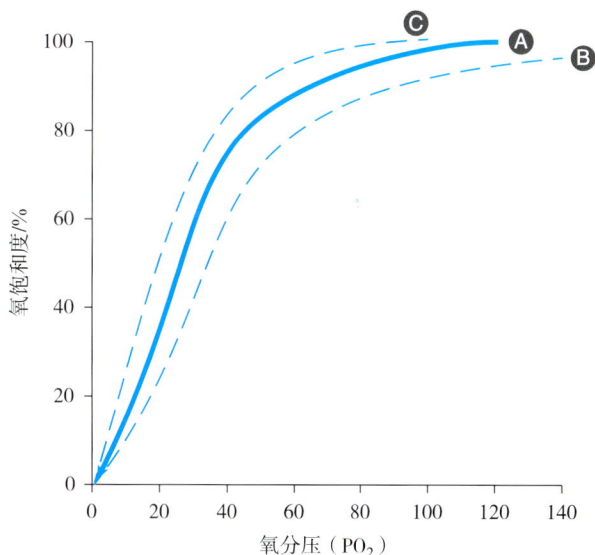

图 5-2 氧合血红蛋白解离曲线。A. 正常曲线；B. 右移；C. 左移

PaO_2 降至低于正常值为**低氧血症**。各种情况都会导致低氧血症：

- **吸入氧减少**：通常在高海拔地区或吸入有毒气体时，吸入氧浓度（FiO_2）会降低。FiO_2 不足或过低可能导致其他心肺疾病患者发生缺氧性呼吸衰竭。
- **整体通气不足**：V_T、呼吸频率降低或两者均降低都会减少每分通气量并导致通气不足。肺泡通气不足，导致动脉血氧分压（PaO_2）下降和

$PaCO_2$ 水平升高。通气不足的原因包括药物过量、麻醉、镇痛药过量、神经肌肉阻滞和呼吸肌疲劳引起的呼吸中枢抑制。

- **通气血流(V/Q)比例失调**：当充分通气和肺泡灌注之间的平衡发生改变时，就会出现低氧血症。血流经过通气不足的肺泡会导致肺血管系统中的血液含氧量降低，并导致从右向左的肺内分流。当肺泡通气充足，但血流灌注不足时，也会发生 V/Q 比例失调，这种情况称为无效腔，例如，出现肺栓塞或严重低血压时。
- **分流**：当血液绕过或分流通过肺泡时，无法进行气体交换，血液在未氧合的情况下返回左心房。解剖学上引起的分流包括肺动静脉瘘、先天性心脏和大血管结构异常，如法洛四联症。生理性分流由多种情况引起，这些情况导致肺泡闭合，无法通气，如 ARDS 和严重的新型冠状病毒感染。
- **弥散功能障碍**：肺泡 - 毛细血管膜增厚导致氧弥散减少，引起低氧血症。引起弥散障碍的原因为慢性疾病状态，如肺纤维化和肺结节。吸氧对弥散功能障碍(如间质性肺疾病)导致的低氧血症通常有效。
- **混合静脉血氧饱和度降低**：在正常情况下，肺动脉血充分氧合，混合静脉血氧张力($PmvO_2$)对 PaO_2 无显著影响。然而，当通气血流比例失调或存在从右向左肺内分流时，$PmvO_2$ 下降可显著降低 PaO_2。引起混合静脉血氧饱和度降低的情况包括低心输出量、贫血、低氧血症和耗氧量增加。通过增加心输出量或血红蛋白来改善组织氧输送可以改善混合静脉血氧饱和度。

静脉血气监测

对静脉血中氧气和二氧化碳水平进行分析，可以提供关于组织灌注充分性和组织利用氧情况的额外信息。静脉血气分析，也称为混合静脉血气，通常从肺动脉(PA)导管的远端或中心静脉压力(CVP)导管中获取。如果通过 PA 导管远端取样，应在 20 秒内缓慢抽血，以避免 PA 血液动脉化。当通过 CVP 导管取样时，正常速度即可。静脉血气的正常值见表 5-1。中心静脉血氧饱和度(central venous saturation, $ScvO_2$)可以从任何一个尖端位于上腔静脉的中心静脉导管中获得。SvO_2 只能从 PA 或专用导管中获得。关于 SvO_2 和 $ScvO_2$ 监测的更多信息见第 4 章。

典型案例分析
呼吸衰竭：哮喘

一名有哮喘病史的 35 岁女性因病毒性肺炎引起的哮喘恶化而到急诊科就诊。入院时的生命体征和实验室检查如下：

体温	38.1℃(口温)
心率	110 次 /min，稍吃力
血压	148/90mmHg

听诊：全肺均有明显的喘息声。在室内空气中的 ABG 结果如下：

pH	7.45
$PaCO_2$	35mmHg
HCO_3^-	23mEq/L
BE	0mEq/L
PaO_2	53mmHg

起初，患者经非循环呼吸式面罩接受 100%

O_2 吸氧。类固醇和沙丁胺醇连续雾化吸入与经验性静脉滴注抗生素。在 30 分钟内，患者的血压、心率和呼吸频率降至正常值，PaO_2 水平有所改善(81mmHg)。3 小时后，患者被转到过渡期护理病房。患者在入院大约 6 小时后病情开始恶化，逐渐呈嗜睡状，肺鸣音消失，心率、血压和呼吸频率均增快。快速反应小组多次评估血气分析显示，尽管患者通过鼻导管吸入 4L O_2，但仍表现为呼吸性酸中毒伴部分代偿和低氧血症：

pH	7.28
$PaCO_2$	55mmHg
HCO_3^-	26.8mEq/L
BE	0.9mEq/L
PaO_2	48mmHg

顺利给予患者经口插入直径 7.5mm 的气管

插管（ET），连接呼吸机［模式：AC；呼吸频率：15 次 /min；V_T：600mL；FiO_2：1.0，呼气末正压（PEEP）：5cmH$_2$O］。插管并开始机械通气后，患者血压立即下降至 88/64mmHg。静脉输入 500mL 液体后，患者血压为 118/70mmHg。插管 15 分钟后的 ABG 结果如下：

pH	7.36
$PaCO_2$	47mmHg
HCO_3^-	27.3mEq/L
BE	2.1mEq/L
PaO_2	165mmHg

问题 1：插管后患者血压为什么下降？
问题 2：如何调整呼吸机参数？
答案

1. 插管后的低血压是多因素导致的。呼气末正压和正压通气引起的胸膜腔内压力升高可导致静脉回流减少，心输出量减少，这在低血容量患者中的损害可能被放大。对于这例严重哮喘患者，肺充气过度和内源性 PEEP 进一步损害了血流动力学的稳定性。插管后低血压的其他潜在原因包括血胸、气胸或插管使用药物的后遗症。

2. ①降低 FiO_2：初始机械通气参数设置建议 FiO_2 为 100%。患者插管后吸入 100% 氧气，PaO_2 为 165mmHg。应逐步降低 FiO_2。通过插管和治疗高碳酸血症型呼吸衰竭，患者的缺氧情况将得到改善。②启动干预措施，以减少内源性 PEEP 和动态肺充气过度。该患者低血压的一个可能原因是与哮喘病史相关的充气过度和内源性 PEEP。有几种策略可以防止发生进一步的并发症。应进行自动呼气末正压和平台压测量。低潮气量、低呼吸频率、短吸气时间和长呼气时间可能有助于防止肺充气过度。确保有足够的呼气时间，以尽量减少肺充气过度和内源性 PEEP。

脉搏血氧仪

脉搏血氧仪是一种常用的连续、无创监测 SaO_2 的方法。将可重复使用的多患者传感器或一次性单个患者使用黏性传感器贴在动脉搏动血流强的皮肤区域，通常是手指或脚趾（图 5-3）。其他可供选择的部位包括鼻梁或鼻孔、耳朵和前额（图 5-4）。前额传感器是一个反射传感器，可提供一个中央监测点位置。传感器的尺寸通常根据患者体重和预期的传感器放置位置来确定。需要注意的是，传感器只能放置在制造商批准的解剖位置，这是传感器设计并经美国 FDA 批准的位置。例如，设计放置在手指上的脉搏血氧仪传感器不能置于耳朵或前额。虽然血氧仪可能也会显示一个看起来正常的 SaO_2 值和脉冲波形，但该值的准确性是有争议的。此外，在使用黏性传感器时，不得使用其他胶带或其他黏合剂材料，因为这可能会导致监测位置处循环收缩和测量误差。脉搏血氧仪传感器（SpO_2）通过一根电缆连接到脉搏血氧仪监测单元。传感器一侧的发光二极管通过传感器下方流动的动脉血流来传输两种不同波长的光［红外线光（IR）和红光（R）］。根据动脉血液中血红蛋白的 SaO_2 水平，不同数量的 IR 和 R 光在传感器的另一侧被吸收和检测（透射）或光线通过发光器同一侧发生散射（反射）。传感器使用光电检测技术，将心动周期中搏动和停搏间隔期间的红外光和红光信息的比率传输到监护仪的微处理器内，然后使用各种内部软件算法和传感器校准曲线信息计算 SaO_2 和脉搏并通过数字显示。

当血液灌注充足且 SaO_2 水平大于 70% 时，根

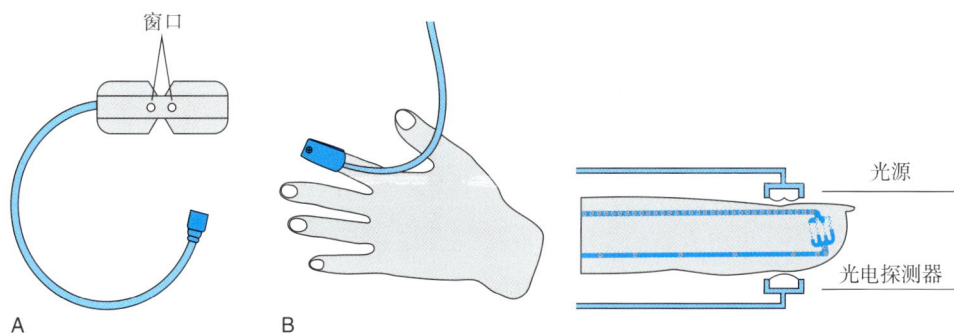

图 5-3 脉搏血氧仪。A. 传感器；B. 手指端的传感器操作原理图

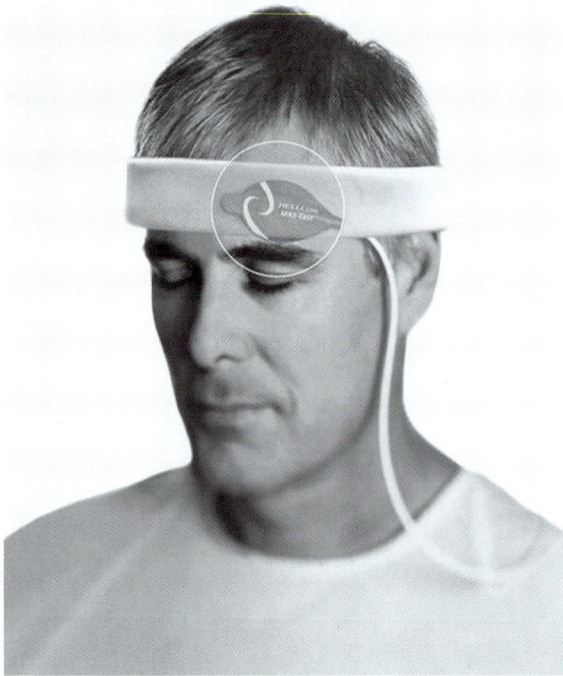

图 5-4　前额反射式脉搏血氧仪传感器（©2018 Medtronic. All rights reserved. Used with the permission of Medtronic.）

据所使用的传感器类型和监测部位，脉搏血氧仪的读数与直接从 ABG 测量的 SaO_2 通常存在显著相关性。血流灌注或传感器脉冲信号强度明显降低（例如，由于疾病、药物或低温引起的周围血管收缩）时，脉搏血氧仪检测信号的能力可能低于正常灌注情况。新一代的医用脉搏血氧仪在大多数灌注不良情况以及产生潜在伪影的信号干扰源如运动或其他情况下也能充分检测信号。由于全球新型冠状病毒感染大流行，小型非医用手指式脉搏血氧仪设备的使用急剧增加，其中一些设备的准确性和性能不稳定。临床医生在使用这些产品时应格外小心。只有 FDA 批准的医用脉搏血氧监测仪和传感器才可应用于患者的临床评估和管理，以确保监测结果的准确性和可靠性。

脉搏血氧仪在呼吸监测方面有几个优点：能够根据多次 ABG 结果提供预估危重症患者 SaO_2 水平的连续信息，无须进行有创动脉穿刺，从而降低感染风险和频繁 ABG 分析导致的失血量增加。此外，这些监护仪操作简便，大多数患者耐受性良好，并且方便携带，可以在患者转运过程中使用。

脉搏血氧仪在评估氧合状态方面的主要缺点是，其准确性在很大程度上取决于获取足够动脉搏动信号的能力。导致该设备准确性降低的临床情况包括：

- 低血压；
- 低心输出量状态；
- 血管收缩或使用血管活性药物；
- 低温；
- 外周动脉疾病；
- 传感器移位和/或皮肤黏附性差。

研究表明，脉搏血氧仪读数在深色皮肤患者中可能不太准确，这代表了临床数据的差异。为所有患者的脉搏血氧仪读数设定更高的目标范围（如 94%～98%），可能有助于确保氧饱和度高于 88%。其他潜在干扰源可能包括静脉搏动、骨骼和肌腱、传感器移位、皮肤色素沉着、使用某些血管内染料、直接暴露于明亮的环境光下及涂抹指甲油。由于这些情况通常可发生在任何连接脉搏血氧仪的患者身上，包括重症监护室中的患者，因此在重症监护室使用脉搏血氧仪时要更加严格。正确使用（表 5-4）并定期检测脉搏血氧仪用于 ABG 分析设备的准确性，对于避免错误的患者评估至关重要。常规使用的脉搏血氧仪只能测量两种波长光的吸光度。因此，血红蛋白异常，如高铁血红蛋白血症（methemoglobinemia，Met-Hb）和碳氧血红蛋白血症（carboxyhemoglobinemia，CO-Hb）患者无法测量，并且可能会导致脉搏血氧仪的错误读数。虽然有无创设备可用于检测这种血红蛋白异常血症，但最广泛使用和公认的确诊异常血红蛋白血症的"金标准"技术是通过有创 ABG 分析进行碳氧血氧测定。

表 5-4　最大限度提高脉搏血氧仪安全性和准确性的方法

- 根据制造商的说明，将传感器戴在患者非惯用手的干燥手指上，并观察脉搏血氧仪上是否有足够的心脏产生的动脉脉搏波或信号
- 避免牵拉传感器电缆
- 附着不牢时，根据制造商的说明旋转黏附部位、更换传感器
- 儿童和老年患者使用黏性传感器时，要更频繁地评估其黏附部位，并仔细评估皮肤的完整性
- 严禁在未经批准的监测部位使用脉搏血氧仪传感器，如在耳朵或前额上使用手指传感器
- 如果脉冲波产生不足或显示信号警报信息，请检查皮肤和位置。如有必要，在其他位置使用新的传感器
- 当临床状况的变化可能降低准确性和/或数值与临床情况不相符时，定期比较脉搏血氧仪显示的 SaO_2 值与动脉血气值
- 应了解影响脉搏血氧仪准确性的因素，包括皮肤色素沉着、血液循环不良、皮肤厚度、皮肤温度和涂抹指甲油

肺功能评估

除动脉血气分析外，还可以使用其他测量方法来进一步评估危重症患者的呼吸系统。

所选肺容量的测量可在床旁轻松完成。使用便携式手持设备（肺量计和 NIF 计）测量 V_T、呼气每分通气量（exhaled minute ventilation，V_E）和负吸气力（negative inspiratory force，NIF）。肺顺应性和肺泡氧含量可采用标准公式计算（表 5-1）。对这些参数的频繁动态监测可以客观评估患者对干预措施的反应。

ABG 分析动脉二氧化碳分压（$PaCO_2$）是评估危重患者通气效果的重要参数。为了限制有创手术或持续监测 $PaCO_2$ 的应用，临床医生有时可能依赖静脉血气或二氧化碳监测仪。每一种评估手段都有一定的优势和局限性。只要 CO_2 相对正常，中心静脉 PCO_2 就可准确估计 $PaCO_2$。在中心静脉测量获得的 PCO_2 通常比 $PaCO_2$ 高约 4mmHg。但外周静脉 PCO_2 对 $PaCO_2$ 的预测能力较差。通过测量呼出的二氧化碳量或二氧化碳监测仪可以测量出呼气末 PCO_2（$PetCO_2$），这个值接近于肺健康时的 $PaCO_2$。它的优点是无创，可以在呼吸的基础上连续监测。

呼气末二氧化碳监测

二氧化碳是细胞新陈代谢的产物，通过静脉血输送到肺部，在呼气时从肺部排出。呼气末二氧化碳（也称为呼气末二氧化碳分压：$PetCO_2$）是呼气结束时二氧化碳的浓度，以百分比（$PetCO_2$%）或分压（$PetCO_2$ mmHg）表示。$PetCO_2$ 的正常范围通常为 35～45mmHg，比 $PaCO_2$ 低 2～5mmHg。因此，临床医生一直在尝试使用这种无创监测方法来评估通气状态。在正常的 V/Q 匹配情况下，$PetCO_2$ 与 $PaCO_2$ 之间的关系相对密切。在 V/Q 异常的重症疾病中，$PetCO_2$ 与 $PaCO_2$ 之间的梯度或差异可能高达 20mmHg 或更多，这限制了使用该技术来反映 $PaCO_2$ 的准确性。然而，在大多数临床情况下，$PetCO_2$ 增加可以被解释为通气不足的表现。动态评估动脉到呼气末二氧化碳的梯度可能也有作用。梯度随时间增加反映了疾病恶化的情况，而梯度缩小可能反映了通气血流灌注比例的改善。

目前可用的呼气末二氧化碳监测方法可分为以下几类：比色法、二氧化碳检测计（仅显示数字）或二氧化碳监测仪法（显示数字和波形）。比色装置是一种对 pH 敏感的彩色纸条，可随着二氧化碳浓度的不同而改变颜色（图 5-5）。通常用于初始或间歇性监测，如在插管后验证气管插管是否插入气管内，或在某些情况下排除肠内营养管误插入肺部。二氧化碳监测仪提供 $PetCO_2$ 浓度的视觉模拟或数字显示。二氧化碳监测仪同时包括二氧化碳测定和根据每次呼出二氧化碳的校准波形图记录，是连续监测最常用的仪器。图 5-6 显示了在正常呼气过程中正常二氧化碳波形的各个阶段。

二氧化碳监测仪使用以下不同技术中的一种来测量呼出的二氧化碳：红外光谱法、拉曼光谱法、质谱法或分子相关光谱技术（激光作为红外发射源）。激光产生的红外辐射与二氧化碳吸收率光谱精确匹配，不需要移动部件。使用这种技术的

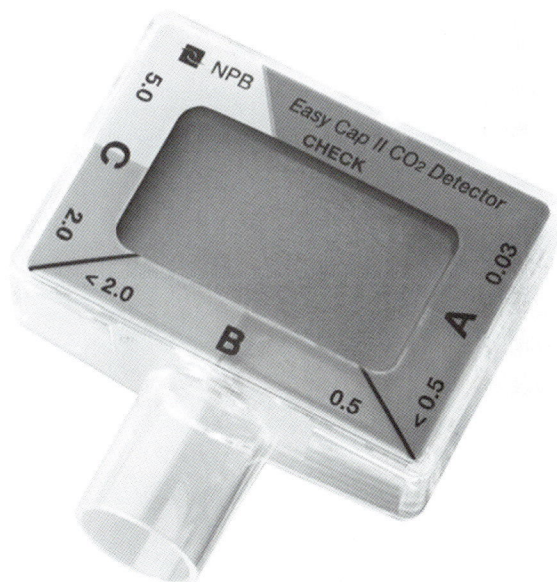

图 5-5　比色法（©2018 Medtronic. All rights reserved. Used with the permission of Medtronic.）

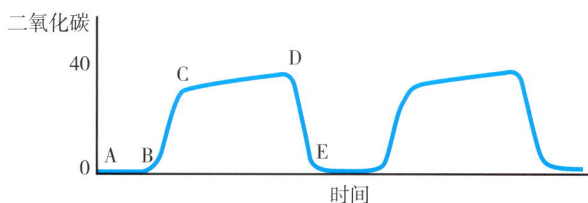

图 5-6　二氧化碳监测仪波形图。A～B 相：早期呼气，代表解剖学上的无效腔，几乎不含二氧化碳。B～C 相：无效腔和肺泡气体的组合。C～D 相：主要呼出肺泡气体（肺泡平台期）。D 相：呼气终点，即呼出二氧化碳量最大点。D～E 相：吸气开始，二氧化碳浓度迅速降至基线或零（©2018 Medtronic. All rights reserved. Used with the permission of Medtronic.）

二氧化碳监测仪如图 5-7 所示。所有二氧化碳监测仪都直接采集和测量患者 - 呼吸机接口（主流分析）处通过的气体，或通过过滤水分和细菌的小口径管道收集并运输至监测器中的测量传感器（侧流分析）。每种技术都有优缺点，应该严格遵循制造商的建议以获得最佳性能。

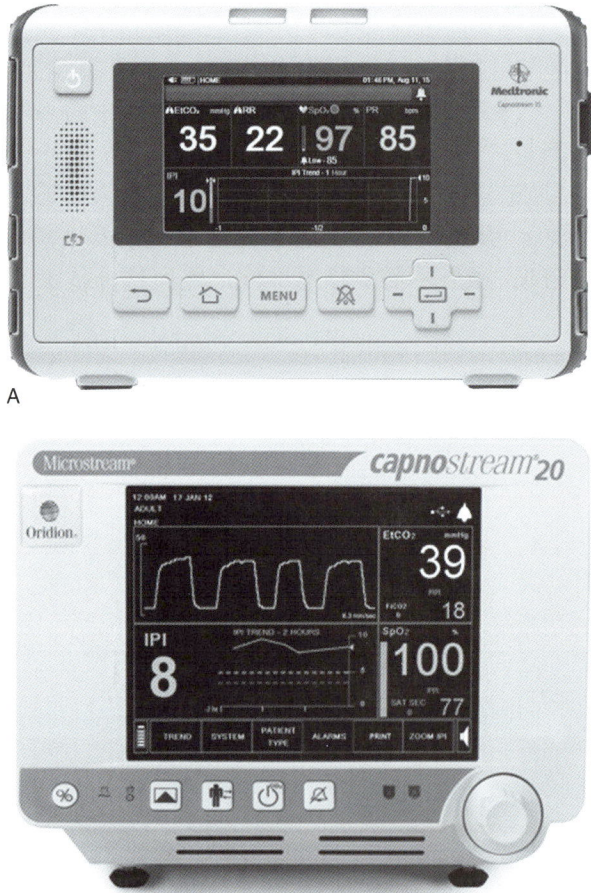

A

B

图 5-7　手提式（A）和床旁（B）组合二氧化碳测定仪（侧流）和脉搏血氧仪（©2018 Medtronic. All rights reserved. Used with the permission of Medtronic.）

　　在 V/Q 关系正常的情况下，二氧化碳监测仪的临床应用包括气管内或气管切开插管、胃或空肠插管、肺血流量和肺泡通气的评估。美国心脏协会 ACLS 指南建议插管患者在心肺复苏期间使用定量波形二氧化碳监测仪。波形二氧化碳监测仪允许护士和其他医护人员监测心肺复苏术的质量，优化胸外按压，并在胸外按压过程中监测自发性循环（spontaneous circulation，ROSC）的恢复。当呼气末 CO_2 值高于 10~20mmHg 时，证明获得高质量的胸外按压。在心肺复苏期间，$PetCO_2$ 突然增加到 35~40mmHg 可作为 ROSC 的指征。在

插管患者中，二氧化碳波形图上 $PetCO_2$ 未达到高于 10mmHg，在理想情况下大于或等于 20mmHg，这是 CPR 质量的有效标志，也是决定何时结束复苏的指标之一。理想的目标值尚未确定。

　　当对插管（气管插管或气管切开）患者使用呼气末 CO_2 适配器时，重要的是将采样线（侧流）或测量头接口（主流）放置在呼吸机回路中，尽可能靠近人工气道，以获得最准确的读数。应注意不要阻塞吸痰管通过。

　　单独评估二氧化碳波形就可以提供以下有用信息：呼吸功能障碍评估、患者对呼吸机设置变化和脱机尝试的反应，以及插管患者的神经肌肉阻滞的深度。二氧化碳测定也可以通过鼻 / 口腔插管取样来监测未插管患者。确诊或疑似阻塞性睡眠呼吸暂停、重症肺炎、哮喘或 COPD 急性加重患者，特别是接受阿片类药物或其他呼吸抑制剂的患者，都面临通气受损的风险。虽然脉搏血氧仪是一种评估氧合状态的有用工具，但其通气监测功能较差，特别是在接受氧疗的患者中。当临床医生在临床中使用二氧化碳监测仪时，应遵循制造商关于设备设置、维护和故障排除的建议，还应遵循本机构关于患者护理临床管理的政策和协议。

　　无创监测技术的进步将脉搏血氧仪和二氧化碳监测仪相结合，可在床旁、中央站或通过智能平板电脑或手机进行远程监测，并虚拟连接到医院电子病历进行自动绘图和报警通知（图 5-8），其在

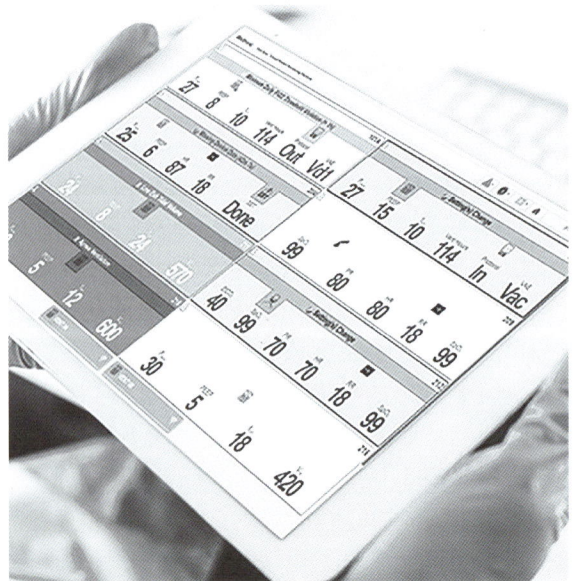

图 5-8　用于连续显示无创呼吸监测仪的远程监测系统（©2021 Medtronic. All rights reserved. Used with permission of Medtronic.）

过渡监护病房和内/外科患者监护病房中的应用越来越普遍。

气道管理

维持气道开放和通畅是重症监护管理的一个重要方面。可通过咳嗽、头颈部固定及对齐等保守方法来确保气道通畅。如果保守方法失败，可能需要通过口腔或鼻腔进行气管插管。

口咽通气管

口咽通气管或口腔咬合器是一种气道附件，用于缓解由于舌后坠（如麻醉后或无意识状态）、分泌物、癫痫发作或咬住口腔气管插管引起的上呼吸道梗阻（图 5-9A）。口咽通气管由硬质塑料或橡胶材料制成，呈半圆形，尺寸从婴儿到成人不等。插入气道时，口咽通气管的凹形曲线向上朝向腭。向下插入时，口咽通气管向下旋转 180°，以适应舌头的弯曲度，确保舌头不会阻塞气道。口咽通气管的尖端应位于咽后壁附近。因此，不建议惊厥患者使用口咽通气管，可能会引发呕吐反射并导致呕吐。口咽通气管是实现气道通畅的临时装置。

口咽通气管的管理包括评估嘴唇和舌部，以

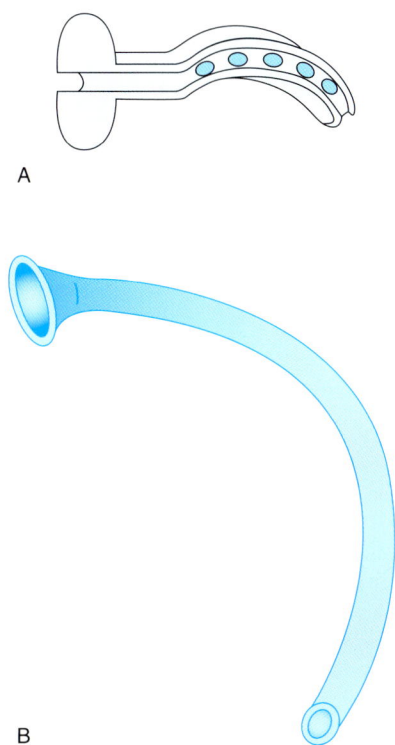

图 5-9　A. 口咽通气管；B. 鼻咽通气管

识别压力性损伤。至少每 24 小时拔出通气管一次，评估嘴唇和舌部，并提供口腔护理。

鼻咽通气管

鼻咽通气管（或鼻喇叭）是另一种用于帮助保持气道通畅的气道辅助装置，尤其适用于半昏迷患者（图 5-9B）。鼻咽通气管也用于辅助气道吸痰。鼻咽通气管由柔软且具有延展性的橡胶或软塑料制成，大小为 8.58～11.55mm（26～35Fr）。根据医院规定，在插入气道之前，可以在鼻孔上涂抹局部麻醉剂（如利多卡因凝胶）。用水溶性凝胶润滑鼻咽通气管，轻轻插入其中一个鼻孔。为了评估气道的通畅性，可在呼气过程中听或感觉空气的流动。用人字形胶带将鼻咽通气管固定在鼻子上，以防止移位。其相关并发症包括出血、鼻窦炎和黏膜糜烂。

对鼻咽通气管患者的护理包括定期评估是否有压力性损伤和观察有无干燥分泌物阻塞气道。鼻窦炎是其中一种并发症。每日评估患者对鼻咽通气管的需求，并将鼻咽通气管从一侧鼻孔更换到另一侧鼻孔。当通过鼻咽通气管进行吸痰时，使用水溶性凝胶润滑吸痰管以便管路顺利通过。有关吸痰的其他护理标准，请参阅后文内容。

喉罩

喉罩（laryngeal mask airway，LMA）是一种一端有小面罩的气管插管，可经口通过喉部辅助通气和防止误吸。LMA 的放置比标准气管插管更容易。LMA 通常用作手术室中某些类型外科手术的主要气道设备，作为需要长期通气支持的患者的临时气道。LMA 通常用于困难气道的管理，如在"不能插管"或"不能通气"的临床情况下。

人工气道

人工气道（经口腔和经鼻腔气管插管、气管切开）用于机械通气或严重气道阻塞无法用辅助气道装置维持气道通畅时。人工气道更便于清除口腔或胃内分泌物，保护下呼吸道。

人工气道的类型和置入

气管插管和气管套管由聚氯乙烯或硅胶制成，有多种尺寸和长度可供选择（图 5-10）。标准导管末端安装有 15mm 接口，用于连接生命支持设备，如机械通气回路、封闭式抽吸导管系统、旋转接口

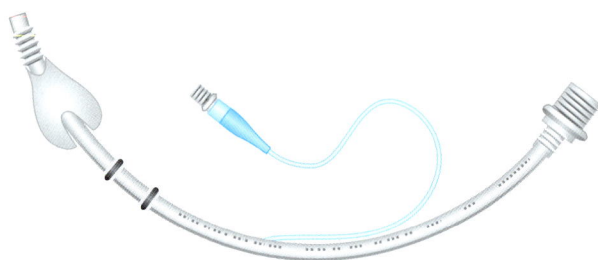

A

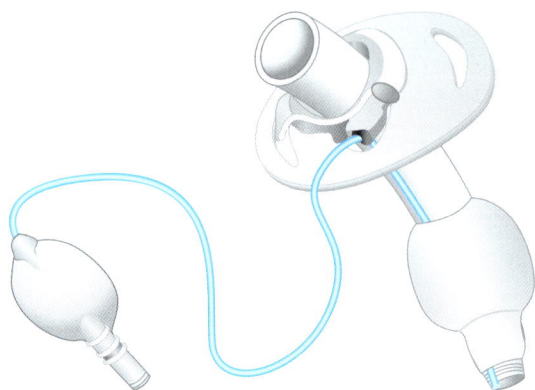

B

图 5-10 人工气道。A. 带气囊的气管插管；B. 带气囊的气管切开导管（©2018 Medtronic. All rights reserved. Used with the permission of Medtronic.）

或简易呼吸气囊（manual resuscitation bag，MRB）。导管分为带气囊和不带气囊两种类型。对于带气囊的导管，通过一个小的单向先导阀和充气腔，手动将空气注入位于气管插管套管远端附近的气囊中。管道侧面有刻度标记，用于识别管道位置。管道上还有不透射标记，以帮助通过 X 线确定正确的位置。

导管通过口或鼻腔被插入患者气管（图 5-11 和图 5-12）。由于经鼻插管可能发生鼻窦感染，且被认为是发展为呼吸机相关肺炎（ventilator-associated pneumonia，VAP）的独立风险因素，因此经口插管比经鼻插管更常见。在喉镜下可以观察上呼吸道，并将导管经声带插入气管隆嵴上方 2～4cm 处。双侧呼吸音存在，且吸气时胸部偏移相等和胃部没有呼吸音，可初步证实导管位置正确。呼气末 CO_2 波形监测器可即时评估气管位置。若无，可使用 CO_2 比色检测仪。便携式胸部 X 线检查可验证导管位置是否正确，一旦确认位置正确，用胶带或专用气管插管固定带来固定导管，以防

止移动（图 5-13）。记录并检查气管导管距门齿距离，以确保导管位置准确。根据机构的规定，文件记录操作流程包括评估确认导管位置。

气管插管导管的尺寸通常由其内径（单位：mm）确定。尺寸标注于导管及其外包装上。确定导管

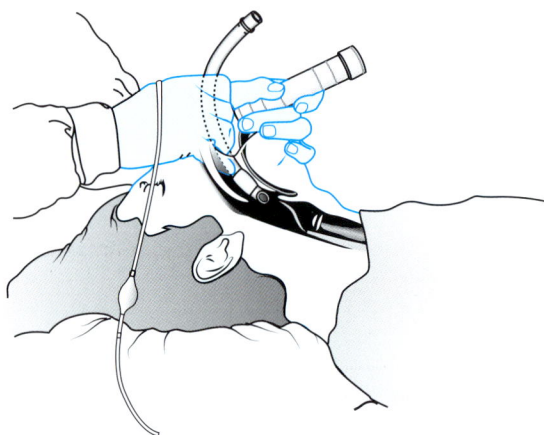

A

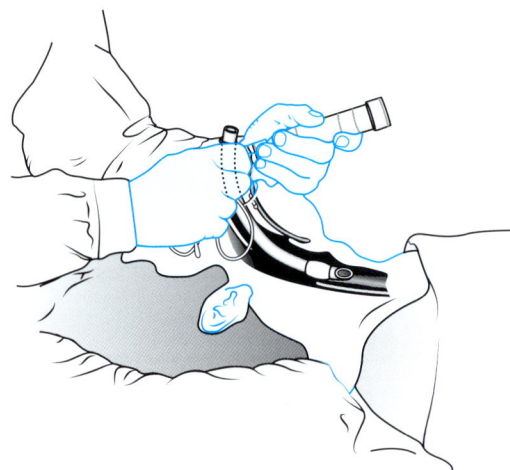

B

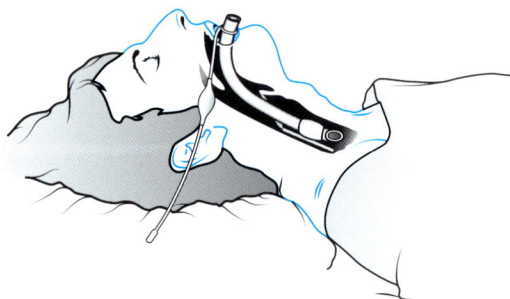

C

图 5-11 经口气管插管。A. 借助喉镜经口气管插管；B. 经声带气管插管进入气管；C. 气管插管的气囊位于声带下方（Reproduced with permission from Boggs R，Wooldridge-King M. AACN Procedure Manual for Critical Care, 3rd ed. Philadelphia，PA：WB Saunders；1993.）

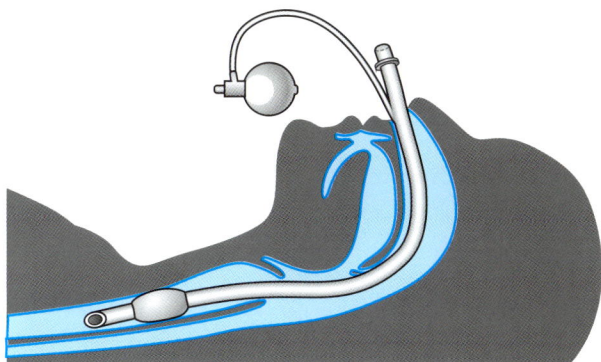

图 5-12 经鼻气管插管（©2018 Medtronic. All rights reserved. Used with the permission of Medtronic.）

内径至关重要；导管内径越小，通过导管呼吸的阻力越大，从而增加了呼吸功（work of breathing, WOB）。成人最常见的气管插管内径尺寸为 7.0～8.0mm。

气管插管的并发症包括喉部和气管损伤、喉痉挛、误吸、感染、不适、鼻窦炎和声门下损伤。在某些情况下，气管插管可以安全放置 2～3 周，但如果预计恢复时间较长，通常会考虑在插管 10～14 天后或更短的时间内进行气管切开术。在决定是否实施气管切开术前，最好还要考虑患者的护理目标和疾病预后。

用于危重患者的气管套管大多是由医用级塑料或硅胶制成的，有多种尺寸（图 5-10B）。气管套管分为带气囊和不带气囊两种类型。与气管插管一样，近端带有 15mm 接口，确保与 MRB 和呼吸机回路连接。气管套管可以择期使用标准的开放术式在手术室或在床旁经皮插入。该手术包括在颈部开一个小切口，通过导丝将一系列扩张器手动插入气管，形成一个开口后置入气管套管。床旁插管避免了全身麻醉的需要和将患者转运出重症监护病房（ICU）的相关风险。

气管套管用棉斜纹带或无乳胶尼龙搭扣导管固定带，固定在导管颈部固定翼开口处。许多气管套管有内套管，可定期清洗（可重复使用）或更换（一次性）。一些气管套管外有额外的开口，称为开窗。开窗气管切开导管有时被用来帮助促进发声，使气流向上并通过声带。用气管套管说话不需要开窗。患者一般可以耐受气管套管，并认为其比经口腔或鼻部插管更舒适。此外，与气管插管相比，使用气管套管的患者有更多的营养支持和发音选择。

气管切开术的并发症包括无名动脉侵蚀出血，

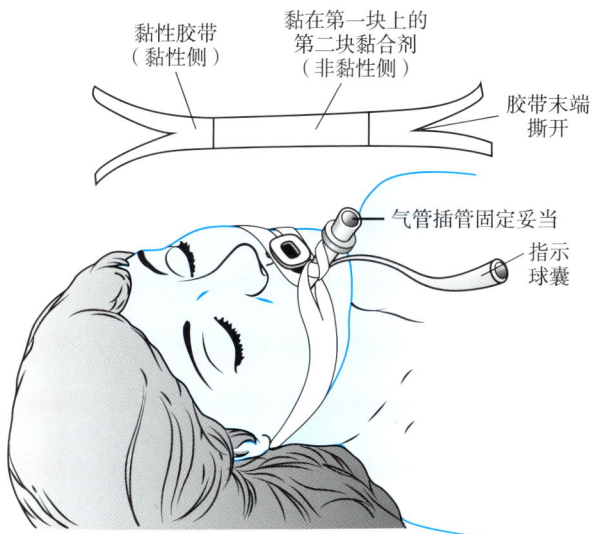

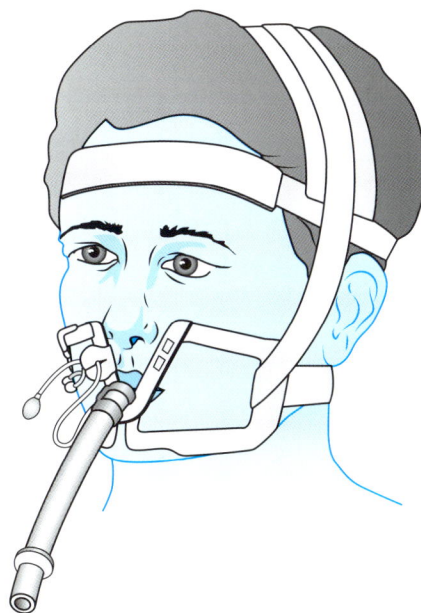

图 5-13 固定气管内导管防止移位的方法。A. 胶带固定经口气管插管（Reproduced with permission from Boggs R, Wooldridge-King M. *AACN Procedure Manual for Critical Care*, 3rd ed. Philadelphia, PA：WB Saunders；1993.）；B. 应用特殊设备固定［Reproduced with permission from Kaplow R, Bookbinder M. A comparison of four endotracheal tube holders. *Heart Lung.* 1994；23（1）：59-66.］

气管狭窄、软化或穿孔，喉神经损伤，误吸，感染，漏气，器械相关压力性损伤和机械问题。这些并发症中的大部分可以通过适当的管理进行预防。

气囊充气

气管插管或气管套管成功置入后，向套管气囊内充入足够的空气以形成有效的密封。气囊通常以尽可能低的压力充气，以防止机械通气时漏气，并降低吸入性肺炎的危险。气囊压力保持在小于 25mmHg（30cmH$_2$O）。气囊压力过大会导致气管缺血、坏死和糜烂，以及气囊突出导致远端气道因过度膨胀而阻塞。需要注意的是，即使气囊充气压力在合理范围，也不能完全避免患者误吸。

有两种常见的技术来确保气囊适当充气：最小漏气技术（minimal leak technique，MLT）和最小闭合容量技术（minimal occluding volume technique，MOV）。最小漏气技术是指在正压呼吸时使用听诊器听诊喉部，同时以 1～2mL 的增量向气囊内持续缓慢充气，直到吸气高峰期间在喉头部只听到轻微漏气或气流声。在机械通气期间，最小漏气技术能够使每次呼吸的空气损失量不超过 50～100mL。操作后记录气囊压力和注入气囊的空气量。

最小闭合容量技术类似于最小漏气技术。不同的是，气囊持续充气直到漏气完全消失。在气囊充气期间，定期记录注入的空气量和气囊压力，以确保气囊内压力小于 25mmHg（30cmH$_2$O）。手动测量导管指示气囊的压力并不能确保最佳充气。除此之外，还可使用连续测量气囊压力检测仪监测气囊压力。

气囊压力测量

将气管插管指示气囊与套管压力测量设备（如手持式气囊充气机）连接，可定期检查或在充气的同时测量压力（图 5-14）。若需要过大的压力才能密封气管，可能表明导管直径对气管来说太小。在这种情况下，对气囊进行充气以适当密封气管，直到可以选择适当大小的气管插管导管重新置入。目前，缺乏长期结果的证据来支持强制性的气囊压力监测。在给出更明确的声明之前，鼓励临床医生遵循导管制造商和当地医院的要求。目前可用的临床和实验室测试证据明确表明，气囊内压力可能是导致带套囊气管插管和气管套管相关并发症的重要因素；但继发于这些气道装置的疾病也是多因素造成的。

气管插管和气管切开吸痰

肺内分泌物的清除通常通过咳嗽完成。有效的咳嗽要求会厌闭合，以便增加胸腔内压力，然后会厌突然打开，分泌物排出。人工气道的存在可能会阻止声门闭合和有效咳嗽，需要定期通过气

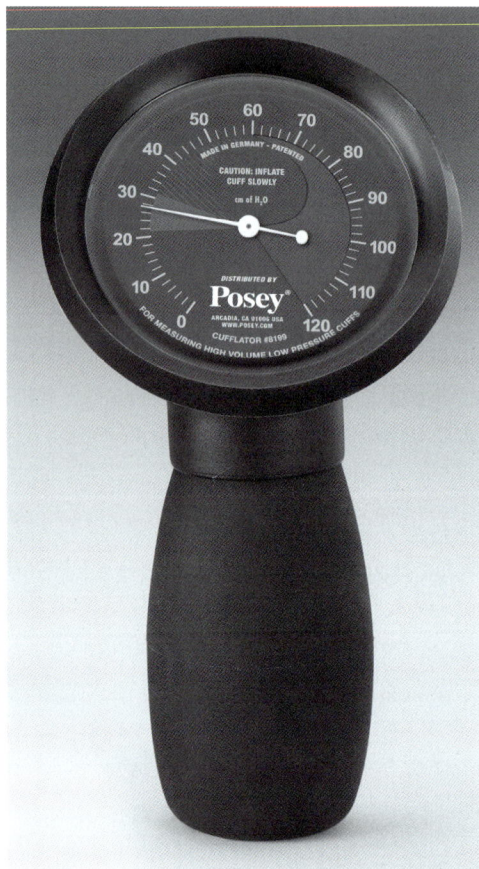

图 5-14　便携式气管内管气囊充气器和压力计（Reproduced with permission from Posey Company, Arcadia, CA.）

管内吸痰来清除分泌物。

目前，在机械通气情况下，有两种常用的吸痰方法：密闭式吸痰和开放式吸痰。密闭式吸痰是指在吸痰过程中呼吸机回路保持关闭，而开放式吸痰是指在吸痰过程中断开或移除呼吸机回路。开放式吸痰方法需要将气管插管或气管套管从呼吸机或氧气治疗源上断开，并在每次吸痰时插入吸痰管，目前使用较少。密闭式方法是指保持吸引导管装置连接在呼吸机管路上，定期通过隔膜插入吸痰管进行吸痰，无须断开呼吸机。吸痰后将吸痰管抽出到塑料套中，直到下一次吸痰。密闭式吸痰系统在降低感染风险方面具有优势。

适应证

吸痰的必要性取决于各种临床症状和体征，如气道内可见或可听到分泌物、呼吸频率增加和/或咳嗽引起的呼吸窘迫、呼吸机吸气压力增加，以及肺部听诊时听到异常的声音（隆隆声、咯咯声）。当怀疑气道不通畅时也可进行吸痰。吸痰仅在有临床指征的情况下进行，而非定时进行。

操作流程

无论采用开放式或密闭式吸痰技术（表 5-5），每次吸痰之前均需提供至少 30 秒的 100% 浓度高氧治疗。充分氧合有助于防止吸痰后动脉血氧水平下降。通过增加呼吸机的 FiO_2 设置，使

表 5-5　通过人工气道进行吸痰的步骤

1. 评估临床适应证：
   - 气道内可见或可听到分泌物
   - 疑似误吸
   - 呼吸音减弱、吸气哮鸣音或呼气爆裂声
   - 气道峰值压力增加或潮气量减少
   - 不安或意识水平下降
   - 无效或频繁咳嗽
   - 呼吸过速、呼吸变浅或减弱
   - PaO_2、SaO_2 或 SpO_2 逐渐或突然降低
   - 呼吸窘迫突然发作
2. 按以下方式吸入含 100% 氧气的高氧至少 30 秒：
   - 按下吸痰高氧按钮，调节呼吸机上的 FiO_2 至 1.0（100%）（首选）
   - 手动调节 FiO_2 至 1.0（100%）
   - 断开呼吸机，用 MRB（也被称为简易呼吸器）手动通气
3. 轻轻插入吸痰管（密闭或开放式），直到遇到阻力，然后向上拉 1～2cm
4. 将非惯用手的拇指放在吸痰管的控制通气口上，在吸痰管完全抽出时进行连续或间歇抽吸
   注意：吸痰仅在必要时进行，且时间应尽可能短
5. 如步骤 2 中所述，吸入 30 秒高氧
6. 如果仍有分泌物且患者对操作耐受，则根据需要重复步骤 3、4 和 5
7. 在吸痰前、吸痰时和吸痰后监测心肺状态，确定是否发生以下情况：
   - SpO_2 降低（动脉或混合静脉）
   - 心律失常
   - 支气管痉挛
   - 呼吸窘迫或咳嗽
   - 呼吸音减弱
   - 心脏停搏
   - 高血压或低血压
   - ICP 增加
   - SvO_2 降低
   - 焦虑、激动、疼痛或意识水平的变化
   - 峰值气道压力增加
   - 肺出血
   - 呼吸功增加

Data from Wiegand DL. *AACN Procedure Manual for Critical Care*. 7th ed. St. Louis，MO：Elsevier Saunders；2016.

用大多数微处理器呼吸机上的"吸痰"按钮或临时富氧功能可实现高氧通气。不建议将使用 MRB 对患者进行手动通气作为首选，因为其已被证明对 FiO_2（1.0）无效。MRB 仅作为没有其他高氧通气时的替代方案。在每次吸痰前后提供至少 30 秒的 100% FiO_2 人工呼吸。对于自主呼吸患者，每次吸痰前后鼓励他们深吸几次 100% 氧气。通常 2 次或 3 次吸痰就足以清理气道。向气管内插入吸痰管的机械动作可刺激迷走神经，引起心动过缓或心搏骤停。鉴于这种风险，每次吸痰过程应不超过 10 秒，一旦气道通畅，立即停止吸痰。

在气管插管或气管套管吸痰期间滴注 5～10mL 生理盐水具有风险，且没有文献记录有益，因此不推荐使用。此种做法以前被认为可降低分泌物黏度，辅助吸痰过程中分泌物的清除。然而，滴注生理盐水并未被证明有益，且会导致 SaO_2 降低、患者不适和支气管痉挛。

并发症

气管插管或气管套管吸痰可引起多种并发症。当吸痰前未提供高氧治疗时，PaO_2 下降。吸痰引起的严重心律失常包括心动过缓、心脏停搏、室性心动过速和心室传导阻滞。较轻的心律失常通常发生在吸痰过程中，包括室性期前收缩、心房收缩和室上性心动过速。与吸痰相关的其他并发症还包括动脉血压和颅内压升高、支气管痉挛、低氧血症、气管壁损伤（包括出血、疼痛和焦虑）。通过使用无菌技术、吸痰过程中和吸痰后的心电监测，以及每次吸痰前后的高浓度氧疗，均可降低此类并发症的发生。

拔管

拔管是指移除气管导管。当导致使用气管插管的基础疾病好转或显著改善时可以准备拔管。患者拔管的常见指征如下：

- 使用最小至中等量的 O_2（FiO_2 < 0.50）能够维持自主呼吸，血气分析结果正常。
- 气道通畅。
- 肺部分泌物清除。

人工气道的移除通常发生在脱离机械通气支持后（见后文关于脱机的讨论）。拔管的准备工作包括：向患者和家属解释可能发生的情况、咳嗽的必要性、必要的镇痛药物、设置合理的 O_2 治疗方

法(如面罩、高流量鼻导管)、床头抬高 $30°\sim45°$ 以改善膈肌功能。通常在拔管前对人工气道和口腔进行吸痰。获得基线心肺评估结果对于以后评估拔管反应也很重要。最好在多学科团队在场协助时进行拔管,以防需要重新插管。

应在拔管前给予 100% 浓度的纯氧 $30\sim60$ 秒,以防止拔管瞬间出现呼吸窘迫而需要重新插管。若患者能够配合,要求患者做深呼吸,在气囊完全放气后拔除人工气道。拔除后立即进行氧疗,鼓励患者咳嗽和深呼吸。

监测患者对拔管的反应。心率、呼吸频率和/或血压的变化超过基线值的 10%,可能提示呼吸功能损害,则需要全面评估,同时进行肺部听诊,必要时重新插管。

拔管相关的并发症包括误吸、支气管痉挛和气管损伤。监测患者的生命体征和上呼吸道是否有喘鸣,鼓励患者咳嗽和深呼吸。吸气性喘鸣是声门和声门下水肿引起的,可在拔管后立即或数小时后发生。如患者病情允许,给予 2.5% 消旋肾上腺素(0.5mL 加入 3mL 生理盐水中)雾化吸入。如果上呼吸道阻塞持续存在或恶化,通常需要再次插管,同时短期静脉注射糖皮质激素。上呼吸道阻塞重新插管后,通常延迟 $24\sim72$ 小时才能再次尝试拔管,以便进一步评估和治疗水肿。

除套管术

除套管术是指拔出气管切开套管的操作。需要插入气管切开套管的基础疾病好转或显著改善是除套管术的指征,常见指征包括:

- 在没有机械通气的情况下,保持自主呼吸和足够的 SpO_2;
- 保持上呼吸道通畅、无喘鸣或呼吸困难;
- 清除肺分泌物,分泌物极少,有效咳嗽。

对于表现为气管狭窄、肉芽组织或声带异常的气道通畅性受损的患者,在除套管术前需要进行进一步的评估。不同机构的评估和方案各不相同,可能包括气管切口缩小和堵管试验,以评估拔管前的耐受性。

除套管术的准备工作包括向患者和家属说明拔管后的预期情况、咳嗽的必要性、设置合理的 O_2 治疗方法(如面罩、高流量鼻导管)、床头抬高 $30°\sim45°$ 以改善膈肌功能。通常在除套管术前给

予高氧并在人工气道和口腔进行吸痰。进行基线神经和心肺评估对于以后评估除套管术后的反应也很重要。在多学科团队在场协助时行除套管术,以防需要重新插管。

脱机后要求患者做深呼吸,拔出固定装置,然后取出人工气道。将干燥的 4×4 无菌敷料放置于切口处。立即给氧,鼓励患者咳嗽并深呼吸。

监测患者除套管术后的反应。如果心率、呼吸频率和/或血压的变化超过基线值的 10%,可能表明呼吸系统受损,也可进行肺部听诊。鼓励在咳嗽或发声时,用 $1\sim2$ 个手指轻轻按压切口,以尽量减少切口渗出。

气管切口通常在 $2\sim7$ 天内闭合。除套管术相关并发症包括气管软化(气管壁异常塌陷)和误吸。据报道,除套管术的失败率为 2%~5%,可能需要重新置入。

氧气疗法

氧气疗法可用于任何临床问题(表 5-6)。给氧的目标包括:增加肺泡氧分压(PaO_2)以治疗低氧血症、减少 WOB,以及最大限度增加心肌和组织的供氧量。

表 5-6   氧气疗法的常见适应证

- 心功能下降
- O_2 代谢需求增加(发热、烧伤)
- 意识水平的急性变化(烦躁、意识模糊)
- 呼吸短促
- SaO_2 下降
- $PaO_2<60mmHg$ 或 $SaO_2<90\%$
- PaO_2 或 SaO_2 正常,但有明显缺氧的体征和症状
- 急性心肌梗死伴 $SpO_2<90\%$,呼吸窘迫或低氧血症体征
- 一氧化碳(CO)中毒
- 高铁血红蛋白血症(一种血红蛋白的形式,亚铁被氧化成铁的形式,导致对 O_2 的高亲和力,组织 O_2 释放量减少)
- 急性贫血
- 呼吸停止和心搏骤停
- 心输出量减少
- 低血压、心动过速、发绀、胸痛、呼吸困难和急性神经功能障碍
- 紧张,尤其是在高危患者中[如气管内吸痰、支气管镜检查、胸腔穿刺、肺动脉(pulmonary artery, PA)置管、高海拔地区旅行]

并发症

与任何用药一样，氧气也需谨慎使用。氧气滥用的危险包括肺泡低通气、吸收性肺不张和氧中毒，可能危及生命。

肺泡低通气

肺泡低通气是指肺泡通气不足，这在 COPD 且伴有二氧化碳潴留患者中是一个非常值得关注的副作用。人们曾经认为，因为 COPD 患者适应了慢性高 $PaCO_2$ 水平，所以大脑髓质中的化学感受器对高 $PaCO_2$ 水平失去了反应性，低氧血症成为呼吸的主要刺激因素。然而，COPD 患者中还有一些其他的生理机制导致 $PaCO_2$ 水平增高，包括无法增加每分通气量和缺血缺氧性血管收缩，导致无效腔通气量增加。尽管存在高碳酸血症，但在 COPD 患者中纠正低氧血症仍然很重要，目标 PaO_2 为 55～60mmHg（$SaO_2 \geqslant 90\%$）（见第 9 章）。

吸收性肺不张

当长时间给予高浓度 O_2（>90%），并且氮从肺中排出来时，就会导致吸收性肺不张。吸入气体中的氮约占大气总气体的 79%。由于氮不被吸收，所以肺泡中的氮分压有助于保持肺泡的开放。当吸入 90%～100% 纯氧时，氧气易扩散到肺毛细血管中，从而发生肺泡闭合。

氧中毒

氧的毒性作用主要针对肺和中枢神经系统（central nervous system，CNS）。中枢神经系统毒性通常发生在高压氧治疗时。体征和症状包括恶心、焦虑、麻木、视觉障碍、肌肉抽搐和癫痫大发作。其生理机制尚不完全清楚，可能与某种改变中枢神经系统电活动的微小神经和生化变化机制有关。

高氧可导致 ARDS 或支气管肺发育不良。长期暴露于高 FiO_2 会发生两个阶段的肺损伤。第一阶段发生在暴露于较高 O_2 的 1～4 天后，表现为气管黏膜血流量减少和支气管炎。肺扩张不良和进行性肺不张导致肺活量下降。肺泡毛细血管膜逐渐受损，气体交换减少。第二阶段发生在暴露于高氧 12 天后。肺泡隔增厚，发展为 ARDS，死亡率高（见第 9 章）。

对于需要高氧治疗的患者，要求重症监护护士对其进行监测和调节，以维持促进供氧和减少氧气需求的最低氧浓度。需要监测有吸收性肺不张和氧中毒风险的患者。体征和症状包括干咳、胸骨后疼痛、全身不适、乏力、恶心和呕吐。在新型冠状病毒感染大流行期间开发的新疗法包括鼓励经鼻高流量氧疗（high flow nasal therapy，HFNC）的患者在传统俯卧位的基础上进行自主俯卧位唤醒（见第 9 章）。

100% 的氧浓度（$FiO_2=1.0$）在短时间内（<24 小时）是安全的。在氧浓度超过 60% 的情况下，用氧超过 24～48 小时可能会损害肺部并加重呼吸问题。一旦 PaO_2 水平达到临床参考水平（>60mmHg 或更高），就要降低 FiO_2 水平。

吸氧装置

无创设备

面罩和鼻导管是自主呼吸患者的常用供氧设备（图 5-15）。氧气可以通过计量装置以高或低流量传送，输送的氧浓度范围为 21%～100%（表 5-7）。常见的高流量装置如文丘里面罩系统，它可以提供精确的氧气浓度（图 5-16）。这种面罩通常提供的 FiO_2 值分别为 24%、28%、31%、35%、40% 和 50%。文丘里面罩对于 COPD 和高碳酸血症患者非常有用，因为临床医生可以通过调节 PaO_2 以减少二氧化碳潴留。

常用的低流量装置有鼻导管。鼻导管的流量限制在 6L/min。流量小于 4L/min 时无须加湿。鼻导管的主要优点是患者在吸氧期间可以喝水、进食和说话。但由于受到患者最大吸气流量需求和呼吸模式的影响，无法获得准确的 FiO_2。指南表明，1L/min 的氧气流量近似等于 24% 的 FiO_2，且每增加 1L 氧气流量将使 FiO_2 增加约 4%。

简易氧气面罩可提供 34%～50% 的 FiO_2，取决于病情程度，流量为 5～10L/min。流量应保持在 5L/min 或以上，以避免重复吸入保留在面罩中的二氧化碳。使用简易氧气面罩的缺点包括难以准确地输送低浓度的氧气、长期使用可能导致皮肤刺激和潜在的压力性损伤。

无重复吸入面罩可以在最小流量（10L/min）下达到 60%～80% 的高氧气浓度。面罩与具有储氧系统的储气袋之间的单向阀能够防止呼出的气体进入储气袋，从而最大程度提供 FiO_2。

不带单向阀的无重复吸入面罩称为部分重复

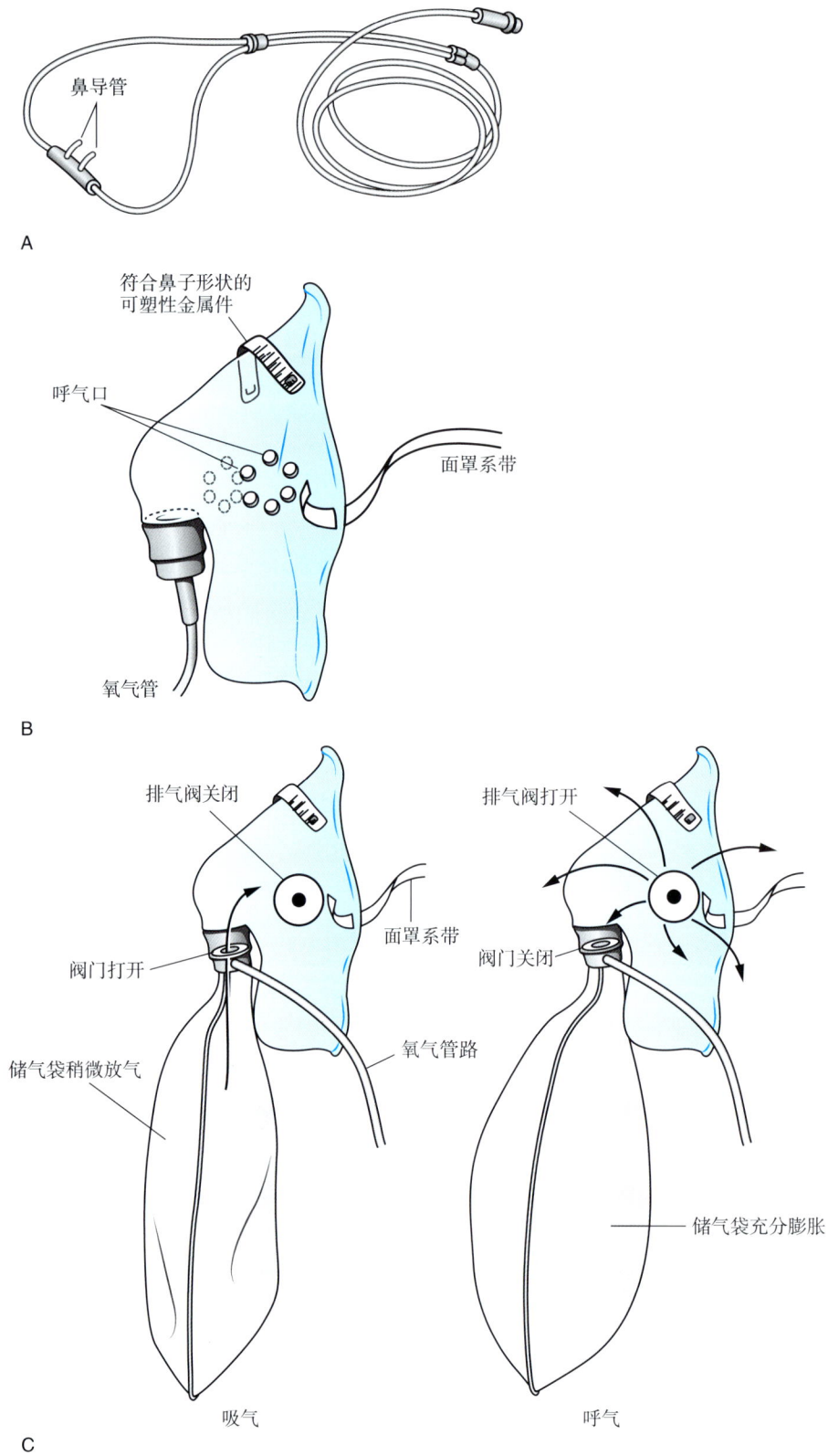

图 5-15 无创 O₂ 输送方法。A. 鼻导管；B. 面罩；C. 无重复吸入面罩（Reproduced with permission from Kersten L. *Comprehensive Respiratory Nursing. Philadelphia*，PA：WB Saunders；1989.）

表 5-7　普通无创和有创氧气设备的近似氧气输送 [a]

装置	O₂/%
鼻导管	
• 2L/min	28
• 4L/min	36
• 5L/min	40
经鼻高流量	
• 1～60L/min	21～100 [b]
面罩	
• 5L/min	30
• 10L/min	50
无重复吸入面罩 10L/min	60～80
部分重复呼吸面罩 6～10L/min	40～70
文丘里面罩	
• 24%	24
• 28%	28
• 35%	35
简易呼吸气囊（MRB）或气囊面罩阀	
• 一次性 MRB	取决于型号

[a] 除文丘里面罩外，实际传输依赖于每分通气量。
[b] 实际的氧浓度取决于氧疗装置的设置。

呼吸面罩。始终提供氧气，以维持储气袋吸气时至少膨胀到 1/3～1/2。流量为 6～10L/min 时，该系统可以提供 40%～70% 的氧气。高流量氧疗设备，如气雾剂面罩、气管切开导管和 T 形管接口可用于辅助供氧系统。连续式雾化器或大容量的加湿器可以对气流进行加湿。一些雾化器不能在高氧气浓度下提供足够的流量。

氧气面罩会受到流量、湿度和吸入氧气输送精度的限制，而与传统的低流量鼻导管和氧气面罩不同，经鼻高流量氧疗（HFNC）设备能够在很大的氧气浓度范围内输送充分加湿、混合和主动加温的氧气（使用蒸汽）。这些设备（图 5-17）对于需要高于传统低流量氧疗设备的氧疗患者非常有用。HFNC 可以提供 30～60L/min 的高流量供氧，同时产生适度呼气末正压（PEEP）。机械通气一段时间后使用 HFNC 的患者的预后有所改善，由于氧浓度可控，可减少短暂的缺氧发作，而高流量则可冲洗鼻咽部无效腔，从而减少二氧化碳再吸入、呼吸频率和每分通气量。最后，HFNC 产生的低水平 PEEP 可能有助于减少肺部塌陷，改善气体交换，降低 WOB。

有创设备

简易呼吸气囊

MRB（简易呼吸气囊）连接到气管插管或气管切开套管时，在成人 V_T 和呼吸频率下提供 40%～100% 的氧气。

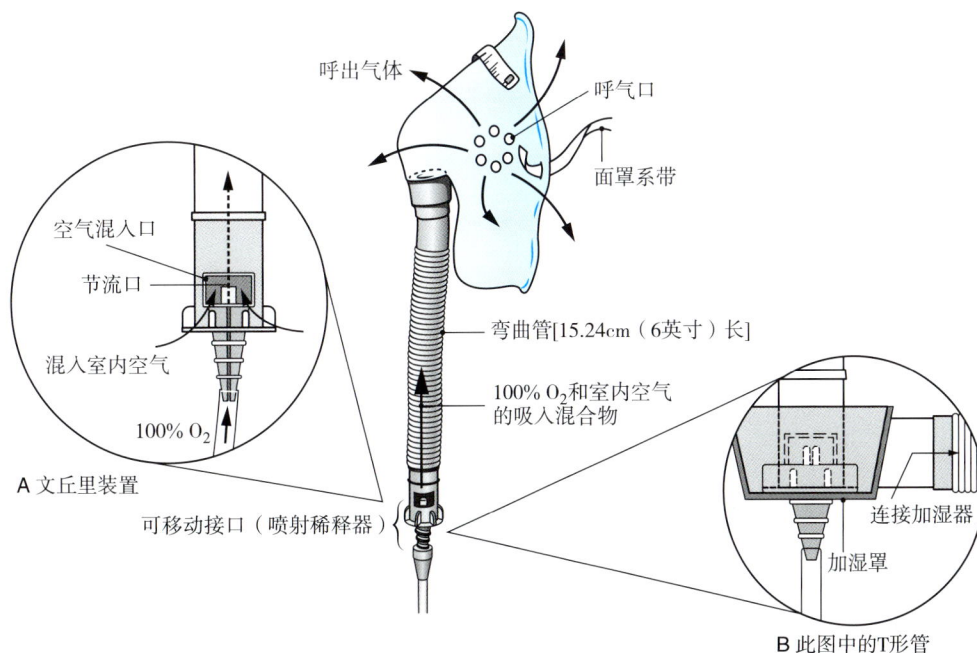

图 5-16　A. 文丘里装置；B. T 形管（Reproduced with permission from Kersten L. *Comprehensive Respiratory Nursing*. Philadelphia, PA：WB Saunders；1989.）

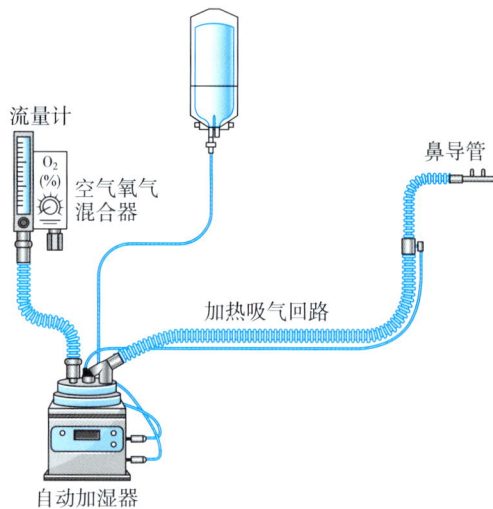

图 5-17　经鼻高流量氧疗输送系统示意图［Reproduced with permission from Nishimura M. High-flow nasal cannula oxygen therapy in adults. *J Intensive Care*. 2015；3（1）：15.］

呼吸机

最常见的有创输送氧气的方法是使用呼吸机。氧气输送可以精确到 21%～100%。后文将更详细地讨论机械通气。

T 形管

对于不需要通气支持的自主呼吸患者，氧气也可以通过 T 形管直接输送到气管插管或气管切开套管内，或者通过吹气输送。T 形管直接连接到气管插管或气管切开套管 15mm 接口，可提供 21%～80% 的氧气。

基本通气管理

适应证

当无创辅助通气不能充分支持患者氧合和/或通气时，应采用有创机械通气。采用机械通气基于患者维持其氧合和/或通气需求的能力。患者无法维持临床可接受的 CO_2 水平和酸碱状态或高碳酸血症一类的呼吸衰竭，是机械通气的常见指征。难治性低氧血症是在富氧呼吸环境下仍无法建立和维持可接受的动脉氧合水平，是另一种类型的呼吸衰竭，也是机械通气的常见指征。采用机械通气的各种生理指征见表 5-8。通过监测这些指征，可以区分稳定或改善值与持续失代偿。从而可以预估是否需要机械通气，以避免紧急采用通气支持。

根据呼吸衰竭的致病原因，评估不同的指征以确定机械通气的需求。然而，许多呼吸衰竭的病因都是由于不充分的肺泡通气和/或低氧血症，其中异常的动脉血气（ABG）值和体格检查是通气支持的主要指征。

一般原则

呼吸机的设计可用于部分或完全通气支持。有两种类型的呼吸机可提供通气支持。负压呼吸机（negative pressure ventilator，NPV）通过向胸壁施加负压来降低胸膜腔内压，通常在胸部周围放置一个壳（图 5-18A）。胸腔内压力的降低导致大

表 5-8　机械通气的指征

基本生理障碍	最佳可用指征	近似正常范围	需要通气支持的数值
呼吸暂停	神经肌肉和/或心血管功能衰竭		
急性呼吸衰竭（高碳酸血症型呼吸衰竭）	$PaCO_2>50mmHg$ pH≤7.25	35～45 7.35～7.45	急性 $PaCO_2$ 高于正常值或患者的基线值 pH 降低（酸中毒）
即将发生呼吸衰竭	动脉血气值的连续下降 呼吸功增加的症状		
低氧血症（急性氧合衰竭）	室内空气下 $PaO_2<50$ PaO_2/FiO_2 比率（mmHg）	80～100mmHg ＞300	＜300
呼吸肌疲劳	呼吸肌由于疲劳而无法达到最佳收缩状态，导致高碳酸血症		
	潮气量（mL/kg）	5～7	＜5
	肺活量（mL/kg）	65～75	＜10～12
	呼吸频率（次/min，成人）	10～20	＜10 或＞35

Data from Wiegand DL. *AACN Procedure Manual for Critical Care*. 7th ed. St. Louis, MO: Elsevier Saunders; 2016.

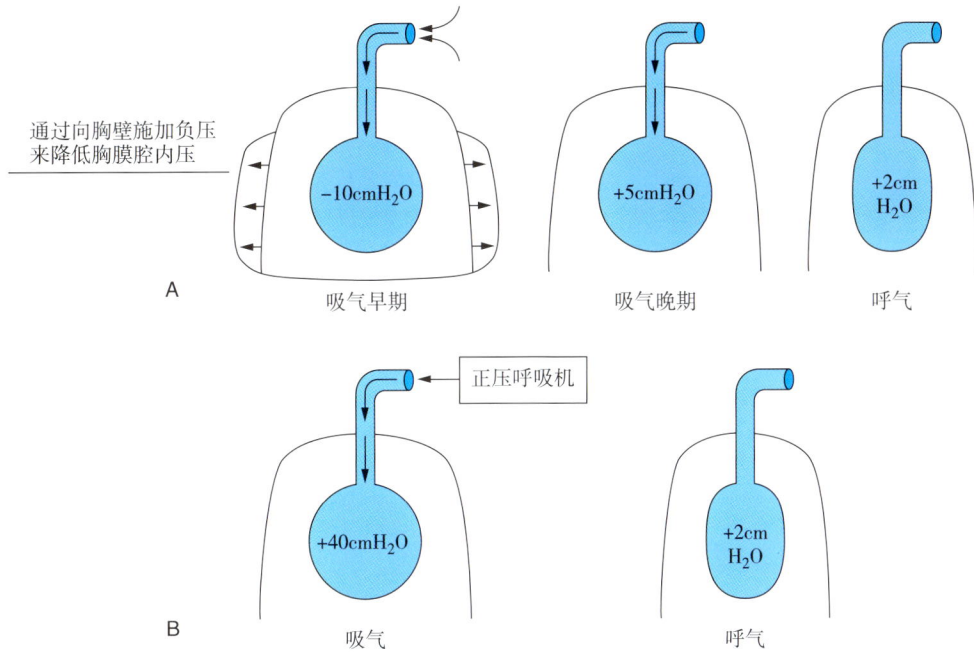

通过向胸壁施加负压来降低胸膜腔内压

$-10cmH_2O$

$+5cmH_2O$

$+2cm H_2O$

A

吸气早期 吸气晚期 呼气

正压呼吸机

$+40cmH_2O$

$+2cm H_2O$

B

吸气 呼气

图 5-18 机械通气的原理。A. 负压呼吸机；B. 正压呼吸机

气气体被吸入肺部。正压呼吸机在吸气时将加压气体送入肺部（图 5-18B），正压呼吸机可以在吸气时显著增加胸腔内压，可能减少静脉回流和 CO。

负压呼吸机很少用于处理重症监护中的急性呼吸系统问题，仅在脊髓灰质炎大流行期间首次使用。当呼吸肌力量不足以支持自主呼吸时，这些设备通常用于长期的无创通气支持。由于出现了其他无创正压模式 [如双水平气道正压通气（bilevel positive airway pressure，BiPAP）] 和经鼻高流量氧疗（HFNC）治疗，这些模式更易应用，更方便患者，故负压呼吸机很少使用（见第 19 章）。鉴于这种类型呼吸机很少使用，本章只关注使用正压呼吸机进行通气支持。

患者 - 呼吸机系统

正压通气支持可通过有创或无创的方式完成。尽管不需要人工气道的无创技术越来越多，但在大多数医院，有创机械通气仍被广泛用于辅助通气。为了提供有创正压通气，需要通过气管插管或气管切开导管进行插管。呼吸机通过一个呼吸回路连接到人工气道上，以维持一个封闭的输送系统（图 5-19）。在吸气周期中，来自呼吸机的气体在通过气管插管或气管套管进入肺之前，被引导通过加热的加湿器或热湿交换器（heat and moisture exchangers，HME）。表 5-9 列出了 HME 使用的禁忌证。吸气结束时，气体通过管道回路

的呼气端被动呼出。

呼吸机管路

位于回路吸气端的加湿器必须克服两个主要问题。首先，人工气道的存在允许气体进入肺部，这绕过了正常的上气道湿化过程。其次，在机械通气过程中高流量和大容量气体需要额外的湿化，以避免肺内膜过度干燥。HME 通常放置在呼吸回路和 Y 形管之间，一些 HME 设备也用作过滤器。

持续监测呼吸机管路中的压力，以提醒临床医生气道压力过高或过低。气道压力动态显示在呼吸机控制面板上。

带有加热加湿器的呼吸机回路包括穿过回路内吸气和呼气分支的导线。这些导线可以保证气体达到或接近体温，显著降低气体湿度形成冷凝水，并且减少对集水杯的需要。某些药物，如支气管扩张剂或类固醇，也可以通过定量吸入器（metered-dose inhaler，MDI）给药，或通过位于管路吸气端的低容量气溶胶发生装置雾化入肺。

呼吸机管路尽可能保持闭合回路，以避免中断患者的通气和氧合，避免病原体向护理人员传播，并减少 VAP 的发生。避免频繁或定期更换呼吸机回路也可降低 VAP 的风险（见第 9 章）。

呼吸机控制面板

呼吸机的用户界面或控制面板通常包括 3 个

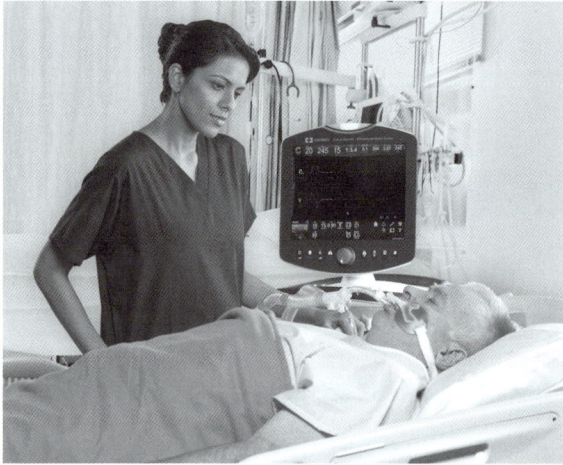

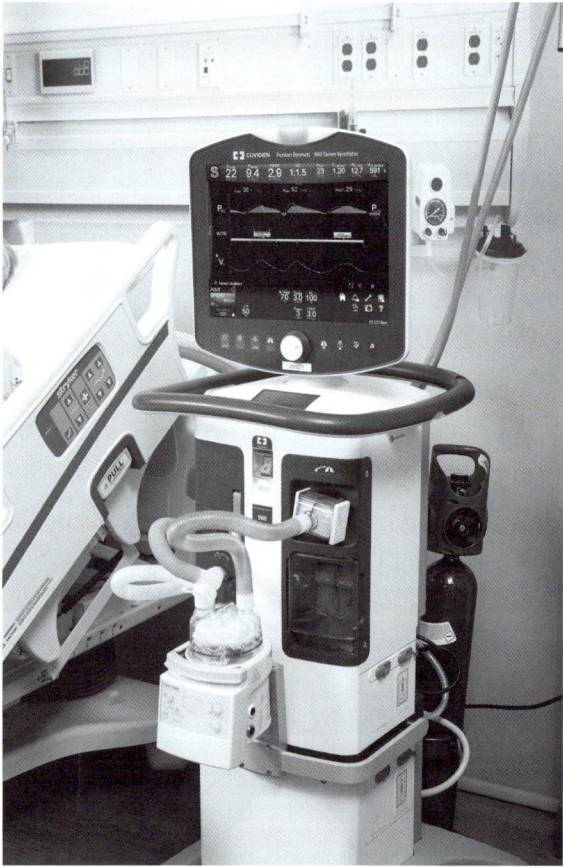

图 5-19　由封闭系统管道回路连接到气管插管的典型呼吸机设置。A. 常见的呼吸机组件；B. 包括显示面板、加湿器和吸气气体过滤器（©2018 Medtronic. All rights reserved. Used with the permission of Medtronic.）

基本部分或区域：

1. 控制通气、氧气输送类型和量的设置；

2. 报警设置，为关键通气指标指定所需的上限和下限；

3. 监控参数的可视化显示（图 5-20）。

这些控制器和显示器的数量和配置因呼吸机

表 5-9　热湿交换器（HME）的禁忌证

- 明显带血或黏稠、大量的分泌物
- 大面积支气管胸膜瘘患者
- 气管插管气囊未充气或出现故障
- 在肺保护期间，如 ARDS 患者
- 患者体温<32℃
- 自发性高每分通气量（>10L/min）的患者

Data from American Association for Respiratory Care：AARC clinical practice guideline：humidification during invasive and noninvasive mechanical ventilation：2012. *Resp Care.* 2012；57：782-788.

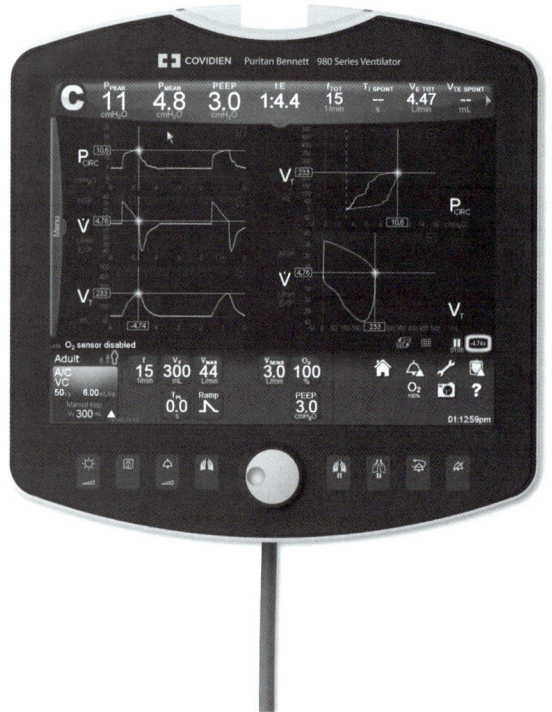

图 5-20　呼吸机视觉显示控制面板，用于设置和调整呼吸机参数和警报，以及评估患者与呼吸机的相互作用和同步性（©2018 Medtronic. All rights reserved. Used with the permission of Medtronic.）

型号不同而异，但其功能和原理基本相同。

控制设置

用户界面的控制设置区域允许临床医生设置通气模式、体积、压力、呼吸速率、FiO_2、PEEP 水平、吸气触发灵敏度或吸气力，以及各种其他呼吸输送选项（例如，吸气流速，吸气波形模式）。

报警设置

报警器能持续监测呼吸机功能，这对于确保安全有效的机械通气至关重要。通常设置高警报和低警报，以识别关键参数何时偏离所需水平。常见报警包括低 V_T、高或低每分通气量、低 FiO_2 输送、高或低呼吸频率，以及高或低气道压力（表 5-10）。

表 5-10　传统呼吸机报警器

断开报警（低压或低容量报警）

- 断开连接时，临床医生应能立即收到报警，这很重要。一般来说，这个警报是一个连续的警报，当未检测到预先选择的吸气压力水平或每分通气量时触发报警。在管路漏气的情况下，即使患者可能仍能接收到一部分预设的呼吸，也可能激活同一警报。物理评估、数字显示和压力计有助于排除报警原因

压力报警

- **高压报警**在通气的容积模式下进行设置，以确保当压力超过选定阈值时发出警报。报警通常设置为比正常吸气压力峰值（PIP）高 10~15cmH_2O。激活警报的一些原因（通常是间歇性警报）包括分泌物、管道中的冷凝水、患者咬住气管插管、阻力增加（如支气管痉挛）、顺应性下降（如肺水肿、气胸）和管道受压

- **低压报警**用于检测断开、管路漏气，以及顺应性和阻力的变化。它们通常设置为比常规 PIP 低 5~10cmH_2O、比呼气末正压水平低 1~2cmH_2O 或两者兼有

- **每分通气量报警**可用于检测断开或呼吸模式（速率和体积）的变化。通常，设置低每分通气量和高每分通气量报警（通常为比常规每分通气量低和高 5~10L/min）。当使用独立的压力支持通气（PSV）时，这个报警可能是某些呼吸机上唯一可听见的报警

- **FiO_2 报警**：大多数新的呼吸机提供的 FiO_2 高于和低于选定 FiO_2。警报设置为比所选 FiO_2 高和低 5%

- **报警静音或暂停**：使呼吸机警报随时处于激活状态非常重要，呼吸机制造商内置了静音或暂停选项，以便临床医生可以在短时间内（20 秒）暂时关闭警报。呼吸机会自动"重置"警报。报警器为通气患者提供了重要的保护。然而，不恰当的阈值设置会降低有用性。当阈值梯度设置得太窄时，报警会不必要地频繁发生。相反，警报设置得过宽（梯度大）就不能进行准确和及时地评估

Reproduced with permission from Kinney MR. *AACN Clinical Reference for Critical Care Nursing.* 4th ed. St Louis, MO: Mosby; 1998.

显示屏

气道压力、呼吸频率、呼出量和吸呼比（I：E）是呼吸机显示屏上最常见的呼气值。监测吸气和呼气过程中的气道压力，通常显示为峰值压力、平均压力和呼气末压力。呼吸机提供的呼吸气道压力高于患者自主呼吸产生的（图 5-21）。通过呼气

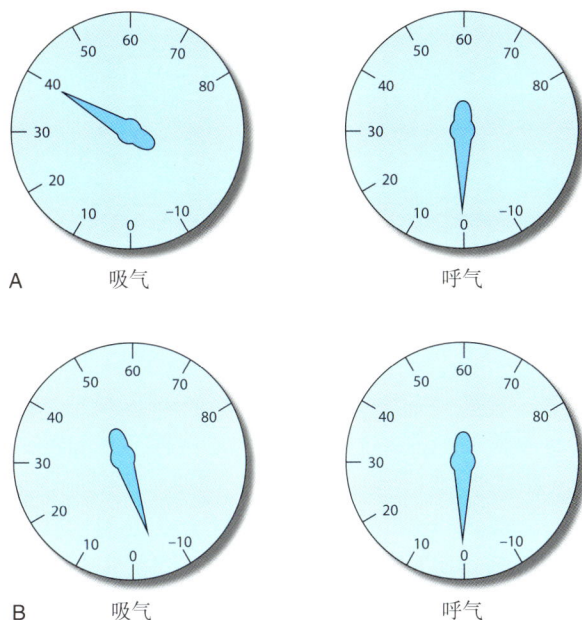

图 5-21　A. 通气辅助呼吸；B. 自主呼吸期间气道压力表的典型变化（cmH_2O）

末的正值而不是 0cmH_2O 来识别存在 PEEP。对气道压力的仔细观察，能为临床医生提供大量关于患者呼吸力、与呼吸机的协调及肺顺应性变化的信息。

患者呼出 V_T 反映了每个呼吸周期通过呼吸管返回到呼吸机的气体量。每次呼吸都会测量和显示呼气量。患者的每分总呼气量也会显示。呼吸机辅助呼吸的 V_T 应与控制面板上选择的期望 V_T 设置相似（±10%）。然而，自主呼吸或间歇性呼吸机支持呼吸的 V_T 可能与 V_T 控制设置不同。

模式

通气**模式**是指呼吸机支持通气的几种不同方法之一。模式通常分为有创（通过气管插管或气管切开）或无创（通过面罩或鼻导管）。这些模式产生不同程度的气道压力、流速、体积和呼吸模式，因此提供不同水平的支持。呼吸机支持的程度越高，患者呼吸肌做功越少。这种"呼吸功（WOB）"随着每种通气方式的不同而有很大的不同（见第 19 章）。

采用不同通气模式支持通气，取决于基础的呼吸问题和临床偏好。后文简要介绍了机械通气的基本模式。通气模式和更复杂模式的应用将在第 19 章中讨论。

控制通气

控制通气模式可以确保患者每分钟接受预定

的呼吸次数和呼吸量。使用这种通气模式不会偏离呼吸频率或 V_T 设置。通常情况下，患者需配合深度镇静，必要时辅以神经肌肉阻滞剂（见第 6 章）。图 5-22A 显示了控制通气时观察到的典型气道压力、V_T 输送和呼吸模式。所有吸气波形均规律出现，并且在结构上表现相同。吸气前波形没有偏转，表明呼吸是由呼吸机而不是由患者发起的。

辅助控制通气

在辅助控制或容量控制的通气模式中（如 A/C、VC 或 AMV），如果患者每分钟没有按设定频率或以上频率开始呼吸，呼吸机就会给予预定次数和容量的呼吸。如果患者试图以大于最小设定值的速度开始呼吸，则呼吸机以预定的 V_T 提供自发呼吸。所以在这种模式下，患者可以决定总速率（图 5-22B）。这种模式下的 WOB 是可变的，主要是由于呼吸机提供的固定吸气流速可能无法满足患者的需求。在这些情况下，现在有针对规定 V_T

的其他模式，会产生可变流量以更好地满足患者需求，从而减少患者 WOB（见第 19 章）。

辅助控制通气通常在患者初始插管时使用（因为分钟通气要求可以由患者和呼吸机共同决定），用于短期通气支持，如麻醉后，以及在需要高水平通气支持时作为支持模式。在这种模式下，如果患者因非呼吸性原因（如疼痛、中枢神经系统功能障碍）导致自主呼吸频率增加，可能会出现过度通气。每分通气量增加可能导致潜在的危险性呼吸性碱中毒。在这些情况下，可能有必要改用不同的通气模式或解决呼吸过速的致病原因。

同步间歇指令通气

同步间歇指令通气（synchronized intermittent mandatory ventilation，SIMV）模式可确保（或强制）每分钟按设定的 V_T 提供预定次数的呼吸。允许由患者进行任何额外呼吸，但与辅助控制模式相反，呼吸机不提供这些额外呼吸。允许患者以所需的深度和频率自主呼吸，直到下一次呼吸机

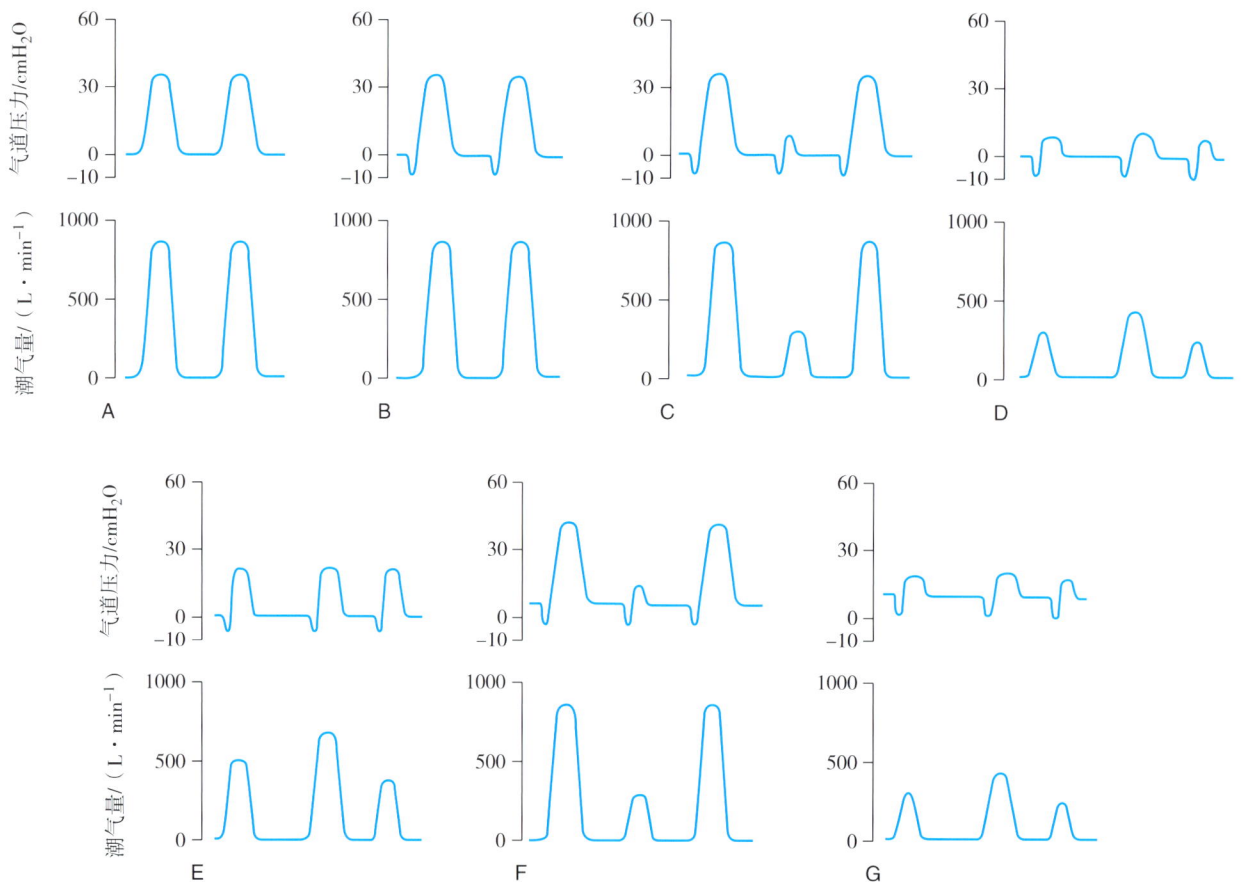

图 5-22 不同机械通气模式下的气道压力、潮气量（V_T）和呼吸模式。A. 控制通气；B. 辅助控制通气；C. SIMV；D. 自主呼吸；E. 压力支持；F. SIMV 模式下呼气末正压；G. 持续气道正压通气（CPAP）（Reproduced with permission From Dossey B，Guzzetta C，Kenner C. *Critical Care Nursing*：*Body-Mind-Spirit*. Philadelphia，PA：JB Lippincott；1992.）

辅助或强制呼吸。强制呼吸与患者的吸气动力（如果存在）同步，以优化患者 - 呼吸机的同步性。SIMV 中的自主呼吸与强制呼吸具有相同的 FiO_2（图 5-22C）。

SIMV 最初被指定为用于患者逐步脱离机械通气的呼吸机模式，使用高速率的 SIMV 可以提供完全的通气支持。减少强制呼吸次数可使患者慢慢恢复自主呼吸。SIMV 可用于与辅助控制模式类似的适应证，也可用于过渡脱机的患者。

这种通气模式下的 WOB 取决于自主呼吸的 V_T 和速率。当使用强制性间歇呼吸提供大部分的分钟呼吸量时，患者的 WOB 可能小于自主呼吸占患者每分钟总呼吸量较大比例时的 WOB。

尽管临床医生和机构对于使用 SIMV 或其他通气支持模式存在很大的差异，但几乎没有数据能够阐明哪种通气模式最好。需要密切观察患者对通气模式的生理和心理反应，如有必要，考虑对替代模式进行试验。

自主呼吸

许多呼吸机的模式允许患者在没有呼吸机支持的情况下自主呼吸（图 5-22D）。这类似于将患者置于 T 形管或吸氧装置上，不同之处在于它确实具有持续监测呼气量、气道压力和其他参数及维持闭合回路的优点。患者执行所有的 WOB。在自主呼吸时使用呼吸机而不是 T 形管实际上可能会稍微增加 WOB。这是因为每次自主呼吸需要呼吸肌额外工作来触发气流输送。所需的额外工作量因不同的呼吸机型号而异。在某些情况下，对患者进行脱机可能会导致 WOB 下降。

这种通气方式通常被认为是呼吸机上的持续气道正压通气（continuous positive airway pressure，CPAP）、流动或自发通气（spontaneous，SPONT）。CPAP 是一种自主呼吸设置，在呼吸周期中增加 PEEP（见下文）。如果没有应用 PEEP，CPAP 设置就类似于自主呼吸。

一些呼吸机有额外附件用于补偿气管插管直径形成的二次阻力，被称为自动导管补偿（automatic tube compensation，ATC）。ATC 可以与通气支持一起使用，也可以单独与自主呼吸一起使用。

压力支持

压力支持（pressure support，PS）是一种自主呼吸类型，在 SIMV 和 SPONT 模式下使用，可在自主吸气过程中保持一定的正压（图 5-22E）。呼吸机在每次吸气时输送的气体体积取决于 PS 的大小和患者的需求。PS 水平越高，每次呼吸的气体量就越大。高水平的 PS 可以增加自发 V_T 并降低与自主呼吸相关的 WOB。在低水平的支持下，PS 主要用于克服通过人工气道和呼吸回路呼吸引起的气道阻力。在 PS 呼吸过程中达到的气道压力是 PS 设置加上设定的 PEEP 水平的结果。

呼气末正压/持续气道正压

呼气末正压（PEEP）可与任何一种呼吸机模式联合使用，以帮助稳定肺泡肺容量和改善氧合（图 5-22F，G）。呼气时向气道施加正压可以保持肺泡开放，防止呼气时肺泡过早塌陷。肺顺应性和通气灌注比例通常通过防止早期肺泡塌陷而得到改善。如果不需要肺泡"复张"，但应用过高的 PEEP/CPAP，可能会导致血流动力学不良或呼吸功能损害。

PEEP/CPAP 适用于继发于弥漫性肺损伤的低氧血症（如 ARDS、间质性肺炎）。PEEP/CPAP 水平为 5 cmH_2O 或更低，通常用于提供"生理性 PEEP"。人工气道的存在使胸膜腔内压降至零，低于呼气末胸膜腔内压的正常水平（2 cmH_2O 或 3 cmH_2O）。

由于通气过程中平均和峰值气道压力较高，使用 PEEP 可能会增加气压伤的风险，尤其是当峰值压力大于 40 cmH_2O 时，胸内高压也会降低静脉回流和减少 CO。如果随着 PEEP/CPAP 的启动和氧合的改善，CO 减少，则可能需要补充液体来纠正低血容量以改善 CO。PEEP/CPAC 的其他并发症包括颅内压增高、肾灌注减少、肝淤血和心内分流恶化。

双水平气道正压通气

双水平气道正压通气（BiPAP）是一种无创通气模式，通过全脸面罩、鼻罩（最常见）、头罩或鼻枕将两种水平的正压（PSV 和 PEEP）模式结合在一起。BiPAP 可以通过传统的呼吸机或单独的无创呼吸机进行通气。呼吸机模式的设计是为了补偿设置中的泄漏，通常需要头部或下颌束带来实现舒适贴合。这种形式的治疗需要大量人力，需要经常评估患者的耐受性。全脸面罩需谨慎使用，因为误吸的风险很高。如果选择全脸面罩通气，当出现恶心或即将呕吐时，患者应能迅速摘下面罩。在使用 BiPAP 期间，患者必须能够保护气道。因此，不建议将 BiPAP 用于肥胖患者和分泌物过多的患者。

BiPAP 有多种选择，包括患者启动所有压力支持呼吸的自发模式；自发定时选项，类似于提供备用速率的 PSV（一些供应商称之为 A/C）；控制模式。控制模式要求选择控制速率和吸气时间。较新的 BiPAP 模式可调节压力支持呼吸，以维持目标 V_T，被称为平均容量保证压力支持（average volume assured pressure support，AVAPS）。

BiPAP 已成功用于多种患者，如睡眠呼吸暂停患者、一些慢性低通气综合征患者、还可用于预防拔管后插管和再插管。在 COPD 和心力衰竭患者中使用 BiPAP 可降低死亡率和插管需求。考虑到这些患者的基础性疾病，他们通常很难从传统的机械通气脱机。研究结果还表明，免疫功能受损患者接受无创通气的预后可能更好。

机械通气并发症

使用机械通气可能会引起严重并发症，可分为与患者对机械通气反应相关的并发症或呼吸机故障引起的并发症。尽管最小化或治疗机械通气并发症的方法与并发症的根本原因有关，但至关重要的是应经常评估患者、呼吸机设备和患者对呼吸管理的反应。许多临床医生参与评估患者和呼吸机的活动，但确保患者获得持续呼吸支持的最终责任落在重症监护团队，包括护士和呼吸治疗师。新的团队成员还应包括熟悉重症监护环境的远程重症监护病房工作人员。结合患者的状态和通气参数，严格评估 pH、$PaCO_2$、PaO_2、SpO_2、心率和血压等关键临床指标，对减少与这种高度复杂的技术相关的并发症至关重要。

患者反应

血流动力学损害

在整个通气周期中，自主呼吸期间的正常胸膜腔内压力变化为负值。胸膜内压力变化范围从呼气时的 $+5cmH_2O$ 至吸气时的 $-8cmH_2O$。吸气过程中胸膜内压力的降低有利于肺膨胀和静脉回流。正压通气过程中的胸腔压力波动与自主呼吸过程中的胸腔压力波动相反。平均胸膜腔内压力通常为正，吸气时增加，呼气时减少。使用正压通气会增加吸气期间的气道峰压，进而增加了平均气道压力。平均气道压力的增加会阻碍静脉回流到右心房，从而减少心输出量。在一些患者中，心输出量的减少可能具有临床意义，导致心率增加、血压下降和重要器官灌注受损。

不管是开始机械通气还是更换呼吸机，评估患者的心血管反应都很重要。治疗血流动力学损害的方法包括增加心脏的前负荷（如液体给药），通过正确的气道管理技术（吸痰、体位等）以及合理设置呼吸机参数来降低机械通气期间施加的气道压力。采用不同模式和呼吸类型的通气策略可能有助于管理气道压力（见第 19 章）。

气压伤与容积伤

气压伤是指由于气道压力过大或肺泡过度膨胀，肺泡破裂对呼吸系统造成的损害。肺泡气体进入肺间质结构引起气胸、纵隔气肿、气腹或皮下气肿。气胸可导致心功能不全，因此及时识别和处理至关重要。当气道压力急剧增加，呼吸音单侧减弱或者血压突然下降时，都应考虑气胸。

阻塞性气道疾病（如哮喘、支气管痉挛）、分布不均的肺部疾病（如大叶性肺炎）或肺过度膨胀（如肺气肿）患者有很高的气压伤风险。降低气压伤发生率的技术包括使用低 V_T、谨慎使用 PEEP、在高危患者中避免气道高压，以及采用内源性呼气末正压（auto-PEEP）。

容积伤是指 ARDS 患者大容量通气产生的高压导致的肺泡损伤。降低这种风险的常用技术是使用较小的 V_T（理想体重 4～6mL/kg），有时这被描述为"低牵张"方案或低 V_T 通气。与气压伤不同，这种损伤会导致肺泡破裂和积水（见第 19 章）。

auto-PEEP 发生在下一次吸气开始前，上一次呼气尚未完全呼出时。这种气体陷闭增加了整个肺容量，无意中提高了肺泡中的呼气末压力。auto-PEEP 的存在增加了 PEEP 并发症的风险。有 COPD（如哮喘、肺气肿）或高呼吸频率的呼吸机患者发生 auto-PEEP 的风险增加。

auto-PEEP 也称为内源性 PEEP，很难诊断，因为它不能在呼气末的气道压力显示屏上观察到。评估 auto-PEEP 的技术因呼吸机型号和模式的不同而不同，但通常为呼气末呼吸机呼气回路闭塞时测量人工气道附近的气道压力。这种方法要求患者完全被动，且不触发自主呼吸；在自主呼吸的患者中，不可能通过这种方法测量 auto-PEEP。监测自主呼吸患者的 auto-PEEP 的另一种技术是使用呼吸机显示的流量 - 时间曲线。如果在下一次呼吸开始前呼气末气流没有回到基线，则患者存在 auto-PEEP。auto-PEEP 可以通过以下方式最小化：

- 最大限度地延长呼气时间（如通过缩短吸气时间来增加吸气流速）；
- 通过降低 V_T 或呼吸频率来降低较高的每分通气量；
- 减少呼气流量的阻塞（例如，使用较大直径的气管插管或气管切开套管，消除支气管痉挛和分泌物）；
- 避免过度通气。

呼吸机相关肺炎

呼吸机相关肺炎（ventilator-associated pneumonia，VAP）是一种医院获得性并发症，与患者发病率和死亡率增加有关。预防措施包括循证实践，以限制有创通气的使用、在进行无创通气时提高患者安全，以及有效的呼吸机脱机方案。通气期间的干预措施旨在避免细菌定植且随后吸入下呼吸道。将床头抬高至 30°～45° 有助于最大限度地减少口腔和胃分泌物的吸入。带有声门下吸引口的气管插管（图 5-23）在气管插管气囊上方形成一个专用管腔，允许持续低抽吸压力（–20mmHg）或间歇抽吸聚集在气囊上方的声门下分泌物。在气囊放气或操作之前，清除积聚的分泌物可能特别有帮助。研究表明，应用气管插管导管连续吸引声门下分泌物可以预防或延迟 VAP 的发作。尽管

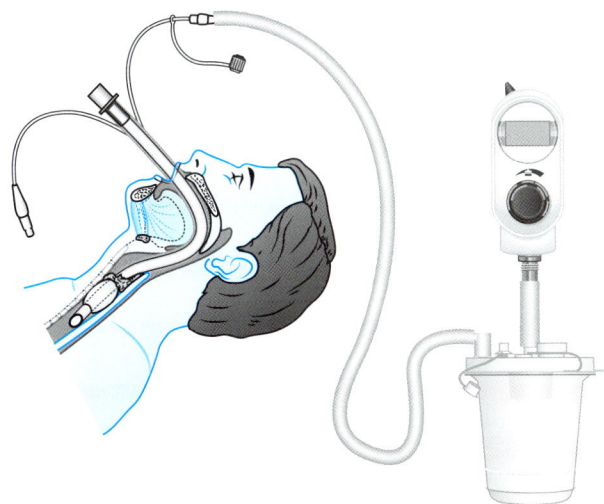

图 5-23　带专用腔的带气囊气管内管，用于持续吸出聚集在气囊上方的声门下分泌物。专用管腔连接器与壁式吸引装置相连（©2018 Medtronic. All rights reserved. Used with the permission of Medtronic.）

现在可以在一些气管切开中使用声门下吸引，但目前尚无在这些导管中使用声门下吸引的建议。此外，包括通过刷牙去除牙菌斑在内的口腔护理方案是预防 VAP 的重要辅助措施。完整内容请参阅第 9 章。

液体平衡与低钠血症

低钠血症是机械通气后常见的并发症，其发生源于多种因素，包括 PEEP 的应用、吸入气体的湿化、低渗液体的使用和利尿剂的使用，以及循环抗利尿激素水平的升高。

上消化道出血

上消化道（upper gastrointestinal，GI）出血可继发于溃疡或胃炎。预防应激性溃疡出血需要确保血流动力学稳定，并对胃肠道出血高危患者酌情给予质子泵抑制剂、H_2 受体拮抗剂、抗酸剂或细胞保护剂等药物治疗（关于胃肠道出血预防的讨论见第 7 章和第 13 章）。当患者耐受肠内营养时，可以停止应激性溃疡的预防性药物治疗。

呼吸机故障

与机械通气设备正常运行相关的问题虽然罕见，但可能对患者造成毁灭性的后果。呼吸机上的许多报警系统都是为了提醒临床医生呼吸机系统功能发生异常而设计的。如果要快速识别和纠正呼吸机故障问题，避免患者的不幸事件，这些报警系统必须始终处于激活状态（表 5-10）。

许多与通气设备相关的"问题"实际上与设备的不正确设置或使用有关。操作者相关问题的例子包括呼吸机管路没有正确连接、报警系统设置不正确或针对特定临床情况的呼吸机设置不恰当。

然而，也有一些情况下，呼吸机系统确实无法正常运行。呼吸机故障包括阀门卡住、阻碍气流流动、气体输送不足或过量、基于微处理器的呼吸机电子电路故障、完全关机故障，以及机构电源故障或电泳。

呼吸机发生故障时，最重要的方法是保持高度警惕，以确定呼吸机是否正常工作。确保报警系统的设置始终正确，经常对呼吸机功能进行常规评估，由有经验的技术人员维护呼吸机系统，这是避免患者出现问题所必需的一些最关键的活动。此外，一旦怀疑呼吸机发生故障，应立即断开患者与设备的连接，并使用 MRB 或另一台呼吸机进行

临时通气和供氧,直到呼吸机功能恢复正常。患者呼吸或心血管状态的任何突然变化都提醒临床医生考虑可能发生呼吸机故障。

短期机械通气的脱机

依赖呼吸机的患者过渡到自主呼吸的过程是**脱离机械通气**。在这段时间内,呼吸机对供氧和通气的支持水平逐渐或突然降低,同时监测患者对自主呼吸恢复的反应。标准化的方法和脱机准备已被证明可以缩短呼吸机使用天数并改善预后。当患者拔管并且在48小时内不需要再插管时,脱机被认为是完全和成功的。大多数气管插管和机械通气时间短(<72小时)的患者在第一次自主呼吸试验(spontaneous breathing trial,SBT)或简单脱机后成功脱机。此外,还有一部分患者长期气管切开,他们可能需要短期机械通气,一旦需要机械通气的临床问题得到解决,就能够迅速脱机。困难脱机是指可能需要多次SBT或长达7天才能成功脱机,有些患者需要超过7天或**延期脱机**,约30%的患者需要更长的时间才能成功脱机,有些患者在没有完全机械通气支持或部分机械通气支持的情况下仍然无法呼吸。

当呼吸衰竭的根本原因得到解决,患者能够自主呼吸,保持足够的气体交换,并且气道防御机制恢复,就能开始脱机。不必要的延迟脱机会增加发生并发症的可能性,如呼吸机诱发的肺损伤、肺炎、不适和增加住院费用。因此,在ICU和PCU环境中,对于**简单脱机**、**延期脱机**和**部分脱机**,都鼓励使用包括SBT在内的规范化脱机方案。

脱机步骤

准备性评估

对于短期机械通气,可以用多种标准来评估是否准备好脱机。然而,在大多数机构中,对于短期使用呼吸机的患者,脱机准备情况的评估只包括3~4个标准。除了评估患者的临床稳定性外,还有一些评估内容:

- 在最小量到中等量的通气支持下,动脉血气在正常范围内($FiO_2 \leq 0.50$,每分通气量$\leq 10L/min$,$PEEP \leq 5cmH_2O$,$PaO_2/FiO_2 > 200$);
- NIF低于$-20cmH_2O$;
- 自发$V_T \geq 4 \sim 6mL/kg$的理想体重;
- 肺活量$\geq 10 \sim 15mL/kg$理想体重;

- 呼吸频率<30次/min;
- 自发的浅快呼吸指数(spontaneous rapid-shallow breathing index,RSBI)<105次/(min·L)。

应将脱机准备的有效衡量方法纳入一个集束化方案中,包括每日安全筛查和协作脱机方案。ABCDEF集束化方案包括自发觉醒试验和自主呼吸试验(图5-24),以及ICU管理的其他循证实践(表5-11)。集束化方案是一种改善患者护理过程的结构化方法,当护士、医生和呼吸治疗师共同执行时,可以改善患者的预后。最小化镇静、评估谵妄、促进早期活动,以及家属参与等干预措施有助于尽快脱机。纳入这些重要护理要素的方案可以减少实践差异,改善患者预后。

在选定脱机方法后(见下文讨论),可以开始实际脱机试验。使患者和重症监护环境做好充分准备很重要,最大限度地提高脱机成功概率(表5-12)。

在SBT期间,干预措施包括向患者适当解释过程、摆好体位和药物治疗以改善通气效果,以及避免不必要的活动。持续监测呼吸窘迫或疲劳的体征和症状至关重要。其中许多指标都很微小,但在脱机前和整个试验过程中仔细监测基线水平,可以提供客观指标,表明患者是否需要恢复到通气支持前的水平。

暂时停止脱机试验并不说明脱机失败,相反,它只是表明需要提供更多的时间来确保成功。然而,有必要对无法脱机的多种原因进行全面评估。

脱机试验

对接受STMV的患者,SBT通常在T形管或呼吸机上使用CPAP或低水平PS进行。指南建议在呼吸机上用CPAP或高水平PS进行初始SBT。每天使用"安全性筛查"评估脱机准备情况,包括血流动力学稳定性、氧合状态,以及需要使用机械通气的情况是否改善。脱机方案还包括每天进行最低限度静脉镇静或无持续静脉镇静试验,有时称为自发觉醒试验(SAT),在SBT之前或与SBT同时进行。一旦患者被评估为"准备就绪",就开始进行SBT,持续至少30分钟,但不超过120分钟。如果患者出现痛苦和/或病情恶化的迹象,立即终止试验。在试验结束后,根据结果决定拔管、继续使用呼吸机或增加呼吸机支持。

方法

有多种方法可用于患者脱离机械通气。迄今

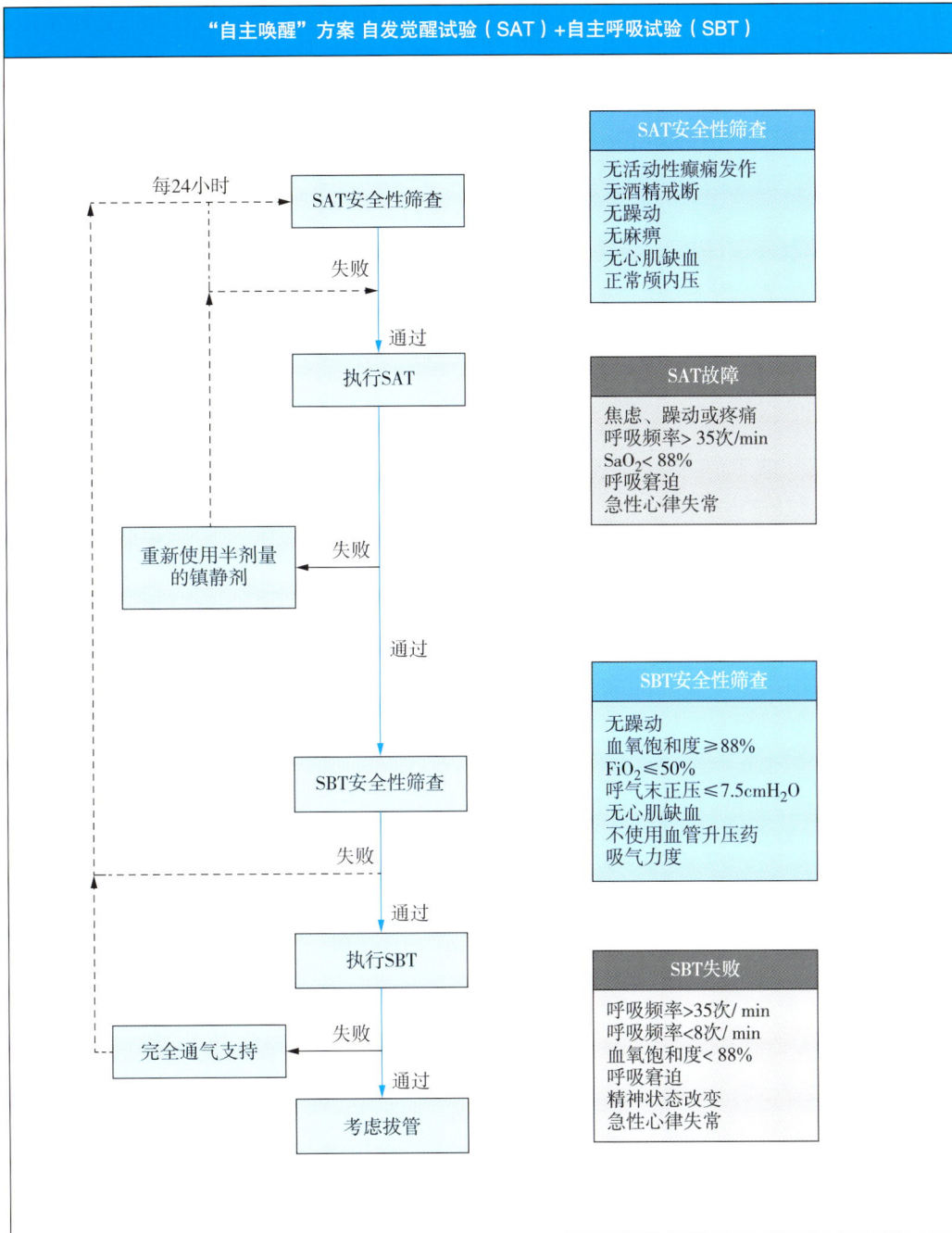

"自主唤醒"方案 自发觉醒试验（SAT）+自主呼吸试验（SBT）

SAT安全性筛查
无活动性癫痫发作
无酒精戒断
无躁动
无麻痹
无心肌缺血
正常颅内压

SAT故障
焦虑、躁动或疼痛
呼吸频率 > 35次/min
$SaO_2 < 88\%$
呼吸窘迫
急性心律失常

SBT安全性筛查
无躁动
血氧饱和度 ≥88%
$FiO_2 ≤50\%$
呼气末正压 ≤7.5cmH₂O
无心肌缺血
不使用血管升压药
吸气力度

SBT失败
呼吸频率>35次/ min
呼吸频率<8次/ min
血氧饱和度< 88%
呼吸窘迫
精神状态改变
急性心律失常

每24小时
SAT安全性筛查
失败
通过
执行SAT
失败
重新使用半剂量的镇静剂
通过
SBT安全性筛查
失败
通过
执行SBT
失败
完全通气支持
通过
考虑拔管

图 5-24　自发觉醒试验（©2008 Vanderbilt University. All rigrs reserved.）

为止，对这些技术的研究还没有明确表明哪种方法可作为短期机械通气患者脱机的最佳方法。然而，大多数医疗机构通常使用 1 种或 2 种方法。大量研究表明，在护士和呼吸治疗师的指导下，患者的治疗效果优于标准护理。大多数脱机专家认为，对于短期呼吸机依赖患者，脱机的实际方法对脱机成功的重要性不如持续应用的方案策略。此外，还有一些呼吸机具有自动脱机系统，以适应患者的需要。还需要进一步的研究来确定呼吸机自动脱机程序的效果是否优于临床医生干预的方案。

- **Т 形管、漏气管或气管项圈**：Т 形管脱机方法是断开患者与机械呼吸机的连接，通过 Т 形管将氧气源连接到人工气道进行 SBT。气管项圈也提供氧气，但通过一条弹性带绕在颈部，而不是直接连接到人工气道。使用该设备时不提供通气支持，在连接该设备的整个期间，患者完全自主呼吸。这种脱机方法的优点是呼吸阻力低，因为不需要打开特殊的阀门来启动气流。快速评估患者的自主呼吸能力是另一个优势。这种 SBT 的局限性在于它可能导致呼吸肌超负荷和

表 5-11　ABCDEF 集束化方案

需要医疗保健团队之间的协调工作

A- 评估、预防和管理疼痛
- 有关疼痛管理的更多信息，请参阅第 6 章

B- 自发觉醒试验（SAT）和自主呼吸试验（SBT）

1. 自发觉醒试验
   - 每日评估 SAT 安全性筛查以停用持续镇静
   - 每日 SAT（镇静中断或轻度目标镇静水平）

2. 自主呼吸试验
   - 每日评估 SBT 安全性筛查
   - 每日 SBT

C- 镇痛和镇静的选择

　　使用经过验证的工具评估疼痛和镇静（更多关于疼痛和镇静的管理的信息，请参见第 6 章）
   - 镇静：Richmond 躁动 - 镇静量表（Richmond Agitation Sedation Scale, RASS）或镇静 - 躁动量表（Sedation Agitation Scale, SAS）
   - 疼痛：数字评分量表（Numeric Rating Scale, NRS）、行为疼痛量表（Behavioral Pain Scale, BPS）或重症监护疼痛观察工具（critical care pain observation tool, CPOT）

D- 谵妄：评估、预防和管理

　　使用经过验证的工具对谵妄进行常规评估
   - ICU 意识模糊评估法（confusion assessment method for the ICU, CAM-ICU）
   - 重症监护谵妄筛查量表（Intensive Care Delirium Screening Checklist, ICDSC）

E- 早期活动和锻炼

　　每日评估行动准备和活动
   - 早期活动计划
   - 活动步骤

F- 家庭参与和赋权

　　以患者和家庭为中心的护理

　　Data from Society of Critical Care Medicine. ICU Liberation: ABCDEF Bundles.

表 5-12　促进脱机的策略

- 向患者 / 家属解释脱机过程，并在整个脱机过程中保持沟通
- 保持最大通气量的姿势（直立坐在床上或椅子上）
- 适当使用镇痛药缓解疼痛，使用镇静剂控制焦虑
- 在脱机试验期间守在患者床旁，保持高度警惕
- 经常评估患者对脱机试验的反应
- 在脱机试验期间，避免不必要的体力消耗、令人痛苦的操作和 / 或转移患者
- 使物理环境最有利于脱机（例如，温度、噪声、干扰）

疲劳。当这种情况发生时，它通常出现在 SBT 的早期，因此在最初的几分钟内必须对患者进行密切监测。可以在 T 形管上添加 PEEP 阀门；然而，与气管项圈脱机类似，如果通气不足，没有报警或备用系统来支持患者。这项技术依赖于临床医生来监测呼吸困难和疲劳的体征和症状。通常，FiO_2 比在呼吸机上设定的 FiO_2 增加至少 10%，以防止由自主呼吸 V_T 降低导致的低氧血症。不能耐受 SBT 的患者在试验后接受稳定的、舒适的通气支持。

- **CPAP**：呼吸机的使用允许在没有强制呼吸的情况下进行自主呼吸，类似于 T 形管，可以在 CPAP 模式下进行。通过这种方法，呼吸机报警系统可以用于监测自主呼吸频率和 V_T，如果需要，可以施加少量的持续气道正压（$5cmH_2O$）。这种方法的缺点是由于需要打开需求阀以接收用于呼吸的气流而导致的 WOB 高于 T 形管。对于大多数患者来说，这种轻微的额外 WOB 并不是他们脱机成功或失败的关键因素，除非试验时间过长。为了抵消这种工作量，建议在 SBT 期间添加低水平的吸气 PS（如 5～$8cmH_2O$）。在一些呼吸机中，ATC 是一个额外的功能，它可以抵消由呼吸机回路和气管插管带来的额外工作量。

- **压力支持**：另一种脱机方法是使用低水平 PS 通气。应用这种方法，患者可以在呼吸机辅助下自主呼吸，并通过少量的呼吸机**支持**来增强自主呼吸。这种技术克服了与气管插管和需求阀相关的呼吸阻力。应使用能够提供呼吸频率小于 20 次 /min、无辅助肌使用、V_T 为 6～10mL/kg 理想体重的最低压力支持水平。这种方法的主要缺点是临床医生可能低估了所提供的支持程度，并过早停止脱机过程。

- **SIMV**：这是以往最受欢迎的脱机方法之一，与 SBT 或 PS 脱机相比，这种方式被证明可以延长机械通气的持续时间。通过逐渐减少由呼吸机输送的强制呼吸次数，患者通过增加自主呼吸来执行越来越多的呼吸功（WOB）。SIMV 模式的优点是存在内置报警器，当出现通气问题时提醒临床医生，并且在某些模式下可以保证最小每分通气量。SIMV 的缺点是每次自主呼吸都需要一些额外的 WOB 来打开一个阀门，使气体流向患者进行自主呼吸。SIMV 可以单独使用，也可以与 PS（SIMV+PS）结合使用。

长期机械通气患者的脱机

与需要短期通气的患者相比，需要长时间机械通气（prolonged mechanical ventilation，PMV）的患者可能需要数天、数周甚至数月才能脱机。这通常发生在重症监护室之外。在这些 PMV 患者中，脱机过程各不相同，包括四个阶段。第一阶段的特点是不稳定，高通气支持需求，无法达到脱机标准或 SBT 失败。在第二阶段，称为脱机前阶段，许多生理因素需要继续改善，患者的整体状态可能会波动。通气需求减少，可以调整通气需求以维持氧合和酸碱状态以及提供呼吸肌训练。第三阶段，即脱机阶段，患者病情稳定，脱机试验可能快速进展。最后一个阶段被称为结果阶段，包括成功拔管、提供部分或全部通气支持。

PMV 与高发病率和死亡率有关。许多患者由于长期患病和不能活动而失去适应能力，需要气管切开术来进行长期的气道管理。这些患者的治疗策略通常包括将其安置在长期急症护理机构（long-term acute care setting，LTAC）或熟练护理机构（skilled nursing facilities，SNF）内进行支持性护理，包括康复。PMV 的研究表明，在这一人群中使用标准化方案也很重要。以下关于 PMV 脱机患者的讨论涉及脱机准备状态评估、脱机计划，以及脱机模式和方法，包括综合的制度方法。

脱机评估

传统上，一旦需要机械通气的情况得到改善或解决，就决定何时开始脱机。在过去，传统的脱机预测因素被用来确定最佳拔管时机。最近，研究人员结合肺部评估来提高 PMV 患者的预测能力。一个例子是综合了速率和 V_T 的浅快呼吸指数（rapid shallow breathing index，RSBI）（表 5-13），但这些方法并没有准确地预测脱机成功率。这在一定程度上是因为他们只关注肺部特定成分，而排除了影响患者自主呼吸能力的其他重要非肺部因素。尽管脱机标准不能预测，但这些组成部分有助于评估患者的整体状况和脱机准备情况。

综上所述，评估脱机可能性始于评估机械通气的潜在原因（脓毒症、肺炎、创伤等）。在脱机过程中取得预期效果之前，有必要解决潜在原因。然而，仅仅解决根本原因往往不足以确保脱机成功。需要 PMV 的患者，有时被称为"慢性危重病患者"，通常有各种阻碍脱机的疾病。即使急性病或需要机械通气的情况得到缓解，患者的总体状况也常常低于基础水平（虚弱、乏力、营养不良等）。因此，系统、全面的脱机方法是很重要的。

脱机计划

一旦确定脱机障碍，就要与跨学科团队合作制订改善脱机障碍的计划。评估和计划相结合的方法将极大提高 PMV 患者获得积极结果。然而，护理计划要想成功，还必须是整体性的。脱机过程是动态过程，定期重新评估和调整计划是必要的。临床途径、脱机方案，以及全机构管理和监测患者的方法也是确保护理一致性和促进更好结果的有效策略。

脱机试验、模式和方法

如前所述，多种脱机模式和方法可用于短期通气患者的脱机。到目前为止，没有数据支持哪种模式对 PMV 患者脱机具有优势；然而，使用方案和其他系统的、跨学科的方法似乎确实有所不同，应予鼓励。这些方法将在呼吸肌疲劳、休息和训练的讨论部分后进行详细描述，因为这些概念已纳入方案章节中。

表 5-13　脱机临床标准

SBT 安全性筛查
- 没有躁动
- $SpO_2 \geqslant 88\%$
- 吸入氧浓度（FiO_2）$\leqslant 50\%$
- PEEP $\leqslant 8mmHg$
- 无急性心肌缺血
- 不使用血管升压药
- 自主吸气

传统脱机标准
- 自主潮气量（V_T）为 $4 \sim 6mL/kg$ 理想体重
- 肺活量（VC）$\geqslant 10 \sim 15mL/kg$ 理想体重
- 每分通气量（MV）$\leqslant 10L/min$（$MV=V_T \times RR$）
- 最大吸气负压（NIF）$\leqslant -20cmH_2O$
- $PaO_2/FiO_2 > 200mmHg$

综合脱机标准
- 浅快呼吸指数（RSBI）：呼吸频率/潮气量比值（fx/V_T）$\leqslant 105$ 次/（min·L）

典型案例分析
长期脱机

一名患有慢性阻塞性肺疾病和氧气依赖的75 岁男子因呼吸窘迫急诊入院。由于严重的高碳酸血症和酸中毒,对患者进行了气管插管并使用呼吸机辅助通气,然后患者被转移到 MICU 治疗呼吸衰竭和右上叶肺炎。第 2 天,患者符合自发觉醒试验的标准,但不符合 SBT 的标准。脱机评估参数包括:

NIF	−10cmH$_2$O
FiO$_2$	0.55
RR	37次/min
SpO$_2$	92%

患者的镇静程度处于最低水平,镇静评估为平静和舒适,谵妄筛查为阴性,疼痛评分为 0,第 3 天,在活动能力测试失败后,患者被用吊带抬到椅子上。预计将延长脱机时间,患者和家属同意气管切开。患者于第 5 天时接受气管切开,并于第 6 天转入呼吸过渡监护病房进行进一步管理和脱机。根据病房小组的评估,脱机的其他主要障碍包括:

- 营养不良(白蛋白 1.8g/dL)
- 焦虑和激动
- 虚弱,无法行走
- 持续性肺上叶浸润
- 大量分泌物
- NIF＜15cmH$_2$O

- 每分通气量:15L/min,PaCO$_2$ 50mmHg
- RR 32～36 次/min

问题 1:什么样的脱机方式可以用于该患者的长期脱机,为什么?

问题 2:该患者使用了 ABCDEF 方案的哪些组成部分?

答案

1. 由于研究尚未证明哪种模式或方法对气管切开患者脱机有优势,因此逐渐延长的 SBT 可以有效使用。脱机模式可以变化,包括 T 形管、气管项圈或低水平 PSV 伴呼吸机间歇性休息(支持设置如 AC 或更高水平的 PSV)。当患者在白天能够完整地维持 12 小时自主呼吸时,可以减少或在临床允许的情况下停止夜间呼吸机支持("休息"水平)。接下来的步骤是在缩小气管套管大小和/或使用说话气管以确定耐受性后,努力去除气管套管。这种循序渐进的方法可以使患者逐渐过渡到脱离呼吸机的状态。

2. 患者每日接受自主苏醒和脱机准备评估,以及疼痛和镇静评估(ABC)。为解决患者的谵妄问题,采用改良的睡眠方案,并通过家属(F)重新引导患者,同时鼓励患者尽可能使用个人物品(D)。在 ICU 内进行早期运动,在转院后继续进行,并将其纳入患者日常生活。家属是护理计划的一个组成部分,并参与了患者在病房的康复过程(F)。

呼吸肌疲劳、休息和训练

呼吸肌疲劳在通气脱机患者中很常见,并且当呼吸负荷过大时会发生。当负荷超过代谢储备时,疲劳和高碳酸血症型呼吸衰竭随之而来。高危人群包括代谢亢进、虚弱或营养不良患者。疲劳袭来的体征包括呼吸困难、呼吸过速、胸腹不同步和 PaCO$_2$ 升高(晚期征兆)。这些体征和症状表明需要增加通气支持。一旦疲劳,肌肉需要 12～24 小时的休息才能恢复,这是通过选择适当的通气模式来实现的。

为了使呼吸肌从疲劳中恢复,必须减少吸气工作量。在容积通气的情况下(例如,辅助控制、间歇指令通气),这意味着完全停止自主呼吸肌做功,但在压力通气的情况下,高水平的 PSV 可以完成必要的"减负"。通常,这意味着增加 PSV 水平以获得 20 次/min 或更低的自主呼吸速率,并且不使用辅助肌肉。然而,在阻塞性疾病(如哮喘和 COPD)患者中,这种更高水平的支持可能会导致进一步的恶性膨胀和不良的临床结果。如果在这些患者身上使用该技术,则应谨慎进行。

呼吸肌训练采用了运动生理学的概念。为了锻炼肌肉并从锻炼中获得最佳效果,可以考虑耐力和力量训练的概念。在力量训练中,可以用较大力量移动较短距离。肌肉训练直到疲劳(短时间间隔),然后休息很长时间。T 形管或 CPAP 上的

SBT 都模拟了这种类型的训练，因为它们采用高压力和低容量的工作方式。

耐力训练要求工作负荷逐渐增加，而 PSV 很容易实现，因为支持水平可以随着时间的推移而降低。这种耐力训练采用的是低压力、高容量的方式。这两种训练方法的核心是在试验之间为呼吸肌提供足够的休息。一旦患者感到疲劳，延长训练时间没有任何意义，而且可能在生理和心理上非常不利。

脱机试验方案

研究结果表明，没有一种最优的用于脱机的通气模式，然而，研究确实表明，脱机的过程，特别是方案的使用，可以减少护理的差异并改善结果。方案清楚地描述了护理人员为促进脱机成功而采取的行动。方案组成部分包括脱机准备标准（脱机筛查）、脱机试验方法和持续时间（如 CPAP、T 形管或 PSV），以及评估不耐受性和提供呼吸肌休息的参数。

使用 CPAP 或 T 形管的 SBT（如前所述）通常用于脱机试验。该试验的持续时间通常在 30 分钟到 2 小时之间，但在气管切开的患者中持续时间较长。CPAP 或 T 形管最常用于脱机试验，其他方案还包括 PSV（耐力模式）和 CPAP（强化模式），以及根据患者的具体要求提供个性化方案。如心力衰竭患者中，从呼吸机支持突然过渡到使用 T 形管或 CPAP 进行 SBT 可能会导致静脉回流增加，超过心脏的代偿能力。在这些患者的前负荷和后负荷得到适当的降低之前，PSV 可能是一种更普遍的脱机方法。另外，有严重肌病或极度衰弱状态的患者可能受益于逐渐增加的工作量，如 PSV 提供的工作量。一些新的压力模式，如成比例辅助通气和自适应支持通气，可能会降低患者在脱机期间的工作负荷。有关这方面的更多信息，请参见第 19 章。

在脱机试验过程中，一种流行且常用的方法是白天尝试脱机试验，让患者在夜间休息并增加呼吸机支持，直到达到方案规定的拔管阈值。对于气管切开的患者，逐渐延长自主呼吸的时间（通常在气管切开颈圈或 T 形管上），直到能耐受指定的时间。之后可以决定停止通气、缩小气管切开口径或拔除气管切开套管。将脱机计划清楚地传达给医疗团队的所有成员，特别是患者及其家属，以确保团队接受并一致地实施。目标是制订一个足够积极但安全有效的计划，以满足患者的需求。

其他使用方案

需要 PMV 的患者经常面临各种临床情况，这些情况不仅延长了呼吸机使用时间，而且影响了其他预后，如住院时间和死亡率。研究表明，按方案进行管理可改善危重患者的预后。例如，ABCDEF 集束化方案对于接受短期机械通气的患者来说是一种有效的循证实践。该方案的原则也可能对长期机械通气患者有用。需要对长期机械通气患者亚组的方案指导管理进行更多的研究。关于 PMV 患者脱机的一般指南见表 5-14。

表 5-14　延长机械通气患者的常见脱机指南

应主动脱机
- 当患者病情稳定，使用机械通气的原因得到解决或改善时
- 当达到"脱机筛选方案标准"时。当出现阻碍时，可能需要暂时停止脱机甚至增加通气支持
- 在白天，而不是在晚上（让呼吸肌休息）
- 将家属纳入患者脱机计划

临时暂停脱机的注意事项
- 病情急剧变化
- 需要患者平躺或处于头低脚高体位（即在插入期间）
- "转运"期间或之后（考虑增加通气支持，以在患者离开病房时提供保护）
- 如果分泌物过多，需要频繁吸痰（每半小时一次）
- 康复和活动能力与脱机尝试的选择取决于患者

休息和睡眠
- 由于心理和生理原因，休息很重要。机械通气患者的完全休息是指抵消呼吸功并减少疲劳的通气支持水平（见正文中的详细描述）
- 对于慢性或非急性患者，一种合理的方法是在白天进行主动脱机试验，直到大部分日间脱机完成（≥10 小时）。晚上允许患者睡觉以减少谵妄，呼吸机支持应足够以保证放松和最佳休息。如果在夜间使用药物助眠剂，则应在夜间早些时候服用，以增强睡眠和通气的同步性，从而使药物能够在日间试验开始前代谢

关键路径

关键路径用于确保提供循证护理，并减少护理提供服务的差异。一些路径可能是非常有指导性的，例如，接受髋关节置换术的患者的临床进展可以按小时或天来预测。然而，对于使用呼吸机的患者来说，无法实现这种特异性预测。相反，长期机械通气患者的路径将按特定时间间隔（即在第

一天开始预防深静脉血栓) 与按疾病阶段指定的护理要素 (即在脱机前,患者坐到椅子上) 结合起来。除了为各种护理要素提供循证蓝图外,这些路径还鼓励跨学科投入和合作。理想情况下,将其纳入 PMV 患者群体护理的系统性机构方法中。

PMV 患者群体管理的系统性制度举措

鉴于系统评估和护理计划的重要性,许多机构对需要 PMV 的患者采取综合护理方法也就不足为奇了。

医疗环境往往是复杂的。难以进入长期急性护理医院或专业护理机构,以及人员短缺 (包括增加使用代理人员) 会影响护理的连续性,并导致实践和护理计划之间的差距。鉴于 PMV 患者护理的复杂性,采用规范化的护理方法可以减少差异、促进协调,以及可能改善患者预后,应当鼓励这种做法。

呼吸机故障排除

呼吸机的复杂性和患者临床状况的动态变化,以及患者对通气的反应,可能在机械通气期间造成各种常见问题。至关重要的是,重症监护临床医生应成为预防、识别和管理危重患者呼吸机相关问题的专家。

在机械通气过程中,患者临床状况的突然变化,特别是呼吸窘迫,以及发生呼吸机警报或呼吸机功能异常,都需要立即进行评估和干预。针对每种情况的系统方法都能最大限度地减少呼吸机相关不良事件 (图 5-25)。

首先是确定是否存在呼吸窘迫或血流动力学不稳定。如果存在任何一种情况,断开呼吸机,并用 MRB 和 100% O_2 手动通气几分钟。在手动通气过程中,对呼吸系统和心血管系统进行快速评估,注意与先前状态的变化。断开呼吸机后临床情况迅速改善,表明呼吸机存在问题。在另一名临床医生纠正呼吸机问题 (如管道泄漏或断开、气体输送不准确) 或更换呼吸机时,继续进行手动通气。如果断开呼吸机后和手动通气过程中呼吸窘迫持续存在,提示为患者相关原因。

营养

气管插管患者无法经口进食,营养需求通常通过营养管来满足 (见第 13 章)。近期研究发现在拔管后经口进食前对拔管后吞咽困难 (postextuba-

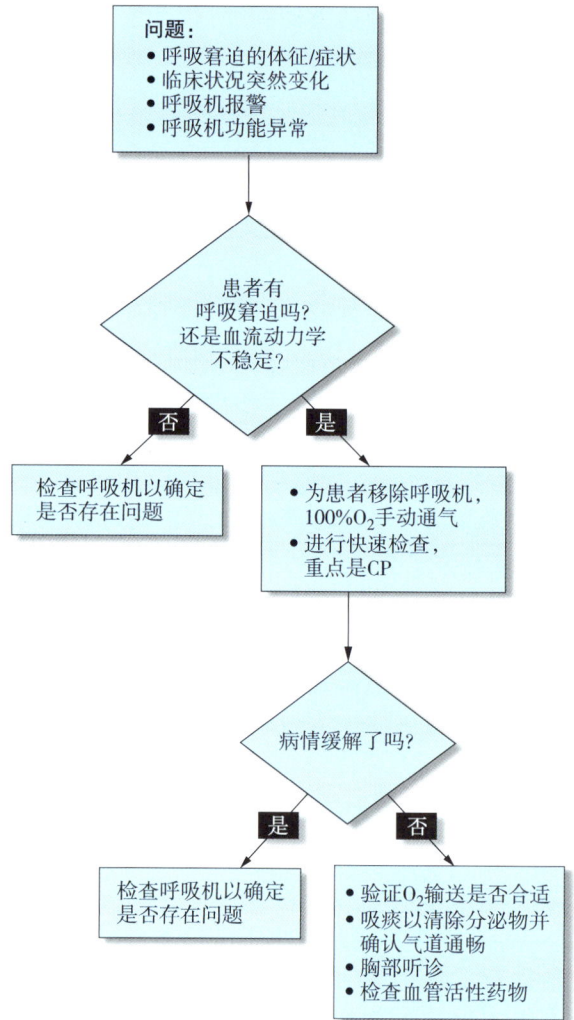

图 5-25　呼吸机报警和/或出现急性呼吸窘迫的处理方案

tion dysphagia, PED) 进行筛查很重要 (表 5-15)。研究表明,多达 62% 的插管时间超过 48 小时的患者在拔管后会出现吞咽困难。在 PED 筛查失败后以及与语言病理学家 (speech language pathologist, SLP) 协商后,通常会对这些患者进行纤维支气管镜吞咽评估 (fiberoptic evaluation of swallowing, FEES) 或视频吞咽造影研究 (videofluoroscopic swallow studies, VFSS) 等 "吞咽研究",对于带有气管套管的患者也应考虑进行此类评估。一些处于稳定通气状态的慢性呼吸机患者在经 SLP 评估后可能能够耐受经口进食。

言语沟通

由于存在带气囊的气管插管或气管套管,机械通气患者无法进行言语沟通。无法说话让患者、护士和医疗团队成员感到沮丧。言语沟通障碍会导致患者出现焦虑和恐惧,这些症状会对他们的

表 5-15 脱机后吞咽困难筛查工具

A 部分：评估	
患者已由语言病理学家（SLP）进行评估	□是□否
	如果**是**，**不再继续**并遵循 SLP 的建议
B 部分：警觉性水平	
患者清醒、警觉，能够听从命令	□是□否
	如果**否**，患者禁食。咨询 SLP
	如果**是**，转到 C 部分
C 部分：呼吸状态	
□患者能够停止 CPAP 或 BiPAP 超过 15 分钟	如果任何评估的答案均为**否**，请到此为止，并在 24 小时内重新评估
□在不使用无重复吸入面罩或通气面罩支持的情况下维持 SpO$_2$ 超过 15 分钟	如果所有评估的答案均为**是**，请转到 D 部分
□RR 小于 30 次/min	
D 部分：症状和导管	
□患者有营养管	如果任何评估的答案均为**是**，**请到此为止**。在 SLP 会诊前，患者禁食
□吞咽困难史	如果**否**，请转到 E 部分
□肺部呼吸音的不良改变	
□湿啰音或水声	
□头颈部创伤史	
□没有声音，没有语言	
□音量小	
□关于吞咽问题的主诉	
□不能自主咳嗽或清嗓子	
□不明原因的体重减轻或脱水史	
□头颈部癌症或手术史	
□卒中、帕金森病、多发性硬化症或 COPD 病史	
E 部分：是否试喂的验证	
验证患者是否有经口进食指征，并进行经口进食试验	

Adapted with permission from Johnson KL, Speirs L, Mitchell A, et al: Validation of a Postextubation Dysphagia Screening Tool for Patients After Prolonged Endotracheal Intubation. *Am J Crit Care.* 2018；27（2）：89-96.

身体和情绪状况产生不利影响。拔管后的患者表示，由于无法说话，他们感到孤立和孤独。

常见的沟通问题

患者对与机械通气相关的沟通困难的认知包括：①无法沟通；②解释不足；③理解不充分；④对与无法说话相关的潜在危险感到恐惧；⑤沟通方法困难。除了不能发声的问题外，通气患者提到的所有问题都可以由重症监护护士解决。例如，"解释不充分"和"理解不到位"可以通过使用非医务人员可以理解的言语重复所有计划和程序来补救，并考虑注意力持续时间和认知能力，尤其是记忆力往往因潜在疾病或损伤、药物和麻醉的影响，以及重症监护环境的影响而降低。

尽管通气患者需要传达的大多数信息（"疼痛""饥饿""口渴"和"睡眠"）很有限，但传达这些基本需求通常很困难。大多数成年人习惯于照顾自己的基本需求，但在重症监护室，他们不仅无法进行身体活动，而且可能无法有效沟通自己的需求。基本需求包括排便、洗澡、刷牙、梳头、进食、饮水和睡眠等活动。其他还包括简单的请求或陈述，如"太热""太冷""翻身""抬高""放低""伸直双腿""胳膊疼""无法呼吸"和"湿润嘴唇"。

患者描述了机械通气时沟通方法存在的困难。这也可以通过评估患者的沟通能力来避免。患者是否清醒、定向准确？患者能否回答或对简单的"是"和"否"问题给出点头回答？患者会说话吗？患者是否可以至少用一只手做手势？患者是否有足够的力量和灵活性来握笔写字、使用电脑平板或指着画板？患者的听力和视力是否足够？了解患者的沟通能力有助于辅助临床医生确定适当的沟通方法。

一旦确定了针对特定患者的最成功的沟通方法，将其写入护理计划。医护人员在与无法发声的患者沟通时保持方法一致，可以提高护理质量，增加患者满意度。

加强沟通的方法

有多种增强沟通的方法可供选择，可分为两类：非发声治疗（手势、唇语、口型、纸和笔、字母/数字板、抽认卡、电脑、便签等）和发声治疗（可说话的气管套管、用于气管套管的发声阀和漏气发声）。对于使用人工气道且正在进行机械通气的患者，可采取的最佳沟通方式仍然未知，因此应根据患者的评估和需求进行个性化处理。

非发声治疗

个别患者的需求各不相同，建议护士使用各种非发声治疗方法（如手势、字母板、纸和笔）。沟通干预的成功与否取决于诊断、年龄、损伤或疾病类型、呼吸辅助设备类型和心理社会因素。例如，唇语对气管切开患者可能是成功的，因为嘴唇和嘴是可见的，但在使用气管插管的患者中，胶带和插管固定器限制了嘴唇的移动和可见性，唇语可能不太成功。

手写

通常最简单、最常用的沟通方法是纸和笔。然而，仰卧的姿势并不特别有利于书写得清晰。此外，没有合适的眼镜，书写惯用手受伤或缺乏力量都会使机械通气患者书写困难。有些患者喜欢使用压力感应的、便宜的玩具写字板，它使用方便，易于擦除，保护隐私。如因隔离不能重复使用，低成本则是其优势。计算机键盘或触摸屏虽然成本较高，但也方便书写，特别是对于那些习惯于"高科技"解决方案的患者。

手势

另一种非常有效的非语言沟通方法是有意使用手势。手势最适合短期通气的患者，他们是清醒的，至少可以移动一只手，即使只是最小限度的移动。一般来说，人们熟知的手势是象征性的，象征性程度较低，很容易被大多数人理解。

字母板/图画板

对于面临语言障碍的患者来说，图画板有时与容易理解的手势一起使用很有用。图画板上有描述患者常见需求的图像（如便盆、一杯水、药物、家人、医生、护士），患者可以指向这些图像。图画板虽然在市面上有售，但也可以轻松自制并进行塑封，以更好地满足特定重症监护人群的需求。

另一种方法是使用可以购买市售或自制的抽认卡。语言抽认卡包含患者首选语言中的常用单词或短语。

发声技巧

如果气管切开的患者有完整的发音器官，他们可能会受益于发声治疗策略，如气动和电气设备、开窗气管造口管、发声气管切开管、漏气发声和气管切开发声阀。一些神经系统疾病会影响发声（如吉兰-巴雷综合征）、严重上呼吸道阻塞（如头颈部创伤）或声带内收（如存在气管插管）等情况，不适合使用发声装置。

目前有许多针对气管切开患者的发声治疗方法。一般来说，要求气囊完全放气，以便通过口鼻以及气管造口术两侧吸入和呼出空气。呼气时，气体通过声带，以便说话。一种被称为漏气发声的方法，是在气囊放气时调整呼吸机，以适应机械通气过程中的 V_T 损失。有些人使用单向发声阀（如图 5-26 所示的 Passy-Muir 阀），通过该阀吸入空气，而在呼气过程中关闭阀门，引导空气通过声带。开窗气管切开管（图 5-27）也允许空气通过声带。帽、发声阀或间歇性手指阻隔可与开窗管结合使用，以确保所有呼出的空气通过声带发声。有报告称，窗口附近出现肉芽肿组织，在拔出导管后消退。此外，开窗口经常被分泌物堵塞，再次阻碍了声音的产生。如果气管套管被盖上，气管切开术的气囊必须完全放气。

另一种发声治疗方法是说话式气管切开管，旨在为依赖呼吸机的患者提供一种言语交流方式。似乎无法脱机的患者可能会对脱机过程重新产生兴趣，并在听到自己的声音后成功脱机。目前有两个可供使用的说话式气管套管，通过气囊充气保持系统封闭，但功能不同。

1. Portex 气管造口术　通过气流管路（4～6L/min）产生气体流动，气流管路在气管套管气囊上方有一个开窗（图 5-28）。空气流经声门，因此如果患者能够用嘴形成词语，就可以支持发声。但是，必须提供外部空气源，而外部空气通常未经加湿，气管会变得干燥和刺激。此气源的管路需

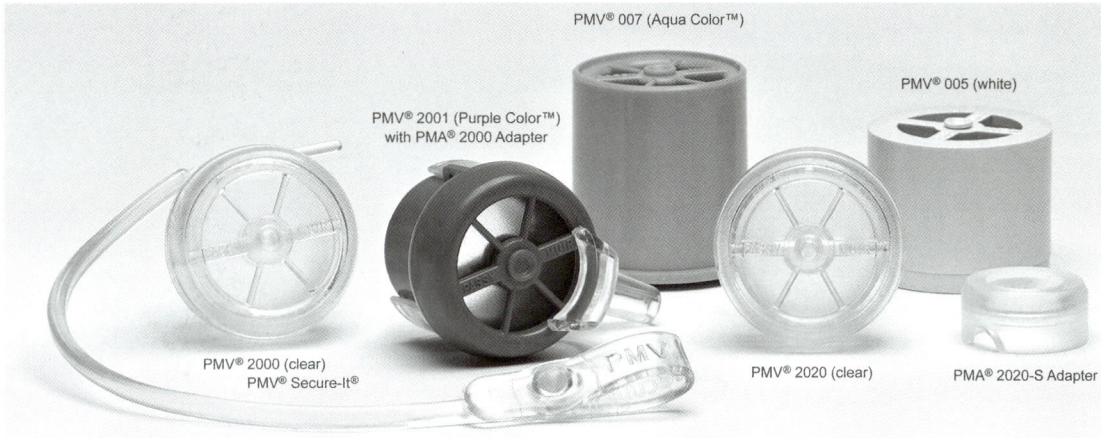

图 5-26　发音用发声阀（Reproduced with permission from Passy-Muir，Inc.，Irvine，CA.）

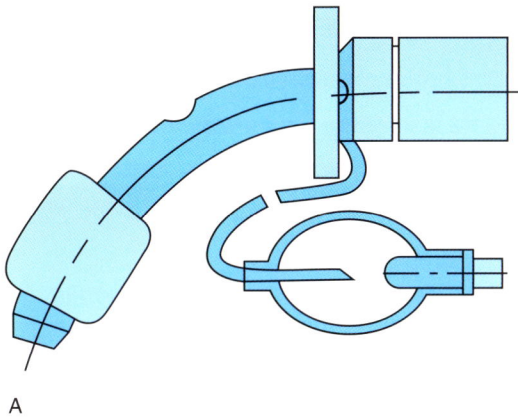

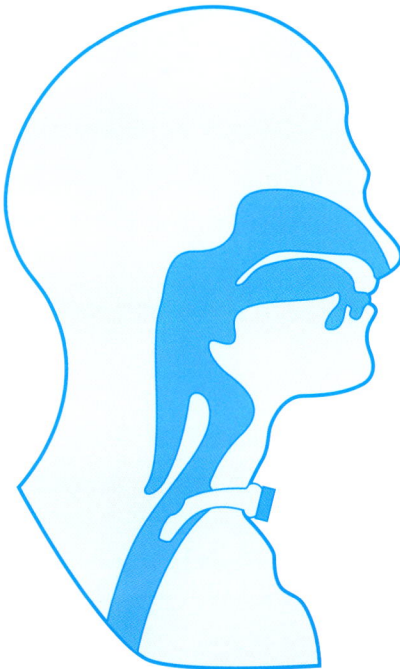

A

B

图 5-27　A. 开窗气管切开管；B. 开口在气囊部位上方，允许气体在吸气和呼气过程中流过声带（©2018 Medtronic. All rights reserved. Used with the permission of Medtronic.）

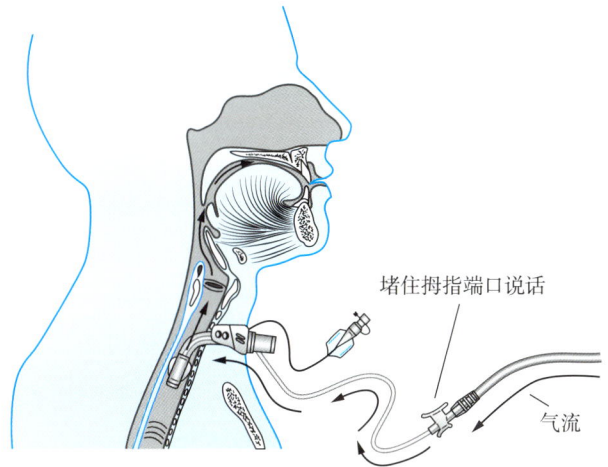

堵住拇指端口说话

气流

图 5-28　带侧口的气管切开管以便于说话（Reproduced with permission from Smith Medical，Keen，NH.）

要经常清洁和冲洗进气口，以防止其堵塞。患者或工作人员必须能够通过拇指端控件手动引导空气流经管道。

2. **Blom 气管套管系统**（图 5-29）　在专门的语音内管中使用双阀系统，该系统可重新引导空气，不需要使用气源。吸气过程中，瓣阀打开，气泡阀密封开窗，防止空气泄漏到上呼吸道。呼气时，瓣阀关闭，气泡阀收缩，打开开窗，让空气进入声带。一个附加组件是呼气容量储存器，它连接到回路和回气量，以最大限度地减少虚假的低呼气通气量警报。

教学沟通方法

重症监护环境给教学和学习带来了许多挑战。患者和家属承受着相当大的压力，因此护士必须是一个非常有创造力的老师，并提供简单、有效和

吸气
没有空气从气囊逸出，
让所有的空气充满肺部

开窗

充气囊

气泡阀膨胀

瓣阀打开

气体

呼气
呼出的气流
可用于发声

气体到喉部

气泡阀关闭

瓣阀关闭

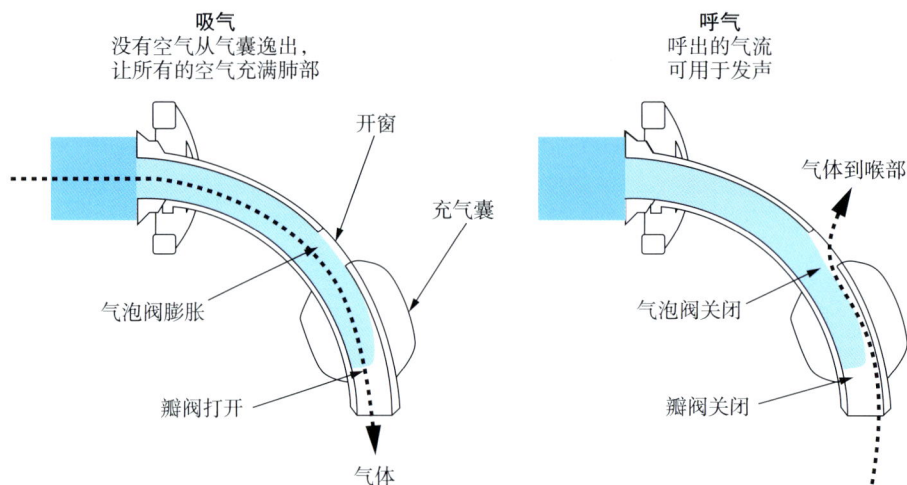

图 5-29　带用于说话的内插管的气管套管（Blom 气管套管系统）（Reproduced with permission from Pulmodyne，Indianapolis，IN.）

易于学习的沟通技巧。然而，与亲人交流的愿望，往往使家属非常愿意学习。通常，家属制作大字的交流板、购买书写板、带来笔记本电脑、手机或平板电脑供患者使用。建议家人这样做通常会很受欢迎，因为亲人们是如此迫切地想要以某种方式提供帮助。向患者和他们的家属强调，不能说话通常是暂时的，只是在气管插管期间。

管理原则

大多数与机械通气相关的干预措施侧重于最大限度地提高氧合和通气，并预防与人工气道相关的并发症。

最大限度地提高氧合、通气和患者 - 呼吸机同步性

- 经常解释呼吸机的用途。
- 监测患者对呼吸机治疗的反应，以及患者与呼吸机呼吸模式不同步的迹象。使用呼吸机系统中常见的图形显示器，通常有助于对患者进行评估。
- 考虑改变呼吸机设置，以最大限度地提高同步性（例如，流速、呼吸频率、灵敏度和/或模式的变化）。
- 使用最小剂量的镇静剂，以防止呼吸机不同步。除非绝对必要，避免使用神经肌肉阻滞剂。

保持气道通畅

- 根据对患者的评估，在有临床指征时吸痰（见表 5-5）。不推荐定时吸痰。

- 对所有吸入的气体保持足够的水分和加湿，以降低分泌物黏度。在极少数情况下，可能需要使用黏液溶解剂。
- 监测支气管痉挛的体征和症状，并给予适当的支气管扩张剂治疗（见第 8 章）。
- 必要时使用口腔咬合垫预防口腔气管插管阻塞。

经常监测氧合和通气状况

- 根据需要采集动脉血用于 ABG 分析（如在更换呼吸机后、呼吸窘迫或循环不稳定、临床状况发生显著变化）。
- 连续使用无创 SpO_2 监护仪，定期进行 ABG 分析以验证无创测量的准确性（见表 5-4）。
- 观察 PaO_2 减少、$PaCO_2$ 增加，以及呼吸窘迫的体征和症状。发生呼吸窘迫需要立即采取干预（见图 5-25）。
- 经常调整患者体位，以改善通气灌注比例，防止肺不张。
- 积极治疗疼痛，尤其是胸部和上腹部疼痛，以增加活动度、深呼吸和咳嗽（见第 6 章）。

物理治疗和监测

- 针对特定的临床情况进行胸部物理治疗（例如，大量黏液产生、肺不张）。
- 在胸部物理治疗期间密切监测氧合状态，以发现低氧血症的体征和症状。

始终保持氧合和通气支持

- 每隔 1～2 小时评估呼吸机设置、报警激活和设

备功能,以确保正常运行。

- 即使短暂脱离机械通气,也要用 MRB 维持通气和氧合。在医院内转运期间,确认呼吸支持设备是否充足,特别是 PEEP 的维持(要求≥10cmH$_2$O 时),并确保便携式氧气罐有足够的压力。如有可能,应使用便携式机械呼吸机代替 MRB。
- 保持便携式氧气的应急来源,以备失去墙壁供氧时随时可用。

机械通气脱机

- 系统地评估脱机可能性,解决阻碍脱机的因素。
- 使用带有"脱机筛查"的脱机方案。确保患者、家属和主要照顾者了解脱机试验。
- 如果出现不耐受或呼吸窘迫的迹象,停止脱机试验。
- 促进持续使用基于证据的专业脱机方法。

预防并发症

- 保持气管插管或气管切开气囊压力小于 25mmHg(30cmH$_2$O)。
- 用合适的固定装置或选择的胶带固定人工气道位置。严密观察插管后唇部或鼻孔处的气管插管标记,确认气管插管位置是否正确。
- 确保用于固定人工气道的胶带或设备正确使用,不会造成压力性损伤。气管插管需要定期重新定位,以防止皮肤破损。
- 经口气管插管必要时使用咬合垫,以防止意外咬坏导管。
- 进行频繁的口腔护理,评估气管插管压力区域的发展。根据使用的设备,每天或更频繁地将气管插管从口腔的一侧移动到另一侧。
- 使用经鼻气管插管时评估有无鼻窦炎的体征和症状(如鼻窦区压迫痛、鼻腔脓性分泌物、发热、白细胞计数增加)。

最大化沟通

- 评估沟通能力,建立非语言沟通的方法。协助家属对患者使用这种方法。
- 在护理计划中预测患者的需求和关注点。
- 确保患者有需求时呼叫病房工作人员的呼叫灯、呼叫铃或其他方法随时可用。

减轻焦虑和提供社会心理支持

- 保持平静、支持性的环境,避免不必要的焦虑升级。对活动和操作给予简要说明。在焦虑期间,医护人员的警惕和在场是至关重要的,以避免患者和探视家属的恐慌。
- 教导患者放松技巧,以控制焦虑。
- 如果需要,给予不抑制呼吸的抗焦虑药(见第 6 章和第 8 章)。
- 鼓励家属尽可能多地陪伴患者,并适当地参与照护。家人参与可为患者提供安慰,并帮助患者更好地应对重症疾病。
- 通过减少光线、噪声和不必要的干扰来促进夜间睡眠。

（郭柳媚　巫瑞　译　李洁琼　审校）

参考文献

普通重症监护

AACN. Pulmonary Management Pocket Reference. 2019.

AACN. Practice pointers: guideline update: bundle up for pain, agitation and delirium. *Crit Care Nurs*. 2021;41(3):80.

Alexander E, Allen J. Update on the prevention and treatment of intensive care delirium. *AACN Adv Crit Care*. 2021;32(1):5-10.

Balas MC, Devlin JW, Verceles AC, Morris P, Ely EW. Adapting the ABCDEF bundle to meet the needs of patients requiring prolonged mechanical ventilation in the long-term acute care hospital setting: historical perspectives and practical implications. *Semin Respir Crit Care Med*. 2016;37:119-135.

Balas MC, Pun BT, Pasero C, et al. Common challenges to effective ABCDEF bundle implementation: the ICU liberation campaign experience. *Crit Care Nurs*. 2019;39(1):46-60.

Bardwell J, Brimmer S, Davis W. Implementing the ABCDE bundle, Critical-Care Pain Observation Tool, and Richmond Agitation-Sedation Scale to reduce ventilator time. *AACN Adv Crit Care*. 2020;31(1):16-21.

Chesley CF, Lane-Fall MB, Panchanadam V, Harhay MO, Wani AA, Mikkelsen ME, Fuchs BD. Racial disparities in occult hypoxemia and clinically based mitigation strategies to apply in advance of technological advancements. *Respir Care*. 2022;10.4187/respcare.09769

Dexter AM, Scott JB. Airway management and ventilator-associated events. *Resp Care*. 2019;64(8):986-993.

El-Rabbany M, Zaghol N, Bhandari M, Azarpazhooh A. Prophylactic oral health procedures to prevent hospital-acquired and ventilator-associated pneumonia: a systemic review. *Int J Nurs Stud*. 2015;52:452-464.

Faust AC, Echevarria KL, Attridge RL, Shepherd L, Restrepo MI. Prophylactic acid-suppression therapy in hospitalized adults: indications, benefits, and infectious complications. *Crit Care Nurse*. 2017;37:18-29.

Fernandez R, Subira C, Frutos-Vivar F, et al. High-flow nasal cannula to prevent postextubation respiratory failure in high-risk non-hypercapnic patients: a randomized multicenter trial. *Ann Intensive Care*. 2017;7:47-52.

Gallagher JJ: Capnography monitoring during procedural sedation and analgesia. *AACN Adv Crit Care*. 2018;29(4):405–414.

Gershonovitch R, Yarom N, Findler M. Preventing ventilator-associated pneumonia in intensive care unit by improving oral care: a review of randomized control trials. *SN Comp Clin Med*. 2020;2:727-733.

Gonzalez S. Permissive hypoxmia versus normoxemia for critically ill patients receiving mechanical ventilation. *Crit Care Nurse.* 2015;35:80-81.

Good VS, Kirkwood PL, eds. *Advanced Critical Care Nursing.* 2nd ed. St. Louis, MO: Elsevier; 2018.

Grimm J. Sleep deprivation in the intensive care patient. *Crit Care Nurs.* 2020;40(2):e16-e24.

Hernandez G, Vaquero C, Colinas L. Effect of postextubation high-flow nasal cannula vs noninvasive ventilation on reintubation and postextubation respiratory failure in high-risk patients: a randomized clinical trial. *JAMA.* 2016;316:1565-1574.

Huang HB, Jiang W, Wang CY, et al. Stress ulcer prophylaxis in intensive care unit patients receiving enteral nutrition: a systematic review and meta-analysis. *Crit Care.* 2018;22:20.

Johnson KL, Speirs L, Mitchell A, et al. Validation of a postextubation dysphagia screening tool for patients after prolonged endotracheal intubation. *Am J Crit Care.* 2018;27(2):89-96.

Jongerden IP, Rovers MM, Grypdonck MH, Bonten MJ. Open and closed endotracheal suction systems in mechanically ventilated intensive care patients: a meta-analysis. *Crit Care Med.* 2007;35:260-270.

Kazmarek, RM, Stoller JK, Heur AJ. *Egan's Fundamentals of Respiratory Care.* 11th ed. St. Louis, MO: Mosby; 2016.

Klompas M, Anderson D, Trick W, et al. The preventability of ventilator-associated events. The CDC prevention epicenters wake-up and breathe collaborative. *Am J Resp Crit Care Med.* 2015;191:292-301.

Klompas M, Branson R, Eichenwald EC, et al. Strategies to prevent ventilator-associated pneumonia in acute care hospitals: 2014 update. *Inf Cont Hosp Epidemiol.* 2014;35:915-936.

Malinoski DJ, Todd SR, Slone S, Mullins RJ, Schreiber MA. Correlation of central venous and arterial blood gas measurements in mechanically ventilated trauma patients. *Arch Surg.* 2005;140:1122-1125.

Marra A, Kotfis K, Hosie A, et al. Delirium monitoring: yes or no? that is the question. *Am J Crit Care.* 2019;28(2):127-135.

Morris LL, Whitmer A, McIntosh E. Tracheostomy care and complications in the intensive care unit. *Crit Care Nurse.* 2013;33:18-30.

Munro N, Ruggiero M. Ventilator-associated pneumonia bundle. *AACN Adv Crit Care.* 2014;25:163-175.

Nassar BS, Schmidt GA. Estimating arterial partial pressure of carbon dioxide in ventilated patients: how valid are surrogate measures? *Ann Am Thorac Soc.* 2017;14:1005-1014.

Panchal AR, Bartos JA, Cabañas JG, et al. Part 3: adult basic and advanced life support; 2020 American Heart Association guidelines for cardiopulmonary resuscitation and emergency cardiovascular care. *Circulation.* 2020;142(suppl 2):S366-S468.

Rackley CR. Monitoring During Mechanical Ventilation. *Respir Care.* 2020;65(6):832-846.

Raoof S, Baumann MH. Ventilator-associated events: the new definition. *Am J Crit Care.* 2014;23:7-9.

Rose L, Burry L, Mallick R, et al. Prevalence, risk factors, and outcomes associated with physical restraint use in mechanically ventilated adults. *J Crit Care.* 2016;31:31-35.

Schallom L, Sona C, McSweeney M, et al. Comparison of forehead and digit oximetry in surgical/trauma patients at risk for decreased peripheral perfusion. *Heart Lung.* 2007;36:188-194.

Schmidt GA. Monitoring gas exchange. *Respir Care.* 2020 Jun;65(6):729-738.

Seckel MA. Ask the experts: does the use of a closed suction system help to prevent ventilator-associated pneumonia? *Crit Care Nurs.* 2008;28(1):65-66.

Seckel MA, Schulenburg K. Ask the experts: eating while receiving mechanical ventilation. *Crit Care Nurse.* 2011;31:95-97.

Seckel MA. Ask the experts: normal saline and mucous plugging. *Crit Care Nurse.* 2012;32:66-68.

Siobal MS. Monitoring exhaled carbon dioxide. *Respir Care.* 2016;61:1397-1416.

Smith SG. Ask the experts: best method for securing an endotracheal tube. *Crit Care Nurse.* 2016;36:78-80.

St John RE, Malen JF. Airway management. *Crit Care Nurs Clin N Am.* 2004;16:413-430.

Stolling JL, Barnes-Daly MA, Devlin JW, et al. Implementing the ABCDEF bundle: top 8 questions asked during the ICU liberation ABCDEF bundle improvement collaborative. *Crit Care Nurs.* 2019;39(10:36-45.

Stolling JL, Devlin JQ, Lin JC, Pun BT, Byrum D, Barr J. Best practices for conducting interprofessional team rounds to facilitate performance of the ICU liberation (ABCEDF) bundle. *Crit Care Med.* 2020;48(4):562-570.

Toftegaard M, Rees SE, Andreassen S. Correlation between acid–base parameters measured in arterial blood and venous blood sampled peripherally, from vena cavae superior, and from the pulmonary artery. *Eur J Emerg Med.* 2008;15:86-91.

Valdez-Lowe C, Ghareeb SA, Artinian NT. Pulse oximetry in adults. *AJN.* 2009;109(6):52-59.

Wang C, Tsai J, Chen S, et al. Normal saline instillation before suctioning: a meta-analysis of randomized controlled trials. *J Australian Crit Care.* 2016. http://dx.doi.org/10.1016/j.aucc.2016.11.001.

Zhao T, Wu X, Zhang Q, Li C, Worthington HV, Hua F. Oral hygiene care for critically ill patients to prevent ventilator-associated pneumonia. *Cochrane Database Syst Rev.* 2020;Issue 12. Art. No.: CD008367. doi: 10.1002/14651858.CD008367.pub4. Accessed July 09, 2021.

呼吸机管理

Burns SM. Pressure modes of mechanical ventilation: the good, the bad, and the ugly. *AACN Adv Crit Care.* 2008;19:399-411.

Cvach MM, Stokes JE, Manzoor SH, et al. Ventilator alarms in intensive care units: frequency, duration, priority, and relationship to ventilator parameters. *Anesth Analg.* 2020;130:e9-e13.

Hess D, Kacmarek KM. *Essentials of Mechanical Ventilation.* 4th ed. New York, NY: McGraw-Hill Medical Publishing Division; 2019.

Kallett RH. Ventilator bundles in transition: from prevention of ventilator-associated pneumonia to prevention of ventilator-associated events. *Respir Care.* 2019;64(8):994-1006.

Restrepo RD, Walsh BK. Humidification during invasive and noninvasive mechanical ventilation: 2012. *Resp Care.* 2012;57:782-788.

Talbert S, Detrick CW, Emery K, et al. Intubation setting, aspiration, and ventilator-associated conditions. *Am J Crit Care.* 2020;29:371-378.

Vargas M, Chiumello D, Sutherasan Y, et al. Heat and moisture exchangers (HMEs) and heated humidifiers (HHs) in adult critically ill patients: a systematic review, meta-analysis and meta-regression of randomized controlled trials. *Crit Care.* 2017;221:123. doi: 10.1186/s13054-017-1710-5

机械通气脱机

Bell L. Safe weaning from mechanical ventilation. *Am J Crit Care.* 2015;24:130.

Burns SM, Fisher C, Tribble SS, et al. Multifactor clinical score and outcome of mechanical ventilation weaning trials: Burns Wean Assessment Program. *Am J Crit Care.* 2010;19(5):431-9. doi: 10.4037/ajcc2010273

Burns SM, Fisher C, Tribble SS, et al. The relationship of 26 clinical factors to weaning outcome. *Am J Crit Care.* 2012;21:52-58.

Girard TD, Kress JP, Fuchs BD, et al. Efficacy and safety of a paired sedation and ventilator weaning protocol for mechanically ventilated patients in intensive care (awakening and breathing controlled trial): a randomised controlled trial. *Lancet.* 2008;371:126-134.

Greenberg JA, Balk RA, Shah RC. Score for predicting ventilator weaning duration in patients with tracheostomies. *Am J Crit Care.* 2018;27(6):477-485.

Gupta P, Geihler K, Walters RW, Meyerink K, Modrykamien AM. The effect of mechanical ventilation discontinuation protocol in patients with simple and difficult weaning: impact on clinical outcomes. *Resp Care.* 2014;59:170-177.

Haas CF, Loik PS. Ventilator discontinuation protocols. *Resp Care.* 2012;57:1649-1662.

Jung B, Vaschetto R, Jaber S. Ten tips to optimize weaning and extubation success in the critically ill. *Intensive Care Med.* 2020;46:2461-2463.

MacIntyre NR. Evidence-based assessments in the ventilator discontinuation process. *Resp Care.* 2012;57:1611-1618.

Olff C, Clark-Wadkins C. Tele-ICU partners enhanced evidence-based practice: ventilator weaning initiative. *AACN Adv Crit Care.* 2012;23:312-322.

Rose L, Schultz MJ, Cardwell CR, et al. Automated versus non-automated weaning for reducing the duration of mechanical ventilation for critically ill adults and children: a Cochrane systematic review and meta-analysis. *Crit Care.* 2015;48. doi:10.1186/s13054-015-0755-6

Schreiber AF, Ceriana P, Ambrosino N, Malovini A, Nava S. Physiotherapy and weaning from prolonged mechanical ventilation. *Respir Care.* 2019;64(1):17-25.

Seckel MA. Mechanical ventilation and weaning. In: Good VS, Kirkwood PL, eds. *Advanced Critical Care Nursing.* 2nd ed. St Louis, MO: Elsevier; 2018.

Surani S, Sharma M, Middagh K, et al. Weaning from mechanical ventilator in a long-term acute care hospital: a retrospective analysis. *Open Respir Med J.* 2020;14:62-66.

Villalba D, Rossetti GG, Scrigna M, et al. Prevalence of and risk factors for mechanical ventilation reinstitution in patients weaned from prolonged mechanical ventilation. *Respir Care.* 2020;65(2):210-216.

沟通

Grant M. Resolving communication challenges in the intensive care unit. *AACN Adv Crit Care.* 2015;26:123-130.

Grossbach I, Stranberg S, Chlan L. Promoting effective communication for patients receiving mechanical ventilation. *Crit Care Nurse.* 2011;31:46-61.

Hoorn S, Elbers PW, Girbes AR, Tuinman PR. Communicating with conscious and mechanically ventilated critically ill patients: a systematic review. *Crit Care.* 2016;30:33. doi: 10.1186/s13054-016-1483-2

Morris LL, Bedon AM, McIntosh E, Whitmer A. Restoring speech to tracheostomy patients. *Crit Care Nurse.* 2015;35:13-27.

Pandian V, Boisen S, Mathews S, Brenner MJ. Speech and safety in tracheostomy patients receiving mechanical ventilation: a systematic review. *Am J Crit Care.* 2019;28(6):441-450.

Rodriquez CS, Rowe M, Thomas L, et al. Enhancing the communication of suddenly speechless critical care patients. *Am J Crit Care.* 2016;25:e40-e47.

循证资源

American Association of Critical Care Nurses (AACN). *Practice Alert: Assessment and Management of Delirium Across the Lifespan.* Aliso Viejo, CA: AACN; 2018. www.aacn.org. Accessed July 8, 2021.

American Association of Critical Care Nurses (AACN). *Practice Alert: Managing Alarms in Acute Care Across the Life Span: Electrocardiography and Pulse Oximetry.* Aliso Viejo, CA: AACN; 2018. www.aacn.org. Accessed July 8, 2021.

American Association of Critical Care Nurses (AACN). *Practice Alert: Prevention of Aspiration in Adults.* Aliso Viejo, CA: AACN; 2018. www.aacn.org. Assessed June 8, 2021.

American Association of Respiratory Care. AARC clinical practice guideline: endotracheal suctioning of mechanically ventilated patients with artificial airways: 2010. *Resp Care.* 2010;55:758-764.

American Association of Respiratory Care. AARC clinical practice guideline: capnography/capnometry during mechanical ventilation: 2011. *Resp Care.* 2011;56:503-509.

American Association of Respiratory Care. AARC clinical practice guideline: effectiveness of nonpharmacologic airway clearance therapies in hospitalized patients. *Resp Care.* 2013;58:2187-2193.

American Association of Respiratory Care. AARC clinical practice guideline: effectiveness of pharmacologic airway clearance therapies in hospitalized patients. *Resp Care.* 2015;60(7):1071-1077.

American Association for Respiratory Care. AARC clinical practice guideline: care of the ventilator circuit and it relation to ventilator-associated pneumonia. *Resp Care.* 2003;48:869-879.

American Association for Respiratory Care. AARC clinical practice guideline: removal of the endotracheal tube-2007 revision and update. *Resp Care.* 2007:52;81-93.

Barden, C, Davis T, Seckel M, et al. AACN Tele-ICU Nursing Practice Guidelines. 2013. Available at http://www.aacn.org/wd/practice/docs/tele-icu-guidelines.pdf.

Centers for Disease Control and Prevention National Healthcare Safety Network. Ventilator-associated events. 2021. https://www.cdc.gov/nhsn/pdfs/pscmanual/10-vae_final.pdf. Accessed July 9, 2021.

Devlin JW, et al: Executive summary: clinical practice guidelines for the prevention and management of pain, agitation/sedation, delirium, immobility, and sleep disruption in adult patients in the ICU. *Crit Care Med.* 2018;46:1532-1548.

Fan E, Del Sorbo L, Goligher EC, et al. An Official American Thoracic Society/European Society of Intensive Care Medicine/Society of Critical Care Medicine Clinical Practice Guideline: mechanical ventilation in adult patients with acute respiratory distress syndrome. *Am J Respir Crit Care.* 2017;195:1253-1263.

Girard TD, Alhazzani W, Kress JP, et al. An official American Thoracic Society/American College of Chest Physicians clinical practice guideline: liberation from mechanical ventilation in critically ill adults: rehabilitation protocols. ventilator liberation protocols, and cuff leak tests. *Am J Resp Crit Care Med.* 2017;195:120-133.

Kalil AC, Metersky ML, Klompas M, et al. Management of adults with hospital-acquired and ventilator-associated pneumonia: 2016 clinical practice guidelines by the Infectious Diseases Society of America and the American Thoracic Society. *Clin Infect Dis.* 2016;63:e61-e111.

Klompas M, Branson R, Eichenwald EC, et al. Strategies to prevent ventilator-associated pneumonia in acute care hospitals: 2014 update. *Infect Control Hosp Epidemiol.* 2014;35(8);915-936.

Mitchell RB, Hussey HM, Setzen G, et al. Clinical consensus statement: tracheostomy care. *Otolaryngol Head Neck Surg.* 2013;148:6-20.

Mussa CC, Gomaa D, Rowley DD, et al. AARC clinical practice guideline: management of adult patients with tracheostomy in the acute care setting. *Resp Care.* 2021;6(1):156-169.

Ouellette DR, Patel S, Girard TD, et al. Liberation from mechanical ventilation in critically ill adults: an official American College of Chest Physicians/American Thoracic Society clinical practice guideline. Inspiratory pressure augmentation during spontaneous breathing trials, protocols minimizing sedation, and noninvasive ventilation immediately after extubation. *Chest.* 2017;151:166-180.

Qaseem A, Etzeandia-Ikobaltzeta I, Fitterman N, Williams JW,

Kansagara D. Appropriate use of high-flow nasal oxygen in hospitalized patient for initial or postextubation management of acute respiratory failure: a clinical guideline from the American College of Physicians. *Ann Intern Med.* 2021;174(7):976-986.

Raimondi N, Vial MR, Calleja J, et al. Evidence-based guidelines for the use of tracheostomy in critically ill patients. *J Crit Care.* 2017;38:304-318.

Rochwerg B, Brochard L, Elliott MW, et al. Official ERS/ATS clinical practice guidelines: noninvasive ventilation for acute respiratory failure. *Eur Respir J.* 2017;50. https://doi.org/10.1183/13993003.02426-2016

Schmidt GA, Girard TD, Kress JP, et al. Official executive summary of the American Thoracic Society/American College of Chest Physicians clinical practice guideline: liberation from mechanical ventilation in critically ill adults. *Am J Respir Crit Care Med.* 2017;195:115-119.

Society of Critical Care Medicine. *ABCDEF bundle.* https://www.sccm.org/Clinical-Resources/ICULiberation-Home/ABCDEF-Bundles. Accessed July 23, 2021.

Society of Critical Care Medicine—Guidelines for the Prevention and Management of Pain, Agitation/Sedation, Delirium, Immobility, and Sleep Disruption in Adult Patients in the ICU. 2018. https://www.sccm.org/Clinical-Resources/Guidelines/Guidelines/Guidelines-for-the-Prevention-and-Management-of-Pa

Vanderbilt University Medical Center. Delirium prevention and safety: Starting with the ABCDEF's. http://www.icudelirium.org/medicalprofessionals.html. Accessed July 8, 2021.

Wiegand DL, ed. *AACN Procedure Manual for Critical Care.* 7th ed. St. Louis, MO: Elsevier Saunders; 2016.

第**6**章 疼痛、镇静和神经肌肉阻滞的管理

Yvonne D'Arcy, Sara Knippa

学习目标

1. 阐述危重症患者疼痛评估的要素。
2. 阐述如何使用行为疼痛量表对不能自我报告的患者进行疼痛评估。
3. 比较各种危重症患者的镇痛方法：
   - 非甾体抗炎药；
   - 阿片类药物，包括患者自控镇痛（patient-controlled analgesia, PCA）；
   - 使用阿片类药物和/或局部麻醉药（local anesthetics, LA）的硬膜外镇痛；
   - 使用局部麻醉药配置的镇痛泵；
   - 非药物疗法：分散注意力、皮肤刺激、想象和放松技术。
4. 识别针对有物质使用障碍、依赖于阿片类药物以缓解疼痛、正在接受阿片类药物成瘾治疗或有过往物质滥用史患者的重要疼痛控制要素。
5. 阐述弱势群体（如老年人）疼痛管理的特殊点。
6. 识别镇静需求、常用镇静剂和潜在并发症。
7. 讨论如何监测和管理镇静患者以及处理镇静相关问题的措施。
8. 讨论用于危重症机械通气患者的不同神经肌肉阻滞药物的临床适应证及监测。

疼痛管理是危重症患者或创伤患者护理的核心。通常，危重症患者不能向他们的医务人员反馈疼痛管理需求，尤其是在重症监护环境中，患者认为促进疼痛缓解和舒适的护理是他们住院和康复的重要因素。为危重症患者最大程度缓解疼痛不仅能提高他们的情绪健康，而且还能帮助已经受到损害的患者避免额外的生理伤害。本章探讨一种基于疼痛传输生理机制和人体对疼痛反应的危重症患者多模式疼痛管理方法，详细描述了药物和非药物镇痛方法，包括放松、镇静和缓解疼痛以及其间的密切关系，还提出了促进舒适和易于纳入危重症患者护理计划的策略，最后，针对重症护理环境中的弱势人群提出了镇痛管理的注意事项。

疼痛的生理机制

外周机制

疼痛反应是由组织损伤引起的，无论是现存的还是潜在的。未分化的游离神经末梢，或称**伤害性感受器**，是组织损伤的主要信号受体（图6-1）。伤害性感受器是多模态的，可以被温度、机械和化学刺激激活。而伤害性感受由组织损伤后感觉神经传递的冲动引起。

在损伤部位，多种神经化学物质的释放激活了外周伤害性感受器，其中许多物质也是炎症反应的介质，它们可以促进或抑制疼痛冲动，这些物质包括组胺、激肽、前列腺素、5-羟色胺和白三烯

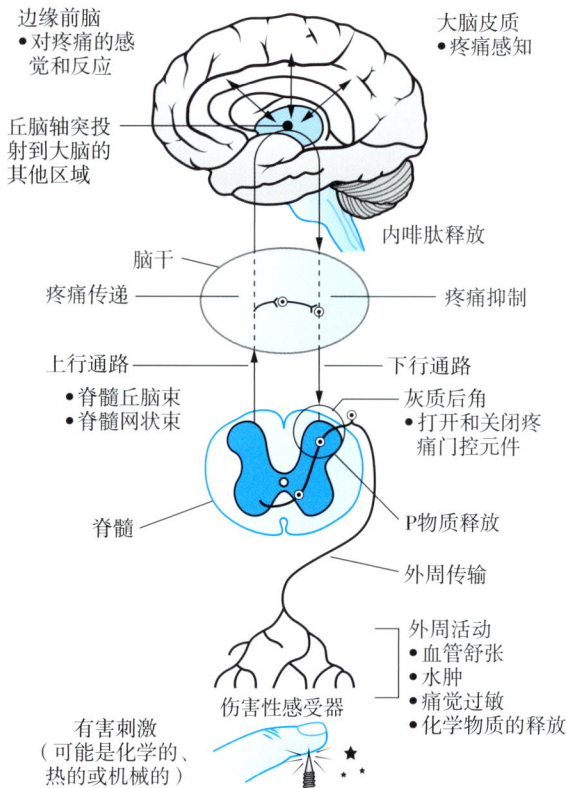

图 6-1 疼痛传递的生理途径（Reproduced with permission from Copstead L. *Perspectives on Pathophysiology*. Philadelphia, PA: WB Saunders; 1995.）

（图 6-2）。

疼痛冲动通过专门的传入感觉纤维到达脊髓。微小而有髓鞘的 Aδ 纤维将疼痛信号迅速传递到脊髓。Aδ 纤维传递的感觉通常是局部的和迅速的。除了 Aδ 纤维，更小的无髓鞘 C 纤维也向脊髓传递疼痛信号。由于 C 纤维没有髓鞘，它们的传导速度比 Aδ 纤维慢得多。C 纤维所携带的信号的感觉体验往往是迟钝的、不能定位的（图 6-3）。

脊髓整合

感觉传入纤维通过背神经进入脊髓，在背角与脊髓中间神经元的细胞体形成突触（见图 6-1）。大多数 Aδ 和 C 纤维在被称为**胶质区**中的第 1～5 层中形成突触连接。许多神经递质［如 P 物质、谷氨酸和降钙素基因相关肽（calcitonin gene-related peptide, CGRP）］和其他受体系统（例如，阿片类、α 肾上腺素能和 5-羟色胺能受体）调节脊髓中疼痛传入的处理过程。

中枢处理

脊髓整合后，疼痛冲动通过专门的上行躯体感觉通路传到大脑（见图 6-1）。脊髓丘脑束将伤害

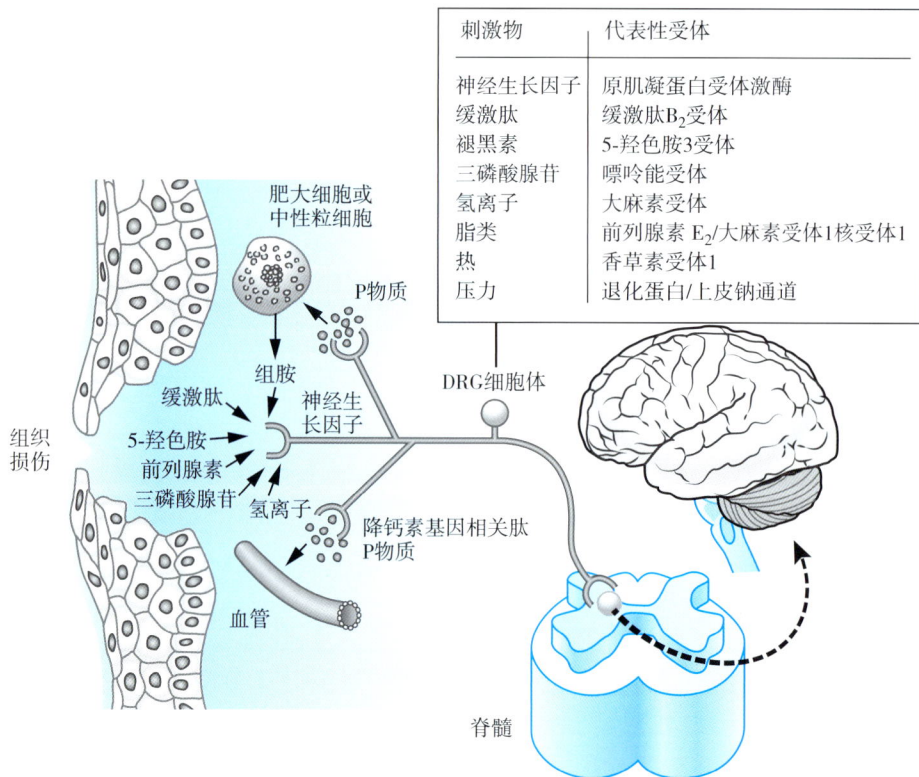

刺激物	代表性受体
神经生长因子	原肌凝蛋白受体激酶
缓激肽	缓激肽B₂受体
褪黑素	5-羟色胺3受体
三磷酸腺苷	嘌呤能受体
氢离子	大麻素受体
脂类	前列腺素 E₂/大麻素受体1核受体1
热	香草素受体1
压力	退化蛋白/上皮钠通道

图 6-2 外周伤害性感受器和损伤部位的炎症反应［Reproduced with permission from Julius D, Basbaum AI. Molecular mechanisms of nociception, *Nature*. 2001; 413 (6852): 203-210.］

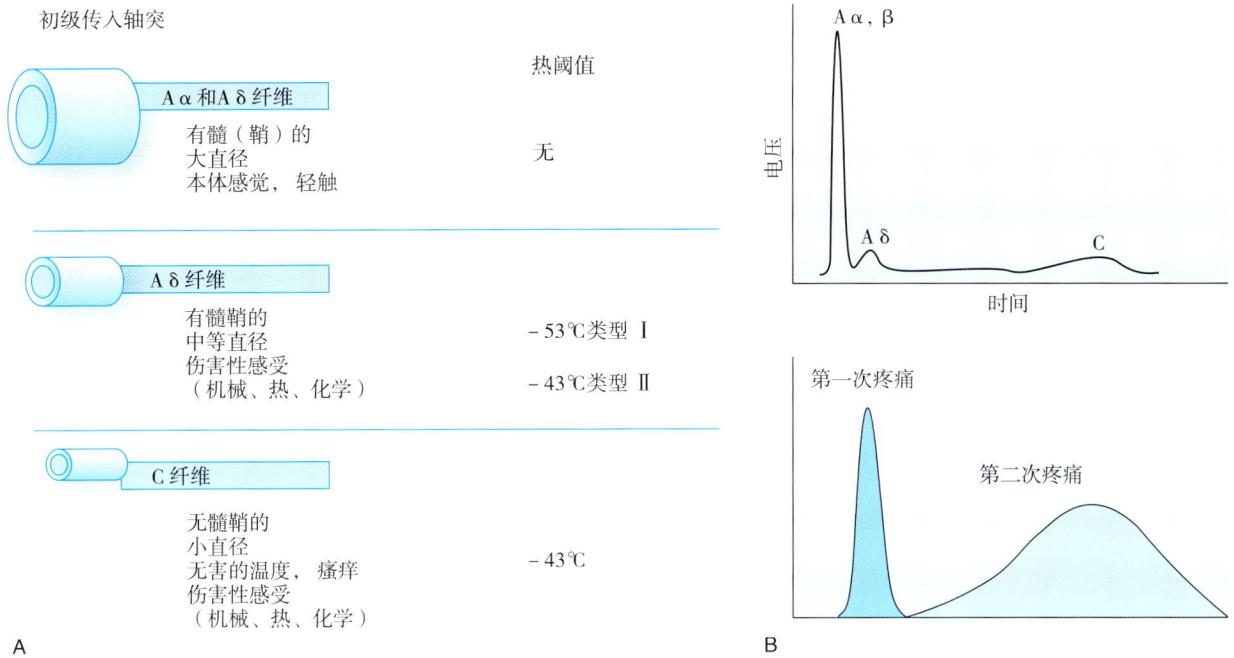

图 6-3　不同的伤害性感受器可以检测到不同类型的疼痛。A. 周围神经包括小直径（Aδ）和中到大直径（Aα，β）的有髓鞘的传入纤维，以及小直径的无髓鞘传入纤维（C）。B. 在周围神经的复合动作电位记录中，传导速度与纤维直径直接相关。大多数伤害性感受器既有 Aδ 纤维也有 C 纤维，它们不同的传导速度（分别为 6～25m/s 和约为 1.0m/s）解释了对伤害的第一次（快）和第二次（慢）疼痛反应

性信号直接从脊髓传导到丘脑，脊髓网状丘脑束将信号投射到网状结构和中脑，同时也传导信号到丘脑，轴突从丘脑会投射到大脑皮质和边缘系统的躯体感觉区。对疼痛产生的独特的生理、认知和情感反应由躯体感觉通路投射到的特定区域决定和调节。对大脑皮质的刺激也可以激活患者先前对疼痛经历的记忆，例如，丘脑控制着对疼痛的神经化学反应，大脑皮质和边缘系统的投射分别负责对疼痛的感知和对疼痛的厌恶反应。类似地，网状激活系统调节伴随疼痛的高度意识状态。这些大脑特定区域的活动对疼痛的调节是许多镇痛方法对疼痛有效的基础。

对疼痛的反应

人类对疼痛的反应包含生理的和心理的。对疼痛的生理反应是下丘脑激活交感神经系统的结果，与应激反应有关。交感神经激活导致：

- 血液从浅表血管流向横纹肌、心脏、肺和神经系统；
- 细支气管扩张以增加氧合；
- 心脏收缩力增强；
- 胃分泌和收缩受抑制；

- 血糖升高以提供能量。

伴随伤害性感受和疼痛的交感神经激活的常见症状和体征包括：

- 心率增快；
- 血压升高；
- 呼吸频率增快；
- 瞳孔扩大；
- 面色苍白和出汗；
- 恶心和呕吐。

尽管经历急性疼痛的患者经常表现出上述的症状和体征，但要注意的是，上述任何症状和体征的消失或存在并不能否定或证实疼痛的存在。事实上，一些患者，尤其是那些病情危重、很少或没有代偿储备的患者，在出现疼痛时可能会表现出类似休克的临床表现。习惯了潜在慢性疼痛的患者可能对疼痛的生理反应减弱，然而实际的疼痛强度仍然很高（表 6-1）。

疼痛可以通过语言和非语言来表达。这些表达可以有多种形式，其中一些很不明显，容易被忽视（表 6-2）。任何可能提示疼痛的迹象都需要进一步地探查和评估。尽管急性疼痛的生理和行为表现已经被描述，但每个人对疼痛的反应都是独特的。

表 6-1 疼痛的类型

疼痛被定义为一种不愉快的感觉和情绪体验,与实际的或潜在的组织损伤相关(APS,2008)。疼痛类型主要有 3 种,可以单独或同时出现:
- 患者期望恢复的急性疼痛
- 持续时间超过正常愈合期的慢性疼痛
- 神经性疼痛是一种特殊类型的慢性疼痛,是神经损伤的结果

表 6-2 危重症患者的疼痛表现

声音提示	面部表情	身体活动
呻吟	痛苦面容	僵硬
哭泣	畏缩	摩擦
尖叫	眼神信号	摆动
沉默		四肢的节律性运动
		摇晃或敲打床栏
		抓住护士的手臂

Data from Herr K, Coyne P, Kry T, et al. Pain assessment in the nonverbal patient: position statement with clinical practice recommendations. *Pain Manag Nurs.* 2006; 7(2): 44-52.

正在接受神经肌肉阻滞剂(例如,米库氯铵、维库溴铵、阿曲库铵或顺式阿曲库铵)治疗的危重症患者由于药物作用无法表现出很细微的不适症状。神经肌肉阻滞剂不影响感觉神经,也没有镇痛作用,因此,接受其治疗的患者也需要持续输注阿片类药物以缓解疼痛。

疼痛评估

疼痛评估是危重症患者持续监测的核心要素。建议尽可能自我报告疼痛强度和痛苦程度,特别是对于能够有效、可靠地交谈或交流的患者。对于那些无法交流的患者,在 2018 年 ICU 成年患者疼痛、躁动/镇静、谵妄、制动和睡眠中断的预防和管理临床实践(pain, agitation/sedation, delirium, immobility, and sleep disruption, PADIS)指南中,建议使用标准化的评估工具,如行为疼痛量表(Behavioral Pain Scale, BPS)或重症监护疼痛观察工具(critical care pain observation tool, CPOT)。遗憾的是,这些工具并没有被临床充分应用,研究表明,近 1/3 的重症监护护士没有对无法交流的患者使用疼痛评估工具。定期记录疼痛评估结果不仅有助于监测疼痛治疗方式的有效性,而且有助于确保护理人员之间对患者疼痛管理的一致性并促进沟通。

对于可以自我报告的患者,PADIS 指南推荐使用数字评分量表(Numeric Rating Scale, NRS),用 0～10 之间的数字来描述疼痛强度,表示"从无痛到难以忍受的疼痛"。NRS 可用于插管或因其他医疗原因不能说话的患者,例如,让患者用手指指出 0～10 之间的数字,同样,患者可以通过点头或手指指图画来表示。需要注意的是,NRS 是目前唯一经过验证的评估疼痛强度的方法。例如,评分为 7 表示比评分为 2 更剧烈的疼痛。

在某些情况下,危重症患者无法用语言或非语言方式来表达自己的疼痛程度。这时,护士必须经常使用其他评估工具评估患者的疼痛。使用基于患者行为表现的疼痛量表为识别和评估无法表达患者的疼痛提供了指导。PADIS 指南推荐了以下两种疼痛量表:BPS 和 CPOT。它们都有一组用于疼痛程度评分的行为表现,当总分超过阈值(BPS>3 和 CPOT>2)时,则认为存在疼痛。这些量表目前都没有被证实可以表明疼痛的强度。例如,BPS 的 6 分并不被认为比 4 分更痛苦,这两个分数仅仅表明疼痛存在。表 6-3 和表 6-4 为两种工具的评分标准。

表 6-3 重症监护疼痛观察工具

指示	描述		得分
面部表情	未观察到面部肌肉紧张	自然、放松	0
	出现皱眉、眉下垂、眼窝紧缩、提肌收缩或任何其他变化(例如,在痛觉刺激过程中睁眼或流泪)	紧张	1
	出现上述所有面部活动加上眼睑紧闭(患者可能出现张大嘴巴或咬住气管插管)	痛苦面容	2
身体活动度	无任何活动(不一定意味着没有疼痛)或正常体位(动作不是针对疼痛部位或并非保护性动作)	无活动或正常体位	0
	缓慢、谨慎的动作,触摸或摩擦疼痛部位,通过移动寻求关注	保护性体位	1
	拔管,试图坐起来,移动四肢/拍打,不听从命令,攻击医护人员,试图翻越床栏	烦躁不安	2

续表

指示	描述	得分	
肌张力	对被动运动不抵抗	放松	0
患者休息时通过被动上肢屈伸评估或患者翻身时进行评估	对被动运动有抵抗	紧张、僵硬	1
	对被动运动强烈抗拒或无法顺利完成被动运动	非常紧张或僵硬	2
人机协调性（插管患者）	报警未激活，容易接受机械通气	人机协调	0
	咳嗽时警报可能会被激活，但会自动停止	咳嗽但耐受	1
	不同步：机械通气中断，频繁报警	对抗呼吸机	2
或发声（拔管患者）	用正常的音调说话或没有叹息	用正常的音调说话或没有叹息	0
	叹息、呻吟	叹息、呻吟	1
	哭喊、哭泣	哭喊、哭泣	2
总分			0~8

Reproduced with permission from Gélinas C, Fillion L, Puntillo KA, et al: Validation of the critical-care pain observation tool in adult patients. *Am J Crit Care*. 2006; 15(4): 420-427.

表 6-4　行为疼痛量表

项目	描述	得分
面部表情	放松	1
	部分紧张（比如眉下垂）	2
	完全紧张（比如眼睑紧闭）	3
	痛苦面容	4
上肢	无活动	1
	部分弯曲	2
	完全弯曲并且手指弯曲	3
	持续回缩	4
通气顺应性	完全耐受	1
	咳嗽，但大部分时间耐受	2
	对抗呼吸机	3
	不能实施控制通气	4

Reproduced with permission from Payen JF, Bru O, Bosson JL, et al: Assessing pain in critically ill sedated patients by using a behavioral pain scale. *Crit Care Med*. 2001; 29(12): 2258-2263.

多模式疼痛管理方法

目前，有许多方法和方式可用于治疗急性疼痛。传统上，药物治疗是镇痛的主要手段，但其他补充性或非药物方法在临床实践中越来越被接受和应用。大多数用于急性疼痛治疗的方法在危重症患者中也可以有效使用。表 6-5 总结了危重症患者最大限度镇痛的循证实践指南。

疼痛管理的一个核心目标是联合多种治疗方法或模式，尽可能多地针对与疼痛感知和疼痛

表 6-5　循证指南：疼痛管理

- 应定期进行疼痛评估
- 对于不能自我报告疼痛的患者，使用行为疼痛量表或重症监护疼痛观察工具
- 不要单独通过生命体征对 ICU 患者进行疼痛评估
- 操作前预先镇痛
- 将静脉注射阿片类药物视为治疗非神经性疼痛的一线药物
- 非阿片类药物和辅助镇痛药物如加巴喷丁或卡马西平应考虑与阿片类药物一起使用
- 对于肋骨骨折和腹主动脉瘤术后患者，建议使用硬膜外镇痛

Data from Barr J, Fraser G, Puntillo K, et al. Clinical practice guidelines for the management of pain, agitation, and delirium in adult patients in the intensive care unit. *Crit Care Med*. 2013; 41(1): 263-306.

传递有关的各个过程。药物的和非药物的镇痛方法都是通过改变周围或中枢神经系统（central nervous system, CNS）内特定结构的疼痛感受来发挥作用，如外周伤害性感受器、脊髓或大脑，或通过改变这些结构之间痛觉冲动的传递（图 6-4）。通过了解不同镇痛方式的作用部位，护士可以选择不同的策略组合来有效处理患者正在经历的疼痛。多模式疼痛管理可以实现最佳的镇痛效果和最小的副作用。

越来越多的患者被诊断为物质使用障碍（diagnosed with a substance use disorder, SUD），美国疾病预防与控制中心（Centers for Disease Control and

外周伤害性传入	→传递→	脊髓整合	→传递→	中枢处理

| 前列腺素抑制剂（非甾体抗炎药） | 局部或硬膜外局部麻醉药
振动
按摩
热
冷
经皮电刺激神经疗法
针刺疗法
针压（止血）法 | 硬膜外阿片类药物
全身性阿片类药物（轻微） | 脊髓背角刺激（用于慢性疼痛的管理） | 分散注意力
想象
抗焦虑治疗
生物反馈
内啡肽
全身性阿片类药物 |

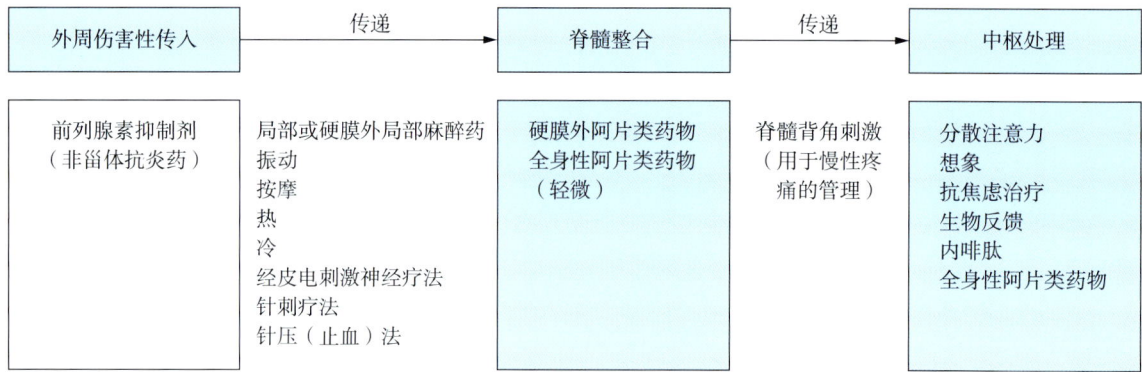

图 6-4 疼痛管理的多模式方法

Prevention，CDC）起草了慢性疼痛患者使用阿片类药物的指南。指南中提出的建议不适用于癌症患者、正在接受姑息治疗或临终关怀的患者，此外，指南并不针对急性疼痛的管理。然而，知晓这些指南对重症监护是有益的，因为患者经常出现与慢性疼痛管理相关的并发症，如纤维肌痛、关节炎或疼痛性神经病，这些疾病可能使急性疼痛的控制复杂化。患者可能会出现创伤或截肢等外科手术引起的慢性疼痛。因此，CDC 指南在护理有慢性疼痛的重症和急性病患者时可能会有所帮助。

CDC 2018 年慢性疼痛指南：
- 首选非药物治疗和非阿片类药物；
- 如果需要阿片类药物，首选短效阿片类药物；
- 将术后阿片类药物处方限制在 3～7 天；
- 保持每日药量相当于 50 吗啡毫克当量（morphine milligram equivalents，MME），最多 90MME。

尽管这些建议可能不能直接适用于重症监护患者，但对指南的认识有助于在患者恢复期选择合适的药物和疼痛管理方法。

为了帮助护士选择和使用镇痛方法，下面对每种治疗方式进行描述，包括其工作原理、在哪些临床情况下可以最有效地使用，以及调整治疗方式的策略。最后，由于很少有治疗方式具有单一效应，所以也对其常见的副作用进行了总结，并提出了减少其发生的策略。

非甾体抗炎药

非甾体抗炎药（nonsteroidal anti-inflammatory drug，NSAID）作用于外周伤害性感受器。非甾体抗炎药通过抑制环氧合酶（也负责分解花生四烯酸）的形成来改变或减少损伤部位产生前列腺素，从而发挥其作用。通过改变和减少前列腺素的产生，非甾体抗炎药已经显示出具有阿片类物质类似作用，并且在控制与炎症、外周组织损伤（例如，软组织损伤）、骨痛（例如，骨折、转移性疾病），以及留置导管和引流管（例如，胸腔引流管）相关的疼痛方面非常有效。

危重症患者常用的非甾体抗炎药制剂是酮咯酸氨丁三醇。酮咯酸是目前美国唯一可用的非甾体抗炎药肠外制剂，可以通过静脉注射途径安全给药。由于潜在的非常规和不可预测的吸收，不建议肌内注射。酮咯酸的推荐剂量为 30mg 负荷剂量，随后每 6 小时给予 15mg。与所有非甾体抗炎药一样，酮咯酸有天花板效应，即再增加给药剂量不能产生额外的镇痛效果，反而显著增加毒性风险。对乙酰氨基酚注射液作为另一种非阿片类药物的替代品，虽然不是非甾体抗炎药，但适用于不能耐受酮咯酸且没有肝脏疾病或其他潜在禁忌证的患者。PADIS 指南推荐使用辅助的镇痛药，如非甾体抗炎药，以减少阿片类镇痛药使用和阿片类药物相关副作用。

副作用

使用非甾体抗炎药的副作用与前列腺素产生痛觉之外的其他生理功能有关，例如，由于前列腺素是维持胃黏膜屏障所必需的，使用非甾体抗炎药可能导致胃肠道（gastrointestinal，GI）刺激和出血。同样，环氧合酶也是最终生成血栓素所必需的，血栓素是参与血小板功能的一种关键物质。因此，当长期或大剂量使用非甾体抗炎药时，血小板聚集可能会改变，导致出血问题。非甾体抗炎药对前列腺素的抑制也能引起肾入球小动脉的血管收缩，减少肾小球血流量并导致肾毒性。同时已经有文献记录了酮咯酸与其他非甾体抗炎药

（如布洛芬、萘普生、吲哚美辛、吡罗昔康、阿司匹林）有交叉过敏反应的记录。由于这些原因，酮咯酸和其他非甾体抗炎药应避免用于有胃溃疡、肾功能不全、凝血功能障碍或对阿司匹林及其他非甾体抗炎药过敏的患者。此外，不建议心脏病患者、近期心脏搭桥手术患者、有脑缺血性发作或卒中病史的患者或接受过脊柱融合手术的患者使用非甾体抗炎药。如上所述，对于不适合使用非甾体抗炎药的患者，静脉注射酮咯酸的替代方法是静脉注射对乙酰氨基酚。所有非甾体抗炎药相关副作用的严重程度随着大剂量或长期使用而增加。因此，酮咯酸和其他此类药物仅用于短期使用。

阿片类药物

在重症监护环境中，治疗疼痛的主要药物仍然是阿片类药物。PADIS 指南建议将阿片类药物作为非神经性疼痛的一线用药。阿片类药物在传统上被称为麻醉药，主要通过与中枢神经系统中的阿片受体结合，从而改变对疼痛的感知来产生镇痛作用。阿片类受体位于大脑、脊髓和胃肠道。尽管阿片类药物主要在中枢神经系统内起作用，但它们也被证明有一些局部或外周作用。至少有 45 种不同的阿片受体，这也解释了患者个体的不同反应。

大多数危重症患者对阿片类药物耐药性良好，可以通过多种途径给药，包括静脉注射、口服给药、口腔给药、鼻腔给药、直肠给药、经皮给药和椎管内给药。硫酸吗啡仍然是使用最广泛的阿片类药物，并且是衡量其他药物药效的金标准。其他常用于重症监护的阿片类药物包括氢吗啡酮（dilaudid）、芬太尼和瑞芬太尼。阿片类药物的基因多态性可能导致患者对阿片类药物的反应存在个体差异，因此需要谨慎使用和频繁评估以确定最佳剂量。阿片类药物在第 7 章中有进一步描述。

对于有物质使用障碍、阿片类药物依赖、使用阿片类药物治疗成瘾或既往有成瘾史的患者，阿片类药物的剂量通常需要高于未成瘾的患者。通过入院评估慢性阿片类药物的使用情况，可以预测患者住院期间合适的阿片类药物滴定量。

副作用

患者对阿片类药物的反应，包括镇痛反应和副作用，具有高度个体化。正如所有阿片类药物具有相似的镇痛潜力一样，所有的阿片类药物具有相似的副作用。当副作用发生时，重要的是要记住它们主要是阿片类药物的药理作用和患者反应的结果，而不是给药途径的结果。

恶心和呕吐

恶心和呕吐是与阿片类药物相关的令人不适的副作用，遗憾的是，很多患者都会经历。一般来说，恶心和呕吐是由大脑中化学感受器触发区（chemoreceptor trigger zone，CTZ）的刺激和/或由于胃肠道蠕动减慢引起的。恶心和呕吐通常可以通过止吐药物得到有效控制。甲氧氯普胺是一种普鲁卡因胺衍生物，可在化学感受器触发区和胃肠道水平发挥作用，以增加胃动力。然而，甲氧氯普胺有严重风险，如癫痫发作和迟发性运动障碍，常见于老年人和长期服用者。

前庭系统也向化学感受器触发区传入信息。因此，运动经常会加剧与阿片类药物相关的恶心症状。如果患者抱怨运动相关的恶心，应用经皮东莨菪碱贴片可以帮助预防和治疗阿片类药物引起的恶心。年龄超过 60 岁的患者最好避免使用东莨菪碱贴片，因为据报道它会增加老年患者意识错乱的发生率和严重程度。

吩噻嗪类药物（即丙氯拉嗪和异丙嗪）和丁酰苯类药物（氟哌利多）通过化学感受器触发区的作用来治疗恶心。5-羟色胺拮抗剂昂丹司琼对治疗阿片类药物相关的恶心也有效。用于手术后或阿片类药物相关的恶心所需的剂量（4mg 静脉注射）明显小于致吐性化疗所用的剂量。

瘙痒

瘙痒是另一种经常由患者反馈的阿片类药物的副作用，产生瘙痒的机制尚不清楚。虽然抗组胺药可以缓解一些患者的症状，但组胺在阿片类药物相关瘙痒中的作用尚不清楚。使用抗组胺药如苯海拉明的一个缺点是与其使用相关的镇静作用。此外，已经证明使用苯海拉明会导致老年患者认知恶化风险增加 70%。与其他阿片类药物的副作用类似，瘙痒的发生率和严重程度与剂量相关，并随着持续使用而减弱。治疗阿片类药物诱发的瘙痒的另一种选择是纳布啡，根据需要每 6 小时小剂量静脉注射 2.5～5.0mg。

便秘

便秘是另一种常见的副作用，由阿片类药物

与胃肠道中的阿片类受体结合导致肠蠕动减弱而引起。在一些危重症患者中，便秘的发生率可能较低或报告不足，但重要的是要记住，在疾病或创伤的危重阶段之后，它很可能会成为许多患者的问题。便秘的最佳治疗方法是通过确保充分的水化作用以及根据需要服用刺激性泻药和粪便软化剂来预防。对于阿片类药物引起便秘的姑息治疗患者，可以皮下注射甲基纳曲酮。

尿潴留

尿潴留可由阿片类药物导致的平滑肌张力增加引起，特别是在膀胱逼尿肌中。阿片类药物对尿液的产生没有影响，也不会引起或加重少尿。在过去，由于留置导尿管，危重症患者很少发生尿潴留。然而，随着包括危重症患者在内的所有住院患者留置导尿管的及早拔管，尿潴留也可能发生在危重症患者中。

呼吸抑制

呼吸抑制是阿片类药物最严重的副作用，它的发生是由于阿片类药物对脑干呼吸中枢的影响。阿片类药物通常以剂量依赖的方式使呼吸频率和呼吸深度降低。呼吸抑制的高风险患者包括老年人、既往有心肺疾病的患者、接受其他呼吸抑制药物（如苯二氮䓬类药物）的患者，以及接受高剂量药物治疗的患者。呼吸抑制的症状和体征包括意识水平改变、呼吸变浅、呼吸频率减慢、瞳孔缩小、低氧血症和高碳酸血症。美国 CDC 不鼓励同时使用阿片类药物和苯二氮䓬类药物，因为它们会增加深镇静的风险。

由阿片类药物引起的具有临床表现的呼吸抑制通常使用静脉注射纳洛酮治疗。纳洛酮是一种阿片类拮抗剂，它与阿片类受体结合，暂时取代阿片类药物并中止其药理作用。与其他药物一样，纳洛酮以非常小的剂量给药，并滴定至所需的意识水平，因为突然完全解除所有阿片类药物的作用可引起急性、严重和可怕的疼痛反应（表 6-6）。纳洛酮的半衰期很短，为 30～45 分钟。因此，对患者的持续评估是至关重要的，因为可能还需要额外剂量的纳洛酮，持续输注可用于那些深镇静的患者。

有潜在心血管疾病的患者应谨慎使用纳洛酮。有报道称，使用纳洛酮后会出现急性高血压、肺动脉高压和肺水肿。此外，对阿片类药物产生耐药

表 6-6　纳洛酮给药
1. 保障通气
2. 用生理盐水稀释 0.4mg（400μg）纳洛酮，制成 10mL 溶液
3. 每 2～5 分钟以 1mL 的增量给药，滴定至预期效果。开始起效时间：大约 2 分钟
4. 继续监测患者，根据需要再次使用纳洛酮。用药持续时间：大约 45 分钟
5. 对于需要持续给药的患者，考虑纳洛酮输注：以 50～250μg/h 给药，滴定至预期反应

性的患者应避免使用纳洛酮，因为阿片类拮抗剂可导致撤药或急性戒断症状。

静脉注射阿片类药物

许多危重症患者不能使用口服途径给药，因此最常使用静脉注射途径。静脉注射阿片类药物的优点之一是起效快，便于调节。在重症监护的大多数侵入性操作中，快速起效是有益的。静脉注射负荷剂量的阿片类药物是为了达到足够的血药浓度，然后可以间歇给予额外的剂量以维持镇痛水平。

危重症患者可能从补充的经静脉持续输注阿片类药物中获益。对于不能有效地表达其疼痛程度的患者，尤其是那些接受神经肌肉阻滞剂治疗的患者，可以通过连续输注来提供持续的镇痛效果，以确保舒适度。持续输注不仅有助于达到适当的血液水平，而且可以根据需要进行调节。无论何时，输注的维持剂量应基于患者以前对阿片类物质的需求。

患者自控镇痛

患者自控镇痛（patient-controlled analgesia，PCA）泵也可以有效地用于重症监护环境中，清醒的患者能够按下 PCA 按钮。使用 PCA 时，患者使用可编程的泵自行注射小剂量的阿片类药物。PCA 处方通常包括所选药物的单次剂量、锁定间隔，以及所设定的 1～4 小时时限内的用药量限制。单次剂量指的是患者每次按下按钮激活泵后接受的药物量。初始剂量通常为 0.5～2.0mg 吗啡或与其相当的其他药物。锁定间隔通常在 5～10 分钟之间，这既能使处方药物在体内循环和生效，也允许患者在超过时限后轻松再次用药。设定的 1～4 小时时限内的用药量限制通过控制患者在这段时间内可以接受的药物总量提供额外的安全保证。

评估危重症患者是否能够使用 PCA 是确保这

种镇痛模式有效的关键。PCA 不适用于那些不能可靠地自行给药的患者（如意识水平下降的患者）。然而，虽然手的灵活性或力量不足不能激活 PCA，但是认知完好的患者可以使用符合人体工程学的 PCA 装置（例如，压力开关垫片）。需对患者、家属和探视者进行宣教，只有患者可以激活 PCA 泵。家庭成员和朋友可能认为他们是在通过激活 PCA 装置来帮助患者，而没有意识到这可能会产生危及生命的镇静和呼吸抑制情况。

滴定 PCA

使用 PCA 的患者通常会找到一种剂量和频率来平衡疼痛缓解与其他药物相关的副作用，如镇静。最好是在患者接受负荷剂量达到足够的血药浓度后才开始 PCA。对于在使用 PCA 泵时持续感到疼痛的患者，滴定的第一步是给予额外的负荷剂量，并根据疼痛的强度增加单次剂量，通常增加 25%~50%。如果增加剂量后患者仍有疼痛，如果可能的话，可以缩短锁定间隔。

对于大多数患者，不推荐持续 PCA 输注，因为它们增加了镇静作用，但并不能额外缓解疼痛。然而，对于那些已经存在阿片类药物耐受的患者，持续输注可维持其对阿片类药物的基线需求，同时患者可通过自控推注剂量来帮助管理任何新出现的疼痛。每小时的持续输注剂量是为了满足患者先前存在的阿片类药物需求。

局部镇痛

局部镇痛是缓解疼痛的另外一种方法，常与阿片类药物联合使用。一般通过在手术期间实施神经阻滞来实现。使用局部麻醉药（LA）进行局部阻滞可以持续 6~8 小时的镇痛效果。另一种选择是使用小型的自行配置的机械弹性镇痛泵进行持续输注。泵内包含软质的弹性储药球，通过预设速度使局麻药以特定速率输注。镇痛泵与导管连接，导管可以沿着手术切口放置，类似喷洒软管构造。对于接受全膝关节置换等手术的患者，还可以沿着神经（如股神经）放置，提供多天的连续输注。局部镇痛药物的浓度不会引起运动阻滞，并且有利于减轻与呼吸动作相关的疼痛（如行开胸术的患者）。

从静脉输注转为口服阿片类镇痛药

通常在急性疼痛减轻并且患者能够耐受口服或肠道营养时，可从静脉给药切换到口服阿片类药物。口服或通过肠道途径接受镇痛药治疗的患者可能会获得与静脉给药相当的疼痛缓解效果，感染风险更低，成本也更低。计算等效镇痛药剂量可以使患者切换到口服途径而不影响疼痛控制效果。逐渐停用 PCA 泵的创新性方法是口服或肠内给予阿片类药物（如吗啡或羟考酮）替代一半的 PCA 剂量，在接下来的 24 小时内，延长锁定时间或减少单次给药剂量以减少 PCA 泵的输注量，这有助于平稳过渡，缩小不同给药途径之间的"镇痛间隙"。为了防止阿片类药物过量，设计了吗啡和羟考酮缓释型制剂，其比即刻释放型制剂使用频次更少，同时注意用药时不应压碎、分割或从肠内营养管中注入。

典型案例分析
使用硬膜外导管进行疼痛管理

一名 59 岁男性患者，因小细胞肺癌行左肺楔形切除术，术后入外科 ICU，术后第 1 天早上拔除气管插管。患者左胸腔留置了两根引流管，引流量适中，有持续气体波动。患者神志清楚，能够通过写和手势来表达他的需求。患者留置了胸腔硬膜外导管（T_7~T_8），以 6mL/h 的速率联合输注布比卡因（0.625mg/mL）和芬太尼（4μg/mL），还有一个单独使用局麻药的机械弹性镇痛泵在切口部位提供局部阻滞。当问及患者疼痛程度时，他写道，疼痛程度为 5（0 为不痛，10 为难以忍受的疼痛）。

患者气管插管拔管后，护士注意到他有些抗拒咳嗽，深呼吸似乎有些困难，同时还注意到患者的氧饱和度从 97% 缓慢下降到 95%，呼吸频率和心率都在加快。听诊呼吸音，双侧呼吸音是一致的，但整体稍弱，伴有散在的干啰音。问及疼痛情况时，患者说他不动或咳嗽时，疼痛程度仍然是 5，他还表示，他试图避免深呼吸，因为深呼吸会使他咳嗽，并使疼痛程度增加到 8 或 10。

护士知道患者需要深呼吸和咳嗽来廓清呼

吸道，但疼痛和不适限制了他做这些动作。他也拒绝从床上挪到椅子上，护士们讨论了帮助他最小化这项活动相关疼痛的策略。首先，为他找来一个枕头作为支撑，支撑他的切口和胸壁，并稳定他的胸腔引流管。

然后护士打电话给麻醉医生，商量增加布比卡因/芬太尼输注速度以加快缓解疼痛，还询问能否在他的镇痛方案中添加酮咯酸或静脉注射对乙酰氨基酚来帮助缓解胸管相关疼痛。

由于患者在手术切口处还使用了带有 LA 的弹性镇痛泵，护士检查了夹子，确保管路通畅并且药物正在输注。枕头的使用有助于患者深呼吸。麻醉医生通过泵推注了 3mL 硬膜外溶液，并将输注速度增加至 8mL/h，同时每 6 小时静脉注射一次酮咯酸 15mg，并静脉注射一次对乙酰氨基酚。在接下来的 2 小时内，患者能够更有效地咳嗽，疼痛也减轻了。他的氧饱和度恢复到97%，并且能够坐到椅子上吃午餐。

问题 1：硬膜外镇痛有哪些优点？

（A）局部麻醉能够作用整个手术区域。

（B）将阿片类药物与 LA 结合可改善疼痛缓解，减少阿片类药物需求，并可有效改善呼吸情况。

（C）硬膜外麻醉为患者提供了一种持续镇痛的方法。

（D）患者喜欢硬膜外麻醉，因为它们能提供更好的镇痛效果。

问题 2：在镇痛管理中添加酮咯酸或对乙酰氨基酚有何价值？

（A）静脉注射药物起效快。

（B）这两种药物不会使患者镇静。

（C）增加非阿片类药物可减少对阿片类药物的需求，并减少阿片类药物相关副作用。

（D）患者对非阿片类药物过敏较少。

答案

1. B。局部麻醉药可以起到短期缓解疼痛的作用，让患者更加积极有效地咳嗽和深呼吸。阿片类药物和 LA 的组合可以产生协同效应，比使用单一药物更能达到整体的镇痛效果。

2. C。将非阿片类药物和阿片类药物结合也可以产生协同效应，缓解疼痛。这两种不同的药物作用于疼痛机制的不同区域。这种组合可以帮助患者变得更有活力，如果在睡前服用，可以帮助患者更好地休息。

硬膜外镇痛

在过去 10 年里，硬膜外镇痛的应用迅速增长，特别是在重症监护室中。硬膜外镇痛的优点包括改善疼痛管理、减少镇静药物的使用、更少的阿片类药物总剂量，以及通常更长的疼痛控制持续时间。硬膜外镇痛在危重症患者中具有较低的发病率和死亡率。阿片类药物和 LA，无论是单独使用还是联合使用，通常都通过硬膜外途径给药。硬膜外镇痛可通过多种方法进行，包括间歇推注给药、连续输注或 PCA 技术。硬膜外给予阿片类药物和局麻药产生的作用机制和临床效果是不同的。因此，这些药物将分开讨论，临床上要区别对待，这很重要。

硬膜外阿片类药物

在硬膜外注射阿片类药物时，它们会扩散到脑脊液和脊髓中（图 6-5）。

阿片类药物通过与胶状质中的阿片受体结合，

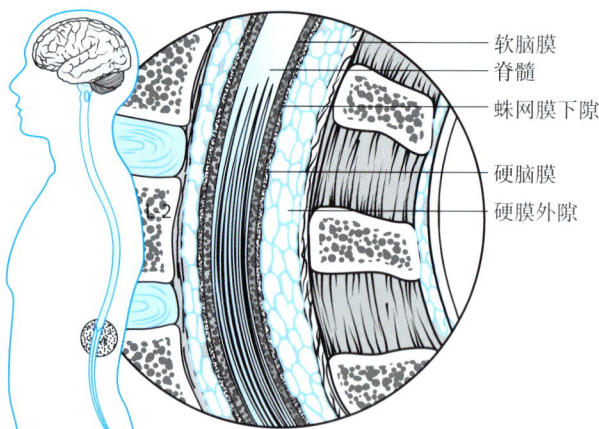

图 6-5　用于放置导管的硬膜外腔

阻止神经递质 P 物质的释放，并改变从脊髓到大脑的痛觉冲动传递。由于阿片类药物集中在阿片受体密度高的区域，在那里痛觉冲动进入脊髓，因此较低的剂量就可以增强镇痛作用，并且很少出现嗜睡等脊髓以上水平的抑制。

多种阿片类药物常用于硬膜外镇痛，包括吗啡、芬太尼和氢吗啡酮。使用不含防腐剂

（preservative-free，PF）的制剂是因为防腐剂可能具有神经毒性作用。根据所选药物的药代动力学活性，阿片类药物可以通过间歇推注或连续输注给药。例如，芬太尼由于其高脂溶性，药效持续时间短，通常通过连续输注给药；相反地，PF 吗啡的低脂溶性导致起效延迟（30～60 分钟）和作用持续时间延长（6～12 小时）。由于起效延迟，推荐 PF 吗啡用于持续输注，而不是患者自控的间歇冲击给药。

副作用

　　硬膜外阿片类药物相关的副作用与口服和静脉注射阿片类药物的副作用相同。阿片类药物的副作用主要取决于所服用的药物，而不是给药途径。例如，硬膜外吗啡引起的恶心和呕吐的发生率与静脉注射吗啡相似。尽管曾担心硬膜外阿片类药物有较高的呼吸抑制风险，但临床研究和经验均未证实这一点。据报道，呼吸抑制的发生率不高于 0.2%。呼吸抑制的危险因素与静脉注射阿片类药物相似，包括高龄、高剂量、潜在心肺功能障碍、阻塞性睡眠呼吸暂停、肥胖，以及围手术期使用或硬膜外阿片类药物与其他镇静药物（如苯二氮䓬类药物）联合使用。

硬膜外局部麻醉

　　硬膜外阿片类药物也可以与稀释的局麻药联合使用。当联合给药时，药物产生协同作用，减少了镇痛所需的每种药物的量。硬膜外给予的阿片类药物作用于脊髓背角，而硬膜外局麻药则主要作用于脊髓背根，通过阻断传入感觉纤维传导发挥作用。阻断的程度与剂量相关。较高的局麻药浓度会阻滞相关区域内更多的传入纤维，从而导致阻滞强度增加。含 LA 的溶液的输注速率越高，阻滞的区域更广泛，被阻滞的传入纤维更多，阻滞的范围就会更广。

典型案例分析
物质使用障碍患者

　　一名 22 岁女性因复发性亚急性细菌性心内膜炎接受三尖瓣置换术后住进心血管重症监护室（cardiovascular ICU，CVICU）。患者自述有吸食毒品的既往史（约 2g/d）。

　　患者在术后 24 小时内被拔除了气管插管，但仍留在 CVICU 中以维持液体平衡。交接班报告中，交班护士写道："她不断地发牢骚，拒绝做任何事，只想出去抽根烟，吸更多的毒品。本班到目前为止，她静脉注射了 10mg 吗啡。"

　　当护士进来进行初步评估时，患者说："我不能再忍受这种疼痛了"。护士进一步询问，让她用一些数字来描述她的疼痛。她回答说："现在是 10！"

　　护士注意到该患者不愿动并且不肯咳嗽。她的生命体征是：

心率	130 次/min
血压	150/85mmHg
体温	38.5℃（口温）
呼吸频率	26 次/min，呼吸浅

　　护士担心，由于患者术前使用毒品，她可能未接受足够剂量的吗啡来控制疼痛。她咨询了临床资深护士，寻求帮助，根据通常使用的毒品计算吗啡的适当剂量。根据等效估计 1g 海洛因=10～15mg 吗啡，护士计算出该患者每天需要20～30mg 吗啡，以解决她先前存在的阿片类药物耐受性。因此，与她的手术相关的镇痛药剂量也需要与这一基线要求相符。该患者的护士与手术团队讨论了除持续输注吗啡之外使用 PCA 泵的潜在受益。"通过这样做"，护士解释说，"她能够获得与她的药物耐受性相关的阿片类药物基本需求量"。持续输注将满足患者的阿片类药物基线需求，而患者自控输注将使她能够治疗新的手术疼痛。"在她康复期中，PCA 也可以让她有些控制权，而此时她的选择并不多"。除了通过开始持续输注 PCA 外，手术团队和主管护士还讨论了使用其他非阿片类药物如非甾体抗炎药来增强镇痛效果。该团队还讨论了一旦她对 PCA 感到更加舒适时，将在患者的治疗方案中加入控释硫酸吗啡（MS-Contin），并在减少 PCA 的同时逐渐增加口服药物剂量。一旦 MS-Contin 滴定至有效剂量，PCA 将停止，并使用短效口服药物来缓解额外的疼痛。护士指出，她还需要监

测患者是否有任何戒断迹象或症状。

除了药物的改变外，主管护士还与患者一起使用放松技巧。护士解释说，放松技巧可以被认为是镇痛药的"助推器"，并且可以帮助控制疼痛。他们还尝试在晚上进行按摩，以促进睡眠和放松。

问题 1：对于药物成瘾或定期服用阿片类药物的患者，为了在术后维持足够的疼痛管理，护士需要：

（A）提供 PCA 持续输注。

（B）提供 PCA 持续输注，以解决患者术前使用毒品的情况，并添加额外的镇痛药来缓解手术疼痛。

（C）尽量限制患者使用阿片类药物，因为她患有 SUD。

（D）由于患者有 SUD，因此替换药物为对乙酰氨基酚或酮咯酸等非阿片类药物。

问题 2：控制术后疼痛的最佳方法是：

（A）仅使用阿片类药物。

（B）仅使用药物。

（C）鼓励患者咳嗽和深呼吸。

（D）使用多模态镇痛方法，联合药物和放松等辅助方法。

答案

1. B。在计算阿片类药物剂量时，必须考虑术前海洛因的使用情况，以便添加额外的药物以将疼痛减轻到可接受的水平。对有急性疼痛的 SUD 患者，不建议尝试限制阿片类药物或使用非阿片类药物替代，这会对疼痛缓解产生负面影响。

2. D。辅助技术被发现可以减轻患者焦虑、使其放松，这反过来可以帮助缓解疼痛并帮助患者应对疼痛。

布比卡因是 LA 中最常见的用于硬膜外镇痛的药物，通常与芬太尼或吗啡（PF）联合持续输注。用于硬膜外镇痛的布比卡因浓度通常在 $0.065 \sim 1.25 mg/mL$ 之间，明显低于手术麻醉的浓度范围（$2.5 \sim 5 mg/mL$）。与布比卡因联合使用的阿片类药物的类型和浓度因从业者和医疗机构的偏好而异，但通常为 $2 \sim 5 \mu g/mL$ 芬太尼或 $0.02 \sim 0.04 mg/mL$ 吗啡（PF）。罗哌卡因是布比卡因的 LA 替代品，产生运动阻滞的可能性较小。对于有肋骨骨折或连枷胸的老年人，仅使用硬膜外导管的 LA 可能会带来积极的结果，减少呼吸系统损害并减轻疼痛。

副作用

伴随 LA 而来的副作用是其产生了传导阻滞的直接结果。很遗憾，LA 药物阻断神经传导的能力相对缺乏特异性。也就是说，LA 不仅可以阻断感觉传入纤维，还可以阻断同一皮质区域内运动传出神经纤维和自主神经纤维的传导。与硬膜外局麻药相关的副作用包括低血压，尤其是交感神经阻滞引起的体位性低血压，以及不同程度的运动传出纤维阻滞引起的功能性运动缺陷。由于非伤害性感觉传入神经的阻断，硬膜外导管给予 LA 可能会出现感觉障碍，包括下肢关节本体感觉的变化。

硬膜外 LA 副作用的程度和类型取决于 3 个主要因素：①硬膜外导管的位置；②LA 给药的浓度；③输注量或输液速度。例如，如果患者的硬膜外导管放置在胸腔中部区域，则可能会出现交感神经阻滞的迹象，例如，体位性低血压，因为交感神经纤维集中在胸腔区域。相反，使用腰椎导管的患者可能会出现下肢轻度无力，因为运动传出神经在腰椎区域离开脊柱。这在临床上通常表现为下肢沉重或站立时无法将膝盖"锁定"到位。患者可能会出现尿潴留，在某些情况下，可以作为导尿的指征。

LA 的浓度和输注速度都会影响副作用的严重程度和范围。阻断的密度和观察到的副作用的强度可能随着 LA 浓度的增加而增加。随着输注量的增加，可以预见 LA 会更大范围地扩散，这反过来可能会导致更多或更大范围的副作用。如果出现副作用，通常可以通过降低溶液浓度或输液速度来减少 LA 的剂量。此外，小剂量血管升压药可用于对抗 LA 引起的低血压。

滴定硬膜外镇痛

为了最大限度地发挥硬膜外镇痛作用，可能需要调整剂量。仅使用阿片类药物时，产生有效镇痛所需的剂量最好通过患者的反应而不是体型来预测。与年轻人相比，老年人通常需要更小的剂量来缓解疼痛。小剂量的芬太尼（如 50μg）可能有助于安全地滴定硬膜外剂量以治疗疼痛。同样，小剂量的芬太尼也可能有助于治疗因患者活动增加或操作而发生的突发性疼痛。对于接受 LA 和阿片类药物联合治疗的患者，增加输注速度可以缓解疼痛。记住，增加 LA 输注速度会增加药物向其他片区的扩散，而增加 LA 浓度会增加神经阻滞的深度或强度以及随后的镇痛效果。

非药物疼痛管理

皮肤刺激

重症监护室中用于疼痛管理的主要非药物技术之一是皮肤刺激。皮肤刺激是通过刺激最大的感觉传入纤维（称为 Aα 和 Aβ 纤维）改变感觉冲动从外周到脊髓的传导，从而产生镇痛效果。这些大纤维传输的感觉信息比小纤维（Aδ 和 C 纤维）传输的速度更快（见图 6-3）。因此，来自 Aδ 和 C 纤维的疼痛传入可以被来自无害性皮肤刺激的感觉传入所抢占。皮肤刺激的方法包括热疗、冷疗、振动或按摩。经皮神经电刺激（transcutaneous electrical nerve stimulation，TENS）装置通过电刺激大的感觉纤维产生类似的效果。

无论是作为其他药物治疗的补充方式还是作为独立的治疗方式，皮肤刺激都可以产生镇痛作用。护士可以轻松、安全地将这些方式整合到危重症患者的镇痛治疗计划中，特别是对于无法耐受大剂量阿片类药物的患者。要施加或实施皮肤刺激，只需在受伤部位和脊髓之间的任何位置刺激感觉纤维即可（图 6-6）。按摩，尤其是背部按摩，还有额外的镇痛功效，它已被证明可以促进放松和睡眠，这两者都会影响患者对疼痛的反应。

分散注意力

音乐、谈话、看电视、大笑和深呼吸放松等分散注意力的方法可以作为很重要的药物治疗辅助手段。这些技术通过向丘脑、中脑和脑干发送强烈刺激来产生镇痛效果，从而增加内啡肽等调节物质的产生。此外，由于大脑在任何给定时间只

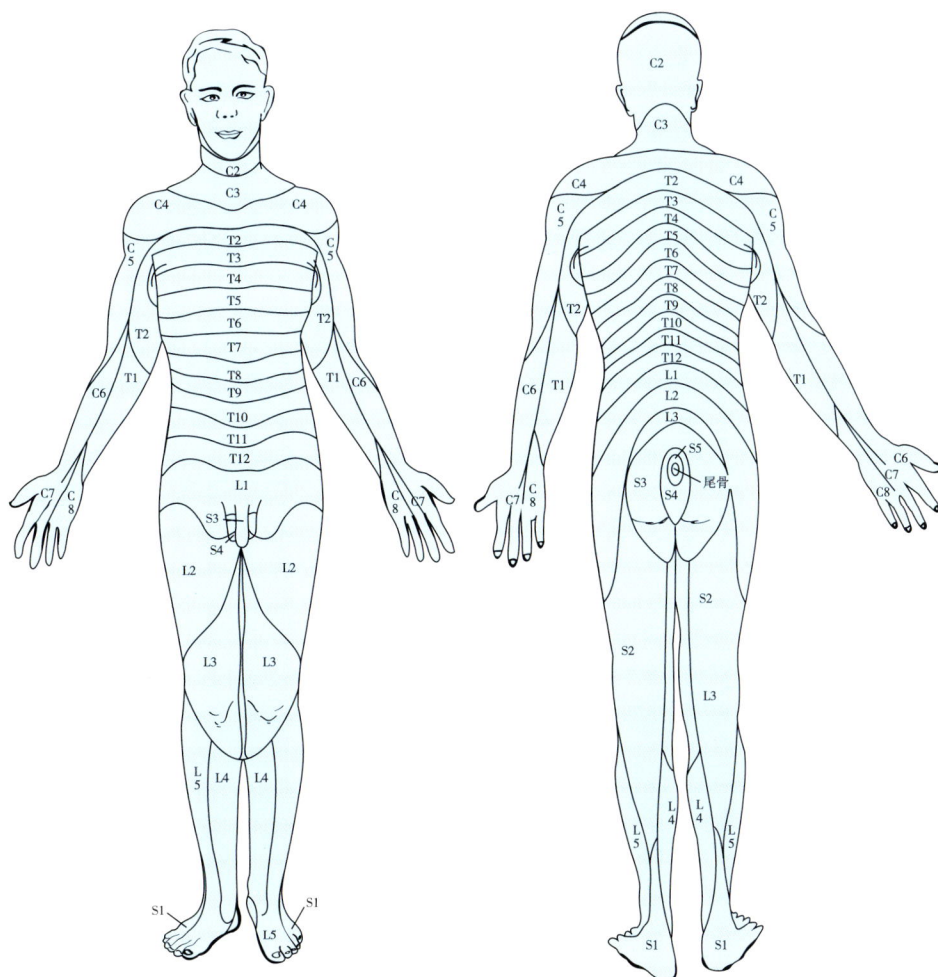

图 6-6　皮肤感觉分区

能处理有限数量的传入信号，因此分散注意力技术提供的传入会与疼痛传入进行"竞争"，网状激活系统尤其如此。

在计划和使用分散注意力技巧的时候，请记住，当患者对活动感兴趣（例如，他们最喜欢的音乐、电视节目或视频类型）并且涉及多种感官（例如，听觉、视觉、触觉和运动感觉）时，这样的技巧最为有效。灵活选择符合患者精力水平和满足不断变化的需求的分散注意力方法对于获得良好的镇痛效果至关重要。

想象

想象是另一种可有效用于危重症患者的技术，特别是在可提前计划的手术或操作期间。想象可以改变对疼痛刺激的感知，促进放松，并增加大脑中内啡肽的产生。患者可以独立使用想象，也可以被引导使用想象力，由护理人员、家庭成员或朋友帮助"指导"患者绘制想象的画面，还可以通过个人设备下载或播放引导想象技术的录音。想象中包含的细节越多，效果就越好。与分散注意力的技巧一样，利用多种感觉刺激是有益的。有些患者更喜欢将疼痛融入自己的画面中，并想象它会融化或消失。有些患者可能更喜欢在脑海中描绘最喜欢的地方或活动。帮助指导患者的策略包括使用细节来描述想象的场景（例如，"闻海洋的新鲜空气气味"或"看到雪山后夕阳西下的浓烈红色调"）以及使用放松的感官术语，如**漂浮、光滑、溶解、变轻或融化**。如果患者可以说话，让他们使用适当的细节描述他们所看到的图像会很有帮助，尽管有些患者可能更喜欢沉默，专注于他们不断变化的想象。再次强调，重要的是灵活地使用想象技术，以最大限度地发挥其作用。

放松技巧

由于危重症患者会经历许多压力源，并且可能刚经历过紧张或焦虑，因此许多患者受益于放松或抗焦虑药物。使用放松技巧可以帮助中断疼痛、焦虑和肌肉紧张之间的恶性循环，这种循环通常是在疼痛未缓解时形成的。与放松相关的生理反应包括耗氧量、呼吸频率、心率和肌张力的降低，血压可能会恢复正常或下降。

可以安全有效地对危重症患者使用多种药物和非药物技术来实现放松和/或镇静。放松技巧使用起来很简单，并且在涉及短暂操作的情况下可能特别有用，例如，翻身、更换敷料，以及咳嗽、经气管内吸痰或其他应激事件后。

深呼吸和渐进式放松

指导深呼吸和渐进式放松可以轻松融入危重症患者护理计划中。护士可以通过帮助患者集中注意力和指导他们的呼吸模式来教导患者进行深呼吸练习。当患者开始控制呼吸时，护士可以与他们一起开始逐步放松他们的肌肉。护士可以在患者刚开始呼气时对他说："现在开始放松，从头顶到脚趾尖"。将"头顶"的音调调高，"脚趾尖"的音调调低。计算好时间，使最后一句在患者完成呼气时结束。该过程利用了正常身体功能的积极方面，因为身体在呼气时往往会自然放松。这个过程是在无压力的时期进行的，以增强其效果。事实上，教育和指导患者进行深呼吸练习有助于他们掌握一项终身技能，可以在任何压力或痛苦情况出现时使用。

陪伴

促进重症或受伤患者舒适度的最重要的一个方面可能是患者、家人及其护理人员之间的关系。事实证明，家人陪伴在患者床边可以减少焦虑并促进康复，包括由患者认定的作为家庭支持的人（广义的家庭定义），可为患者带来巨大的安慰，从而带来放松。在场不仅指身体上"在场"，还指心理上"与患者在一起"。尽管在场尚未被明确定义为一种促进舒适的干预措施，但患者描述了护士"在那里"和"与他们在一起"的重要意义。

老年人疼痛管理的特殊注意事项

对老年人疼痛经历的误解比比皆是。有人认为，由于老年人有丰富的人生经历，他们能够更有效地应对不适，因此他们的疼痛会更轻。对于某些人来说这可能是正确的，但认为所有老年人都是这样，就是局限和不正确的。事实上，老年人疼痛的发生率和发病率高于一般人群。许多老年人除了患有与重症疾病或损伤相关的急性疼痛外，还持续经历慢性疼痛。老年人潜在疼痛的主要来源包括腰痛、关节炎、头痛、胸痛和神经病变。

评估

随着年龄的增长，由于生理、心理和文化的不同,老年人对疼痛的描述通常与年轻患者截然不同。有些患者可能担心如果报告与疼痛相关的问题,就会失去控制、失去独立性或被贴上"坏患者"的标签。此外,对于某些患者来说,疼痛的存在可能象征着濒临死亡,尤其是在重症监护室。在这种情况下,患者可能不愿向护理人员或家人报告疼痛,就好像否认疼痛就是否认死亡一样。出于诸如此类的原因,护士必须向患者解释报告任何不适的重要性。护士还可以结合疼痛的表现或生理反应来使用各种疼痛评估策略。

通常需要类似的策略来评估认知障碍者的疼痛。正在进行的来自疗养院患者的初步研究表明,许多中度至重度认知障碍患者可以在被询问时可靠地报告急性疼痛。对于这些患者来说,随着时间的推移,疼痛回忆和疼痛经历的整合可能不太可靠。

干预

危重症老年人可以从上述所讨论的任何镇痛方式中受益。如果剂量个体化并监测用药效果,老年人可能会耐受阿片类药物。然而,由于年龄相关的肾功能不全以及药物的肾脏清除率可能降低,一些老年人的药物需求可能会减少。此外,它们的肌肉与身体脂肪比率降低,影响阿片类药物在体内结合和激活的方式。镇痛要求高度个体化,应仔细滴定剂量以达到缓解疼痛的效果。

疼痛管理原则

- 疼痛在危重症患者中很常见,可来自创伤、手术、操作过程和/或疼痛合并症。
- 定期评估和治疗疼痛非常重要,这样才能充分缓解疼痛。
- 可以通过联合使用药物、干预技术和非药物疗法等镇痛方法来有效管理疼痛。
- 老年人在疼痛评估期间需要特别注意,因为他们可能会误解疼痛管理的目标并且不愿意报告疼痛。

镇静

在重症监护环境中,以患者为中心的整体镇静策略认为躁动和镇静与临床问题如疼痛、谵妄、制动和睡眠是相互关联的。这一系列问题和后果是如此联系紧密,以至于 2018 年,美国重症医学会（Society of Critical Care Medicine,SCCM）在更新疼痛、躁动和谵妄处理指南时,也加入了处理制动和睡眠的推荐意见（PADIS 指南在上一节已经介绍）。PADIS 指南以及随附的 ICU 解放集束化策略（ABCDEF 集束化策略见图 6-7）展示了本书出版时的最佳实践策略,进一步的研究仍在持续进行中。

重症监护环境可能会让患者感到不舒服和焦虑。一旦疼痛得到解决,适当的抗焦虑治疗可增强舒适度,减少焦虑或躁动并促进睡眠。在某些情况下,为了确保患者耐受医疗干预措施,实现临床稳定,或者保护患者免受无意识的自我伤害,使用镇静剂可能是必需的。尽管焦虑的治疗是重症监护的一个重要方面,但不鼓励为了诱导出感知觉抑制（比如遗忘）而频繁地给药（输注或静脉推注）。镇静决策必须考虑获益和风险。例如,使用苯二氮䓬类药物镇静与谵妄、睡眠中断相关,同时过度镇静可能会阻止患者活动。

机械通气患者持续镇静与一些负面结果相关,比如机械通气时间延长、住院时间延长,甚至死亡。此外,苯二氮䓬类药物输注与谵妄之间存在较强的关联。因此,对于在重症监护和加强监护病房中接受治疗的机械通气患者而言,基于循证的最小化镇静策略最有可能产生积极效应。PADIS 指南建议首先治疗疼痛,必要时使用浅镇静,并采用非药物方法促进睡眠。为了确保危重症患者获得适当且充分的抗焦虑治疗,护士必须能够识别镇静原因、最常用的镇静药物、所需的镇静深度,以及如何监测和管理镇静的患者。清晰地识别镇静原因是第一步。

镇痛镇静

基于循证的患者照护应聚焦预防或治疗患者的躁动原因,若可能,应在使用镇静药物之前。本章的前文部分已经强调了充分疼痛管理的必要性,介绍了缓解疼痛的多种方法。由于疼痛是躁动的一个常见原因,PADIS 指南建议在考虑使用镇静剂之前先治疗疼痛。镇痛镇静是一种应用于机械通气患者的策略,强调优先考虑疼痛控制和镇痛药物的使用,镇静剂作为保留手段,只用于"拯救"给予了最大剂量阿片类药物后仍然躁动的患者。

镇静原因

明确镇静原因,有助于确定镇静目标和选择

ICU解放运动

ICU解放运动是一个总体理念和实践，旨在通过改善ICU照护，将ICU患者从疼痛、过度镇静、谵妄、机械通气、制动和隔离，以及可能影响诸多患者生存质量的出院后后遗症中"解放出来"。

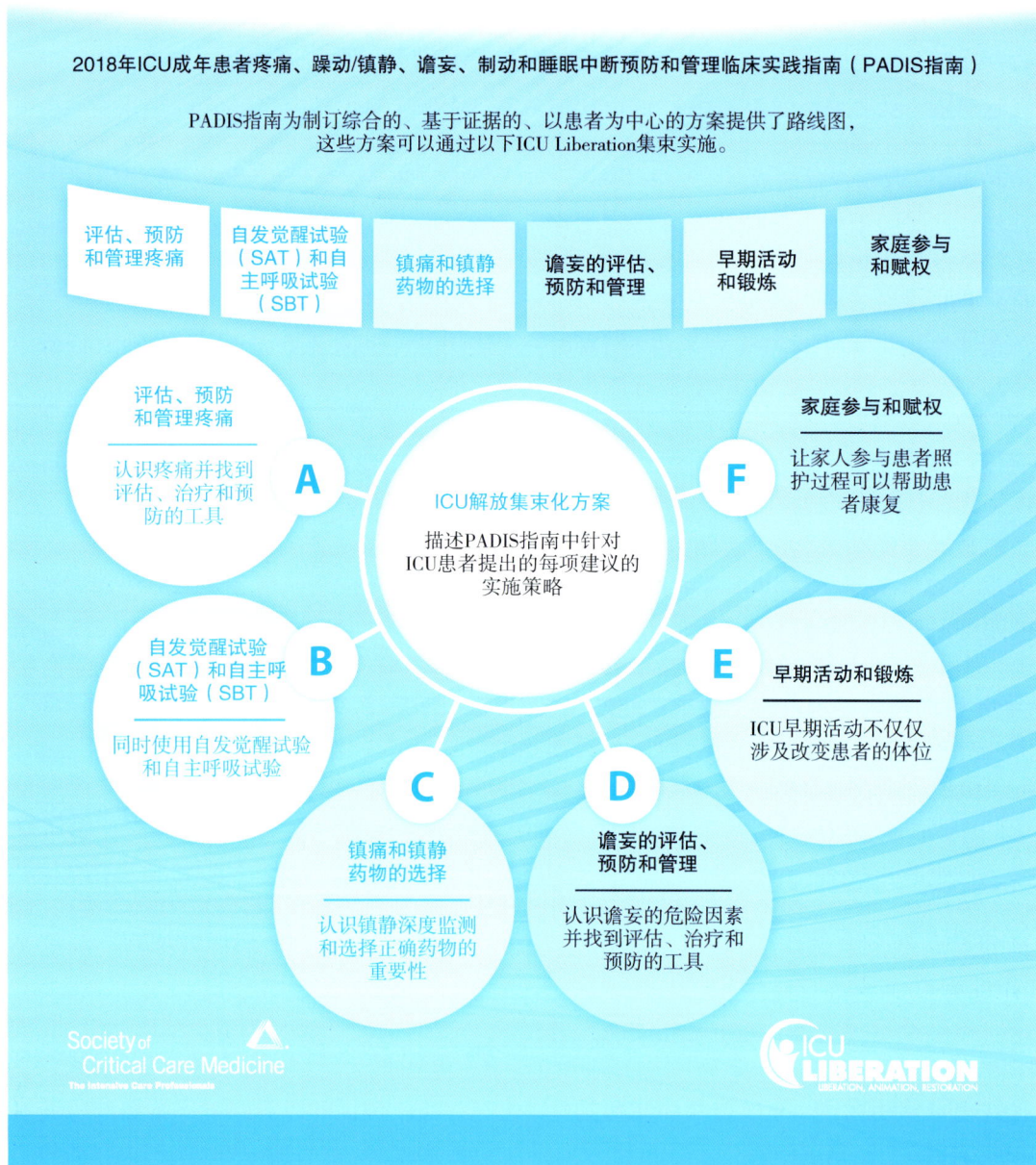

2018年ICU成年患者疼痛、躁动/镇静、谵妄、制动和睡眠中断预防和管理临床实践指南（PADIS指南）

PADIS指南为制订综合的、基于证据的、以患者为中心的方案提供了路线图，这些方案可以通过以下ICU Liberation集束实施。

| 评估、预防和管理疼痛 | 自发觉醒试验（SAT）和自主呼吸试验（SBT） | 镇痛和镇静药物的选择 | 谵妄的评估、预防和管理 | 早期活动和锻炼 | 家庭参与和赋权 |

评估、预防和管理疼痛

认识疼痛并找到评估、治疗和预防的工具

A

ICU解放集束化方案

描述PADIS指南中针对ICU患者提出的每项建议的实施策略

家庭参与和赋权

让家人参与患者照护过程可以帮助患者康复

F

自发觉醒试验（SAT）和自主呼吸试验（SBT）

同时使用自发觉醒试验和自主呼吸试验

B

早期活动和锻炼

ICU早期活动不仅仅涉及改变患者的体位

E

镇痛和镇静药物的选择

认识镇静深度监测和选择正确药物的重要性

C

谵妄的评估、预防和管理

认识谵妄的危险因素并找到评估、治疗和预防的工具

D

Society of Critical Care Medicine
The Intensive Care Professionals

ICU LIBERATION
LIBERATION, ANIMATION, RESTORATION

图 6-7　Liberation ICU 的 ABCDEF 集束化策略（© 2020 Society of Critical Care Medicine The Society of Critical Care Medicine and SCCM are registered trademarks of the Society of Critical Care Medicine.）

镇静剂。如前所述，除非存在深镇静的临床指征，否则应将浅镇静作为目标。

遗忘

在操作、外科手术和实施其他侵入性重症监护措施时，达到遗忘的目标是合适的。然而，当长时间（＞24 小时）诱导遗忘时，患者可能会出现前面所描述的负面结果。诱导遗忘不是延长镇静剂使用时间的合适理由，除非是需要神经肌肉阻滞（neuromuscular blockade，NMB）。当需要麻痹患者时，确保舒适（使用镇痛药）和镇静是必不可少的。

呼吸机耐受

无效、不同步和过度的呼吸做功会增加呼吸

负荷和耗氧量。应快速评估和处理呼吸不同步的原因。首先要做的是治疗潜在的疼痛、调整呼吸机参数优化患者与呼吸机的相互作用，从而努力提高耐受性。在患者/呼吸机严重不同步时或在抢救生命的情况下，持续输注或静脉推注镇静剂可能是必需的（有关机械通气管理的更多信息，请参阅第 5 章和第 19 章）。

焦虑和恐惧

焦虑和恐惧是意识清醒的危重症患者可能会经历的症状。然而，由于人工气道的存在或感知功能的下降使危重症患者不能充分地表达其感受，通常很难对焦虑和恐惧进行评估。当患者表明存在焦虑或恐惧时，治疗目标也就清晰了。对患者报告的焦虑进行适当治疗是合理的，很少会产生不良反应，常用口服镇静药，需要调整剂量至合适以预防过度嗜睡或呼吸抑制。然而，对于无法表达焦虑的患者，出现的与焦虑和/或恐惧相关的行为和迹象通常被作为患者存在焦虑和/或恐惧的证据和镇静剂使用的原因。重度焦虑和/或恐惧的临床表现包括非特异性的痛苦迹象，如躁动、激烈扭动、出汗、痛苦表情、血压升高和心率增快，但这些非特异性症状也可能表示疼痛或谵妄，因此，为了使患者得到适当且充分的治疗，对痛苦的来源（例如，疼痛、谵妄等）进行深入评估是必不可少的。

患者安全和躁动

躁动包括任何对患者无益或潜在有害的活动。患者可能会意识到躁动并能够说出原因，但更常见的是，患者没有意识到躁动，因此很难识别躁动的原因。躁动患者表现痛苦并伴随相关活动，包括间歇的或持续的无目的动作、剧烈扭动、试图拔除管路、努力尝试离床或其他可能威胁患者或工作人员安全的行为。躁动的原因包括疼痛和焦虑、谵妄、需要药物干预的既往病史（如精神疾病史）、停用某些药物（如苯二氮䓬类）、违禁药物或乙醇（请参阅第 10 章），应查明引起躁动的所有可能原因，以便进行针对性治疗。

镇静的目标和管理

明确镇静目标对于确定合适的镇静策略非常重要。目标应该包括镇静的目标水平。例如，一名焦虑、无法入睡的患者，其镇静目标与一名病情不稳定、使用呼吸机且有重度低氧血症的患者非常不同。

镇静监测

镇静量表已被开发用于协助镇静管理，是医务人员的有用工具。镇静量表允许健康照护团队为患者选择镇静的目标水平，并评估患者对镇静剂的反应。镇静量表中对每一个镇静水平进行了描述，从而可以适当地调整镇静剂量。应定期、频繁地进行镇静监测，并记录所达到的镇静水平。建议使用有效可靠的镇静评估量表（表 6-7）。PADIS 指南推荐的两个量表是 Richmond 躁动-镇静量表（Richmond Agitation Sedation Scale，RASS）和镇静-躁动量表（Sedation Agitation Scale，SAS）。虽然没有推荐用于所有患者，但客观的镇静监测工具，如脑电双频指数（bispectral index，BIS）监测，可能有助于镇静剂滴定，特别是当不能使用镇静评估量表时，如使用神经肌肉阻滞剂期间。多学科团队实施镇静之前确定镇静的目标和水平是很重要的，实施持续镇静时，至少每天重新设定镇静目标。

短期中度镇静的管理

一种被称为"中度镇静"（也被称为清醒镇静或程序化镇静）的技术，通常用于促进非插管患者对侵入性操作的耐受性。在重症监护室，侵入性操作可能在床边或特定操作区域进行。中度镇静，通过联合使用镇痛剂和镇静剂，最大限度地减少操作过程中的不适，同时确保患者能在整个操作过程中进行沟通并保持自主通气。遗忘是预期要（且往往需要）达到的效果。患者维持气道通畅的能力是决定是否进行中度镇静的关键。虽然该技术主要推荐给"低风险"患者，但经医疗团队综合评估后，高风险患者也可酌情实施。美国麻醉医师协会（American Society of Anesthesiology，ASA）患者分级系统用于指导镇静水平（表 6-8）。各机构实施中度镇静的指南会略有不同，但通常遵循 ASA 的建议，包括持续的实时监测，如监测呼吸频率和模式、脉搏血氧饱和度、呼气末二氧化碳和心律，再加上非常频繁的（如 5 分钟一次）生命体征评估和镇静水平评估。执行中度镇静的医务人员应随时准备好将患者从比预期更深的镇静水平中抢救出来。

表 6-7　有效可信的成人患者镇静评估量表

镇静 - 躁动量表 [a]	Richmond 躁动 - 镇静量表 [b]
1 不能唤醒（对有害刺激无或仅有轻微反应，不能交流及听从指令）	–5 不可觉醒（对声音刺激或躯体刺激均无反应）
2 非常镇静（对躯体刺激有反应，但不能交流及听从指令，有自主运动）	–4 深度镇静（对声音刺激无反应，但是对躯体刺激有反应）
3 镇静（比较难唤醒，言语刺激或轻微摇晃可唤醒但又迅速入睡，能听从简单指令）	–3 中度镇静（声音刺激有活动，但无眼神接触）
4 安静合作（安静，容易唤醒，听从指令）	–2 轻度镇静（声音刺激有短暂清醒，＜10 秒，伴眼神交流）
5 躁动（焦虑或轻度躁动，尝试坐起，根据言语提示可安静下来）	–1 嗜睡（非完全清醒状态，但对声音刺激能维持清醒状态大于 10 秒，并伴眼神交流）
6 非常躁动（即使反复言语提醒和劝阻也不能冷静，需要保护性约束，咬气管插管）	0 清醒且平静
7 危险躁动（拉拽气管插管，试图拔除各种导管，翻越床栏，攻击医护人员，在床上辗转挣扎）	1 烦躁不安（焦虑或紧张但身体只有轻微的移动） 2 躁动（频繁无目的动作或人机对抗） 3 非常躁动（拔、拽各种导管或对工作人员有攻击行为） 4 攻击性（过度好斗或暴力，对工作人员构成直接危险）

Data compiled from：[a] Riker R，Picard J，Fraser G，et al（1994）.
[b] Sessler C，Gosnet M，Grap MJ，et al（2002）.

表 6-8　ASA 镇静的连续深度：全身麻醉和镇静/镇痛水平的定义

	最轻镇静 （抗焦虑治疗）	中度镇静/镇痛 （清醒镇静）	深度镇静/镇痛	全身麻醉
反应能力	对言语刺激反应正常	对言语或触觉刺激能给予有目的的反应 [a]	对反复刺激或疼痛刺激能给予有目的的反应 [a]	疼痛刺激亦不能唤醒
气道	不受影响	无须干预	可能需要干预	通常需要干预
自主通气	不受影响	充足	可能不充足	基本不足
心血管功能	不受影响	通常能维持	通常能维持	可能受损

最轻镇静（抗焦虑治疗）= 一种药物诱导的状态，在此，患者对口头指令能正常反应，尽管认知功能和协调性可能受损，但通气和心血管功能不受影响。

中度镇静/镇痛（清醒镇静）= 一种药物诱导的意识抑制状态，在此，患者能对言语指令或者单个的或连续的轻微触觉刺激能给予有目的的反应，不需要任何干预来维持气道通畅，自主通气是足够的，心血管功能通常能维持。

深度镇静/镇痛 = 一种药物诱导的意识抑制状态，在此，患者不容易被唤醒，但在反复的或疼痛刺激后能做出有目的的反应，患者独立维持通气功能的能力可能受损，可能需要帮助以维持气道通畅且自主通气量可能不足，心血管功能通常能维持。

全身麻醉 = 一种药物诱导的意识丧失状态，在此，患者即使受到疼痛刺激也不能苏醒，独立维持通气功能的能力通常受损，需要帮助以维持气道通畅，并因为自主呼吸受抑制或者药物诱导的神经肌肉功能抑制而可能需要正压机械通气，心血管功能可能不能维持。

由于镇静是一个连续的过程，因此并不总是能够预测单个患者的反应。因此，实施镇静的医务人员应该具备将患者从比预计镇静等级更深的状态中解救出来的能力，实施中度镇静/镇痛（清醒镇静）时，要能将患者从深度镇静/镇痛状态解救出来，实施深度镇静/镇痛时，要能将患者从全身麻醉的状态中解救出来。

[a] 对疼痛刺激的反射性躲避不被认为是有目的的反应。

Reproduced with permission from American Society of Anesthesiologists Task Force on Sedation and Analgesia by Non-Anesthesiologists：Practice guidelines for sedation and analgesia by non-anesthesiologists，Anesthesiology 2002；96（4）：1004-1017.

持续镇静的管理

对于需要持续镇静的患者（如 ＞24 小时的机械通气期间），最佳实践建议以浅镇静为目标，而不是深镇静。浅镇静与良好的临床结局相关，如缩短气管插管时间和 ICU 住院时间。实现浅镇静目标的两种推荐技术是每日唤醒（daily sedative interruption，DSI）和护士程序化目标镇静。DSI，又称为自发觉醒试验（spontaneous awakening trial，SAT），是指每天在计划的一段时间停止镇静剂输注,使患者恢复至警觉状态。通常,恢复目标是达到 SAS 4～5 分或 RASS 1～0 分(表 6-7)。DSI 促进了患者真实镇静需求的再评估,因为只有当患者有镇静适应证时镇静才会重新启动(通常在较低的剂量,如先前速率的一半)。护士主导的程序化镇静是护士使用既定的方案来选择镇静剂并滴定到规定的镇静目标。许多镇静方案结合了护士主导的有目标的程序化镇静和 DSI。

在某些临床情况下,对机械通气患者进行持续深镇静可能是合适的。为帮助患者耐受治疗方案,在某些情形下实施深镇静可能是必需的,如目标温度管理、俯卧位、神经肌肉阻滞治疗或者减少患者的呼吸驱动促进呼吸机同步。然而,深镇静与不良的患者结局有关。因此,频繁重新评估持续深镇静的使用是非常有必要的,以确保它仅在所需的最短时间内使用。

镇静药物

在确保现有疼痛消失或者给予合适止痛剂治疗后,就可以根据患者个性化需求,比如所需镇静水平和持续时间等来选择镇静剂。选择哪种镇静药用于单个患者非常重要,以至于 ABCDEF 集束化策略中的“C”专门指的就是“镇痛和镇静药的选择”。对于重症监护护士来说,知晓各种镇静剂之间的区别以进行合适的患者监测并基于循证选择镇静剂是很重要的。以下是对各类镇静剂的总结,对各种药物的全面描述请参阅第 7 章。

苯二氮䓬类药物

这类镇静剂用于减轻焦虑和诱导遗忘,它们也具有抗惊厥的特性(见第 7 章)。虽然可能存在一些特定的情形,比如苯二氮䓬类药物用于酒精戒断,但PADIS 指南强调丙泊酚或右美托咪定是一线药物,对于大多数危重症患者,应选择丙泊酚和右美托咪定而不是苯二氮䓬类药物进行镇静。一般来说,应避免在重症监护患者中使用苯二氮䓬类药物,除非有特定的适应证或没有其他替代方案可用,接受治疗的患者需要密切监测呼吸抑制和过度镇静。

- **咪达唑仑**是一种常用的苯二氮䓬类药物,起效快,作用持续时间短。它可以以静脉注射或连续输注的形式间歇性给药,不鼓励长期(>24 小时)输注咪达唑仑,因为其活性代谢物,可能在联用其他药物、肾脏疾病、肝脏疾病或高龄患者中蓄积。

- **劳拉西泮**在口服或间歇性推注时,具有中等程度的起效和作用持续时间,然而,当连续输注(>24 小时)时,其作用持续更长,应考虑这种情况,因为苏醒可能需要数小时到数天。

- **地西泮**是一种长效苯二氮䓬类药物,不常用于危重症患者,但是它可以被用于酒精戒断的治疗,可以口服或静脉注射给药。

丙泊酚

丙泊酚是一种静脉用全身麻醉药,在重症监护室用于连续输注。这种药物通常首选用于短期(即 <24 小时)镇静和希望快速起效时。丙泊酚是脂肪类制剂,可成为热量来源,在那些高甘油三酯患者中使用须谨慎,并禁用于对鸡蛋过敏的患者。为防止微生物的潜在生长,需要经常更换给药容器和管路。使用丙泊酚的患者,应监测呼吸抑制和低血压(因血管舒张)。丙泊酚输注综合征(propofol infusion syndrome,PRIS)是一种罕见但严重的并发症,具有多种影响,包括代谢性酸中毒、低血压、高甘油三酯血症和心律失常。目前的循证指南建议使用丙泊酚或右美托咪定(后文讨论),而不是苯二氮䓬类药物(咪达唑仑或劳拉西泮),以改善机械通气患者的预后,相比苯二氮䓬类药物,丙泊酚更能改善心脏手术后机械通气患者的预后。

右美托咪定

右美托咪定是一种中枢作用 α_2 受体激动剂,具有镇静和麻醉性能。这种药物的主要优点是按照规定(如不建议静脉推注)使用时不会产生呼吸抑制。此外,使用右美托咪定的患者在受到刺激时会迅速觉醒和警觉。心动过缓和低血压可能是剂量限制性副作用,当需要深度镇静时(例如,在肌肉松弛期间),单独使用右美托咪定将不能提供足够的镇静作用。一项针对 ICU 脓毒症机械通气患者的研究表明,右美托咪定的轻度镇静与丙泊酚的轻度镇静效果相当。需要进一步研究危重症患者镇静剂的选择。

氯胺酮

氯胺酮是一种静脉用全身麻醉药,可产生镇痛、麻醉和遗忘作用而不会失去意识,它可以静脉、吸入或口服给药。尽管禁用于颅内压(intracranial pressure,ICP)升高患者,但其支气管扩张特性使其成为哮喘患者的良好选择。氯胺酮的一个众所周知的副作用是幻觉,但可以通过同时使用苯二氮䓬类药物来预防。氯胺酮会增加口腔分泌物,大多数情况下它不是首选的一线镇静剂,但常用作阿片类药物的辅助药物或用于面临致痛、频繁操作的患者(如烧伤护理)。护士应知道医院使用这种药物的政策,因为有些医院只允许在特定情况下使用。

药品短缺期间的镇静问题

在大流行期间,重症监护室内需要镇静、镇痛和神经肌肉阻滞的患者数量激增。一些严重急性呼吸窘迫综合征(acute respiratory distress syndrome,ARDS)患者即使在呼吸机设置最优化后仍需要深镇静和神经肌肉阻滞来管理他们的呼吸驱动。同时,一些特殊情况也造成了药品供应的不确定性,可能经常发生药物短缺。因为供应问题,需采取策略节约药物供应,并且当患者使用的镇静剂或镇痛剂更换成另一种时,知晓各类药物的半衰期和特性也至关重要。

由于丙泊酚和右美托咪定是机械通气患者减少谵妄的首选镇静剂,建议策略是为需要深镇静的患者保留丙泊酚,为浅镇静患者使用右美托咪定。其他策略包括使用替代镇静剂如氯胺酮或苯二氮䓬类药物,氯胺酮也可用作辅助镇静剂以减少其他镇静剂的输注量,可乐定可作为辅助药物,用于促进右美托咪定的撤除。目前尚未得到充分研究的其他药物储备策略可能包括使用肠内制剂来减少静脉镇静剂的需求,以及使用镇静药物如苯巴比妥或吸入麻醉药。

镇静相关的临床问题

谵妄

据说 50%～80% 的危重症患者会发生谵妄。如果患者高龄、既往有痴呆症、入院时疾病严重程度较高、入住 ICU 前有创伤或手术,则其风险非常高。谵妄的可改变风险包括使用苯二氮䓬类药物和输血。就像前文所述,发生谵妄的患者预后更差、ICU 住院时间延长,以及长期认知功能障碍风险增加。谵妄有三种亚型:活动增多型、活动减少型和混合型。在过去,谵妄通常被认为只与躁动有关。事实上,在 ICU 中,活动增多型谵妄只占谵妄患者的少数,其余的表现为活动减少(平静、安静)或者混合状态。活动减少型谵妄是被低估的,其预后比躁动/活跃型的谵妄患者更糟糕。谵妄的

特点是定向力丧失和思维混乱。

意识到谵妄的可能性和早期识别对于有效管理和预防不良后果至关重要。谵妄的常规评估应包括使用有效可靠的工具,如简明意识模糊评估法(brief confusion assessment method,bCAM)和 ICU 意识模糊评估法(confusion assessment method for intensive care units,CAM-ICU)。

过去,重症监护室预防和治疗谵妄最常用的药物是氟哌啶醇。氟哌啶醇有镇静作用而不会出现明显的呼吸抑制,不会出现潜在的药物耐受或药物依赖。然而,它有潜在的不良副作用,必须密切监测。锥体外系反应如肌张力障碍和神经阻滞剂恶性综合征可能发生,另一个不良反应是 QTc 间期延长,QTc 间期监测对于接受该药物治疗的患者至关重要。PADIS 指南建议不要常规使用氟哌啶醇或 HMG-CoA 还原酶抑制剂(如他汀类药物)来预防或治疗谵妄。该指南也为因谵妄而经历严重痛苦或躁动的患者使用短期非典型抗精神病药物如氟哌啶醇留出了空间,它们应仅用于行为控制,并以最低剂量维持最短时间。该指南还建议用右美托咪定治疗那些因躁动影响拔管的谵妄患者(更多关于这类药物的内容见第 7 章)。

与谵妄相关的最佳实践是实施一系列旨在预防谵妄的非药物干预措施,例如前文提到的 ABCDEF 集束化措施。集束化措施中非药物措施的具体实例包括早期活动、家庭成员参与照护、认知刺激如再定向、使用眼镜和助听器纠正感觉缺失,以及保证充足的睡眠和清醒。需要进一步研究药物和非药物干预措施以降低谵妄的发生率和严重程度。

睡眠中断

睡眠中断在危重症患者中很常见(表 6-9)。尽管患者可能看起来很安静,但在生理上,他们可能从未经历过提供恢复状态的睡眠阶段(如快速眼动睡眠、第 3 阶段慢波睡眠)。睡眠的这些恢复阶段受到许多因素的影响,包括各种各样的药物。睡眠剥夺在那些有疼痛、不适和焦虑的患者中也很常见。此外,重症监护环境中普遍存在的过度的听觉、触觉和视觉刺激会导致睡眠的碎片化。PADIS 指南建议,尽可能使用非药物干预和环境调整,可以给予一些患者安眠药。然而,该指南并没有建议使用特定类别或药物,而是建议使用多组分睡眠方案。促进睡眠可能有助于预防或改善重症监护后综合征(post-intensive care syndrome,PICS)。

表 6-9　睡眠中断的处理

干扰类型	示例	解决策略
环境因素：干扰睡眠的病房或单元的外部因素	• 噪声、光线、难闻的气味、不舒适的病床 • 访客、手卫生的声音	• 确定特定"安静时间"，减少噪声和光线 • 与家属合作，优先考虑患者睡眠后再安排探视计划 • 使用枕头协助体位摆放
生理因素：干扰睡眠的患者内环境因素	• 不适（疼痛、恶心、呼吸困难、太热或太冷） • 咳嗽 • 口渴或饥饿 • 需要使用便盆或尿壶	• 在入睡前评估有无不适，包括疼痛、恶心和气短 • 评估患者温度的舒适度，添加或减少盖毯 • 在"安静时间"开始前提供口腔护理 • 在"安静时间"前提供尿壶/便盆
心理因素：患者心理状态相关的影响睡眠的因素	• 担心、焦虑、压力、恐惧、孤独 • 不熟悉的环境 • 时间定向错误 • 缺乏隐私 • 不规律的睡眠节律 • 不知晓护士的名字也不理解医疗术语	• 提供安慰，重新定位时间、地点、照护计划、你的名字和照护角色，如果允许还包括家属陪护计划 • 尽可能保护隐私，使用窗帘、门和床帘 • 询问家属可以重复日常习惯或放在床边的重要物品，以安抚患者
患者照护：健康照护团队可能干扰睡眠的活动	• 护理和给药 • 操作和检查 • 生命体征监测 • 线路/导管/监护导致的移动受限 • 呼吸设备：氧气面罩、气管插管	• 集中护理，减少夜间干扰次数 • 与医疗团队合作，尊重患者睡眠需求的情况下确定患者评估和生命体征测量的安全频率，并尽可能在白天完成操作和检查 • 在"安静时间"开始前，放置导管、线路和监护导线，以便于患者在床上移动

Data from Devlin JW, Skrobik Y, Gélinas C, et al: Clinical Practice Guidelines for the Prevention and Management of Pain, Agitation/Sedation, Delirium, Immobility, and Sleep Disruption in Adult Patients in the ICU. *Crit Care Med*. 2018; 46(9): e825-e873.

神经肌肉阻滞

在重症监护室使用神经肌肉阻滞（neuromuscular blockade，NMB）一般只限于使用镇痛药和镇静剂不足以达成预期效果的严重情况。在这些情况下，患者的肌肉运动会导致血流动力学、呼吸和/或神经系统的不稳定，而 NMB 可能是一种救命的干预措施。如果呼吸机优化策略不能耐受或难治性低氧血症不能纠正，NMB 可用于 ARDS 或急性重症哮喘（acute severe asthma，ASA）的机械通气患者（见第 19 章）。NMB 可预防患者呼吸机不同步，改善氧合，同时降低气压伤的风险。NMB 的其他临床适应证包括快速序贯插管、目标温度管理期间的寒战管理（如心脏停搏后的神经保护）和控制颅内压或腹内压升高。

使用 NMB 的决定是个性化的，要权衡患者的获益和风险。就像上文描述的一样，使用神经肌肉阻滞剂可能是救命的，也是护理的重要组成部分，然而 NMB 的风险也包括 ICU 获得性神经和肌肉疾病（尤其是同时接受糖皮质激素治疗的患者）、机械通气时间延长、清醒瘫痪、无法评估神经系统状态及不活动相关并发症。因此，应谨慎使用 NMB 药物，并且仅用于最严重的情况下。

神经肌肉阻滞剂

在重症监护室中最常用的神经肌肉阻滞剂是非去极化药物（关于化学麻痹剂的全面讨论见第 7 章）。这些药物通过阻断胆碱能受体来阻断神经冲动的传递，导致肌肉麻痹。阻断程度取决于剂量和受体阻断的数量。下面介绍短效、中效和长效 NMB 药物的实例。

短效 NMB

米库氯铵（Mivacurium）起效快，作用时间短（15 分钟），是一种非去极化的神经肌肉阻滞药物。通常初始静脉推注负荷量，然后持续输注。米库氯铵通过假胆碱酯酶代谢。

琥珀胆碱是重症监护中常用的唯一去极化药物,作用持续时间很短(3～5分钟),因此常用于短期手术,如气管插管术。不良反应包括高钾血症和恶性高热,它不应用于有高钾血症风险或潜在神经肌肉疾病的患者。

中效 NMB

这些药物在 30～60 分钟内迅速代谢,可以根据需要通过静脉注射或静脉输注给药(如果进行持续输注,建议使用时间不超过 48 小时)。罗库溴铵是一种类固醇类药物,可作为琥珀胆碱的替代品用于操作过程中,因为它是中效制剂中起效时间(45～60 秒)和持续时间(30 分钟)最短的。它有可能由于抑制迷走神经活动而加剧心动过速。维库溴铵是另一种类固醇类药物,通过肝脏代谢并经肾脏排泄。联合使用类固醇和维库溴铵可能导致肌病。阿曲库铵和顺式阿曲库铵通过在血浆中 Hoffmann(霍夫曼)消除进行代谢,不受肝功能或肾功能的影响,但低体温可能会减慢代谢过程。

长效 NMB

泮库溴铵也具有类固醇样分子结构。通常采用间歇性静脉注射给药。虽然使用时需要耗费大量人力(通常需要每小时推注一次),但间歇给药确实方便频繁地重新评估。泮库溴铵能消除迷走神经作用,可引起心动过速,心血管疾病患者可能需禁用该药。泮库溴铵通过肝脏代谢后经肾脏排泄。

拮抗剂

舒更葡糖钠(sugammadex)是一种 NMB 拮抗剂,于 2015 年被美国批准使用。它能够快速且有效地拮抗罗库溴铵和维库溴铵(作用相对更弱)的作用,因为它直接与药物结合。新斯的明是一种更为传统的拮抗剂,它可增加神经肌肉接头中乙酰胆碱的浓度,使乙酰胆碱与非去极化的 NMB 竞争受体位点。抗胆碱能药(如阿托品、格隆溴铵)可与新斯的明一起使用,以预防副交感神经诱发的心动过缓。

监控和管理

监测 NMB 是通过临床评估以及使用周围神经刺激器或通过监测气道压力波形来完成的。监测结果应用于指导 NMB 输注的滴定或 NMB 输注量的注射频率。其目标是尽量通过提供最少的药物剂量以达成患者的临床治疗目标,并在不再需要 NMB 时能迅速恢复。如何管理好护理过程以及其他方面对确保最佳疗效至关重要。

周围神经刺激

周围神经刺激器是通过电极向皮下神经传递一系列电刺激的设备(图 6-8)。如果神经肌肉接头功能正常,电刺激就会引起肌肉收缩。通常,周围神经刺激(peripheral nerve stimulation,PNS)是在手腕处的尺神经进行,头部的太阳穴区域是另一个潜在的神经刺激部位。电刺激尺神经时,如果神经肌肉接头完好无损,拇指就会外展,手指会弯曲。

最常用于评估 NMB 的方法是四组刺激法。使用这项技术,每半秒就会给予 4 个小的电刺激。在连续的 4 次电刺激中观察到或触诊到的肌颤次数表明了肌肉松弛的程度(图 6-8)。当不存在 NMB 时,可描记到 4 次相似强度或高度的肌颤;随着非去极化神经肌肉阻滞剂的给药,越来越多神经肌肉接头被阻断,导致其对 4 次刺激产生极小的反应;随着 NMB 水平的降低,观察到的肌颤次数逐渐增加,直到观察到 4 次强烈的、相等的抽搐,表明 NMB 消失。

触及 1 次小肌颤,NMB 程度约为 90%,2 次小肌颤时为 80%,3 次小肌颤时约为 75%。通常,在危重症患者中,75%～80% 的中等阻断水平(2 次或 3 次肌颤)表示 NMB 水平理想。在这个阻断水平下,对神经的刺激不会导致过度的肌肉收缩,同时不会 100% 阻断。然而,因为各种因素可能会影响对 PNS 的反应,应依据是否实现临床目标(如没有肌肉运动或固有的呼吸努力)指导剂量滴定。

虽然 PNS 在短期内有帮助的,但在需要 NMB 数天的患者中可能不太可靠,尤其是当存在全身水肿时,因为水肿的增加会减少刺激的传递。体温过低也可能影响 PNS 的准确性。重要的是要记住,这个方法有点不舒服,如果可能的话,避免使用 PNS 进行频繁评估。

气道压力监测

大多数呼吸机显示呼吸波形图。最简单的波形是气道压力,可用于监测患者产生的呼吸活动(图 6-9)。无论通气模式如何,如果药物麻痹足够,则不出现自主呼吸。如果在波形上观察到自主呼吸(负偏转),则可能需要增用肌肉松弛药。气道压力监测技术在启动 NMB 时和评估减少或停止 NMB 时尤其有用。

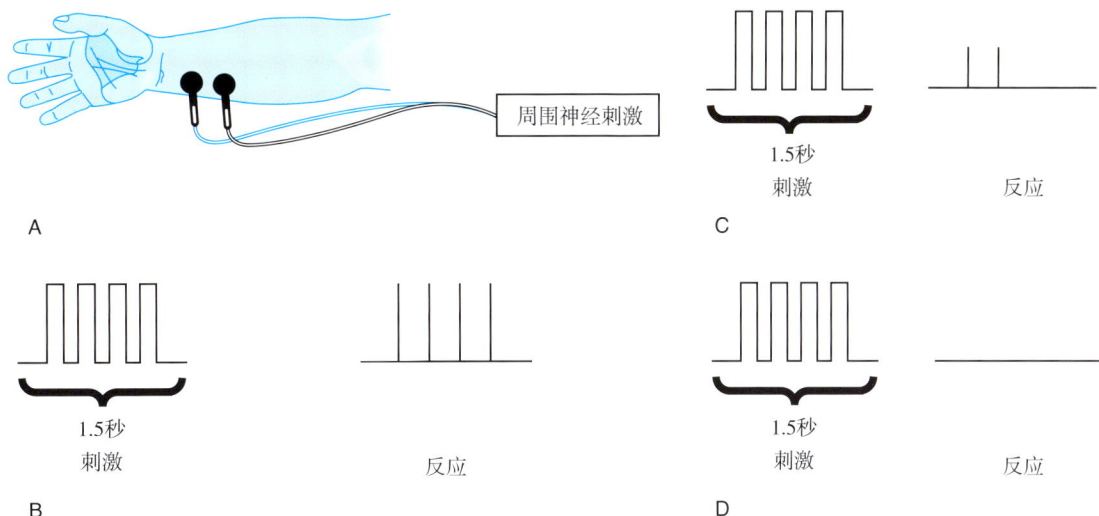

图6-8 A. PNS和四组刺激法示意图；B. 无NMB；C. 中度阻滞（80%）；D. 完全阻滞

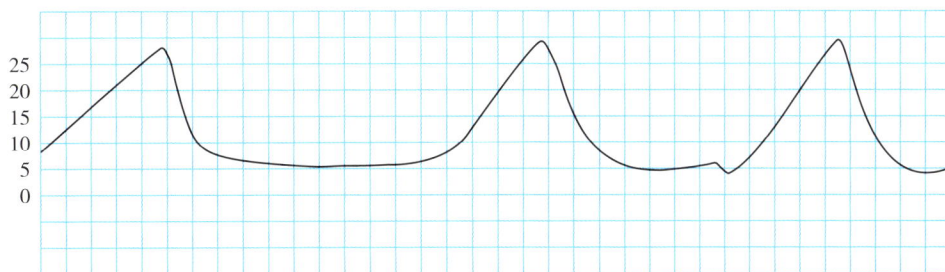

图6-9 辅助控制通气中的自主呼吸做功示例。记录到吸气前的负向偏移表示NMB水平不合适（Reproduced with permission from Suzanne M. Burns.）

典型案例分析
镇静和神经肌肉阻滞

一名52岁的女性，怀疑肺炎和脓毒症，被收入ICU。该患者神志不清、昏昏欲睡、呼吸困难。脉搏血氧饱和度为76%、心率为170次/min（窦性心动过速）、血压为135/87mmHg、呼吸频率为28次/min，呼吸困难。医疗团队在使用芬太尼、咪达唑仑和琥珀胆碱静脉注射诱导后迅速为她进行气管插管。辅助控制模式机械通气，吸入氧浓度（FiO_2）为80%，呼吸频率为15次/min，潮气量为400mL，PEEP为8cmH_2O，开始脓毒症集束化治疗和液体复苏。

插管后，患者的血压降至60/30mmHg。给予静脉补液，并开始输注去甲肾上腺素，将血压提高到110/60mmHg。患者开始苏醒，出现躁动和呼吸机不同步。尽管静脉注射了芬太尼，RASS评分为+2，行为疼痛量表（BPS）评分为10

分。与团队协商后，护士开始持续输注芬太尼，BPS评分降至4分。以浅镇静为目标，开始持续输注右美托咪定，当RASS评分为−1时，患者与呼吸机同步。

第2天，患者与呼吸机越来越不同步，表现为呼吸更加用力，即使将FiO_2增加到100%后，脉搏血氧饱和度仍为82%。团队决定以深镇静为目标，因此丙泊酚输注取代右美托咪定，RASS达到−4。胸部X线和动脉血气分析提示严重ARDS。呼吸治疗师增加呼吸机参数中的吸气时间和PEEP，然后试用气道压力释放通气（airway pressure release ventilation, APRV）模式。患者仍然与呼吸机不同步，低氧血症继续恶化。在确保深镇静和充分镇痛后，给予单剂量静脉输注顺式阿曲库铵，低氧血症得到改善。恢复辅助控制通气模式,将患者置于俯卧位。当患者开始出现自主呼吸并再次出现低氧血症时,开始输注顺式阿曲库铵。护士监测气道压力波形,确保患者的自主呼吸停止,并使用周围神经刺激仪测试四组刺激法。

团队的计划包括每天重新评估患者俯卧位和 NMB 的需求。2 天后,NMB 停止,PEEP 和 FiO_2 降低,患者在仰卧时能保持充足的氧合。团队开始考虑患者是否有条件接受每日唤醒。当血压为 110/60mmHg,呼吸频率为 16 次/min,脉搏血氧饱和度为 95% 时,停止丙泊酚输液,继续使用芬太尼管理疼痛。

问题 1:为什么插管和机械通气后患者的血压突然下降?

(A)镇静剂和麻醉药的作用相互促进,在某些情况下可能导致低血压。

(B)呼吸急促严重时,患者处于"战斗或逃跑"模式,肾上腺素被释放,收缩外周血管并升高血压。一旦放松,血管扩张导致血压降低。

(C)感染性休克导致血管舒张和毛细血管渗漏,导致低血压和血管内容量减少。

(D)高 PEEP 可导致胸腔内压力升高并传递至毛细血管床(尤其是患者处于脱水状态时),导致静脉回流减少和随之而来的低血压。

(E)以上所有。

问题 2:在考虑该患者的镇静药物选择和监测时,以下哪项适用?

(A)使用长效镇静剂,因为该患者需要长时间的镇静。

(B)如果患者接受神经肌肉阻滞,她不会感觉疼痛或记得任何事情,所以镇痛剂和镇静剂是不必要的。

(C)当使用 NMB 时,四组刺激法是一种有用的测量方法,因为它可以测试镇静的深度。

(D)在维持神经肌肉阻滞的同时,除了对潜在疼痛使用镇痛药外,还使用镇静剂来诱导遗忘。

问题 3:在 DSI 时,下列哪项评估发现表明护士应该重新启动镇静剂输注?

(A)患者表情痛苦,指着她的喉咙。

(B)呼吸频率为 35 次/min,脉搏血氧饱和度为 87%。

(C)CAM-ICU 筛查阳性且 RASS 分数为 0。

答案

1. E。

2. D。神经肌肉阻滞剂不能治疗疼痛或诱导遗忘,因此,在使用 NMB 之前,必须达到深镇静和疼痛控制以确保遗忘。在没有镇静剂和麻醉药的情况下不应该使用(B)。一旦达到临床目标并且急性期结束,应停止 NMB。当患者清醒并自主呼吸时,应尽快拔管,为此,首选短效镇静剂(A)。四组刺激法测试麻醉药达到的神经肌肉阻滞程度而不是镇静深度(C)。

3. B。呼吸窘迫的迹象表明患者还没有准备好进行自主呼吸试验和拔管。当 DSI"失败"时,它仍然是有价值的,因为它证实了持续的镇静需求。护士应以较低剂量重新开始镇静并滴定剂量,以确保患者只接受真正需要的镇静剂。疼痛指标(A)应使用镇痛药而不是镇静剂。谵妄无躁动(C)不应镇静治疗。

管理

瘫痪的患者可能仍然会感到疼痛、焦虑和恐惧,因此,必须为接受 NMB 治疗的患者给予镇痛剂和镇静剂。几乎无一例外,那些接受 NMB 的患者都联用深镇静和镇痛。遗忘也是一个期望得到的结果,任何患者都不应该经历"身体受困"的状态。已经有人建议,脑电图衍生的麻醉深度监测系统等技术可能有助于确保 NMB 给药期间的充分镇静。迄今为止的研究表明,该设备区分镇静水平的能力存在很大的差异,其使用益处尚不清楚。

此外,由于患者不能自主移动或呼吸,护士必须警惕,进行安全监测。对 NMB 患者造成更大危害的情况包括呼吸机意外断开、非计划拔管、外力伤害,以及不活动相关并发症,包括压力性损伤和静脉血栓栓塞。实施预防并发症的干预措施非常重要,包括使用眼部润滑剂、频繁翻身、物理治疗方案,以及使用肝素等预防性药物防止深静脉血栓形成。由于患者无法沟通但可能会听到,因此口头安抚患者并经常解释昼夜变化非常重要。

我们的目标是在尽可能短的时间内使用 NMB,但确定何时停止治疗可能很困难。一种实用的方法是每天停止输注 NMB 药物,以评估是否需要继续给药。如果出现血氧饱和度降低等不耐受迹象，首先增加镇痛剂和镇静剂的剂量。对镇静剂和镇痛剂的耐受性是常见的，也是意料之中的事，增加药物剂量可能是必要的。如果仍然不耐受，可以恢复 NMB 药物。在评估患者脑死亡之前，应停药并给予一定时间完成药物代谢，因为由药物诱导的瘫痪会混淆检查结果。关于开始、继续和停止 NMB 的决定，需要跨专业团队的意见，以确保其恰当使用。

镇静剂和神经肌肉阻滞剂使用管理的原则

- 在提供镇静之前先治疗疼痛。
- 以最浅的镇静水平为目标，实现个性化治疗目标。然而，无论何时进行 NMB 治疗，目标都应是深镇静。
- 使用有效和可靠的量表评估镇静水平，包括中度镇静期间。
- 定期监测、预防和治疗谵妄。
- 在 NMB 给药时，提供镇静、镇痛和精细的身体护理。
- 将临床评估结合周围神经刺激和/或气道压力监测来评估神经肌肉阻滞水平。

（李宇轩　孙嘉奇　赵熙文 译
张伟英 审校）

参考文献

疼痛管理

AACN Scope and Standards for Progressive and Critical Care Nursing Practice. https://www.aacn.org/nursing-excellence/standards/aacn-scope-and-standards-for-progressive-and-critical-care-nursing-practice

American Association of Critical Care Nurses. Assessing pain in the critically ill adult. 2018. https://www.aacn.org/clinical-resources/practice-alerts/assessing-pain-in-critically-ill-adults. Accessed January 18, 2022.

American Society for Pain Management Nursing (ASPMN) Position Statements. http://www.aspmn.org/Pages/ASPMNPositionStatements.aspx

Barthélémy O, Limbourg T, Collet J, et al. Impact of non-steroidal anti-inflammatory drugs (NSAIDs) on cardiovascular outcomes in patients with stable atherothrombosis or multiple risk factors. *Int J Cardiol*. 2013;163(3):266-271.

Centers for Disease Control and Prevention Guidelines for prescribing opioids for chronic pain. 2018. Available at https://www.cdc.gov

D'Arcy Y. *A Compact Clinical Guide to Acute Pain Management*. New York, NY: Springer Publishing; 2011.

Delgado S. Managing pain in critically ill adults: A holistic approach. *Am J Nurs*. 2020;120(5):34-42.

Gelinas C, Joffe A, Szumita P, et al. A Psychometric Analysis Update of Behavioral Pain Assessment Tools for noncommunicative, critically ill adults. *AACN Crit Care*. 2019;30(4):365-387.

Gélinas C. Puntillo KA, Levin P, Azoulay E. The behavior pain assessment tool for critically ill adults: a validation study in 28 countries. *Pain*. 2017;158(5):811-821.

Julius D, Basbaum AI. Molecular mechanisms of nociception. *Nature*. 2001;413:203-210.

Marmo L, D'Arcy Y. *A Compact Clinical Guide to Critical Care, ER, and Trauma Pain Management*. New York, NY: Springer Publishing; 2013.

Martorella G. Characteristics of nonpharmacological interventions for pain management in the ICU: A scoping review. *AACN Adv Crit Care*. 2019;30(4):388-397.

Pain Management and the Opioid Epidemic: Balancing Societal and Individual Benefits and Risks of Prescription Opioid Use. National Academies Press; 2017. https://nap.nationalacademies.org/catalog/24781/pain-management-and-the-opioid-epidemic-balancing-societal-and-individual.

Pasero C, Quinlan-Colwell A, Rae D, et al. American Society for Pain Management Nursing position statement: prescribing and administering opioid doses based solely on pain intensity. *Pain Manag Nurs* 2016;17(3):170-180.

Pasternak GW. Molecular biology of opioid analgesia. *J Pain Symp Manage*. 2005;29(5S):S2-S9.

Rahu MA, Grap M, Ferguson P, Joseph P, Sherman S, Elswik R. Validity and Sensitivity of 6 Pain Scales in critically ill, intubated adults. *Am J Critical Care*. 2019;Nov;24(6):514-523.

Rose L, Smith O, Gélinas C, et al. Critical care nurses' pain assessment and management practices: a survey in Canada. *Am J Crit Care*. 2012;21(4):151-259.

Wu CL, Cohen SR, Richman JM, et al. Efficacy of postoperative patient-controlled and continuous infusion epidural analgesia versus intravenous patient-controlled analgesia with opioids: a meta-analysis. *Anesthesiology*. 2005;103(5):1079-1088.

镇静和神经肌肉阻滞

American Association of Critical Care Nurses. AACN Practice Alert: assessment and management of delirium across the life span. *Crit Care Nurse*. 2016;36(5):e14-e19.

Ammar MA, Sacha GL, Welch SC, et al. Sedation, analgesia, and paralysis in COVID-19 patients in the setting of drug shortages. *J Intensive Care Med*. 2021;36(2):157-174.

Balas MC, Vasilevskis EE, Olsen KM, et al. Effectiveness and safety of the awakening and breathing coordination, delirium monitoring/management, and early exercise/mobility bundle. *Crit Care Med*. 2014;42(5):1024-1036.

Chanques G, Constantin JM, Devlin JW, et al. Analgesia and sedation in patients with ARDS. *Intensive Care Med*. 2020;46:2342-2356. https://doi.org/10.1007/s00134-020-06307-9

Cruickshank M, Henderson L, MacLennan G, et al. Alpha-2 agonists for sedation of mechanically ventilated adults in intensive care units: a systematic review. *Health Technol Assess*. 2016;20(25):v-xx.

Ely EW, Truman B, Shintani A, et al. Monitoring sedation status over time in ICU patients: reliability and validity of the Richmond Agitation-Sedation Scale (RASS). *JAMA*. 2003;289(22):2983-2991.

Hristovska AM, Duch P, Allingstrup M, Afshari A. Efficacy and safety of sugammadex versus neostigmine in reversing neuromuscular blockade in adults. *Cochrane Database of Syst Rev*. 2017;Issue 8. Art. No.: CD012763. DOI: 10.1002/14651858.CD012763

Hughes CG, Mailloux PT, Devlin JW, et al. Dexmedetomidine or propofol for sedation in mechanically ventilated adults with sepsis. *N Engl J Med*. 2021;384(15):1424-1436. https://doi.org/10.1056/NEJMoa2024922

Marra A, Ely WE, Pandharipande PP, Patel MB. The ABCDEF bundle in critical care. *Crit Care Clin*. 2017;33:225-243.

Pulak LM, Jensen L. Sleep in the intensive care unit: a review. *J Intensive Care Med*. 2016;31(1):14-23.

Rasheed AM, Amirah MF, Abdallah M, Parameaswari PJ, Issa M, Alharthy A. Ramsay Sedation Scale and Richmond Agitation Sedation Scale: a cross-sectional study. *Dimens Crit Care Nurs*. 2019;38(2):90-95.

Riker RR, Picard JT, Fraser GL. Prospective evaluation of the Sedation-Agitation Scale for adult critically ill patients. *Critical Care Medicine*. 1999;27(7):1325-1329.

Sessler C, Gosnet M, Grap MJ. The Richmond agitation-sedation scale: validity and reliability in adult intensive care unit patients. *Am J Respir Crit Care Med*. 2002;166:1338-1344.

Shetty RM, Bellini A, Wijayatilake DS, et al. BIS monitoring versus clinical assessment for sedation in mechanically ventilated adults in the intensive care unit and its impact on clinical outcomes and resource utilization. *Cochrane Database Syst Rev*. 2018;Issue 2. Art. No.: CD011240. DOI: 10.1002/14651858.CD011240.pub2

Tarazan N, Alshehri M, Sharif S, et al. Neuromuscular blocking agents in acute respiratory distress syndrome: updated systematic review and meta-analysis of randomized trials. *Intensive Care Med Exp*. 2020;8(61). https://doi.org/10.1186/s40635-020-00348-6

Wiatrowski R, Norton C, Giffen D. Analgosedation: Improving patient outcomes in ICU sedation and pain management. *Pain Manag Nurs*. 2016;17(3):204-217.

Zhang Z, Chen K, Ni H, Zhang X, Fan H. Sedation of mechanically ventilated adults in intensive care unit: a network meta-analysis. *Sci Rep*. 2017;7:44979. doi: 10.1038/srep44979

循证实践指南

Alhazzani W, Belley-Cote E, Moller MH, et al. Neuromuscular blockade in patients with ARDS: a rapid practice guideline. *Intensive Care Med*. 2020;46:1977-1986. https://doi.org/10.1007/s00134-020-06227-8

American Geriatric Society (AGS). Pharmacological management of persistent pain in older persons. *J Am Geriatr Soc*. 2009;57(8):1331-1346.

American Society of Anesthesiologists Task Force on Acute Pain Management. Practice guidelines for acute pain management in the perioperative setting: an update report by the American Society of Anesthesiologist Task Force on Acute Pain Management. *Anesthesiology*. 2012;116:248-273.

Centers for Disease Control. Opioid Prescribing Guidelines for Chronic Pain, 2016. https://www.cdc.gov/drugoverdose/prescribing/guideline.html. Accessed June 30, 2018.

Chou R, Gordon DB, de Leon-Casasola OA, et al. Management of postoperative pain: a clinical practice guideline from the American Pain Society, the American Society of Regional Anesthesia and Pain Medicine, American Society of Anesthesiologists' Committee of Regional Anesthesia, Executive Committee and Administrative Council. *J Pain*. 2016;17(2):131-157.

Devlin JW, Skrobik Y, Gélinas C, et al. Clinical practice guidelines for the prevention and management of pain, agitation/sedation, delirium, immobility, and sleep disruption in adult patients in the ICU. *Crit Care Med*. 2018;46(9):e825-e873.

Herr K, Coyne P, Kry T, et al. Pain assessment in the nonverbal patient: position statement with clinical practice recommendations. *Pain Manag Nurs*. 2006;7(2):44-52.

Murray MJ, DeBlock H, Erstad B, et al. Clinical practice guidelines for sustained neuromuscular blockade in the adult critically ill patient. *Crit Care Med*. 2016;44(11):2079-2103.

Ouellette DR, Patel S, Girard TD, et al. Liberation from mechanical ventilation in critically ill adults: an Official American College of Chest Physicians/American Thoracic Society Clinical Practice Guideline. *Chest*. 2017;151(1):166-180.

第**7**章 药 理 学

Earnest Alexander

学习目标

1. 讨论危重症患者不同给药途径的优缺点。

2. 明确危重症患者常用药物的适应证、作用机制、给药指南、副作用和禁忌证。

成人危重症患者在入住重症监护病房(intensive care unit,ICU)期间常接受多种药物联合治疗。由于患者体内药物代谢和清除的改变可能会增加药物不良反应风险。器官功能障碍或药物相互作用可能导致血清药物或活性代谢物浓度升高,使不良反应增加。因此,熟悉每位患者的用药情况,包括药物的代谢特征、药物相互作用和不良反应至关重要。本章主要概述 ICU 常用药物,并讨论其作用机制、适应证、常见不良反应、禁忌证和常用剂量。

用药安全

在危重症患者的护理中,药物使用程序(包括处方、备药、配药、给药和监测)极为复杂。过程中的每一项都会影响用药安全[例如,药物不良反应(adverse drug event,ADE)、用药错误]。保障用药安全需要多学科共同关注及重视。美国安全用药实践研究所(Institute for Safe Medication Practices,ISMP)强调需重点关注以下关键因素,以确保在药物使用中维护患者安全:

- **患者信息:** 在开具药物处方、配药和给药时核对患者信息,可显著减少药物不良事件。

- **药物信息:** 向参与药物使用过程的医务人员提供准确的药物信息,可减少药物不良事件发生的次数。

- **药物信息的沟通:** 医生、药剂师和护士间沟通不畅是导致用药错误的常见原因。为了最大程度地减少沟通不畅导致的药物错误,反复核实药品信息至关重要。

- **药品标签、包装和命名:** 药品名称看起来相似或听起来相似,以及具有易混淆的药物标签和相似的药品包装,显著增加了用药错误的发生率。使用正确的标签和统一的剂量单位,可降低用药错误发生率。

- **药品的储存、库存、标准化和流通:** 标准化给药时间、药物浓度,以及限制科室备用药物浓度,可以降低用药错误发生风险,同时可减少用药错误发生的不良后果。

- **药物设备的获取、使用和监测:** 在购买药物输送设备之前和使用期间,都要对其进行安全性评估。此外,医院内独立的双重核对系统有助于防止用药错误发生,如药物或药物浓度选择错误、滴速设置错误或将配伍禁忌的药品混合输注。

- **环境因素:** 良好的工作环境可以降低用药错误发生率。然而,有时重症监护病房的环境可能会导致用药错误,常导致用药错误的环境因素包括光线不足、噪声、干扰和繁重的工作量。

- **员工能力和教育:** 员工培训应聚焦在优先项目上,如即将在医院使用的新药品、高警示药品、院内外都发生过的用药错误、药物使用说明书、指南和程序。当与药物安全的其他关键要素相结合时，员工教育可以成为一项重要的预防战略。

- **患者教育**：医生、药剂师和护士需持续地给予患者药品相关的健康教育，使患者了解使用药物的商品名、通用名、适应证、常用和实际使用剂量、疗效和可能的不良反应、药物或食物间的相互作用，以及如何避免不良反应。如果鼓励患者在药房配药或医院管理药物之前就其药物提出问题并寻求答案，那么他们可以在预防用药错误方面发挥至关重要的作用。

- **质量和风险管理**：防止错误的方法是重新设计导致错误的系统和过程，而不是专注于纠正犯错误的个人。应制定有效的策略，降低医务人员犯错的可能性，及时发现并纠正用药错误，以免给患者造成伤害。

用药方法

静脉注射

静脉给药是危重症患者首选的给药途径。根据药品适应证和治疗需要，可静脉推注、间歇输注或连续输注给药。通常情况下，**静脉推注**指 3～5 分钟内给药；**间歇输注**是指以固定的时间间隔给药，通常为 15 分钟至 2 小时；**连续输注给药**时间较长。

肌内注射或皮下注射

危重症患者很少使用肌内注射（intramuscular，IM）或皮下注射（subcutaneous，SC）途径给药。这是由多因素导致的，包括药物作用延迟、外周灌注减少（特别是低血压或低血容量患者）导致的吸收不确定性、肌肉不足或皮下脂肪组织减少。而且，肌内注射/皮下注射给药可能导致药物吸收不完全、不可预测或不稳定。如果药物不能从注射部位被吸收，会形成药物蓄积，一旦灌注恢复，可能会导致药物超治疗量或毒性作用。此外，罹患血小板减少症、使用溶栓剂或抗凝剂治疗的患者可能因皮下注射或肌内注射的使用而导致出现血肿和出血。最后，频繁的肌内注射也会给患者带来不便与痛苦。

口服给药

对于危重症患者，口服（oral，PO）给药也可能导致药物吸收不完全、不可预测或不稳定。这可能是由多种因素引起的，包括肠梗阻影响药物吸收、腹泻缩短胃肠道（gastrointestinal，GI）消化时间和药物吸收时间。腹泻可能对钙通道阻滞剂等缓释制剂的吸收有明显影响，导致血药浓度或临床反应不佳。但有些药物，如氟康唑和氟喹诺酮类药物，在危重症患者经口服给药时表现出更好的生物利用度。某些药物提供的口服混悬剂使口服给药成为静脉通路受限患者可靠且经济的替代方案。

对于无法吞咽的患者，通常会将片剂碾碎，胶囊打开，通过经鼻胃管或经口胃管给药。这种方法不仅耗时，还可能导致堵管，堵管后需重新插管。如果给予患者肠内营养，通常需停止给药，易导致患者营养不足。此外，一些药物（如苯妥英、卡马西平、左甲状腺素和华法林）会与肠内营养液相互作用，使药物的吸收减少，或与营养液形成复合物并导致沉淀和导管堵塞。为避免药物吸收减少，可在给药前后暂停肠内营养。在这些情况下，除非使用基于体积的策略调整喂养速度，否则热量摄入将会减少。

液体药物虽然不需要碾碎片剂或打开胶囊，但也有其局限性。如环丙沙星口服混悬液，这是一种油基制剂，堵塞导管的可能性很大，因此不能通过喂养管给药。许多液体剂型含有山梨糖醇，其作为调味剂或作为主要的输送载体。摄入山梨糖醇高渗性溶液是危重症患者腹泻的常见原因，尤其是接受肠内营养的患者。氯化钾口服溶液也是高渗透性溶液，在给药前需要用 120～160mL 的水稀释。服用未稀释的氯化钾溶液可导致渗透性腹泻。最后，缓释制剂或肠溶制剂难以用于危重症患者。当缓释药物被碾碎后，患者立即吸收药物全部剂量，而不是在 6 小时、8 小时、12 小时或 24 小时内逐渐吸收。这导致在给药后不久产生超治疗或潜在毒性作用，而在给药间隔结束时产生亚治疗效应。缓释剂必须转换为相当于即刻释放型的等效剂量，并以更频繁的给药间隔进行给药。粉碎的肠溶剂型可能被胃液灭活或可能引起胃部刺激。肠溶片剂是经过特殊设计的，以便在开始溶解之前能够完整通过胃部进入小肠。

舌下给药

由于舌下黏膜血管丰富，舌下给药通常产生与静脉给药相同的血药浓度，并且起效通常比口服给药快。

　　传统上，对于危重症患者，舌下给予的药物很少。然而，一些口服和静脉注射药物已被证明在舌下给药后产生治疗效果，如硝酸甘油和奥氮平。他克莫司可以通过打开胶囊，进行舌下给药，用于不能吞咽胶囊的患者。卡托普利能可靠地降低高血压急症患者的血压。劳拉西泮片舌下给药可用于治疗癫痫持续状态患者；三唑仑口服制剂和咪达唑仑注射制剂均已被证明经舌下给药后可产生镇静效果。

经鼻给药

　　经鼻给药是一种有效使用镇静剂和镇痛剂的方法。鼻黏膜血管丰富可使药物快速且完全吸收。如甲哌啶、芬太尼、舒芬太尼、布托啡诺、氯胺酮、咪达唑仑和纳洛酮均可经鼻给药。

经皮给药

　　经皮给药对危重症患者的价值有限。虽然硝酸甘油膏剂在急性心绞痛、心力衰竭、肺水肿或高血压患者静脉注射前作为一种临时措施是非常有效的，但硝酸甘油透皮贴剂在这类人群中的益处有限，因为其起效缓慢且无法进行剂量调整。此外，外周灌注减少的患者可能不能充分吸收经皮给药的药物从而产生所需的治疗效果。可乐定、硝酸甘油及芬太尼的透皮贴剂可能对经静脉或口服用药剂量稳定的患者有益，但需要长期使用。长期使用硝酸甘油透皮贴剂可产生耐受性。可睡前去除贴片，避免产生耐受性，允许 8～10 小时的"无硝酸盐"期。

　　局麻药共溶混合物（eutectic mixture of local anesthetic，EMLA）是利多卡因和丙胺卡因的混合制剂。这种局麻药混合物可用于插入静脉导管或注射局部麻醉剂（可能需要产生更深层次的表面麻醉）之前经皮肤进行麻醉。

　　虽然经皮给药是危重症患者中一种不常见的给药方法，但同样不能忽视，因为它是发生不良用药反应的潜在危险因素。经皮给药广泛应用于烧伤、擦伤或剥落的皮肤，会导致局部应用药物显著吸收。黏膜炎或食管炎患者过度使用含有利多卡因的黏性产品或漱口水进行局部麻醉，也可导致利多卡因的显著吸收。局部给予口腔黏膜利多卡因可导致血清浓度增高，引起癫痫发作。局部糖皮质激素制剂的过量使用也可抑制肾上腺素的吸

收。对于高效氟化类固醇制剂，如二丙酸倍他米松、丙酸氯倍他索、去羟米松或醋酸氟轻松，更是如此。

中枢神经系统药理学

镇静剂

　　镇静剂可分为 4 大类：苯二氮䓬类药物、巴比妥类药物、神经抑制剂和其他药物。苯二氮䓬类药物适用于特定的适应证，如酒精戒断。但由于苯二氮䓬类药物与谵妄有关，因此在危重症患者镇静时首选其他药物。巴比妥类药物可用于难治性癫痫持续状态、头部损伤和颅内压升高的患者。对于表现出心理或行为方面的镇静需求的患者，抗精神病药的使用是有限的，应防止滥用。丙泊酚是一种短效的全身麻醉剂，为机械通气患者的镇静剂。右美托咪定是可用于轻度镇静的短效静脉全身麻醉剂。丙泊酚和右美托咪定是 2018 年美国重症医学会指南中对危重症患者轻度镇静的推荐用药。应使用有效可靠的镇静评估量表（见第 6 章）对镇静水平进行多次评估，以指导镇静剂的给药。

苯二氮䓬类

　　苯二氮䓬类药物是危重症患者常用的药物。这些药物具有镇静、减少焦虑、抗惊厥的特性，可间接松弛肌肉，并可诱导顺行性遗忘。苯二氮䓬类药物与位于中枢神经系统的 γ- 氨基丁酸（gamma-aminobutyric acid，GABA）受体结合，调节这种抑制性神经递质。应注意用药安全和灵活性。

　　苯二氮䓬类药物通常用于影像学检查、诊断和侵入性操作（如中心静脉导管置入或支气管镜检查）期间提供短期镇静。初始剂量可出现过度镇静和精神错乱，但可随着治疗过程中耐受性的产生而减弱。老年人和儿童患者可能表现出一些相反的效果，表现为易怒、躁动、敌意、幻觉和焦虑。呼吸抑制更常见于同时口服麻醉剂的患者，以及老年患者和慢性阻塞性肺疾病（chronic obstructive pulmonary disease，COPD）或阻塞性睡眠呼吸暂停（obstructive sleep apnea，OSA）患者。苯二氮䓬类药物也与谵妄的发生有关，且谵妄可导致不良临床结局。因此，不建议长期使用苯二氮䓬类药物进行镇静。使用时，更倾向于大剂量给药而不是连续输注，旨在降低镇静水平和缩短机械通气的

持续时间。仍需更多的对比试验来证明最佳的给药方式。既往有苯二氮䓬或慢性乙醇使用史的患者,可能需要更大剂量的苯二氮䓬药物才能达到镇静效果。

监测参数

- 应监测任何接受苯二氮䓬类药物治疗的患者的精神状态、意识水平、呼吸频率和舒适程度。
- 应监测接受短效药物治疗的患者的戒断反应体征和症状(例如,咪达唑仑)。
- 监测镇静水平并使用能产生预期效果的最低剂量。

咪达唑仑

咪达唑仑是一种短效、高亲脂性的苯二氮䓬类药物,可经静脉注射、肌内注射、舌下、口服、鼻内或直肠给药。在不同的危重症患者中咪达唑仑的清除率是大相径庭的。在有肝脏疾病、休克或同时接受红霉素或氟康唑等酶抑制药物和低白蛋白血症的患者中,清除半衰期可延长 6～12 小时。咪达唑仑的两种主要代谢物,1-羟基咪达唑仑和 1-羟基咪达唑仑葡糖醛酸酯,已被证明可在危重症患者,特别是肾功能不全患者体内蓄积,从而产生额外的药理作用。老年患者可表现出继发于肝功能降低的半衰期延长。

剂量

- **静脉注射**:0.025～0.05mg/kg,q1～4h。
- **连续输注**:0.02～0.1mg/(kg·h)。

劳拉西泮

劳拉西泮是一种中效苯二氮䓬类药物,其代谢不受肝功能受损、年龄或药物相互作用的影响。劳拉西泮经肝内葡糖醛酸化途径清除。因为劳拉西泮相对不溶于水,所以必须用丙二醇稀释,而丙二醇经静脉注射后可能会出现低血压。为了保持药物溶解,需大量的溶液,每 250mL5% 葡萄糖溶液(dextrose-5%-water, D_5W)中只能有效地溶解 20～40mg 劳拉西泮。当连续输注劳拉西泮时,建议使用过滤器,防止药物沉淀。此外,劳拉西泮的清除半衰期长达 10～20 小时,不建议连续输注给药。需要大剂量输注的患者可能存在丙二醇中毒的风险,表现为高渗透压状态伴代谢性酸中毒。

剂量

- **静脉注射**:0.5～2mg,q1～4h。
- **连续输注**:0.06～0.1mg/(kg·h)。

地西泮

地西泮是一种长效苯二氮䓬类药物,比劳拉西泮或咪达唑仑起效更快。虽然单次给药后作用持续时间为 1～2 小时,但由于其活性代谢产物有助于发挥药物作用,因此,具有累积效应。去甲基地西泮的半衰期为 150～200 小时,因此,在停用地西泮后,去甲基地西泮会缓慢积聚,逐渐从体内排出。肝衰竭患者和接受抑制肝微粒体酶药物治疗的患者,地西泮代谢降低。地西泮可作为围手术期患者抗焦虑和镇静剂使用,但不用于机械通气患者的常规镇静。

剂量

- **静脉注射**:2.5～10mg,q2～4h。
- **连续输注**:不推荐使用。

苯二氮䓬类药物拮抗剂

氟马西尼

氟马西尼是一种特异性苯二氮䓬类拮抗剂,用于逆转苯二氮䓬类诱导的中度镇静、复发性镇静和苯二氮䓬类过量。长期服用苯二氮䓬类药物的患者慎用,以防止戒断反应的发生。

剂量

- **清醒镇静逆转**:15 秒内静脉注射 0.2mg,随后在 45 秒内根据需要每分钟重复 0.2mg,直至最大剂量为 1mg。反复镇静的逆转与清醒镇静的逆转相同,但剂量可根据需要每 20 分钟重复一次。
- **苯二氮䓬类药物过量**:30 秒内静脉注射 0.2mg,随后 30 秒内静脉注射 0.3mg:每分钟可按需以 30 秒为间隔给予 0.5mg 的重复剂量,直至累积剂量为 3mg。如果在 3mg 后药物起效,则可以给予总剂量为 5mg 的额外剂量。在上述所有情况下,每次给药不超过 1mg,每小时给药剂量不超过 3mg。
- **连续输注**:0.1～0.5mg/h(用于长效苯二氮䓬类药物逆转或大量过量)。

监测参数

- 意识水平以及戒断反应的体征和症状。

神经阻滞剂

氟哌啶醇

氟哌啶醇是一种主要的镇静剂,用于治疗对

非药物干预或其他镇静剂无效的激动或谵妄患者。尽管氟哌啶醇通常用于治疗谵妄，但没有证据表明氟哌啶醇可以缩短谵妄的持续时间。因此，与其他副作用较少的药物（即非典型抗精神病药物）相比，需慎用氟哌啶醇。延长 QTc 是其显著的不良反应，必须谨慎衡量患者发生心律失常的风险与使用氟哌啶醇的益处。氟哌啶醇的优点是较少引起呼吸抑制、药物耐受性及药物依赖性。其确切的作用机制尚不清楚，可能与中枢神经系统多巴胺能受体的阻断有关，导致大脑皮质下水平中枢神经系统的抑制。

初始剂量为 2～5mg，每 15～20 分钟可加倍，直到患者被充分镇静。一旦患者的症状得到控制，可将镇静患者所需的总剂量分成 4 等份，每 6 小时定期给药。当患者的症状稳定时，每日剂量迅速减少到能控制患者症状的最小剂量。大剂量和静脉注射氟哌啶醇可能延长患者的 QTc 间期，特别是那些正在使用氟哌啶醇持续输注或与其他延长 QTc 的药物同时使用的患者。所有接受氟哌啶醇静脉注射或持续输注的患者均需监测 QTc 间期。

氟哌啶醇的另一个主要副作用是锥体外系反应，如静坐不能和肌张力障碍。这些反应通常发生在治疗早期，并可能随着剂量减少或停药而消失。严重情况下，需要盐酸苯海拉明（25～50mg 静脉注射）或苯扎托品（1～2mg 静脉注射）以缓解症状。口服氟哌啶醇后的锥体外系反应比静脉注射氟哌啶醇后更为常见。使用此药也可出现抗精神病药恶性综合征，表现为高热、严重锥体外系反应、严重肌肉僵硬、精神状态改变和自主神经不稳定。治疗包括支持性护理和丹曲林给药。心血管副作用包括低血压。

剂量

- 静脉或肌内注射大剂量：1～10mg（根据临床需要）。
- 连续输注：10mg/h（一般不推荐）。

监测参数

- 精神状态、血压、心电图（electrocardiogram，ECG）、床边谵妄监测和电解质（特别是连续输注）、锥体外系反应的症状。

非典型抗精神病药物

非典型抗精神病药物如喹硫平、奥氮平、利培酮和齐拉西酮被认为可能是氟哌啶醇的替代品，因为它们的作用机制相似且副作用较少，包括锥体外系反应的发生率降低和 QT 间期延长。近年来，非典型抗精神病药物在 ICU 谵妄治疗中的使用有所增加，一些研究显示其使用率高达 40%。尽管如此，由于其功效不确定，仍需要更多的对照研究进行证明。

监测参数

- 精神状态、意识水平、ECG、床边谵妄监测。

喹硫平

喹硫平是迄今为止研究最充分的一种非典型抗精神病药物，一项随机、安慰剂对照试验表明，喹硫平可以缩短谵妄持续时间。按计划给药，必要时加用氟哌啶醇。对于仍需要使用氟哌啶醇进行突破性治疗的患者，可能需要逐渐增加喹硫平的剂量，每次增加 50mg。最常见的副作用是镇静过度。喹硫平的局限性是它只有口服制剂。

剂量

- 口服：50～200mg，q12h。

监测参数

- 精神状态、意识水平、ECG、床边谵妄监测。

巴比妥类

巴比妥类药物用于降低颅脑损伤患者保守治疗失败后的颅内压，也用于难治性癫痫持续状态。巴比妥类药物可减少脑耗氧量和脑血流量，并潜在地清除自由基。

使用巴比妥类药物可能引起中枢神经系统抑制，导致镇静过度和呼吸抑制。巴比妥类药物还会直接抑制心肌，减少心输出量，增加静脉容量。快速静脉注射可导致心律失常和低血压。

戊巴比妥

戊巴比妥连续输注常用于诱导巴比妥镇静。滴注维持颅内压小于 20mmHg，脑灌注压大于 60mmHg。平均动脉压（mean arterial pressure，MAP）维持在提供足够脑灌注压的范围内。血清戊巴比妥治疗浓度为 20～50mg/L。

剂量

- 静脉注射：5～10mg/kg，2 小时内输注完毕。
- 连续输注：0.5～4mg/（kg·h）。

监测参数

- 意识水平、颅内压、脑灌注压、血压、血清戊巴比妥浓度。

其他药物

丙泊酚

丙泊酚是一种经静脉给药的全身麻醉剂,用于机械通气患者的镇静。该药物通常作为首选镇静剂,在每日唤醒方案中维持或减少剂量。与苯二氮䓬类药物相比,丙泊酚的优点是起效快,作用时间短。丙泊酚注射时可能引起疼痛、呼吸抑制和低血压,特别是在已经出现低血压或低血容量血症的危重症患者中。将最大剂量限制在 0.25～0.5mg/kg,初始输注速率限制在 5μg/(kg·min),可避免低血压。丙泊酚的脂肪乳液载体已被证明可支持微生物的生长。如果使用输液瓶,制造商建议每 6 小时或每 12 小时更换一次输液管。丙泊酚的制剂中含有 1.1kcal/mL 的脂肪乳剂载体,因此在确定患者的营养支持方案时须考虑其输注速率,因为脂肪乳剂基质可视被为热量来源。高输注速率可能会导致高甘油三酯血症。这种药物也会引起一种罕见但严重的副作用,即丙泊酚相关输液综合征(propofol-related infusion syndrome,PRIS)。PRIS 与使用丙泊酚超过 48 小时且剂量大于 75μg/(kg·min)有关。高钾血症、心动过速、心动过缓、横纹肌溶解和乳酸酸中毒合并高甘油三酯血症是 PRIS 的常见症状。因此,护士应密切监测这些体征,及时停止治疗可避免 PRIS 引起的不良后果:心力衰竭、代谢性酸中毒、横纹肌溶解、心律失常和肾衰竭。丙泊酚分为 50mL 和 100mL 两种剂量。为减少浪费,对于计划进行静脉导管更换、机械通气拔管和低输注速率的患者,可使用 50mL 剂量的丙泊酚。

剂量

- 静脉注射:0.25～0.5mg/kg。
- 连续输注:5～50μg/(kg·min)。

监测参数

- 意识水平、血压、乳酸、肌酸酐激酶和血清甘油三酯水平,特别是在高输注速率时。

氯胺酮

氯胺酮是苯环戊二烯的类似物,通常用作静脉给药的全身麻醉剂。它可以产生镇痛、麻醉和遗忘,而不会导致意识丧失。该药的镇静作用有解离性和剂量依赖性。0.1～0.5mg/kg 的剂量仅能起到镇痛作用,无镇静作用,而大于 0.5mg/kg 的剂量能起到一定程度的镇静作用。单次给药 0.5～1.0mg/kg 后,麻醉在 1～2 分钟内开始,持续 5～10 分钟。氯胺酮会引起交感神经兴奋,通常会增加血压和心率,同时可保持心输出量,这有益于低血容量的患者。氯胺酮适用于需要反复进行伤口清创等痛苦手术的患者。氯胺酮的支气管扩张作用对于支气管哮喘持续状态患者可能有益。然而,氯胺酮可能会导致颅内压增加,对于头部受伤、占位性病变或任何其他原因导致颅内压升高的患者应避免使用或谨慎使用。氯胺酮麻醉后常出现幻觉,可以通过同时使用苯二氮䓬类药物来预防。

剂量

- 静脉注射:0.1～1mg/kg。
- 持续输注:0.05～3mg/(kg·h)。
- 口服:10mg/kg 稀释于 30～60mL 果汁。
- 经鼻给药:5mg/kg。

监测参数

- 镇静和镇痛水平、心率、血压和精神状态。

右美托咪定

右美托咪定是一种具有相对选择性的 α_2 肾上腺素能激动剂,具有镇静特性,适用于气管插管和机械通气患者的轻度镇静。右美托咪定不会导致呼吸抑制,但会导致心率和血压降低。部分患者在 ICU 用此药物治时可能存在叹气增多现象。右美托咪定具有最小的遗忘特性,大多数患者在接受药物治疗时需要大剂量的镇静剂和镇痛药。此外,在负荷剂量使用时经常出现低血压,因此,在血流动力学不稳定的患者中应避免大剂量使用。

该药物可用于长期镇静,可长达 28 天。在这种情况下,建议减少或者完全停止负荷输注,以尽量减少心血管抑制。然而,与短期镇静相比,长期镇静可能需要更高的维持输注[高达 1.5μg/(kg·h)],心动过缓是最常见不良反应。长期输注右美托咪定的患者在突然停药后可能存在戒断症状、反射性心动过速和神经系统表现(如躁动、易怒、言语异常)的风险。停药后应对患者进行 12～24 小时的监测,以预防戒断症状。对于治疗超过 24 小时的患者可逐渐减少右美托咪定的剂量[例如,每 12～24 小时减少 0.1μg/(kg·h)的输注量]。

对于有与酒精或苯二氮䓬类药物戒断无关的谵妄的成年危重症患者,右美托咪定与苯二氮䓬类药物相比,是首选的镇静剂,可以缩短谵妄的持续时间。

剂量
- **静脉注射**：10 分钟内 1μg /kg。
- **连续输注**：0.2～1.5μg/（kg·h）。

监测参数
- 镇静镇痛水平、心率和血压。

镇痛药

阿片类药物

阿片类药物，也被称为麻醉剂，通过可逆性地与中枢神经系统的 μ、δ、κ 和 σ 阿片受体结合而产生作用。μ1 受体与镇痛作用相关，而 μ2 受体与呼吸抑制、心动过缓、欣快感和依赖性相关。δ 受体没有选择性激动剂，并且可以调节 μ 受体的活性。κ 受体在脊柱和棘上水平起作用，并与镇静相关。σ 受体与烦躁不安和精神病样相关。

监测参数
- 疼痛或舒适程度、血压、肾功能、肝功能和呼吸频率。

吗啡

吗啡是一种常用的麻醉性镇痛药。吗啡在肝脏代谢为多种代谢产物，包括吗啡 -6- 葡糖醛酸盐（morphine-6-glucuronide，M6G），其效力为吗啡的 5～10 倍。M6G 可通过肾脏排泄，重复给药后可能会在肾功能不全患者体内蓄积，产生增强的药理作用。危重症患者由于蛋白质结合增加、肝血流量减少、肾功能降低或肝细胞功能降低而使吗啡清除率降低。吗啡具有血管扩张的特性，可能因对血管的直接作用或组胺释放而产生低血压。

剂量
- **静脉注射**：2～5mg。
- **连续输注**：2～30mg /h。

患者自控镇痛
- **静脉注射**：0.5～3mg。
- **间隔时间**：5～20 分钟。

哌替啶

哌替啶是一种短效阿片类药物，其效力只有吗啡的 1/7。它被肝脏代谢为去甲哌替啶，通过肾脏排泄，也是一种神经毒素。去甲哌替啶可在肾功能不全的患者体内蓄积，导致癫痫发作。在使用单胺氧化酶抑制剂的患者中应避免使用哌替啶，因为这类药物同时使用可能导致高血压危象。由于哌替啶具有癫痫发作的潜在风险，该药物作为镇痛药的使用大幅减少。在许多医疗机构中，该药物的使用已受到限制，仅作为辅助治疗，用于减少体温过低的寒战症状。

剂量
- **静脉注射**：25～100mg。

芬太尼

芬太尼是哌替啶的类似物，其效力是吗啡的 100 倍。单次给药后，因其迅速分布到脂肪组织使作用时间受到限制。然而，在重复给药或持续输注给药后，脂肪储存变得饱和，导致其最终清除半衰期延长至 24 小时以上。芬太尼没有活性代谢物，但在肝功能障碍中可发生蓄积。与吗啡不同，芬太尼不会导致组胺释放。

剂量
- **静脉注射**：25～100μg，q1～2h。
- **连续输注**：50～300μg/h。
- **透皮贴剂**：25μg/h（未服用过阿片类药物的患者）。
- **阿片类药物耐受的患者**：25～100μg/h。

患者自控镇痛
- **静脉注射**：25～100μg。
- **间隔时间**：5～10 分钟。

氢吗啡酮

氢吗啡酮是一种吗啡衍生物，其效力是吗啡的 5～7.5 倍，作用持续时间与吗啡相似。由于氢吗啡酮与吗啡的相对效力差异，在进行剂量转换时必须谨慎。氢吗啡酮可在肝肾损害患者中蓄积和增强药理作用。该药主要用于治疗难治性疼痛。

剂量
- **静脉注射**：0.4～2mg。
- **连续输注**：0.2～3mg/h。

患者自控镇痛
- **静脉注射**：0.1～1mg。
- **间隔时间**：5～20 分钟。

阿片类拮抗剂

纳洛酮

纳洛酮是一种纯阿片受体拮抗剂，它能从 μ 受体、δ 受体和 κ 受体结合位点取代阿片类激动剂。纳洛酮可逆转麻醉引起的呼吸抑制，增加呼吸频率和每分通气量，降低动脉二氧化碳分压，并在血压降低时恢复正常血压。纳洛酮也能逆转麻醉性镇静或睡眠。纳洛酮能逆转镇痛作用，增加交感神经系统的活动，并可能导致心动过速、高血压、肺水肿和心律失常。长期服用麻醉性镇痛药的患者服用纳洛酮会产生戒断症状。在非危及生命的情况下（例如，术后患者呼吸抑制但没有心脏或呼吸骤停），通过稀释和缓慢给予增加剂量的纳洛酮可以防止急性戒断反应的发生，并防止可能伴随镇痛逆转的交感神经刺激的增加。每0.4mg药物用0.9%生理盐水稀释至10mL，达到0.04mg/mL的浓度。然后，以0.04~0.08mg的剂量缓慢给药，直至起效。在危及生命的情况下，可能需要更积极的给药方法。由于其作用时间通常比阿片类药物短，所以阿片类药物的作用可能在纳洛酮的作用消散后（为30~120分钟）恢复。因此，在过量使用缓释阿片类药物制剂的情况下，可能需要连续输注纳洛酮。

剂量

- **阿片类药物抑制**：初始剂量为0.1~0.2mg，每隔2~3分钟给药，直至药物起效。根据患者的反应、给药的剂量和持续时间，可能需要额外的剂量。
- **已知或怀疑阿片类药物过量**：初始剂量为0.4~2.0mg，必要时间隔2~3分钟给药。如果服用10mg后仍未观察到反应，应确定导致抑制的其他原因。
- **连续输注**：初始输注速率可以根据计算初始有效间歇剂量的2/3来定制，每小时给药一次。典型的剂量范围为2.5~5μg/（kg·h），根据患者的反应进行滴定。

监测参数

- 戒断反应的体征和症状、呼吸频率、血压、精神状态、意识水平和瞳孔大小。

非甾体抗炎药

酮咯酸

酮咯酸是一种非甾体抗炎药（non-steroidal anti-inflammatory drugs，NSAID），适用于需要阿片类镇痛的中度至重度急性疼痛的短期治疗。该药具有抗炎、镇痛和解热的特性。其作用机制是通过抑制环加氧酶（一种催化花生四烯酸形成过氧化物酶的酶）来抑制前列腺素的合成。非甾体抗炎药在治疗前列腺素介导的疼痛方面更有效。酮咯酸

是目前唯一被批准用于肌内注射、静脉注射和口服给药的非甾体抗炎药，它通常与其他镇痛药联合使用。因为疼痛通常涉及多种机制，所以联合治疗可能比单一药物治疗更有效，并且与麻醉药联合治疗可以减少麻醉药的用量，最大限度地减少麻醉药的副作用。

酮咯酸与口服非甾体抗炎药有相同的副作用，如可逆性血小板抑制、胃肠道出血和肾功能下降。酮咯酸禁忌用于晚期肾衰竭患者和因体液过多而处于肾衰竭风险的患者。因此，在使用酮咯酸之前，要纠正血容量不足。对于轻度和中度肾功能损害，建议减少50%的剂量。由于潜在的显著不良反应，静脉注射和口服的最长联合持续时间限制为5天。

剂量

- **负荷剂量**：65岁以下为30~60mg；年龄≥65岁或体重＜50kg：15~30mg。
- **维持剂量**：65岁以下为30mg q6h；年龄≥65岁或体重＜50kg：15mg q6h。

监测参数

- 肾功能及容量状况。

对乙酰氨基酚

对乙酰氨基酚是一种镇痛解热药，有多种剂型，如静脉注射剂型。静脉注射对乙酰氨基酚适用于轻度至中度疼痛的治疗，并适用于辅助阿片类镇痛药的中度至重度疼痛的治疗。对乙酰氨基酚的首选给药途径为口服，例如，每4小时口服650mg或每6小时口服1g，但在围手术期不能使用口服给药时，也可选择静脉注射。这种药物的静脉注射作为一种解热药不具有成本效益，因为存在同样有效且更便宜的选择（例如，对乙酰氨基酚直肠栓剂）。静脉使用对乙酰氨基酚仅限于术后不能口服或经直肠予以对乙酰氨基酚的患者。

剂量

- **静脉注射**：术后24~48小时内每6小时注射1g（24小时内最多4g）。

监测参数

- 肝功能检查、疼痛控制、血压。

神经肌肉阻滞剂

神经肌肉阻滞剂（neuromuscular blocking agents，NMBA）主要用于获取、保护和维持安全的气道，并辅助机械通气。这些药物没有镇静、遗忘、麻醉或镇痛的作用。危重症患者应用NMBA

的适应证可分为短期适应证和长期适应证。短期适应证包括气管插管、患者转运过程中的稳定性、血流动力学监测、放射学检查、更换敷料和小型手术。主要的长期适应证是优化机械通气、降低耗氧量、控制颅内压升高、治疗低温相关的顽固性寒战，以及控制破伤风相关的肌肉痉挛。NMBA 分为去极化剂和非去极化剂两类。

去极化剂

琥珀胆碱

琥珀胆碱是唯一可用于临床的去极化剂，也是气管快速插管的首选药物。琥珀胆碱与乙酰胆碱受体结合，引起肌肉终板持续去极化，从而产生麻痹作用。

标准插管剂量为 1～2mg/kg 时，琥珀胆碱可能会使患者血清钾水平上升约 0.5mEq/L。烧伤、脊髓损伤和广泛性骨骼肌损伤、上下运动神经元疾病和长时间卧床的危重症患者在服用琥珀胆碱后，由于非功能性乙酰胆碱受体的形成，易发生高钾血症。这些受体结合琥珀胆碱而不引起麻痹，但使肌细胞去极化，释放钾并增加血清钾浓度，达到超治疗或毒性范围。虽然高钾血症可在受伤后 24 小时内发生，但患者在受伤后 7 天～9 个月期间最危险。因此，琥珀胆碱是这些患者的禁忌证。作为一种去极化剂，琥珀胆碱单独使用或与吸入麻醉剂联合使用可引发恶性高热。其机制似乎与正常肌细胞内钙浓度的增加有关。由于该药与恶性高热有明显的相关性，有恶性高热家族史的患者应避免使用该药。在琥珀胆碱禁用的情况下，可以使用短效或中效非去极化剂。琥珀胆碱可被假性胆碱酯酶快速水解；然而，非典型假性胆碱酯酶患者可能会经历长时间的阻断。妊娠、肝病、急性感染、癌症、尿毒症和烧伤可能会使胆碱酯酶活性降低从而导致长期阻断。

剂量
- **插管**：1～2mg/kg，静脉注射。

监测参数
- 肾功能、电解质（尤其是钾）、酸碱状态和麻痹程度。

非去极化剂

非去极化剂是乙酰胆碱受体上乙酰胆碱的竞争性拮抗剂。非去极化剂按化学类别分为氨基类固醇（泮库溴铵、罗库溴铵、维库溴铵）和苄基异喹啉类（阿曲库铵、顺式阿曲库铵）。这些药物根据作用时间进一步分类：中效（阿曲库铵、顺式阿曲库铵、罗库溴铵、维库溴铵）和长效（泮库溴铵）。

非去极化药物可用于危重症患者的短期或长期适应证。短期适应证包括插管、院内转运和手术期间。长期适应证包括在最佳剂量的镇静剂和镇痛药无法预防患者/呼吸机不同步时进行机械通气以及降低和控制高颅压。

药物选择

在为患者选择最合适的药物时，要考虑几个因素。麻醉的开始时间和持续时间应符合手术的要求。短期手术（例如，气管插管）可能需要起效快的短效药物，如琥珀胆碱。对于较长的治疗过程（例如，换药和放射学扫描），可选择中效或长效药物的大剂量。长期适应证，如机械通气，可能需要间歇输注长效药物或连续输注中效药物。在选择 NMBA 时，还必须考虑患者的潜在病理生理状况，有发生高钾血症风险的患者应避免使用琥珀胆碱。泮库溴铵的抗迷走神经作用可能导致心率和血压升高，对于不稳定冠状动脉疾病患者要慎用。维库溴铵和泮库溴铵在体内代谢为具有母体化合物 50% 活性的 3-羟基代谢物。这些代谢物经肾脏排出，并在肾功能障碍患者中蓄积，导致长时间的瘫痪。为了避免这种不良反应，可以通过监测患者，并在周围神经刺激器的帮助下调整剂量、给药间隔或持续输注速率，以维持 1 次或 2 次四组（train-of-four，TOF）刺激（见第 6 章）。阿曲库铵或顺式阿曲库铵可用于多系统器官衰竭患者，因为它们不依赖于器官功能进行代谢和清除。

只有在所有其他方法都没有效果的情况下，NMBA 才被用于管理成人 ICU 患者。药物的选择可根据患者情况调整。对接受 NMBA 的患者进行临床评估和 TOF 监测，目标是调整 NMBA 的剂量，使患者抽搐减为 1～2 次。接受 NMBA 治疗的患者还需要接受足够的镇静（即通过镇静监测工具评估的深度镇静）和镇痛治疗。在 NMBA 治疗开始前的基线评估是至关重要的，因为神经肌肉阻滞会改变治疗期间的镇静监测。此外，双频谱指数（bispectral index，BIS）监测在评估 NMBA 治疗期间的镇静水平方面已被证明具有价值，与其他镇静监测工具相比，BIS 是首选（见第 6 章）。

副作用

虽然副作用很少，但有些副作用会产生很严重的后果。快速静脉注射阿曲库铵后可引起组胺释放，从而导致低血压和面色潮红。将每种药物的注射时间延长至60秒以上可以防止这一不良反应。阿曲库铵的主要代谢物劳丹素已被证明在狗的脑脊液中达到高浓度后会引起癫痫发作。目前，尚无危重症患者因劳丹素蓄积而出现中枢神经系统不良事件的报道。

类固醇类药物，如泮库溴铵和维库溴铵，会代谢为具有母体化合物50%活性的3-羟基代谢产物。这些代谢产物经肾脏清除，并在肾功能障碍患者中蓄积，导致长期的瘫痪。通过周围神经刺激器监测患者并调整剂量、给药间隔或连续输注速率，以维持1次或2次TOF刺激，通常可以防止这种不良反应的发生（见第6章）。

与使用非去极化药物相关的严重并发症是发生长期失用性萎缩。这种综合征在长期使用类固醇类药物和苄基异喹啉药物后发生，并且无法通过周围神经刺激监测来预防。接受类固醇治疗的患者可能容易出现这种并发症，但其中的关联仍有待最终证明。

长期服用这些药物的患者经常会出现耐受现象或需要增加剂量以维持稳定的状态。药物耐受性可能与药物结合不会引起麻痹的非功能性结外受体的增殖有关，药物分布容积的增加导致神经肌肉接头处的血清浓度降低，并与急性期反应蛋白结合，减少了游离的药理学活性。使用NMBA的患者需要防止继发性损伤的护理。这包括皮肤护理以防止压疮、使用预防性眼部护理以防止角膜擦伤、静脉血栓栓塞预防，以及口腔护理以预防呼吸机相关肺炎。对于接受NMBA和皮质类固醇治疗的患者，在病情允许的情况下，应尽快停用NMBA。

剂量

中效作用

- **阿曲库铵**：插管为0.5mg/kg，静脉注射；维持：0.08～0.10mg/kg，静脉注射；连续输注：5～20μg/(kg·min)。
- **顺式阿曲库铵**：插管为0.15～0.2mg/kg，静脉注射；维持剂量：0.03mg/kg，静脉注射；连续输注：1～3μg/(kg·min)。
- **罗库溴铵**：插管为0.45～1.2mg/kg，静脉注射；

维持剂量：0.075～0.15mg/kg，静脉注射；连续输注：10～14μg/(kg·min)。
- **维库溴铵**：插管为0.1～0.15mg/kg，静脉注射；维持剂量：0.01～0.15mg/kg，根据患者的反应、给药的剂量和持续时间，可能需要额外的剂量；连续输注：0.8～1.7μg/(kg·min)。

长效作用

- **泮库溴铵**：插管为0.06～0.1mg/kg，静脉注射；维持剂量：0.01～0.015mg/kg，静脉注射；连续输注：1μg/(kg·min)（一般不推荐）。

监测参数

- 麻痹程度（周围神经刺激）、肾功能、肝功能。

抗惊厥药

乙内酰脲类

苯妥英

苯妥英是一种抗惊厥药，在使用苯二氮䓬类药物后应用，用于控制急性全身强直阵挛发作（generalized tonic-clonic seizure，GTC），并在癫痫发作得到控制后用于维持治疗。苯妥英可稳定神经元细胞膜，并减少癫痫发作活动的扩散。苯妥英可能通过阻断兴奋性通路中的钠通道来抑制神经元去极化，并防止细胞内钾浓度增加和细胞内钙浓度降低。

口服苯妥英的生物利用度为90%～100%。苯妥英吸收的速率会受到溶解的限制，给药后血清浓度达到峰值的时间为1.5小时（如口服液和快释药）至12小时（如苯妥英钠缓释胶囊）。吸收速率与剂量有关，剂量越大，达到峰值浓度所需的时间越长。此外，溶解和吸收速率取决于苯妥英的配方。苯妥英钠缓释胶囊具有延长树脂制剂溶出的特性，而普通苯妥英产品具有快速释放和吸收更快的特性。缓释和快释产品不可互换，只有缓释产品可以每日单次剂量给药。

苯妥英与白蛋白的结合率为90%～95%。在危重症患者中，游离药物的比例变化很大，占总血清浓度的范围为10%～27%。有研究表明，在疾病的第1周内，游离药物的比例与基线相比增加了100%以上，这通常与人血清白蛋白浓度的显著降低有关。白蛋白结合的改变也可能出现在低白蛋白血症（<2.5g/dL）、严重创伤、脓毒症、烧伤、营养不良、手术及肝脏或肾脏疾病中，并可能导致具

有潜在毒性作用的游离浓度的增加。一旦白蛋白低于 2.5g/dL，苯妥英代谢会发生显著改变。对于低白蛋白血症患者，苯妥英浓度按照正常化的方程通常是不可靠的，需直接测量游离苯妥英浓度来调整治疗方案。

苯妥英被细胞色素 P450 酶系统代谢为其不活跃的初级代谢物 5-(p-对羟基苯基)5-苯基苯妥英，它被葡糖醛酸化并通过肾脏清除。苯妥英的代谢是剂量依赖性的，因此剂量比例的增加可能导致血清浓度的增加大于剂量比例的增加。很难预测患者的新陈代谢饱和的浓度，因此，剂量变化超过 400～500mg/d，需要仔细监测。因为苯妥英的代谢呈非线性，半衰期并不适合用来描述苯妥英的清除。苯妥英的代谢通常是指清除给定日剂量 50%(t_{50})所需的时间。在服用 300mg/d 的正常患者中，t_{50} 大约为 22 小时。随着剂量的增加，t_{50} 增加，并随着达到稳定状态的时间逐渐延长。根据剂量和患者代谢药物的能力，到稳定状态的时间可能从几天到几周不等。

其他药物可通过诱导或抑制苯妥英的代谢途径来影响其代谢。酶诱导的作用可以在开始用药后的 2 天至 2 周内发生。抑制通常发生在开始使用药物后的 1～2 天内，其作用通常持续到抑制药物从体内清除为止。危重症患者的苯妥英清除率增加，导致血清浓度未达治疗剂量。清除率增加的机制尚不清楚，但可能是由蛋白质结合的变化、苯妥英代谢的诱导或应激相关的肝代谢功能的短暂增加引起的。

苯妥英会在含葡萄糖的溶液中沉淀，只能在 0.9% 的氯化钠溶液中混合。由于其稳定性较差，可在复合后 4 小时内给药。为预防静脉炎，外周给药的最大浓度为 10mg/mL；如果通过中心静脉导管给药，可使用的最大浓度为 20mg/mL。苯妥英溶液必须通过 1.2 或 5.0 单位过滤器给药，以防止苯妥英晶体进入体循环。苯妥英的剂量不应超过 50mg/min，因为可能发生低血压和心律失常，低血压可能与丙二醇稀释剂有关。如果出现低血压或心律失常，输注速率应降低 50%。

危重症患者通常不推荐口服，因为有不稳定或不完全吸收的风险。苯妥英口服混悬液可黏附在经口胃管或经鼻胃管的内壁上，从而减少患者接收到的剂量。如果通过营养管给予苯妥英，需用 30～60mL 的 0.9% 的氯化钠溶液冲洗管道。给药后，夹闭营养管 1 小时，然后再重新开始喂养溶液。同时，与肠内营养溶液同时给药可能会影响口服吸收，降低其生物利用度，导致血清浓度不稳定，并因亚治疗血清浓度而导致癫痫发作。苯妥英口服溶液在使用前必须摇匀，以确保苯妥英颗粒在整个混悬剂中的均匀分布。如果未在取药前摇匀，苯妥英粉会在瓶底沉淀，导致首次开瓶时剂量不足，而随着使用，剂量可能变得很大。

苯妥英血清总浓度的正常治疗范围为 10～20mg/L，游离部分的治疗范围为 1～2mg/L。癫痫发作患者的血清浓度可能需要 20～30mg/L。苯妥英血清浓度可在静脉注射负荷剂量注入 30～60 分钟后获得，以评估剂量是否充足。浓度监测每周 2～3 次，特别是在治疗的第 1 周后。在危重症患者、人血清白蛋白浓度低于 2.5g/dL 的患者、肾衰竭或接受已知从白蛋白结合位点取代苯妥英的药物的患者中，可测量游离苯妥英浓度。其他监测指标包括患者的癫痫发作情况和已知会影响苯妥英代谢的药物的用药情况。

血液透析和血液滤过对苯妥英的清除率无影响。随着浓度的增加，可能会出现一些早期的不良反应，如眼球震颤(血清浓度＞20mg/L)、共济失调(血清浓度＞30mg/L)、嗜睡、意识模糊和认知功能受损(血清浓度＞40mg/L)。

剂量

- **负荷剂量**：15～20mg/kg(癫痫持续状态为 18～20mg/kg，预防癫痫发作为 15～18mg/kg)。对于初始负荷剂量无效的癫痫持续状态患者，可给予高达 10mg/kg 的额外静脉负荷剂量。
- **维持剂量**：5～7.5mg/(kg·d)静脉注射或口服［典型成人为 5～6mg/(kg·d)，急性疾病或神经创伤可能需要 6～7.5mg/(kg·d)］。q6～8h，静脉注射。

监测指标

- 癫痫发作活动、脑电图、血清苯妥英浓度(如适用，还包括游离苯妥英浓度)、白蛋白、肝功能、输液速度、血压、静脉注射心电图和静脉注射部位。
- 注意血清苯妥英浓度应在癫痫持续状态后 2～4 小时抽取。

磷苯妥英

磷苯妥英是苯妥英的前体药物，具有良好的水溶性，已被开发成为苯妥英的水溶性替代品。在不能耐受口服苯妥英的患者中，等剂量的磷苯妥英已被证明能产生相等或更高的血清苯妥英浓度。虽然苯妥英钠 50mg 等于磷苯妥英钠 75mg，但磷苯妥英剂量可转化为等量的苯妥英，即苯妥英当量（phenytoin equivalents, PE）。因此，苯妥英 300mg 剂量相当于磷苯妥英 300mg PE。

磷苯妥英经肌内注射或静脉注射后，在体内迅速完全转化为苯妥英，其生物利用度可达 100%。肌内注射后转化为苯妥英的半衰期约为 33 分钟，而静脉注射后约为 15 分钟。肌内注射给药后，血浆中磷苯妥英浓度峰值出现在给药后约 30 分钟，而苯妥英的峰值浓度则大约出现在 3 小时以后。静脉给药后磷苯妥英的峰值出现在输注结束时，而苯妥英的峰值浓度则出现在 40～75 分钟后。在肾或肝功能不全、低白蛋白血症患者中，磷苯妥英向苯妥英的转化增强，但不会增加清除率。磷苯妥英与血浆蛋白结合率为 90%～95%，并且随着磷苯妥英剂量的增加，结合磷苯妥英的百分比会降低。

随着磷苯妥英剂量的增加，苯妥英的最大总浓度也会增加，但苯妥英钠的总浓度受磷苯妥英输注速率增加的影响较小。在达到 50mg PE/min 的输注速率下，苯妥英钠的总浓度几乎恒定，而在更快的输液速度下，由于高浓度磷苯的存在，苯妥英从白蛋白结合位点被置换出来，导致游离的苯妥英浓度增加。

对于癫痫持续状态的治疗，静脉注射磷苯妥英的推荐负荷剂量为 15～20mg PE/kg，由于低血压风险，给药速度不得超过 150mg PE/min。以 100～150mg PE/min 注入 15～20mg PE/kg，产生的血浆游离苯妥英浓度与静脉注射 50mg/min 等剂量时的浓度相近。在癫痫持续状态的治疗中，在开始注射后的 10～20 分钟内，总苯妥英浓度大于 10mg/L，游离苯妥英浓度大于 1mg/mL。

在非紧急情况下，推荐的静脉注射或肌内注射负荷剂量为 10～20PE/kg。在非紧急情况下，静脉给药 50～100mg PE/min 可能是可以接受的，但与较高的输注速率相比，这会导致最大游离苯妥英浓度略低和出现延迟。初始每日维持剂量为 4～6mg PE/（kg·d）。当肌内注射型苯妥英临时代替口服苯妥英时，不需要调整剂量。然而，对于从每日 1 次的长效释放型的苯妥钠转换为磷苯妥英的患者，可能需要每天 2 次或更频繁地使用磷苯妥英，以维持相似的苯妥英药峰浓度和峰谷浓度。

随着剂量和输注速率的增加，不良反应的发生率逐渐增加。当剂量高于 15mg PE/kg 和输注速率高于 150mg PE/min 时，短暂性瘙痒、耳鸣、眼球震颤、嗜睡和共济失调的发生率比在较低剂量或输注速率时更高。腹股沟严重的灼烧、瘙痒和感觉异常通常与输注速率大于 150mg PE/min 有关。减慢或暂时停止输注可以尽量降低这些反应的发生频率和严重程度。在整个磷苯妥英输注过程中，以及在输注结束后的 10～20 分钟内，持续监测心率和节律、血压和呼吸功能。

磷苯妥英给药后，直到磷苯妥英转化完成时才监测苯妥英的浓度。这发生在静脉注射结束后 2～5 小时内。在完全转化之前，因为与苯妥英的交叉反应，常用的免疫分析技术，如荧光偏振和酶介导测定法可能会显著高估血浆苯妥英浓度。在完全转化为苯妥英之前采集的血液样本收集在含有 EDTA 作为抗凝剂的试管中，以减少磷苯妥英转化为苯妥英的体外转化。监测方法与苯妥英类似。在接受磷苯妥英治疗的肾衰竭危重症患者中，磷苯妥英的一种或多种加合物代谢物会蓄积，并与多种苯妥英免疫测定方法显示出显著的交叉反应。

吡咯烷衍生物

左乙拉西坦

左乙拉西坦是一种第二代抗癫痫药物，在重症监护环境中的使用越来越多。该药剂可有选择性地预防突发性放电和癫痫发作。左乙拉西坦通常用于伴或不伴继发性发作的部分癫痫发作的辅助治疗。其他公认的适应证包括伴有或不伴有继发性发作的部分癫痫发作单一治疗，以及与青少年肌阵挛性癫痫相关的肌阵挛性发作和与特发性全身性癫痫相关的原发性 GTC 癫痫发作的辅助治疗。左乙拉西坦在脑外伤后癫痫预防中也发挥着重要作用。此外，左乙拉西坦可用于神经系统紧急情况（如癫痫持续状态），且已证明未稀释的左乙拉西坦快速静脉注射在高达 1 500mg 的剂量下是安全且可耐受的。与静脉泵注相比，这种给药方式更受欢迎，因为未稀释的药物易于获取，便于给药。

左乙拉西坦缺乏细胞色素 P450 等酶诱导潜能，并且不会与其他药物（包括其他抗癫痫药物）产生临床上显著的药物相互作用。镇静是最常见的不良反应。

剂量

● 维持剂量：250～1 000mg，q12h，静脉注射或口服。

- **癫痫持续状态负荷剂量：**
  - **注射泵静脉注射：** 15 分钟内予以 20mg/kg，静脉注射。
  - **静脉推注：** 20mg/kg，快速静脉注射，5 分钟内最多可推注 1 500mg。

监测指标

- 癫痫发作活动、脑电图、睡眠状态。

其他药物

拉考沙胺

　　拉考沙胺是一种功能性氨基酸类抗惊厥药物，用于治疗部分发作和原发性 GTC 癫痫发作。该药物在 ICU 内的使用有所增加，因为该药物的耐受性良好。该药既有口服制剂也有注射制剂，当口服给药暂时不可行时，可以使用注射剂型。

剂量

- **维持剂量：** 150～200mg，q12h，静脉注射或口服。

监测指标

- 癫痫发作活动、脑电图。

丙戊酸

　　丙戊酸，包括二丙戊酸钠，是一种抗癫痫药物，用于复杂部分性发作、单纯和复杂癫痫缺失的单一治疗和辅助治疗，包括失神发作在内的多种癫痫类型患者的辅助治疗。丙戊酸钠有多种剂型可供选择，包括延迟和缓释口服剂型、口服液和肠外剂型。因此，这些药物常用在各种患者护理环境中。

剂量

- **维持剂量：** 静脉注射或口服，10～15mg/（kg·d），每周增加 5～10mg/（kg·d），直至最大剂量为 60mg/（kg·d）。

监测指标

- 癫痫发作活动、脑电图、肝功能检查。

巴比妥类

戊巴比妥

　　戊巴比妥是一种巴比妥酸盐，主要用于控制头部损伤患者的颅内压。戊巴比妥也可用于对其他抗癫痫药物无反应的癫痫持续状态患者。戊巴比妥对中枢神经系统的保护作用可能归因于脑耗氧量的减少，导致脑血流量成比例地减少，并可能导致清除氧自由基。其抗惊厥作用类似于苯巴比妥。戊巴比妥对中枢神经系统的抑制程度与剂量相关，从镇静开始，以昏迷和死亡结束。在高血清浓度下，戊巴比妥会抑制呼吸驱动，因此在治疗戊巴比妥性昏迷期间需要进行机械通气。

　　戊巴比妥对脂肪组织的亲和力大于苯巴比妥。由于其亲脂性，它比苯巴比妥更快地通过血脑屏障，从而产生对中枢神经系统的影响。戊巴比妥经肝脏代谢，平均半衰期为 22 小时。在头部受伤的患者中，戊巴比妥的清除速度更快，其半衰期平均为 15～19 小时。肝微粒体酶的改变可以改变其清除和半衰期。

　　颅内压控制 72 小时后或患者心血管状况恶化时可停止输注。通过每 12 小时降低 25% 的输注速率，在 48～72 小时内逐渐减少输注。在此期间监测患者颅内压升高或癫痫发作。

　　在负荷剂量注射后 1～2 小时获得一定血清浓度，然后每天测量。开始治疗后 24 小时内的血清浓度不能反映稳定状态。如果 24 小时浓度从负荷后剂量变化 33%～50%，且小于 20mg/L 或大于 50mg/L，则输注可增加或减少 0.5～1.0mg/（kg·h）。血清浓度与患者的生理参数（如脑干反射、颅内压、血压、脑电图和血流动力学参数）一起监测。可接受的治疗目标包括：平均动脉压为 70～80mmHg，脑灌注压大于 60mmHg，颅内压小于 20mmHg，脑电图显示 30～60 秒的暴发抑制模式，以及在神经系统检查中没有肌肉运动和脑干反射。然而，如果癫痫发作得到控制或颅内压低于 20mmHg，可能不需要更深层次的镇静。

剂量

- **静脉注射剂量：** 对于昏迷或癫痫持续状态，2 小时内予以 5～10mg/kg，静脉注射。
- **连续输注：** 0.5～4mg/（kg·h）［从 0.5～1mg/（kg·h）开始，以 0.5～1mg/（kg·h）的增量增加］。

监测指标

- 癫痫发作活动、颅内压、血压、心率、呼吸频率、脑电图。

苯巴比妥

　　苯巴比妥可用于对其他静脉抗癫痫药物无反应的患者。苯巴比妥抑制兴奋性突触后癫痫发作放电，增加电刺激和化学刺激的惊厥阈值。这种作用是由于 GABA 的抑制作用。

　　苯巴比妥生物利用度为 90%～100%，峰浓度发生在口服或肌内注射给药后的 0.5～4 小时内。

给药后 20～40 分钟达到脑部峰浓度。苯巴比妥主要由细胞色素 P450 微粒体酶系统在肝脏代谢,大约 25% 的药物通过尿液排出。苯巴比妥的半衰期为 96 小时,在 2～3 周内达到稳定状态。

苯巴比妥的正常负荷剂量为 20mg/kg,血清浓度约为 20mg/L。每增加 1mg/kg 剂量,血清浓度就会增加约 1.5mg/L。负荷剂量有可能降低接受其他中枢神经系统抑制剂的患者的呼吸驱动。最大静脉输液速率为 50mg/min 或更低。输注速率超过 50mg/min 可能会引起低血压,因其为丙二醇稀释剂。在负荷输注期间监测血压,如果出现低血压,输注速率可降低 50%。

维持剂量在负荷剂量后 24 小时内开始使用。典型的成人维持剂量为 2～4mg/(kg·d),所产生的血清浓度范围为 10～30mg/L。维持剂量每增加 1mg/(kg·d),血清浓度就会增加约 10mg/L。低剂量用于老年患者、肾衰竭患者和肝功能障碍患者,因为他们清除药物的能力降低。由于其半衰期较长,维持剂量为每日单次剂量,由于苯巴比妥的镇静作用,该剂量通常在睡前给予。在过度镇静的情况下,每日剂量可为较小剂量,每天 2～3 次。长期服用镇静通常会产生耐受性。

血液透析可以显著清除苯巴比妥。监测血液透析后的血清浓度,并在血液透析后给予补充剂量,以维持血清浓度在治疗范围内。

苯巴比妥的血清浓度可在负荷输注结束后的 30～60 分钟内进行监测,以评估剂量是否充足。对于血流动力学状态发生改变的患者,每 3～4 天监测一次维持剂量,因为患者清除药物的能力可能发生改变,导致血清浓度升高或降低。如果血清浓度波动,则每天对其进行监测,以防止血清浓度过度升高导致毒性反应或血清浓度低于治疗水平导致癫痫发作。如果血清浓度稳定,可每周监测一次。通常会监测谷浓度,但由于其半衰期较长,血清浓度的峰到谷变化最小,因此在给药间隔期间的任何时间都可以抽取药物血清水平进行检测。当患者恢复意识,如未有癫痫发作,则不需要监测血清水平。

剂量
- 负荷剂量:20mg/kg,静脉注射(1mg/kg 增加血清浓度 1mg/L)。
- 维持剂量:3～5mg/(kg·d),静脉注射或口服。

监测指标
- 癫痫发作活动、脑电图、血清苯巴比妥浓度、输注速率、血压、心电图。

苯二氮䓬类药物

苯二氮䓬类药物是治疗癫痫持续状态的主要药物。这些药物可以抑制癫痫发作的扩散,但不能终止癫痫发作灶的异常放电。虽然静脉注射地西泮起效最快,但劳拉西泮或咪达唑仑在控制癫痫发作方面也同样有效。它们是暂时控制癫痫发作和增加磷苯妥英、左乙拉西坦或丙戊酸的起效时间的首选药物。

监测指标
- 癫痫发作活动、脑电图、呼吸频率和呼吸质量。

心血管系统药理学

其他药物

非诺多泮

非诺多泮是一种苯扎平衍生物,具有选择性多巴胺 -1 受体激动剂的特性,类似于多巴胺。这种多巴胺能刺激导致全身血压降低,尿钠排泄和尿量增加。非诺多泮的主要用途仅限于治疗严重高血压,特别是有肾功能损害的患者。

剂量
- 连续输注:0.1～1.6μg/(kg·min)。

监测指标
- 血压、尿量、血流动力学参数。

注射用血管扩张剂

硝酸盐

硝普钠

硝普钠是一种影响动脉和静脉系统的平衡型血管扩张剂。在注射开始后的几秒钟内血压下降,一旦停止注射,作用时间小于 10 分钟。硝普钠以前被认为是治疗急性高血压疾病的首选药物,如高血压脑病、脑梗死、蛛网膜下腔出血、颈动脉内膜剥脱术、恶性高血压、微血管病性贫血和主动脉夹层,以及普通手术、主要血管手术或肾移植后。然而,由于与有效、更安全、更便宜的替代品相比,其成本显著增加,因此该药物的使用受到了严重限制。

如果硝普钠的使用时间超过 48 小时,就有硫氰酸盐中毒的风险。但是，这可能只涉及肾功能不全患者。在这种情况下，需监测硫氰酸盐的血清浓度，确保它们在 10mg/dL 以下。其他潜在的副作用包括高铁血红蛋白血症和氰化物毒性。在颅内压升高的情况下，如头部外伤或开颅后，可能会导致脑血流量增加。硝普钠对颅内压的影响可通过 $PaCO_2$ 降低和 PaO_2 升高而减弱。在孕妇中，硝普钠只用于与子痫相关的难治性高血压，因为它对胎儿有潜在的风险。

剂量

- 连续注射：$0.5 \sim 10 \mu g/(kg \cdot min)$。

监测指标

- 血压、肾功能、硫氰酸盐浓度（延长输注时间）、酸碱状态和血流动力学参数。

硝酸甘油

硝酸甘油是优先作用于静脉的血管扩张剂，在低剂量时主要影响静脉系统，但在大剂量时会松弛动脉平滑肌。注射硝酸甘油后，与硝普钠相似，1～3 分钟血压开始下降，作用时间小于 10 分钟。头痛是硝酸甘油治疗中常见的副作用，可以用对乙酰氨基酚治疗。静脉注射时可能会出现快速耐药性，这与长期使用硝酸甘油外用制剂后所见的情况相似。快速耐药反应很常见，如果需要，患者应改用另一种药物以达到治疗目的。在接受硝酸甘油和普通肝素的患者中，可能需要增加普通肝素的剂量来维持部分凝血活酶时间（partial thromboplastin time，PTT）。硝酸甘油引起普通肝素耐药性的机制尚不清楚。但是，对于同时接受硝酸甘油和普通肝素治疗的患者，应密切监测 PTT。

硝酸甘油是治疗与心肌缺血或梗死相关的高血压的首选药物，因为它的净效应是减少耗氧量。

剂量

- 连续注射：$10 \sim 300 \mu g/min$。

监测指标

- 血压、心率、缺血的体征和症状、血流动力学参数（如适用）和 PTT（同时应用普通肝素治疗的患者）。

动脉血管扩张剂

肼屈嗪

肼屈嗪通过直接松弛动脉平滑肌来降低周围血管阻力。静脉注射后 5～20 分钟内血压下降，降压效果持续 2～6 小时。常见的不良反应包括头痛、恶心、呕吐、心悸和心动过速。反射性心动过速可导致心绞痛发作。与 β 受体拮抗剂联合使用可以降低心动过速的发生率。

剂量

- 10～25mg，静脉注射，q2～4h。

监测指标

- 血压和心率。

α 和 β 肾上腺受体阻滞剂

拉贝洛尔

拉贝洛尔是一种兼有 α 和 β 肾上腺受体阻断作用的药物，其受体对 α 和 β 受体的特异性约为 7∶1。拉贝洛尔可以通过逐渐增加单次剂量或持续输注的方式进行静脉注射。拉贝洛尔用药后 5 分钟内起效，持续时间为 2～12 小时。由于拉贝洛尔可具有 β 受体阻断的特性，它可能会导致哮喘或反应性气道疾病患者发生支气管痉挛。此外，它也可能在易感个体中产生传导系统紊乱或心动过缓，其负性肌力作用可能加重心力衰竭的症状。

拉贝洛尔可作为硝普钠的替代药物，用于治疗与头部创伤或开颅手术后相关的高血压、脊髓综合征、脊髓横断病变、吉兰 - 巴雷综合征或自主神经反射过度，以及与拟交感神经相关的高血压（如可卡因、安非他明、苯环己哌啶、鼻减充血药或某些减肥药）或停用中心性抗高血压药物（如 β 受体阻滞剂、可乐定或甲基多巴）的替代品。在嗜铬细胞瘤中，由于拉贝洛尔具有 α 和 β 阻断特性，其也可以作为酚妥拉明的替代品。

剂量

- **静脉注射制剂**：2 分钟内推注 10～20mg，然后每 10 分钟静脉推注 40～80mg，总量为 300mg。
- **连续输注**：1～6mg/min，并根据效果调整剂量。

监测指标

- 血压、心率、心电图、心力衰竭或支气管痉挛的体征和症状（如适用）。

α 肾上腺受体阻滞剂

酚妥拉明

酚妥拉明是一种 α 肾上腺受体阻滞剂，可通过静脉注射或持续输注给药。起效时间为 1～2 分钟，作用持续时间为 3～10 分钟。酚妥拉明可能发生的潜在副作用包括心动过速、胃肠道刺激和低血糖。

酚妥拉明被认为是治疗嗜铬细胞瘤相关高血压的首选药物,因为它能够阻断 α 肾上腺素受体。此外,它是用于治疗接受单胺氧化酶抑制剂的患者急性高血压发作的主要药物。

剂量

- 静脉注射剂:5～10mg,q5～15min。
- 连续注射:1～10mg/min。

监测指标

- 血压和心率。

β 肾上腺受体阻滞剂

可供静脉注射的 β 肾上腺素阻断剂包括普萘洛尔、阿替洛尔、艾司洛尔和美托洛尔。普萘洛尔、阿替洛尔、美托洛尔采用大剂量注射,艾司洛尔采用持续输注。持续输注艾司洛尔可以不进行首剂注射。

艾司洛尔的起效时间最快,作用持续时间最短,分别为 1～3 分钟和 20～30 分钟。普萘洛尔和美托洛尔的起效时间相似,但作用时间在 1～6 小时之间变化。阿替洛尔静脉注射给药后的作用时间约为 12 小时。

所有药物均可导致哮喘或反应性气道疾病患者发生支气管痉挛,并可能在易感患者中产生传导系统障碍或心动过缓。此外,由于其负性肌力特性,它们可能会加重心力衰竭的症状。β 肾上腺素阻滞剂通常与其他药物一起辅助治疗急性高血压。它们可与硝普钠一起用于治疗急性主动脉夹层。与酚妥拉明(先服用)一起用于治疗与嗜铬细胞瘤相关的高血压。此外,对于那些长期服用 β 肾上腺素阻断剂治疗高血压但突然停止治疗的患者,它们是首选的药物。

由于 β 受体阻滞剂具有中枢神经系统抑制作用,因此应避免用于高血压脑病、脑梗死或蛛网膜下腔出血患者。由于它们的负性肌力作用,还应避免用于急性肺水肿患者。最后,β 受体阻滞剂也应避免用于子痫和肾血管疾病相关的高血压。

剂量

- 艾司洛尔:静脉注射制剂,500μg/kg;连续输注:50～400μg/(kg·min)。
- 美托洛尔:静脉注射制剂,5mg,q2min;维持制剂量:1.25～5mg,q6～12h。
- 普萘洛尔:静脉注射制剂:0.5～1mg,q5～15min。

监测指标

- 血压、心率、心电图、心力衰竭或支气管痉挛的体征和症状(如适用)。

血管紧张素转换酶抑制剂

血管紧张素转换酶(angiotensin-converting enzyme,ACE)抑制剂竞争性地抑制 ACE,ACE 可将血管紧张素 I 转化为血管紧张素 II(一种强效的血管收缩剂)。此外,ACE 抑制剂还能增加缓激肽和其他血管舒张性前列腺素的可用性,并降低血浆醛固酮浓度。其净效应是降低高血压患者的血压和降低心力衰竭患者的后负荷。

ACE 抑制剂可用于高血压和心力衰竭的治疗。目前可口服的 ACE 抑制剂包括喹那普利、雷米普利、贝那普利、卡托普利、依那普利、福辛普利和赖诺普利。依那普利拉是唯一可用于静脉注射的制剂。与 ACE 抑制剂相关的副作用包括皮疹、味觉障碍和咳嗽。此外,ACE 抑制剂可引起药物性血管性水肿,最常影响嘴唇、舌头、面部和上呼吸道,很少出现腹部相关症状(如腹泻、腹痛)。初始剂量的低血压可能发生在低血容量、低钠血症或透析过量的患者中。从低剂量开始或停用利尿剂 24～48 小时,可以避免或减少低血压。双侧肾动脉狭窄的患者可能会出现肾功能恶化。此外,高钾血症也可能是 ACE 抑制剂治疗的一个并发症,特别是在慢性肾病患者和与其他保钾药物联合使用时。

依那普利

依那普利在 ACE 抑制剂中是独一无二的,因为它是一种前体药物,在肝脏中转化为其活性部分,依那普利拉,这是一种长效 ACE 抑制剂。依那普利是口服剂型,依那普利拉是静脉注射剂型。静脉注射依那普利拉后,15 分钟内血压下降,作用持续 4～6 小时。

剂量

- 依那普利拉:静脉注射剂量为 5 分钟内给予 0.625～1.25mg,q6h;连续输注:不推荐。
- 依那普利:口服 2.5～40mg,每日 1 次。

监测指标

- 血压、心率、肾功能和电解质。

血管紧张素受体阻滞剂

血管紧张素受体阻滞剂(angiotensin receptor

blockers, ARB)选择性地阻断血管紧张素Ⅱ(血管平滑肌中的一种强大的血管收缩剂)与血管平滑肌和肾上腺等组织中的受体的结合。这种受体阻滞导致血管舒张和醛固酮分泌减少,从而使排钠保钾的作用增加。ARB 同时用于治疗高血压和心力衰竭。目前可口服的 ARB 包括缬沙坦、坎地沙坦、厄贝沙坦、阿齐沙坦、依普沙坦、氯沙坦、替米沙坦和奥美沙坦。ARB 最常见的副作用是低血压、头晕和头痛。虽然咳嗽很罕见,但咳嗽也可能与 ARB 有关。这种咳嗽一旦停药即可逆转。总体来说,这些药物的耐受性相对较好,因此常用于高血压的慢性治疗。由于缺乏注射制剂,用于急性降压的作用有限。

监测指标
- 血压、心率、电解质。

钙通道阻断剂

钙通道阻断剂可作为由高血压脑病、心肌缺血、恶性高血压、子痫或肾移植后引起的高血压的替代治疗方法。

尼卡地平

尼卡地平是一种静脉注射钙通道阻断剂,主要用于治疗高血压。起效时间在 5 分钟内,持续时间约为 30 分钟。尼卡地平也有口服剂型,但不常用。对于开始时使用静脉治疗的患者,后期通常会建议转为硝苯地平缓释或氨氯地平口服治疗。

剂量
- **连续输注**:5mg/h,每 15 分钟增加一次,至最大剂量为 15mg/h。

监测指标
- 血压和心率。

氯维地平

氯维地平是一种静脉注射钙通道阻滞剂,也可用于治疗高血压。2 分钟起效,比尼卡地平快,持续时间短于 10 分钟。氯维地平作为一种可注射的脂质乳剂(20%),类似于脂肪乳剂,没有口服剂型。与丙泊酚类似,在治疗期间,每 12 小时需要更换一次氯维地平的容器和静脉输液管路,因为磷脂支持微生物的生长。

剂量
- **连续输注**:1～2mg/h,最初每 90 秒增加一倍剂量以实现降低血压。当血压接近目标时,延长

每 5～10 分钟剂量调整之间的时间。最大推荐剂量为 32mg/h,平均速率为 21mg/h,最长持续时间为 72 小时。

监测指标
- 血压和心率。

中枢神经系统抑制剂

可乐定

可乐定是一种口服药物,可刺激延髓中的 α_2 肾上腺素受体,从而抑制中枢神经。虽然可乐定通常用作维持性抗高血压治疗,但它也可用于高血压急症或紧急情况。其降压作用可在 30 分钟内起效,并持续 8～12 小时。一旦血压得到控制,就可以开始口服可乐定维持治疗。

作用于中枢的交感神经药物很少被用为一线药物,除非高血压可能是由这些药物的突然停用导致的。

剂量
- **高血压急症**:最初 0.2mg,口服,然后 0.1mg/h,口服(最大 0.8mg)。
- **透皮贴片**:TTS-1(0.1mg/d)到 TTS-3(0.3mg/d)局部治疗,q1w。

监测指标
- 血压、心率和精神状态。首次用药时监测是否晕厥。

抗心律失常药

抗心律失常药物可分为 5 类。本章不提供单个抗心律失常药物的剂量信息。

Ⅰ类药物

Ⅰ类药物进一步分为 3 个亚类:Ⅰa(普鲁卡因胺、奎尼丁、丙吡胺)、Ⅰb(利多卡因、美西律)和Ⅰc(氟卡尼、普罗帕酮)。所有Ⅰ类药物都能阻断心肌中的钠通道,并抑制钾复极化电流以延长复极化。

Ⅰa类药物

Ⅰa 类药物抑制快速钠通道(动作电位的第 0 阶段),在升高的血药浓度下减缓传导,延长动作电位持续时间和复极化。Ⅰa 类药物可通过延长 QT 间期或抑制传导并促进再入而引起心律失常并发症。

监测指标

● 心电图（QRS 波、QT 间期、心律失常频率）。

Ib 类药物

Ib 类药物对 0 相去极化和传导速度影响不大，但缩短了动作电位持续时间和复极化。Ib 类药物通常不会发生 QT 延长。Ib 类药物选择性地作用于病变或缺血的组织，在那里它们阻断传导和中断再入回路。

监测指标

● 心电图（QT 间期、心律失常频率）、肝功能。

Ic 类药物

Ic 类药物抑制快速钠通道，引起动作电位 0 相显著降低，传导缓慢，但对复极化的影响很小。这些药物对传导的显著影响可能解释了它们显著的促心律失常作用，这限制了它们在室上性心律失常和结构性心脏病患者中的使用。

监测指标

● 心电图（PR 间期和 QRS 波，心律失常频率）。

II 类药物

β 受体阻滞剂（艾司洛尔、美托洛尔和普萘洛尔）阻断钠通道，抑制第 4 期去极化，增加房室结的不应期。这些药物对复极化没有影响。阻滞剂竞争性拮抗肾上腺素受体的儿茶酚胺结合。

β 受体阻滞剂可分为选择性药物和非选择性药物。非选择性药物与位于心肌细胞上的 β_1 受体和位于支气管和骨骼平滑肌上的 β_2 受体结合。刺激 β_1 受体会引起心率和收缩力增加，而刺激 β_2 受体会导致支气管扩张和血管舒张。选择性 β 受体阻滞剂在低剂量或中等剂量时阻断心脏中的 β_1 受体，但随着剂量的增加，它们的选择性变得更弱。

II 类药物用于预防和治疗与儿茶酚胺过量或刺激相关的室上性心律失常、减缓心房颤动患者的心室反应、降低血压、降低心率及减少缺血。艾司洛尔特别适用于快速、短期控制心房颤动或扑动患者的心室反应。

对于心力衰竭、房室结阻滞、哮喘、COPD、周围血管疾病、雷诺现象和糖尿病患者，应避免或谨慎使用非选择性阻滞剂。在这些人群中也应谨慎使用选择性阻滞剂。

监测指标

● 心电图（心率、PR 间期、心律失常频率）。

III 类药物

III 类药物（胺碘酮、多非利特和索他洛尔）可延长动作电位持续时间和有效不应期，并延长复极化。此外，胺碘酮具有 α 和 β 受体阻滞作用以及钙通道阻滞剂特性，并能抑制快速钠通道。索他洛尔具有非选择性 β 受体阻滞作用。尽管胺碘酮导致的尖端扭转型室性心动过速的情况相对罕见，但仍需采取预防措施，以防止低钾血症或洋地黄毒性引起的心律失常。在低钾血症、心动过缓、使用大剂量索他洛尔、QT 间期延长，以及已存在心力衰竭患者中，索他洛尔可能与心律失常有关。索他洛尔也禁用于严重肾功能损害的患者。

胺碘酮

胺碘酮的抗心律失常作用首先是由于动作电位持续时间和不应期的延长，其次是通过 α 肾上腺素能和 β 肾上腺素能阻滞作用实现的。在近期发病（＜48 小时）的心房颤动或心房扑动患者中，60%～70% 接受治疗的患者在使用静脉注射胺碘酮后 8 小时内可恢复正常窦性心律。虽然静脉注射胺碘酮与负性肌力作用相关，但其短期使用的副作用极小。

胺碘酮被推荐作为治疗广泛性复杂心动过速的一种选择；稳定、狭窄复杂的室上性心动过速；稳定型、单形性或多形性室性心动过速；心房颤动和扑动；心室纤维性颤动；无脉性室性心动过速。

剂量

● **心房颤动**：150mg 静脉注射超过 10 分钟，随后以 1mg/min，连续静脉输注 6 小时，然后以 0.5mg/min，连续静脉输注 18 小时。在 24 小时后，改为口服剂量或考虑降低至 0.25mg/min。

● **无脉性室性心动过速**：静脉注射 300mg，随后可静脉注射 150mg。

监测指标

● 心电图（PR 和 QT 间期、QRS 波群、心律失常频率）。

● 通过肝功能检查、甲状腺功能检查、肺功能试验监测长期毒性，这些检查在开始时进行，并在整个治疗过程中进行监测。

多非利特

多非利特是一种 III 类抗心律失常（钾通道阻滞剂）药物，用于心房颤动患者的节律转换。在

2016 年之前，该药物是由美国食品药品监督管理局（FDA）批准的，但有很大的限制性，因为医生开处方之前必须进行药物专项培训。药物治疗的启动也仅限于住院患者，基于连续 ECG 监测和预先设定的算法给药。这些限制是基于与多非利特相关的大量不良事件，包括心律失常事件和心源性猝死。自 2016 年以来，这些限制已被取消。现在根据 QT 间期延长和肌酐清除率来调整剂量。如果 QTc 间期大于 440ms（或在心室传导异常时 > 500ms），则禁用多非利特。多非利特也禁用于严重肾功能损害的患者。

剂量

- 根据肌酐清除率和 QT 或 QTc 间期进行修改。通常推荐的口服剂量为 250μg，每日 2 次。

监测指标

- 肾功能；开始时和给药后 2～3 小时的 QTc 间期。

伊布利特

伊布利特是一种 III 类抗心律失常药物，用于治疗新发的心房颤动和心房扑动使其恢复正常的窦性心律。伊布利特可延长不应期和动作电位持续时间，对传导速度或自律性影响很小或没有影响。它的电生理效应主要来自一个缓慢的钠内流电流的激活。伊布利特可使窦房率和房室结传导减慢，但对心率、PR 间期或 QRS 间期无影响。该药物的血流动力学影响最小，但对心输出量、平均肺动脉压或肺毛细血管楔压无显著影响。尚无证据表明伊布利特能降低血压或加重心力衰竭。

伊布利特在终止心房颤动和心房扑动方面已被证明比普鲁卡因胺和索他洛尔更有效。此外，伊布利特还被证明可以减少在电复律过程中治疗顽固性心房颤动和心房扑动所需的焦耳量。根据心房颤动或扑动的持续时间，伊布利特对终止这些心律失常的有效率分别为 22%～43% 和 37%～76%。伊布利特仅作为静脉剂型，不能用于长期维持正常窦性心律。

持续性和非持续性多形性室性心动过速是与伊布利特相关的最显著的不良反应。诊断为尖端扭转型多形性室性心动过速的总体发病率为 4.3%，包括 1.7% 的患者出现持续性心律失常并需要复律。对于接受其他延长 QTc 间期的药物的患者，应避免使用伊布利特，包括 I a 或 III 类抗心律失常药物、吩噻嗪类药物、抗精神病药、抗抑郁药、氟哌啶醇和一些抗组胺药。在使用伊布利特前，对患者进行仔细筛查，以排除高危个体，如 QTc 间期大于 440ms 或心动过缓的患者。在给药前，要测量并纠正血清钾和镁的水平。当出现非持续性或持续性室性心动过速或 QTc 间期明显延长时，应停止注射伊布利特。在输注后对患者进行至少 4 小时的监测或直到 QTc 恢复到基线水平，如果出现非持续性室性心动过速，则需要更长时间的监测。

剂量

- 体重大于或等于 60kg：10 分钟内给予 1mg，等待 10 分钟，然后按需给药；
- 体重小于 60kg：10 分钟内给予 0.01mg/kg，等待 10 分钟，然后按需给药。

监测指标

- 心电图（心率、PR 间期、ST 段、T 波、心律失常频率）在输液后至少监测 4 小时或直到 QTc 恢复到基线水平。

IV 类药物

钙通道阻滞剂抑制房室结和窦房结内的钙通道，延长房室结和窦房结的传导时间，并延长节点的功能不应期，以及抑制第 4 相去极化。IV 类药物用于预防和治疗室上性心律失常，并减慢心房颤动、心房扑动和多源性房性心动过速患者的心室反应。这些药物包括地尔硫䓬和维拉帕米。

监测指标

- 心电图（PR 间期、心律失常频率）。

V 类药物

腺苷、地高辛和阿托品具有不同的药理特性，但最终会影响窦房结或房室结。

腺苷

腺苷可抑制窦房结自动自律性和房室结传导。腺苷主要用于房室结的紧急终止和折返性心动过速，以及室上性心动过速，包括预激综合征。腺苷的一些副作用包括面色潮红、胸闷，以及快速给药后可能出现的短暂性心脏停搏或心动过缓。

阿托品

阿托品通过降低迷走神经张力来增加窦房结的速率，并缩短房室结传导时间和有效不应期。阿托品使用的主要适应证包括症状性窦性心动过缓和二度 I 型房室传导阻滞。

洋地黄类

地高辛主要通过迷走神经刺激作用来减缓窦房结去极化速率和通过房室结传导的速率。地高辛适用于治疗室上性心动过速和控制与室上性心动过速相关的心室反应。

监测指标

● 心电图（心率、PR 间期、ST 段、T 波、心律失常频率）。

血管扩张剂和重塑剂

特发性肺动脉高压（idiopathic pulmonary arterial hypertension, IPAH），曾被称为原发性肺动脉高压，以肺动脉压力升高为特征，且无明显病因。肺血管中的血管收缩在 IPAH 的发病机制中起着重要作用。这种血管收缩继发于内源性血管扩张剂（前列环素和一氧化氮）的产生受损或内源性血管收缩剂内皮素的产生增加。因此，治疗策略针对这三种途径（一氧化氮、前列环素和内皮素），并归入相应的类别。

一氧化氮

一氧化氮是一种无色无味的气体，具有血管扩张剂特性，由呼吸治疗师通过封闭式连续吸入给药，主要针对肺动脉高压患者（术后急性肺动脉高压或慢性治疗前）。吸入性一氧化氮的目标是改善氧合，减少对体外膜氧合（extracorporeal membrane oxygenation, ECMO）的需要。考虑到其高昂的成本和可能对医务人员造成的职业气体暴露风险，这是一种受限制的治疗方法。鉴于这些风险，应制定明确的机构政策、程序和指南，以确定符合接受此疗法标准的患者，并确保建立严密的监测系统，以消除意外暴露于这种气体的风险。

前列腺环素类似物

依前列醇（flolan, veletri）患者的反应和给药的剂量和持续时间，可能需要额外的剂量。曲前列尼尔（remodulin, Tyvaso）和伊洛前列环素（ventavis）是强效的血管扩张剂，也能抑制血小板聚集和平滑肌增生，是 IPAH 治疗的主要药物。依前列醇通过持续输注和吸入治疗。在这些情况下，制定制度和程序以确保该药物实现最佳给药至关重要。对于长期治疗，使用永久植入的中心静脉导管和便携式输液泵。副作用包括下颌痛、腹泻和关节痛。剂量通常根据对全身血压的影响来滴定，因此，建议在开始治疗时进行监测。曲前列尼尔有几种给药途径。该药物可通过持续静脉注射给药。此外，曲前列尼尔具有可连续皮下注射且半衰期更长（如果中断，可能也不会立即危及生命）的优势。曲前列尼尔的主要缺点是，如果使用皮下注射途径，注射部位出现严重不适的发生率较高。此外，曲前列尼尔可作为吸入溶液通过 Tyvaso 吸入系统给药。伊洛前列素是一种雾化制剂，通过专门的雾化装置给药。

内皮素受体拮抗剂

波生坦（tracleer）、安立生坦（letairis）和马昔腾坦（opsumit）通过阻断内皮素的血管收缩性来发挥作用，且仅可口服。与这些治疗相关的主要不良事件是转氨酶升高，因此，需要密切监测肝功能。这些药物通常与前列环素类似物联合治疗难治性 IPAH 病例。

5 型磷酸二酯酶抑制剂

大量关于 IPAH 患者的研究表明，使用西地那非（viagra, revatio）治疗后，肺血流动力学得到改善。他达拉非（cialis）和伐地那非（levitra）具有相似的作用机制，然而，它们在磷酸二酯酶的抑制程度似乎存在一些差异，这引发了一个问题，即这些药物是否可以互换使用的问题。西地那非是研究最广泛的药物，因此也是最常用的磷酸二酯酶抑制剂。与波生坦类似，西地那非最主要的作用是与前列环素类似物联合使用。

钙通道阻滞剂

硝苯地平（procardia, adalat）、氨氯地平（norvasc）和地尔硫䓬（cardizem）可舒张血管，能有效治疗 IPAH。这些药物需要相对大剂量才能起效，最显著的不良反应是全身低血压和水肿。这些药物曾是临床的一线药物，许多临床医生目前首选前列环素治疗或磷酸二酯酶治疗。

可溶性鸟苷酸环化酶激动剂

利奥西呱（adempas）是一种口服的可溶性鸟苷酸环化酶（soluble guanylate cyclase, sGC）激动剂，用于治疗成人 IPAH 患者以及经过手术治疗后仍有持续 / 复发性慢性血栓栓塞性肺动脉高压（chronic thromboembolic pulmonary hypertension,

CTEPH）患者。利奥西呱是第一个经 FDA 批准用于 CTEPH 患者的药物。可溶性鸟苷酸环化酶激动剂可舒张动脉以增加血流，从而降低血压。利奥西呱是 FDA 限定的妊娠 X 类药物，因此，仅通过名为 adempas 风险评价缓解策略（Risk Evaluation Mitigation Strategies，REMS）计划的特殊分配计划向女性患者提供。

血管升压素

2021 年拯救脓毒症运动国际脓毒症和脓毒症休克管理指南继续推荐去甲肾上腺素作为这种情况下的首选血管升压药。建议血管升压药治疗初始以维持 65mmHg 的平均动脉压（MAP）为目标。去甲肾上腺素是一种直接作用的血管活性药物。它具有 α 和 β 肾上腺素能激动剂的特性，产生血管升压药和肌力作用。

血管升压素已成为脓毒症休克和血管舒张性休克血流动力学支持的重要治疗药物。2021 年拯救脓毒症运动国际指南建议在低剂量去甲肾上腺素治疗 MAP 不足的患者中加用血管升压素，而不是最大限度地调整去甲肾上腺素。血管升压素是一种通过激活血管平滑肌上的 V_1 受体来介导血管收缩的激素。在脓毒症休克期间，血管升压素水平特别低。外源性血管升压素的给药是基于激素替代的理论。可加入血管升压素（高达 0.03U/min），以提高 MAP 到目标值或降低去甲肾上腺素的剂量。不推荐将低剂量血管升压素作为治疗间隔性低血压的单一初始血管升压药，保留高于 0.03～0.04U/min 的血管升压素用于抢救性治疗（使用其他血管升压药未能达到足够的 MAP）。值得注意的是，当剂量增加大于 0.04U/min 时，胃肠道血管系统将会发生伤害性的血管收缩。

2021 年的拯救脓毒症运动国际指南也强调，肾上腺素是去甲肾上腺素和血管升压素联合治疗且容量状态足够的低血压患者的一种选择。肾上腺素具有 α 和 β 肾上腺素能效应，较大剂量可增加心率、心肌收缩力和血管收缩。当其他血管收缩药不足时使用肾上腺素。它的不良反应包括快速性心律失常，心肌、肠系膜、肾和肢体缺血及高血糖。

由于使用多巴胺有快速性心律失常的限制，现在其已不再常规应用于脓毒症。多巴胺既是一种间接作用剂，又是一种直接作用剂。多巴胺通过引起神经末梢储存囊泡中去甲肾上腺素的释放，以及直接通过刺激 α 和 β 受体来间接发挥作用。

多巴胺的独特之处在于，它根据注入的剂量产生不同的药物反应。剂量为 5～10μg/（kg·min）时，刺激心脏受体，引起心肌收缩力增加；剂量超过 10μg/（kg·min），刺激外周 α 肾上腺素受体，使血管收缩和血压升高。

不推荐去氧肾上腺素用于治疗脓毒症休克，除非有以下情况：①去甲肾上腺素与严重心律失常有关；②已知心输出量较高和血压持续低；③当正性/抗利尿激素药物与低剂量血管升压素联合使用未能达到 MAP 目标时作为抢救性治疗。去氧肾上腺素是一种纯 α 肾上腺素能激动剂。它产生血管收缩而对心脏没有直接影响，尽管它可能会引起反射性心动过缓。当多巴胺、多巴酚丁胺、去甲肾上腺素或肾上腺素引起快速性心律失常和需要血管收缩剂时，去氧肾上腺素可能有用。

剂量
- **去甲肾上腺素**：2～33μg/min，静脉注射。
- **肾上腺素**：1～10μg/min，静脉注射。
- **去氧肾上腺素**：30～400μg/min，静脉注射。
- **血管升压素**：0.01～0.04U/min，静脉注射。

监测指标
- 血压、心率、心电图、尿量和血流动力学参数。

正性肌力药物

儿茶酚胺类

多巴酚丁胺

多巴酚丁胺会产生明显的 β 肾上腺素能效应，如增强心肌收缩力和加快心率，同时伴随血管扩张。多巴酚丁胺尤其适用于低心输出量状态的急性管理，如心源性休克。与多巴酚丁胺使用相关的副作用包括心动过速和心肌缺血。

在存在以下情况时，可尝试使用多巴酚丁胺输注，剂量最高可达 20μg/（kg·min），或将其添加到血管升压药（如已使用）中：①心肌功能障碍，表现为心脏充盈压升高和心输出量降低；②尽管已达到足够的血容量和平均动脉压，但仍存在灌注不足的症状。可以分别调整去甲肾上腺素和多巴酚丁胺，以维持血压和心输出量。

2021 年拯救脓毒症运动国际指南提供了一个弱推荐建议，即在脓毒症休克和心功能障碍伴有持续灌注不足的情况下，尽管已达到足够的血容量和动脉血压，仍建议将多巴酚丁胺加用到单独使用的去甲肾上腺素或肾上腺素中。值得注意的是,在这一领域仍需要更多的证据支持。

多巴胺

多巴胺剂量为 5～10μg/(kg·min)通常会增加心肌收缩力和心率。剂量超过 10μg/(kg·min)通常会产生肾上腺素能效应。

异丙肾上腺素

异丙肾上腺素是一种强效的 β 受体激动剂。它具有强大的正性肌力、变时性和血管舒张的特性。它用于治疗危及生命的心动过缓。与其他药物和装置(如起搏器)相比,该药物的价格急剧上涨,因此其临床效益受到进一步限制。与异丙肾上腺素相关的不良反应包括快速性心律失常、心肌缺血和低血压。

肾上腺素

肾上腺素对心率和收缩力有显著影响,当其他肌力药物没有达到预期效果时,可使用肾上腺素。肾上腺素的不良作用包括快速性心律失常,心肌、肠系膜、肾和肢体的缺血及高血糖。

剂量

- 多巴酚丁胺:2～20μg/(kg·min),静脉注射。
- 多巴胺:2～20μg/(kg·min),静脉注射。
- 异丙肾上腺素:2～10μg/(kg·min),静脉注射。
- 肾上腺素:0.01～0.05μg/(kg·min),静脉注射。

监测指标

- 血压、心率、心电图、尿量和血流动力学参数。

磷酸二酯酶抑制剂

米力农

米力农能增加收缩力和心率,并产生血管舒张作用。该药物的作用机制被认为是由于抑制心肌环腺苷单磷酸磷酸二酯酶(adenosine monophosphate phosphodiesterase, AMP)的活性,导致细胞环 AMP 的浓度增加。该药物适用于低心输出量的心力衰竭,可与多巴酚丁胺联合使用以增加心输出量。米力农可引起心动过速、脑缺血和低血压。值得注意的是,由于担心低血压,通常省略负荷剂量。

剂量

- 米力农:负荷剂量:50μg/kg;维持剂量:0.375～

0.75μg/(kg·min)。

监测指标

- 血压、心率、心电图、尿量、血流动力学参数、血小板计数。

抗生素药理学

住院患者使用的抗生素种类繁多。常用的抗生素种类包括 β 内酰胺类或青霉素类(如青霉素 G 钾、氨苄西林 ± 舒巴坦、苯唑西林、那非西林、替卡西林 ± 克拉维酸和哌拉西林 ± 他唑巴坦)、碳青霉烯类(如美罗培南、多利培南和亚胺培南/西司他丁)、单环 β 内酰胺类(如氨曲南)、头孢菌素类(如头孢唑林、头孢替坦、头孢西丁、头孢噻肟、头孢他啶、头孢曲松和头孢吡肟)、氟喹诺酮类(如左氧氟沙星、莫西沙星和环丙沙星)、大环内酯类(如阿奇霉素、红霉素)、林可霉素类(如克林霉素)、硝基咪唑类(如甲硝唑)、脂肽类(如达托霉素)、噁唑烷酮类(如利奈唑胺)、糖肽类(如万古霉素、泰拉万欣)和氨基糖苷类(如阿米卡星、妥布霉素和庆大霉素)。自 1944 年第一种抗生素(青霉素)问世以来,微生物通过不断进化,对这些药物产生耐药性。这导致了对具有不同靶点和避免耐药性的新型和创新型抗生素类别的需求。正确选择药物是基于对感染部位的正确识别和对机体内耐药模式的了解。在某些情况下,不同抗生素类别的组合(例如,氨基糖苷 +β 内酰胺或氟喹诺酮 +β 内酰胺)可作为解决耐药模式的策略。尤其适用于革兰氏阴性菌。此外,抗生素剂量、频率和/或输注时间的长度也可以改变。

综上所述,有许多因素与最佳抗生素治疗有关。对所有抗生素类别的完整回顾超出了本文的范围,本节的重点是万古霉素,因为它使用广泛且与治疗药物监测(therapeutic drug monitoring, TDM)相关。

万古霉素

万古霉素是一种糖肽类抗生素,对革兰氏阳性和某些厌氧生物有活性。它通过与肽聚糖结合,抑制细菌细胞壁的合成来发挥抗菌作用。此外,万古霉素的抗菌作用还包括改变细菌细胞壁的通透性和选择性抑制 RNA 合成。

万古霉素经口服后吸收极低,因此仅用于肠道感染,如艰难梭菌感染。在单次或多次静脉注射后,治疗性万古霉素浓度可在腹水、心包、腹膜、胸膜和滑液中发现。万古霉素对脑脊液的渗透性较差,脑脊液的渗透性与万古霉素剂量和脑膜炎症程度成正比。万古霉素主要通过肾小球滤过排出肾脏,伴有一定程度的肾小管分泌。非肾性清除通过肝脏发生,约占总清除量的30%。在肾功能正常的患者中,万古霉素的清除半衰期为3~13小时,并随着肌酐清除率降低而按比例增加。在急性肾衰竭时,非肾清除率得以维持,但最终下降,接近慢性肾衰竭时的非肾清除率。在肾功能下降的危重症患者中,半衰期的增加可能是由于清除率降低以及分布容积增加。

万古霉素在使用铜仿滤膜进行血液透析时清除率极低,因此血液透析后无须增加剂量。万古霉素在慢性肾衰竭患者中的半衰期平均为150小时。使用较新的高通量聚砜血液透析过滤器,万古霉素被更大程度地去除,导致万古霉素血清浓度显著降低。然而,在高通量血液透析后的12小时内,透析后浓度与透析前浓度相似,存在显著的再分配期。因此,剂量补充以透析后至少12小时获得的浓度为基础,通常在下一次透析之前获得。万古霉素可以通过连续性肾脏替代治疗(continuous renal replacement therapy,CRRT)非常有效地去除,导致半衰期缩短至24~48小时。CRRT流速有助于确定药物的大致清除率和大多数患者在CRRT期间需要每日补充万古霉素剂量。

万古霉素最常见的不良反应是"红人综合征",这是一种类似组胺的反应,与快速输注万古霉素有关,表现为面色潮红、刺痛、瘙痒、红斑和黄斑丘疹。它通常在开始输注后15~45分钟发生,并在停止输注后10~60分钟消退。通过在2小时内输注剂量或在万古霉素输注前15~30分钟给予患者苯海拉明(25~50mg)预处理,可以避免或最小化"红人综合征"的发生。其他罕见但有报道的不良反应包括皮疹、血栓性静脉炎、寒战、发热和中性粒细胞减少。

呼吸系统药理学

沙丁胺醇

沙丁胺醇是一种选择性β_2受体激动剂,用于治疗或预防可逆性支气管痉挛。不良反应往往与无意中刺激β_1受体导致的心血管事件相关,包括心动过速、室性期前收缩和心悸。

监测参数

- 心率和肺功能检查。

左旋沙丁胺醇

左旋沙丁胺醇是外消旋沙丁胺醇的活性对映体。在稳定期门诊哮喘患者和COPD患者中进行的剂量范围研究表明,0.63mg左旋沙丁胺醇与2.5mg沙丁胺醇在第一秒用力呼气量(forced expiratory volume in the first second,FEV_1)增加的幅度和持续时间相当。目前尚无研究评价左旋沙丁胺醇对住院或危重症患者的疗效。一项评估这些药物在危重症患者中引起心动过速作用的研究显示,无论使用哪种药物,心率的增加在临床上都不显著。这导致许多机构限制对左旋沙丁胺醇不耐受或有过速心律失常史的患者使用左旋沙丁胺醇。

监测参数

- 心率和肺功能检查。

异丙托溴铵

异丙托溴铵是一种吸入性抗胆碱能药物,最常用于胆碱能介导的支气管痉挛的支气管扩张剂,与哮喘或COPD相关。异丙托溴铵通常与吸入短效β_2受体激动剂(如沙丁胺醇)联合使用,用于治疗哮喘或COPD急性加重期。

监测参数

- 肺功能检查。

胃肠道系统药理学

应激性溃疡预防

应激性溃疡是常见的浅表性病变,主要累及胃黏膜层,通常出现在创伤、手术、烧伤、脓毒症或器官衰竭等应激事件后。应激性溃疡发病的危险因素包括凝血功能障碍、需要机械通气超过48小时的患者、过去1年内有胃肠道溃疡或出血病史的患者、脓毒症、在重症监护室住院超过1周的患者、隐蔽性出血持续时间超过6天,以及使用大剂量类固醇(>0.25mg氢化可的松或同等药物)。大量研究支持使用抑酸剂、H_2受体拮抗剂和硫糖铝来治疗应激性溃疡。关于质子泵抑制剂(proton pump inhibitor,PPI)在预防危重症患者应激性溃疡形成方面的应用,只有有限的前瞻性对比研究提供支持。需要更多的研究来阐明质子泵抑制剂在这种情况下的作用。使用任何治疗方法来预防应激性溃疡形成时,都需要仔细评估每个患者的风险和收益,尤其是考虑到胃内 pH 升高导致的呼吸机相关肺炎和艰难梭菌感染风险增加。

H₂受体拮抗剂

雷尼替丁和法莫替丁基本上已经取代了抑酸剂,成为预防应激性胃炎的治疗方法。这些药物的优点是只需每 6～12 小时给药一次,也可以通过连续输注的方式给药。当通过连续输注给药时,还可以将其添加到肠外营养液中,从而减少了每日多次给药的需求。每种药物都与血小板减少和精神状态改变有关。当剂量调整不当时,精神状态改变通常发生在老年人或肾功能下降的患者中。此外,与抑酸剂类似,H₂受体拮抗剂导致的胃肠道碱化可能使患者更容易发生源于胃肠道的革兰氏阴性菌感染的肺炎。

剂量
- 雷尼替丁:间歇静脉注射,50mg q8h;连续输注:6.25mg/h。
- 法莫替丁:间歇静脉注射,20mg q12h;连续输注:不推荐。

监测参数
- 鼻胃管抽吸液 pH、血小板计数、血红蛋白、红细胞比容,鼻胃抽吸液和粪便隐血试验。

其他药物

硫糖铝

硫糖铝是一种铝双糖化合物,已被证明可以安全有效地预防应激性胃炎。硫糖铝可以通过增加碳酸氢盐分泌、黏液分泌或前列腺素合成来预防应激性溃疡的形成。硫糖铝对胃 pH 没有影响。它既可以作为悬浮液给药,也可以作为片剂给药,片剂可部分溶解于 10～30mL 水中,通过口服或鼻胃管给药。虽然硫糖铝没有全身副作用,但据报道它会导致低磷血症、便秘和粪石形成。由于硫糖铝不会增加胃 pH,因此它缺乏碱化胃内环境的能力,并可能减少革兰氏阴性医院获得性肺炎的发生。硫糖铝在血小板减少或精神状态改变的患者中作为 H₂受体拮抗剂替代品的作用有限。

剂量
- 1g,口服,经鼻胃管 q6h。

监测参数
- 血红蛋白、红细胞比容、鼻胃管抽吸液和粪便隐血试验。

急性消化性溃疡出血

质子泵抑制剂

在多项随机对照试验中,质子泵抑制剂已被证明在预防再出血和减少输血需求方面有效。辅助抑酸治疗的依据是基于试管试验数据,这些数据表明在胃内 pH 超过 6 的情况下,血凝块稳定和血小板聚集增强。建议连续或间歇给予大剂量静脉 PPI 治疗 3 天,并配合治疗性内镜检查。这是治疗急性消化性溃疡出血住院患者最具成本效益的方法。

泮托拉唑和艾司奥美拉唑有口服和注射剂型,而兰索拉唑和奥美拉唑则仅有口服剂型。如果可能的话,建议在静脉注射 72 小时后过渡到口服/肠内 PPI 治疗。消化性溃疡出血高危患者在医院接受内镜止血治疗后进行短期大剂量 PPI 治疗,可继续每日 2 次 PPI 治疗至内镜检查后 2 周。

剂量
- 泮托拉唑和艾司奥美拉唑:静脉注射:40～80mg,q12h,持续 72 小时;连续输注:静脉滴注 80mg;然后 8mg/h,持续 72 小时。

监测参数
- 血红蛋白、红细胞比容和粪便隐血试验。

食管静脉曲张出血

上消化道出血是 ICU 常见的问题。其死亡率保持在 10% 左右。在食管静脉曲张引起的急性消化道出血的紧急治疗中,控制出血的血管活性药物起着重要作用。

血管升压素

血管升压素仍然是治疗急性静脉曲张出血的常用药物。血管升压素是一种非特异性血管收缩剂,通过收缩内脏血管床和减少流入门静脉系统的血流来降低门静脉压力。血管升压素大约能使 50% 的患者成功止血。血管升压素的许多副作用是由其相对非选择性的血管收缩作用引起的。据报道,在使用血管升压素时,会出现心肌、肠系膜和皮肤缺血。在接受血管升压素治疗的患者中，高达 25% 的患者报告了与药物相关的不良反应。由于奥曲肽的不良反应较少且疗效数据更好，因此其是一种更可取的药物。血管升压素与透皮或静脉注射硝酸盐联合使用可降低这些不良反应的发生率。

剂量

- 0.3～0.9U/min。

监测参数

- 血红蛋白、红细胞比容、鼻胃管抽吸液、粪便隐血试验、心电图、缺血的症状和体征、血压及心率。

奥曲肽

奥曲肽是生长抑素的长效合成类似物，可减少内脏血流量，对肝血流量和肝静脉楔压的影响不大，对体循环的影响很小。虽然奥曲肽在控制出血和输血需求方面与血管升压素产生相同的结果，但它产生的不良反应明显减少。研究表明，连续输注奥曲肽在控制静脉曲张出血方面与注射硬化剂疗法一样有效。

剂量

- 初始剂量：100μg，随后连续输注 50μg/h。

监测参数

- 血红蛋白、红细胞比容、鼻胃管抽吸液和粪便隐血试验。

普萘洛尔

普萘洛尔已被证明可以通过减少内脏血流来降低门静脉高压患者的急性和慢性门静脉压力。普萘洛尔的主要用途是预防食管静脉曲张出血。急性消化道出血患者应避免使用普萘洛尔或其他 β 受体阻滞剂，因为 β 受体阻滞剂可阻止出血时维持心输出量和血压所需的代偿性心动过速。

监测参数

- 血红蛋白、红细胞比容、心率和血压。

肾脏系统药理学

利尿剂

利尿剂可按多种方式分类，包括作用部位、化学结构和效力。尽管有许多利尿剂可供口服和静脉给药，但静脉给药通常用于危重症患者，因为它们能保证吸收和更可预测的反应。因此，ICU

中使用的主要药物是静脉注射的袢利尿剂、噻嗪类利尿剂和渗透性利尿剂。然而，口服噻嗪样药物——甲苯噻嗪，常与袢利尿剂联合使用，以维持利尿剂抵抗患者的尿量。

监测参数

- 尿量、血压、肾功能、电解质、体重、体液平衡和血流动力学参数（如适用）。

袢利尿剂

袢利尿剂（呋塞米、布美他尼、托拉塞米）通过抑制氯离子和钠离子的主动运输而起作用。袢利尿剂的使用导致钠离子、氯离子、钾离子、氢离子、镁离子、铵离子和碳酸氢根离子的排泄增加。与噻嗪类利尿剂相比，袢利尿剂导致的电解质损失更大。呋塞米、布美他尼和托拉塞米具有一定的肾血管扩张剂特性，能降低肾血管阻力并增加肾血流量。此外，这三种药物还能降低周围血管阻力并增加静脉容量。这些作用可能是心力衰竭患者在开始利尿之前发生左心室充盈压下降的原因。

袢利尿剂通常用于治疗心力衰竭或少尿型肾衰竭相关的水肿、伴有心力衰竭或肾衰竭的高血压的管理、与抗高血压药联合治疗高血压危象（尤其是与急性肺水肿或肾衰竭相关时），以及与 0.9% 氯化钠联合使用以增加高钙血症患者的钙排泄。

与袢利尿剂相关的常见不良反应包括血浆容量过度减少引起的低血压、导致代谢性碱中毒的低钾血症和低氯血症及低镁血症。这些电解质的减少可能使患者有易于发生室上性和室性心律失常的倾向。快速静脉注射大剂量利尿剂可能导致耳鸣并伴有可逆性或永久性听力损害。通常，静脉注射呋塞米的剂量不能超过 40mg/min。

剂量

- **呋塞米**：静脉注射，10～100mg q1～6h；连续输注：10～40mg/h。
- **布美他尼**：静脉注射，0.5～1mg q1～2h；连续输注：0.5～2mg/h。
- **托拉塞米**：静脉注射，5～20mg，每日 1 次。

噻嗪类利尿剂

噻嗪类（静脉注射氯噻嗪）和噻嗪样（口服甲苯噻嗪）利尿剂通过抑制钠在肾皮质稀释段的肾小管上皮内的转运来促进钠、氯和水的排泄。噻嗪类药物也会增加钾和碳酸氢盐的排泄。

噻嗪类利尿剂可作为单一疗法或与其他药物

联合使用,用于水肿和高血压的治疗。它们的利尿和降压效果比袢利尿剂弱。静脉注射噻嗪酮和口服甲苯噻嗪通常与袢利尿剂联合用于利尿剂抵抗的患者。通过作用于肾单元的不同部位,这种药物组合可以恢复利尿反应。噻嗪类利尿剂会降低肾小球滤过率,这一作用可能导致其在肾功能减退(肾小球滤过率<20mL/min)患者中的疗效下降。与噻嗪类利尿剂不同,甲苯噻嗪不会显著降低肾小球滤过率或肾血浆流量,并且即使在肾小球滤过率低于 20mL/min 的患者中也常常产生利尿作用。

使用噻嗪类利尿剂可能出现的不良反应包括低钠血症、低血容量、低血压、低氯血症和低钾血症,从而导致代谢性碱中毒、高钙血症、高尿酸血症和急性痛风发作。

剂量

- 氯噻嗪:500～1 000mg,静脉注射,q12h。
- 甲苯噻嗪:2.5～20mg,口服,每日 1 次。

渗透性利尿剂

甘露醇

甘露醇是一种渗透性利尿剂,常用于颅内压增高的患者。甘露醇通过增加肾小球滤液的渗透压,阻止肾小管对水和溶质的重吸收而产生利尿作用。甘露醇增加钠、水、钾、氯化物,以及其他电解质的排泄。

甘露醇用于治疗急性少尿型肾衰竭,并降低颅内压和眼内压。甘露醇的肾保护作用可能是由于它能够防止肾毒素在肾小管中集中。然而,甘露醇的渗透性利尿作用可以防止或逆转急性肾衰竭,可能是因为其能够恢复肾血流量、肾小球滤过率、尿流量和钠排泄。为了有效预防或逆转肾衰竭,甘露醇必须在肾小球滤过率降低或肾血流量减少导致急性肾小管损伤之前使用。甘露醇在脑水肿的治疗中是有用的,特别是在有脑疝或脊髓受压的情况下。

甘露醇最严重的不良反应是细胞外液过度扩张和循环过载,导致急性心力衰竭和肺水肿。这种效果通常发生在肾功能严重受损的患者身上。因此,甘露醇不适用于肾功能和尿流量状况不佳的患者。

剂量

- 0.25～1g /kg,然后 0.2～0.5g/kg q4h。

监测参数

- 尿量、血压、肾功能、电解质、体重、体液平衡、血流动力学参数(如适用)、血清渗透压和颅内压(如适用)。

血液系统药理学

抗凝剂

依诺肝素钠

依诺肝素由一组来源于猪的肠道组织中肥大细胞的糖胺聚糖组成。它与抗凝血酶Ⅲ结合,加速抗凝血酶Ⅲ中和凝血因子Ⅱ、Ⅶ、Ⅸ、Ⅹ、Ⅺ和Ⅻ的速率。普通肝素用于预防和治疗静脉血栓和肺栓塞、伴有栓塞的心房颤动,以及急性弥散性血管内凝血的治疗。

皮下注射的普通肝素在给药间隔内吸收缓慢且能完全吸收。在相同时间内达到相同抗凝程度的普通肝素总量,无论是皮下注射还是静脉注射,似乎没有差异。普通肝素的表观分布容积与体重成正比,但肥胖患者的这一过程可能在一定程度上饱和。关于肥胖人群的剂量建议,不同的文献表述不一,一些文献建议根据理想体重给药,有些则提出根据总体重给药。

普通肝素的代谢和清除涉及解聚和脱硫过程。据报道,参与普通肝素代谢的酶包括肝素酶和脱硫酶,它们将普通肝素分解成低聚糖。普通肝素的半衰期为 0.4～2.5 小时。已有证明,对于有潜在血栓栓塞性疾病的患者,普通肝素的清除半衰期较短,清除速度较快,且需要更大的剂量来维持足够的抗血栓活性。

普通肝素的给药采用基于体重的剂量表,先给予负荷剂量,随后进行连续输注。传统上,该输注是根据活化 PTT 监测进行调整的。最近,一些中心基于剂量-反应曲线,采用了抗Ⅹa 因子监测。主要的不良反应可能归因于过度抗凝。在接受短期大剂量治疗的患者中,出血发生率为 3%～20%。当 PTT 比正常值高出 2～2.9 倍时,出血风险发生率增加 3 倍;当 PTT 超过正常值的 3 倍时,出血风险增加 8 倍。在接受该药物治疗的患者中,1%～5% 可能发生肝素诱发的血小板减少症。

PTT 是监测和调整普通肝素剂量最常用的检测手段。虽然普通肝素通常作为连续输注给药,但重要的是尽可能在接近平稳状态时采集样本。在开始普通肝素治疗或调整剂量后，至少在改变6～8小时内进行PTT检测。采集过早的样本可能导致误导，并可能导致不适当的剂量调整。一旦确定了普通肝素剂量，就需要每日监测PTT，以确定普通肝素剂量的精细调整。应对后续凝血试验中出现的大幅度变化进行调查，以确保患者的病情没有改变或患者没有发生血小板减少症。如果监测抗凝血因子Ⅹa水平而不是PTT，则采用类似的方法。

患者接受普通肝素治疗期间，每2～3天监测一次血小板计数，以评估普通肝素引起的血小板减少症、血栓形成或出血。每2～3天监测一次血红蛋白和红细胞比容，以评估是否有出血。此外，还要检查痰、尿液和粪便是否有血。检查患者是否有静脉通路部位出血的迹象，是否有血肿和瘀斑的发生。此外，对于接受普通肝素治疗的患者，应避免肌内注射，避免或重新安排择期的侵入性手术。

剂量

● **个体化给药**：大剂量：80U/kg，然后连续输注18U/（kg·h）；用于治疗深静脉血栓（deep vein thrombosis，DVT）或肺栓塞；用于包括脑血栓栓塞在内的动脉血栓栓塞治疗，或用于治疗附壁血栓形成。对于ST段抬高心肌梗死（ST-segment elevation myocardial infarction，STEMI）、非ST段抬高心肌梗死（non-ST-elevation myocardial infarction，NSTEMI）和其他适应证，建议使用较低的负荷剂量和初始输注速率。调整输注速率，使PTT维持在控制值的1.5～2.0倍之间或使抗Ⅹa因子维持在机构特定治疗范围内（例如，0.3～0.7IU/mL）。

监测参数

● 部分凝血活酶时间（PTT）或抗凝血因子Ⅹa水平、血红蛋白、红细胞比容、血小板计数，以及活动性出血的迹象。

低分子量肝素

低分子量肝素在DVT、肺栓塞和急性MI的治疗中发挥着重要作用。低分子量肝素为护士和实验室节省了时间，同时也让患者能够更早地出院，从而提高患者的舒适度。采用固定剂量方案避免了连续监测PTT和后续剂量调整的需要。依诺肝素是目前研究最多的低分子量肝素。其在治

疗深静脉血栓、肺栓塞和急性心肌梗死的剂量为1mg/kg q12h。在治疗血栓栓塞性疾病和急性心肌梗死方面，达肝素钠是另一种与普通肝素同样有效的药物。达肝素钠治疗血栓栓塞性疾病的典型剂量为200U/kg，每日1次；而在接受链激酶治疗的急性心肌梗死患者中，首次剂量为120U/kg，12小时后再次给予120U/kg。华法林可以与依诺肝素或达肝素钠的第一剂量同时使用。当作为华法林治疗的桥梁时，继续使用依诺肝素或达肝素钠，直至达到连续2次的治疗性国际标准化比值（international normalized ratio，INR），这通常需要5～7天的时间。

达肝素钠和依诺肝素主要通过肾脏清除，因此在肾功能损害患者中存在药物蓄积的潜在风险。这两种药物在治疗这些患者时的方法有所不同。由于这些药物通过抑制因子Ⅹa活性起作用，因此可以通过测量抗凝血因子Ⅹa水平来监测其抗凝作用。与血清药物水平相比，这是一种有用的监测工具。对于肾功能显著受损的患者（即肌酐清除率＜30mL/min），可以根据抗凝血因子Ⅹa水平调整任何一种药物的剂量。对于肌酐清除率小于30mL/min的患者，依诺肝素的剂量调整是将预防和治疗血栓形成的给药间隔从12小时延长至24小时。这样的剂量调整指南尚未被批准用于达肝素钠，因此可能需要监测抗Ⅹa因子水平。

多项研究表明，与普通病房的患者相比，重症患者接受单次每日剂量后，其抗凝血因子Ⅹa水平显著降低。为确保充分的抗凝作用并预防深静脉血栓的发生，可能需要监测重症患者的凝血因子Ⅹa活性，并据此调整剂量。

剂量

● **依诺肝素**：1mg/kg，皮下注射，q12h，用于治疗DVT、肺栓塞和急性心肌MI。

监测参数

● 血红蛋白、红细胞比容、活动性出血的迹象、血小板计数、抗凝血因子Ⅹa水平。

华法林

华法林可防止维生素K从维生素K环氧化物转化回其活性形式，从而抑制维生素K依赖性凝血因子Ⅱ、Ⅶ、Ⅸ、Ⅹ、蛋白C和蛋白S形成。华法林适用于全剂量静脉外抗凝（如普通或低分子量肝素）治疗后的静脉血栓形成或肺栓塞治疗。华法林也用于慢性治疗以降低慢性心房颤动患者血栓栓

塞发作的风险。

华法林在胃肠道内被迅速且广泛地吸收。口服给药后 60～90 分钟内达到血浆峰值浓度，生物利用度在 75%～100% 之间。白蛋白是华法林的主要结合蛋白，97.5%～99.9% 的华法林被白蛋白结合。

华法林的代谢具有立体特异性。R- 异构体被氧化为 6- 羟基华法林，并进一步还原为 9S，11R- 华法林醇。S- 异构体被氧化为 7- 羟基华法林，并进一步还原为 9S，11R- 华法林醇。这些具有立体特异性异构体醇代谢物在人体内具有抗凝血活性。华法林醇通过肾脏排出。两种华法林异构体的清除半衰期差别很大。S- 异构体的半衰期约为 33 小时，R- 异构体的半衰期约为 45 小时。

华法林治疗可在普通肝素或低分子量肝素治疗的第 1 天开始。传统上，前 2～3 天每天给予华法林 5mg，然后调整以维持所需的凝血酶原时间（prothrombin time，PT）或 INR。INR 测量时间与每日剂量的变化的时间相对应，这一点非常重要。华法林剂量给药后，凝血功能在 36 小时左右达到峰值。在给定的剂量间隔选择一个适当的时间，并在该时间持续进行凝血测试，这一点也非常重要。在最初的 4～5 次给药后，INR 在 24 小时给药间隔内的波动最小。在继续给予维持剂量期间，华法林血浆浓度和凝血反应的稳定时间尚不清楚。至少需要 10 天的时间，剂量 - 反应曲线才会显示间隔时间内的稳定性。在治疗的第 1 周内，进行 2 次 INR 测量，以评估华法林蓄积对 INR 的影响。在评估对华法林的意外反应时，要评估多个因素，验证实验室结果，以排除不准确或虚假的结果。检查用药情况以排除药物 - 药物相互作用，包括华法林产品的变化，并评估患者的疾病 - 药物相互作用、营养 - 药物相互作用和不依从性。

出血是使用华法林相关的主要并发症，接受该药物治疗的患者中有 6%～29% 发生出血。出血并发症包括淤血、咯血和鼻出血，以及致命或危及生命的出血。华法林的作用可以通过口服维生素 K 和输血新鲜冷冻血浆（fresh frozen plasma，FFP）来替代无大出血患者的维生素 K 依赖性凝血因子，从而逆转华法林的作用。对于出现危及生命的严重出血的患者，根据 2012 年美国胸科医师学会口服抗凝治疗实践指南：抗血栓治疗和血栓形成预防，与 FFP 相比，可能更推荐使用 4- 因子凝血酶原复合物浓缩物（KCentra）加维生素 K。

剂量

- 5mg，口服，每日 1 次，共 3 天，然后调整以保持 INR 在 2～3 之间。
- 为了防止与人工心脏瓣膜相关的血栓栓塞，剂量应调整为维持 INR 在 2.5～3.5 之间。

监测参数

- INR、血红蛋白、红细胞比容、活动性出血的迹象。

Xa 因子抑制剂

利伐沙班、阿哌沙班和艾多沙班

利伐沙班和阿哌沙班是口服 Xa 因子抑制剂，适用于预防静脉血栓栓塞症（venous thromboembolism，VTE）、非瓣膜性心房颤动患者的栓塞或脑血管意外（cerebrovascular accident，CVA）。这些药物也适用于肺栓塞（pulmonary embolism，PE）和 DVT 的治疗。艾多沙班（andexxxa）是一种重组修饰的人因子 Xa 蛋白，适用于危及生命或无法控制的出血患者逆转阿哌沙班或利伐沙班抗凝治疗。目前，它是唯一经 FDA 批准的阿哌沙班和利伐沙班的拮抗剂。艾多沙班与严重和危及生命的不良事件相关，包括动脉和静脉血栓栓塞、心肌梗死、缺血性脑卒中、心脏停搏和猝死。在出血和非出血 Xa 因子抑制剂患者中，4- 因子凝血酶原复合物逆转的结果数据仅限于病例报告和病例系列。虽然这些小型研究表明可能有一些好处，但需要更有力的研究来评估是否在这种情况下有明确的作用。

剂量

利伐沙班：

- 手术后静脉血栓栓塞预防：10mg，口服，每日 1 次。
- 非瓣膜性心房颤动患者的 CVA 预防：20mg，口服，每日 1 次。
- DVT 或 PE 治疗和二级预防：15mg，口服，每日 2 次，共 21 天；随后 20mg，口服，每日 1 次。

阿哌沙班：

- 非瓣膜性心房颤动患者的 CVA 预防：对于大多数患者，5mg，口服，每日 2 次。具有以下任意两项特征的患者：年龄大于或等于 80 岁；体重小于或等于 60kg；血清肌酐 ≥1.5mg/dL 时，将剂量降至 2.5mg，口服，每日 2 次。
- 深静脉血栓（DVT）或肺栓塞（PE）治疗及二级预

防：10mg，口服，每日2次，共7天；随后5mg，口服，每日2次。

- 静脉血栓栓塞预防：2.5mg，口服，每日2次。

监测参数

- 血红蛋白、红细胞比容、肾功能和活动性出血的迹象。

直接凝血酶抑制剂

达比加群

达比加群是一种口服凝血酶抑制剂，适用于非瓣膜性心房颤动患者的卒中预防。在临床试验中，达比加群在降低脑卒中和全身性栓塞风险方面优于华法林，同时其引起的小出血风险相对较低。此外，达比加群在全膝关节或髋关节置换术后VTE预防以及DVT和PE治疗方面的作用也在不断发展。需要注意的是，达比加群胶囊不能打开供管饲或口服。此外，由于药物蓄积和出血事件，肾功能不全患者应避免使用该药。这种药物可以用依达赛珠单抗（praxbind）逆转，它通过与达比加群结合而起作用，导致失活。

剂量

- 150mg，口服，每日2次。

监测参数

- 血红蛋白、红细胞比容、活化部分凝血活酶时间（activated partial thrombin time，APTT）、凝血时间（ecarin clotting time，ECT）、肾功能和活动性出血的迹象。

比伐芦定

比伐芦定是一种具有直接凝血酶抑制特性的抗凝剂。比伐芦定与阿司匹林合用时，适用于行冠状动脉成形术的不稳定型心绞痛患者。它已被用作普通肝素的替代品。与普通肝素相比，其潜在优势包括对与血栓结合的凝血酶的活性、更可预测的抗凝效果，以及不受血小板释放反应成分抑制的影响。许多研究将比伐芦定与普通肝素进行了比较，有或没有糖蛋白IIb/IIIa抑制剂，结果不一。2015年发表的一项主要临床试验MATRIX表明，与加或不加糖蛋白IIb/IIIa抑制剂的普通肝素相比，比伐芦定减少了出血并发症，但导致更高的缺血性事件发生率，包括急性支架血栓形成。因此，对于高危出血、肝素过敏或肝素诱导血小板减少症、经皮冠状动脉介入治疗（percutaneous

coronary intervention，PCI）或ECMO患者，比伐芦定可被视为普通肝素的合理替代方案。目前还没有FDA批准的比伐芦定拮抗剂。如果发生出血，建议停药，停药后1小时左右凝血恢复到基线水平，肾功能正常。请注意，肾功能障碍会进一步延迟药物清除。

剂量

- PCI并发肝素诱导血小板减少症：0.75mg/kg静脉滴注，随后1.75mg/（kg·h）连续静脉滴注。
- 体外循环：静脉滴注1mg/kg，随后连续静脉滴注2.5mg/（kg·h），持续4小时，必要时0.2mg/（kg·h），持续20小时。

监测参数

- APTT、活化凝血时间（activate clotting time，ACT）、血红蛋白、红细胞比容、活动性出血的迹象。

阿加曲班

阿加曲班是一种选择性凝血酶抑制剂，用于预防或治疗普通肝素诱导血小板减少症的血栓形成，并可用于PCI。它在缺血性脑卒中和急性心肌梗死患者的溶栓治疗中也显示出有效性。然而，对于其他适应证的有效性，还需要进一步的研究来确定。阿加曲班的给药方式是通过连续静脉滴注，剂量根据APTT来调整，这与普通肝素的给药方式相似。在PCI期间，可能会使用ACT。在阿加曲班治疗中，PT和INR值的升高是一个值得注意的药物实验室检查结果，一旦启动口服抗凝治疗，这可能会使华法林治疗的监测复杂化。目前还没有FDA批准的用于阿加曲班拮抗剂。如果发生出血，建议停止输液，停药后4～6小时凝血恢复至基线。这在肝功能受损或危重症患者中可能会延长。

剂量

- 经皮冠状动脉介入治疗：大剂量，350μg/kg；连续输注：25μg/（kg·min）。
- 肝素诱导血小板减少症伴血栓形成：非危重症患者连续输注，2μg/（kg·min）。建议将危重症患者的初始剂量降低至0.5～1μg/（kg·min）。

监测参数

- 激活的PTT、ACT、PT、INR、血红蛋白、红细胞比容和活动性出血的迹象。

糖蛋白IIb/IIIa抑制剂

在等待PCI的急性冠脉综合征患者中，除了阿司匹林和普通肝素外,推荐使用糖蛋白Ⅱb/Ⅲa抑制剂。如果糖蛋白Ⅱb/Ⅲa抑制剂在 PCI 术前在导管室开始使用,则首选阿昔单抗。

剂量

- **阿昔单抗**:大剂量,0.25mg/kg,1～5 分钟;连续输注:0.125μg/(kg·min)持续 12 小时[最大输注量为 10μg/(kg·min)]。
- **替罗非班**:负荷剂量输注,25μg/kg,5 分钟内完成;血管成形术或动脉粥样硬化切除术后 12～24 小时连续输注:0.1μg/(kg·min)。
- **依替巴肽**:负荷剂量,180μg/kg;连续输注:2μg/(kg·min),直至出院或冠状动脉搭桥术(最长不超过 72 小时)。

监测参数

- 血小板计数、血红蛋白、红细胞比容、活动性出血的迹象。

溶栓药物

溶栓药物可作为 STEMI 的再灌注疗法,具有积极作用。2013 年美国心脏病学会基金会 / 美国心脏协会针对 STEMI 的管理指南,根据已发表文献的支持程度,从最高(Ⅰ类)到最低(Ⅲ类)提出了以下建议。

Ⅰ类建议

- 在无禁忌证的情况下,对于发病前 12 小时内出现缺血症状的 STEMI 患者,如果预计首次就医后 120 分钟内无法进行直接 PCI,应给予溶栓治疗。

Ⅱa 类建议

- 在无禁忌证和 PCI 不适用的情况下,如果临床和 / 或心电图证据表明 STEMI 患者在症状发作后 12～24 小时内持续缺血,且大面积心肌处于危险或血流动力学不稳定,则溶栓治疗是合理的。

Ⅲ类建议

- 不应给 ST 段压低的患者使用溶栓治疗,除非怀疑为真性后壁(下基底)心肌梗死,或与 aVR 导联的 ST 段抬高相关。

溶栓药物的绝对禁忌证包括任何活动性或近期出血;怀疑主动脉夹层;颅内或椎管内肿瘤;动静脉畸形或动脉瘤;过去 3 个月内进行过神经外科手术或发生过严重闭合性颅脑损伤;过去 3 个月内发生过缺血性卒中(急性缺血性卒中 3 小时内除外);过去 3 个月内发生过面部创伤。

相对禁忌证包括急性或慢性严重无法控制的高血压;3 个月前发生过的缺血性卒中;创伤性或持续时间超过 10 分钟的长时间心肺复苏;过去 3 周内进行过大型手术;过去 2～4 周内发生过内出血;不可压迫的血管穿刺;先前发生过过敏反应;妊娠;活动性消化性溃疡和正在进行抗凝治疗(风险随着 INR 的增加而增加)。

不良反应包括胃肠道或泌尿生殖道出血,以及牙龈出血和鼻出血。创伤部位(如静脉穿刺或侵入性手术部位)可能发生浅表性出血。在溶栓治疗期间,应避免肌内注射和不可压迫的动脉穿刺。

监测参数

- 对于心肌梗死的短期溶栓治疗:心电图、缺血的体征和症状,以及静脉注射部位出血的体征和症状(实验室监测价值不大)。
- 连续输注治疗:TT、APTT、纤维蛋白原和上述监测参数。

阿替普酶

阿替普酶(重组组织型纤溶酶原激活剂或TPA)对纤维蛋白结合的纤溶酶原具有高亲和力,允许在纤维蛋白表面激活。形成的大部分纤溶酶仍与纤维蛋白凝块结合,从而最大限度地减少系统效应。颅内出血的风险约为 0.5%。

剂量

- **急性心肌梗死**:加速输注,体重超过 67kg 的患者,总剂量 100mg,静脉注射(15mg,静脉注射,30 分钟内 50mg,60 分钟内 35mg)。
- **急性心肌梗死**:加速输注,体重为 67kg 或以下的患者(15mg,静脉注射,30 分钟内 0.75mg/kg,然后 60 分钟内 0.5mg/kg);总剂量不超过 100mg。
- **急性心肌梗死**:3 小时输注,体重为 65kg 或以上的患者,第 1 小时 60mg,静脉注射(其中 6～10mg 作为首剂给药),然后第 2 小时 20mg,第 3 小时 20mg。
- **急性心肌梗死**:3 小时输注,体重小于 65kg 的患者,1.25mg/kg,静脉注射 3 小时,第 1 小时给药 60%(其中 10% 作为首剂给药),其余 40% 在接下来的 2 小时给药。
- **肺栓塞**:100mg,静脉注射超过 2 小时。
- **缺血性卒中**:0.9mg/kg(不超过 90mg);总剂量

的 10% 在 1 分钟内静脉注射；然后其余 90% 为静脉输液，持续 60 分钟。

替奈普酶

替奈普酶（重组 TNK 组织型纤溶酶原激活剂）具有较长的清除半衰期（20～24 分钟），并且比阿替普酶更耐纤溶酶原激活剂抑制剂 -1 的失活。替奈普酶似乎比阿替普酶更具有纤维蛋白特异性，这可能是非脑出血率相对较低的原因。然而，已经有关于替奈普酶抗体开发的报道。替奈普酶与阿替普酶用于心肌梗死后溶栓的临床疗效相似。

剂量
- 急性心肌梗死：30～50mg（根据体重），静脉注射，持续 5 秒。

瑞替普酶

瑞替普酶是一种重组纤溶酶原激活剂，用于急性心肌梗死和肺栓塞的溶栓剂。瑞替普酶比阿替普酶有更长的半衰期（13～16 分钟），允许大剂量给药。该给药方案需要 2 次大剂量。

剂量
- 急性心肌梗死和肺栓塞：通过专用静脉通路在 2 分钟内注射 2 次 10 单位溶液。第 2 次给药在第 1 次注射开始后 30 分钟进行。

免疫抑制剂

环孢素

环孢素用于预防实体器官移植后的同种异体移植排斥反应和骨髓移植患者的移植物抗宿主病。与其他免疫抑制剂不同，环孢素不会抑制骨髓功能。环孢素可以通过阻断信号转导来抑制 T 淋巴细胞激活所需的细胞因子合成和受体表达。细胞因子的缺乏会破坏辅助 T 细胞和细胞毒性 T 细胞的激活和增殖，这些细胞对于排斥反应至关重要。

环孢素在胃肠道中的吸收较差，生物利用度平均为 30%。其吸收受到移植器官类型、移植后时间、有无胆道引流、肝功能、肠道功能障碍，以及使用改变肠道功能的药物的影响。环孢素通过细胞色素 P450 同工酶 3a 代谢为多种代谢物，90% 以上的剂量排泄到胆汁中，并随粪便排出。肾脏只能排出不到 1% 的剂量。目前没有证据表明与环孢素相比，这些代谢产物具有显著的免疫抑制作用，也没有已知的代谢产物会导致肾毒性。

由于口服吸收不良，口服剂量是静脉注射剂量的 3 倍。在从静脉注射转换为口服给药时，重要的是将口服剂量增加 3 倍，以维持稳定的环孢素浓度。口服溶液可以用巧克力牛奶或果汁稀释，并通过鼻胃管给药。在环孢素给药前后冲洗导管，以确保完全给药和最佳吸收。

环孢素胶囊和溶液的微乳剂配方比环孢素胶囊和溶液的原制剂具有更高的生物利用度。这两种制剂的生物等效性不同，不能互换使用。从环孢素胶囊和微乳溶液转化为环孢素胶囊和口服溶液，以 1∶1mg/（kg·d）的比例使用，可能导致环孢素血药浓度降低。在制剂转换期间，应增加监测以避免浓度过高导致的毒性或浓度过低导致的可能的器官排斥反应。

肾毒性是环孢素的主要副作用。目前已证实可发生三种类型的肾毒性。第一种是肾小球滤过急性可逆性降低；第二种是肾小管毒性，可能伴有酶血症和氨基酸尿症；第三种是不可逆的间质纤维化和动脉病变。环孢素肾毒性的确切机制尚不清楚，但可能涉及肾脏中各种血管活性物质的改变。其他副作用包括在移植后的前 3 个月内胆红素的剂量依赖性增加。高钾血症可继发于环孢素肾毒性。环孢素引起的低镁血症可能导致癫痫发作。高达 15% 接受治疗的患者可能出现震颤和感觉异常等神经毒性作用。高血压经常发生，可能是由于药物的肾毒性作用或肾血管收缩作用。环孢素是一种治疗指数较窄的药物，因此需要监测其水平并据此调整剂量。目标水平根据移植类型、移植后的时间，以及同时使用的免疫抑制剂进行个性化调整。

他克莫司（FK506）

他克莫司是一种由筑波链霉菌发酵液发酵而成的大环内酯类抗生素。虽然它与环孢素在结构上没有相似性，但其作用方式与环孢素相似。他克莫司表现出与环孢素相似的体外效应，但其浓度比环孢素低 100 倍。

他克莫司在肝脏中主要通过细胞色素 P450 同工酶 3A4 代谢成至少 15 种代谢物。也有一些证据表明他克莫司可能在肠道中代谢。13-O-去甲基他克莫司似乎是患者血液中的主要代谢物。只有不到 1% 的剂量会随肝移植患者的尿液排出。肾脏清除率占全身清除率不到 1%。平均清除半衰期为 12 小时，但范围从 8～40 小时不等。在肝损害患者中，他克莫司的半衰期较长，清除率降低，他克莫司浓度升高。他克莫司浓度升高与这些患者肾毒性增加有关。由于他克莫司主要由细胞 - 铬 P450 酶系统代谢，因此预期与该酶系统相互作用的药物可能会影响他克莫司的代谢。

在大多数情况下，静脉治疗可在开始治疗后 2～4 天内转为口服治疗。各中心在过渡到口服治疗的时间方面可能存在差异。静脉注射停止后 8～12 小时开始口服。通常的初始口服剂量为 $0.075～0.2mg/(kg \cdot d)$，每 12 小时分 2 次给药。

肾毒性是使用他克莫司最常见的不良反应。肾毒性在接受他克莫司的移植患者中高达 40%。他克莫司治疗期间观察到的其他副作用包括头痛、震颤、失眠、腹泻、高血压、高血糖和高钾血症。他克莫司是一种治疗指数较窄的药物，因此需要监测其水平并据此调整剂量。目标水平根据移植类型、移植后的时间，以及同时使用的免疫抑制剂进行个性化调整。

西罗莫司（雷帕霉素）

西罗莫司是一种免疫抑制剂，用于预防肾移植患者的器官排斥反应。它通常用于含有环孢素和皮质类固醇的方案。西罗莫司抑制由抗原和细胞因子刺激引起的 T 淋巴细胞活化和增殖。西罗莫司还抑制抗体的产生。

西罗莫司每日口服一次。西罗莫司的初始剂量应在移植后尽快给予。建议在服用环孢素改良口服溶液或胶囊后 4 小时服用西罗莫司。

大多数患者不需要常规监测治疗性血药浓度。监测肝损害患者的西罗莫司水平，同时给予细胞色素 P450 CYP3A4 诱引剂和抑制剂，或环孢素剂量减少或停用。免疫测定法测定的西罗莫司平均全血谷浓度在 2mg/d 剂量组约为 9ng/mL，在 5mg/d 剂量组约为 17ng/mL。其他化验的结果可能与免疫化验的结果不同。平均而言，色谱方法（如 HPLC 或质谱）的产率比免疫测定全血的结果低 20%。

剂量相关的特殊注意事项

连续性肾脏替代治疗

在过去的 20 年里，为危重症患者提供肾脏支持的技术发生了很大的变化。连续性静脉 - 静脉血液透析（continuous veno-venous hemodialysis，CVVHD）和连续性静脉 - 静脉血液透析滤过（continuous veno-venous hemodiafiltration，CVVHDF）等正在取代危重症患者的传统血液透析。由于 CRRT 技术的清除率较低，因此无法将常规间歇性透析中的药物剂量调整建议应用于 CRRT 技术。关于 CRRT 对药物清除影响的临床研究有限。

单独血液滤过通常产生约 20mL/min 的有效肾小球滤过率，而透析的增加使有效肾小球滤过率增加到 30～40mL/min。将透析流速从 1L/h 增加到 2L/h，进一步提高有效肾小球滤过率。在选择接受任何一种 CRRT 模式的患者的药物剂量时，需要牢记几点重要内容：第一，在 CRRT 中，蛋白质结合率小于 80%、分布容积小于 1L/kg，以及肾脏清除率大于 35% 的药物将被移除。第二，在没有公开推荐的情况下，以下方法可用于 CRRT（包括透析）期间的剂量调整。可使用制造商推荐的肌酐清除率低于 30～40mL/min 的剂量。第三，通过血药浓度监测调整氨基糖苷类抗生素和万古霉素的剂量。最后，在 CRRT 期间，儿茶酚胺、麻醉药和镇静剂等药物的清除量很少。这些药物类别的剂量是基于患者的临床反应进行调整的。

老年人的药物处置

在美国，老年人是人口增长最快的群体。老年患者服用的处方药几乎是年轻患者的 3 倍，因此他们面临更多的药物相互作用和 ADE 的风险。导致不良事件的最常见危险因素包括多种用药、低体重、既往存在的慢性疾病、治疗时间过长、器官功能障碍和既往药物反应史。通常，确定安全剂量范围的临床试验不包括老年受试者，因此老年患者的常用剂量可能会产生意外的结果。在为体重较轻、代谢和清除药物能力可能受损的老年患者用药时，医务人员必须特别注意与年龄相关的器官功能障碍（例如，肾脏或肝脏功能障碍）导致的药物二次代谢和清除问题。特别需要关注的药物包括镇静剂、抗高血压药、治疗指数窄的药物和抗感染药物。这些药物通常需要减少剂量或延长剂量间隔，以促进药物清除并尽量减少毒性发生的可能性。

血药浓度监测

血药浓度监测（therapeutic drug monitoring，

TDM）是利用药物浓度、药代动力学原理和药效学来优化药物治疗的过程。TDM 的目标是最大限度地提高治疗效果，同时避免毒性反应。血清毒性浓度接近治疗效果所需浓度的药物是最常监测的药物。TDM 的适应证包括治疗范围窄、客观监测参数有限、患者反应可能差、需要治疗确认、不可预测的剂量-反应关系、疑似毒性、毒性后果严重或无效、血清浓度与疗效或毒性的相关性、药物相互作用的鉴定、个体药代动力学参数的测定，以及患者病理生理或疾病状态的变化。

TDM 的具体适应证很重要，因为它会影响采样的时间。样本采集的时间取决于所涉及的问题。血药浓度的时间节点对结果的解释至关重要。血药浓度的峰值出现时间取决于给药途径和药物剂型。静脉推注给药后，血药浓度很快达到峰值，而肌内注射、皮下注射或口服给药后，峰值则会延迟出现。口服药物可以是液体、快速释放或缓慢释放剂型（如茶碱）。当获得峰值血药浓度时，必须考虑药物的吸收和分布阶段。与缓释剂型相比，液体或快速释放剂型的血药浓度峰值可能更高，且出现时间更早。谷值浓度通常

在下次给药之前获得。半衰期较长的药物（如苯巴比妥）或缓释剂型（如茶碱）的峰值和谷值浓度之间的变化最小。对于应用这些剂型的患者，血药浓度的测定时间可能不那么关键。在患者持续静脉输注药物达到稳定状态后，可随时测定血药浓度。然而，在接受持续输注药物的患者中，血清标本应从远离输注药物的部位提取。如果怀疑毒性反应，可在给药间隔的任何时间测定血药浓度。

正确解读血药浓度是需要理解相关患者因素、药物的药代动力学及给药方案。对血药浓度的错误解读可能导致无效的甚至有害的剂量调整。解读血药浓度包括评估患者的剂量是否合适（如果患者处于稳定状态）、采血时间、评估采血时间是否适合该适应证，以及评估给药方法以评估给药的完整性。血药浓度应根据患者的具体情况进行解释。治疗范围可作为每位患者的指导方针。剂量不能仅根据实验室结果进行调整。由于不同的患者在给定的治疗范围内可能经历治疗有效、失败或毒性，因此应为每个患者制定单独的剂量范围。

典型案例分析
计算静脉注射药物速率的建议

计算提供特定药物剂量的静脉输液速率所需的信息
- 注射剂量［例如，mg/（kg·min）、mg/min、mg/h］
- 静脉溶液浓度（例如，D_5W 250mL 中多巴胺 400mg=1.6mg/mL；D_5W 250mL 中硝酸甘油 50mg=200μg/mL）
- 患者体重

问题 1：使用多巴酚丁胺混合物 500mg，D_5W 250mL，计算 70kg 需要 5μg/（kg·min）多巴酚丁胺的患者静脉滴注速率（mL/h）。
- 注射剂量：5μg/（kg·min）
- 多巴酚丁胺浓度：500mg/250mL=2mg/mL 或 2 000μg/mL
- 患者体重：70kg
    计算：
    5μg/（kg·min）×70kg=350μg/min
    350μg/min×60min/h=21 000μg/h
    21 000μg/h÷2 000μg/mL=10.5mL/h

问题 2：用 50mg 的硝酸甘油混合物 D_5W 250mL，计算 70kg 需要 50μg/min 硝酸甘油的患者静脉滴注速率（mL/h）。
- 注射剂量：50μg/min
- 硝化甘油浓度：50mg/250mL=0.2mg/mL 或 200μg/mL
- 患者体重：70kg
    计算：
    50μg/min×60min/h=3 000μg/h
    3 000μg/h÷200μg/mL=15mL/h

问题 3：使用肝素混合物为 25 000U 的 D_5W 500mL，计算需要肝素 18U/（kg·h）的 70kg 患者的静脉滴注速率（mL/h）。
- 维持输注：18U/（kg·h）
- 肝素浓度：25 000U/500mL=50U/mL
- 患者体重：70kg
    计算：
    输注速率：肝素 18U/（kg·h）×70kg=1 260U/h÷

50U/mL=25.2mL/h

答案

1. 将输注泵设置为 10.5mL/h，以 5μg/（kg·min）的剂量输注多巴酚丁胺。

2. 将输注泵设置为 15mL/h，以 50μg/min 的剂量输注硝酸甘油。

3. 将输注泵设置为 25mL/h，以 18U/（kg·h）的剂量输注肝素。

（燕朋波　成帅 译　刘经邦 审校）

参考文献

一般概念

Clinical Pharmacology [database online]. Tampa, FL: Gold Standard, Inc. http://www.clinicalpharmacology.com. Accessed May 22, 2021.

Drug Information Handbook. 29th ed. Hudson, OH: Wolters Kluwer Clinical Drug Information, Inc; 2020.

Faust AC, Echevarria KL, Attridge RL, et al. Prophylactic acid-suppressive therapy in hospitalized adults: indications, benefits, and infectious complications. *Crit Care Nurse.* 2017;37:18-29.

Institute of Safe Medication Practices. nwww.ismp.org. Accessed May 27, 2021.

Martin SJ, Olsen KM, Susla GM. *The Injectable Drug Reference.* 2nd ed. Des Plaines, IL: Society of Critical Care Medicine; 2006.

Papadopoulos J. *Pocket Guide to Critical Care Pharmacotherapy.* 2nd ed. Philadelphia, PA: Springer; 2015.

Sulsa GM, Suffredini AF, McAreavey D, et al. *The Handbook of Critical Care Drug Therapy.* 3rd ed. Philadelphia, PA: Lippincott William and Wilkins; 2006.

Vincent J, Abraham E, Kochanek P, et al. *Textbook of Critical Care.* 7th ed. Philadelphia, PA: Elsevier; 2016.

循证实践指南

Ageno WA, Gallus AS, Wittkowsky A, et al. Clinical practice guidelines for oral anticoagulant therapy: antithrombotic therapy and prevention of thrombosis. *Chest.* 2012;141:e44S-e88S.

Devlin JW, Skrobik Y, Gélinas C, et al. Clinical practice guidelines for the prevention and management of pain, agitation/sedation, delirium, immobility, and sleep disruption in adult patients in the ICU. *Crit Care Med.* 2018;46:e825-e873.

Evans LE, Rhodes A, Alhazzani W, et al. Surviving sepsis campaign: international guidelines for management of sepsis and septic shock 2021. *Crit Care Med.* 2021;49:e1063-e1143.

Murray MJ, DeBlock H, Erstad B, et al. Clinical practice guidelines for sustained neuromuscular blockade in the adult critically ill patient. *Crit Care Med.* 2016;44:2079-2103.

O'Gara PT, Kushner FG, Ascheim DD, et al. American College of Cardiology Foundation/American Heart Association guidelines for management of ST-elevation myocardial infarction. Executive summary. *Circulation.* 2013;127:529-555.

第 2 部分

常 见 疾 病

第 **8** 章 心血管系统

Barbara Leeper

学习目标

1. 明确接受冠状动脉造影和经皮冠状动脉介入治疗的患者的适应证、并发症和护理原则。
2. 阐述缺血性心脏病患者的病因、病理生理学、
临床表现、患者需求和管理原则。
3. 讨论休克、心力衰竭、高血压危象患者的病因、病理生理学、临床表现、患者需求和管理原则。

评估技术、诊断实验和监测方法

胸痛评估

准确的胸痛评估是区分心源性胸痛与其他疼痛（例如，肌肉骨骼、呼吸系统、焦虑等）的一个重要方面。缺血性胸痛是由心肌缺氧引起，必须快速识别以进行有效的治疗干预。缺血性疼痛最重要的描述指标包括疼痛发作的前兆、疼痛的性质、疼痛放射范围、疼痛的严重程度、缓解疼痛的

方式，以及患者本次入院时胸痛发作的时间。可以使用"PQRST"（Provoke，Quality，Radiation，Severity，Timing）评估表对疼痛进行评估（表 8-1），临床医生对照评估表向患者提出一系列问题，以确定患者胸痛的临床特征。

冠状动脉造影术

冠状动脉造影术是临床常见且有效的检查冠状动脉解剖结构和通畅性的方法，也称为心导管检查术，用于诊断冠状动脉粥样硬化病变或血栓情况，也可用于评估心脏瓣膜病（包括瓣膜狭窄或

表 8-1　胸痛评估

	询问问题	举例
P（Provoke 诱发因素）	是什么引起了疼痛，或者是什么加剧了疼痛？	爬楼梯，走路；也可能是不可预测的情况：在休息时出现症状
Q（Quality 性质）	疼痛的性质如何？	压力、紧张；可能出现相关的症状，如恶心、呕吐、出汗
R（Radiation 放射部位）	疼痛是否会放射到胸部以外的部位？	下颌、颈部、肩胛骨区域、左臂或右臂
S（Severity 严重程度）	疼痛的严重程度是多少（1～10 分）？	你的疼痛程度为多少分，评分为 1（无疼痛）至 10（最大疼痛）？
T（Timing 时间）	你是什么时候开始感到疼痛才来医院的？	这次让你来医院的疼痛是什么时候开始的？这种情况是时好时坏还是持续不断的？你有多少天、几个月或几年有过类似的疼痛？

关闭不全）、房间隔或室间隔缺损、先天性心脏畸形和室壁运动异常疾病（表8-2）。

表 8-2　心导管检查的适应证

右心

- 右心压力的测量
  - 疑似心脏压塞
  - 疑似肺动脉高压
- 评估心脏瓣膜病（三尖瓣或肺动脉）
- 评估房间隔或室间隔缺损程度
- 动静脉氧分压差的测量

左心

- 诊断阻塞性冠状动脉疾病
- 在冠状动脉旁路移植术（coronary artery bypass grafting，CABG）术前确定病变的位置
- 左心压力的测量：疑似左心衰竭或心肌病
- 评估室壁运动异常
- 评估心脏瓣膜病（二尖瓣或主动脉瓣）
- 评估房间隔或室间隔缺损程度

检查步骤

在进行心导管检查之前，患者需要禁食（nihil per os，NPO）至少6小时，以降低在手术过程中需要紧急插管时发生误吸的风险。禁食是指不能摄入除药物以外的所有东西，在手术当天，患者可少量饮水来服用所需药物。通常情况下，如果患者正在使用胰岛素或服用口服降血糖药，可能需要在手术当天调整剂量。手术开始前使用苯海拉明，可预防患者对造影剂发生过敏。手术过程中使用阿司匹林（aspirin）、氯吡格雷（clopidogrel）或其他血小板抑制剂，可防止导管在术中引起血小板聚集。通常情况下，患者在手术过程中保持清醒状态，可通过控制呼吸状态（如在注射造影剂时需要患者进行屏气动作来提高图像质量）来辅助导管进入。在术中常使用抗焦虑药，如劳拉西泮（lorazepam）或地西泮（diazepam），以减轻患者的焦虑或躁动。

冠状动脉内导管通过放置在大动脉中的动脉鞘管置入，最常见的入路是股动脉或桡动脉（图8-1）。如果经股动脉置入，导管进入腹主动脉，穿过主动脉弓，进入位于主动脉根部的冠状动脉口。如果通过桡动脉置入，导管进入肱动脉，通过锁骨下动脉，穿过主动脉，进入位于主动脉部的冠状动脉口。经股动脉途径和桡动脉途径各有利弊。股动脉入路有更高的出血风险，增加住院时间，形成

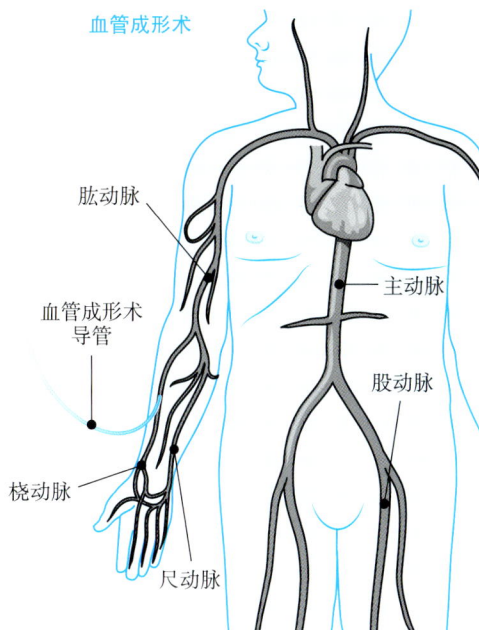

图 8-1　心导管置入位置

假性动脉瘤和血栓的概率更大。另外，股动脉是腿部血液的唯一来源。经桡动脉入路时，医护人员的经验比较重要，桡动脉直径较小，手术时间较长，存在形成瘘管和严重血管痉挛的风险。无论采用哪种方式，在术中，操作者或观察者都能在透视（X线）下可见造影剂通过导管注入冠状动脉。如果需要评估心脏瓣膜、间隔或心室壁运动，将导管直接推进左心室，然后注射造影剂。在右心导管检查中，导管通过股静脉置入，经过下腔静脉，到达右心室，然后进入肺动脉。

结果解读

冠状动脉由左、右冠状动脉构成（图8-2）。左侧冠状动脉由左前降支（left anterior descending branch，LAD）和左回旋支（left circumflex，LCx）两个分支组成。右侧冠状动脉主要分为一个分支，即右冠状动脉（right coronary artery，RCA），除去这三个分支，还有许多小血管。冠状动脉或其主要分支阻塞75%或以上为临床意义上的严重狭窄。如果只有一条主要动脉有明显病变，则称患者有单支血管病变。如果两条分支血管受影响，则患者有双支血管病变。如果三条分支均存在严重病变，则患者有三支血管病变。从主要冠状动脉分支出来的微小血管也可能有阻塞，通常将这些多发性血管病变称为弥漫性血管病变。

将导管从主动脉推进、穿过主动脉瓣并进入左心室后注射造影剂，通过X线成像可以观

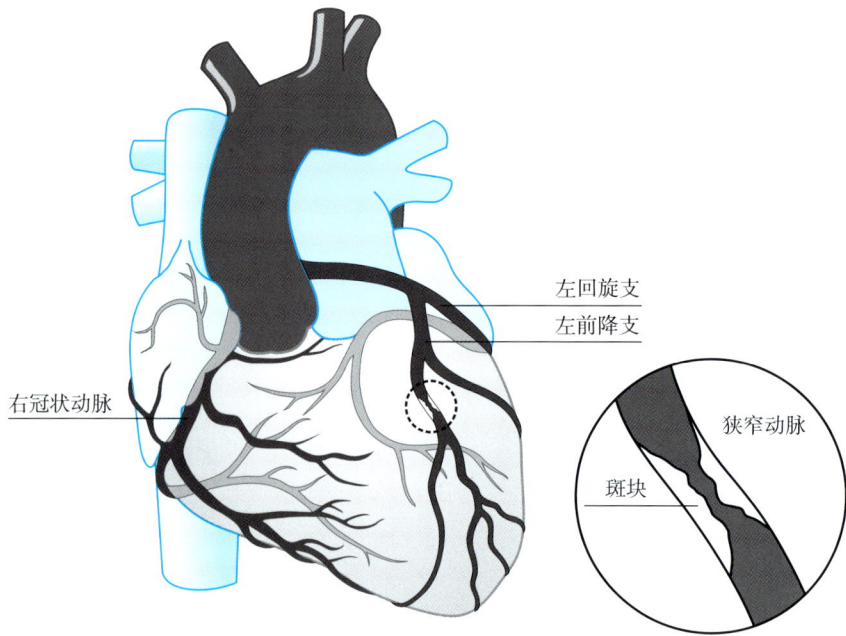

右冠状动脉

左回旋支
左前降支

狭窄动脉

斑块

图 8-2　冠状动脉因为血管斑块的形成而狭窄

察到心室壁运动、射血分数、二尖瓣反流和主动脉瓣反流的信息。射血分数指每搏量占心室舒张末期容积量的百分比，它是确定左心室功能的金标准，有助于选择治疗策略。左心室射血分数（left ventricular ejection fraction, LVEF）的正常值为 55%～70%。LVEF 是急性心肌梗死（acute myocardial infarction, AMI）预后最重要的预测因子之一，射血分数低于 20% 的患者 1 年内病死率接近 50%。另一个重要的测量方法是左心室舒张末压（left ventricular end-diastolic pressure, LVEDP），它被认为是决定心室功能的重要因素，也是心力衰竭（heart failure, HF）的预测因子，正常

成人的 LVEDP 为 6～12mmHg。

并发症

在心导管检查中可能会出现一系列并发症，包括心律失常；冠状动脉血管痉挛；冠状动脉夹层；造影剂过敏反应；心房或心室穿孔导致心脏压塞；穿刺部位出血；栓子进入四肢、肺部或脑部（极少数情况下）；冠状动脉左主干急性闭塞；心肌梗死（myocardial infarction, MI）；心搏骤停。常见心导管术并发症处理及预防策略见表 8-3，心导管检查还包括经皮冠状动脉介入治疗（本章后面会描述）。

表 8-3　心导管检查：常见并发症及护理干预

并发症	干预措施
穿刺部位动脉损伤引起的局部出血（血肿、出血、假性动脉瘤）	保持平卧位；床头抬高＜30° 如果情况允许，停止注射普通肝素 压迫切口上方的动脉 监测低血压、心动过速或心律失常 腹股沟超声检查，必要时行栓塞切除术或血管修复
冠状动脉夹层	术中通常会放置支架 监测心律失常或心脏压塞 给予普通肝素
因心脏穿孔导致心脏压塞或抗血小板药物引起的出血	穿孔在检查中很明显 手术完成后出现低血压，通常是最早的征兆 监测患者心脏压力的均衡性 可能需要紧急手术修补

并发症	干预措施
外周血栓栓塞	四肢出现疼痛、苍白、无脉、感觉异常和瘫痪；触之可能发凉 应继续使用普通肝素或其他抗凝剂 可使用导管直接对血栓进行溶栓治疗 可能需要手术干预
血栓栓塞症：由栓子导致的脑血管意外	监测神经系统受损的体征和症状，包括语言、定向力、视力、握力和蹬力平衡及感觉
肺栓塞	吸氧 监测动脉血氧饱和度及呼吸频率 继续静脉注射普通肝素或其他抗凝剂 可使用导管直接对血栓进行溶栓治疗；也可以尝试取栓术 可通过肺通气灌注扫描、计算机断层扫描（computed tomography，CT）或肺动脉造影确认血栓位置
心律失常	导管尖端直接刺激心室壁是最大的风险；术后风险极低 监测患者 V_1 导联
感染	应用无菌技术更换所有敷料 监测导管穿刺部位是否有红肿、炎症、发热或渗出 监测患者的体温变化趋势
卧位、血管造影剂压力导致的肺水肿或左心室功能不佳	床头抬高 30° 必要时使用利尿剂 考虑使用柔性鞘或肱动脉通路
急性肾小管坏死和肾功能衰竭	在术前和术后持续输注生理盐水（通常在术前和术后 8 小时，100mL/h）监测血清肌酐是否升高
血管迷走反应	在拔除鞘管前应使用镇痛药 拔除鞘管前后监测血压和心率，每 15 分钟监测 1 次，共监测 4 次

病理性疾病

急性冠脉综合征

心肌缺血是指心脏缺乏足够的血液供应，导致氧气供应不足，不能满足心肌的需求。这种供-需失衡被称为心肌缺血，常由冠状动脉粥样硬化斑块破裂部位的血栓形成引起。心肌缺血可引起各种症状，如胸部不适（心绞痛）、呼吸短促、出汗和恶心。**不稳定型心绞痛**的特点是新发疼痛、发作频率增加，甚至发生在休息时，它与急性心肌梗死（AMI）合称为急性冠脉综合征（acute coronary syndrome，ACS）。

病因和病理生理学

冠状动脉内血栓形成，导致冠状动脉血流受阻，是急性缺血性心脏病的病理生理机制。之前存在的动脉粥样硬化和冠状动脉平滑肌壁的痉挛，即固定型阻塞，也可导致冠脉血流减少。在某些情况下，心肌梗死的发生与潜在的动脉粥样硬化无关，冠状动脉痉挛可能起主要作用，另外，这些事件有时与患者年轻时使用可卡因有关。

冠状动脉内血栓的形成始于冠状动脉血管壁上粥样硬化斑块的裂解和破裂（图 8-3）。斑块的形成是一个连续的动态过程，在斑块核心积聚更多脂质的活跃期，斑块可能会变得不稳定。然后斑块发生破裂，破碎的斑块进入冠状动脉管腔，并导致斑块破裂部位的凝血因子激活。斑块破裂和由此形成的血栓，最终可能会导致冠状动脉阻塞。

虽然大多数人到 30 岁时都有一定程度的冠状动脉粥样硬化斑块形成，但这些斑块中的绝大多数被认为是"稳定的"。覆盖在这些斑块上的光滑纤维帽允许足够的血液通过冠状动脉，并且不容易发展为不稳定型心绞痛或心肌梗死。在新发、不断生长的斑块中，纤维帽可能会变薄并破裂，从

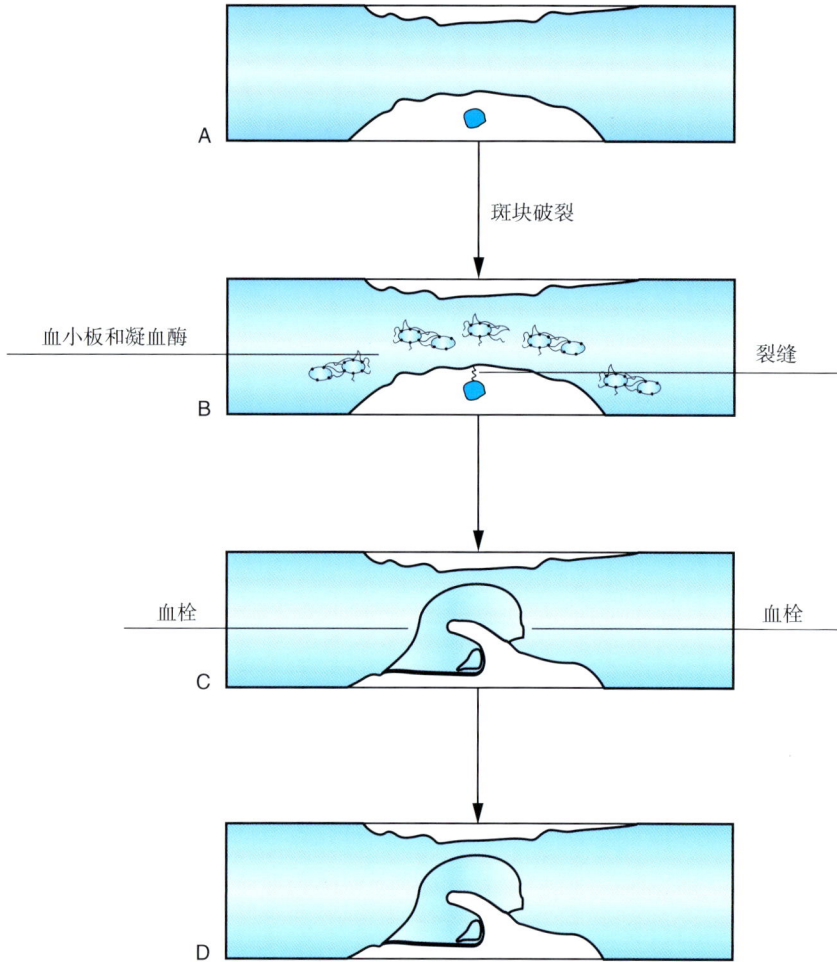

图 8-3　动脉粥样硬化斑块形成。A. 稳定斑块；B. 纤维帽断裂的斑块；C. 中度分层血栓；D. 闭塞性血栓

而导致不稳定型心绞痛、心肌缺血或梗死。

　　导致斑块裂开和破裂的因素有很多，斑块破裂风险增加的特征包括：

- **病变在血管中的位置**：心动周期中血流量和动态活动较大的区域风险更高。
- **斑块内脂质池的大小**：斑块核心内的大量脂质更有可能与斑块的破坏有关。
- **巨噬细胞浸润斑块**：巨噬细胞的浸润和坏死会削弱斑块纤维帽的完整性，使其更容易破裂。

　　临床评估、压力试验甚至心导管检查都无法提供有关斑块内部的信息，因此识别斑块破裂风险具有挑战性。斑块破裂可能是由多种环境或激素因素引起的，这些因素被称为诱发因素（表8-4），这些诱发因素可能会诱发急性冠状动脉事件。冠状动脉硬化斑块破裂的一些诱发因素是可控的，如血压（blood pressure，BP）、血糖和应激。在临床中，这些因素如果管理得当，将会降低急性

表 8-4　引起斑块破裂的激素和环境因素

急性	慢性
血流动力学反应性	**基础血流动力学**
- 早晨血压升高	- 静息血压增加
- 早晨心率升高	- 静息心率增加
- 体力消耗	
- 情绪压力	**基础凝血变量**
- 寒冷环境	- 斑块位置
	- 核心斑块内脂质池大小
凝血反应	- 斑块中巨噬细胞浸润程度
- 冠脉血流速度增加	
- 血液黏度增加	**慢性危险因素**
- tPA 活性降低	- 性别（男＞女）
- 血小板聚集增加	- 年龄增加
	- 糖尿病
血管反应性	- 高胆固醇血症
- 血清肾上腺素增加	- 吸烟
- 血清皮质醇增加	

心肌梗死、再梗死和再闭塞的风险,因此需要对这些因素进行密切监测。

在新型冠状病毒大流行期间,感染新型冠状病毒的重症患者出现急性心脏损伤并伴有肌钙蛋白水平升高。这些患者多数有心血管疾病的潜在危险因素,死亡率较高。研究表明,存在心血管疾病危险因素的患者更容易出现血管炎症、血栓形成、心肌炎和心律失常,建议根据循证指南治疗心肌损伤。

典型案例分析
不稳定型心绞痛

患者,男性,62岁,因胸部、下颌疼痛就诊于急诊科(emergency department, ED)。最初仅在用力时感到疼痛,休息时得到缓解,最近疼痛加重。就诊当晚,患者剧烈疼痛持续15分钟。患者主诉看电视时胸部疼痛发作,胸部有紧绷、烧灼的感觉,下颌疼痛,疼痛不随呼吸运动而变化,并伴有出汗、恶心和呼吸短促。

患者入院后,疼痛和恶心已缓解,血氧饱和度为98%,生命体征为:

BP	148/86mmHg
HR	90次/min
RR	18次/min
T	37.6℃(口腔温度)

查体:心音正常,S_3、S_4无杂音。
- 心电图示:窦性心律伴非特异性ST-T波改变。
- 胸部X线示心脏轮廓正常,肺部清晰。

病史:过去6个月内劳累或疲劳引起的呼吸困难增多,尽管有这些症状,但患者仍坚持4km步行,步行过程中,多次出现呼吸急促。吸烟史20年,每天1盒,戒烟25年。无心脏疾病、冠心病、糖尿病和高血压家族史。

根据患者病史和潜在冠状动脉疾病的可能性,开始用阿司匹林治疗,然后行心肌酶谱检查。

	CK-MB(肌酸激酶同工酶)	Troponin I(肌钙蛋白 I)
急诊	5%(<5%)	0.4ng/mL(<0.06ng/mL)
4小时后	5%(<5%)	0.4ng/mL(<0.06ng/mL)

于急诊科就诊6小时后,患者反复出现胸闷,心电图示前壁导联T波倒置,每5分钟舌下硝酸甘油(nitroglycerin)0.4mg,服用第2片后症状好转,并给予普通肝素治疗,随后的心肌酶谱显示:

	CK-MB(肌酸激酶同工酶)	Troponin I(肌钙蛋白 I)
8小时	4%(<5%)	0.4ng/mL(<0.06ng/mL)
12小时	4%(<5%)	0.4ng/mL(<0.06ng/mL)

除血脂检查胆固醇和甘油三酯升高外,其他实验室检查结果均正常。在这些结果基础上,安排患者进行运动耐量试验。

6分钟运动耐量示HR为118次/min,最后1分钟出现胸闷,$V_4 \sim V_6$导联ST段压低,立即行心导管检查。

冠状动脉造影示左前降支阻塞75%,对角支阻塞90%,左心室射血分数为55%,两处阻塞冠状动脉均进行了经皮冠状动脉腔内成形术(percutaneous transluminal coronary angioplasty, PTCA)。

问题1:患者住院时,需要监测什么指标?
(A)每4小时监测一次心电图。
(B)连续 ECG/ST 段监测,关注心肌梗死指标。
(C)每6小时监测一次血小板。
(D)每2小时评估一次呼吸音。

问题2:心电图上示 ST 段压低和 T 波倒立提示什么诊断?
(A)非 ST 段抬高心肌梗死。
(B)ST 段抬高心肌梗死。
(C)冠状动脉痉挛。
(D)心包炎。

问题3:进行 PTCA 后,可出现哪些并发症?
(A)HR 上升至 115 次 / min。
(B)低血压。
(C)$V_3 \sim V_4$ 导联 ST 段抬高 4mm。
(D)以上全部。

答案
1. B。与间歇性心电图相比,连续性 ST 段监测可更早显示缺血性变化。

2. A。非 ST 段抬高心肌梗死的特点是胸痛发作时 ST 段压低和 / 或 T 波倒置，心脏生物标志物升高。冠状动脉痉挛和心包炎均可引起心电图 ST 段改变。

3. C。在 $V_3 \sim V_4$ 导联中，新出现的 $V_3 \sim V_4$ 导联 ST 段抬高 4mm 是介入治疗后急性冠状动脉闭塞的表现。低血压和窦性心动过速也可能存在，但为非特异性征象。

当这些诱发因素结合在一起导致斑块破裂时，脂质池暴露，血管内壁就会出现粗糙的表面，从而刺激激素和免疫因子的局部效应，并引发血栓形成，同时，纤溶系统受到刺激后启动，出现血栓形成和溶解的动态过程。由于凝血过程的动态特性，血栓可能完全阻塞或仅部分阻塞，也可能在这两个阶段间歇性波动。无论血栓的成熟度如何，血栓形成的过程都可能导致血流受阻，减少心肌远端供氧，造成氧的供需失衡。

由于缺血性心脏病病理是相同的（斑块破裂和血栓形成），因此急性心肌缺血所引发的临床综合征被称为 ACS，代表了一系列氧供需失衡可能导致的一系列临床事件，包括不稳定型心绞痛、非 ST 段抬高心肌梗死（NSTEMI）和 ST 段抬高心肌梗死（STEMI）（图 8-4）。

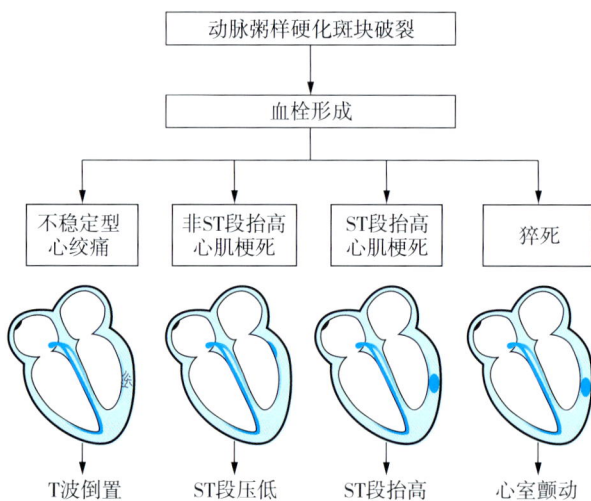

图 8-4　急性冠状动脉病变的病理生理过程

心肌供氧减少后，细胞膜失去完整性，液体进入细胞，细胞无法再调节其内部和外部环境。细胞死亡后会向血液中释放细胞毒性物质。死亡的心肌细胞释放大量的肌红蛋白、肌钙蛋白 I 和 T，以及心脏特异性的肌酸激酶同工酶，实验室检查如果显示这些心脏标志物水平升高，则可确诊心肌梗死。

临床表现

各种 ACS 的临床表现相似，根据受累血管的不同略有差异（表 8-5）。

1. 疼痛或不适，通常在胸部（见表 8-1）：
- 胸闷或压迫感；
- 下颌或颈部疼痛；
- 左臂酸痛或疼痛；
- 上腹部不适；
- 肩背部疼痛。

2. 恶心 / 呕吐。

3. 血流动力学不稳定：
- 低血压（收缩压 < 90mmHg 或低于基础值 20mmHg）；
- 低心指数（cardiac index, CI）[< 2.0L/(min·m²)]；
- 肺动脉直径（pulmonary arterial diameter, PAD）和 / 或肺动脉（pulmonary artery, PA）导管显示肺动脉阻塞压（pulmonary artery obstruction pressure, PAOP）升高；
- 皮肤湿冷，出汗。

4. 呼吸困难。

5. 心律失常 / 传导异常：
- 左束支传导阻滞（left bundle branch block, LBBB）；
- 心动过速 / 心动过缓；
- 频发室性期前收缩；
- 心室颤动。

6. 焦虑、恐惧。

7. 否认。

8. 近期使用可卡因可能是冠状动脉血管收缩导致 AMI 的原因。

一些患者群体在描述胸部不适症状时会有明显的不同，如女性和糖尿病患者。女性的症状通常比较模糊，如感到疲倦、气短、乏力等，与男性相比，女性可能会在更长时间内否认自己的症状，从而延误到急诊就诊的时间，导致失去溶栓治疗的机会。女性通常在绝经后，动脉粥样硬化性疾病的症状和体征变得明显。这种以老年人为主的患

表 8-5 心肌缺血和心肌梗死的临床表现

梗死类型	病变血管	心肌供血区域	评估
前间壁 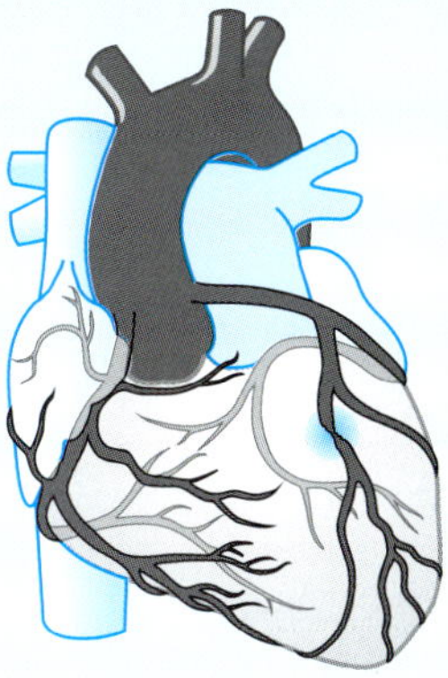	LAD	左心室前壁 左心室前隔 左心室尖端 相关束状分支	左心室功能↓→心排血量（CO）↓，BP↓肺动脉舒张压（PAD）↑，肺动脉阻塞压（PAOP）↑ S₃、S₄ 和心力衰竭 肺部啰音伴肺水肿
后间隔外侧 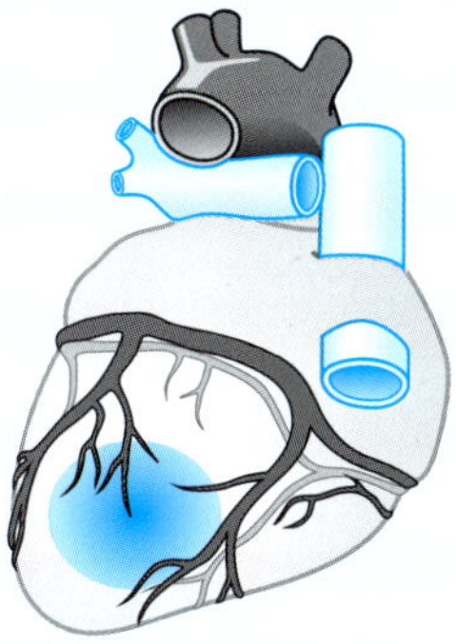	RCA 旋支（左和右）	左心室后表面 窦房结 45% 房室结 10% 左心房	室间隔杂音提示室间隔缺损 肺动脉导管评估室间隔缺损的右向左分流 左心室动脉瘤外侧移位的体征/症状 围手术期心肌损伤导致二尖瓣反流
下壁 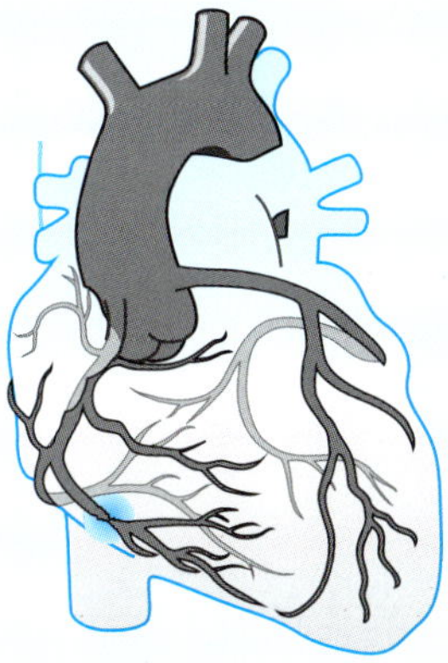	RCA	右心室、右心房 窦房结 50% 房室结 90% 右心房、右心室 左心室前壁 左心室侧壁 左束支传导阻滞 左心室后壁	心动过缓特征: 　BP↓，乳酸变化，出汗，CO↓ PAD↑ PAOP↑ 杂音:与乳头肌功能障碍有关，中收缩期/全收缩期啰音，肺水肿，恶心
右心室梗死 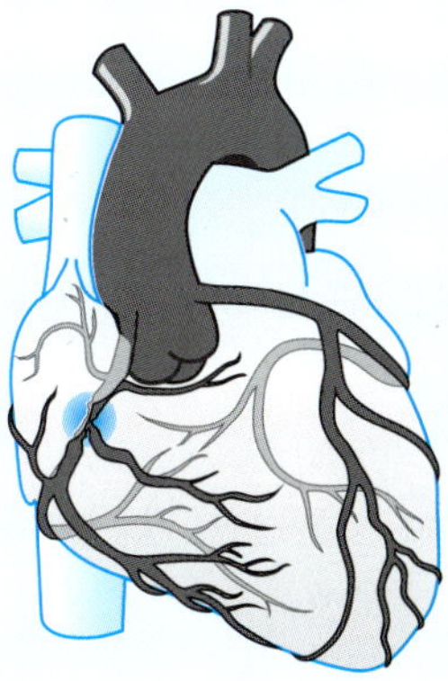	RCA	右心房 右心室 左心室 窦房结 房室结 左心室后壁	库斯莫尔征（Kussmaul） 颈静脉扩张（jugular venous distention，JVD） 低血压 体循环阻力（SVR）↑，PAOP↓，中心静脉压（CVP）↑ S₃ 伴右心室顺应性消失 肝大;周围水肿;皮肤苍白湿冷

S_3、S_4

续表

心电图改变	潜在的心律失常	潜在的并发症
前间壁梗死心电图 ST 段抬高伴或不伴有 $V_1 \sim V_4$ 病理性 Q 波 胸前导联 R 波消失	右束支传导阻滞,左束支传导阻滞 房室传导阻滞 心房颤动或扑动 室性心动过速	心源性休克 室间隔缺损 心肌破裂 心脏传导阻滞(左束支)
前间壁梗死镜像导联 Ⅱ、Ⅲ、aVF 中的 ST 段压低	心动过速(间隔)	高死亡率与心肌梗死部位有关
侧壁梗死心电图 Ⅰ、aVL、$V_5 \sim V_6$ 的 ST 段抬高 Ⅰ、aVL、$V_5 \sim V_6$ 的 ST 段抬高且 R 波消失	心动过缓 莫氏Ⅰ(后)	右心室受累 动脉瘤 乳头肌功能障碍
侧壁梗死镜像导联 $V_1 \sim V_3$ 出现高而宽的 R 波(>0.04 秒) V_4R(右侧 12 导联 V_4 位置)的 ST 段抬高		心脏传导阻滞常常得到缓解
后壁梗死镜像导联 V_1、V_2 的 ST 段压低,V_{12} 的 T 波直立(注:后壁心肌梗死通过相互改变进行诊断)		
下壁梗死心电图 Ⅱ、Ⅲ、aVF 中 ST 段抬高 Ⅱ、Ⅲ、aVF 中出现 Q 波	房室传导阻滞;通常进展为完全性房室传导阻滞,可能是短暂的或永久性的;文氏现象;慢性心律失常	呃逆 恶心、呕吐 乳头肌功能障碍
下壁梗死镜像导联 Ⅰ、aVL、$V_1 \sim V_4$ 的 ST 段压低		二尖瓣反流 室间隔穿孔(0.5%~1.0%) 右心室受累与心房梗死相关,特别是房性心律失常
右心室梗死心电图 V_4R 导联 ST 段抬高 1~2mm Ⅱ、Ⅲ、aVF 的 ST 段和 T 波抬高 Ⅱ、Ⅲ、aVF 出现 Q 波 $V_1 \sim V_6$ 导联 ST 段抬高幅度降低	一度房室传导阻滞 二度房室传导阻滞,Ⅰ型 不完全性右束支传导阻滞 短暂性左向右分流 心房颤动 室性心动过速/心室颤动	低血压初期需要较大的容量来维持体循环压力,一旦右心室收缩功能改善,液体复苏后可能需要利尿

者群体可能面临额外的挑战,如担心心肌梗死后无法照顾自己,以及由此带来的慢性健康问题。

　　糖尿病患者是另一个在发生心肌梗死时症状不典型的群体。糖尿病患者往往较早发生动脉粥样硬化性疾病,他们对疼痛的感受可能因神经病变而改变。这类患者的冠状动脉病变呈弥漫性,远端血管解剖不良较为常见,即使使用经皮或手术方法,病变形态也很难再血管化。

诊断检查

不稳定型心绞痛

　　1. **12 导联心电图**　可能发生短暂性改变,最常见的是 T 波倒置或 ST 段压低。

　　2. **心肌酶[肌钙蛋白(Ⅰ或 T),CK-MB]**　正常,有助于诊断不稳定型心绞痛与急性心肌梗死。

● **高敏肌钙蛋白**:慢性、稳定的升高预示急性冠状动脉事件的风险增加。

　　3. **心导管检查**　急性情况下不建议,除非疼痛/不适持续存在而硝酸甘油不能缓解。置管结果可能是正常的,也可能是有可见的动脉粥样硬化性疾病,即不完全闭塞。

心肌梗死

　　1. **12 导联心电图**　35% 的 AMI 患者的初始心电图上有 ST 段抬高(见第 17 章)。在这种情况下会使用"急性 ST 段抬高心肌梗死"作为标签。大约 65% 的 AMI 患者没有心电图变化。

2. 肌酸激酶（CK 和 CK-MB）（图 8-5）：

- 总 CK＞150～180μg/L；
- MB 段＞10ng/mL 或＞总数的 5%，症状出现后 12 小时达到峰值；
- 峰值出现在症状发生后 12 小时；
- CK-MB 亚型在心肌梗死前 6 小时内检测具有更好的灵敏度和特异度。

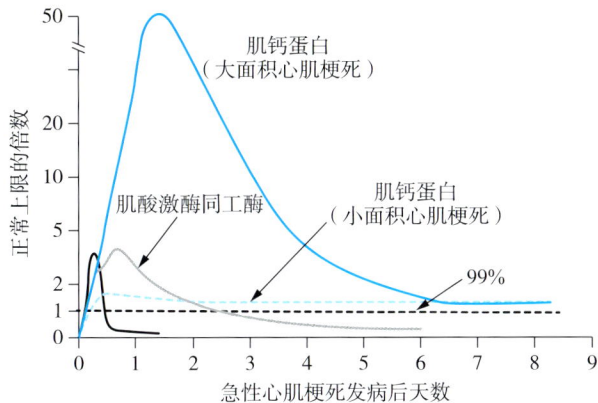

图 8-5　与心脏损伤相关的生物标志物的时间和水平（Data from Antman EM. Decision making with cardiac troponin tests. N Engl J Med. 2002; 346: 2079; and Jaffe AS, Babiun L, Apple FS. Biomarkers in acute cardiac disease: the present and the future. *J Am Coll Cardiol*. 2006; 48: 1.）

3. 肌钙蛋白 T　与医学参考范围比较：
- 在症状出现 3～5 小时后开始升高；
- 持续升高 14～21 天。

4. 肌钙蛋白 I　与医学参考范围进行比较：
- 心肌梗死发病 3 小时后开始升高；
- 峰值出现时间为 14～18 小时；
- 升高 5～7 天。

5. 高敏肌钙蛋白（I 或 T）：
- 低于定量水平的单一 hs-cTn 可以排除症状出现 2 小时以上的 AMI 患者，在症状出现 12 小时后，灵敏度下降；
- 单一阳性的 hs-cTn 对 AMI 灵敏，但不具有特异度，需用其他临床资料共同来解释；
- 根据患者就诊时间和风险，可能需要对 hs-cTn 进行连续评估。

6. 心导管检查　心室壁运动异常（超声心动图也可看到），一个或多个冠状动脉完全闭塞。

急性冠脉综合征的处理原则

大多数急性缺血性心脏病可以直接导致冠状动脉血流减少，因此，患者管理的主要目标是优化心肌的血流量。其他目标是预防缺血和心肌梗死的并发症，减轻胸部不适/疼痛和减少焦虑。

优化心肌的血流

无论患者表现为不稳定型心绞痛还是急性心肌梗死，恢复和维持冠状动脉的血流对改善患者的预后都很重要。优化心肌血流的干预措施包括药物治疗，如抗血小板或抗凝血酶药物，以及机械治疗，如经皮冠状动脉重建术（例如，血管成形术、支架或其他）或冠状动脉旁路移植术（CABG）。关于 AMI 的循证指南，详见表 8-6。干预措施的选择和干预的最佳时机取决于动脉是完全闭塞还是部分闭塞。必须尽快准确地进行判断，因为完全闭

表 8-6　**循证实践：急性冠脉综合征——ST 段抬高心肌梗死和非 ST 段抬高心肌梗死**

诊断
- AMI 的诊断是基于出现以下 3 个症状里面 2 个：
  1. 有缺血症状的病史
  2. 连续心电图上的变化
  3. 血清心脏生物标志物水平的升高和下降
- 在 AMI 患者中，50% 不出现 ST 段抬高。其他指标：
  1. ST 段压低可能提示 NSTEMI
  2. 新的 LBBB
  3. 随着胸痛的缓解，ST 段压低得到缓解
  4. 所有胸部导联的 T 波倒置可能提示 NSTEMI 在近端 LAD 有严重狭窄

急性管理
- 开始治疗的最佳时间是在症状出现后的 1 小时内。由于寻求治疗行为的延迟，很少可行[a]
- 到达急诊科后 10 分钟内及时进行心电图检查
- 如果 SaO_2＜90%，如无禁忌证，应给予硝酸甘油和阿司匹林

再灌注策略：仅限 ST 段抬高心肌梗死（STEMI）
1. 如果在无 PCI 能力的医院，医院应在 30 分钟内开始使用纤溶剂
2. 如果在有 PCI 能力的医院，需要进行初级 PCI，90 分钟内治疗病变血管

非 ST 段抬高心肌梗死（NSTEMI）的再灌注策略[b]
1. 不建议使用纤溶剂
2. PCI 应在到达后 24 小时内完成
- 根据体重给予肝素（heparin）或低分子量肝素（low-molecular-weight heparin）[a]
- 抗血小板治疗
- 12 小时内静脉注射 β 受体阻滞剂[a]
- 应开始使用降脂药物（他汀类药物）[a]

Data from [a] O'Gara, Kushner, Ascheim, et al（2013），[b] Amsterdam et al（2014）.

塞的动脉很快就会导致组织坏死或心肌梗死（急性胸痛处理流程见图 8-6）。所有不稳定动脉斑块均受益于以下干预措施，能够稳定动脉和优化冠状动脉灌注。此外，除非有禁忌证，所有 ACS 患者均应采用他汀类药物和抗血小板治疗。

医疗管理

1. 药物治疗降低凝血系统活性（图 8-7）：
- 抗血小板药物：阿司匹林、糖蛋白 IIb/IIIa 受体阻滞剂［如阿昔单抗（Reopro®）、依替巴肽（Integrilin®）和替罗非班（Aggrastat®）］、噻吩吡啶类药物［如氯吡格雷（Plavix®）或他格瑞洛（Brilinta®）］；
- 抗凝血酶药物：间接（例如，普通肝素、低分子量肝素），直接［例如，比伐芦定（Angiomax®）］。

2. 增加心室充盈时间（降低心率）：
- β 受体阻滞剂（不适用于可卡因诱导的 AMI）；
- 卧床休息 24 小时。

3. 减少前负荷：
- 硝酸盐；
- 利尿剂；
- 硫酸吗啡（morphine sulfate）。

4. 减少后负荷：
- 如果 EF≤40%，使用血管紧张素转换酶（ACE）抑制剂；
- 肼屈嗪。

5. 降低心肌氧耗量（myocardial oxygen consumption, MVO_2）：

- β 受体阻滞剂；
- 卧床休息 24 小时。

除了上述干预措施外，完全闭塞的动脉还需要立即进行再灌注治疗，如纤维蛋白溶解、血管成形术或 CABG，以有效恢复冠状动脉的血流。如果出现冠状动脉左主干狭窄或三支血管病变，通常会考虑紧急或急诊 CABG。在紧急情况下，对于 STEMI，如果 24 小时内没有血管造影，溶栓治疗通常是最快、最普遍的再灌注方法。溶栓治疗的适应证、禁忌证和常见并发症见表 8-7 和表 8-8。在导管室 24 小时全天运行的情况下，首选 PCI。研究表明，与使用溶栓药物相比，首选 PCI 疗效更好，并发症更少。

经皮冠状动脉介入治疗

经皮冠状动脉介入治疗（percutaneous coronary interventions, PCI）包括经皮冠状动脉腔内成形术（percutaneous transluminal coronary angioplasty, PTCA）、支架植入术和冠状动脉粥样硬化斑块切除术。PCI 是 ACS 患者的一种治疗选择，可与心导管检查同时进行。PTCA 也称为血管成形术或球囊血管成形术，导管尖端有球囊装置，可用于心肌血管再通（图 8-8）。导管尖端通常通过导丝向前进入冠状动脉，直到球囊穿过血管中的动脉粥样硬化病变。位置正确后，球囊就会充气，使动脉粥样硬化斑块受压并改变结构，从而改善血管的血液流动，减轻血管狭窄程度，改善组织灌注，缓解心绞痛症状，提高运动耐受量。

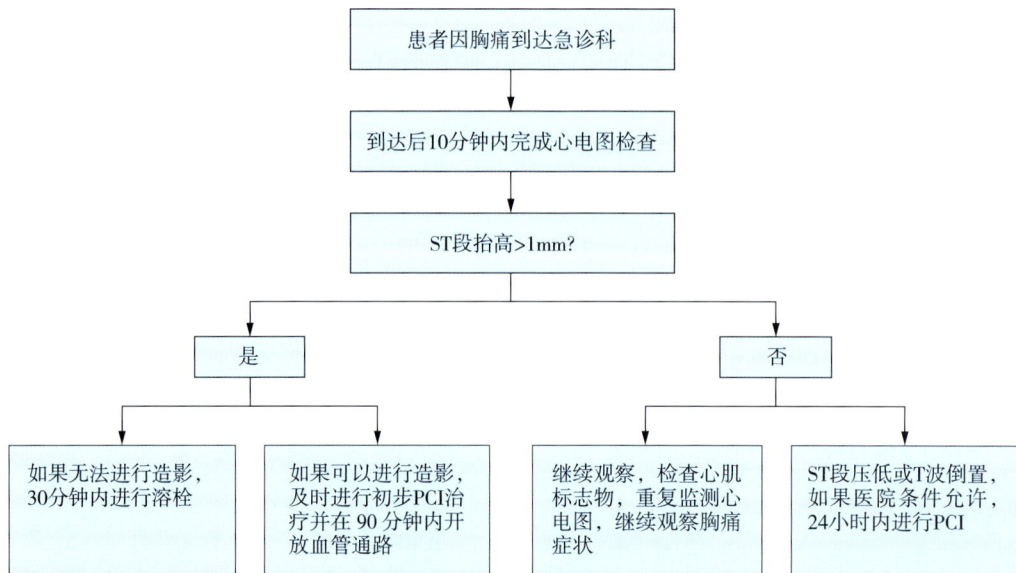

图 8-6 急性胸痛处理流程

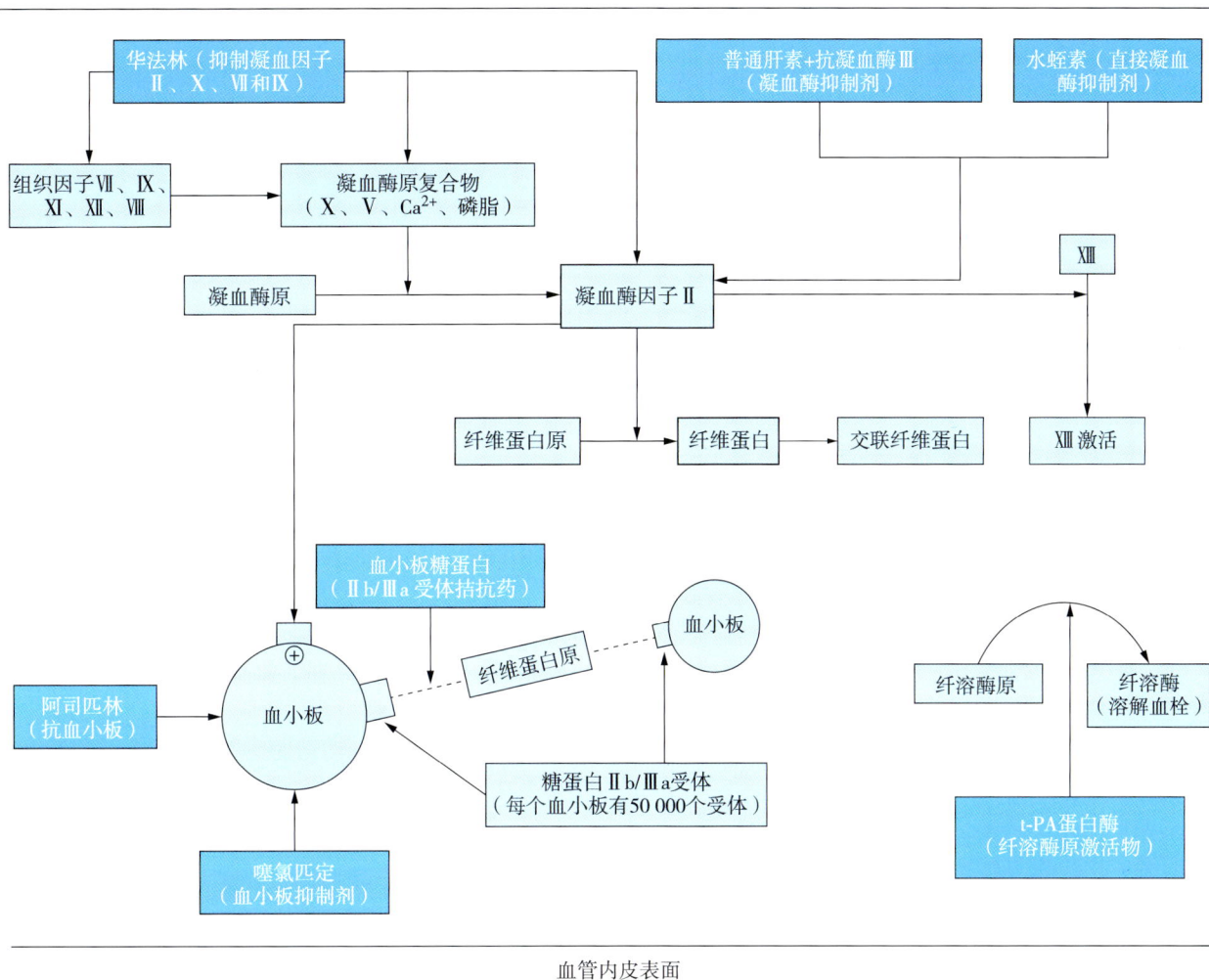

血管内皮表面

图 8-7　凝血序列和抗血栓/抗血小板活性部位

表 8-7　溶栓治疗的适应证和禁忌证　　　　　　　　　　　　　　　　　　　　　　　　　　　　　　　　续表

适应证

- 胸痛>20 分钟，但通常为<12 小时
- 相邻 2 个导联的 ST 段抬高≥1mm
- LBBB
- 胸痛持续>12 小时

绝对禁忌证

- 活动性内出血
- 有颅内出血、脑肿瘤或其他颅内病史
- 3 个月内发生脑卒中或头部外伤
- 过去 2 个月接受过颅内或脊柱手术
- 严重的难以控制的高血压，对治疗无效
- 疑似主动脉夹层
- 已知的对所选药物的过敏反应

相对禁忌证

- 痴呆
- 缺血性脑卒中>3 个月
- 活动性消化性溃疡

- 长时间的创伤性 CPR>10 分钟
- 大手术<3 周
- 无法进行压迫的创伤性穿刺
- 妊娠或产后 1 个月
- 难以控制的高血压病史
- 严重高血压：收缩压>180mmHg 或舒张压>110mmHg

表 8-8　溶栓治疗的并发症

并发症	发生率/%
腹股沟局部出血（可压迫的外部出血）	25~45
脑出血	1.45
腹膜后出血（不可压迫的内出血）	1
胃肠道出血	4~10
泌尿生殖系统出血	1~5
其他出血	1~5

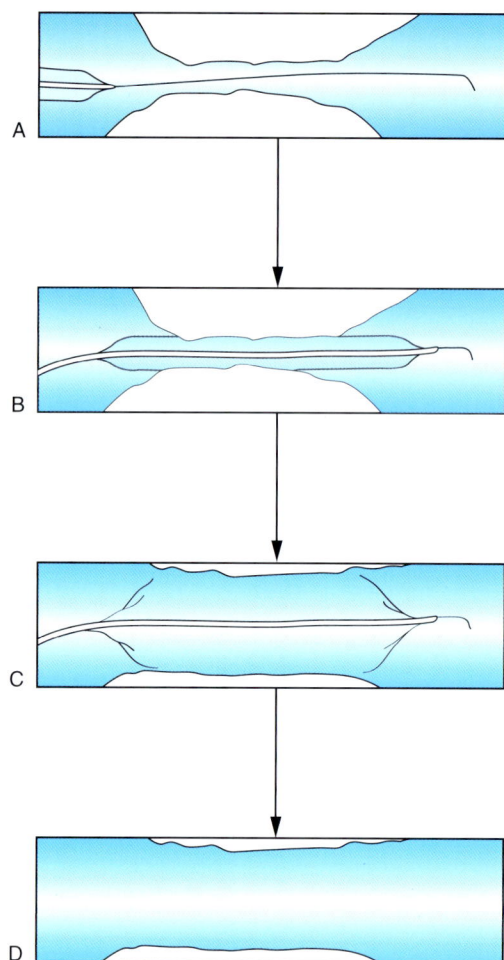

图 8-8　经皮冠状动脉腔内成形术（PTCA）。A. PTCA 导管通过导丝进入狭窄的冠状动脉；B. 气囊充气前的导管位置；C. 球囊充气；D. 导管移除后的冠状动脉血管

并发症

血管成形术与心导管检查过程中发现的相同并发症有关（本章前文进行了阐述）。此外，与冠状动脉本身操作有关的并发症也可能发生。最常见的严重并发症包括血管完全闭塞（"血管突然闭塞"）（发生率 2%～10%）、AMI（发生率 1%～5%）和需要紧急行冠状动脉旁路移植手术（发生率 1%～2%）。心肌梗死和血管突然闭塞并发症最重要的预测因素是术前通过病变冠状动脉的血流减少。心肌缺血溶栓实验（Thrombolysis in Myocardial Ischemia, TIMI）量表是用于量化冠状动脉血流速度的通用量表。该量表将冠状动脉血流分级为：无灌注、渗透而无灌注、部分灌注和完全灌注。

其他经皮冠状动脉介入治疗

除球囊血管成形术外，经皮冠状动脉血运重

建术还常用一些其他设备。冠状动脉内支架是一种可通过血管成形术球囊扩张的小型金属网管，放置在血管的狭窄区域（图 8-9）。支架一旦扩张，就会永久固定在血管壁上，能有效地降低传统 PTCA 中血管突然闭塞的发生率。有些支架涂有药物，药物与支架上的材料结合，可在数月至数年内直接释放到动脉壁上，已证明药物涂层支架可以显著降低与金属支架相关的再狭窄率。动脉导管和激光的使用并不多见，与传统的球囊导管和支架置入相比，患者的预后并没有显著改善，并且可能导致包括 AMI 在内的更高的并发症发生率。在涉及特定血管解剖（如开口病变）或病变形态（如高度钙化斑块）的情况下，这些装备可能比传统的球囊血管成形术具有优势。

手术治疗

CABG 涉及 ACS 患者的外科血运重建。CABG 既可择期进行，也可以紧急进行，既可以在心肌梗死后进行，也可以在患者发生心肌梗死前治疗冠状动脉疾病。CABG 手术将移植血管连接到冠状动脉树以使闭塞以外区域的冠脉血管得到灌注，手术需要全身麻醉，并可能需要体外循环（cardiopulmonary bypass, CPB）（将回心血液引流至体外循环泵装置上，并将经氧合的血液回输至动脉循环的技术）（图 8-10）。

借助于稳定器装置，部分患者可以在非体外循环下行 CABG，即在心脏不停跳的情况下，外科医生将稳定器放置在冠状动脉吻合的部位，稳定这块小区域，使缝合得以进行，这类手术通常被称为心脏不停跳手术或非体外循环冠状动脉旁路移植术（off pump coronary artery bypass, OPCAB）。在某些情况下，外科医生可能会选择使用或不使用机器人支持的微创方法。这种手术可减小手术切口，避免了传统的胸骨正中切口。移植血管，通常是左乳内动脉或腿部大隐静脉，桡动脉选择较少，植入到冠状动脉阻塞的远端，将乳内动脉或大隐静脉与主动脉吻合。根据患者冠状动脉树中存在的堵塞数量和可行的植入位点，植入多个搭桥血管。

适应证

CABG 的适应证是依据该患者手术后的疗效来确定的，这一点已经得到了深入的研究。一般来说，与药物治疗或经皮介入治疗（如血管成形术或支架术）相比，三支血管病变、LVEF 低（<35%）

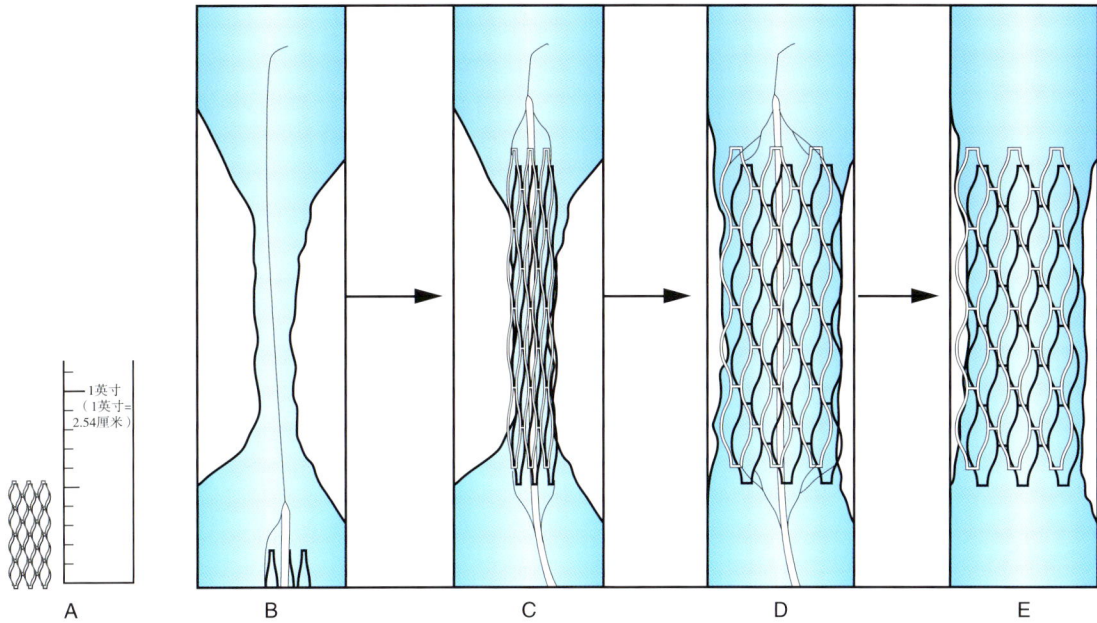

图 8-9　冠状动脉内支架。A. 支架装置完全展开时的尺寸；B. 使用球囊充气导管将支架置入冠状动脉狭窄部位；C. 充气球囊导管帮助支架膨胀；D. 充气完成，支架完全膨胀；E. 取出球囊导管后放置的支架

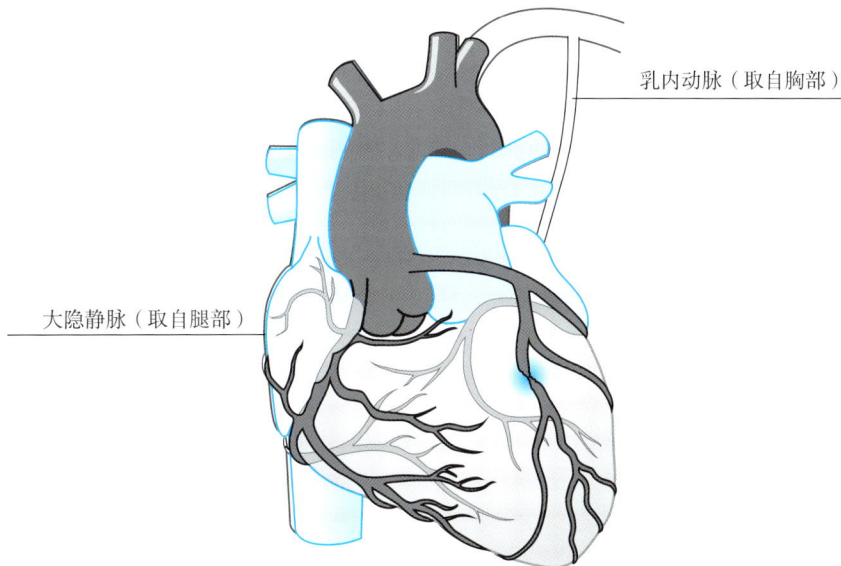

图 8-10　冠状动脉旁路移植术（CABG）

或左主干病变的患者采用外科血运重建（CABG）的长期发病率和死亡率较低。合并糖尿病的多支血管病变患者在 CABG 术后的预后也优于包括药物洗脱支架在内的经皮介入治疗。CABG 也可作为紧急"抢救"手术，用于在经皮手术术中冠状动脉严重剥离或破裂的患者，AMI 的机械性并发症也是外科干预的指征。

禁忌证

　　有几类患者可能不适合 CABG，包括高龄老人、体弱患者、冠状动脉远端血管严重病变（如糖尿病）患者和 LVEF 极低的患者（如 LVEF＜5%～15%）。射血分数低的患者通常难以在术后脱离体外循环。还有与全身麻醉相关的禁忌证，包括肺水肿、严重慢性阻塞性肺疾病和肺动脉高压。

术后管理

　　以下是对 CABG 患者术后管理的一些总结。

　　1. 维持血流动力学稳定　术后 24 小时内使用各种心脏药物以维持血流动力学的稳定。可使用肺动脉导管、中心静脉置管或动脉置管来监测血流动力学。术后血流动力学状态的判断要参考患者术前情况，因为不同患者的基线数据可能有显著不同。以下血流动力学数值可作为调节正性肌力药和血管升压药以及容量管理的指导。一般来说，如果数值大于或低于以下数值，则需要进行干预：

- 平均动脉压：70～80mmHg。
- CI：2.0～3.5L/（min·m²）。
- 肺动脉舒张压/肺动脉阻塞压（PAD/PAOP）：10～12mmHg（可用于评估液体容量的程度；然而，研究表明，该压力与血管内容积状态之间没有关系）。
- 中心静脉压（central venous pressure，CVP）：5～10mmHg（可用于评估液体容量的程度；然而，研究表明，压力与血管内容积状态之间没有关系）。
- HR：频率为80～100次/min，以维持CI≥2.0L/（min·m²）。
- 如果使用桡动脉作为搭桥血管，应监测动脉痉挛情况。如有需要，可预防性地泵入硝酸甘油和经皮涂抹硝酸甘油膏。

2. 机械通气维持氧合 术后早期采用机械通气治疗，最大限度地保证患者通气和氧合。术后2～12小时内，大多数患者麻醉苏醒，生命体征稳定，可以脱离机械通气治疗和拔除气管插管。通常情况下，年轻、血流动力学稳定的患者在返回重症监护室（intensive care unit，ICU）后不久可以拔除气管插管。有肺部疾病的患者可能需要更长时间的呼吸机支持，直到成功完成撤机。在脱离呼吸机和拔除气管插管后，患者通常需要接受氧气治疗1～2天，以保持动脉血氧分压（PaO₂）或经皮血氧饱和度（blood oxygen saturation，SaO₂）在正常范围内。术后肺不张和胸腔积液是体外循环术后常见的现象，通常需要频繁的肺部干预（如咳嗽、深呼吸、诱发性肺活量训练、下床活动）来维持通气和氧合。

3. 预防术后并发症

- **搭桥血管吻合部位出血**：密切监测纵隔管引流量、红细胞比容和凝血状态；避免一过性的高血压。
- **心脏压塞**：密切评估心脏压塞的体征和症状，包括心动过速、呼吸急促、焦虑、意识水平降低、奇脉、纵隔管引流液减少、CVP升高、PAD/PAOP

升高（注：CVP、PAD和PAOP通常相差2～3mmHg），这称为压力平衡或舒张平台期，并伴随着心音减弱、血压下降和心输出量减少。此外，在拔除心外膜起搏导线后，也要密切监测有无心脏压塞的发生。

- **感染**：24～48小时内可预防性使用抗生素；术后24小时内体温升高是正常的。
- **心律失常**：密切监测心电图和ST段变化，治疗不稳定的心律失常，应维持K⁺离子和Mg²⁺离子在正常范围内。
- **缓解术后疼痛和焦虑**：通常需要使用镇痛药物（阿片类药物和非甾体抗炎类药物）缓解疼痛，特别是进行下床活动、咳嗽和深呼吸时。
- 行正中胸骨切开术的患者，术后应注意胸骨预防性保护措施，例如，避免胸部过伸（手臂和肩膀向后伸拉）。
- 患者拔除气管插管后，血流动力学状态稳定，可促进患者行早期活动，如双腿下垂坐于床上、下床坐立在椅子上、行走。

预防与冠状动脉阻塞相关的并发症

与急性冠脉综合征相关的并发症包括复发性缺血、梗死或再梗死、心力衰竭发作和心律失常。

1. 预防复发性缺血、梗死或再梗死 继续药物干预，如抗血小板和抗凝血酶类药物和他汀类药物。评估复发性心绞痛、胸痛发作情况、连续12导联心电图和连续ST段缺血监测。

2. 持续监测心律失常 在缺血发作后监测24～72小时。

3. 减少心力衰竭的可能性 使用β受体阻滞剂、限制体力活动（卧床休息），避免机体代谢率增加（如发热），从而减少心肌耗氧量。使用ACE抑制剂类药物和肼屈嗪降低左心室后负荷。

缓解疼痛

通过降低循环系统中儿茶酚胺水平从而降低血压（后负荷）和心率（心肌耗氧量），改善冠状动脉血供，进而缓解疼痛。硝酸盐类药物通常通过扩张冠状动脉和增加血流量来缓解心绞痛，进而改善心肌氧合和缓解疼痛。硫酸吗啡是另一种通常用于缓解缺血时疼痛的药物。虽然吗啡是一种有效的麻醉剂，可掩盖心脏疼痛症状，但同时也是一种有效的血管扩张剂，可有效地扩张冠状动脉和外周动脉，轻微降低后负荷。当硝酸酯类药物或硝酸酯类药物与吗啡联合使用仍不能缓解疼痛时，通常应立即进行 PCI，或需要转到可进行急诊 PCI 的医院。

减轻焦虑

出于多种原因，减轻缺血性心脏病患者的焦虑是很重要的。其中最重要的生理机制是焦虑患者放松后儿茶酚胺分泌减少，交感神经张力降低。这种生理作用已被证明可以降低患者心律失常的发生率，并促进血管舒张和降低后负荷。减轻焦虑也可以提高患者处理有关其诊断的新信息的能力，并更好地理解将要进行的检查或治疗。

缓解疼痛通常是减轻患者焦虑的最有效的方法。治疗过程中，如果患者应用硝酸甘油或纤维蛋白溶解药物不能缓解疼痛，可应用镇痛药如硫酸吗啡或抗焦虑药如咪达唑仑、劳拉西泮（分别为短效、中效苯二氮䓬类药物）。

可以在床边对患者进行放松治疗，包括特定的放松和想象技巧、冥想、音乐疗法，以及使用放松应用程序或音频文件。向患者和家属提供充分的讲解，帮助他们了解不熟悉的环境。当医务人员可以与他们交谈时，讲解相应的检查流程、医院规章如探视指南，有助于缓解患者"未知情况"的焦虑，并提供一种安全感，促进患者进一步放松。在急诊环境中为患者提供可进行的自我控制的机会也能减轻焦虑，如探视、洗澡和进食等简单活动的安排。

心力衰竭

心力衰竭（heart failure，HF）是一个广义的术语，指心脏不能维持足够的心输出量来满足身体的供氧和代谢需求。心力衰竭可能是左心室或右心室功能受损所致。在某些情况下，两个心腔都受损，称为双心室衰竭。许多疾病可能导致心力衰竭的发生，其中冠状动脉粥样硬化、高血压、心脏瓣膜病和心肌病是最常见的原因。虽然潜在的原因是多种多样的，但心力衰竭的病理生理过程是相同的。

左心室衰竭比右心室衰竭更常见。然而，由于肺动脉高压治疗的进展、诊断技术的改进，以及左心室辅助装置（ventricular assist devices，VAD）和其他心源性休克机械辅助装置应用的增加，人们对右心室衰竭的兴趣有所增加。左心室衰竭的

体征和症状见表 8-9。右心室衰竭的治疗应针对主要病因，重点关注右心室前负荷、后负荷和心肌收缩力。当药物治疗效果不佳时可实施右心室机械循环支持。

表 8-9　左、右心力衰竭的临床症状和体征

右心力衰竭	左心力衰竭
肝淤血的症状和体征	**肺淤血的症状和体征**
颈静脉扩张（JVD）	肺水肿
肝脏肿大、触痛	肺部湿啰音
肝颈静脉回流征阳性	心房颤动或继发于心房扩
（肝脏压力增加 JVD）	张的其他房性心律失常
下垂性水肿	交替脉
腹水	呼吸困难
食欲减退、恶心、呕吐	咳嗽
心脏压力	过度通气
右心室压力升高	头晕、晕厥、疲劳
右心房压力升高	**心脏压力**
心音	左心室和左心房压力增加
S_3（早期征象）	肺动脉压力增加
S_4（也可能出现）	
宽裂 S_2	**心音**
由三尖瓣环开关闭合引起	S_3 和（偶尔）S_4
的左胸骨下缘宽二裂 S_2	二尖瓣反流导致的心尖全
全收缩期杂音	收缩期杂音

病因和病理生理学

虽然心力衰竭指的是所有心功能不全，但左心室收缩功能不全是最常见的。心力衰竭的病理生理学过程分为三个阶段，首先是心肌受到损伤，然后是神经激素代偿性反应，最终导致以代偿机制耗竭为特征的临床综合征，即心力衰竭。无论诱发事件如何，该综合征一旦开始，它的生理进展都是相同的。

涉及左心室的心力衰竭有两种形式，包括收缩功能障碍和舒张功能障碍。收缩功能障碍的特征是心肌收缩力受损，导致心室不能有力地收缩将血液射出，特别是当需要增加心输出量来支持组织的供氧需求时，该心力衰竭与射血分数降低（≤40%）有关，也经常被称作射血分数降低型心力衰竭（heart failure with a reduced ejection fraction，HFrEF），其临床表现为心室常伴有扩张，二尖瓣和三尖瓣功能不全，左心室舒张末压和左心房压力均不升高。射血分数在 41%～49% 之间的患者被描述为轻度射血分数降低型心力衰竭（heart failure with mildly reduced ejection fraction, HFmrEF）。射血分数≥50% 的心力衰竭被称作射血分数改善型心力衰竭（heart failure with improved ejection fraction, HFimpEF）。

舒张功能障碍型心力衰竭的特征是左心室心肌松弛缓慢或容纳肺动脉血的可扩张性降低。心肌顺应性受损导致左心室和左心房压力升高，较高的压力反射回肺部血管床，导致肺血管充血。心室能够维持其收缩性，不影响射血分数。这种形式的心力衰竭通常被描述为射血分数保留型心力衰竭（heart failure with a preserved ejection fraction, HFpEF）。HFpEF 患者的超声心动图可能显示心肌壁增厚。HFpEF 患者通常年龄较大，女性较多且伴高血压病史。射血分数与两种类型的心力衰竭的比较见图 8-11。

左心室收缩功能障碍是心力衰竭最常见的形式。一旦发生心力衰竭，机体将做出一些适应性的反应以维持正常灌注进而满足机体的需要。在正常的心脏中，心室收缩受损会导致每搏量减少和左心室排空不完全。进而导致舒张末期容积（end diastolic volume, EDV）增加、心肌纤维拉伸变长，以及心肌收缩力增加和每搏量增加。这就是心肌损伤导致收缩功能衰竭的机制。左心室 EDV 的增加不但没有增加收缩力，反而增加了左心室舒张末压（left ventricular end diastolic pressure, LVEDP），减少了每搏量和心输出量。每搏量和心输出量减少的代偿机制包括交感神经系统激活、心室重塑和神经激素激活。

交感神经系统激活

随着心输出量的减少和交感神经系统的激活，α_1 受体受到刺激，导致动脉和静脉血管收缩。这种适应性反应最初会增加静脉回心血量，增加左心室 EDV，心肌细胞得到拉伸，增加每搏量，从而改善心输出量。如 Frank-Starling 曲线所示，随着左心室 EDV 的增加，每搏量的改善会逐渐减弱，因为心室出现过度舒张。导致左心室失代偿和心肌肥厚。值得注意的是，心室舒张导致心室肌细胞内脑利尿钠肽（brain natriuretic peptide, BNP）释放增加，从而导致血清中 BNP 升高，BNP 水平的升高是心室衰竭严重程度的生物标志物。

心室重塑

随着血管容量增加和心肌功能下降（Frank-Starling 反应消失，图 8-12），左心室扩张和肥厚。左心室结构改变导致二尖瓣反流和左心室进一步扩张。血管内皮细胞中血管紧张素Ⅱ是肾素 - 血管紧张素 - 醛固酮系统（renin-angiotensin-aldosterone system, RAAS）的副产物，它在全身和血管内皮细胞中激活，直接诱导心肌细胞肥大。这些因素的结果是左心室储备（舒张）减少、前负荷增加（收缩后心室残余容积大）和二尖瓣进一步反流。

神经激素反应

随着每搏量 / 心输出量和肾灌注的减少，多个神经激素系统被激活，包括：

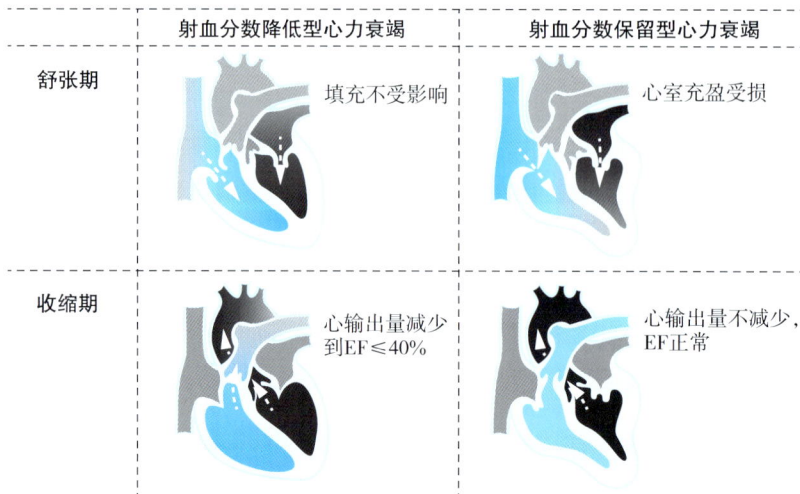

心力衰竭诊断和射血分数

	射血分数降低型心力衰竭	射血分数保留型心力衰竭
舒张期	填充不受影响	心室充盈受损
收缩期	心输出量减少到 EF≤40%	心输出量不减少，EF 正常

图 8-11　收缩期和舒张期心力衰竭时射血分数的比较（Reproduced with permission from American Association of Critical Care Nurses.）

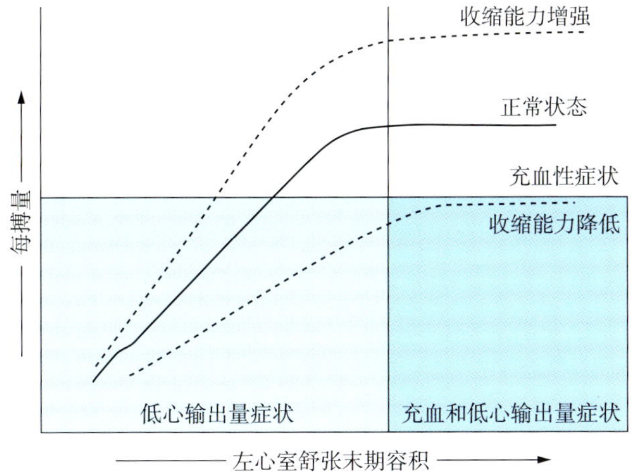

图 8-12　Frank-Starling 曲线

1. 肾上腺素能神经系统　肾上腺素能神经系统活动在心室功能受损的情况下作为压力感受器刺激的直接结果而增强，肾上腺能神经系统活动增强。这些压力感受器介导交感神经系统，进而刺激 β_1 受体，导致心率和收缩力增加。

2. 肾素 - 血管紧张素 - 醛固酮系统　肾灌注减少刺激肾素的释放、增加血管紧张素 I 和 II 的产生和醛固酮释放。其结果是外周血管收缩、血压升高、外周血管阻力增加、心脏负荷增加及心输出量减少。肾脏的保钠和保水作用导致血容量增加，

心脏负荷进一步增加（图 8-13）。心室开始扩张和肥大。交感神经系统持续被激活，以增加心输出量并维持流向重要器官的血供。

3. 精氨酸加压素（arginine vasopressin，AVP）系统　AVP 是一种强效的血管收缩剂，通常在心房扩张时被心房内的拉伸感受器抑制。在心力衰竭中，这些受体的敏感性降低，导致 AVP 的抑制作用减少。AVP 的激活导致体循环血管收缩，心室后负荷（指心室将血液排出体外所必须承受的压力）加重。AVP 活性的增加也会抑制游离水的排泄，导致血液呈低渗状态，并影响 AVP 进一步分泌的自动调节。

4. 心房利尿钠肽（atrial natriuretic peptide，ANP）　ANP 是一种反调节激素，可以对抗上述三种系统，导致血管舒张和钠排泄。ANP 是在心房扩张产生，导致肾素生成减少、血管紧张素 II 作用减弱、醛固酮和血管升压素释放减少，以及肾脏钠和水排泄增加。代偿机制在心力衰竭中的作用见图 8-13。

心力衰竭的发展过程

心力衰竭的临床表现和病程取决于初始心肌细胞损伤程度、容量超负荷的严重程度，以及患者

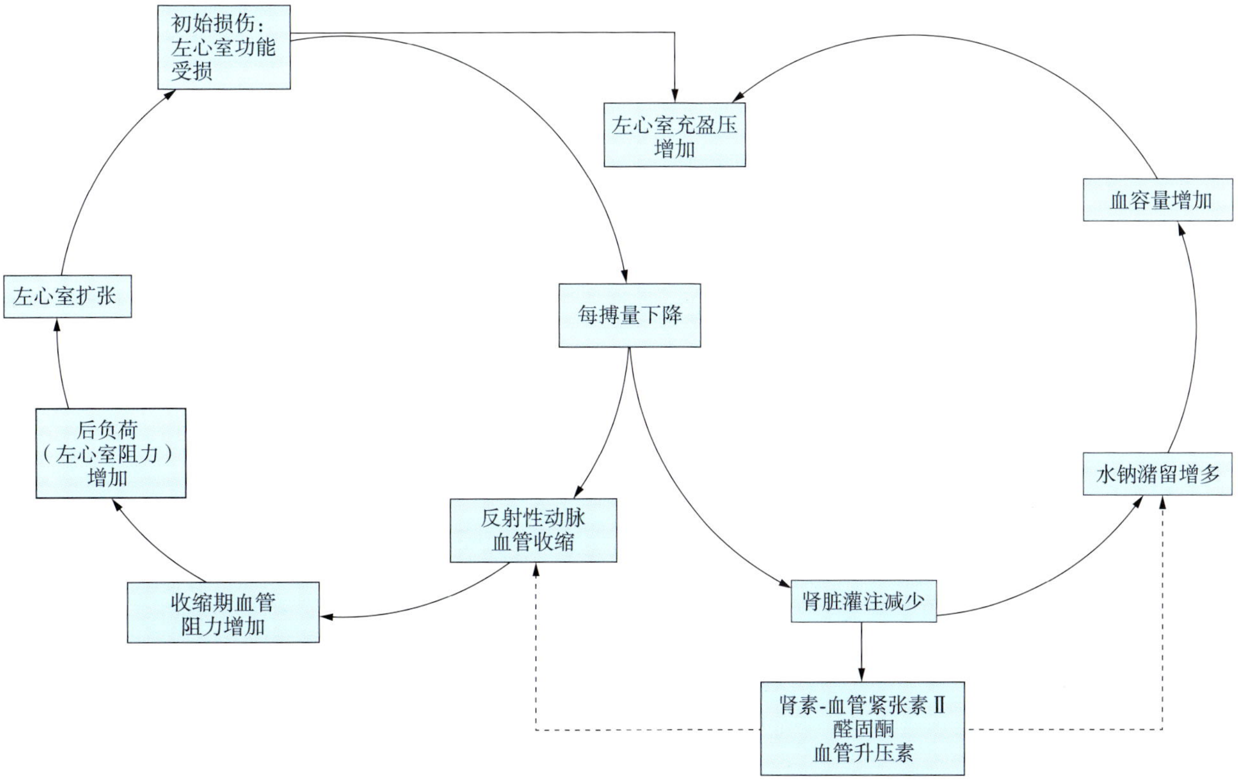

图 8-13　心力衰竭的代偿机制

神经激素对这些变化的反应。由于左心室功能受损和心脏后负荷之间的关系，心血管功能损伤出现进行性加重。1个或2个心室发生扩张，导致二尖瓣或三尖瓣（或两者都有）关闭不全，并出现心室内传导障碍。此类患者最常见的死亡原因是心室颤动。

心力衰竭综合征的特点是稳定期内经常恶化。在这种情况下，一种功能障碍会导致进一步的功能障碍，形成恶性循环，最终导致患者死亡。慢性心力衰竭且症状持续存在、活动受限（D期）的患者可能不适合接受高级生命支持。姑息治疗和临终关怀治疗在这一时期很重要，以鼓励患者确定治疗目标和实现症状管理。D期心力衰竭患者的照护重点是评估和管理症状、解决社会心理问题、提高生活质量、并提供照护者支持，同时与患者的临终意愿保持一致。心力衰竭作为一种限制生命的慢性疾病的发展轨迹见图8-14。

临床表现

心力衰竭患者的临床体征和症状表现为血管内和细胞间质容量负荷过重，以及组织灌注不足。心力衰竭的临床特征与心功能改变相吻合的轨迹见图8-15。心力衰竭的常见表现包括：

- 呼吸困难（尤其是用力时，急性期通常加重）；
- 夜间阵发性呼吸困难；
- 运动耐受力下降；
- 肺水肿（明显的湿啰音）；
- 颈静脉扩张（JVD）；
- 胸部出现不适或紧绷感；
- 凹陷性水肿；
- 皮肤发冷、苍白、发绀；
- 少尿；
- 体重增加；
- 疲劳。

心力衰竭的症状和体征可能在不同的个体中有所不同，这取决于主要涉及的心室（见表8-9）。

由于临床医生对症状及其严重程度的主观评估可能存在差异，因此美国心脏病学会（American College of Cardiology，ACC）和美国心脏协会（Amer-

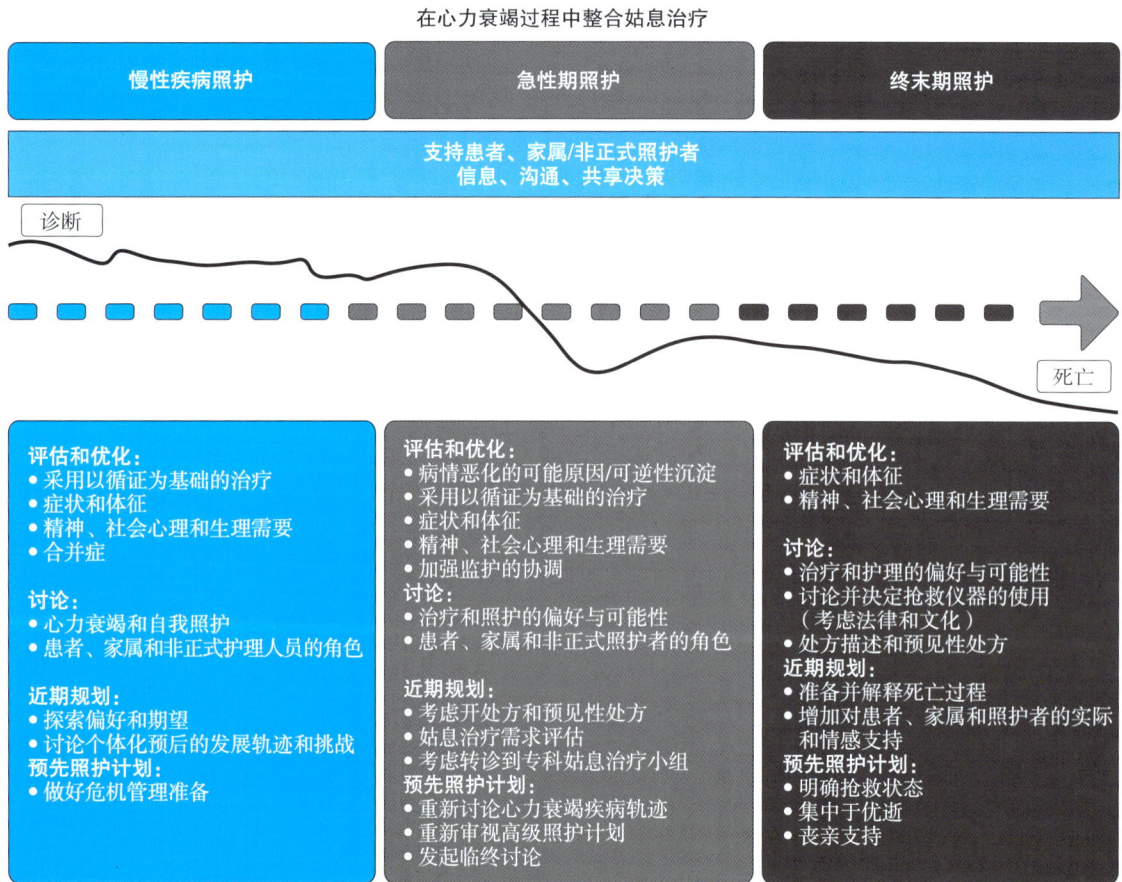

图 8-14 心力衰竭的发展轨迹［Reporoduced with permission from Hill L，Prager Geller T，Baruah R，et al: Integration of a palliative approach into heart failure care: a European Society of Cardiology Heart Failure Association position paper. *Eur J Heart Fail.* 2020；22（12）：2327-2339.］

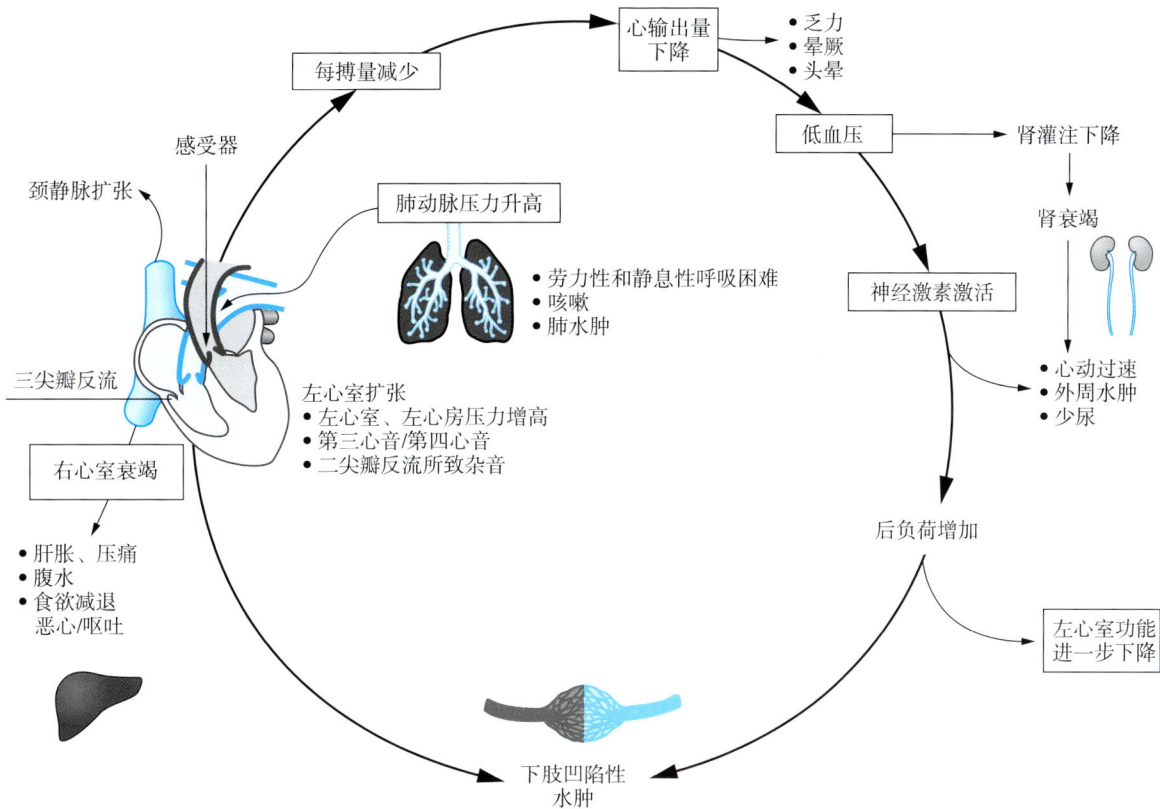

图 8-15 心力衰竭的临床表现

ican Heart Association, AHA)针对心力衰竭的演变和进展开发了一种分级系统,用于将症状严重程度标准化和评估心力衰竭的演变及进展。此外,美国纽约心脏病协会(New York Heart Association, NYHA)开发了纽约心功能分级系统,用于对患者状态进行系统评估,并对最初的改善或恶化情况进行基准评估(表 8-10)。

表 8-10 心血管疾病分级

AHA/ACC 的心力衰竭分级	
阶段 A	因患有与 HF 发病密切相关的疾病而处于 HF 高风险的患者 无症状
阶段 B	有结构性疾病,如既往心肌梗死,但从未出现 HF 体征或症状的患者
阶段 C	目前或既往有 HF 症状的结构性心脏病患者
阶段 D	晚期结构性心脏病患者,尽管接受了最佳的药物治疗,但在休息时仍有明显的症状,需要专门的干预措施
美国纽约心脏病协会心功能分级	
分级	
I 级	体力活动不受限,一般体力活动不引起过度或不相适应的乏力、心悸、气促和心绞痛
II 级	轻度体力活动受限,静息时无不适,日常体力活动可导致乏力、心悸、气促和心绞痛
III 级	体力活动明显受限,静息时无不适,但低于日常活动量即导致乏力、心悸、气促和心绞痛
IV 级	不能无症状地进行任何体力活动,休息时可有心力衰竭或心绞痛症状,任何体力活动都可加重不适

典型案例分析
心力衰竭

患者，男，75 岁，因出汗和严重呼吸困难到急诊就诊，初步评估结果如下：

RR	32 次/min
BP	110/90mmHg
HR	110 次/min，心率不规则
JVD	双侧怒张 7mm
肺部	双肺下侧湿啰音
听诊	S_1、S_2 和 S_3 心音出现

患者脉搏血氧饱和度显示为 93%，实验室检查动脉血气分析，结果如下：

PaO_2	60mmHg
$PaCO_2$	28mmHg
pH	7.51
SaO_2	93%

给予患者鼻导管 4L/min 吸氧，心电图检查显示左心室肥厚和左束支传导阻滞，胸部 X 线显示心影增大，双侧浸润。

泵入多巴酚丁胺（dobutamine），起始剂量为 2.5μg/（kg·min），并给予呋塞米（furosemide）40mg 静脉注射，第二天早上行心导管检查，结果如下：

LAD	95% 狭窄
RCA	50% 狭窄
LCx	75%
EF	28%

心肌收缩力受损。

问题 1：泵入多巴酚丁胺和静脉推注呋塞米有什么作用？

许多疾病（包括心源性和非心源性）的临床表现与心力衰竭相似，如心肌梗死、肺部疾病、心律失常、贫血、肾衰竭、肾病综合征和甲状腺疾病。因此，需要在初步评估检查时注意区别。

（A）增加心肌收缩力，降低心室前负荷。
（B）增加心肌收缩力，降低心室后负荷。
（C）降低心肌收缩力，增加心室前负荷。
（D）增加心肌收缩力，增加心室后负荷。

问题 2：在开始应用多巴酚丁胺和呋塞米后，您会期望发生以下哪一种情况？

（A）HR 120 次/min；RR 36 次/min；SpO_2 83%。
（B）HR 110 次/min；RR 24 次/min；SpO_2 95%。
（C）HR 95 次/min；JVD 双侧怒张 7mm；RR 32 次/min。
（D）BP 105/80mmHg，HR 130 次/min；SpO_2 75%。

问题 3：根据心电图和心导管检查结果，下列哪些额外的治疗措施有利于该患者？

（A）植入一个 HeartMate 3™ 左心室辅助装置进行治疗。
（B）心室壁瘤切除术/重建手术。
（C）二尖瓣成形术。
（D）植入双腔起搏器。

答案

1. A。多巴酚丁胺是一种正性肌力药物，会增加心肌收缩力和心输出量。它有一定的血管扩张作用，并可能导致舒张压下降。呋塞米可以通过促进利尿来减少前负荷。所有这些都将减少心脏负荷量。

2. B。该患者进行了利尿剂治疗，减轻了肺水肿，呼吸频率随之减慢，脉搏血氧饱和度也有所改善。

3. D。LBBB 引起心室不同步化，表明心室并不同时收缩，导致心输出量减少。植入双腔室起搏器会使心室同时收缩，改善心输出量。目前患者不需要植入左心室装置，也不需要手术。

诊断性检查

● **12 导联心电图**：急性 ST-T 波改变或压低、左心室肥厚、心房颤动或其他快速性心律失常、心动过缓、既往心肌梗死引起的病理性 Q 波、左束支传导阻滞。

- **胸部 X 线检查**：心脏肥大，心胸比大于 0.5。
- **全血细胞计数**：红细胞计数较低（贫血）。
- **尿液检查**：蛋白尿、红细胞或管型。
- **肌酐**：升高。
- **白蛋白**：降低。
- **血清钠和钾**：降低。
- **BNP**：升高。
- **左/右心导管检查**：左心室壁运动减少，LVEDP 升高，PAP 升高，CI 低于 $2.0L/(min \cdot m^2)$，房室瓣膜关闭不全。
- **超声心动图**：左心室、右心室或右心房扩张；左心室肥大、房室瓣膜关闭不全、弥漫性或节段性收缩功能减退、心房血栓、心包积液；LVEF <40%，瓣膜疾病包括二尖瓣反流、三尖瓣反流、主动脉瓣关闭不全或主动脉瓣狭窄。
- **放射性核素心室显像（术）**：更精确地测量右心室功能障碍和 LVEF。

心力衰竭的管理原则

在过去的 10 年里，心力衰竭的急性管理发生了巨大的变化，从强调血流动力学参数的微观管理（主要使用正性肌力药物），转变到主要使用神经激素阻断剂来强调功能能力恢复和长期生存。这种转变是由于对神经激素反应，以及人体在低输出状态下对这些补偿机制的依赖有了更深入的研究。心力衰竭患者管理的目标一般围绕 4 个原则：①治疗潜在病因（如缺血、瓣膜功能障碍）；②液体容量负荷的管理；③改善心室功能；④患者和家庭教育。

限制初始损伤和治疗潜在原因

针对心力衰竭最有效但往往也是最困难的管理策略是限制初始损伤所造成的损害。限制心肌和细胞损伤可最大限度地增加心室肌细胞存活数量、心肌收缩力和提高整体心室功能。

- AMI 患者如果符合条件，可立即接受纤溶治疗或转到心导管检查室进行初级 PCI 治疗。
- 持续缺血的患者可行血运重建术，该手术可作为预防最终的组织坏死的措施。
- 尽快进行瓣膜置换术、修补术或其他手术矫正（心室重建手术），以防止心室心肌的长时间过度拉伸。

液体容量超负荷的管理

通过给予利尿剂治疗，限制饮食中钠和水来降低前负荷。

- 根据患者的体征和症状的严重程度使用利尿剂。症状较重的患者需要静脉注射治疗和髓袢利尿剂，症状较轻的患者使用髓袢利尿剂即可。如果患者对髓袢利尿剂没有反应，可合并使用噻嗪类利尿剂。
- 密切监测钠和液体的摄入量，每天摄入钠的量不超过 2g、水不超过 1 500mL。进行相应的营养咨询，加强对钠和水的限制。对出院患者及家属进行限制钠和水的健康教育。
- 定期监测血清钠和钾，以防止电解质失衡（在急性期，监测频率为每天或 2 天一次，其余依据患者治疗积极程度来监测）。
- 每日监测体重来评估液体状态的变化。

左心室功能的改善

左心室功能的改善是通过降低前负荷和后负荷，以及增加心室收缩力来实现的。在急性期，通常是通过直接监测 CI 或 CO 来测量心室功能。多项大型临床试验表明，传统血流动力学变量的微观管理，如使用正性肌力药物维持 CI，可能不利于患者的长期预后。目前不建议将其作为初始管理策略，但是，对 HFrEF 失代偿、低心输出量导致终末器官灌注不足的患者进行短期治疗，即限制长期使用可能是合适的。

- 减轻前负荷（控制液体超负荷）。
- 通过药物治疗降低后负荷，包括 ACE 抑制剂类药物和血管扩张剂类药物。除非有其他禁忌证，ACE 抑制剂类药物推荐用于所有左心室 EF<40% 的心力衰竭患者。ACE 抑制剂类药物治疗的禁忌证包括既往不耐受、血钾高于 5.5mmol/L、收缩压小于 90mmHg 的低血压和血清肌酐高于 3.0mg/dL 的患者。对于有禁忌证的患者，仍可考虑谨慎地开始小剂量治疗。如果需要进一步降低后负荷，血管扩张剂类药物也可以与利尿剂和 ACE 抑制剂类药物联合使用。特别在潜在的动脉粥样硬化疾病的情况下，硝酸酯类药物通常与 ACE 抑制剂类药物和利尿剂联合使用，以进一步降低后负荷。动脉粥样硬化疾病是导致心力衰竭的最大因素。如果患者不能耐受 ACE 抑制剂类药物的副作

用（如咳嗽），可以使用血管紧张素受体阻滞药（angiotensin receptor blockers，ARB）。

- ACE抑制剂和β受体阻滞剂被认为是心力衰竭的基础治疗方法，旨在逆转左心室的重构。醛固酮拮抗剂可用作附加治疗。硝酸异山梨酯（dinitrate）和肼屈嗪（hydralazine）可能是有效的，硝酸酯和肼屈嗪可能是一种有效的替代治疗。地高辛（digoxin）已被证明可以改善症状，但不再被认为是一线治疗药物，除非出现阵发性心房颤动或心房扑动。在这种情况下，地高辛可以用来控制心室率。

- 血管紧张素受体脑啡肽酶抑制剂（angiotensin receptor neprilysin inhibitors，ARNI）用于治疗射血分数降低型心力衰竭。沙库巴曲缬沙坦（entresto）就是这类药物的一个例子。它含有一种ARB和肾素酶抑制剂。肾素酶抑制剂可改善肾血流量，促进钠离子的排泄。ARB可降低血压，减少心肌负荷。研究表明，这种药物可以降低心力衰竭的发病率和死亡率，并降低与心力衰竭相关的再入院率。

- β受体阻滞剂还可以用于降低室性心动过速（ventricular tachycardia，VT）和心室颤动的发生率，这是心力衰竭患者最常见的死亡原因。推荐用于治疗心力衰竭的β受体阻滞剂包括卡维地洛（carvedilol）、美托洛尔（metoprolol）和比索洛尔（bisoprolol）。反应性气道疾病患者应慎用β受体阻滞剂。

- 治疗心力衰竭的一类新兴药物是钠葡萄糖协同转运蛋白2抑制剂药物。达格列净（farxiga®）最初被批准用于2型糖尿病患者，鉴于其对心血管结局的有益影响，其已被批准用于伴或不伴有糖尿病的心力衰竭患者。这类药物主要可以降低心力衰竭患者的死亡率和再入院率。其作用的确切机制尚不清楚，仍在继续研究中。众所周知，这类药物能促进利尿/利钠，通过降低血压和其他一些潜在的影响来降低后负荷。

- **双腔起搏器/植入型心律转复除颤器（implantable cardioverter defibrillator，ICD）**：大约60%的HFrEF患者会出现LBBB。出现LBBB时，左、右心室不再同时收缩，而是连续收缩。这会导致室间隔不适当地移动，干扰主动脉和二尖瓣的功能。有多项研究表明，使用双腔起搏器，也称为心脏再同步化治疗，可显著改善预后（生活质量、生存率等）。该技术同时刺激两个心室，导致两个心室同时收缩，从而缩小QRS波群，改善心肌收缩力和心输出量。通常起搏技术会与ICD结合使用，因为与室性心动过速/心室颤动相关的心源性猝死是这些患者最常见的死亡原因。

- 心脏辅助装置（左心室、右心室或两者兼有）可以暂时维持或保留心室功能，特别是作为康复过渡、心脏移植的过渡或作为终末治疗（出院回家）。这些装置可以经股动脉或股静脉经皮植入，也可经胸骨正中切口植入或开胸手术（见第18章）。行左心室心尖置管不影响行走和身体康复。技术的发展促进了小型轴流泵的发展，许多轴流泵可以在驱动线（动力源）离开皮肤的情况下植入。植入这些装置的相关风险包括感染、外周栓塞（包括卒中），以及在某些情况下无法获得器官供体的患者，还可能面临的长期辅助。在撰写本文时，HeartMate 3™和HeartWare™被批准用于终末治疗（如替代心脏移植）。

- **主动脉内球囊反搏（intra-aortic balloon pump，IABP）**：通过股动脉或腋动脉置管进行IABP置管可行心室辅助，但需要限制患者卧床休息（主要是股动脉），并影响穿刺肢体的动脉血流（IABP的相关内容见第18章）。

- **微创导管式微轴流VAD**：这些装置（Impella®或TandemHeart®）常用于减少右心室或左心室后负荷和心肌做功。它们可以通过股动脉或腋动脉穿过主动脉瓣植入左心室，或通过股静脉进入右心房，并通过心房间隔行造口术，然后将装置放置在左心房行左心室支持。对于右心室支持，该装置从股静脉推进右心房，然后进入肺动脉。与IABP一样，如果通过股动脉进入，患者需要卧床休息。

- **心室重构**：许多终末期心力衰竭患者都曾有冠状动脉疾病和心肌梗死病史，导致左心室前壁形成室壁瘤。可以通过外科手术切除心室壁瘤，缩小心室的大小，从而增加收缩力和心输出量。研究表明，一些患者行该手术后的身体功能和NYHA心功能分级得到了改善。

- **体外膜肺氧合（extracorporeal membrane oxygenation，ECMO）**：ECMO也是治疗心源性休克严重失代偿性心力衰竭患者的一种方法。它可以作为康复的过渡、VAD的过渡或到心脏移植的过渡，这项技术的使用仅限于ICU，且在有资源可以提供的情况下。

患者教育

收入重症监护室的心力衰竭患者病情危重，需要更多的干预措施及更多的情感支持。既往因心力衰竭入院的患者更容易意识到急性发作的严重程度。在急性重症环境中，患者教育应包括以下内容：

- 患者和家属都可能需要进行危机干预。护士可以通过鼓励患者说出与角色适应或家庭责任变化、生活方式改变和限制，以及死亡和临终有关的恐惧来提供帮助。如果以前没有写过，则开始填写预立医疗指示和讨论护理目标。
- 积极鼓励家庭参与重症监护阶段的工作，包括协助洗澡等日常活动，并对日常活动进行"模式化"，以便让患者得到休息和间断进行活动。此外，家人与患者一起阅读或进行其他休闲活动通常可以使患者得到休息和放松，也可以转移注意力。如果可能的话，家属也应在场，以加强对患者的教育，使他们了解医疗方案、限制液体和钠的重要性，以及每日测量体重的必要性。

休克

休克（shock）是指循环系统无法输送足够的血液来满足机体组织对氧和代谢的需求。这种临床综合征可能是由心脏无效泵血（心源性休克）、循环血液容量不足（低血容量性休克）或血管床中大量血管舒张导致血液分布不均（分布性休克）引起的。虽然患者管理策略因潜在的病理生理学不同而异，但休克的基本定义始终如一，即供氧无效或供氧不足，无法满足身体组织的需要。

病因、危险因素和病理生理学

组织供氧不足会导致细胞功能障碍，迅速发展为器官衰竭，最终导致全身各系统衰竭。休克综合征最初发病的原因可能来自多种潜在的问题，包括心脏问题、体液丢失和创伤。由于机体的反应方式是相同的，只有在初步评估提供患者急性疾病的关键信息后，心源性、低血容量性和分布性休克才得以区分。根据病史和体格检查结果，临床医生可以将休克分为三大病理改变，并在仪器检查的帮助下进一步确定患者的需求。治疗休克的干预措施是针对病因而定的，因此确定潜在的病理生理学是其中的重要环节。

心源性休克

心源性休克时，心脏无法泵出足够的血液来满足人体的氧和代谢需求。心脏功能衰竭是由多种因素引起的，最常见的是冠状动脉疾病累及较大部分的心室。然而，许多其他因素也可能导致泵功能衰竭，并且通常被归类为冠状动脉性或非冠状动脉性原因（表8-11）。

表8-11 心源性休克的原因

冠状动脉性原因
- 心肌梗死，导致心肌细胞大量死亡
- 心肌梗死继发的心室或乳头肌破裂
- 功能障碍导致缺血——"心室休克"，这是心肌缺血的结果，不涉及细胞死亡，因此是短暂的

非冠状动脉性原因
- 心肌挫伤
- 心脏压塞
- 心室破裂
- 心律失常［无脉性心电活动（pulseless electrical activity，PEA）］
- 瓣膜功能障碍导致心室淤血
- 心肌病
- 终末期心力衰竭

在所有的心源性休克病例中，心脏停止有效泵血导致每搏量和心输出量减少，患者血压和组织灌注降低。心室排空不充分使左心房压力增高，进而使肺静脉压力增高。最终，肺毛细血管压力升高，导致肺水肿。

低血容量性休克

当血管容量不足时，就会发生低血容量性休克。这种容量耗竭可能是体内或体外的失血引起的，也可能是血管内液从血管腔转移到其他液体间隙引起的（表8-12）。血容量的损失会导致循环

表8-12 低血容量性休克的原因

体液外失来源
- 出血（全血的丢失）
- 胃肠道（呕吐、腹泻、造口、瘘管、胃管引流）
- 肾脏［服用利尿剂、糖尿病、尿崩症、肾上腺皮质功能减退症（Addison病）、高血糖渗透性利尿］

体液内部损耗来源
- 内出血
- 体液进入组织间隙（"第三间隙"，通常是细菌毒素、热损伤或过敏反应的结果）

血液不足以维持组织灌注。

低血容量性休克的病理生理学与循环血容量的减少直接相关。当循环血容量不足时，返回心脏的静脉血量不足。因此，左、右心室充盈压力不足，每搏量和心输出量减少。与心源性休克一样，当心输出量减少时，血压降低，组织灌注减少。

一名 49 岁的男子被发现瘫倒在客厅的椅子上，皮肤湿冷，但仍有呼吸，他的妻子拨打了急救电话，紧急医疗服务把他送到了当地的急诊室。到达后，他的生命体征如下：

BP	68/44mmHg
HR	122 次 /min
RR	33 次 /min
T	口腔温度：36.1℃
SaO_2	91%

患者使用面罩吸氧，FiO_2 为 60%，开通静脉通路，静脉输注生理盐水 450mL。去甲肾上腺素（norepinephrine）的起始剂量为 0.05μg/（kg·min）。立即行心电图检查，结果显示前导联（V_2、V_3、V_4）"墓碑形" ST 段抬高，II、III 和 aVF 导联 ST 段压低。患者立即接受 PTCA 检查，到达心导管室后，置入肺动脉导管，然后进行心导管检查，结果如下：

LAD	近端99% 狭窄
RCA	中部70% 狭窄
LCx	正常
LVEF	13%
室壁运动	左心室功能障碍

冠状动脉左前降支（LAD）近端及右冠状动脉（RCA）中部置入药物洗脱血管内支架，手术结束后，患者转入 ICU。

到达 ICU 后的血流动力学参数如下：

PA	42/25mmHg
RA	15mmHg
PAOP	22mmHg
CO	4.0L/min
CI	1.5L/（ min·m² ）

问题 1：患者休克最可能的原因是什么？
（A）低血容量性休克。
（B）分布性休克。
（C）心源性休克。
（D）神经源性休克。

问题 2：PCI 术后护理该患者的主要目标是什么？
（A）减少心肌负荷。
（B）扩张肺血管压力。
（C）使用利尿剂。
（D）给患者进行气管插管以改善氧输送。

问题 3：您估计对该患者的接下来治疗将是：
（A）应用血管扩张剂以减少后负荷。
（B）扩充容量以提高前负荷。
（C）泵入多巴胺输注至 7.5μg/（ kg·min）。
（D）置入主动脉内球囊反搏导管进行治疗。

答案

1. C。根据患者的临床表现和"墓碑形"心电图改变，提示有前壁梗死和心源性休克。

2. A。主要目标是减少心肌负荷，有利于心脏恢复。

3. D。由于患者心输出量减少，置入 IABP 将有助于减轻他的心脏负荷和改善冠状动脉灌注。无须泵入小剂量的多巴胺（dopamine），因为会增加心肌收缩力。

分布性休克

分布性休克的特点是血管容量的异常分布。分布性休克的主要原因有 3 种：①脓毒症；②神经系统损伤；③过敏反应。在这些情况下，心脏的泵血功能和总血容量都是正常，但血液不能适当地分布在整个血管内。由于各种原因，每种情况下都会发生大量的血管扩张，导致血管床比正常情况下要大得多。在这个扩大的血管床中,通常的循环血液容量(约 5L)不再足以填充血管空间,导致血压下降和组织灌注不足。因此,分布性休克也被称为**相对低血容量性休克**。

在分布性休克综合征中,脓毒症休克最常见于重症监护室。在户外或急诊室环境中,过敏性休克和神经源性休克也很常见,通常由于过敏反应和与创伤相关的脊髓损伤。

休克发展过程

无论潜在的病因如何,3 种类型的休克(心源性、低血容量性和分布性)都会激活交感神经系统,进而启动神经、激素和化学代偿机制,改善组织灌注(图 8-16)。这些代偿机制导致的细胞变化在所有类型的休克中都是相似的。这些细胞变化的进展遵循一个可预测的四阶段过程。

休克早期

休克的早期阶段是组织供氧量减少引起的最初的细胞变化。这些变化包括有氧代谢的减少和无氧代谢的增加,导致血清中乳酸升高。在这个阶段没有明显的临床体征和症状。

休克代偿期

代偿期由许多生理反应组成,这些反应试图代偿心输出量减少,并恢复组织中足够的氧气和营养物质(图 8-17)。这些反应可以被分成神经反应、激素反应和化学反应。神经反应涉及主动脉弓和颈动脉窦中的压力感受器,通过监测动脉血压的变化,并激活延髓的心血管中枢进行调节。低血容量和由此产生的低血压会激活交感神经系统。交感神经系统启动代偿机制,导致外周血管收缩和血压升高。外周循环的血管收缩将血液重新分布到重要器官(自动调节),肾血流量随之减少,从而激活激素反应。

激素反应包括儿茶酚胺、促肾上腺皮质激素(adrenocorticotropic hormone, ACTH)产生增加和 RAAS 系统激活。肾血流减少直接导致肾小球细

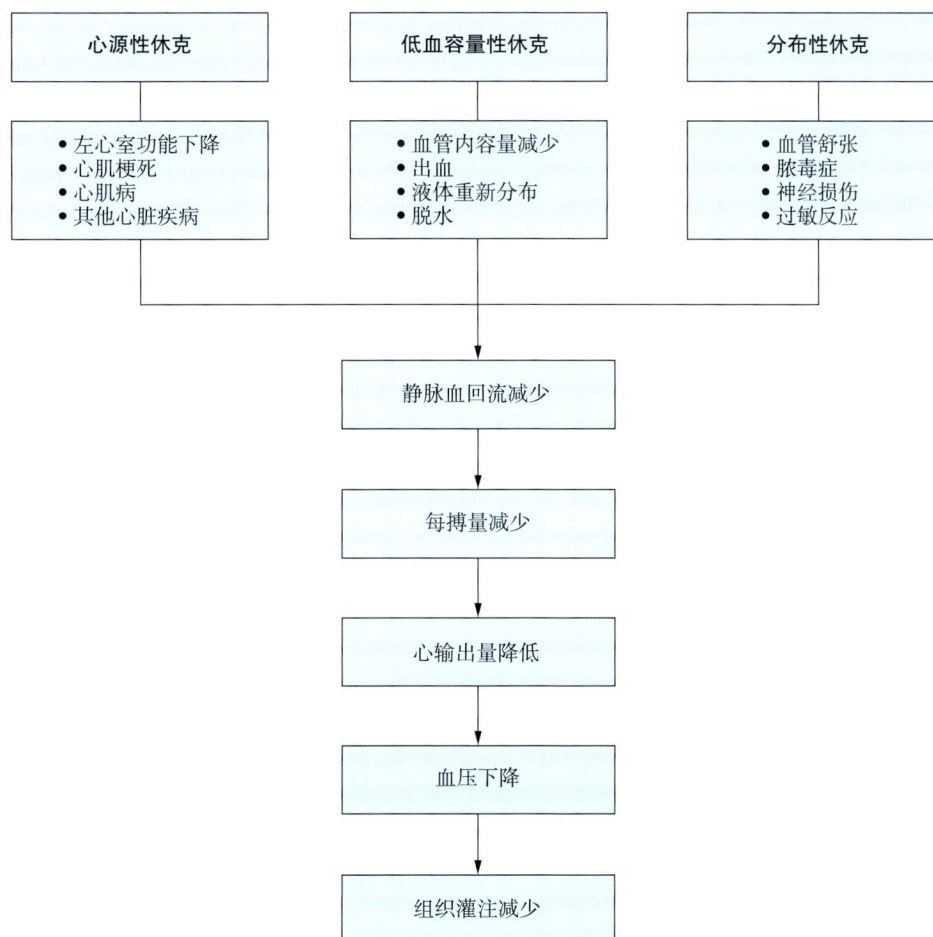

图 8-16　休克的病理生理学

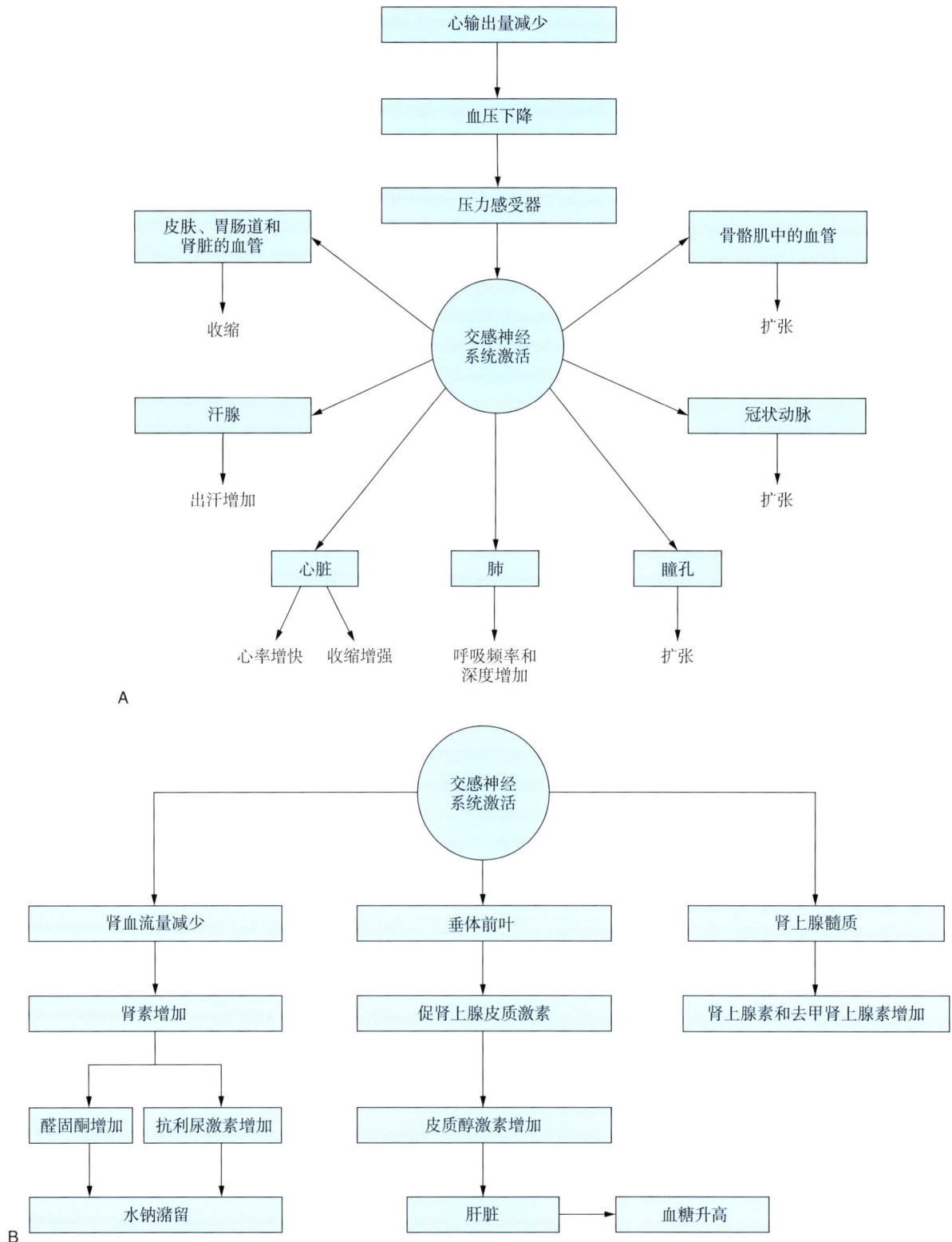

图 8-17　休克的代偿反应。A.神经代偿；B.激素代偿

胞释放肾素，肾素与肝脏的血管紧张素原结合产生血管紧张素Ⅰ。在血液中循环的血管紧张素Ⅰ，在肺部转化为血管紧张素Ⅱ，正如心力衰竭章节中更详细的描述那样，除了肾上腺皮质释放醛固酮和抗利尿激素（antidiuretic hormone，ADH）可收缩外周血管外，这种激素反应也可导致外周血管收缩。钠和钾潴留，ADH、ACTH 和循环儿茶酚胺的释放，有效增加了血管内血量、心率和血压，并减

少了尿量。

　　代偿期的化学反应与肺泡通气 - 血流比例失调有关,这是由于交感神经刺激、血流重新分配、肺灌注减少引起的结果。随后发生呼吸性碱中毒,对患者的意识水平产生不利影响,并导致患者焦虑和躁动。

　　这些代偿机制在短时间段内是有效的,可能因人而异,也可能因合并症的存在与否而异。较年轻和健康的患者更有可能在长期休克后存活下来。在没有血管容量替代的情况下,这些内在的血管加压机制最终会失效,患者进入休克进展期,最终是休克难治期,通常会导致死亡。

休克进展期

　　进展阶段的特征是长期代偿性变化引起的细胞损伤而导致终末器官衰竭。血压收缩和组织灌注的代偿性变化不再有效,随后出现严重的低灌注。组织的供氧不足会导致多器官系统衰竭,通常从胃肠道和肾衰竭开始,随后是呼吸和 / 或心力衰竭、肝和脑功能衰竭(见第 10 章)。

休克难治期

　　难治期,顾名思义,是休克的不可逆阶段。在这个阶段,细胞的死亡已经发展到无法弥补的地步,死亡即将到来。

临床表现

　　临床体征和症状因休克的潜在原因和患者所处的休克的阶段不同而异。

　　早期:没有明显的体征和症状,但细胞正在发生变化。

　　代偿期:

- 意识状态:不安、激动、烦躁。
- 血压:正常或略低。
- 心率:增加(神经源性休克会导致心动过缓)。
- 呼吸频率:增加(>20 次 /min)。
- 皮肤状态:寒冷、潮湿,可能会出现发绀,尽管分布性休克中大量的血管扩张可能使这些体征消失。
- 外周脉搏:弱而细。
- 尿量:浓缩和少尿(<30mL/h)。
- 肠鸣音:肠功能减退,可能出现腹胀。
- 实验室检查结果:
  - 血糖:上升;

- 钠:上升;
- PaO_2:降低;
- $PaCO_2$:降低;
- pH:上升。

　　进展期

- 意识状态:对语言刺激无反应。
- 血压:血压下降(收缩压 <90mmHg)。
- 心率:增加(>90 次 /min)。
- 呼吸频率:浅快。
- 皮肤状态:湿冷、发绀、瘀斑。
- 外周脉搏:细弱,可能摸不到。
- 尿量:少尿(<20mL/h),浓缩。
- 肠鸣音:减弱或消失。
- 实验室检查结果:
  - 淀粉酶:上升;
  - 脂肪酶:上升;
  - 血清谷丙转氨酶(serum glutamic pyruvic transaminase,SGPT)/ 血清谷草转氨酶(serum glutamine-oxaloacetic transaminase,SGOT):上升;
  - 乳酸:上升;
  - 肌酸磷酸激酶:上升;
  - 肌酐:上升;
  - 血尿素氮:上升;
  - PaO_2:下降;
  - $PaCO_2$:上升;
  - pH:下降;
  - HCO_3^-:下降。

诊断性检查

　　心源性休克

- 心电图:心动过速、室性心动过速、心室颤动和潜在的心房颤动 / 心房扑动 / 心脏传导阻滞。
- 肺动脉压:PAD/PAOP 高(>12mmHg),RAP 高(>8mmHg)。
- 超声心动图:心室壁运动异常、心脏压塞、心室破裂、瓣膜疾病。
- 除上述外,身体表现包括:S_1、S_2 微弱,S_3~S_4 存在,脉压差变小,颈静脉扩张,肺部湿啰音,外周水肿。

　　低血容量性休克

- 有出血现象,如血便或柏油样便、呕血或敷料渗血。
- 出血的危险因素,如近期手术或创伤、肝脏疾病、使用非甾体抗炎药或其他胃肠道出血的风险。

- 肺动脉压：PAD/PAOP 低（<8mmHg），RAP 低（<5mmHg），右心室舒张末期容积指数低。
- 超声检查：腹股沟或腹膜后出血。

分布性休克

- 脓毒症：WBC≥12 000 或≤4 000，中性粒细胞>10%，血清乳酸>4mmol/L，血培养阳性（50%的患者）。脓毒症休克的危险因素包括免疫功能低下、存在或最近使用侵入性操作（导尿管、气管插管、中央导管）。
- 过敏性：体内发生过敏反应，动脉血气分析显示氧合下降。
- 神经源性：计算机断层扫描（computed tomography, CT）和磁共振成像（magnetic resonance imaging, MRI）显示脊髓损伤。

休克的处理原则

休克原发病因不同所以处理原则不同，但是，所有形式的休克的基本治疗目标都包括纠正休克的根本原因，改善氧合和恢复有效组织灌注。

纠正休克的根本病因

- **心源性**：消除冠状动脉阻塞或纠正心脏压塞，并提高心室收缩力以增加心输出量。
- **低血容量性**：确定出血部位，尽可能止血；纠正液体分流至第三间隙；维持水电解质平衡。
- **分布性休克**：
  - **过敏性**：改善氧合和使用解毒剂或类固醇治疗潜在的过敏反应。
  - **脓毒症**：进行液体复苏，血培养和血乳酸检测，给予广谱抗生素，低血压时补液 30mL/kg；如果患者仍处于低血压状态，可使用血管升压药；确定可能的感染原，包括考虑任何侵入性治疗或设备支持（见第 10 章）。
  - **神经源性**：脊髓的损伤可能是不可逆的；当患者出现呼吸衰竭时，可通过气管插管维持呼吸状态，直到找到损伤的根源。

提高氧合

- 评估气道是否通畅，必要时给予气管插管。
- 给予氧气支持以维持 PaO_2>60～70mmHg。

恢复有效的组织灌注

- 快速大量输注液体，补充液体容量（生理盐水、乳酸林格液或血浆）。及时进行血型和交叉配血试验，必要时进行输血以保证血容量。
- 血管活性药物治疗。

高血压

高血压（hypertension）是一种典型的血压升高的慢性疾病，特别是在发病的早期，缺乏警示性的症状或体征。高血压危象是高血压的急性发作或急性加重，在高血压患者中不常发生，其特点是特定的发作及其治疗可能对患者的长期结局产生关键性的影响。在大多数情况下，动脉血压的数值或绝对值并不那么重要，重要的是它对个体潜在的靶器官损害风险的影响，特别是对脑血管、冠状动脉和肾脏疾病的影响。

病因、危险因素和病理生理学

高血压通常具有多种临床特征，许多潜在的病因可能导致高血压疾病的进展。可改变的危险因素包括糖尿病、吸烟、血脂异常、肥胖和久坐不动的生活方式。虽然许多患者患有原发性高血压，但睡眠呼吸暂停和肾动脉狭窄是两种特定的潜在疾病，可以通过治疗来改善血压管理。无论潜在病因是什么，高血压的病理生理学都是相似的。

急性高血压危象表现为收缩压或舒张压升高，对器官或身体造成直接或间接的威胁。急性、严重的血压升高可能导致严重的、危及生命的心脑血管损害。器官系统长时间的低灌注导致缺血、坏死和器官系统衰竭。

分类

在所有的高血压患者中发生相关事件的风险都会增加，且与高血压直接相关的发病率和死亡率也都较高，因此高血压治疗需要全程、长期、联合。高血压可根据血压值分期或分类（表 8-13）[①]。

- **血压升高**：目前指南将血压升高定义为收缩压 120～129mmHg 和舒张压<80mmHg。
- **1 期高血压**：成人收缩压 130～139mmHg 或舒张压 80～89mmHg 的高血压。
- **2 期高血压**：收缩压≥140mmHg 或舒张压≥90mmHg 的高血压。

[①]　译者注：此处尊重原著翻译。实际高血压分级可依据《中国高血压防治指南》。

表 8-13　成人血压的分类

血压分类	收缩压/mmHg	舒张压/mmHg
正常	<120	和<80
血压升高	120~129	<80
1 期高血压	130~139	80~89
2 期高血压	≥140	≥90

- **高血压危象**：高血压危象可分为"高血压急症"和"高血压亚急症"。高血压亚急症的特征是收缩压>180mmHg 和/或舒张压>120mmHg。潜在的病理生理学、原发性高血压恶化和不坚持高血压治疗都可能是高血压急症的原因。此外，高血压危象可能发生在没有高血压诊断的患者中。高血压亚急症患者没有新的或恶化的靶器官损伤的临床证据。高血压急症的定义是收缩压>180mmHg 和舒张压>120mmHg，并伴有靶器官损伤的高血压。这两种情况都需要立即采取措施降低血压。
- **特殊人群**：在孕妇和儿童中，血压轻度升高可能导致严重的终末器官损伤，因此被认为是一种"高血压危象"，其血压值远远低于普通成年人的预期值。血压的绝对值因情况和个体差异不同而有显著差异；例如，子痫前期被认为是妊娠高血压危象，血压可能在（130/100）~（160/100）mmHg。

临床表现

高血压危象的患者可能会出现以下症状和体征：

- 头痛；
- 视物模糊；
- 鼻出血；
- 头晕或眩晕；
- 短暂的神经系统变化，如言语或感觉的变化，与短暂性脑缺血发作（transient ischemic attack，TIA）相一致；
- 胸部或背部疼痛，可能提示心肌梗死或主动脉夹层；
- 呼吸急促，可能提示肺水肿；
- 疲劳、萎靡不振或全身无力；
- 恶心和呕吐，这可能提示颅内压升高；
- 血尿、排尿困难。

高血压危象患者的体格检查包括：

- **神经系统检查**：局灶性缺陷可能提示脑卒中；
- **心脏检查**：外周动脉搏动减弱或有杂音，颈动脉或腹部杂音，心音伴 S_3 和/或 S_4，收缩期和/或舒张期杂音；
- 胃肠道出血的迹象；
- **呼吸检查**：与肺水肿一致的肺部啰音；
- **眼底表现**：动静脉增厚、动脉狭窄、出血、乳头水肿或有渗出。

实验室检查

- **计算机断层扫描**：对脑部进行扫描评估脑卒中或头部损伤。
- 如果怀疑有主动脉夹层，则进行胸部计算机断层扫描。
- **胸部 X 线**：心肌肥大，肺部浸润。
- 针对器官损伤的特殊检查：
  - 肾血管造影；
  - 冠状动脉造影；
  - 颈动脉造影/脑血管造影。
- **MRI**：进一步评估脑血管灌注。
- 药物治疗史可能有助于确定高血压危象的原因。

高血压的管理原则

高血压急症或高血压亚急症患者的管理主要围绕 3 个目标：①准确测量动脉血压；②降低动脉血压；③准备和计划连续、一致的门诊随访。

准确的动脉血压测量

使用血压计测量血压，确保袖带尺寸正确并进行双侧测量，尽可能保持直立体位（如果不能站立，可以躺着和坐着）。每次测量间隔 2min，并记录左右臂测量结果。如果左右臂测量值之间的差异>10mmHg，则使用较高的数值来衡量治疗效果。在大多数紧急情况下，优先考虑建立一个稳定的动脉通路，以便直接、有创地监测血压（见第 4 章）。

启用药物干预

对于急性高血压，静脉药物干预是降低动脉血压最快、最有效的手段。急性高血压危象治疗常用药物见表 8-14。药物选择是基于血压升高的严重程度（脑卒中的直接风险）、不可逆转的靶器官损伤的直接风险（包括与药物代谢和清除相关的肾功能和肝功能），以及任何存在的混杂条件或危

表8-14 治疗急性高血压发作的常用药物

硝普钠（nitroprusside）
- 扩张小动脉和静脉
- 静脉泵入剂量为 0.5～10.0μg/（kg·min）（仅用生理盐水稀释；500mL 中 100mg）。用避光纸进行遮盖，避免阳光照射
- 作用效果可在 1 分钟内起效，可降至所要求的血压

尼卡地平（nicardipine）
- 钙通道阻滞剂
- 最初给予 5mg/h，每隔 5～15 分钟增加 2.5mg/h，最大剂量为 15mg/h

硝酸甘油（nitroglycerin）
- 扩张动静脉血管，主要扩张静脉血管
- 以 5～100μg/min 的速度静脉泵入，100mL 生理盐水或 5% 葡萄糖注射液中最大剂量为 100mg

艾司洛尔（esmolol）
- β₁ 受体选择性阻滞剂，高剂量时可抑制血管中的 β₂ 受体
- 用于治疗高血压
- 在 1 分钟内给药 0.5mg/kg，随后按照 50μg/（kg·min）给药
- 调整以达到所需的血压
- 在几分钟内开始降压
- 峰值效应会在 5 分钟内出现

依那普利（enalapril）
- 是一种 ACE 抑制剂类药物
- 以 5mg/min 的速度进行静脉泵入

拉贝洛尔（labetalol）
- β 受体阻滞剂
- 特别适用于疑似心肌梗死或心绞痛的患者
- 在 5 分钟内服用 5mg 的剂量，重复 3 次，然后可以开始静脉泵入

氯维地平（clevidipine）
- 钙通道阻滞剂/二氢吡啶
- 扩张小动脉
- 开始以 1～2mg/h 的剂量泵入给药
- 初始每 90 秒加倍一次
- 当血压达到目标时，以较小的剂量加倍增加剂量
- 然后每 5～10 分钟调整一次剂量
- 维持泵入剂量为 4～5mg/h，不超过 21mg/h
- 降压作用立即起效

险因素（例如，子痫前期的胎儿）。

与高血压脑病相关的直接风险包括主动脉瘤、心肌梗死或颅内出血。急性、严重的高血压

危象需要以适当的降压速度来进行紧急治疗，以避免快速降压而导致缺血。指南建议在第 1 小时内将血压降低 25%，然后在随后的 2～6 小时内将血压降至 160/（100～110）mmHg，在接下来的 1～2 天内维持正常范围。这些参数和时限可以根据患者的潜在病理改变进行调整。例如，主动脉夹层、重度子痫前期或嗜铬细胞瘤患者可能需要更快地降低血压，而急性缺血性脑卒中患者的高血压急症治疗可能会更缓和，因为血压的突然下降可能导致脑血管损伤。其他依赖较高压力维持灌注的器官系统包括肾脏和冠状动脉系统。血压突然下降也可能导致缺血发作或发生急性肾衰竭。

对于非急性高血压，除了药物治疗外，还可采用调整饮食结构、放松或生物反馈技术来降低高血压的发病率和死亡率。这些措施是最有效的，并且需要建立长期的门诊随访计划，在急性期就开始启动这些策略有助于向患者强调这些措施的重要性。

改变患者生活方式的教育及随访

急性期高血压得到控制后，应开始对患者进行健康教育，使其认识到疾病的严重性和疾病的慢性性质。典型的靶器官受损包括大脑、心脏、肾脏和眼。患者需要了解自我监测脑卒中或急性心肌梗死的体征和症状，并在症状出现时寻求紧急治疗。此外，抗高血压药会造成不同程度的肾脏损伤，所以需要与基层医务人员密切监测患者肾功能变化。患者还可以通过监测视力变化来预测高血压恶化情况。

通常情况下，临床医生会在患者高血压急性期的时候，对患者进行高血压的危害及潜在并发症的教育。在开始教育过程之前，评估的患者内容包括：

1. 有高血压、心血管疾病、冠状动脉疾病、脑卒中、糖尿病和高脂血症的家族史。

2. 生活史，包括体重管理、锻炼和吸烟习惯。

3. 饮食方式包括高钠、饮酒、饮食中脂肪摄入量或低钾食物摄入量。

4. 了解高血压和既往高血压药物治疗的效果（依从性、副作用、结果或疗效）。

典型案例分析
批判性思维

男性，52 岁，心肌梗死后 4 天，因严重呼吸急促从普通病房转到 ICU。初步评估如下：

HR	128 次/min
BP	110/82mmHg
RR	36 次/min
T	37.6℃（口腔温度）
脉搏血氧饱和度	88%
肺部呼吸音	呼吸音粗，双肺下叶有湿啰音，呼吸费力
心音	S_1，S_2，S_3
皮肤	潮红，出汗，水肿（++）
心电图	窦性心动过速，R 波在 $V_5 \sim V_6$ 导联直立，左心室肥厚

问题 1：护理该患者的首要任务是什么？
（A）获得动脉血气的测量值。
（B）使用呋塞米利尿。
（C）准备进行高流量吸氧。
（D）呼叫抢救。

问题 2：该患者呼吸系统受损最可能的根本原因是什么？
（A）急性失代偿性心力衰竭伴肺水肿。
（B）脓毒症休克伴成人呼吸窘迫综合征的急性发作。
（C）急性焦虑发作。
（D）低血容量性休克。

问题 3：对患者可以采取哪些治疗措施？
（1）使用利尿剂以减少前负荷。
（2）开始以 $5\mu g/(kg \cdot min)$ 注射多巴酚丁胺。
（3）考虑机械支持。
（4）考虑气管插管和呼吸机支持。
（A）（1）和（3）。
（B）（1）和（2）。
（C）（3）和（4）。
（D）以上所有内容。

答案

1. C。高流量吸氧的管理提供更高的氧气输送率，并可能避免插管的需要。根据患者的高呼吸频率（36 次/min）和脉搏血氧饱和度（88%），需要高流量氧气供应。此时没必要呼叫抢救。建议插管后进行动脉血气分析。

2. A。结合患者前壁心肌梗死、失代偿性心力衰竭和急性肺水肿，最有可能导致其呼吸窘迫。

3. B。利尿剂有助于减少心脏前负荷和肺淤血。多巴酚丁胺可改善心肌收缩力和提高心输出量。

（杨丽娟 译 余萌 审校）

参考文献

一般心血管疾病

Morton PG, Fontaine DK. *Critical Care Nursing: A Holistic Approach.* 11th ed. Philadelphia, PA: Wolters Kluwer; 2017.

Pickett JD, Bridges E, Kritek PA, Whitney JD. Passive leg-raising and prediction of fluid responsiveness: systematic review. *Crit Care Nurse.* 2017;37(2):32-47.

Sandau KE, Funk M, Auerbach A, et al. Update to practice standards for electrocardiographic monitoring in hospital settings: A scientific statement from the American Heart Association. *Circulation.* 2017;136:e273-e344. doi: 10.1161/CIR.0000000000000527

Zipes DP, Libby P, Bonow RO, Mann DL, eds. *Braunwald' Heart Disease: A Textbook of Cardiovascular Medicine.* 11th ed. Philadelphia, PA: Saunders Elsevier; 2018.

冠状动脉血管重建

Anjum I, Khan MA, Aadil M, et al. Transradial vs transfemoral approach in cardiac catheterization: A literature review. *Cureus.* 2017;9(6):e1309. doi: 10.7759/cureus.1309

Hardin S, Kaplow R. *Cardiac Surgery Essentials for Critical Care Nursing.* 3rd ed. Sudbury, MA: Jones & Bartlett Publishing; 2020.

Lawton JS, Tamis-Holland JE, Sripal Bangalore et al. 2021 ACC/AHA/SCAI guideline for coronary artery revascularization: executive summary: a report of the American College of Cardiology/American Heart Association Joint Committee on Clinical Practice Guidelines. *J Am Coll Cardiol.* 2022;79(2):197-215. doi: 10.1016/j.jacc.2021.09.005

Levine GN, Bittl JA. Focused Update on Primary Percutaneous Coronary Intervention for Patients With ST-Elevation Myocardial Infarction. *JAMA Cardiol.* 2016;1(2):226–227. doi:10.1001/jamacardio.2016.0178

急性冠脉综合征

Carey MG. Acute coronary syndrome and ST segment monitoring. *Crit Care Nurs Clin North Am.* 2016;(3):347-356.

Giustino G, Pinney SP, Anuradha L, et al. Coronovirus and cardiovascular disease, myocardial injury and ischemia. *JACC.* 2020;76(17):2011-2023.

Pelter MM, Kozik TM, Al-Zaiti SS, Carey MC. Differential diagnoses for suspected ACS. *Am J Crit Care.* 2016;25(4):377-378.

Sandoval Y, Fred S. Apple FS, Mahler, SA, et al. High-sensitivity cardiac troponin and the 2021 AHA/ACC/ASE/CHEST/SAEM/SCCT/SCMR guidelines for the evaluation and diagnosis of acute chest pain. *Circulation.* 2022;146:569-581

Thygesen K, Alpert JS, Jaffe AS, et al. Fourth universal definition of myocardial infarction (2018). *Circulation.* 2018;138:e618-e651.

心力衰竭

Albert NM. Right-sided heart failure. *American Nurse Journal.* 2021;16(5):6-11.

Beattie JM, Higginson IJ, McDonagh TA. Palliative care in acute heart failure. *Current Heart Failure Reports.* 2020;17:424-437.

Bloom MW, Greenberg B, Jaarsma T, Jaruzzi JL, et al. Heart failure with a reduced ejection fraction. *Nature Reviews: Disease Primer* 2017;3:17058.

Cross SH, Kamal AH, Taylor DH, Warraich HJ. Hospice use among patients with heart failure. *Cardiac Failure Review.* 20195(2):93-98.

Doty D. Ventricular assist device and destination therapy candidates from preoperative selection through end of hospitalization. *Crit Care Nurs Clin North Am.* 2015;27(4):551-564.

Fryer ML, Balsam LB. Mechanical circulatory support for cardiogenic shock in the critically ill. *Chest.* 2019;156(5):1001021.

Good VS, Kirkwood PL. *Advanced Critical Care Nursing,* 2nd ed. St Louis: Elsevier, 2018, pp 60-90.

Kitko L, McIlvennan CK, Bidwell JT, et al. Family Caregiving for individuals with heart failure: a scientific statement from the American Heart Association. *Circulation.* 2020;141(22):e864-e878. doi: 10.1161/CIR.0000000000000768

Lee CS, Auld J. Heart failure: a primer. *Crit Care Nurs Clin North Am.* 2015;27(4):413-425.

Leeper B. Right ventricular failure. *AACN Advanced Critical Care.* 2020;21(1):49-56.

Lopaschuk GD, Verma S. Mechanisms of cardiovascular benefits of sodium glucose co-transporter 2 (SGLT-2) inhibitors. *J Am Coll Cardiol.* 2020;5(6):632-644.

McCulloch B. Heart failure and atrial fibrillation. *Crit Care Nurs Clin North Am.* 2015;27(4):427-438.

高血压

Taylor DA. Hypertensive crisis: a review of pathophysiology and treatment. *Crit Care Nurs Clin North Am.* 2015;27(4):439-448.

循证实践指南

Accurate dysrhythmia monitoring in adults. *Crit Care Nurse.* 2016;36(6):e26-e34. doi: 10.4037/ccn2016767

American Association of Critical-Care Nurses. *AACN Practice Alert: Ensuring Accurate ST-Segment Monitoring.* Aliso Viejo, CA: American Association of Critical-Care Nurses; 2016, December. Updated 5/17/2018, https://www.aacn.org/clinical-resources/practice-alerts/st-segment-monitoring

American Association of Critical-Care Nurses. AACN practice alert: obtaining accurate noninvasive blood pressure measurements in adults. *Crit Care Nurse.* 2016;36(3):e12-e16. Updated 5/1/2021 online at: https://www.aacn.org/clinical-resources/practice-alerts/obtaining-accurate-noninvasive-blood-pressure-measurements-in-adults

Amsterdam EA, Wenger NK, Brindis RG, et al. 2014 AHA/ACC guideline for the management of patients with non-ST-elevation acute coronary syndromes: executive summary: a report from the American College of Cardiology/American Heart Association Task Force on Practice Guidelines. *Circulation.* 2014;130(25):2354-2394.

Evans L, Rhodes A, Alhazzani W, et al. Surviving Sepsis Campaign: International Guidelines for Management of Sepsis and Septic Shock 2021. *Crit Care Med.* 2021;49(11):e1063-e1143. doi:10.1097/CCM.0000000000005337

Heidenreich PA, Bozkurt B, Aguilar D, et al. AHA/ACC/HFSA guideline for management of Heart Failure: A report of the American College of Cardiology/American Heart Association Joint Committee on Clinical Practice Guidelines. *Circulation.* 2022;145(18):e895-e1032.

Hillis LD, Smith PK, Anderson JL, et al. 2011 ACCF/AHA guidelines for coronary artery bypass surgery: executive summary: a report of the American College of Cardiology Foundation/American Heart Association Task Force on Practice Guidelines. *Circulation.* 2011;124(23):e652-e735.

James PA, Oparil S, Carter BL, et al. 2014 evidenced-based guideline for the management of high blood pressure in adults. Report from the panel members appointed to the Eighth Joint National Committee (JNC8). *JAMA.* 2014;311(5):507-520. doi:10.1001/jama.2013.284427, December 18, 2013.

Neumann FJ, Sousa-Uva M, Ahisson A, et al. 2018 ESC/EATS Guidelines of myocardial revascularization. *European Heart Journal.* 2019;40:87-165.

O'Gara PT, Kushner FG, Ascheim DD, et al. 2013 ACCF/AHA guidelines for the management of ST-elevation myocardial infarction: executive summary: a report of the American College of Cardiology Foundation/American Heart Association Task Force on Practice Guidelines. *Circulation.* 2013;127(4):529-555.

Peura JL, Colvin-Adams M, Francis GS, et al. Recommendations for the use of mechanical circulatory support: device strategies and patient selection: a scientific statement from the American Heart Association. *Circulation.* 2012;126:2648-2667.

ACC/AHA/AAPA/ABC/ACPM/AGS/APhA/ASH/ASPC/NMA/PCNA Guideline for prevention, detection, evaluation, and management of high blood pressure in adults. A report of the American College of Cardiology/American Heart Association Task Force on Clinical Practice Guidelines. *Hypertension.* 2017;70(6):1-112.

Yancy CW, Jessup M, Bozkurt B, 2013 ACCF/AHA guideline for the management of heart failure: executive summary. a report of the American College of Cardiology Foundation/American Heart Association Task Force on Practice Guidelines. *J Am Coll Cardiol.* 2013;62(16):1495-1539.

Yancy CW, Jessup M, Bozkurt B, et al. 2017 ACC/AHA/HFSA focused update on the 2013 ACCF/AHA/guideline for the management of heart failure: a report of the American College of Cardiology/American Heart Association Task Force on Clinical Practice Guidelines and the Heart Failure Society of America. *Circulation.* 2017;138(1):e137-e161.

第**9**章 呼吸系统

Kiersten N. Henry, Maureen A. Seckel

学习目标

1. 解读胸部X线检查,识别不同肺部影像学及解剖特征。
2. 阐述胸腔引流管不同的置管方式及治疗原则。
3. 阐述急性呼吸衰竭(acute respiratory failure, ARF)的病因、病理生理、临床表现、患者需求及治疗原则。
4. 比较导致急性呼吸衰竭的常见疾病的病理生理、临床表现、患者需求及管理原则:
   - 急性呼吸窘迫综合征(acute respiratory distress syndrome, ARDS);
   - 急性呼吸衰竭;
- 慢性阻塞性肺疾病(chronic obstructive pulmonary disease, COPD)加重期;
- 新型冠状病毒感染;
- 急性重症哮喘;
- 间质性肺疾病(interstitial lung disease, ILD);
- 肺动脉高压(pulmonary hypertension, PH);
- 肺炎;
- 肺栓塞(pulmonary embolism, PE);
- 静脉血栓栓塞(venous thromboembolism, VTE)。

特殊的评估技术、诊断性检查和监护系统

胸部X线

胸部X线检查是呼吸系统评估的重要工具,可提供心脏和肺部的可视化检查。胸部X线是对床边评估的一种补充。重症监护护士需要了解基本的放射学概念和如何优化便携式胸部X线技术,并且需要知道如何系统地查看胸部X线图像。

当怀疑有呼吸系统疾病时,胸部X线作为常规筛查程序的一部分,用来评估呼吸异常的情况(如气胸、胸腔积液、肿瘤),确认侵入性管道放置的正确位置(如气管插管、气管切开术、胸腔引流管和肺动脉导管)或者在胸部创伤性损伤后进行。

基本概念

X线是电磁辐射的一种形式,成像的机器用它来产生放射图像。当光线穿过大气层时,只有少数光线被空气吸收,而当光线试图穿过一块金属片时,所有的光线都被金属吸收。当胶片盒和X线光源之间只有空气时,放射性图像为黑色或透光的。如果密度增加,胶片盒或探测器与X线光源之间有更多的光线被吸收,放射性图像是白色或不透光的。当X线光束穿过患者时,密度较大的组织会吸收更多的光线,而密度较低的组织吸收的光线更少。有4种不同的放射性密度:白色、浅灰色、深灰色和黑色。许多机构已经用能将X线能量转换成数字放射图的探测器取代了传统的X线胶片。这些图像可以被存储并以数字化形式分发。

肺主要是由空气或气体组成的囊,所以正常

的肺实质在胸片上是黑色的。相反,胸部骨骼呈白色,因为骨骼非常密集,并且吸收了最多的X线(表9-1)。心脏和纵隔呈灰色,因为这些结构主要由水和肌肉或组织组成。乳腺组织主要由脂肪组成,呈白灰色。如果胸部结构被空气包围,那么在放射学上是可见的。相反,如果与凝固物或液体相邻,则会被遮挡。

表9-1　基本X线密度

气体/空气(黑色)
- 肺、气管、支气管、肺泡
- 胃、小肠、肠

脂肪(灰色或黑色)
- 乳房、骨髓、肺门

软组织/液体(灰色)
- 肌肉、器官、软组织

钙/骨骼/金属(白色)
- 肋骨、肩胛骨、椎骨
- 子弹、硬币、牙齿、心电图电极、钡剂

胸部基本视图

获取胸部X线最常见的方法是后-前(posterior-anterior, PA)视图。通常在放射科进行PA胸部X线检查,X线机器距离X线胶片盒大约182.88cm(6英尺),患者前胸壁对着X线板,后胸壁对着X线机器。当X线光束通过后胸壁传送到X线胶片盒时,患者会被告知深呼吸并屏住呼吸。PA视图会显示一个非常准确、清晰的胸部图像。

危重症患者很少能够耐受PA胸部X线检查的体位要求或转运到放射科的运送过程。大多数危重症患者都是采取仰卧位,有或没有床头抬高,可通过前-后(anterior-posterior, AP)视图进行胸部X线检查。使用便携式AP胸片机时,胶片盒或数字传感器被放置在患者的背后,X线光束通过前胸部传送到胶片盒或传感器。X线机器距离患者只有约91.44cm(3英尺),这会导致胸部图像有很大程度上的失真,使得AP胸部X线的准确性不如PA方法。需要特别注意的是,由于心脏在胸腔前部,因此在AP胸片上心脏显示的轮廓会变大。当查看胸部X线图像时,重点要知道使用了PA视图还是AP视图,以避免将心脏正常轮廓误认为心脏肥大。

将患者置于高仰卧位或者尽可能直立,使胸腔对称地放置在胶片盒或传感器上,有助于减少图像失真。需要向患者解释流程并告知他们避免

移动。所有放置在前胸的可移动物品(如呼吸机管路、安全别针、珠宝、心电图导联线、鼻胃管等)都需要尽可能地移走或重新摆放。如果患者处于昏迷状态,尤其是在高仰卧位时,可能需要确保将前额固定在正中位置,避免位置不正。如果协助进行胸部X线检查的护理人员无法离开房间,需要站在X线机器后面或者使用含铅防护服覆盖颈部、胸部和腹部,以保护自己免于辐射暴露。非必要的工作人员和访客应该离开房间,并保持距离辐射源至少约182.88cm(6英尺)的距离。

其他胸部X线视图包括:①侧面视图,用于识别心脏后方、脊柱和肺底部的正常和异常结构。②斜视图,可不受胸骨干扰定位病变,能够得到更好的图像,用以观察气管、气管隆嵴、心脏和大血管。③脊柱前凸视图,能够更好地可视化肺尖部和中部区域,并区分前部和后部病变。④侧卧位(横卧位)视图,患者采取仰卧或者侧卧,用于评估气液平面或自由流动的胸腔积液。

解读胸部X线的系统方法

系统方法有助于准确解读胸部X线图像。首先需要确保正确的图像(正确的姓名和病历号),并识别图像的右侧和左侧。如果可获得历史图像,应将新图像与其放在一起进行对比。从胸部X线的侧边开始观察,逐渐移动到胸部中间位置,并提出表9-2中的一系列问题。

表9-2　解读胸部X线图像步骤

第1步
观察不同的密度(黑色、灰色和白色),然后回答问题:气体、液体、组织和骨骼分别是哪部分?

第2步
观察每种密度的形状和形式,然后回答问题:这部分是正常的解剖结构吗?

第3步
观察右侧和左侧,然后回答问题:两侧的结果是一样的还是有差异的(包括生理和病理生理的)?

第4步
观察所有的结构(骨骼、纵隔、膈肌、胸膜腔和肺组织),然后回答问题:存在任何异常吗?

第5步
观察所有的导管、导线和管路,然后回答问题:它们在合适的位置吗?

Adapted with permission from Urden L, Stacy KM, Lough M. *Critical Care Nursing: Diagnosis and management.* 8th ed. St Louis, MO: Elsevier Mosby; 2017.

进行胸部 X 线分析需通过以下顺序（图 9-1 和图 9-2）进行左右对比：①软组织——颈部、肩部、乳房和皮下脂肪；②气管——锁骨上方清晰易见的透光柱；③胸廓——注意大小、形状和对称性；④肋间隙（intercostal space，ICS）——注意宽度和角度；⑤膈肌——呈穹窿形，具有明显的边界，右侧比左侧高 1～3cm；⑥胸膜表面——脏胸膜和壁胸膜看似沿着肺尖和侧胸部延伸的毛发一样的线条；⑦纵隔——大小因患者年龄、性别和体型而异；⑧肺门——肺动脉和肺静脉；⑨肺部——胸部面积最大和射线可透性最大的区域；⑩导管、管道、导线和线路。

正常变异和常见异常

当检查软组织时，胸部两侧应该是对称的。由于脂肪组织的缺失，乳房切除术会使一侧肺看起来比另一侧更透明。气管应位于正中线，主气管隆嵴在主动脉球或第 2 肋间隙水平可见。气管偏移最常见的原因是气胸，气胸会导致气管和纵隔移位到对侧（表 9-3、图 9-3 和图 9-4）。

胸廓检查可以显示整体的身体构造。锁骨是对称的，并且在锁骨下内侧面可能有一个不规则的凹槽或凹陷，称为菱形窝，是一个正常的变异。

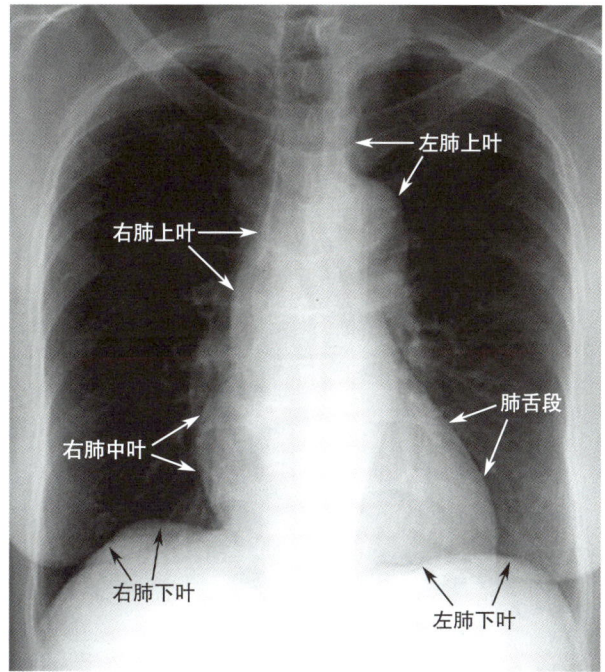

图 9-1　正常胸部 X 线解剖学参考（Reproduced with permission from GaySB, Olazagasti J, Higginbotham JW, et al. Introduction to Chest Radiology. University of Virginia Health Sciences Center, Department of Radiology. ）

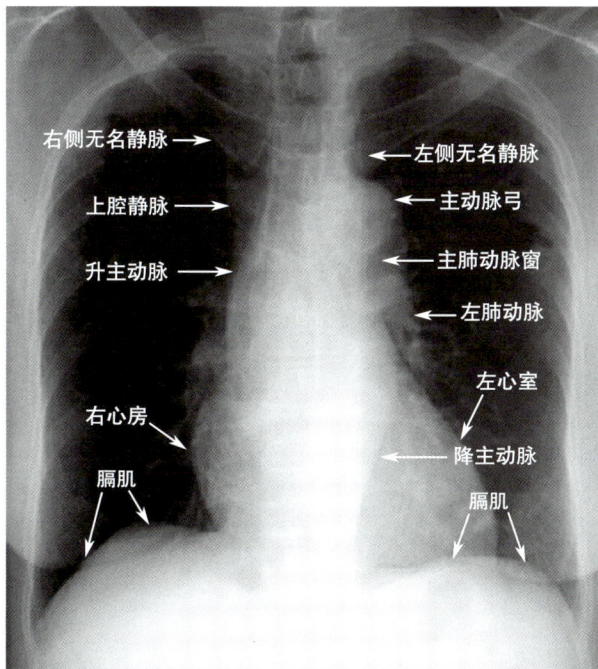

图 9-2　正常胸部 X 线解剖学参考（Reproduced with permission from GaySB, Olazagasti J, Higginbotham JW, et al. Introduction to Chest Radiology. University of Virginia Health Sciences Center, Department of Radiology. ）

也可以检测到胸廓畸形，例如，脊柱侧凸、漏斗胸和鸡胸。脊柱、肋骨和其他骨骼的密度降低（白色较少）可能表明骨质疏松或长期类固醇依赖导致骨骼中钙的流失。仔细检查肋间隙和肋骨角度可能提示病理改变。严重的过度通气导致 COPD 患者肋间隙增宽，肋骨与脊柱的角度增加到 90° 而不是正常的 45°（图 9-3）。相反，重度肺间质纤维化患者可见肋间隙变窄。如果存在陈旧性肋骨骨折，通常沿肋骨轮廓外侧缘可见并表现为肋骨上瘢痕形成的"骨痂"或增厚区域。

膈肌抬高可能是由于腹胀、膈神经麻痹和肺萎陷。通过胸部 X 线上显示第 11 或第 12 肋可以看出膈肌的下降或者变窄。在 COPD 或者哮喘中可见膈肌变窄。当膈肌既不抬高也不下降时，胸部 X 线上可见第 9 或者第 10 肋。正常肋膈角可见于膈肌和胸壁相交的锥形边缘处。由于女性的乳腺组织会遮住肋膈角，所以其在男性中更为明显。肋膈角消失或"钝化"可能是由于胸腔积液或肺不张。

在胸部 X 线上识别出胸膜间隙为异常情况（图 9-4）。胸膜间隙是不可见的，除非有空气（气胸）或者液体（胸腔积液）进入胸膜腔。以上这些情况在 ICU 患者中常见。

表 9-3　胸部 X 线表现

评估区域	一般成人表现	备注
气管	居中位于前纵隔腔、半透明管状结构	偏离中线提示张力性气胸、肺不张、胸腔积液、肿物或肺萎陷
锁骨	位于胸部上方,两侧距离胸骨相等	错位或者断裂表示骨折
肋骨	胸腔包膜	肋间隙增宽表示肺气肿;错位或者断裂表示胸骨或肋骨骨折
纵隔	两肺之间阴影区,在肺门处增宽	偏离到一侧说明胸腔积液、纤维化或肺萎陷
心脏	左前纵隔腔中边界清晰的实心结构,在胸部 X 线 PA 视图上应小于一半胸壁的宽度	移位可能说明肺不张或张力性气胸,如心脏大于一半胸壁宽度,可能发生心力衰竭或心包积液
隆突	支气管分叉处最低的气管软骨	若气管导管末端位于隆嵴上 3cm,说明位置正确
主支气管	距离肺门约 2.5cm 的半透明管状结构	致密阴影表示支气管源性囊肿
肺门	小的、白色的双侧致密部分位于支气管和肺的连接处,左侧应比右侧高 2～3cm	移位到一侧提示肺不张,阴影加重提示肺气肿或肺脓肿
支气管(主干除外)	通常不可见	如果可见,可能提示支气管性肺炎
肺部	通常不完全可见,除了在肺门处可见的细白色区域,正常肺部组织应清晰、透光,并在其边缘可见肺纹理	若可见提示肺不张;片状改变提示肺炎、硅肺或肺纤维化的缓解;鼻胃管、肺动脉导管和胸腔引流管会出现阴影,需注意位置
膈肌	位于肺底部的圆形结构,右侧比左侧高 1～2cm,肋膈角应清晰锐利	膈肌抬高提示肺炎、胸膜炎、急性支气管炎或肺不张;膈肌变窄提示 COPD;单侧膈肌抬高提示气胸或肺部感染;瘢痕或液体出现会导致肋膈角钝化;肋膈角钝化提示至少有 300～500mL 胸腔积液

Reproduced with permission from Talbot I, Meyers-Marquardt M. *Pocket Guide to Critical Assessment.* St Louis、MO: CV Mosby; 1990.

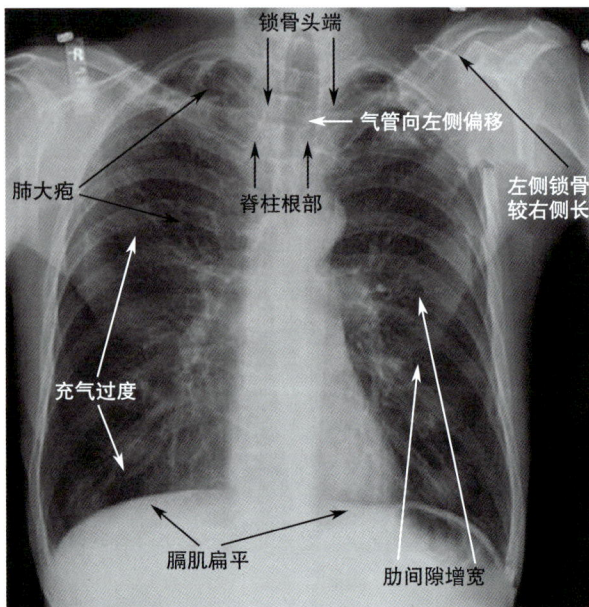

图 9-3　COPD、膈肌、过度充气、肋间隙增宽、肺尖肺大疱和胸部旋转［Reproduced with permission from Siela D. Chest radiograph evaluation and interpretation. *AACN Adv Crit Care.* 2008;19(4):444-473.］

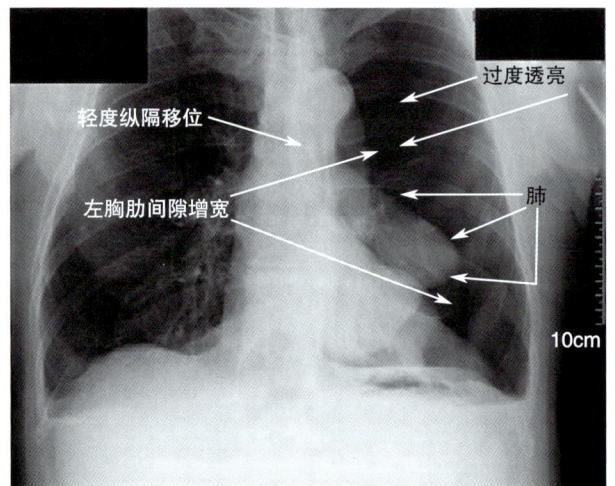

图 9-4　左侧气胸、过度透亮和肋间隙增宽［Reproduced with permission from Siela D. Chest radiograph evaluation and interpretation. *AACN Adv Crit Care.* 2008;19(4):444-473.］

关于胸部 X 线上纵隔的外观经常能听到两个术语：**移位和增宽**。纵隔结构、气管、支气管、心脏在肺不张时可发生移位，向肺泡塌陷方向移位。气胸会使纵隔向受累区域对侧移位。纵隔增宽可提示多种病理情况，比如心脏肥大、动脉瘤和主动脉破裂。胸部外伤或心脏手术后纵隔出血也会导致纵隔增宽。

心脏大小可以通过在胸部 X 线 PA 视图上对心脏最大水平直径和胸部最大水平直径的比值来估计。正常测量值小于 50%。超过正常值提示心脏增大。但这种方法在危重症患者常见的胸部 X 线 AP 视图上测量并不准确。

应该评估所有密度增加（白色）和透光度增加（黑色）的肺部区域，这均提示异常。当水、脓或者血在肺部积聚时密度增加，如肺炎（图 9-5）。若肺部气体增加会导致透光度增加，如 COPD。右侧第 6 肋水平（中肺）存在细线是正常情况，以此为间隔分开右肺上叶和右肺中叶。

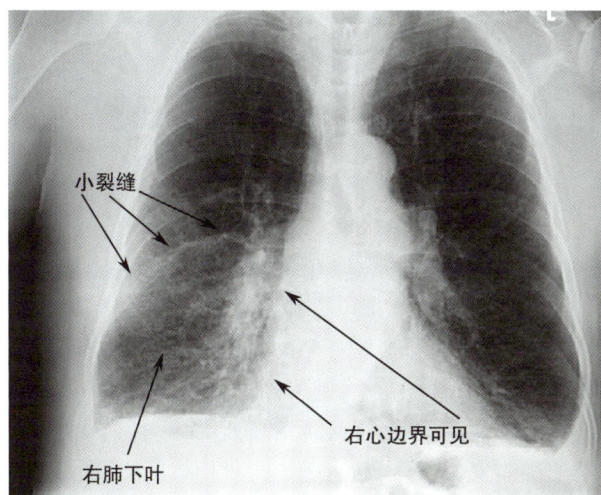

图 9-6　气管隆嵴和右支气管［Reproduced with permission from Siela D. Chest radiograph evaluation and interpretation. *AACN Adv Crit Care*. 2008；19（4）：444-473.］

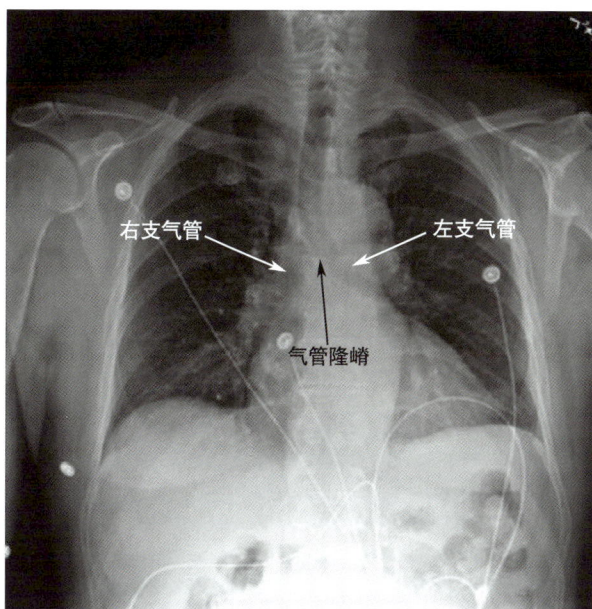

图 9-5　可见小裂缝的右肺中叶和下叶肺炎［Reproduced with permission from Siela D. Chest radiograph evaluation and interpretation. *AACN Adv Crit Care*. 2008；19（4）：444-473.］

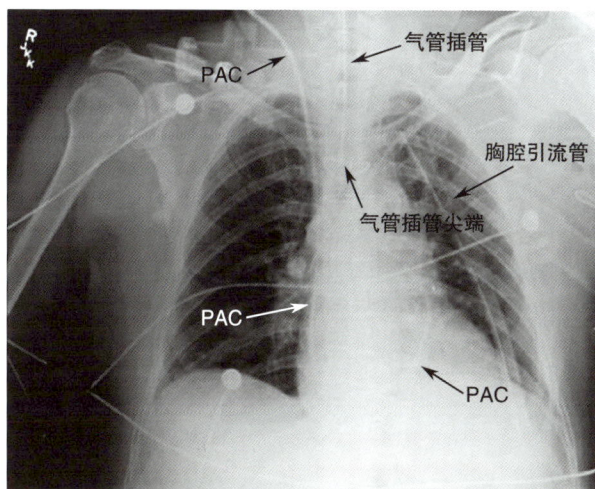

图 9-7　肺动脉导管（PAC）、气管插管（ET）和左侧胸腔引流管［Reproduced with permission from Siela D. Chest radiograph evaluation and interpretation. *AACN Adv Crit Care*. 2008；19（4）：444-473.］

侵入性导管

在危重症患者中，胸部 X 线通常被用来确认侵入性装置［气管插管、中心静脉导管、肺动脉导管（pulmonary artery catheter，PAC）、主动脉内球囊、鼻胃管、胸腔引流管］是否被放置在合适位置。所有侵入性导管在 X 线上都可见贯穿导管全长的不透射线。当患者头部处于中立位，气管插管的尖端位于隆嵴上 4～6cm 说明在合适的位置（图 9-6 和图 9-7）。

患者头部的屈曲和伸展会导致气管插管尖端位置发生 2cm 的变化。查看气管内的细白线，然后沿其下至锁骨水平，测量导管末端至隆嵴的距离。气管插管尖端距离声带至少 3cm。

所有的管路均能被识别并可沿路径追踪。鼻胃管沿食管延伸，导管尖端穿过胃食管交界处进入胃内。胃可在膈肌左下方被称为胃泡的射线可透区域被识别。小口径的鼻肠管尖端位于胃或者小肠内，这取决于通过胃还是小肠喂养。中心静脉尖端位于上腔静脉中说明放置位置合适。肺动脉导管沿着右心房和右心室进入肺动脉。这些在第一时间内很难被辨认出来，可通过仔细观察肺门两侧来确定（纵隔两侧可见右肺动脉和左肺动脉）。胸腔引流管可通过不透射线的线条来可视化，尖端的位置取决于引流的是气体还是液体。侧孔应位于肋骨内缘中间。

识别胸部所有物品，如临时或永久心脏起搏器、起搏发电装置、植入式自动除颤器、手术导线、引流管和夹子（图 9-7）。

有帮助的提示

中心静脉置管后应常规进行胸部 X 线检查，以便检查是否存在医源性气胸。特别是在胸部 X 线检查 AP 视图时，应避免将锁骨上方的区域误认为气胸。

经常被讨论的两种常见的 X 线异常征象为：边缘轮廓征和支气管充气征。要使任何结构都可视化，其边缘密度必须与周围密度形成对比。对比度丧失被称为边缘轮廓征，意味着两个相同密度的结构相互接触，边界消失。例如，心脏是肌肉 / 水的密度，如果靠近左心边界的肺泡充满液体，两者密度一样，对比度丧失，导致左心边界消失。支气管充气征是气体通过了密度较大的区域如水，从而展现出来（图 9-8）。除了主支气管外，在正常的胸部 X 线上看不到支气管，因支气管壁薄，其内充满空气并被充满气体的肺泡（两种等密度结构）所包围。如果支气管周围充满水，充满空气的支气管就和水的密度形成对比，从而可见，例如，肺炎和肺水肿。

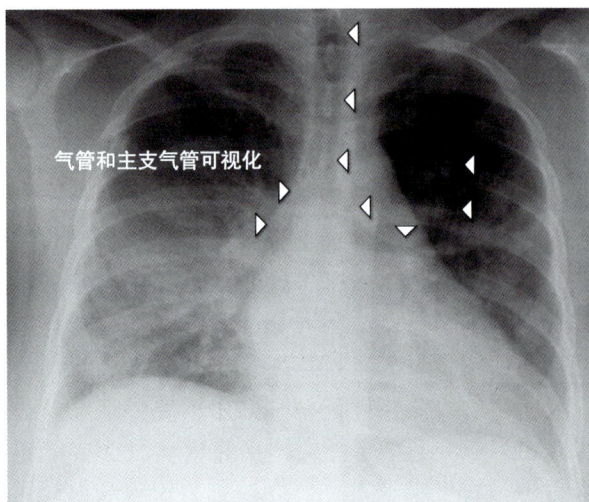

气管和主支气管可视化

图 9-8　支气管充气征（Reproduced with permission from Yale School of Medicine.）

计算机断层扫描、磁共振成像和床旁超声检查

计算机断层扫描（CT）和磁共振成像（MRI）是在二维胸部 X 线检查不充分的情况下进行的三维检查。CT 和 MRI 在评估纵隔和胸膜异常，特别是针对有积液的情况，比胸部 X 线更有优势。胸腔积液、脓胸、胸腔引流管错位或堵塞、纵隔血肿和纵隔炎，这些问题在 CT 和 MRI 提供的三维视图下较胸部 X 线更敏感。

转运至放射科以及在扫描设备中的体位限制对危重症患者而言存在一定的风险。特别需要关注患者自动进入或移出扫描设备的过程。如果没有考虑到额外的管路长度和潜在的障碍物可能会导致侵入性设备的意外脱开。检查过程中患者的可视化程度降低，需要对心血管和呼吸参数及设备进行严密观察，也需要告诉意识清醒的患者如何在遇到困难时及时呼叫旁边的医生。MRI 设备的强磁场会干扰呼吸机性能，因此需要使用非磁性呼吸机。

MRI 检查对患者来说可能是一种可怕的经历。将近 1/3 的患者出现了从轻微恐惧到严重焦虑的反应。这些反应可能会导致检查取消或影响检查结果。建议所有接受 MRI 检查的患者了解 MRI 检查程序的基本信息，包括他们将会在一个小舱室接受检查、会经历的噪声和温度及检查时长等这些细节。如果可以的话，可采用播放音乐、佩戴耳塞或耳机、家人和朋友陪伴等方式使患者放松。此外，必要时可使用短效镇静剂。

由于机器设备价格下降，床旁超声检查在重症监护室越来越常见。超声检查可以快速、方便地进行，所提供的信息能够帮助确认和排除一些可疑情况和检查相关的并发症。探头能产生声波和接收反射的声波，从而产生组织、液体和器官的二维图像。近期指南推荐在以下情况对胸部进行超声检查：胸腔积液的诊断、定位胸腔引流位置、气胸的快速筛查、肺实变的诊断、辅助中心静脉置管预防相关并发症。超声的优点包括其便携性和可在床旁快速直接使用，无须转运患者。缺点包括需要在获取和解读图像方面进行全方位的培训，以及并不能在所有重症监护领域使用。已证实应用床旁超声进行中心静脉置管可以增加置管准确率、减少穿刺次数和降低并发症发生率。

CTPA 和通气灌注扫描

计算机断层扫描血管造影术（computed tomographic angiography，CTPA）是确诊肺栓塞的金标准。CTPA 创伤性低，需要通过外周静脉输注造影剂。在注射造影剂后可获得图像，与亮白色肺动脉对比，栓子表现为暗黑色充盈缺陷。CTPA 对肺栓塞的诊断具有高灵敏度和特异度，并且已经取代了侵入性肺动脉造影。

虽然不常见，但如果需要进行额外检查或存在 CTPA 禁忌证，也可以用通气灌注（ventilation-perfusion，V/Q）扫描来确诊 PE。V/Q 扫描是一种核医学诊断工具，需要吸入或注射医用同位素，以便观察肺部和肺动脉。通常，首先进行灌注（或血液循环）测试，如果未检测到缺损，再进行吸入（通气）部分的测试。如果在肺部没有观察到匹配的缺损，测试结果为"低概率"。如果扫描检测到缺损，在吸入（通气）部分的测试后没有在肺部观察到匹配的缺损，测试结果为"高概率"。但是如果有"匹配缺损"（即肺部扫描的缺损与灌注扫描相对应），则结果为"不确定"或"匹配缺损"。这可能是肺不张、肺炎或其他浸润物所致，不活跃区域的循环被分配到其他活跃区域，从而导致"匹配缺损"。除了 V/Q 烦琐的特点以外，危重症患者可能需要两种检测（灌注和通气），并且其诊断效果往往不佳。

胸腔引流管

胸腔引流管通常被用于危重症患者从胸膜腔（胸腔引流管）或纵隔（纵隔引流管）引流气体、血液和液体。胸腔引流管置管的适应证繁多（表 9-4）。唯一绝对禁忌证是肺与整个半侧胸壁粘连。相对禁忌证包括多发性粘连、多房性胸腔积液、皮肤感染和凝血功能障碍。然而，如果可行的话，可以对肺复张有紧急需求的个体患者进行风险/收益的仔细评估，包括凝血功能障碍的逆转。胸腔引流管置入位置因引流类型而异（气体：第 2 肋间隙与锁骨中线交点；液体：第 5 或第 6 肋间隙与腋中线交点）。纵隔引流管需要在术中放置，在剑突下纵隔处排出。胸腔引流管的种类包括管状胸腔造口术（传统硬质导管）和更小的经皮置入导管（猪尾巴导管）。

在置管后，胸腔引流管连接到一个密闭式的引流收集系统，其通过重力或负压来恢复胸膜腔内的负压状态，并促使液体和气体的排出（图 9-9）。数

表 9-4 胸腔引流管置管的适应证

气胸
- 开放性气胸：胸壁和胸膜腔都被穿透
- 闭合性气胸：胸膜腔被穿透但胸壁完整，气体从肺进入胸膜腔
- 张力性气胸：空气从肺部的裂口进入胸膜腔，但无法逸出，导致肺塌陷

血胸（血）

血气胸（血和气体）

开胸术后

脓胸（脓）

乳糜胸（淋巴）

胆汁胸（胆汁）

胸腔积液（非炎性渗出液）

胸腔积液（漏出液或渗出液）

胸膜粘连术（麻醉剂和硬化剂的使用）

Adapted with permission from Wiegand Dl, ed. *AACN Procedure Manual for Critical Care*. 7th ed. Philadelphia, PA: Saunders; 2017.

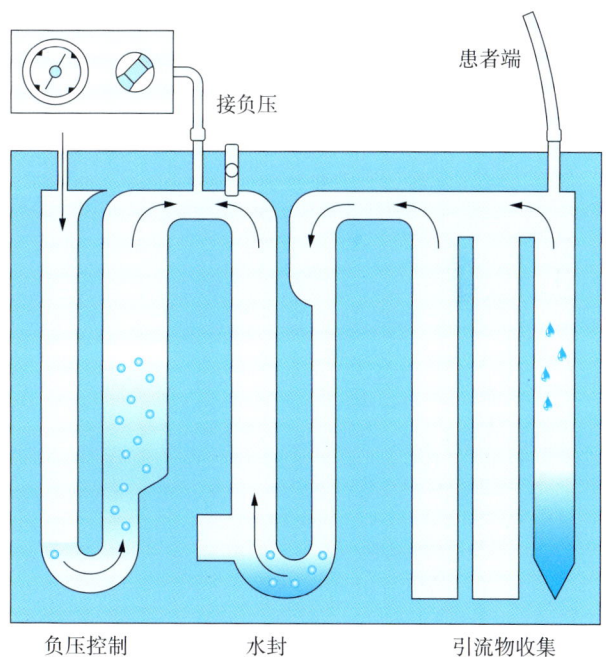

图 9-9 一次性胸腔引流管引流系统（Reproduced with permission from Luce JM, Tyler ML, Peirson DJ. *Intensive Respiratory Care*. Philadelphia, PA: WB Saunders; 1984.）

字引流系统通常用于气胸或胸部术后患者，可以客观监控液体引流和胸引管的漏气，同时也避免了连接到墙壁负压吸引以维持固定负压的要求。

一种 Heimlich 颤振阀可替代密闭式引流系统，包括一个单向阀，允许气体或引流液收集在一个带通气口的引流袋中（图 9-10）。留置胸膜导管（即 PleurX 导管）也有一个单向阀，可根据需要与

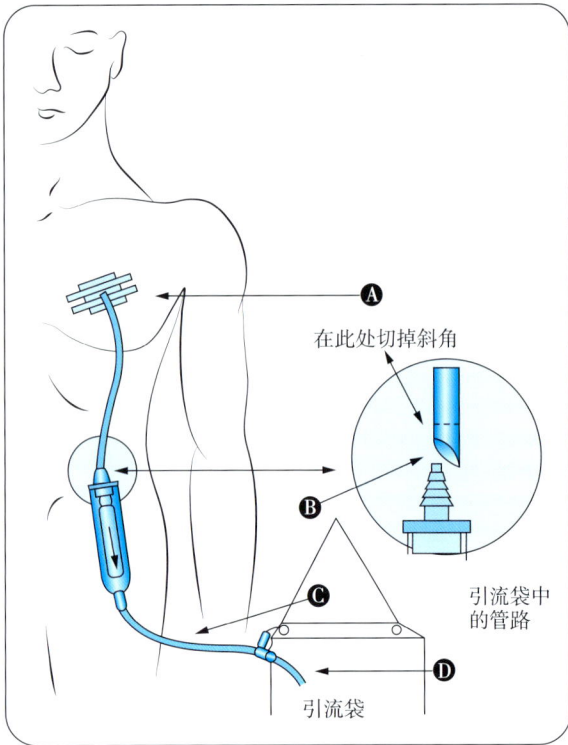

图 9-10 Heimlich 胸部引流阀与引流袋的连接（Courtesy ©Becton, Dickinson and Company.）

收集系统相连（图 9-11）。需要长期置管的患者可以携带 Heimlich 颤振阀或留置胸膜导管回家。与收集系统相连的连接处必须是密闭的，以确保功能正常，避免空气进入胸膜腔（图 9-12）。为了保持系统通畅，检查管路是否弯曲或可见血凝块形成。在某些情况下，如果发现血凝块形成，轻轻用拇指和示指挤压引流管可以缓解阻塞。

反复发生气胸和胸腔积液的患者或许需要进行胸膜固定术，通过胸腔引流管将硬化剂注入胸膜腔。由此产生的炎症反应使肺附着在胸壁上，封闭空间，从而减少液体和气体积聚的风险。这个过程还包括需要夹闭胸腔引流管直到硬化剂到位。只有在确定没有气胸存在的情况下才可以夹闭胸腔引流管。若在气胸存在的情况下夹闭胸腔引流管会加重张力性气胸。胸膜腔内的气体会影响患者的通气和血流动力学。

当肺扩张恢复、液体或气体引流完成、潜在的肺部异常已经解决，可将胸腔引流管拔除。在胸腔引流管拔除处常规使用包扎疗法以防止气体进入胸膜腔，直到皮肤形成保护性密封状态。在拔

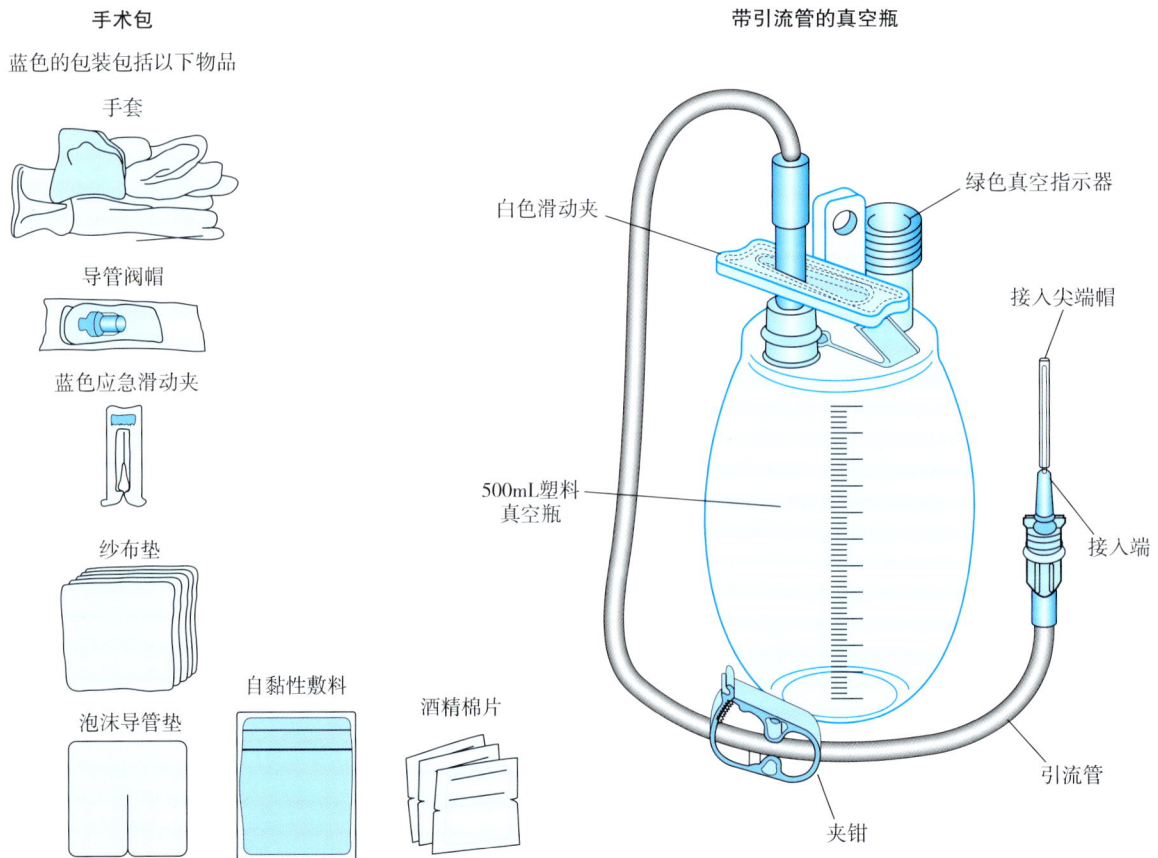

图 9-11 PleurX 引流套件的组成部分［Reproduced with permission from Baker EM, Melander S. Management of recurrent pleural effusions with a tunneled catheter. *Heart Lung.* 2010; 39(4): 314-318.］

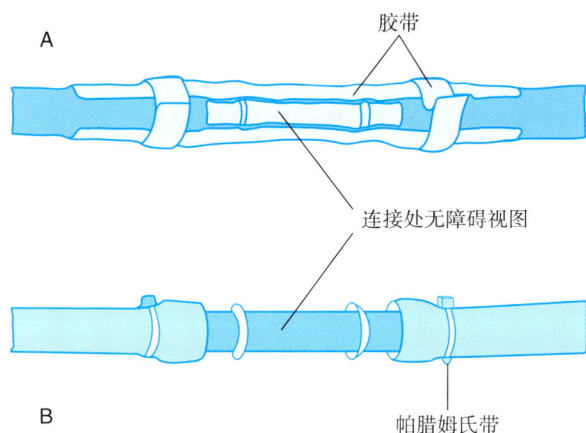

图 9-12　胸腔引流管和引流系统之间连接处的固定方法。A. 胶带；B. 帕腊姆氏带（Reproduced with permission from Kersten LD. *Comprehensive Respiratory Nursing*: *A Decision-Making Approach*. Philadelphia, PA: WB Saunders; 1989.）

管前应进行适当的镇痛管理，与置管过程相比，拔管的不适也存在甚至更多。

胸外科手术

胸外科手术是指一些涉及胸腔和肺部手术的统称。定义和说明详见表 9-5。随着外科微创技术的进步，胸外科手术如肺切除术已经可以通过腹腔镜或机器人技术进行操作。

胸外科手术和检查管理原则

胸外科手术术后患者和胸部创伤患者管理相似，请参阅第 16 章中的胸部创伤部分，并附加以下内容：

疼痛控制

开胸手术的切口是最疼的外科手术切口之一，疼痛控制是康复和预防呼吸并发症的重要因素。常规使用硬膜外导管、肋间阻滞、胸膜内局部麻醉药物或患者自控镇痛（patient-controlled analgesia，PCA）麻醉药物已显著改善了疼痛管理。这些疼痛管理策略已发展成为加速康复外科（enhanced recovery after surgery，ERAS）方案，包括跨学科的围手术期策略，用于减少住院时间和降低并发症发生率。放松疗法、深呼吸练习和引导想象也可能有助于减轻疼痛和焦虑。

体位

- 曾经认为，当"好肺"处于依赖体位时，通气灌注匹配最佳。虽然依赖肺的血流得到改善，但当患者经常左右翻身改变体位时，能预防肺不张和其他并发症，实际上恢复得更好。
- 逐渐增加活动量，包括在床边或椅子上坐着、协助步行，能够改善膈肌活动，增强通气和肺扩张。
- 常规鼓励深呼吸和使用呼吸锻炼器。这些活动能够促使塌陷的肺复张，避免肺不张。

胸腔引流管系统的维护

请参阅前文"胸腔引流管"部分。

表 9-5　胸外科手术和检查

	定义
胸外科手术	
全肺切除术	切除整个肺
肺叶切除术	切除一个或多个肺叶
肺楔形切除术	切除肺组织的小楔形区域
肺段切除术	切除肺叶的支气管血管段
肺大疱切除术	切除肺气肿的肺大疱
肺减容术（lung volume reduction surgery，LVRS）	切除病变和丧失功能的肺组织
开胸肺活检	通过开胸术切口切除部分肺组织进行活检
胸膜剥脱术	通过胸膜腔手术切除胸膜纤维化组织和脓液
电视胸腔镜外科手术（video-assisted thoracic surgery，VATS）	通过小切口进行内镜下手术
检查	
肺部支架	通过柔性或硬性的支气管镜放置的装置，以保持主支气管的气道通畅
支气管镜检查（硬性或柔性）	为了诊断和治疗的一种侵入性检查，用来查看口咽、喉、声带和气管支气管分支
胸腔镜检查/胸膜腔镜检查	胸腔结构的可视化检查，也用来获取组织和液体样本

病理情况

急性呼吸衰竭

以下案例研究展示了在重症监护室常见的一种情况——呼吸功能障碍,呼吸功能障碍急性发作如果未得到及时治疗,将会迅速出现呼吸功能损害,严重到足以引起潜在的或实际的发病率或死亡率,这种情况被称为**急性呼吸衰竭**(acute respiratory failure,ARF)。尽管呼吸衰竭的病因可能是内科或外科因素,但治疗方法有相似的特点。

ARF 是指呼吸系统气体交换(CO_2 和 O_2)发生改变,使正常细胞的功能遭到损害。ARF 可能主要导致低氧血症($PaO_2 < 60mmHg$),或者高碳酸血症($PaCO_2 > 50mmHg$)和 $pH \leq 7.30$。混合型 ARF 是指同时存在低氧血症和高碳酸血症的情况。定义 ARF 不同的 $PaCO_2$ 和 PaO_2 的数值取决于多种影响患者正常(或基线)动脉血气(arterial blood gas,ABG)数值的因素。影响因素如年龄、海拔、慢性心肺疾病和代谢障碍会改变个体“正常”血气数值,需要对 ARF 的经典定义进行调整。例如,一位 75 岁男性 COPD 患者的 PaO_2 数值通常是 56mmHg,那么除非 $pH \leq 7.30$ 才会被诊断为 ARF。

病因、危险因素和病理生理学

很多异常情况都会导致 ARF(表 9-6)。无论基本病因是什么,ARF 的病理生理学主要由 4 部分组成:通气障碍、气体交换受损、气道阻塞和通气灌注异常。

通气障碍

由代谢改变或药物(如麻醉剂和镇静剂)引起的脑病,可抑制呼吸动力,导致通气障碍。损害呼吸肌和神经控制的情况均能损害通气,进一步导致 ARF。呼吸肌运动减少或缺失可能是过度使用导致的乏力、失用性萎缩、神经炎症反应、神经损伤(例如,在心脏手术术中对迷走神经造成手术损伤)、神经功能抑制、进行性神经肌肉疾病[例如,吉兰 - 巴雷综合征、肌萎缩侧索硬化(amyotrophic lateral sclerosis,ALS)]、使用神经肌肉阻滞剂后所致。呼吸肌运动受损会减少气体进入肺部,导致肺泡低通气。肺泡通气不充分导致 CO_2 潴留和低氧血症。

表 9-6　成人急性呼吸衰竭的病因

通气障碍
- 脊髓损伤(C_4 或更高)
- 膈神经损伤
- 神经肌肉阻滞
- 吉兰 - 巴雷综合征
- 中枢神经系统(CNS)抑制
- 药物过量(麻醉药、镇静剂等)
- 颅内压增高
- 麻醉剂
- 呼吸肌无力或麻痹

气体交换受损
- 肺水肿
- ARDS
- 吸入性肺炎
- 新型冠状病毒感染

气道阻塞
- 吸入异物
- 胸部肿瘤
- 哮喘
- 支气管炎
- 肺炎

通气灌注异常
- 肺栓塞
- 肺气肿

气体交换受损

肺泡毛细血管膜损害会损害气体交换。吸入有毒物质(气体或胃内容物)、肺炎和 / 或其他肺部疾病会导致两种不利的肺泡改变,从而对肺泡细胞内壁造成直接损害。第一种是肺泡通透性增加,增加了组织间液渗入肺泡的可能性,并引起非心源性肺水肿(图 9-13A)。第二种肺泡改变是减少了肺泡 II 型细胞表面活性物质的产生,增加了肺泡表面张力,从而导致肺泡塌陷(图 9-13B)。

气体交换受损的另一种原因是液体从血管内间隙渗透到肺间质(图 9-13C)。过多的液体增加了肺泡和毛细血管间的距离,降低了气体交换的效率。肺间质水肿也会压迫被间质组织包围的支气管气体通道,造成支气管狭窄。当心血管系统压力过高(例如,在心力衰竭中)或者身体其他部位发生病理改变会释放引起毛细血管通透性增加的生化物质(例如,血清素、内毒素)时,就可能发生毛细血管渗漏。

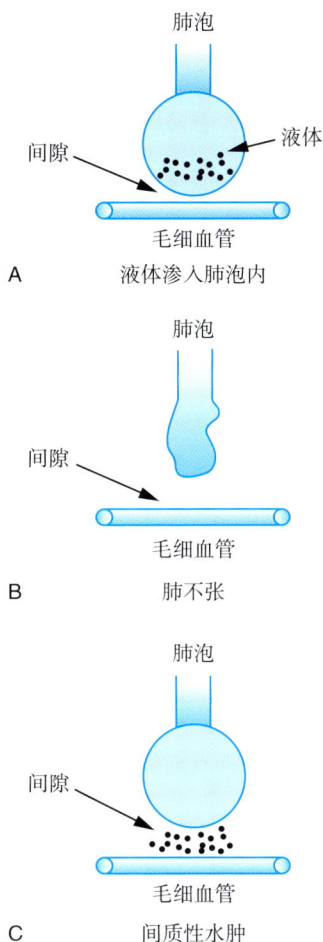

图 9-13 ARF 中气体交换受损的病理生理过程。A. 肺泡表面通透性增加；B. 肺泡表面活性物质减少引起肺泡塌陷；C. 毛细血管通透性增加和间质性水肿

气道阻塞

气道阻塞会增加气体进入肺部的阻力，导致肺泡通气不足和气体交换减少（图 9-14）。以下情况会导致气道阻塞：①气管腔堵塞（如气道内分泌物和液体过多、吸入异物）（图 9-14A）；②气道壁增厚（如水肿或纤维化）或气道周径变小（如支气管收缩），见于哮喘（图 9-14B）；③增加气道周围压迫（如淋巴结肿大、肺间质水肿、肿瘤）（图 9-14C）。

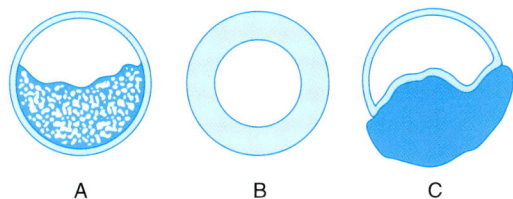

图 9-14 气道阻塞的机制。A. 气道内有液体分泌物；B. 气道管腔水肿导致气道直径变窄；C. 气道周围压迫

通气灌注异常

肺泡通气或毛细血管灌注中断导致通气灌注失衡。这会降低呼吸气体交换的效率（图 9-15A）。为了保持通气灌注比平衡，会发生两种代偿性改变：①当毛细血管灌注减少时（如在 PE 中），为了避免浪费肺泡通气，肺泡塌陷发生，限制了毛细血管灌注减少或消失的肺泡通气（图 9-15B）。②为了避免毛细血管灌注不充分通气的肺泡（如肺不张），肺小动脉收缩（如缺氧性血管收缩）发生，将血液从低通气的肺泡分流到正常通气的肺泡（图 9-15C）。随着受代偿性改变影响的肺泡-毛细血管单元增加，气体交换最终会受到消极影响。

这些病理生理改变都会引起 CO_2 潴留或 O_2 吸收障碍，或二者皆有。当重度呼吸困难和低氧血症的常见后果如焦虑和谵妄出现时，ARF 的严重

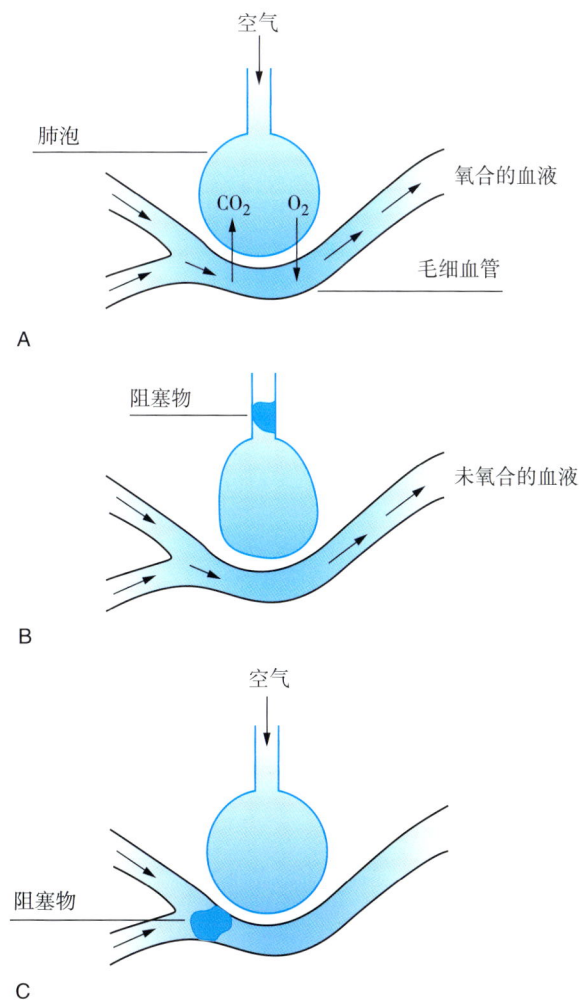

图 9-15 通气灌注异常引起 ARF 的病理生理过程。A. 正常通气灌注关系；B. 低通气和正常灌注；C. 正常通气和低灌注

程度会进一步增加。这些症状增加了氧气需求和呼吸做功，进一步损害了重要脏器所需的氧气供应，也耗尽了呼吸肌力量。

典型案例分析
机动车事故

一名 22 岁男性在机动车事故后发生钝性胸部创伤和脑震荡入住外科 ICU。在病房的第 2 天，患者的动脉血气开始恶化（PaO_2 下降，$PaCO_2$ 增加），需要增加氧气支持来维持 PaO_2 水平超过 60mmHg。呼吸困难、烦躁和神志不清的情况逐渐加重。双肺呼吸音逐渐减弱。

	入院当天	第2天
RR	24 次 /min	34 次 /min
胸部 X 线	清晰	双侧弥漫性浸润
动脉血气	40% 面罩吸氧	100% 无重复吸入面罩吸氧
PaO_2	120mmHg	58mmHg
$PaCO_2$	33mmHg	50mmHg
pH	7.42	7.35
HCO_3^-	24mmol/L	27mmol/L

问题 1：该患者表现出的急性呼吸衰竭的症状和体征是？

问题 2：根据患者的血气分析，下一步你会采取什么样的干预措施？

答案

1. 症状和体征包括呼吸困难、烦躁和神志不清，尽管增加吸氧浓度到 100% 无重复吸入面罩，仍存在低氧血症。

2. 气管插管并且启动机械通气以改善低氧血症，并给予镇静镇痛。胸部 X 线可见患者存在双侧弥漫性浸润。见下一节急性呼吸窘迫综合征。

典型案例分析
麻醉术后

一名女性患者在接受了右上肺恶性肿瘤切除的胸外科手术后，直接被送入了外科 ICU。经口气管插管，从转运呼吸机切换到 ICU 呼吸机进行呼吸治疗。右侧胸腔引流管可见少量血液引出，没有发生漏气或阻塞。

患者入院时对语言和疼痛刺激无反应。在呼吸机屏幕呼吸波形上或身体评估中没有发现自主呼吸。到达床位 15 分钟后［辅助控制通气（assist control ventilation, ACV）：呼吸频率为 10 次 /min，潮气量为 8mL/kg，呼气末正压（positive end-expiratory pressure, PEEP）为 5cmH_2O，吸入氧浓度（FiO_2）为 0.4］，动脉血气分析（ABG）显示：

PaO_2	145mmHg
$PaCO_2$	41mmHg
pH	7.38
HCO_3^-	24mmol/L

问题 1：你将如何调整呼吸机参数？

问题 2：你需要持续关注这个患者麻醉报告遗漏的哪些评估项目？

答案

1. PaO_2 为 145mmHg 说明患者供氧充足，需要降低吸入氧浓度，以维持 PaO_2 在 60～70mmHg。

2. 由于患者没有反应和自主呼吸，因此需要麻醉相关的药物使用记录、术中镇静镇痛药物使用记录，以及任何神经肌肉阻滞剂使用记录。还应考虑急性的神经病变。

临床表现

症状和体征

- 低氧血症（PaO_2 < 60mmHg）；
- SpO_2 < 90%；
- 高碳酸血症（$PaCO_2$ > 50mmHg）；
- 呼吸急促；
- 呼吸困难；
- 异常呼吸音（湿啰音、哮鸣音）；
- 辅助呼吸肌的使用；
- 躁动；
- 意识错乱；
- 出汗；
- 焦虑；
- 易激惹；

- 随着呼吸衰竭的进展，心动过速进展为心律失常或心动过缓；
- 随着呼吸衰竭的进展，高血压进展为低血压；
- 嗜睡状态（晚期）；
- 发绀（晚期）；
- 意识丧失（晚期）；
- 皮肤苍白或发绀；
- 原发病表现（详见后面讨论的具体疾病的描述）。

诊断性检查

- 动脉血气分析（ABG）——$PaO_2 < 60mmHg$ 和 $PaCO_2 > 50mmHg$ 伴有 $pH \leq 7.30$ 或 PaO_2 和 $PaCO_2$ 对特定患者而言不在正常范围内；
- 针对潜在病因的特定测试（详见后面讨论的具体疾病的描述）。

急性呼吸衰竭的管理原则

急性呼吸衰竭（ARF）患者的管理主要围绕 4 个方面：改善氧合和通气、治疗潜在疾病、缓解焦虑，以及预防和处理并发症。

改善氧合和通气

大多数 ARF 的病因是可治疗的，随着病理生理情况的解决，呼吸功能恢复正常。在当前问题得以解决之前，需要积极的呼吸机支持。

1. 提供充足的 O_2 以维持 $PaO_2 > 60mmHg$。如果可以达到可接受的 PaO_2 水平，更推荐使用无创给氧方式（经鼻高流量氧疗或面罩）。无创给氧方法后仍有持续的低氧血症患者需要气管插管和机械通气。

2. 通过支气管扩张剂、吸痰、摆放体位，以及指定的活动提升通气。无创通气方式如持续气道正压通气或双相气道正压通气（CPAP 或 BiPAP）可改善呼吸肌力学并减少 CO_2 潴留。

3. 如果无创方法已经无法改善低氧血症和高碳酸血症，或者心血管不稳定时，需要气管插管，启动机械通气。对于 COPD 加重期患者，在插管前尝试无创正压机械通气是合适的。机械通气的模式、频率、潮气量取决于呼吸衰竭的潜在原因和多种临床因素。因为呼吸肌乏力很常见，所以在最初 24 小时经常使用减少呼吸做功的通气模式［控制、辅助/控制、高每分通气量（minute ventilation, MV）的 SIMV、压力支持（pressure support, PS）］。如果治疗低氧血症需要 FiO_2 水平大于 0.5，则可能

需要提升 PEEP 水平超过 $5cmH_2O$。增加 PEEP 时需要密切关注心血管状态，因为这可能会导致静脉回流和心输出量减少。为了患者舒适，实施镇静和镇痛（见第 6 章和第 19 章）。为了预防呼吸机不同步和最大化气体交换，最初可能需要使用神经肌肉阻滞剂。

4. 吸痰过程中，密切观察并发症的症状和体征：氧合下降（SpO_2、SvO_2）、心律失常、呼吸困难（支气管痉挛、呼吸频率增快）、血压或颅内压增高、焦虑、疼痛、激动及精神状态改变。100% FiO_2 高水平供氧最好使用呼吸机 100% FiO_2 手动按键。另一种选择是使用简易呼吸器（manual resuscitation bag, MRB），可提供 100% O_2，当呼吸机 PEEP 水平超过 $5cmH_2O$ 时可与 PEEP 阀一起使用。应按需吸痰，而不是定时吸痰。鼓励使用密闭式吸痰管，不会因完全断开连接显著影响氧合，也降低了吸痰时对临床工作人员的潜在暴露风险。

5. 院内转运前，需要验证通气支持设备是否能够维持心肺功能稳定。转运中需要验证 PEEP 水平是否能够保持。一些转运呼吸机不能提供高级通气模式［如 PS、反向吸呼比（I∶E）、压力释放、压力调节容量控制］。因此在离开重症监护室前，从高级模式向传统模式过渡需要一个短暂的"稳定"期。

治疗潜在疾病

尽快纠正 ARF 的潜在病因。详见本章后述的所选疾病的具体管理方法。

缓解焦虑

维持一个平静、支持性的环境，避免不必要的焦虑升级。向患者简单解释正在进行的缓解 ARF 的活动和方法。在焦虑期，医护人员的警惕性和在场对避免患者和陪护人员的恐慌至关重要。评估焦虑的生理原因，例如，在进行抗焦虑药物治疗或其他干预措施前，低氧血症和高碳酸血症加重。

腹式呼吸可以降低呼吸频率和增加呼吸深度。一只手放在患者腹部，指导患者深吸气使腹部的手上升。呼气时，让患者感受到腹部的手向脊柱下沉。这是胸部最低程度的运动。1～2 分钟后，让患者将自己的手放在腹部继续练习。如有需要，可给予小剂量不会抑制呼吸的抗焦虑药（如劳拉西泮或阿普唑仑）。使用经过验证的镇静评估工具评估患者焦虑程度和用药效果。

预防和处理并发症

ARF 的风险不仅是即时的呼吸功能损害的危险，而且还包括长期治疗 ARF 所需的干预措施可能导致的多种并发症。机械通气、固定体位和侵入性管道的使用都会造成肺部损伤、压力性损伤和感染的风险。将这些风险最小化的护理干预措施包括持续监护、勤翻身和无菌技术。有关预防机械通气并发症的更多信息请参阅第 5 章；有关预防医院获得性疾病策略请参阅第 10 章。

- 误吸：始终确保气管内导管气囊适当充气。请参考表 9-15 呼吸机相关肺炎（ventilator associated pneumonia, VAP）的其他预防措施。
- 消化道（GI）出血：在评估使用呼吸机患者中消化道出血风险后，通过预防应激性溃疡和 / 或管饲喂养，保护胃黏膜层并提高胃 pH（见第 13 章）。
- 气压伤：避免增加不必要的气道内压力（如人 / 机不同步、过度咳嗽）以及评估气胸、纵隔气肿和其他气压伤并发症的症状和体征。
- 容积伤：预防过高潮气量导致的肺泡损伤。

急性呼吸窘迫综合征

机动车事故中患者的案例是研究 ARDS 患者的典型案例。ARDS 具有发病率高和死亡率高的特点。其特征是肺泡毛细血管膜通透性增加引起的非心源性肺水肿，通常累及双肺。增加氧气吸入治疗低氧血症效果不佳是该病的一个标志。根据 ARDS 的柏林定义，ARDS 被定义为轻度、中度和重度 ARDS。这个定义考虑了发病时间、胸部成像的结果，以及肺水肿来源和氧合情况。轻度、中度和重度严重程度分层基于 PaO_2/FiO_2 和 PEEP 水平。PaO_2/FiO_2（也称为 P/F）是用 PaO_2 除以 FiO_2（带小数，50%=0.5）计算出来的。ARDS 的 PaO_2/FiO_2 定义如下：

- 轻度 ARDS：PaO_2/FiO_2 为 201～300mmHg；
- 中度 ARDS：PaO_2/FiO_2 为 101～200mmHg；
- 重度 ARDS：PaO_2/FiO_2≤100mmHg。

关于 ARDS 分层的更多信息，请参阅第 19 章。

病因、危险因素和病理生理学

发生 ARDS 的危险因素分为两类：导致肺泡 - 毛细血管膜直接损伤（主要病因）及被认为是细胞或体液介导的毛细血管内皮壁损伤而引起的

情况（次要病因）（表 9-7）。无论原发性还是继发性病因，引起 ARDS 的病理过程都以肺泡 - 毛细血管通透性过度增高、间质性水肿和弥漫性肺泡损伤为特征（图 9-13）。当吸入有毒物质时，如火灾或化学泄漏，很容易对肺泡膜造成直接损伤。

表 9-7　ARDS 的主要病因和次要病因

主要病因（肺泡 - 毛细血管膜直接损伤）
- 误吸
- 肺挫伤
- 溺水
- 吸入烟雾或有毒物质
- 肺炎（病毒，例如，流感病毒、冠状病毒，伴有细菌感染）

次要病因（细胞或体液介导的毛细血管内皮壁损伤）
- 脓毒症
- 胸部创伤或脓毒症引起的低血容量性休克
- 急性胰腺炎
- 脂肪栓子
- 创伤
- 弥散性血管内凝血（disseminated intravascular coagulation, DIC）
- 大量输血

ARDS 患者的肺泡和间质性水肿、微小肺不张和通气灌注不匹配会导致严重低氧血症和肺顺应性差（"僵直肺"）。在创伤和脓毒症的情况下，这种微血管通透性的异常发生在全身的毛细血管床中。通常，这种多器官功能障碍在临床上并不常见，临床表现局限于呼吸系统。当发生多器官功能障碍综合征时，ARDS 患者常合并细菌感染和脓毒症（见第 10 章）。

ARDS 进程破坏了正常巨噬细胞功能，增加了感染风险。ARDS 的死亡率和长期残疾率很高。

临床表现

症状体征

- 呼吸困难；
- 呼吸急促（呼吸频率＞40 次 /min）；
- 使用辅助呼吸肌；
- 呼吸音异常（湿啰音和哮鸣音）；
- 心动过速；
- 胸痛；
- 咳嗽；
- 出汗；

- 焦虑;
- 意识模糊。

诊断性检查

- 胸部 X 线显示新发、弥漫性双肺浸润,不伴有心脏增大;
- $PaO_2/FiO_2 \leq 300mmHg$;
- 静态顺应性[潮气量/(吸气平台压 –PEEP)] $<40mL/cmH_2O$。

ARDS 管理原则

大多数 ARDS 的管理是支持性治疗和预防并发症。迄今为止,限制疾病进展或逆转潜在结构性缺陷的干预措施尚不明确。

改善氧合和通气

针对 ARDS 的改善氧合和通气的干预措施如下:

1. 如果无创给氧方式可行,使用面罩或鼻导管用高流量系统提供高水平 FiO_2。

2. 如果现阶段心血管不稳定、严重低氧血症持续存在或发生呼吸乏力,则启动机械通气。

– 实现可接受的 PaO_2($>50mmHg$),需要高水平 FiO_2 和 PEEP 的氧气支持。当 $PEEP>5cmH_2O$ 和滴定氧尽可能 <0.6,需要监视血流动力学损伤以预防继发性肺损伤。目标不是实现正常 PaO_2,而是使 $PaO_2>50mmHg$。

– 最初通过使用合适的呼吸机模式和呼吸机频率来减少患者呼吸力,减少呼吸做功。

– 预防 "容积伤"。研究已经证实大潮气量会导致高平台压,如果 ARDS 患者长时间(>48 小时)使用会造成肺泡损伤。建议使用小潮气量($4\sim 8mL/kg$ 预测体重)维持平台压 $\leq30cmH_2O$。

3. 插管后可能需要镇静和镇痛药物,以最大化气体交换和减少氧气消耗。"患者/呼吸机不同步"是在严重呼吸困难和低氧血症患者呼吸机支持中常见的并发症。

4. 在重度 ARDS 中早期短时间使用神经肌肉阻滞剂可以改善预后。这种麻醉药物的早期短暂使用被认为能够减少肺部和全身炎症反应、肺泡塌陷和过度膨胀。镇静是使用神经肌肉阻滞剂之前和使用期间所必需的(更多信息请参阅第 6 章)。

5. 尽管输血可以提升携氧能力,但有证据表明,输血本身也是 ARDS 的一个病因,并且增加死亡的风险[输血相关急性肺损伤(transfusion related acute lung injury, TRALI)]。除非存在潜在的心血管疾病,否则血红蛋白低于 $7g/dL$ 时才应进行输血。

6. 肠内营养是首选的营养途径,能帮助减少肠道细菌移位和预防消化道出血(见第 13 章)。

7. 建议严重 ARDS 和顽固性低氧血症($PaO_2/FiO_2 \leq 100mmHg$)患者每天至少俯卧位 16 小时。俯卧位通气可以在不增加气道压力的情况下促使肺不张区复张。

8. 体外膜肺氧合(extracorporeal membrane oxygenation, ECMO)已经在熟悉其使用的 ECMO 中心被应用于重度 ARDS 患者。需要更多证据来支持或反对 ECMO 使用,同时进行临床结果测量的研究。

缓解焦虑

同先前描述的 ARF 的管理原则一致。

实现有效沟通

有关气管插管患者沟通技术的详细讨论,请参阅第 5 章。

维持血流动力学稳定和足够灌注

1. ARDS 患者需要高水平 PEEP 进行氧合,由于胸腔内增加的正压对心脏和大血管产生影响,因此会有血流动力学不稳定的风险。密切监测包括持续心血管监护和无创血流动力学监测,是必不可少的。评估液体平衡需要衡量患者血流动力学状态和最小容量负荷的需求,否则会加重肺水肿。

2. 为了保持灌注充分,可能需要使用血管活性药物。

预防并发症

除了列出来的 ARF 并发症以外:

1. ARDS 患者更容易发生医院获得性肺炎,遵守本章后面描述的预防措施。已经证实预防性应用抗生素不能降低 ARDS 患者的医院获得性肺炎发生率。密切关注床头抬高、手卫生、口腔护理和尽早拔除侵入性装置是预防措施的关键。

2. 气压伤在 ARDS 患者中的发病率非常高,主要是由于正压通气对损伤的肺泡膜造成的压力。

3．ARDS 患者经常需要长期的机械通气，可能有谵妄、深静脉血栓（deep vein thrombosis，DVT）、消化道出血、营养不良、压力性损伤和器械相关性感染等并发症。评估和预防措施是每日护理计划的一部分。

慢性阻塞性肺疾病患者的急性呼吸衰竭

COPD 患者由于进行性气流受限伴有慢性气道和肺部炎症反应，有发生 ARF 和 COPD 加重的风险。改变宿主防御机制、分泌物量和黏稠度增加、分泌物清除受损和气道变化，以及常见的病理生理改变使 COPD 患者容易发生急性加重或ARF。COPD 患者 ARF 的病因、临床表现和管理与无慢性潜在肺功能障碍的 ARF 有所不同。本章节强调了潜在 COPD 患者在 ARF 管理的不同。

病因、危险因素和病理生理学

在 COPD 患者中，任何全身或肺部疾病都能引发 ARF。除了表 9-6 中所列的 ARF 的病因，导致通气驱动力下降、肌力下降、胸壁弹性下降、肺气体交换功能下降、气道阻力增加或代谢性需氧量增加的疾病或情况都容易引起 COPD 患者 ARF发作（表 9-8）。最常见的诱发事件包括：

- **呼吸系统感染**（肺炎、支气管炎）：这是 COPD 加重最常见的诱因。呼吸系统感染可能由病毒或细菌引起。COPD 患者常见的病原体包括流感嗜血杆菌、肺炎链球菌、卡他莫拉菌和铜绿假单胞菌。
- **环境因素**：污染、电子烟或吸烟，包括二手烟，是 ARF 的另一常见病因。
- **肺栓塞**：COPD 患者右心室衰竭的高发生率增加了右心室壁血栓引起肺栓塞的风险。COPD 患者病情加重时发生 PE 可能导致呼吸损害，也可能是在这些患者中的偶然发现。
- **肺动脉高压**：通常慢性低氧血症、左心衰竭和睡眠呼吸暂停导致的继发性肺动脉高压，可能是ARF 的另一高危因素。
- **患者因素**：其他疾病如心脏病或糖尿病，以及高龄、既往住院史、COPD 病程、咳痰、抗生素用药史都与风险增加有关。

COPD 患者 ARF 发作给呼吸系统带来了巨大的负担。慢性疾病的进展导致通气受损、气体交换受损和气道阻塞。急性疾病的进展也带来了额外的负担，即使是一个相对较小的问题也会进一

表 9-8　COPD 患者 ARF 的诱发事件

通气驱动力下降
- 过度镇静
- 甲状腺功能减退症
- 脑干病变

肌力下降
- 营养不良
- 休克
- 肌病
- 低磷血症
- 低镁血症
- 低钙血症

胸壁弹性下降
- 肋骨骨折
- 胸腔积液
- 肠梗阻
- 腹水

肺气体交换功能下降
- 肺不张
- 肺水肿
- 肺炎
- 肺栓塞
- 心力衰竭

气道阻力增加
- 支气管痉挛
- 分泌物增加
- 上呼吸道梗阻
- 气道水肿

代谢性需氧量增加
- 全身感染
- 甲状腺功能亢进
- 发热

步损害通气和气体交换，增加气道阻塞。代偿机制容易被抑制，从而带来致命的后果。

临床表现

症状和体征与 ARF 相似，但通常更明显。

诊断性检查

- **胸部 X 线**：COPD 的证据（扁平的膈肌、气道充气过度），针对 ARF 病因的特定胸部 X 线发现（见图 9-3）。
- **动脉血气分析**：$PaCO_2$ 超过了患者基线水平，在稳定期、慢性疾病期可能超过 50mmHg。SpO_2低于患者基线水平，并且在稳定期能在不吸氧状态或家庭氧疗下维持。

COPD 患者 ARF 的管理原则

慢性呼吸功能紊乱和急性呼吸问题的存在会引起 ARF 传统管理的一些改变。治疗旨在针对急性诱发事件和与 COPD 相关的慢性气流阻塞问题。

治疗基础疾病状态

1. 使用支气管扩张剂来增加气道直径，使用皮质类固醇来缓解气道水肿。推荐短效 β_2 受体激动剂（SABA）可与或不与抗胆碱能药物相联合作为初步治疗（表 9-9）。在诱发事件解决前，可能需

要高于常规剂量。全身皮质类固醇应用可以减少气道炎症反应和支气管痉挛。类固醇也能促进分泌物的清除。

2. 应用合适的抗生素治疗肺部感染。

3. 加强分泌物清除。改善分泌物清除的策略包括充足的水分摄入、咳嗽、加温加湿雾化和活动。文献不支持，也不推荐胸部物理治疗。因为分泌物可能是黏稠浓密的。监测这些治疗的作用并在没有观察到额外益处时停止治疗。

改善氧合和通气

1. 小幅度提升 FiO_2 水平来纠正低氧血症（氧饱和度 <90%），优先选择可控氧气输送设备如文丘里面罩。针对呼吸性酸中毒患者，推荐采用双相气道正压通气（BiPAP）或持续气道正压通气（CPAP）进行无创正压通气。目标是维持动脉氧合（PaO_2 为 55~60mmHg 或者在非紧急情况下的基线值），而不显著增加 $PaCO_2$ 水平。

对 COPD 患者进行氧疗曾经被认为会消除"低氧驱动呼吸"，从而增加高碳酸血症、酸中毒和死亡的风险。低氧驱动被认为大约占呼吸总驱动的 10%。通常需要吸氧来预防低氧和潜在器官衰竭的有害影响。避免使用高于需求的 FiO_2 水平。FiO_2 对 $PaCO_2$ 的影响通过 3 种生理机制发生（表 9-10）。

COPD 患者的氧疗可以预防缺氧和器官衰竭，因此永远不会被否定。对有 CO_2 潴留（$PaCO_2$ >50mmHg）的 COPD 患者要通过 pH 和 $PaCO_2$ 来指导滴定、选择无创通气（noninvasive ventilation，NIV）或有创机械通气。

- NIV 的适应证：pH≤7.35 且 $PaCO_2$≥45mmHg、重度呼吸困难或持续低氧血症。除氧疗外，还需要额外的氧疗改善通气来纠正酸中毒。
- 有创机械通气的适应证：pH<7.25、$PaCO_2$ 升高和缺氧加重。
  其他指征包括：
  - 不能耐受 NIV；
  - 心肺复苏术后；
  - 意识水平下降；
  - 误吸或呕吐；
  - 血流动力学不稳定；
  - 心律失常。

2. 使患者在自主呼吸时最大限度地通气、放松/休息。在气管插管和机械通气前，高半坐位和

表 9-9　COPD 支气管扩张剂分类

分类	举例
短效 β_2 受体激动剂（SABA）	沙丁胺醇 左旋沙丁胺醇
长效 β_2 受体激动剂（LABA）	阿福特罗 福莫特罗 茚达特罗 奥达特罗 沙美特罗 维兰特罗
短效抗胆碱能药物或抗毒蕈碱药（SAMA）	异丙托溴铵 氧托溴铵
长效抗胆碱能药物或抗毒蕈碱药（LAMA）	阿地溴铵 格隆溴铵（glycopyrronium bromide） 噻托溴铵 乌美溴铵 甘罗溴铵（glycopyrrolate，格隆溴铵） 雷芬那辛
SABA 和 SAMA 联合	非诺特罗和异丙托溴铵 沙丁胺醇和异丙托溴铵
LABA 和 LAMA 联合	福莫特罗和阿地溴铵 福莫特罗和格隆溴铵 茚达特罗和格隆溴铵 维兰特罗和乌美溴铵 奥达特罗和噻托溴铵
皮质类固醇、LABA 和 LAMA 联合	丙酸氟替卡松、维兰特罗和乌美溴铵 丙酸倍氯米松、福莫特罗和格隆溴铵 布地奈德、福莫特罗和格隆溴铵
茶碱类	氨茶碱 茶碱

表 9-10　氧气在 COPD 中的生理作用

霍尔丹效应	当氧气使血红蛋白变成不饱和时，其对 CO_2 的亲和力会增加。O_2 能取代血红蛋白上的 CO_2 后，血浆中的 CO_2 水平增加。COPD 患者无法增加每分通气量，也无法"吹出"CO_2，这导致 CO_2 增加，pH 降低，进而造成呼吸性酸中毒
缺氧性血管收缩	这种生理适应机制是对肺泡氧气减少的反应，将毛细血管血流从闭合或皱缩的肺泡转移到开放肺泡。在 COPD 患者中，这种适应机制不再会发生。其结果是无效腔通气或灌注减少（图 9-15C），导致 CO_2 水平升高
每分通气量减少	无效腔通气量的增加导致 CO_2 升高，一些 COPD 患者会减少每分通气量。这种减少会进一步限制患者吸气储备容量
吸收性肺不张	O_2 水平的增加会引起肺泡氮的流失。导致小肺泡塌陷和通气量下降

趴在床旁桌上可能是舒服的体位。

3. 教授患者放松技巧和方法、腹式呼吸和缩唇呼吸，以减轻焦虑和改善通气模式。谨慎使用抗焦虑药和其他镇静药，以避免减少 MV。

4. 如有需要，协助实施无创通气。在大多数 COPD 伴 ARF 患者中，大多数患者首选无创通气作为初始治疗的呼吸机模式。

5. 对使用支持性氧疗和无创通气患者进行监测，以判断是否需要气管插管。精神状态恶化、血流动力学不稳定和对初步治疗反应不佳，这些都提示有必要进行气管插管和机械通气。患者的肺功能基线水平、功能状态，以及 ARF 的病因的可逆性都是决定是否插管的影响因素。如果存在 COPD，脱离机械通气往往很困难甚至不可能。插管前和患者及家属进行知情讨论是必不可少的。当患者无法为自己作出治疗决定时，预先指示和医疗决定授权委托书的存在有助于指导医疗行为。

6. 气管插管和机械通气后需要密切监护 COPD 患者。与其他 ARF 患者不同，COPD 患者必须接受缓慢的高碳酸血症纠正过程，避免发生威胁生命的碱血症。这是因为他们通常有继发于长期肾脏代谢代偿的高于正常水平的碳酸氢盐。随着机械通气引起的碱血症，CO_2 能快速下降。内

源性 PEEP 和气压伤的风险在 COPD 患者中更高，所以需要小潮气量、低呼吸频率、较短的吸气时间和较长的呼气时间。

营养支持

1. 血流动力学一旦稳定，尽早开启肠内或经口喂养。通常，COPD 患者存在蛋白质 - 热量营养不良，以及低水平的磷酸盐、镁和钙。如果需要机械通气，这些慢性营养缺乏会导致肌无力，并可能会使脱机过程变得困难。此外，营养不良的 COPD 患者空气潴留更大、弥散能力更低和活动能力更差（见第 13 章）。早期肠内喂养（经口或喂养管）对于避免急性疾病期间营养状况进一步恶化是非常重要的。

2. 对不能进食的患者，使用肠内喂养而不是肠外营养，以降低感染并发症的风险。

3. 如果使用无创正压通气，经口进食会变得困难。可能需要置入小口径的鼻胃（肠）管。

预防和管理并发症

除了 ARF 相关并发症，COPD 合并 ARF 的患者通常还会出现以下并发症：

- 心律失常：由于低氧血症、酸中毒、心脏病、用药史和电解质异常，在 COPD 患者中房性或室性心律失常的发生率高。心电监护和纠正潜在病因是目标，只有在威胁生命的情况下才对心律失常进行药物治疗。
- 肺栓塞：COPD 患者有 VTE 的风险。在 COPD 加重期，遵循治疗和预防指南，观察症状和体征。
- 胃肠道胀气和肠梗阻：吞气症在呼吸困难患者中常见，增加了这一并发症的发生率。
- 内源性 PEEP 和气压伤（如果有机械通气）：尤其在老年人或通气需求高的患者中发生率高。

新型冠状病毒感染

冠状病毒是一种导致儿童和成人出现各种轻微到严重呼吸系统疾病的病原体。一些冠状病毒感染引起"普通感冒"。SARS-CoV-2 是在 2019 年发现的新型冠状病毒，它引起的疾病被称为新型冠状病毒感染。一部分感染 SARS-CoV-2 的人会进展为重度新型冠状病毒感染，导致急性呼吸系统和多系统衰竭。SARS-CoV-2 对人类而言是一种新发现的病毒，一些感染者没有症状或症状较

轻微，病毒可广泛而迅速地传播。随着病毒的传播，产生了不同传播能力和严重程度的变异，导致病例反复激增，感染者因新型冠状病毒感染入院治疗。

病因、危险因素和病理生理学

新型冠状病毒感染通过密切接触传播。呼吸道分泌物被认为是传播媒介。距离感染者大约 182.88cm（6 英尺）以内的人群处于高风险之中。在如家庭、长期看护机构、无家可归者收容所、拘留所等聚集居住环境中，以及在未使用个人防护装备的医疗保健机构中，二次感染风险最高。新型冠状病毒感染的潜伏期最多为接触后估计 14 天，大多数人在接触后 4～5 天内开始出现症状，尽管这些时间可能因不同的变异体而异。虽然新型冠状病毒感染主要是一种呼吸系统疾病，但病毒可能影响多个身体系统包括心血管系统（心肌炎、血栓栓塞、心力衰竭）、血液系统（高凝状态）、肾脏（急性肾衰竭）和肝脏（急性肝衰竭）。

临床表现

新型冠状病毒感染的患者临床表现从无症状到重症或死亡不等（表 9-11）。病情的严重程度决定了患者是否可以居家治疗，还是需要住院进

表 9-11　新型冠状病毒感染严重程度特征

无症状感染	通过抗原检测或聚合酶链反应（PCR）检测呈阳性但无症状者
轻度疾病	无肺炎或呼吸困难。可能存在乏力、发热、咽痛、咳嗽、肌痛、嗅觉和味觉丧失、恶心、呕吐和/或腹泻等症状。这些患者无须住院治疗
中度疾病	体格检查或胸部 X 线有呼吸系统疾病的表现（异常呼吸音、呼吸急促、咳嗽）。在无辅助吸氧情况下，$SpO_2 \geq 94\%$
重度疾病	胸部 X 线显示有肺炎表现。呼吸困难（呼吸频率 ≥30 次 /min）、缺氧（$SpO_2 \leq 93\%$）、氧分压与吸入氧分数比（P/F）<300mmHg，和 / 或在发病最初 24～48 小时内胸部 X 线显示呼吸系统浸润 >50%
危重症疾病	呼吸衰竭、休克和 / 或多器官功能障碍

Data from COVID-19 Treatment Guidelines Panel. Coronavirus disease 2019（COVID-19）treatment guidelines. National Institute of Health.

行呼吸系统干预和住院治疗。具有潜在合并症或明确高危因素的患者进展到严重疾病状态的风险更高，这些因素包括年龄 ≥65 岁、免疫抑制状态、慢性肺部疾病、慢性肾病、心血管疾病、妊娠和糖尿病。

诊断性检查

- 脉搏血氧饱和度监测：严重新型冠状病毒感染患者经常出现脉搏血氧饱和度监测仪读数与他们的意识水平不一致。一些原本健康的患者在不吸氧时脉搏血氧饱和度可能低于 70%～80%。在获取动脉血气分析前，脉搏血氧饱和度监测可用于确定氧气需求。脉搏血氧仪饱和度监测仪读数受皮肤色素沉着的影响（见第 5 章）。

- 动脉血气分析：对于未经治疗的严重疾病，动脉血气分析会显示低氧血症（$PaO_2 < 80mmHg$）、高碳酸血症（$PaCO_2 > 45mmHg$），并伴有呼吸性酸中毒（$pH < 7.35$）。

- SARS-CoV-2 检测：目前存在多种检测平台用于诊断新型冠状病毒感染，包括抗原检测和聚合酶链反应（polymerase chain reaction，PCR）检测。检测在鼻、鼻咽或口咽拭子样本上进行。

- 其他实验室检查：其他实验室检查包括白细胞（下降或升高）、凝血标志物升高（D- 二聚体、铁蛋白、C 反应蛋白），以及肝肾功能标志物升高。

- 胸部 X 线：在中重度疾病中，胸部 X 线可能显示符合新型冠状病毒感染的双侧多灶性阴影。

新型冠状病毒感染的管理原则

治疗旨在改善氧合、减少炎症反应、减少器官功能障碍并预防血栓栓塞。随着新的和现有疗法的有效性研究，新型冠状病毒感染管理的科学性不断发展。治疗药物包括类固醇、抗病毒药、免疫调节剂和抗凝药物。重度或危重症新型冠状病毒感染患者的治疗可能还包括无创正压通气，如经鼻高流量鼻导管或 BiPAP。进展为呼吸衰竭的患者除了常规新型冠状病毒感染的治疗方法外可能还需要机械通气、俯卧位、血管活性药物和镇静剂。

针对可自主呼吸的新型冠状病毒感染住院患者的非药物干预疗法

- 自主俯卧位：鼓励患者每 2 小时改变体位，从侧卧位、俯卧位到部分俯卧位。这有助于全肺参

与氧合和通气,并降低肺不张的风险。

- 诱发性肺量计法:在患者清醒状态时应鼓励其每小时进行诱发性肺量计法,以降低肺不张和肺炎的风险。
- 口腔护理:通过经鼻或面罩高流量吸氧,患者可处于高氧合状态。增加口腔护理的频率可减少口腔干燥和感染的风险。
- 心理社会支持:接受新型冠状病毒感染治疗的住院患者可能会经历与疾病过程和/或低氧血症相关的焦虑。可为其提供情感支持、鼓励,以及与朋友和家人进行视频沟通的设备如平板电脑等。

哮喘患者的急性呼吸衰竭

哮喘患者有呼吸困难加重的风险,其特征是呼吸急促、咳嗽、喘息或呼气流量减少。急性严重哮喘加重、哮喘持续状态和哮喘发作是用来描述这种情况的术语。哮喘与COPD在病理生理学和治疗反应上的不同之处在于哮喘的气道受限在积极和及时的治疗下是可逆的(图9-16),而COPD是一种进行性疾病。

病因、危险因素和病理生理学

哮喘加重首先是由于不受控制的气道炎症反应。重度支气管痉挛和黏液分泌增加都会导致气道阻塞。诱因各有不同,包括感染、吸入季节性抗原、食物、运动或药物等。虽然诱因可能刺激哮喘加重,但它们不是病因。

支气管收缩是由肥大细胞释放的介质包括组胺、前列腺素和白三烯引起的平滑肌收缩。黏液堵塞被认为是嗜酸性粒细胞和脱落的支气管上皮细胞,以及黏液运输受损引起的。此外,随着时间的推移,一些患者可能发生气道重塑(气道增厚导致气流变窄和气道阻塞),尤其是在患者的气道炎症未得到控制的情况下。所有这些因素都导致了重度哮喘"发作"和发作时持续不间断的特性。急性严重哮喘发作的一些风险因素包括频繁需要使用"急救"吸入器、近期患病、既往频繁的急诊室就诊或住院、既往气管插管史和ICU住院史、药物治疗依从性差和缺乏医疗保健机会。

临床表现

临床表现与严重的气流阻塞有关,患者可能出现以下表现:无法说出完整的句子、呼吸急促、

喘息、奇脉、使用辅助呼吸肌、大量出汗,以及需要保持直立姿势。峰值流量测量是确定病情严重程度的最佳评估工具之一。成人峰值流量低于或等于预期峰值流量的50%或绝对峰值流量低于100L/min,通常表示严重的支气管收缩,尤其是合并支气管扩张剂治疗无效时。这些患者通常被收治到重症监护室进行监护和紧急治疗(图9-16)。

诊断性检查

- 动脉血气分析:初始结果可能表现为 pH＞7.45,$PaCO_2$＜35mmHg,表明呼吸性碱中毒和轻、中度低氧血症。在严重的气流阻塞患者中,可能表现为 pH＜7.35 和 $PaCO_2$＞50mmHg(呼吸性酸中毒)。
- 奇脉:吸气时收缩压下降＞10mmHg。
- 肺功能测试(pulmonary function tests,PFT):患者尽管接受了积极的支气管扩张剂治疗,但第一秒用力呼气量(forced expiratory volume in one second,FEV_1)低于预测值的20%或峰值呼气流速(peak expiratory flow rate,PEFR)低于预测值的50%。
- SpO_2:观察是否存在低氧血症。监测 SpO_2 水平趋势。

急性重度哮喘和哮喘加重的管理原则

治疗的目的在于减少气道炎症反应,逆转气流阻塞,并纠正现存的低氧血症或高碳酸血症。

潜在疾病的治疗

1. 使用全身性皮质类固醇减少气道炎症和水肿,并提供积极的支气管扩张治疗。吸入短效 β_2 受体激动剂支气管扩张剂(如沙丁胺醇)是首选药物,可以通过口咬器、面罩或在通气的情况下通过呼吸机管路雾化器持续给药。同时使用抗胆碱能支气管扩张剂(如异丙托溴铵)以快速逆转支气管痉挛。不推荐常规使用硫酸镁治疗哮喘加重,尽管其可用于初步治疗无效且持续低氧血症患者。急性哮喘伴过敏反应和血管神经性水肿应考虑肌内注射肾上腺素治疗。

2. 除非有呼吸系统感染的有力证据,否则不建议常规使用抗生素。

3. 改善分泌物清除　一般来说,随着支气管扩张的增强,分泌物将更容易被排出。在此之前,治疗方法有限。通常需要静脉补液以纠正液体不

初步评估
- 病史、体格检查［听诊、辅助呼吸肌使用情况、心率、呼吸频率、PEF或FEV$_1$、血氧饱和度和动脉血气（若患者处于危急状态）］

初步治疗
- 吸氧以达到血氧饱和度≥90%（儿童95%）
- 持续吸入短效β$_2$受体激动剂支气管扩张剂至少1小时
- 若患者对治疗无反应或患者近期口服糖皮质激素，或发作严重，可全身应用糖皮质激素
- 镇静是治疗急性发作的禁忌证

1小时后重新评估
体格检查、PEF、血氧饱和度及所需的其他检查

中度发作的标准
- 预测值或个人最高PEF的60%~80%
- 体格检查：中度症状，使用辅助呼吸肌

治疗
- 吸氧
- 每60分钟吸入β$_2$受体激动剂和抗胆碱能药物
- 口服糖皮质激素
- 若有改善，持续治疗1~3小时

重度发作的标准
- 近致死性哮喘的危险因素
- 预测值或个人最高PEF<60%
- 体格检查：休息、胸部回缩时存在严重症状
- 初步治疗后没有改善

治疗
- 吸氧
- 吸入β$_2$受体激动剂和抗胆碱能药物
- 全身糖皮质激素应用
- 静脉输注镁剂

1~2小时后再次评估

在1~2小时内反应良好
- 在最后一次治疗后反应持续存在60分钟
- 体格检查正常：无胸闷
- PEF>70%
- 血氧饱和度>90%（儿童95%）

在1~2小时内没有完全反应
- 近致死性哮喘的危险因素
- 体格检查：轻、中度体征
- PEF<60%
- 血氧饱和度没有改善

入急诊治疗
- 吸氧
- 吸入β$_2$受体激动剂和/或抗胆碱能药物
- 全身糖皮质激素应用
- 静脉输注镁剂
- 监控PEF、血氧饱和度、脉搏

在1~2小时内反应差
- 近致死性哮喘的危险因素
- 体格检查：重度体征、嗜睡、意识模糊
- PEF<30%
- PCO$_2$>45mmHg
- PO$_2$<60mmHg

入重症监护室治疗
- 吸氧
- 吸入β$_2$受体激动剂和/或抗胆碱能药物
- 静脉糖皮质激素应用
- 考虑静脉输注β$_2$受体激动剂
- 考虑静脉输注茶碱
- 可能会气管插管和机械辅助通气

每隔一段时间重新评估

有改善：出院标准
- 预测值和个人最高的PEF>60%
- 持续口服或吸入药物治疗

家庭疗法
- 持续吸入β$_2$受体激动剂
- 在大多数病例中考虑口服糖皮质激素
- 考虑添加联合吸入治疗
- 患者宣教：正确服药
　　　　　　密切医疗随访
　　　　　　近期医疗随诊

反应性差（如上）
- 入重症监护室

在6~12小时内不完全反应（如上）
- 在6~12小时内没有改善考虑转入重症监护室

有改善（见对侧）

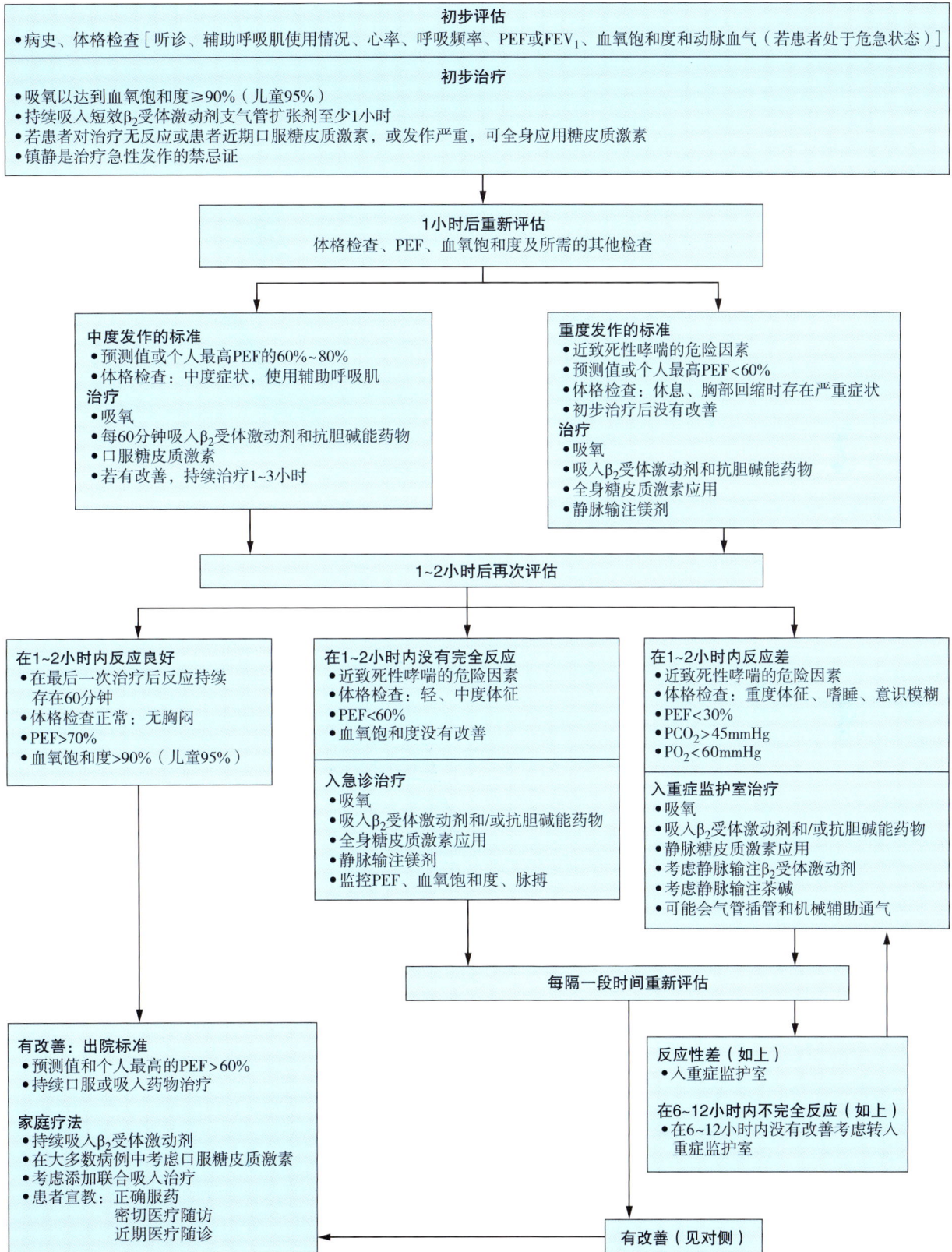

图 9-16　紧急医疗机构中哮喘加重的管理（Data from Global Initiative for Asthma. Global Strategy for Asthma Management and Prevention.）

足并稀释分泌物。

4. 如果尚未接种肺炎球菌和流行性感冒(季节性)疫苗,则在出院前接种。

改善氧合和通气

1. 给氧以纠正低氧血症 严重低氧血症可能需要较高的 FiO_2 水平,直到达到足够的氧饱和度(90% 或更高)。可使用氧气面罩和高流量 O_2 系统给予氧气。如果患者对更保守的方法无反应,则可能需要机械通气。与 COPD 加重不同,无创通气在哮喘加重中未显示有效,且可能导致过度膨胀。频繁监测动脉血气至关重要,以监测 pH 和 $PaCO_2$。

2. 使患者在自主呼吸时最大限度地呼吸和放松/休息。

3. 放松技巧可能有助于减少患者焦虑并改善呼吸模式。除非患者已经气管插管,否则不给予镇静剂或其他镇静药物。研究已证实非插管期间给予镇静剂会增加死亡的可能性。

4. 如有必要,做好气管插管和机械通气的准备。对治疗没有反应且表现出呼吸疲劳迹象的患者可能需要紧急插管。哮喘患者的呼吸机管理侧重于恢复酸碱平衡和氧合,同时减少肺部过度膨胀〔在自主呼吸的患者中称为动态过度通气,而在机械通气的患者中称为自发性呼气末正压(auto positive end expiratory pressure,auto-PEEP)〕。auto-PEEP 的发展是由于患者无法在每次呼吸时完全呼出气体。在可能的情况下,监测 auto-PEEP 和平台压力的变化,并使用这些信息来指导药物和呼吸机干预。低潮气量、低呼吸机通气率、短吸气时间和长呼气时间可能有助于预防过度膨胀。如果采用这种策略,患者可能需要镇静剂,有时还需要肌松药以防止患者自主呼吸与呼吸机不同步。

预防和管理并发症

需要气管插管的严重哮喘加重患者与所有 ARF 患者面临同样的并发症风险。有关预防和管理并发症的内容,请参阅前面讨论的"急性呼吸衰竭的管理原则"部分。

间质性肺疾病

间质性肺疾病(interstitial lung disease,ILD)是 130 多种以肺部纤维化和/或炎症为特征的肺部疾病的广泛类别。

病因、危险因素和病理生理学

肺组织或间质受到已知或未知原因的损害,导致炎症。炎症可能包括肺泡腔、小气道、血管和/或胸膜。随后会出现纤维化和瘢痕,导致低氧血症和"硬肺"。

一些已知原因包括:
- 职业和环境暴露于刺激物、石棉和二氧化硅;
- 感染、结核病、新型冠状病毒感染;
- 药物、胺碘酮、化疗药物;
- 结缔组织或胶原病、类风湿关节炎、肺结节病、系统性硬化、系统性红斑狼疮;
- 遗传/家族性。

不明原因的肺纤维化被归类为特发性肺纤维化(idiopathic pulmonary fibrosis,IPF)。

临床表现

症状体征

- 呼吸困难;
- 干咳;
- 杵状指;
- 听诊双肺底可闻及吸气末细小的爆裂音、小水泡音,又称为 velcro 啰音;
- 右心衰竭体征;
- 疲劳和虚弱。

诊断性检查

- **胸部 X 线**:可能显示肺容量正常或减少。
- **高分辨率胸部 CT**:典型的蜂窝状或"毛玻璃"改变。
- **肺活检**:在某些情况下可能提示明确诊断。
- **血清学检查**:针对特定的结缔组织疾病。
- **PET**:大多数疾病呈现限制性模式,肺容积量减少。

管理原则

ILD 管理与上述的 ARF 管理相似。要考虑的其他干预措施包括:
- 戒烟(香烟和电子烟)和生活方式的改变,以消除吸入性暴露。
- 对表现为低氧血症的患者进行补充氧疗。
- 停用并避免使用可能引起肺毒性的药物(例如,博来霉素、环磷酰胺、呋喃妥因、柳氮磺吡啶和胺碘酮）。

- 转诊至肺康复中心，监测体力活动，以防止功能衰退。
- 针对潜在病因的药物：
  - 皮质类固醇；
  - 细胞毒性药物；
  - 针对 IPF 的最新建议包括两种针对特定的肺血管生长因子新的口服药物，尼达尼布或吡非尼酮。
- 转诊至肺移植中心进行评估。
- 提供支持性护理，以控制并改善症状和提高生活质量。

动脉型肺动脉高压

动脉型肺动脉高压（pulmonary arterial hypertension，PAH）是一种进行性、可危及生命的肺循环疾病，其特征为从右心至两肺的高肺动脉压力（平均＞20mmHg）。这种持续的高肺动脉压力最终导致右心衰竭。WHO 肺动脉高压分类中第 1 组的 PAH 患者通常在住院期间不应被中断长期慢性治疗。突然中止治疗可能导致 PH 反弹，甚至致命。

病因、危险因素和病理生理学

PAH 可由多种病因引起（表 9-12）。其病理生理学是多因素的，证据表明内皮功能障碍导致肺动脉血管壁重塑，导致血管收缩过度和血管舒张受损。肺动脉压力的增加导致肺血管阻力增加、右心室扩张和肥大，以及减少从右心流经肺血管系统的血流量，其结果是回流至左心的氧合血量减少。在 PAH 或 WHO 肺动脉高压分类的第 1 类中，主要病理改变在肺血管中。在 WHO 肺动脉高压的分类的第 2~5 类中，肺动脉压力的升高是由于其他疾病（如左心疾病、肺部疾病、慢性血栓栓塞病或其他原因）引起的。因为治疗方法不同，所以区分 PAH 和肺动脉高压很重要，后文讨论的大多数复杂药物是均适用于 PAH 的。

临床表现

症状体征

症状体征包括面色苍白、呼吸困难、疲劳、胸痛和晕厥。肺源性心脏病或右心室扩大可能是 PAH 的结果，并可能导致右心室衰竭（见表 9-9）。诊断策略与确诊 PH 和 PAH 有关，也涉及可能的潜在原因。

诊断性检查

- **超声心动图**：心脏瓣膜病、左心室功能不全、心内分流、右心室大小、室壁厚度和功能，以及三尖瓣反流射流速度。
- **胸部 X 线**：肺门和肺动脉阴影增大，右心室增大。
- **12 导联心电图**：右心室劳损、右心室肥大和电轴右移。
- **CTPA、通气灌注扫描或肺血管造影**：此项检查的目的是排除血栓栓塞。
- **胸部 CT**：评估有无肺实质疾病。
- **6 分钟步行试验**：测量步行距离，用于监测运动耐受力、治疗反应和疾病进展。

表 9-12　世界卫生组织肺动脉高压的分类

类别	主要分类	包含的疾病
1	PAH	PAH：特发性、遗传性、药物和毒素诱导、结缔组织相关疾病、HIV 感染、门静脉高压、先天性心脏病、血吸虫病相关、对钙通道阻滞剂有长期反应、具有明显的静脉/毛细血管受累特征、新生儿持续 PH 升高
2	由左心疾病引起的 PH	PH：心力衰竭伴 LVEF 保留、心力衰竭伴 LVEF 降低、心脏瓣膜病、先天性/获得性心血管疾病导致毛细血管后 PH
3	由肺病和或低氧血症引起的 PH	PH：阻塞性肺疾病、限制性肺疾病、其他限制性与阻塞性混合的肺部疾病、非肺部疾病的缺氧性疾病、发育性肺疾病
4	由肺动脉阻塞引起的 PH	PH：慢性血栓栓塞性疾病、其他肺动脉阻塞性疾病
5	不明确和或多因素机制的 PH	PH：血液系统疾病、全身性和代谢性疾病、复杂性先天性心脏病、其他

PAH，动脉型肺动脉高压；PH，肺动脉高压；LVEF，左室射血分数。

Data from Simonneau G, Montani D, Celermajer DS, et al: Haemodynamic definitions and updated clinical classification of pulmonary hypertension. *Eur Respir J.* 2019; 53（1）: 1801913.

- **右心导管置入术**：诊断的金标准。采用血管舒张药物（腺苷、一氧化氮、前列环素）测试，以评估钙通道阻滞剂长期治疗的益处。阳性反应是指平均 PAP 下降 10~40mmHg，且心输出量（cardiac output，CO）与基线值相比增加或不变。
- **血清学检测**：抗核抗体。
- **肺功能测试**：用于排除导致呼吸困难的其他疾病。
- **睡眠研究**：作为睡眠呼吸暂停的筛查，这也可能导致 PH。

管理原则

当前的治疗选择旨在减缓疾病进展和缓解症状。

- 提供抗凝治疗，以预防血栓形成，并对长期使用抗凝剂的患者进行宣教。
- 避免使用 β 受体阻滞剂、解充血药或其他可能加重 PH 或损害右心功能的药物。
- 鼓励可耐受的体力活动，活动与休息交替进行。
- 给氧以治疗低氧血症和预防低氧水平导致的肺血管收缩加剧。如果可能，维持 SaO_2 大于 90%。
- 如果存在右心衰竭，给予利尿剂以控制水肿和腹水。
- 在右心导管置入期间对血管舒张治疗有阳性反应的患者使用钙通道阻滞剂。

药物治疗选择

1995 年之前，除持续给氧外，没有其他针对 PAH 的医学治疗。前列环素是 1995 年批准的首个用于 PAH 的药物。患者必须通过保险预先批准进行持续治疗，且必须能够自行管理。通常，这些药物不应停用，需要在管理上具备专业知识。有 5 种药物分类，具体见表 9-13。

- 磷酸二酯酶抑制剂阻断磷酸二酯酶 5 型，该酶负责降解环磷酸鸟苷（cyclic guanosine monophosphate，cGMP）。cGMP 浓度增加导致肺血管舒张，可能发生肺血管床和体循环（程度较小）血管舒张。
- 内皮素受体拮抗剂阻止神经激素内皮素在内皮和血管平滑肌中的结合。
- 前列环素受体激动剂刺激体内前列环素产生，以增强血管舒张作用。
- 可溶性鸟苷酸环化酶刺激剂与内源性一氧化氮协同作用，也可独立产生血管舒张效应，减少肺

表 9-13 动脉型肺动脉高压药物

分类	举例	途径
磷酸二酯酶抑制剂	西地那非	口服、静脉
	他达拉非	口服
内皮素受体拮抗剂	波生坦	口服
	马西替坦	口服
	安贝生坦	口服
前列环素受体激动剂	赛乐西帕	口服
可溶性鸟苷酸环化酶刺激剂	利奥西呱	口服
前列环素	依前列醇	静脉
	曲前列环素	静脉、皮下、吸入、口服
	伊洛前列素	口服

平滑肌增殖，并对抗血小板抑制。

- 前列环素是全身和肺动脉血管床的强效血管舒张剂，也是血小板聚集的抑制剂。

外科治疗选择

- 药物治疗无效的患者可选择房间隔造口术，该手术使心脏产生右至左分流，以帮助减轻右心室的压力。同时也会导致已受损患者的显著低氧血症。
- 对慢性血栓栓塞性肺动脉高压（chronic thromboembolic pulmonary hypertension，CTEPH）患者进行肺动脉血栓内膜剥脱术，以改善血流动力学和功能状态。
- 当肺动脉高压在最佳医疗条件和外科治疗后仍在进展时，可能需要进行肺移植。

肺炎

呼吸道感染是 ARF 的常见原因。在住院前（社区获得性）、在医学治疗期间（医疗保健获得性），以及在住院期间（医院获得性和与呼吸机相关）发生的感染均可导致高发病率和死亡率，并需要重症监护管理。危重症患者常发生多种呼吸道感染，包括支气管炎和肺炎。本节重点介绍肺炎，这是最常见的呼吸道感染，也是危重症患者呼吸衰竭的最常见原因。

病因、危险因素和病理生理学

婴幼儿、儿童、老年人、慢性心肺疾病患者和

免疫功能低下的人群罹患肺炎风险增加。此外，长期卧床、意识水平下降和机械通气使住院患者面临发生肺炎的高风险。这些肺炎通常被称为**呼吸机相关肺炎或 VAP**。

导致肺炎的机制包括吸入含有致病微生物的非无菌的口咽部或胃内容物、吸入含有该病原微生物的气溶胶或颗粒，以及通过血液传播将病原微生物从身体其他部位传播到肺部（图 9-17）。大多数医院获得性肺炎是由于吸入定植在口咽部或上消化道的细菌。当呼吸道内病原微生物数量或毒性超过正常支气管黏液纤毛清除机制和吞噬细胞功能范围时，就会发生肺炎。肺实质内病原微生物增殖引起炎症反应，导致大量巨噬细胞聚集在肺泡和气道中，并产生富含蛋白质的渗出物。这种炎症反应损害了通气的分布、降低了肺的顺应性并导致呼吸做功增加和呼吸困难感觉产生。低氧血症则是由于血流通过肺实质病灶的通气不良区域而发生分流现象。此外，该炎症反应还会引起发热和白细胞增多。

肺炎还可以通过血源性传播，当远离肺部的病原微生物进入血液，在肺血管内滞留并增殖。血源性起源的肺炎弥漫性分布于双肺，而非局限于单个肺或肺叶。

危重症患者存在一些增加 VAP 发生的风险因素。在气管切开、气管插管、留置鼻胃管、胃肠道动力差、胃肠胀气时口咽和胃分泌物增加，这些均为危重症患者的常见情况。中和正常酸性胃内容物的治疗，如使用抗酸剂、H_2 受体拮抗剂、质子泵抑制剂或管饲，增加革兰氏阴性菌的生长，这些细菌可以直接被吸入肺部或通过血液传播到肺部。

高频率的留置胃管和气管插管进一步增加了罹患肺炎的风险。在进入重症监护室 24 小时内，咽部就有革兰氏阴性细菌定植。大约 25% 的定植患者会发生临床感染（气管支气管炎或肺炎）。医院获得性肺炎高危患者包括恶性肿瘤、艾滋病、慢性心脏或呼吸系统长期存在免疫功能损害的患者、老年人，以及氧疗、使用皮质类固醇药物等原因导致肺泡巨噬细胞功能下降的患者。

尽管社区获得性和医院获得性肺炎的病原体种类相似，但其发生频率分布不同（表 9-14）。在医院获得性的感染中，值得关注的是肺炎的多微生物来源以及病原微生物对抗菌治疗耐药的潜在可能性。在 2020 年新型冠状病毒感染大流行期间，呼吸机相关事件的标准化感染率（standardized infection ratio，SIR）显著增加。

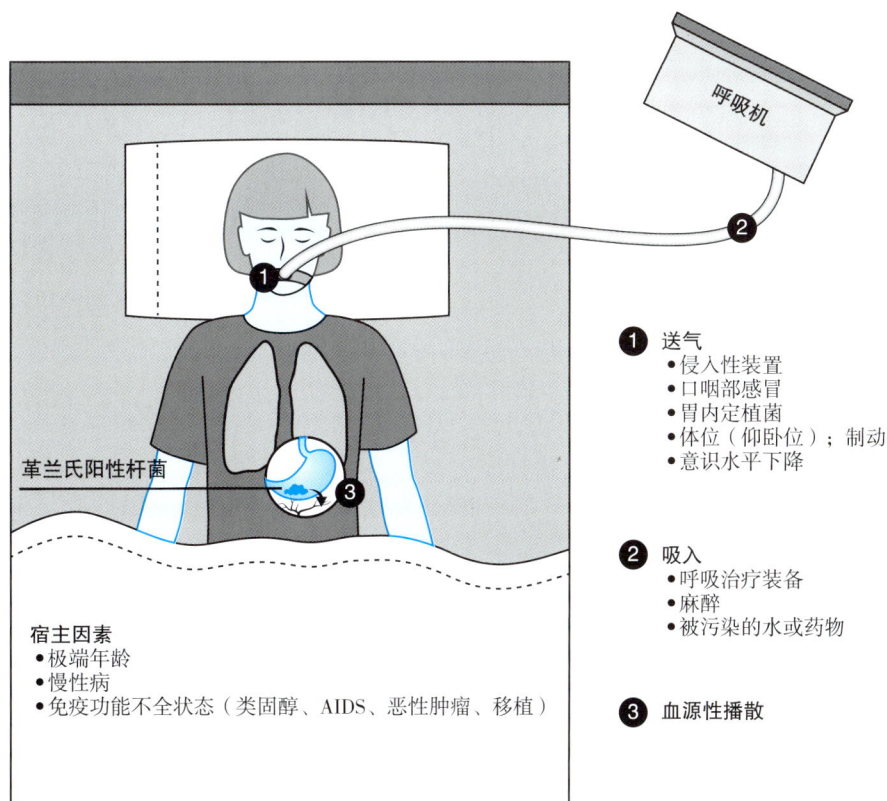

图 9-17　肺炎的发病机制

表 9-14 需要重症监护支持的严重社区获得性肺炎和危重症患者医院获得性肺炎的感染性病原学

病原学	
社区获得性肺炎	肺炎链球菌
	金黄色葡萄球菌、耐甲氧西林金黄色葡萄球菌、对甲氧西林敏感的金黄色葡萄球菌
	军团菌种
	肺炎支原体
	肺炎衣原体
	卡他莫拉菌
	流感嗜血杆菌
	革兰氏阴性杆菌
	病毒：流感病毒、副流感病毒、腺病毒、冠状病毒
呼吸机获得性肺炎	金黄色葡萄球菌、耐甲氧西林金黄色葡萄球菌、对甲氧西林敏感的金黄色葡萄球菌
	铜绿假单胞菌
	特殊克雷伯菌
	肠杆菌
	所有链球菌
	流感嗜血杆菌
	大肠杆菌
	嗜麦芽窄食单胞菌
	不动杆菌
	沙雷菌种

Data from Metlay JP, Waterer GW, Long AC, et al. Diagnosis and Treatment of Adults with Community-acquired Pneumonia an Official Clinical Practice Guideline of the American Thoracic Society and Infectious Diseases Society of America. *Am J Resp Crit Care Med*. 2019; 200(7): e45-e67. Weiner LM, Abner S, Edwards JR, et al. Antimicrobial-resistant pathogens associated with adult healthcare-associated infections: summary of data reported to the National Healthcare Safety Network, 2015-2017. *Infect Control Hosp Epidemiol*. 2020; 41: 1-18.

VAP 是危重症患者的一种严重并发症。其发病率和死亡率的上升，以及与此相关的危重症护理、住院时间和费用增加，使得 VAP 成为危重症患者不良预后最为关键的因素之一。

临床表现

症状体征

- 发热；
- 咳嗽咳痰；
- 脓痰或咯血；
- 呼吸困难；
- 胸膜炎性疼痛
- 呼吸急促；
- 异常呼吸音（湿啰音、支气管呼吸音）。

诊断性检查

- 通过进行痰革兰氏染色和培养，可以确定致病微生物。当肺炎对经验性治疗反应不佳时，可能需要进行纤维支气管镜检查，以获取刷检标本或支气管肺泡灌洗标本。对于免疫功能低下和易受机会性病原微生物感染的患者，入院早期可能需要使用高度特异性的抗生素。
- 胸部 X 线上新出现或进展的浸润病变，浸润性质可为局限性或弥漫性（见图 9-5）。
- 白细胞计数升高。
- 血气分析异常，最初表现为低氧血症伴低碳酸血症，随着呼吸衰竭的发展可能出现高碳酸血症。

肺炎的治疗原则

治疗基础疾病

在获得明确的培养结果之前，根据对最可能的病原体评估进行适当的经验性广谱抗生素治疗。如果出现低血容量和低血压，则应使用液体治疗。对于对液体治疗无反应的低血压情况，临床医生需要警惕感染性休克。

改善氧合和通气

类似于 ARF 管理，但增加了以下内容：

- 在存在局部肺炎的情况下增加 PEEP 可能会过度扩张未受影响的肺泡，导致毛细血管阻力增加并重新分配血流到受影响的肺泡，从而加剧通气灌注异常。这些技术在肺炎中应该谨慎使用。
- 大量顽固的呼吸道分泌物可能需要气管插管来协助清除。胸部理疗可能有助于增加分泌物清除，特别是当存在大叶性肺不张时。可能也需要纤维支气管镜协助分泌物管理。

评估和监测

尽管 VAP 的体征和症状已被确认，但临床诊断由于缺乏特异度和灵敏度标准而变得复杂。2013 年，由美国疾病控制中心领导的国家医疗保健安全网络制定了呼吸机相关事件的监测标准，包括呼吸机相关疾病（ventilator-associated condition，

VAC）、呼吸机相关的感染并发症（infection-related ventilator-associated condition，IVAC），以及可能或很可能的 VAP（pVAP）。这些定义在 2021 年进行了修订，如图 9-18 所示。虽然这些定义对于有关 VAP 患者护理的临床决策的适用性较低，但有助于跟踪 VAP 和呼吸机相关事件（ventilator-associated event，VAE）的发生率，并衡量预防策略的有效性。

预防呼吸机相关肺炎

由于存在预防呼吸机相关事件和呼吸机相关肺炎（VAP）的策略，这些并发症的发生率成为评估患者治疗质量的指标。这些并发症的费用是另一个考虑因素。据估计，医院获得性肺炎导致住院时间增加 4～12 天，并且每次发作将增加 20 000～40 000 美元的费用。预防策略（表 9-15）可采取以

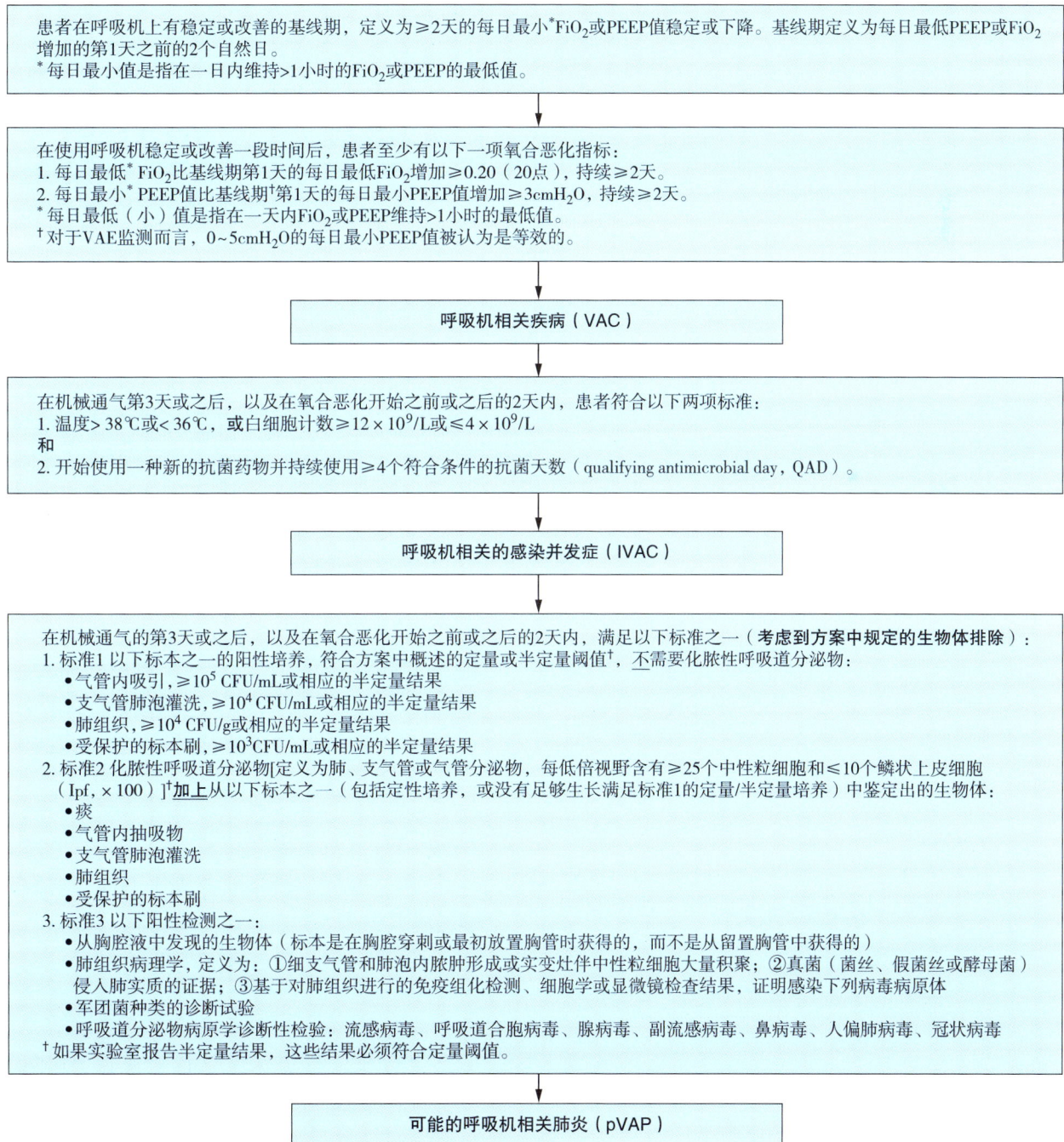

患者在呼吸机上有稳定或改善的基线期，定义为≥2天的每日最小*FiO₂或PEEP值稳定或下降。基线期定义为每日最低PEEP或FiO₂增加的第1天之前的2个自然日。
*每日最小值是指在一日内维持>1小时的FiO₂或PEEP的最低值。

↓

在使用呼吸机稳定或改善一段时间后，患者至少有以下一项氧合恶化指标：
1. 每日最低*FiO₂比基线期第1天的每日最低FiO₂增加≥0.20（20点），持续≥2天。
2. 每日最小*PEEP值比基线期†第1天的每日最小PEEP值增加≥3cmH₂O，持续≥2天。
*每日最低（小）值是指在一天内FiO₂或PEEP维持>1小时的最低值。
†对于VAE监测而言，0~5cmH₂O的每日最小PEEP值被认为是等效的。

↓

呼吸机相关疾病（VAC）

在机械通气第3天或之后，以及在氧合恶化开始之前或之后的2天内，患者符合以下两项标准：
1. 温度>38℃或<36℃，或白细胞计数≥12×10⁹/L或≤4×10⁹/L
和
2. 开始使用一种新的抗菌药物并持续使用≥4个符合条件的抗菌天数（qualifying antimicrobial day，QAD）。

↓

呼吸机相关的感染并发症（IVAC）

在机械通气的第3天或之后，以及在氧合恶化开始之前或之后的2天内，满足以下标准之一（**考虑到方案中规定的生物体排除**）：
1. 标准1 以下标本之一的阳性培养，符合方案中概述的定量或半定量阈值†，下需要化脓性呼吸道分泌物：
   • 气管内吸引，≥10⁵ CFU/mL或相应的半定量结果
   • 支气管肺泡灌洗，≥10⁴ CFU/mL或相应的半定量结果
   • 肺组织，≥10⁴ CFU/g或相应的半定量结果
   • 受保护的标本刷，≥10³CFU/mL或相应的半定量结果
2. 标准2 化脓性呼吸道分泌物[定义为肺、支气管或气管分泌物，每低倍视野含有≥25个中性粒细胞和≤10个鳞状上皮细胞（lpf，×100）]加上以下标本之一（包括定性培养，或没有足够生长满足标准1的定量/半定量培养）中鉴定出的生物体：
   • 痰
   • 气管内抽吸物
   • 支气管肺泡灌洗
   • 肺组织
   • 受保护的标本刷
3. 标准3 以下阳性检测之一：
   • 从胸腔液中发现的生物体（标本是在胸腔穿刺或最初放置胸管时获得的，而不是从留置胸管中获得的）
   • 肺组织病理学，定义为：①细支气管和肺泡内脓肿形成或实变灶伴中性粒细胞大量积聚；②真菌（菌丝、假菌丝或酵母菌）侵入肺实质的证据；③基于对肺组织进行的免疫组化检测、细胞学或显微镜检查结果，证明感染下列病毒病原体
   • 军团菌种类的诊断试验
   • 呼吸道分泌物病原学诊断性检验：流感病毒、呼吸道合胞病毒、腺病毒、副流感病毒、鼻病毒、人偏肺病毒、冠状病毒
†如果实验室报告半定量结果，这些结果必须符合定量阈值。

↓

可能的呼吸机相关肺炎（pVAP）

图 9-18　呼吸机相关事件（VAE）监测标准［Reproduced with permission from Centers for Disease Control and Prevention （CDC）. Device-associated module VAE. 2021.］

表9-15 预防呼吸机相关肺炎的循证实践指南

预防胃反流

1. 对于所有机械通气患者以及高危误吸患者（如意识水平下降、肠管置入），除非有医学禁忌证[a,b,c]，否则都应将床头抬高30°～45°。

2. 定期检查营养管的适当位置[a]。

气道管理

1. 确定患者能够配合无创正压通气，以预防插管的需要[b]。

2. 如果可行，使用带囊上吸引的气管插管，以排出积聚在患者声门下区的气道分泌物（通过持续或间歇吸引）[a,b,c]。

3. 除非患者的病情有禁忌，否则应采用经口气管插管而不是经鼻气管插管[a]。

4. 气管插管气囊管理　在准备取出气管插管气囊放气前，或在移动气管插管之前，确保从气囊上吸引清除分泌物[a]。气囊放气或拔出气管插管前应确认气囊上方的分泌物被清除。

5. 如果将导管用于再次进入患者的下呼吸道，则只能使用无菌水清除从吸引导管中的分泌物[a]。

6. 在无菌条件下进行气管切开术[a]。

7. 减少镇静，每日进行唤醒试验，每日评估脱机准备情况，将自主呼吸试验与唤醒试验相结合[c]。

口腔和皮肤护理

1. 制订和实施全面的口腔护理计划[a,c]。

2. 氯己定皮肤擦浴[d]。

交叉感染

1. 洗手　无论是否戴手套，在接触黏膜、呼吸道分泌物或被呼吸道分泌物污染的物体后，用肥皂和水或免冲洗手消毒剂消毒双手[a]。

2. 在接触有气管内插管或气管切开管的患者前后，以及在接触患者身上使用的任何呼吸装置前后，无论是否戴手套，都要用肥皂和水或免冲洗手消毒剂对双手进行消毒[a]。

3. 处理呼吸道分泌物或被患者呼吸道分泌物污染的物体时，应戴上手套[a]。

4. 当预计会被呼吸道分泌物污染时，应穿上隔离衣，并在污染后和在为另一名患者提供护理之前更换隔离衣[a]。

5. 室内空气加湿器　不要使用产生气溶胶（雾化器）的大容积室内空气加湿器，除非能够灭菌或至少每天进行高水平消毒，并且只装满无菌水[a]。

活动

1. 早期锻炼和活动[a,c]。

设备更换

1. 不要根据使用时间定期更换患者的呼吸机管路。当管路明显被污染或出现机械故障时，更换管路。定期

续表

排出或丢弃在呼吸机管路中收集的任何冷凝水。不要让冷凝水流向患者[a,b,c]。

2. 在不同患者之间使用，对所有MRBS进行消毒或进行高水平消毒[a]。

[a] Data from Data from Centers for Disease Control and Prevention（2004）.

[b] AACN VAP Practice Alert（2017）.

[c] SHEA/IDSA Practice Recommendations（2014）.

[d] Robles MJ，Fonte J. Effect of chlorhexidine bath on the prevention of ventilator-associated pneumonia：a meta-analysis. *Chest*. 2019；155（4）：123A.

下几种措施：

- 减少通过医务人员的手交叉污染或定植的风险。手卫生是最有效的策略。

- 减少误吸风险：在没有医学禁忌情况下，避免仰卧位并始终将床头抬高到30°～45°，使用带有囊上吸引的气管插管，以持续吸引排出引流液。在拔除或重新插管前，先进行气管插管囊上吸引。评估并纠正胃食管反流问题。参见AACN实践警示循证护理实践的指令中的成人误吸预防措施。

- 使用渐进式活动方案，并与医疗康复团队的其他成员合作，以促进危重症患者早期进行锻炼和活动。

- 实施全面的口腔卫生计划，包括口腔吸引和刷牙。

- 为使用呼吸机患者实施每日氯己定擦浴方案。

- 保持呼吸机/加湿器环路的封闭系统，避免管道中的冷凝水或分泌物聚积。除非明显的污染或故障，否则无须定期更换呼吸机环路。所有呼吸设备应使用无菌注射用水或生理盐水。

- 仅在必要时使用无菌技术进行气管内吸痰和大气道分泌物清除。

- 提供营养支持以提高患者免疫力，减少肺炎风险。

- 尽早移除侵入性装置和设备。尽可能每天使用自主呼吸方案评估撤机准备情况，并限制镇静剂的使用（见第5章和第6章）。

肺栓塞

病因、危险因素和病理生理学

　　肺栓塞是深静脉血栓形成、长骨骨折或空气进入循环系统的并发症之一。肺栓塞具有许多危险因素（表9-16）。由于住院相关危险因素增加，危重症患者尤其容易发生肺栓塞。

表 9-16　发生肺栓塞的危险因素

血栓性栓塞
　肥胖
　血栓栓塞史
　高龄
　恶性肿瘤
　化疗
　雌激素（雌激素替代疗法或口服避孕药）
　制动
　急性脊髓损伤伴瘫痪
　心力衰竭
　创伤
　妊娠和产后
　手术
　遗传性易栓症
　中心静脉导管
　炎症性肠病
　肾病综合征
空气栓塞
　外科（神经外科、心胸外科、妇产科、骨科、耳鼻咽喉科）
　心脏起搏器或除颤器置入
　放射学手术
　静脉造影
　创伤
　正压通气
　潜水
　血液透析
　中心静脉导管置入或拔除
脂肪栓塞
　长骨骨折及其他骨折（骨盆、肋骨等）
　骨内通路
　胸外按压
　肺移植
　肝脏疾病
　胰腺炎
　脂质输注
　镰状细胞危象
　使用环孢素

静脉血栓栓塞症

　　Virchow 三联征描述了导致患者易发生静脉血栓栓塞症的一组因素，包括静脉淤血（流动性降低）、高凝状态（癌症、心力衰竭和凝血障碍），以及血管损伤（创伤或手术）。静脉血栓在血管损伤处或静脉淤血处形成，主要发生在下肢或盆腔静脉。脱落的血栓通过静脉循环移动，并可能阻塞肺循环中的分支。根据血栓的大小和阻塞的位置，血栓以外的部位可能发生轻度至严重的血流阻塞。

　　肺栓塞的主要后遗症和死亡原因是循环功能障碍。肺毛细血管床的物理性阻塞增加了右心室后负荷，导致右心室扩张并妨碍了冠状动脉灌注。这使右心室更易发生缺血和右心室衰竭（即肺源性心脏病）。

　　血栓栓塞的次要后果是在阻塞以外的气体交换单元中通气与灌注的不匹配（见图 9-15C），导致肺动脉低氧血症。这种低氧血症进一步损害了向缺血右心室的氧气输送。

空气栓塞

　　空气或其他不可吸收气体进入静脉系统，也会流向右心、肺循环、小动脉和毛细血管。各种手术和非手术情况都易使患者发生空气栓塞（见表 9-16）。异常的空气-血液界面会使肺内皮损伤，导致毛细血管通透性增加和肺泡渗出。空气栓塞还会引起支气管收缩，导致 CO_2 清除受损和高碳酸血症。

　　如果空气通过未闭合的卵圆孔进入左心，约 30% 人可能发生动脉栓塞。大脑、四肢和冠状动脉灌注的外周栓塞导致这些器官的缺血表现。

脂肪栓塞

　　脂肪进入肺循环的主要途径是在长骨骨折后从骨髓释放出来（表 9-16）。此外，非创伤性脂肪栓塞也可能会发生，其原因被认为是营养脂肪乳剂中低密度脂蛋白或脂质体凝集。肺循环中的脂肪会对毛细血管的内皮层造成损害，增加通透性并影响肺泡灌注，导致肺动脉高压。

临床表现

　　由于肺栓塞的许多体征和症状是非特异性的，因此难以诊断。在危重症患者中，由于沟通和意识水平改变以及其他心肺改变的非特异性，使诊断尤其困难。

症状体征

- 呼吸困难；
- 胸膜炎性疼痛；
- 咳嗽；
- 湿啰音；
- 恐惧；
- 出汗；
- 深静脉血栓形成的证据；
- 咯血；

- 呼吸急促；
- 发热；
- 心动过速；
- 晕厥；
- 低氧血症；
- 低血压。

诊断性检查

- **胸部 X 线**：评估基底部肺不张、膈肌抬高和胸腔积液，尽管大多数肺栓塞患者的胸部 X 线无特异性表现；在空气栓塞中可见弥散性肺泡充盈。
- **动脉血气分析**：低氧血症，伴或不伴高碳酸血症。
- **ECG**：右心室应变征象（右轴偏移、右束支传导阻滞）或心前区应变征象；窦性心动过速。
- 参见前文对肺栓塞诊断的讨论（CTPA 和 V/Q 扫描）。

肺栓塞管理原则

降低肺栓塞发病率和死亡率的关键主要在于预防，其次是早期诊断和治疗以防止再次栓塞。治疗目的包括改善氧合和通气、改善心血管功能、预防再次栓塞，以及预防其他的肺栓塞。一些医疗机构最近引入了肺栓塞应对小组（pulmonary embolism response team，PERT），以促进早期诊断和治疗肺栓塞的快速跨专业决策。

改善氧合和通气

氧疗通常可以有效缓解与肺栓塞相关的低氧血症。当心肺受损严重时，可能需要机械通气以达到最佳氧合。

改善心血管功能

使用血管活性药物（如去甲肾上腺素和 / 或正性肌力药物）对改善右心室心肌灌注的益处尚存争议。在严重的栓塞事件中，如发生严重的心力衰竭，建议使用全身溶栓药物。对于出血风险高的患者或溶栓治疗失败的患者，可能需要考虑导管定向溶栓治疗或外科取栓术。

预防再次栓塞

采用多种策略来预防再次栓塞和心肺受损的可能性：

- 对于静脉血栓栓塞症患者，不应限制行走，除非存在相关的禁忌证。

- 初始抗凝治疗由患者、医务人员评估和出血风险决定。可用普通肝素或基于体重的低分子量肝素开始静脉内治疗。用普通肝素的静脉内治疗调整为维持部分凝血活酶时间（partial thromboplastin time，PTT）为对照值的 1.5～2.5 倍或抗 Xa 水平在规定范围内。若无禁忌证，接受非口服治疗的患者将过渡到直接口服抗凝剂或维生素 K 拮抗剂（表 9-17）。

表 9-17　抗凝和溶栓药物

分类	举例	用药途径
普通肝素	肝素	皮下注射 / 静脉注射
低分子量肝素	依诺肝素	皮下注射
	达肝素	皮下注射
Xa 因子抑制剂	磺达肝癸钠	皮下注射
维生素 K 拮抗剂	华法林	皮下注射
直接口服抗凝剂	阿哌沙班	口服
直接凝血酶抑制剂	达比加群	口服
抗 Xa 因子抑制剂	阿哌沙班	口服
	依度沙班	口服
溶血栓药	阿替普酶	静脉注射

- 如果存在抗凝治疗禁忌证，则需置入下腔静脉滤器以防止来自下肢、盆腔和下腔静脉的栓子迁移到肺循环。必要时，可经皮放置下腔静脉滤器。

静脉血栓栓塞的预防

- 预防 VTE 的一个重要建议是增强意识并具有医院预防政策，包括风险评估（表 9-18）。参见 AACN 关于预防 VTE 的实践警示。
- 入院时及入院后每天评估 VTE 风险。讨论还包括当前的 VTE 预防干预措施、出血风险和对治疗的反应。
- 遵医嘱应用渐进式压力袜或间歇充气加压装置（intermittent pneumatic compression，IPC）（图 9-19；表 9-19），除非为正确穿着或皮肤评估取下，否则保持持续使用。
- 对有抗凝禁忌证的高危患者，建议置入预防性下腔静脉滤器。
- 长骨骨折尽早固定以预防脂肪栓塞。
- 尽早活动：一旦达到血流动力学稳定，且没有其他活动禁忌证，活动水平开始增加，包括每天多次坐在椅子上和短时间的下床活动。

表 9-18　静脉血栓形成的危险因素、评估和血栓预防

危险因素	风险评估和血栓预防
• 活动性恶性肿瘤	**低风险**
• 活动性风湿病	无额外危险因素的门诊患者或预计住院时间<2 天
• 急性或慢性肺部疾病	无额外危险因素的小手术（当日手术或<30 分钟）
• 年龄	血栓预防
• 中心静脉导管	早期和积极活动
• 充血性心力衰竭	**中风险**
• 脱水	大多数普通、开放的妇科或泌尿外科手术
• 活动能力受损	患者既不是低风险也不是高风险
• 炎症性肠病	急性内科患者
• 已知血栓形成状态	血栓预防
• 中重度大手术	药物预防：低分子量肝素、普通肝素或磺达肝癸钠
• 骨髓增生性疾病	**中风险加出血风险**
• 心肌梗死	血栓预防
• 肾病综合征	机械血栓预防（首选充气加压装置），每天重新评估出血风险，并在适当时尽快开始药物预防
• 肥胖	
• 口服避孕药和激素替代疗法	**高风险**
• 妊娠或产后行动不便	术后（髋关节/膝关节，腹部/骨盆）
• 静脉血栓栓塞史	创伤（脊髓/多重重大创伤）
• 镰状细胞病	高凝（活动性恶性肿瘤，血液系统疾病）
• 吸烟	制动或活动受限
• 创伤	危重症和机械通气
• 静脉曲张或慢性淤血	血栓预防
	药物预防：低分子量肝素、普通肝素、口服维生素 K 拮抗剂或直接口服抗凝剂
	高风险加出血风险
	血栓预防
	机械血栓预防（首选充气加压装置），每天重新评估出血风险，并尽早开始药物预防（低分子量肝素或普通肝素）

Data from Schünemann HJ, Cushman M, Burnett AE, et al: American Society of Hematology 2018 guidelines for management of venous thromboembolism: prophylaxis for hospitalized and nonhospitalized medical patients.*Blood Adv.* 2018; 2(22): 3198-3225 and AACN Venous Thromboembolism Prevention Practice Alert.AlisoViejo, CA: AACN; 2016.

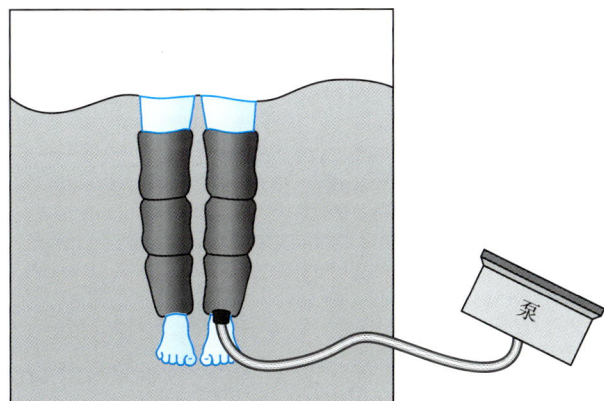

图 9-19　用于预防 DVT 和 PE 的间歇充气加压（IPC）装置

表 9-19　安全有效使用间歇充气加压装置的技巧

- 遵循制造商的建议以正确使用，包括患者的测量
- 包括在体重和液体变化发生时进行适宜性评估
- 无论何时都要监测患者卧床时设备是否在患者身上，设备打开时是否正确放置
- 实施患者和家属关于 VTE 和机械预防作用的宣教
- 确保设备不妨碍行走

典型案例分析
机械通气

你正在护理一名 ARF 患者，以下是相关措施和发现：

- 机械通气支持（辅助-控制模式下频率为 10 次/min、潮气量为 440mL、PEEP 为 15cmH$_2$O、FiO$_2$ 为 85%）
- PaO$_2$ 63mmHg
- 血管活性药物（去甲肾上腺素 6μg/min）支持下平均动脉压（MAP）为 68mmHg
- 神经肌肉阻滞剂（顺式阿曲库铵）
- 镇静剂（咪达唑仑）
- 疼痛管理（芬太尼）

问题 1：这个患者正在接受的 PEEP 水平如何影响患者对吸痰的反应？

问题 2：你可以采取什么措施去预防或应对潜在并发症？

答案

1. 当高水平 PEEP（>10cmH$_2$O）被中断（如无导管吸痰期间），功能残余容量（由 PEEP 恢复的容量）丢失，肺泡也失去了膨胀容积。PaO$_2$ 将会下降。高 PEEP 也会增加气道内压升高的气压伤风险，这可能导致静脉回流减少和心输出量减少（见第 5 章）。

2. 对患者进行高氧合治疗，如果不使用气道内吸痰导管，则在 MRB 上使用 PEEP 阀。监测血流动力学以预防低血压。

（申艳玲　龚成　译　李洁琼　审校）

参考文献

呼吸系统问题的危重症管理

Abrams D, Brodie D. Extracorporeal membrane oxygenation for adult respiratory failure: 2017 update. *Chest.* 2017;152(3);639-649.

Bass S, Vance ML, Reddy A, et al. Bispectral index for titrating sedation in ARDS during neuromuscular blockade. *Am J Crit Care.* 2019;28(5):377-384.

Becker JC, Zakaluzny SA, Keller BA, et al. Clamping trials to thoracostomy tube removal and the need for subsequent invasive pleural drainage. *Am J Surg.* 2020;220:476-481.

Belli S, Prince I, Savio G, et al. Airway clearance techniques: the right choice for the right patient. *Front Med.* 2021;8:544826. doi:10.3389/fmed.2021.544826.

Binachon A, Grateau A. Allou N. Acute severe asthma requiring invasive mechanical ventilation in the era of modern resuscitation techniques: a 10-year bicentric retrospective study. *PLoS One.* 2020;15(10):e0240063. doi:10.1371/journal.pone.0240063.

Carlsson JA, Bayes HK. Acute severe asthma in adults. *J Med.* 2020;48(5):297-302.

Chastis V, Visintini S. Early mobilization for patients with venous thromboembolism: a review of clinical effectiveness and guidelines. Ottawa (ON): Canadian Agency for Drugs and Technologies in Health; 2018 Jan 17. Available from: https://www.ncbi.nlm.nih.gov/books/NBK531715/.

Chaudry P, Gadre SK, Schneider E. Impact of multidisciplinary pulmonary embolism response team availability on management and outcomes. *Am J Cardiol.* 2019;124:1465-1469. doi:10.1016/j.amjcard.2019.07.043.

Connor KA. Management of nosocomial pneumonia. *AACN Adv Crit Care.* 2018;28(1):5-10.

Cooper AS. Different durations of corticosteroid therapy for exacerbations of chronic obstructive pulmonary disease. *Crit Care Nurs.* 2019;39(6):78-80.

Dignani L, Toccaceli A, Lucertini C, Petrucci C, Lancia L. Sleep and quality of life in people with COPD: a descriptive-correlational study. *Clin Nurs Res.* 2016;25:432-447.

Dinic VD, Stojanovic MD, Markovic D, et al. Enhanced recovery in thoracic surgery: a review. *Front Med.* 2018;5(14):1-7. doi:10.3389/fmed.2018.00014.

Ebberts M. Competent management of patients receiving ECMO and CRRT. *Crit Care Nurs.* 2020;40(1):79-81.

Engkasan JK, Chan SC. Does non-invasive ventilation compared to invasive ventilation improve short term survival for acute respiratory failure in people with neuromuscular disease and chest wall disorders? A Cochrane Review summary with commentary. *Dev Med Child Neurol.* 2020;62(4):415-416.

Hanneman SK, Gusick GM, Hamlin SK, et al. Manual vs automated lateral rotation to reduce preventable pulmonary complications in ventilator patients. *Am J Crit Care.* 2015;24(1):24-32.

Khashkheli MS, Tabassum R, Awan AH. Effectiveness of magnesium sulphate in acute asthma: a retrospective study. *Anaesthes Pain Intensive Care.* 2017;21(4):458-462.

Kruse T, Wahl S, Guthrie PF, Sendelbach S. Place atrium to water seal (PAWS): assessing wall suction versus no suction for chest tubes after open heart surgery. *Crit Care Nurs.* 2017;37(4):17-28.

Loughran P. Ask the experts: stripping or milking of chest tubes. *Crit Care Nurs.* 2019;39(3):72-73.

Maselli DJ, Hardin M, Christenson SA, et al. Clinical approach to the therapy of asthma-COPD overlap. *Chest.* 2019;155(1):168-177.

McLenon M. Ask the experts: nursing assessment of tissue plasminogen activator for pulmonary embolism. *Crit Care Nurs.* 2018;36(4):73-74.

Mejza F, Gnatiuc L, Buist AS, et al. Prevalence and burden of chronic bronchitis symptoms: results from the BOLD study. *Eur Respir J.* 2017;50(5):1700621. doi:10.1183/13993003.00621-2017.

Montanaro J. Using a situ simulation to develop a prone positioning protocol for patients with ARDS. *Crit Care Nurs.* 2021;41(1):12-24.

Porcel JM. Chest tube drainage of the pleural space: a concise review for pulmonologists. *Tuberc Respir Dis.* 2018;81:106-115.

doi:10.4046/trd.2017.0107.

Powell B, Leeper B. Pulmonary hypertension: overview and case study. *AACN Adv Crit Care.* 2020;31(1):57-66.

Rigotti NA, Clair C, Munafo MR, Stead LF. Interventions for smoking cessation in hospitalized patients. *Cochrane Database Syst Rev.* 2015;5:CD001837. doi:10.1002/14651858.CDC001837.pub3.

Ritchie M, Brown C, and Bowling M. Chest tubes: indications, sizing, placement, and management. *Clin Pulm Med.* 2017;24:37-53. doi:10.1097/CPM.0000000000000188.

Robles MJ, Ponte J. Effect of chlorhexidine bath on the prevention of ventilator-associated pneumonia: a meta-analysis. *Chest.* 2019;155(4):123A.

Rochwerg B, Brochard L, Elliott MW, et al. Official ERS/ATS clinical practice guidelines: noninvasive ventilation for acute respiratory failure. *Eur Resp J.* 2017;50:1602426. doi:10.1183/13993003.02426-2016.

Seckel M, Remel B. Evidence-based practice: percussion and vibration therapy. *Crit Care Nurs.* 2017;37:82-83.

Smith RE, Shifrin MM. Critical care considerations in adult patients with influenza-induced ARDS. *Crit Care Nurs.* 2020;40(5):15-24.

Sole ML, Yooseph S, Talbert S, et al. Pulmonary microbiome of patients receiving mechanical ventilation: changes over time. *Am J Crit Care.* 2021;30(2):128-132.

Tan CW, Balla S, Ghanta RK, et al. Contemporary management of acute pulmonary embolism. *Semin Thorac Cardiovasc Surg.* 2020;32(3):396-403.

U.S. Department of Health and Human Services. Smoking Cessation: A Report of the Surgeon General, 2020. https://www.hhs.gov/sites/default/files/2020-cessation-sgr-full-report.pdf. Accessed September 20, 2021.

Yokoe DS, Anderson DJ, Berenholtz SM, et al. SHEA/IDSA practice recommendation: executive summary. A compendium of strategies to prevent healthcare-associated infections in acute care hospitals: 2014 updates. *Infect Control Hosp Epidemiol.* 2014;35:967.

胸部 X 线解读

Connolly MA. Black, white, and shades of gray: common abnormalities in chest radiographs. *AACN Clinical Issues.* 2001;12(2):259-269.

Corne J, Kumaran M. *Chest X-Ray Made Easy.* 4th ed. Edinburgh, SCT: Elsevier; 2016.

Godoy MC, Leitman BS, deGroot PM, Viahos J, Naidich DP. Chest radiography in the ICU: part 1; evaluation of airway, enteric, and pleural tubes. *Am J Roentgenol.* 2012;198:563-571.

Pezzotti W. Chest x-ray interpretation: not just black and white. *Nursing.* 2014;44(1):40-47.

Sanchez F. Fundamentals of chest x-ray interpretation. *Crit Care Nurse.* 1986;6:41-52.

Siela D. Advanced chest imaging interpretation of acute pulmonary disorders. *AACN Adv Crit Care.* 2014;25:365-374.

新型冠状病毒感染

Alhazzani W, Evans L, Alshamsi F, et al. Surviving Sepsis Campaign guidelines on the management of adults with coronavirus disease 2019 (COVID-19) in the ICU: first update. *Crit Care Med.* 2021;49(3):e219-e234.

Allicock KA, Coyne D, Garton AN, Hare E, Seckel MA. Awake self-prone positioning: implementation during the COVID-19 pandemic. *Crit Care Nurs.* 2021:Apr 13:e1-e11. doi:10.4037/ccn2021153. Epub ahead of print.

Badulak J, Antonini MV, Stead CM, et al: Extracorporeal membrane oxygenation for COVID-19: updated 2021 guidelines from the extracorporeal life support organization. *ASAIO J.* 2021;67(5):485-495.

COVID-19 Treatment Guidelines Panel. Coronavirus disease 2019 (COVID-19) treatment guidelines. National Institute of Health. Available at https://www.covid19treatmentguidelines.nih.gov/. Accessed August 19, 2021.

McMichael TM, Clark S, Pgosjans S. COVID-19 in a long-term care facility—King County, Washington, February 27-March 9, 2020. *Morb Mortal Wkly Rep.* 2020;69(12):339.

Myall KJ, Mukherjee B, Castanheira AM, et al. Persistent post-COVID-19 interstitial lung disease. An observational study of corticosteroid treatment. *Ann Am Thorac Soc.* 2021;18(5):799-806.

Seckel MA. Awake self-prone positioning and the evidence. *Crit Care Nurs.* 2021;41(4):76-79.

Touchon F, Trigui Y, Prud'homme E, et al. Awake prone positioning for hypoxaemic respiratory failure: past, COVID-19 and perspectives. *Eur Resp Rev.* 2021;30:210022. doi:10.1183/16000617:0022-2021.

Weiner-Lastinger LM, Pattabiraman V, Konnor RY, et al. The impact of coronavirus disease 2019 (COVID-19) on healthcare-associated infections in 2020: a summary of data reported to the National Healthcare Safety Network. *Inf Control Hosp Epidemiol.* 2021. doi:10.1017/ice.2021.362.

最佳证据实践

American Association of Critical-Care Nurses Prevention of Aspiration in Adults. Aliso Viejo, CA: AACN; 2016. http://www.aacn.org. Accessed September 24, 2021.

American Association of Critical-Care Nurses Venous Thromboembolism Prevention Practice Alert. Aliso Viejo, CA: AACN; 2016. http://www.aacn.org. Accessed September 17, 2021.

Centers for Disease Control and Prevention. Guidelines for prevention of health-care-associated pneumonia, 2003: recommendations of CDC and the Healthcare Infection Control Practices Advisory Committee. *MMWR Recomm Rep.* 2004; 53(RR-3):1-35.

Criner GJ, Bourbeau J, Diekemper RL, et al. Prevention of acute exacerbation of COPD: American College of Chest Physicians and Canadian Thoracic Society Guideline. *Chest.* 2015;147:883-893.

Devlin JW, Skrobik Y, Gelinas C, et al. Clinical practice guidelines for the prevention and management of pain, agitation/sedation, delirium, immobility, and sleep disruption in adult patients in the ICU. *Crit Care Med.* 2018;46(9):e825-e873.

Ervin JN, Rentes VC, Dibble ER, et al. Evidence-based practices for acute respiratory failure and acute respiratory distress syndrome. A systematic review of reviews. *Chest.* 2020:158(6):2381-2393.

Erythropoulou-Kaltsidou A, Alkagiet S, Tziomalos K. New guidelines for the diagnosis and management of pulmonary embolism: key changes. *World J Cardiol.* 2020;12(5):161-166.

Fan E, Del Sorbo L, Goligher EC, et al. An Official American Thoracic Society/European Society of Intensive Care Medicine/Society of Critical Care Medicine Clinical Practice Guideline: mechanical ventilation in adult patients with acute respiratory distress syndrome. *Am J Respir Crit Care.* 2017;195:1253-1263.

Frankel HL, Kirkpatrick AW, Elbarbary M. Guidelines for the appropriate use of bedside general and cardiac ultrasonography in the evaluation of critically ill patients-part I: general ultrasonography. *Crit Care Med.* 2015;43:2479-2502.

Gattinoni L, Busana M, Giosa L, Macrì MM, Quintel M. Prone positioning in acute respiratory distress syndrome. *Semin Respir Crit Care Med.* 2019 Feb;40(1):94-100. doi:10.1055/s-0039-1685180. Epub 2019 May 6. PMID: 31060091.

Global Initiative for Asthma. Global Strategy for Asthma Management and Prevention, 2021. www.ginathma.org. Accessed September 15, 2021.

Global Initiative for Chronic Obstructive Lung Disease. Global

Strategy for the Diagnosis, Management, and Prevention of Chronic Obstructive Pulmonary Disease, 2021, https://goldcopd.org/2021-gold-reports/. Accessed September 15, 2021.

Good V, Kirkwood PL, eds. *Advanced Critical Care Nursing*. 2nd ed. St Louis, MO: Elsevier; 2018.

Holguin F, Cardet JC, Chung JF. Management of severe asthma: a ERS/ATS guideline. *Eur Respir J*. 2020;55:1900588. doi:10.1183/13993003.00588-2019.

Kalil AC, Metersky ML, Klompas M, et al. Management of adults with hospital-acquired and ventilator-associated pneumonia: 2016 Clinical Practice Guideline by the Infectious Diseases Society of America and the American Thoracic Society. *Clin Infect Dis*. 2016;63:e61-e111.

Klinger JR, Elliott G, Levine DJ, et al. Therapy for pulmonary arterial hypertension in adults. Update of the CHEST guideline and expert panel report. *Chest*. 2019;155(3):565-586.

Klompas M, Branson R, Eichenwalkd EC, et al. Strategies to prevent ventilator-associated pneumonia in acute care hospitals: 2014 update. *Inf Cont Hosp Epidemiol*. 2014;35(8):915-936.

Konstantinides SV, Meyer G, Becattini C, et al. 2019 ESC guidelines for the diagnosis and management of acute pulmonary embolism developed in collaboration with the European Respiratory Society (ERS). *Eur Heart J*. 2020;21(4):543-603.

Lyman GH, Carrier M, Ay C. American Society of Hematology 2021 guidelines for management of venous thromboembolism: prevention and treatment in patients with cancer. *Blood Adv*. 2021;5(4):927-974.

Metley JP, Waterer GW, Long AC, et al. Diagnosis and treatment of adults with community-acquired pneumonia. An official clinical practice guideline of the American Thoracic Society and Infectious Diseases Society of America. *Am Resp Crit Care Med*. 2019;200(7):e45-e67.

National Heart, Lung, and Blood Institute. 2020 focused updates to the asthma management guidelines, 2020. https://www.nhlbi.nih.gov/health-topics/all-publications-and-resources/2020-focused-updates-asthma-management-guidelines. Accessed September 20, 2021.

Ortel TL, Neumann I, Beyth R, et al. American Society of Hematology 2020 guidelines for management of venous thromboembolism: treatment of deep vein thrombosis and pulmonary embolism. *Blood Adv*. 2020;4(19):4693-4738.

Qaseem A, Exteandia-Ikobaltzeta I, Fitterman N, et al. Appropriate use of high-flow nasal oxygen in hospitalized patients for initial or postextubation management of acute respiratory failure: a clinical guideline from the American College of Physicians. *Ann Int Med*. 2021;174(4):977-984.

Raghu G, Remy-Jardin M, Myers JL, et al. Diagnosis of idiopathic pulmonary fibrosis. An official ATS/ERS/JRS/ALAT clinical practice guideline. *Am J Resp Crit Care Med*. 2018;198(5):e44-e68.

Raghu G, Rochwerg B, Zhang Y, et al. An official ATS/ERS/JRS/ALAT clinical practice guideline: treatment of idiopathic pulmonary fibrosis. *Am J Respir Crit Care Med*. 2015;192. doi:10.1164/rccm.201506-1063ST.

Schunemann HJ, Cushman M, Burnett AE. American Society of Hematology 2018 guidelines for management of venous thromboembolism: prophylaxis for hospitalized and nonhospitalized medical patients. *Blood Adv*. 2018;2(22):3198-3225.

Simonneau G, Montani D, Celermajer DS, et al. Haemodynamic definitions and updated clinical classification of pulmonary hypertension. *Eur Resp J*. 2019;53(1):1801913. doi:10.1183/13993003.01913-2018.

Stevens SM, Woller SC, Kreuziger LB, et al. Antithrombotic therapy for VTE disease: second update of the CHEST guideline and expert panel report. *Chest*. 2021. doi.org/10.1016/j.chest.2021.07.055.

Taylor BE, McClave SA, Martindale RG, et al. Guidelines for the provision and assessment of nutrition support therapy in the adult critically ill patient. *Crit Care Med*. 2016;44;390-438.

The ARDS Definition Task Force. Acute respiratory distress syndrome: the Berlin definition. *JAMA*. 2012;307:2526-2533.

US Preventive Services Taskforce (USPSTF). Screening for chronic obstructive pulmonary disease: US Preventative Services Task Force Recommendation Statement. *JAMA*. 2016;315:1372-1377.

Wedzicha JA, Miravittles M, Hurst JR, et al. Management of COPD exacerbations: a European Respiratory Society/American Thoracic Society Guideline. *Eur Respir J*. 2017;49:1600791. doi:10.1183/13993003.00791-2016.

Wiegand DL, ed. *AACN Procedure Manual for Critical Care*. 7th ed. St. Louis, MO: Elsevier Saunders; 2016.

第10章 多系统问题

Sonya M. Grigsby

学习目标

1. 识别细胞介质与脓毒症及脓毒症休克临床表现之间的关系。
2. 阐述脓毒症和脓毒症休克的病因、发病机制、临床表现、患者需求和处理原则。
3. 比较由脓毒症、脓毒症休克和药物过量引起的多系统问题的发病机制、临床表现、患者需求和管理方法。
4. 阐述俯卧位通气以及俯卧位通气患者的护理。
5. 阐述酒精戒断综合征患者的症状和药物管理。
6. 阐述压力性损伤治疗的注意事项。
7. 识别医院获得性感染（healthcare-associated infection, HAI）发生的相关因素。

脓毒症和脓毒症休克

脓毒症是一个严重的全球性卫生健康问题，每年影响着数百万患者，老年人和患有基础疾病的人更容易受到脓毒症的影响。尽管在感染治疗方面取得了进展，但脓毒症仍然与高死亡率相关，据美国疾病预防与控制中心（Centers for Disease Control and Prevention, CDC）2022 年的统计数据，每 3 例医院死亡的患者中就有 1 例是脓毒症患者。早期识别和启动治疗是减少脓毒症影响的关键。

脓毒症的基本要素是感染、宿主反应失调和随后的器官损伤。鉴别脓毒症患者的一个难题是，没有单一的诊断性检查表明其存在。其诊断依赖于对一系列临床数据的分析，包括异常的生命体征、患者症状、体格检查结果和实验室检查数值。识别有脓毒症风险的患者并密切监测其临床状态对于改善这种疾病的治疗效果至关重要。

2016 年，《第三次脓毒症和脓毒症休克定义的国际共识》将脓毒症定义为因感染引起的宿主反应失调，导致危及生命的器官功能障碍。脓毒症休克是脓毒症的一个亚型，当脓毒症患者在液体复苏后血压仍然很低，需要使用血管升压药，并且血清乳酸含量大于 2mmol/L，就称为脓毒症休克。脓毒症休克的住院病死率超过 40%。

以前对脓毒症的定义主要集中在全身炎症反应综合征（systemic inflammatory response syndrome, SIRS）上，它是对感染、炎症或损伤等临床损害的反应，大多数脓毒症患者都有与 SIRS 相一致的体征。然而，当机体对感染或其他损伤引起全身炎症反应，但不导致器官功能障碍的失调反应时，也会出现 SIRS。识别器官功能障碍的工具是序贯器官衰竭评估（Sequential Organ Failure Assessment, SOFA）（表 10-1）。SOFA 不是脓毒症的筛查工具，但可用于评估器官功能障碍的严重程度。

病因、危险因素和发病机制

引起脓毒症的原因可能是细菌、病毒及真菌感染，或在极少数情况下出现立克次体或原生生物的感染。感染引起的免疫和炎症反应是一种保护性的自然过程。图 10-1 概述了脓毒症反应失调

表 10-1   序贯(脓毒症相关)器官衰竭评估

系统	得分				
	0	1	2	3	4
呼吸系统					
PaO$_2$/FiO$_2$, mmHg（kPa）	≥400(53.3)	<400(53.3)	<300(40)	<200(6.7) 伴呼吸支持	<100(13.3) 伴呼吸支持
凝血系统					
血小板, ×10^9/L	≥150	<150	<100	<50	<20
肝脏					
胆红素, mg/dL（μmol/L）	<1.2(20)	1.2～1.9 （20～32）	2.0～5.9 （33～101）	6.0～11.9 （102～204）	>12.0(204)
心血管系统	MAP≥70mmHg	MAP<70mmHg	多巴胺<5 或多巴酚丁胺 （任何剂量）[a]	多巴胺 5.1～ 15 或肾上 腺 素 ≤0.1 或去甲肾上腺 上腺素 ≤0.1[a]	多巴胺>15 或 肾 上 腺 素 > 0.1 或去甲肾 上腺素>0.1[a]
中枢神经系统					
GCS 评分[b]	15	13～14	10～12	6～9	<6
肾脏					
肌酐, mg/dL（μmol/L） 尿量, mL/d	<1.2(110)	1.2～1.9 （110～170）	2.0～3.4 （171～299）	3.5～4.9 （300～440） <500	>5.0(440) <200

FiO$_2$, 吸入氧浓度；MAP, 平均动脉压；PaO$_2$, 氧分压。

[a] 儿茶酚胺的剂量为 μg/（kg·min），至少持续 1 小时。

[b] GCS 评分范围为 3～15 分；得分越高，说明神经功能越好。

Reproduced with permission from Vincent JL, Moreno R, Takala J, et al. The SOFA（Sepsis-related Organ Failure Assessment）score to describe organ dysfunction/failure. On behalf of the Working Group on Sepsis-Related Problems of the European Society of Intensive Care Medicine. *Intensive Care Med.* 1996；22(7)：707-710.

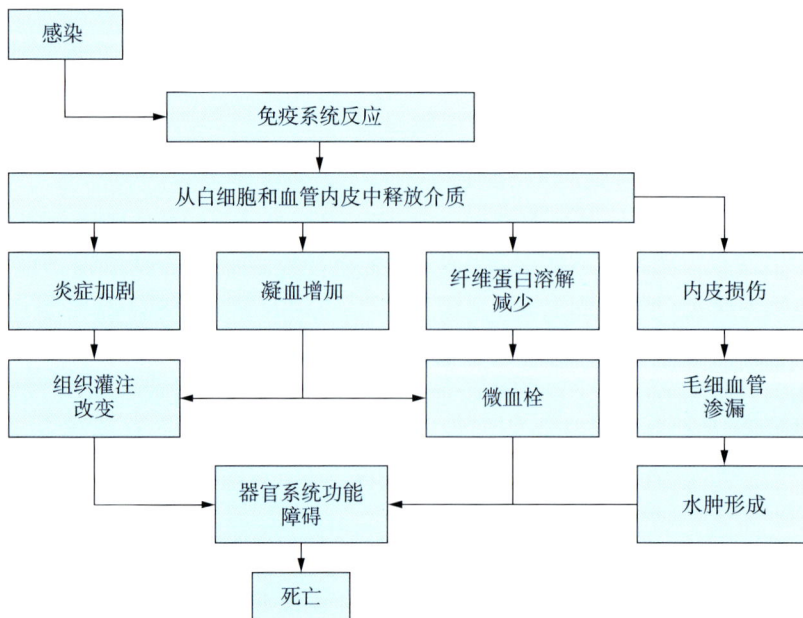

图 10-1   炎症和凝血的相互级联反应导致内皮损伤、弥散性血栓形成和器官系统功能障碍［Reproduced with permission from Kleinpell R. New initiatives focus on prevention and early recognition of sepsis. *Nurs spectrum.* 2004；17(12)：24-26. ］

的过程。如图 10-1 所示，多种免疫机制如不加以控制，就会导致器官损伤。这些机制包括多形核细胞（中性粒细胞）、巨噬细胞、血小板和内皮细胞激活。这些细胞要么直接参与反应（如血小板聚集导致微血栓），要么被刺激后产生和释放化学介质（如延长失调反应的细胞因子或血清酶）。

2021 年脓毒症指南建议使用筛查工具来促进患者的早期识别和及时治疗。建议使用 SIRS 标准（表 10-2）、国家早期预警评分（National Early Warning Score，NEWS）或改良早期预警评分（Modified Early Warning Score，MEWS）（表 10-3）来筛查脓毒症。使用这些工具的机构应制定具体的规范，以便及时进行评估和干预。例如，如果存在满足 2 个或 2 个以上条件的 SIRS 标准，或 MEWS 大于 6 分，则患者有临床病情恶化的风险，需要立即关注。将脓毒症筛查工具纳入电子健康病历可能是有助于早期识别脓毒症的一种策略。

发生脓毒症的风险因素包括营养不良、免疫抑制、感染、手术、创伤和长期使用抗生素。侵入性设备的存在，包括中心静脉导管（central venous catheter，CVC）、导尿管和气管插管，也增加了脓毒症的风险。年龄也是一个重要的危险因素，因为脓毒症对老年人和青少年的影响尤为严重。许多危重症患者的脓毒症都是在住院期间获得的，因此，可以通过预防感染的方法来避免。手卫生仍然是预防感染传播的最有效方法。其他措施，如细致的口腔护理以预防呼吸机相关肺炎、及时拔除导尿管，以及处理中心管路时采用无菌技术，均有助于预防危重症患者的脓毒症。表 10-4 总结

了预防、识别和确保及时治疗脓毒症的护理干预措施。

临床表现

早期识别脓毒症对于确保及时的干预（如广谱抗生素和液体复苏）至关重要。当护士注意到患者监测指标发生变化，提示感染和脓毒症发作时，当务之急是进一步评估并与其他医护人员合作。发热和白细胞增多是感染的典型指征，但其他症状（如精神状态改变、伤口引流的改变或新发疼痛）也可能是感染性并发症的早期指征，需要进一步评估。

脓毒症的临床表现是免疫介质释放导致的重要器官系统灌注改变。苍白、发绀、瘀点或出血性皮疹等皮肤变化可能提示脓毒症。器官系统功能障碍的临床体征包括心血管系统（低血压、心动过速、心律失常）、呼吸系统（呼吸过速、低氧血症）、肾功能（少尿、血肌酐升高）、肝功能（谷丙转氨酶和谷草转氨酶升高、黄疸、凝血病）、血液系统（血

表 10-2　SIRS 标准

满足以下 2 个或 2 个以上的条件：

温度 >38℃或 <36℃

心率 >90 次/min

呼吸频率 ≥20 次/min 或 $PaCO_2 < 32mmHg$

白细胞计数 $<4 \times 10^9$/L 或 $>12 \times 10^9$/L 或 >20% 未成熟（带）形态

Data from Chakraborty RK, Burns B. Systemic Inflammatory Response Syndrome. 2022 May 30. In: Stat Pearls[Internet]. Treasure Island(FL): StatPearls Publishing; Jan 2022.

表 10-3　改良早期预警评分（MEWS）

指标	得分						
	3	2	1	0	1	2	3
呼吸频率/（次·min⁻¹）	<8		9～11	12～20		21～29	>30
SpO_2/%	<91	92～93	94～95	>96			
是否吸氧		是		否			
收缩压/mmHg	<90	91～100	101～110	111～200		200～219	>220
心率/（次·min⁻¹）	<40		41～50	51～100	101～110	111～130	>131
体温/℃		<35	35.1～36	36.1～38	38.1～39	>39.1	
意识				A	V	P	U

SpO_2，氧饱和度；A，觉醒的；V，对言语刺激有反应；P，对疼痛刺激有反应；U，无反应。

Reproduced with permission from Balshi AN, Huwait BM, Noor ASN, et al: Modified Early Warning Score as a predictor of intensive care unit readmission within 48 hours: a retrospective observational study. *Rev Bras Ter Intensiva*. 2020; 32(2): 301-307.

表 10-4 脓毒症和脓毒症休克患者的护理

识别危险因素	识别有发生脓毒症风险的患者 • 老年人 • 免疫功能低下者 • 正在接受外科手术/侵入性操作的患者 • 留置导管的患者 • 机械通气患者
脓毒症监测	感染的指征包括 • 体温过高或过低、心动过速、低血压、呼吸过速 • 意识状态改变 • 新发疼痛 • 呼吸音变化、需氧量增加、胸部 X 线检查结果中新发的肺部浸润 • 尿的外观改变、脓尿、菌尿 • 伤口外观或引流液的变化 • 全血细胞计数（CBC）上的白细胞增多、血小板减少 • 血糖升高 器官灌注受损的指征 • 低血压、心动过速、呼吸过快 • 血清乳酸升高 • 皮肤瘀点 • 毛细血管再灌注时间延长 • 肾功能异常：尿量减少、肌酐和血尿素氮升高 • 肝功能异常：转氨酶升高 • 凝血功能异常：瘀斑、出血、国际标准化比值升高
多学科协作，立即启动复苏	• 通过输液和血管升压药支持循环系统 • 经验性抗生素使用 • 控制感染原 • 监测并报告患者对治疗的反应
为脓毒症患者提供支持性照护	• 持续监测血流动力学状态，以确定患者对治疗的反应 • 根据需要使用吸氧或肺保护性机械通气 • 应用 ABCDEF 集束化护理预防谵妄 • 提供肠内营养，预防营养不良，降低细菌移位的风险 • 如果存在肠道出血的危险因素，则给予预防溃疡的措施 • 通过药物或机械干预来预防静脉血栓栓塞
以患者/家庭为中心的照护	• 促进患者舒适，评估和治疗疼痛，使用有效的量表指导镇静剂的使用 • 评估患者/家属对诊断和预后的了解 • 与医疗团队、患者/家属一起讨论护理目标
脓毒症预防	• 手卫生 • 预防医院获得性感染的具体措施包括： 　• 尽早拔除导尿管和中心静脉导管 　• 处理管道和导管时应使用无菌技术 　• 通过使用自主呼吸试验，如第5章所述，适当使用镇静和早期活动，促进撤离机械通气 　• 基于传播的预防措施，包括正确使用标准、接触、飞沫和空气传播预防措施 • 对医务人员进行关于预防和识别脓毒症的培训

小板减少）、胃肠道系统（肠梗阻）和认知功能（意识模糊、躁动）改变。

脓毒症的预后取决于受累器官的数量及其功能障碍的严重程度。早期识别和治疗对于最大限度地减少受累器官进行性功能障碍和改善患者预后至关重要。拯救脓毒症运动（surviving sepsis campaign，SSC）建议使用脓毒症集束化治疗策略，为疑似脓毒症患者实施干预提供了具体时限。图 10-2 列出了 2019 年 SSC 的 1 小时脓毒症集束化治疗策略。虽然脓毒症集束化治疗策略中的干预措施可能会随着适当治疗的不同理解而改变，但迅速采取行动解决血流动力学不稳定问题的基本原则是提高患者生存率的关键因素。

---

1. 监测乳酸水平*。
2. 使用抗生素前抽取血培养。
3. 使用广谱抗生素。
4. 对于低血压或乳酸≥4mmol/L的患者，快速输注30mL/kg的晶体液。
5. 如果在液体复苏期间或之后，出现低血压，应使用升压药，以维持平均动脉压≥65mmHg。
* 如果初次乳酸水平升高(>2mmol/L)，则重新测定乳酸水平。

图 10-2　2019 年的 1 小时脓毒症集束化治疗策略列出了脓毒症识别后 1 小时内进行的干预措施［Reproduced with permission from Levy MM, Evans LE, Rhodes A. The Surviving Sepsis Campaign Bundle: 2018 Update. *Crit Care Med*. 2018；46（6）：997-1000.］

诊断性检查

目前没有单一的生物标志物可以确诊脓毒症。对脓毒症患者需要进行频繁的护理评估，目的是进行早期识别和及时治疗。这一评估包括观察常见的感染部位，包括检查切口、导管穿刺点及听诊肺部。识别脓毒症体征的筛查工具也可以帮助对这种疾病的早期识别（表 10-2 和表 10-3）。

脓毒症的诊断和实验室评估包括：

- **血清乳酸**：灌注不良的组织会进行无氧代谢并产生乳酸。因此，血清乳酸水平的升高表明组织灌注不良，与患者死亡率相关。乳酸水平升高的范围为 1.6～2.5mmol/L。血清乳酸≥4mmol/L 且有感染证据的患者应接受脓毒症的紧急治疗，但乳酸水平较低的患者也可能有脓毒症。液体复苏后乳酸浓度＞2mmol/L 提示脓毒症休克。
- **全血细胞计数**：感染时，白细胞计数可能上升至高于 12×10^9/L 或下降至低于 4×10^9/L。在成熟前从骨髓释放的白细胞百分比上升超过 10%，提示急性感染。脓毒症反应失调引起的血小板过度激活也可导致血小板减少。
- **血清肌酐和谷草转氨酶/谷丙转氨酶**：肌酐升高表明肾灌注不足，而转氨酶升高提示肝灌注不足。
- **胸部 X 线**：可能是正常的或显示浸润/实变的迹象，特别是肺炎为脓毒症的来源时。
- **尿液分析**：可能显示脓尿和细菌的感染，特别是尿路感染为脓毒症的来源时。
- **细菌培养和敏感测定**：血液、尿液、痰液、伤口引流或其他潜在感染原的培养可能会证实存在细菌或其他病原体。
- **CT、MRI、超声**：可帮助识别脓毒症的来源（如脓肿、阑尾炎、憩室炎、肠缺血、胆囊炎）。

典型案例分析
脓毒症

一名 67 岁的男性，有 6 年的高血压病史和 30 年的吸烟史，被诊断为继发于胆道梗阻的肝硬化，收入 ICU。患者 3 天前接受了剖腹探查术和胆囊切除术。术后 12 小时患者出现低血压，经静脉输注晶体溶液治疗后缓解。患者仍然以 40% FiO_2 插管呼吸，尝试撤机时并发了低氧血症。

患者目前有动脉导管、CVC、T 型引流管和留置导尿管。患者意识清醒并能够遵循指令，在床上活动时需要少量帮助。体格检查显示皮肤苍白但温暖，肺部听诊听到双下肺湿啰音，心血管检查显示双侧下肢水肿阳性（1+）。腹部软、无压痛和腹胀。腹部正中切口需每日 3 次更换敷料，并保持缝线固定。当前患者的生命体征为：

T	38.6℃
HR	122 次/min（窦性心动过速）
RR	20 次/min
BP	82/54mmHg（MAP 63mmHg）
SpO_2	92%

目前的实验室结果是:

ABG	pH 7.30,PaO$_2$ 62mmHg,PaCO$_2$ 46mmHg,HCO$_3^-$ 18mmol/L,SaO$_2$ 94%
WBC	22×10^9/L(65% 中性粒细胞,50% 分叶核粒细胞,12% 未成熟杆状核粒细胞)
血红蛋白和红细胞比容	Hb 13,Hct 39
血小板计数	40×10^9/L(基线 300×10^9/L)
BMP	Na$^+$ 140,K$^+$ 3.5,Cl$^-$ 100,CO$_2$ 20,尿素氮 22,肌酐浓度 1.3(正常值 Cr 0.9)
肝功能检查	AST 25,ALT 23
总胆红素	2.7mg/dL
24 小时尿量	750mL

问题 1:该患者发生脓毒症的危险因素是什么?

问题 2:哪些临床表现可能提示脓毒症?

问题 3:该患者的 MEWS 分数是多少?

问题 4:护士应该根据这些临床信息采取哪些行动?

答案

1. 术后状态、插管、有创管道和导管,以及需要换药的腹部伤口是该患者发生脓毒症的危险因素。

2. 体温升高、白细胞增多伴杆状核粒细胞增多症、窦性心动过速、呼吸过快、低血压、血小板减少、肌酐升高和疑似感染原的临床表现与脓毒症一致。

3. 根据所给出的临床数据和表 10-3 中的工具,该患者的 MEWS 为 9 分,表示存在临床恶化的风险(评分>6 分表示有风险)。

4. 护士与医生合作,立即提供干预措施,包括测定乳酸水平以评估器官灌注情况,收集尿液、血液和痰培养以评估感染原,启动抗菌和静脉输液治疗,并对其状态的进一步变化进行反复评估。根据 2021 年脓毒症指南,这些评估应包括检查毛细血管的充盈时间。进一步的干预措施将取决于患者的反应,可能包括更换呼吸机管路、增加液体或血管升压药治疗,以改善灌注和降低器官功能障碍的风险。

脓毒症与脓毒症休克的处理原则

由于脓毒症危及生命,及时治疗有助于改善预后,因此优先干预措施应在特定时间间隔内分组和实施。这些干预措施被称为"脓毒症集束化策略",可以降低治疗的复杂程度,提高医疗保健团队应对脓毒症的速度。图 10-2 显示了 2019 年修订的 1 小时脓毒症集束化治疗策略,列出了在识别脓毒症后 1 小时内启动的一组干预措施。SSC 还提供了《脓毒症和脓毒症休克的国际管理指南》,并于 2021 年更新,网站提供了最新信息列表,以下信息基于本文撰写时所掌握的证据,然而,关于脓毒症管理的研究仍在进行中,治疗建议可能会发生变化。

一般来说,脓毒症或脓毒症休克患者的治疗包括治疗潜在的病因、液体复苏、支持功能失调的器官系统,以及应用循证实践来预防并发症和实现护理目标。

治疗潜在的病因

治疗方案首先要控制感染原,并在发现症状后 1 小时内进行经验性广谱抗菌治疗。确定感染原是至关重要的,因为如果没有控制感染原,治疗就不会成功。理想情况下,在使用抗生素之前至少进行两组血培养,但培养物采集的延迟不应延误治疗。指南规定了如何采集培养物,通常包括一组经皮抽取,另一组通过血管通路装置采集。抗生素的使用绝对不能推迟。即使没有确定感染原,也要在识别脓毒症后的 1 小时内使用抗菌药物。一旦确定了感染原并获得了培养结果,就应该采用针对性的抗生素治疗,以提供更具体的覆盖范围。抗菌治疗以外的感染控制干预措施可能包括脓肿引流或拔除血管内导管、留置导尿管、血管移植物或矫形外科装置。

液体复苏

2021 年 SSC 指南建议,低血压或乳酸水平≥4mmol/L 的脓毒症患者在识别症状后 3 小时内接受 30mL/kg 平衡晶体液。正如 1 小时脓毒症集束化策略所示,应在发现脓毒症后 1 小时内开始输液。输液可增加血管内容量,从而改善器官灌注,降低器官功能障碍和死亡的风险。初始复苏的目标是使平均动脉压(mean arterial pressure,MAP)达到 65mmHg,乳酸水平恢复正常。输液过程中需要密切监测,以避免输液过量。

虽然建议所有脓毒症患者进行液体复苏,但对于可能发生肺水肿的急性呼吸窘迫综合征(acute respiratory distress syndrome,ARDS)、心力衰竭或慢性肾脏疾病患者,需要多加考虑。存在这些并发症的患者在液体复苏期间需要密切监测。已经使用高流量吸氧的患者可能会经历进一步的呼吸功能损害,需要插管和机械通气。在最初的药物治疗后,大多数患者需要持续补液,但进一步决定是否进行容量给药是基于对患者的血流动力学评估。

SSC 指南强调,血流动力学的动态监测比静态监测更可取。动态测量包括体征,如皮肤瘀点、四肢温度和毛细血管再充盈时间。被动抬腿试验是另一种无创评估方法,用于确定患者对进一步的液体复苏是否有反应。表 10-5 提供了一组动态和静态的血流动力学监测方法,用于确定脓毒症患者是否会从额外的输液中获益。关于血流动力学监测的详细讨论请参阅第 4 章。

表 10-5　动态和静态血流动力学监测

动态监测	静态监测
脉压变异率	中心静脉压
收缩压脉搏变异度	肺动脉阻塞压
脉搏灌注变异指数	全心舒张末期容积
每搏量变异度——通过被动抬腿试验	左心室舒张末期容积
下腔静脉——超声检查	

支持功能失调的器官系统

虽然研究仍在进行,但目前还没有治疗方法能够预防脓毒症和脓毒症休克中的宿主反应失调。立即使用抗生素和去除感染原可减轻宿主反应的影响并缩短其持续时间,但宿主反应一旦开始,即使在控制了感染原之后,这种反应仍可能继续。因此,支持受影响器官的干预措施在脓毒症和脓毒症休克的管理中是必不可少的。

心血管系统功能障碍

免疫反应失调对心血管系统的影响包括心肌功能障碍、全身血管扩张和毛细血管通透性增加。在低血容量、心输出量正常或升高、灌注不足的情况下,这种联合作用可导致外周水肿。在液体复苏期间或之后出现的难治性低血压可能提示需要静脉注射血管升压药。去甲肾上腺素是治疗脓毒症和脓毒症休克的首选血管升压药。根据 2021 年的 SSC 指南,如果去甲肾上腺素无法使血压达到65mmHg 的目标,则需要加入抗利尿激素。心功能不全合并脓毒症患者出现持续低血压时,需要添加多巴酚丁胺或改用肾上腺素。

需要密切监测使用血管升压药的患者,以确保使用最小剂量达到预期效果。持续监测脓毒症或使用血管升压药导致的心律失常,并且需要频繁评估灌注,包括血压、末梢器官参数、皮肤瘀点检查和毛细血管再充盈时间,这些也是护理的基本要素。使用血管升压素可以从外周启动以恢复MAP,直到中心静脉通路开通。置入动脉导管可提供连续的动脉血压测量,便于实时监测血压信息并采取治疗策略。动脉和中心静脉通路需要精细的护理,以防止感染。此外,一旦不再需要,应立即拔除所有侵入性导管,以最大限度地降低并发症的风险。

脓毒症免疫反应失调也可能导致微血栓,进一步损害外周灌注。此外,脓毒症患者通常行动不便,这也增加了血栓形成的风险。由于静脉血栓栓塞是脓毒症的一种严重并发症,有时甚至是致命的,因此,2021 年脓毒症指南建议使用低分子量肝素预防血栓形成,除非患者对抗凝治疗有明确的禁忌证。

肺功能障碍

脓毒症的全身性炎症导致肺血管渗出和微血栓,并滞留在呼吸系统的小血管内。因此,脓毒症和脓毒症休克患者可发生 ARDS,需要气管插管和机械通气。SSC 指南支持使用低潮气量通气(6mL/kg,预估体重),即平台压力≤30cmH$_2$O,并使用呼气末正压,以最大限度降低高潮气量和高浓度吸氧可能引起的肺损伤风险。应用较高的呼气末正压可以促进气体交换和通过增加氧分压打开肺泡。俯卧位通气也适用于脓毒症 ARDS 患者。关于 ARDS 管理的进一步讨论请参阅本书的第 9章和第 19 章。

脓毒症增加了对氧气的需求,而 ARDS 使氧气供应减少,因此减少氧耗的策略是护理工作的关键环节。这些策略包括：

- 与医生合作控制心率、呼吸频率和体温。
- 评估和治疗疼痛。
- 预防寒战。
- 提供安慰措施，包括口头安慰和解释。
- 巩固活动，允许拥有休息时间，促进夜间睡眠。
- 如果有临床指征，与医疗团队合作，对患者进行机械通气。
- 在标准化镇静评估工具的指导下使用镇静剂（见第6章）。

肾功能不全

肾功能不全是脓毒症和脓毒症休克的常见后遗症。通过评估血清肌酐和电解质，以及测量尿量来监测，通常尿量会高于0.5mL/（kg·h）。肾损伤的患者可能需要调整药物剂量，特别是抗生素。在某些情况下，肾功能不全进展时，需要肾脏替代治疗（renal replacement therapy，RRT）；然而，SSC指南建议根据相关的不良患者预后，慎重考虑实施这种干预措施。关于肾功能不全和RRT的完整讨论请参阅本书的第14章。

基于现有证据的最佳实践

除了抗生素的使用、病因控制、液体复苏和器官功能障碍的管理外，SSC指南还为脓毒症患者的护理提供了其他建议。这些措施包括血糖管理、应激性溃疡预防、深静脉血栓预防、合理使用血液制品、提供肠内营养，以及为患者和家属制定护理目标。表10-6列出了2021年SSC指南中的一些建议。

血糖管理

控制血糖，维持血糖在90～180mg/dL，可以改善一些危重症患者的预后。2021年SSC指南建议，如果患者的血糖水平超过180mg/dL，则开始使用胰岛素。对于使用静脉注射胰岛素来维持血糖的患者需要经常监测血糖（例如，每1～2小时一次），这是护士可行的干预措施。

输血

虽然充足的血红蛋白对于确保足够的载氧能力是必要的，但2021年SSC指南建议对输血采取限制性策略。在这一患者群体中，频繁输血与发病率和死亡率增加相关，因此，输血的阈值通常设置为血红蛋白7g/dL。特殊情况有严重并发症的患者，如活动性心肌梗死或近期发生过心肌梗死的患者，可能需要进行心电图检查。

提供营养支持

除非有禁忌证，肠内营养支持是专业营养支持的金标准和首选途径。营养支持的常规指导原则包括总热量摄入25～35kcal/（kg·d），蛋白质摄入1.5～2.0g/（kg·d）。肠内营养优于肠外营养，应在72小时内开始。早期开始肠内营养可维持肠道的完整性，防止肠道通透性增加，并可能降低胰岛素抵抗的风险。可以请营养专家协助制订营养计划。

提供社会心理支持

本书的第1章和第2章讨论了社会心理支持的许多方面。特别重要的是及时进行护理目标的讨论。2021年SSC指南建议脓毒症和脓毒症休克患者入住ICU 72小时内，应联系家属，以确定护理的目标，并讨论预后。使用姑息治疗沟通技巧有助于促进这些对话的有效性。

脓毒症幸存者可能会经历短期和/或长期的影响，包括持续数月至数年的认知或生理残疾。由于住院时间过长，脓毒症患者有发生重症监护后综合征的风险，详见第2章。要提高患者依从性，就必须制订周密的出院计划并开展适当的教育。及时的资源协调和出院后的早期随访可能会降低再入院率。2021年的脓毒症指南包括了与医护人员在护理过渡期沟通的相关建议，表明了脓毒症幸存者照护连续性的重要性。

新型冠状病毒感染

新型冠状病毒感染（COVID-19）导致重症监护病房住院人数和住院患者死亡人数激增。严重的COVID-19与脓毒症休克患者的症状叠加，可能包括精神状态改变、呼吸困难、少尿、心动过速、凝血功能障碍和多器官功能障碍。SSC COVID-19小组制定了指南，其中包括COVID-19危重症患者护理的最佳实践指南和强烈建议。此外，美国国立卫生研究院（national institutes of health，NIH）还协助成立了一个COVID-19治疗指南小组，以审查证据并提供最新的在线指导。在线发布意味着随着我们对COVID-19适当治疗的理解的发展，NIH指南也会发生变化。护士和医疗服务提供者可以

表 10-6　2021 年拯救脓毒症运动指南对脓毒症和脓毒症休克的建议

复苏	脓毒症和脓毒症休克属于医疗紧急情况,应立即开始复苏 对于可能发生脓毒症休克或脓毒症的患者,在识别后 1 小时内给予抗生素 对于怀疑有脓毒症的患者,监测血清乳酸水平 在前 3 小时内给予 30mL/kg 的晶体液 采取动态措施来指导进一步的液体复苏
复苏的目标	实现 MAP≥65mmHg,并使乳酸正常化
使用血管升压药	当适当的液体复苏不能达到足够的 MAP 时,使用去甲肾上腺素作为一线血管升压药 如果去甲肾上腺素不能达到 MAP≥65mmHg 的目标,则给予抗利尿激素,然后再给予肾上腺素 如果患者有心功能障碍,可使用去甲肾上腺素联合多巴酚丁胺或单独使用肾上腺素 经常重新评估容量状态,以指导进一步的输液管理
抗生素治疗	对于脓毒症休克或脓毒症患者,在症状识别后 1 小时内给予经验性抗生素治疗 对传染性和非传染性原因进行快速评估 对于无休克的患者,如果可能出现脓毒症,应对病因进行快速评估,如果病因持续存在,应在 3 小时内给予抗生素 当确定感染原和药敏结果可用时,使用窄谱抗生素治疗 评估每日抗菌药物的降级情况
类固醇	对需要持续使用血管升压药治疗的脓毒症休克患者使用类固醇
血液制品	采用限制性的输血策略
通气	对于脓毒症引起的低氧性呼吸衰竭,优先使用高流量鼻导管而不是无创通气 对于接受有创机械通气治疗脓毒症诱发的 ARDS 患者,使用低潮气量和平台压的上限目标为 30cmH$_2$O 对于中度至重度脓毒症诱发 ARDS 的患者,使用较高的呼气末正压而不是较低的呼气末正压;每天进行俯卧通气超过 12 小时,间歇使用神经肌肉阻滞剂而不是持续输注 当有基础设施的有经验中心进行常规机械通气失败时,使用静脉体外膜肺氧合
血糖控制	应用一种方案来处理血糖＞180mg/dL 的患者的高血糖问题 使用胰岛素,目的是维持血糖＜180mg/dL
肾脏替代治疗	对于脓毒症或脓毒症休克和急性肾损伤患者,使用持续或间歇性 RRT。对于没有明确适应证(高钾血症、严重代谢性酸中毒)的成人,没有充分证据表明要对脓毒症引起的急性肾损伤使用 RRT
营养	开始早期肠内喂养(72 小时内),并在耐受情况下提前
设定护理目标	在与患者和家人讨论护理目标、实现这些目标的预后以及预后的确定程度时,要融入姑息护理原则,尽早在入住 ICU 后 72 小时内,进行适当的终末护理计划

　　Data from Evans L, Rhodes A, Alhazzani W, et al: Surviving Sepsis Campaign: International Guidelines for Management of Sepsis and Septic Shock 2021. *Crit Care Med.* 2021; 49(11): e1063-e1143.

通过经常学习指南,以获得指导其照护的新信息,从而促进患者获得最佳结局。除了脓毒症的管理原则外,COVID-19 患者的重症护理还包括感染的预防和控制、液体复苏、通气和俯卧位治疗。

感染预防与控制

　　导致 COVID-19 的新型冠状病毒通过呼吸道分泌物传播,因此预防和控制感染对保护医护人员及其家属和其他患者至关重要。随着我们对这种病毒的理解不断演变,感染控制指南也经常发生变化,从而导致了困惑和压力。护士必须了解在临床环境中指导使用个人防护装备的政策和程序。医院必须对可用的个人防护用品供应、优化这些供应的策略,以及在供应允许后立即恢复常规使用的计划保持透明。有关常规、应急和危机标准下使用个体防护装备的描述,请参阅第 22 章。

　　SSC COVID-19 指南指出,在重症监护室等场所,进行产生气溶胶的治疗护理时,医疗保健提供者必须佩戴适合的呼吸器(N95、PAPR、FFP2 等)。除呼吸防护外,护眼设备、防护服和手套也是当前医护人员防护建议中的关键要素。除了个人防护装备外，还有工程控制措施，如使用负压隔离病房，以及管理控制措施，将感染患者进行隔离，也是额外需要考虑的措施。由于对感染控制指南的理解不断改变，护士应该提出问题并从可靠的来源获得信息。

液体复苏

由于对免疫反应和病理生理途径尚未完全了解，因此COVID-19的治疗策略仍不确定。呼吸衰竭是COVID-19严重的标志，其特征是由于毛细血管通透性增加，易导致复苏引起的肺充血。与SSC的脓毒症指南类似，NIH COVID-19指南小组建议根据血流动力学的动态监测来决定是否输液，包括皮肤温度、毛细血管再充盈时间和乳酸水平。此外，NIH指南建议使用平衡晶体液而不是非平衡晶体液，并避免使用白蛋白。因肺水肿而不能进行进一步液体复苏的持续性低血压患者，应开始使用血管升压药，推荐的一线药物是去甲肾上腺素。

通气

COVID-19患者的重症症状通常发生在症状出现后1周，以呼吸困难和组织缺氧为特征，危重症患者需要补充氧气，包括采用高流量和无创通气，并密切监测呼吸衰竭情况。表明疾病进展的征象和症状包括呼吸深度的变化、呼吸频率的改变、异常肺部听诊音，以及意识状态或注意力变化。COVID-19患者可发生急性低氧性呼吸衰竭，在补充氧气的情况下，仍会出现低氧饱和度，需要气管插管和机械通气。理想情况下，在升级到高级呼吸支持之前，应与患者及其家属讨论机械通气的使用，以形成与患者预期结果相一致的护理计划。如果气管插管是必要的，并符合患者的意愿，则由经验丰富的医生在一个特定的环境中进行操作，以减少COVID-19的传播风险。第9章进一步讨论了COVID-19患者呼吸窘迫的护理管理问题。

俯卧位通气

在其他通气方式失败时，俯卧位可改善非插管和插管的ARDS和COVID-19患者的氧合。俯卧位可以实现肺部扩张、分泌物引流和增加氧合作用。通气和灌注结果改善是由于血流重新分配和背侧肺区域扩张。在仰卧位时，腹侧肺、心脏和腹部器官增加胸膜压，导致背侧肺受压，俯卧位逆转了这种效果。

在某些情况下，患者是清醒的，能够自己调整体位，因此可以鼓励他们使用俯卧位来改善通气和氧合。对于服用镇静剂或无法自主呼吸的患者，俯卧位通气需要协调、同步的动作，并且需要与其他团队成员合作，缓慢、有条不紊地进行。需要仔细注意团队成员之间的工作过程和沟通，以防止医疗设备的脱落。一些机构利用俯卧团队（proning teams）重新调整患者位置并监测其反应。对于ARDS患者，决定是否开始俯卧位通气取决于疾病的严重程度。虽然俯卧通气是有益的，但它不是一种抢救疗法，并不是所有患者都能通过此种方法改善氧合情况。因此，有必要对患者进行精细化护理，以防止出现相关的并发症，如压力性损伤（pressure injury，PI）、非计划性拔管和误吸。患者保持俯卧位18小时，然后仰卧至少6小时。表10-7列出了危重症患者在俯卧位时应考虑的护理事项。

表10-7　俯卧位患者的护理

俯卧位患者的护理
• 评估血流动力学的稳定性和氧合情况
• 遵医嘱使用镇静剂和神经肌肉阻滞剂
• 提供眼部护理
• 根据需要提供口腔护理和负压吸引
• 在骨突起和面部使用水胶体敷料，防止皮肤破损
• 确保气道安全
• 排空引流袋
• 将心电图电极片放置在后胸壁上
• 监测对俯卧位的反应，包括血流动力学和呼吸状态
• 每2小时重新安置体位一次，防止压力性损伤
• 保持反向头低脚高位，防止误吸

物质使用障碍

吸毒和酗酒是一种普遍现象，也是导致多系统疾病的一个重要原因。药物或乙醇过量可能是故意的或意外的，并导致较高的发病率和死亡率。摄入过量可能涉及一种或多种物质，并可能是急性的，如处方或非处方药的剂量不准确；也可能是慢性的，如持续使用乙醇或阿片类药物导致耐受，需要更高的剂量以达到相同的效果。美国CDC的数据显示，阿片类药物处方率在2012年达到顶峰，此后有所下降，可能是由于提供者对过量风险的认识提高。尽管发生了这种变化，但 2020—2021 年，阿片类药物过量导致的死亡人数增加了 15%，主要原因是芬太尼等合成阿片类药物增加（CDC，2022）。

当患者出现急性中毒或过量服用时，照护的首要措施是维持患者气道通畅，保证呼吸和循环。中毒或用药过量的程度因摄入量、患者接受治疗的时间、患者的年龄、对药物的耐受性和潜在的并发症情况不同而变化。因此，收集前瞻事件的数据和密切监测临床恶化也是必要的护理措施。

病因、危险因素和病理生理学

酒精中毒（过量）

酒精过量，通常被称为酒精中毒，最常出现在酒精使用障碍者、尚未达到法定饮酒年龄的年轻人或与其他药物混合使用企图自杀的人群中。有 4 种类型的酒精会导致饮酒过量：

1. 乙醇（乙醇或谷物醇）；
2. 甲醇（木醇）；
3. 乙二醇（防冻剂）；
4. 异丙醇（外用醇、溶剂和除冰剂）。

其中最常见的是乙醇过量。酒精很容易溶解在身体质膜的脂质成分中，从而迅速穿过血脑屏障，影响中枢神经系统。

酒精中毒的大多数临床表现可以通过与大脑中的神经递质和神经受体的相互作用来解释。酒精可直接与中枢神经系统中的 γ- 氨基丁酸受体结合，并引起镇静作用。乙醇水平超过 300～400mg/dL（血液酒精含量为 0.3%～0.4%）是有害的，可导致呼吸抑制。酒精水平低于 50mg/dL（血液酒精水平为 0.05%）可能会导致一种放松感，但通常不能解释判断力受损或行为改变。血清酒精水平为 80mg/dL（血液酒精水平为 0.08%）是在美国大部分地区驾驶汽车的合法上限。在甲醇中毒的情况下，血清水平为 50mg/dL（轻度中毒）至 100mg/dL（严重中毒）。

对任何一种有毒酒精的一个重要评估是血清渗透压和血清渗透压差的增加，这可能包括或不包括高阴离子间隙（如 >12mEq/L）型代谢性酸中毒。血清渗透压由血浆中不同的溶质浓度决定。渗透压差是测定的血浆渗透压和计算出的血浆渗透压之间的差值。当未测量的渗透溶质（如毒素、甲醇、乙二醇）在血浆中时，就会存在渗透压差。

虽然所有 4 种类型的酒精中毒都可导致代谢性酸中毒和渗透压差升高，但只有甲醇和乙烯会导致高阴离子间隙型酸中毒。代谢性酸中毒表现为血清碳酸氢盐水平下降，表明氢离子的产生超过了肾脏的排泄能力。过量的系统性氢离子导致代偿性过度通气，因为机体试图使 pH 升高。有关酸碱失衡的更多信息，请参阅第 5 章。

不同类型的酒精对患者的影响也不同。例如，甲醇中毒产生的代谢物是甲醛和甲酸，它们会引起视神经和中枢神经系统的损伤。异丙醇中毒与其他类型的酒精中毒的区别在于尿液和血清中都存在酮酸。这通常会导致代谢性酸中毒，但有时由于丙酮的快速排泄，酸中毒不发生。异丙醇吸收迅速，只要摄入 150mL 异丙醇就会致命，引起毒性的是其母体化合物，而不是代谢物。

临床表现

过量摄入任何类型的酒精都会导致中枢神经系统症状，如反应迟缓、情绪不稳定或行为不稳定。失忆症可能会发生在中毒期间。人们可能在摄入致命剂量之前失去意识；然而，在某些情况下，快速饮酒会导致呼吸抑制或呕吐时误吸而死亡。据估计，每年有 130 万人因酒精相关问题而入院。长期饮酒并因其他原因入院的患者可能会出现严重的戒断症状，需要接受药物治疗，并且通常比没有酒精使用障碍的患者需要更长的住院时间。2015—2019 年，平均有超过 33 658 人死于饮酒。

每种酒精摄入类型所特有的体征和症状包括：

- **急性乙醇中毒**：肌肉不协调、口齿不清、昏迷、低血糖、面色潮红、癫痫发作、昏迷、呼吸抑制和反射减退。
- **甲醇中毒**：神经系统抑制、代谢性酸中毒和视力障碍。
- **乙二醇中毒**：神经系统抑制、心肺并发症、肺水肿和肾小管变性。
- **异丙醇中毒**：神经系统抑制、反射消失、呼吸抑制、体温过低、低血压和胃肠道不适。

诊断性检查

对于怀疑酒精过量的患者，初始评估包括检查血糖水平，因为低血糖或高血糖可能与中毒类似。此外，来自患者、家人、朋友或发现患者的人所提供的病史有助于确定摄入的类型和量。诊断性检查可能有助于确定所摄入的药物和指导适当的治疗。这些包括：

- **乙醇和甲醇血清水平**：如果摄入这些物质，这些物质水平就会升高。异丙醇血清浓度的检测并不像乙醇和甲醇血清浓度检测那样常见。
- **尿液分析**：醇中可能含有草酸盐结晶。摄入异丙醇可能会导致乙二醇中毒和酮体中毒。
- **血清肌酐和血尿素氮水平**：其升高可能是由于肾功能障碍。对药物过量不灵敏，也无特异性。
- **转氨酶**：某些类型酒精的肝毒性作用会导致肝功能检测值升高。血氨水平也是一个重要的评估标准，如果患者表现出持续的精神状态改变、有肝毒性损伤史或与高转氨酶水平相一致的肝毒性。
- **血糖和电解质**：酒精中毒患者可能发生低血糖，因为酒精会影响葡萄糖的产生。酒精摄入还会导致电解质紊乱和代谢性酸中毒。
- **心电图和心脏监测**：急性酒精中毒患者，特别是有慢性饮酒史的患者，发生心律失常的风险较高。
- **尿检**：摄入酒精的患者可能也摄入了其他物质，因此并发中毒可能导致临床表现。
- **血清对乙酰氨基酚和水杨酸水平**：如果患者摄入酒精，同时摄入对乙酰氨基酚和水杨酸，有协同伤害的风险，故需要特殊治疗来减轻这些药物的毒性作用。检查血清水平可以确保及时和适当地治疗。
- **甲状腺功能测试**：甲状腺功能缺乏可能导致酒精使用的症状和导致慢性酒精使用的潜在情绪障碍。

酒精过量的治疗

酒精过量的管理主要是支持性治疗，重点是评估患者维持气道通畅、呼吸和循环的能力。由于酒精的利尿作用可能使患者脱水，因此常给予静脉输液。评估液体管理的耐受性是一个关键的考虑因素，因为长期饮酒的患者有更高的心力衰竭风险。维生素 B_1 通常用于酒精中毒或过量服用的患者，以治疗潜在的维生素 B_1 缺乏症或韦尼克综合征（一种酒精使用的并发症）。酒精水平高于 100mg/dL 的患者可能会表现出判断能力下降和不稳定的行为，而酒精水平越高，风险就越高。因此，在护理急性酒精中毒患者时，护士和医疗保健团队也必须优先考虑自身的安全。

使用乙醇或首选甲吡唑抑制酒精脱氢酶是管理摄入甲醇和乙二醇所致毒性的主要方法。可口服或静脉注射乙醇，以维持 $100\sim150$mg/dL 的血液浓度，以防止酒精代谢为有毒代谢物。甲吡唑是首选药物，因为它能使乙二醇浓度出现可预测的下降，同时不会产生与乙醇相关的镇静副作用。有时需要进行血液透析，以清除酒精和有毒代谢物，持续治疗至代谢性酸中毒消失。甲醇中毒中的叶酸（亚叶酸）可作为甲酸消除的辅因子。

异丙醇没有拮抗剂。对异丙醇引起的毒性采取支持性措施进行治疗。这些患者可能需要机械通气、静脉输液，在某些情况下，还需要透析。

酒精戒断综合征

长期饮酒的患者可能会因酒精戒断反应而入院治疗，也可能会因不同的原因入院并出现戒断反应。酒精戒断的反应从轻微焦虑到幻觉和可能危及生命的癫痫发作（表 10-8）。戒断反应出现的时间框架也会有所不同，并受到基线酒精消耗量和频率、合并症、年龄较大，以及同时存在的肝脏疾病的影响。虽然许多患者可能出现戒断反应，但只有约 5% 的患者出现严重戒断、震颤性谵妄（delirium tremens, DT）。DT 的症状包括定向障碍、幻觉、高血压、心动过速、躁动和出汗，通常在最后一次饮酒后 48～96 小时开始。来自患者或家属的完整病史能帮助确定酒精摄入量和饮酒频率，有助于制订酒精滥用患者的护理计划。记录最后一次饮酒的时间也很重要，因为这将有助于确定最有可能的戒断反应的时间范围。定期使用酒精戒断反应评估工具测量症状的严重程度，有助于那些出现戒断风险的患者进行积极治疗（图 10-3）。

表 10-8　酒精戒断综合征的症状

症状	停止饮酒后出现的时间
- **轻微的戒断症状**：失眠、颤抖、轻度焦虑、胃肠不适、头痛、出汗、心悸、厌食症	6～12h
- **酒精性幻觉**：幻视、幻听或幻触	12～24h[a]
- **戒断性痉挛发作**：全身强直阵挛性发作	24～48h[b]
- **酒精戒断性谵妄（精神错乱性震颤）**：幻觉（主要是视觉上的）、定向障碍、心动过速、高血压、低热、躁动、出汗	48～72h[c]

[a] 症状通常在 48 小时内消失。
[b] 早在戒断后 2 小时就出现了症状。
[c] 症状在第 5 天达到高峰。

Data from Bayard M, McIntyre J, Hill KR, et al: Alcohol withdrawal syndrome. *Am Fam Physician*. 2004; 69(6): 1443-1450.

临床研究所酒精戒断评估量表，修订版(CIWA-Ar)

患者：_____ 日期：_____ 时间：_____ （24小时制，午夜为00:00）

脉搏或心率，持续测量1分钟：_____ 血压：_____

恶心和呕吐——询问"您感觉恶心吗？有没有呕吐？"观察。
0分 无恶心症状也无呕吐症状
1分 轻度恶心无呕吐
2分
3分
4分 间歇性恶心伴有干呕
5分
6分
7分 持续恶心，频繁干呕和呕吐

触觉紊乱——询问"您是否感到瘙痒、刺痛感、灼烧感、麻木感，或者感觉有虫子在您的皮肤上或下爬行？"观察。
0分 无
1分 非常轻微的瘙痒、针刺、灼烧或麻木感
2分 轻度瘙痒、针刺、灼烧或麻木感
3分 中度瘙痒、针刺、灼烧或麻木感
4分 中度偏严重的幻触
5分 严重的幻触
6分 极严重的幻触
7分 持续的幻触

震颤——手臂伸展，手指分开，观察。
0分 无震颤
1分 不可见，但可以通过指尖与指尖的触摸感觉到
2分
3分
4分 中度，患者手臂伸展时可观察到
5分
6分
7分 重度，即使患者手臂没有伸展也可观察到

听觉障碍——询问"您是否更加注意周围的声音？它们是否刺耳？它们是否让您感到恐惧？您是否听到任何让您感到不安的声音？您是否听到一些您明知不存在的声音？"观察。
0分 不存在
1分 非常轻微的刺耳或恐惧
2分 轻度刺耳或恐惧
3分 中度刺耳或恐惧
4分 中度偏严重的幻听
5分 严重的幻听
6分 极严重的幻听
7分 持续的幻听

阵发性出汗——观察。
0分 无汗水可见
1分 几乎察觉不到的出汗，手掌湿润
2分
3分
4分 额头上有明显的汗珠
5分
6分
7分 汗流浃背

视觉障碍——询问"光线是否显得过亮？它的颜色是否不同？是否刺痛您的眼睛？您是否看到任何让您感到不安的事物？您是否看到一些您明知不存在的事物？"观察。
0分 不存在
1分 非常轻微的敏感
2分 轻度光敏感
3分 中度光敏感
4分 中度偏严重的幻视
5分 严重的幻视
6分 极严重的幻视
7分 持续的幻视

焦虑——询问"您是否感到紧张？"观察。
0分 无焦虑，安心
1分 轻微焦虑
2分
3分
4分 中度偏严重的焦虑，或谨慎，因此可以推断存在焦虑
5分
6分
7分 等同于在严重谵妄或急性精神分裂反应中所见的急性恐慌状态

头痛，头胀——询问"您的头部感觉有何不同？感觉像头部周围缠绕着一条带子吗？"不考虑眩晕或头晕的因素，其他情况下，评估严重程度。
0分 不存在
1分 非常轻微
2分 轻度
3分 中度
4分 中度偏严重
5分 严重的
6分 非常严重的
7分 极其严重的

躁动——观察。
0分 正常活跃
1分 稍微超过正常活跃
2分
3分
4分 中度坐立不安、不安静
5分
6分
7分 在大部分面试期间来回走动，或不停地扭动身体

定向和感知状态模糊——询问"今天是星期几？您在哪里？我是谁？"
0分 定向正确且能持续回答
1分 不能进行连续回答或对日期不确定
2分 对日期失去感知但不超过2天
3分 对日期失去感知并且超过2天
4分 对地点/或个人失去感知

CIWA-Ar总得分 _____
评估者信息 _____
最多得分67分

CIWA-Ar 没有版权限制，可以自由复制。这个用于监测戒断症状的评估大约需要5分钟来完成。最高分为67分（参见评估量表）。得分低于10分的患者通常不需要额外的戒断药物。

图 10-3 修订的临床研究所酒精戒断评估量表（CIWA-Ar）［Adapted with permission from Sullivan JT, Sykora K, Schneiderman J, et al: Assessment of alcohol withdrawal: the revised Clinical Institute Withdrawal Assessment for Alcohol Scale（CIWA-AR），*Br J Addict 1989*; 84（11）: 1353-1357.］

大多数的治疗方案包括输注液体、电解质和营养替代品。使用维生素 B₁ 可以预防或治疗韦尼克脑病，这是一种严重维生素 B₁ 缺乏症引起的脑病，常见于酒精中毒或严重营养不良患者。多种维生素、叶酸和镁替代品也是酒精戒断患者的治疗方案的常见元素，通常由于慢性饮酒导致胃吸收受损而采用静脉注射。苯二氮䓬类药物按预定剂量或根据症状评估的需要给药。起中间作用的苯二氮䓬类药物（如劳拉西泮）通常是急性和危重症护理中的首选药物。所有的苯二氮䓬类药物在酒精戒断综合征的治疗中似乎效果相同。在中度至重度戒断时，长效药物可能是首选。辅助药物也可以在某些情况下用于治疗躁动或幻觉，但是在使用氟哌啶醇时要谨慎，因为它可以降低癫痫发作阈值，并可能延长 QT 间期。右美托咪定或可乐定可能有助于减轻自主神经症状。关于药物制剂的更多讨论请参阅第 7 章。

典型案例分析
酒精中毒

患者，19 岁，男性，在一次聚会上喝酒后失去意识，室友将其带到了急诊科。初步评估显示，意识水平下降，对刺激的反应下降。最初的实验室检查结果显示，血清酒精浓度为 430mg/dL。当前生命体征为：

T	直肠 36.5℃（97.8℉）
HR	120 次 /min（窦性心动过速）
RR	16 次 /min
BP	92/70mmHg

在室内空气中脉搏血氧饱和度为 94%。

问题 1：对该患者的优先干预措施是什么？

问题 2：哪些信息将有助于指导治疗？

答案

1. 维持气道和血流动力学稳定、开放和维持静脉通路、给予静脉输液及提供解毒剂。

2. 摄入量、类型及摄入后的时间。

因酒精戒断或表现出戒断反应而入院的患者的出院计划包括讨论药物使用障碍的治疗方案。虽然饮酒在许多文化中都很普遍，但过量饮酒和长期饮酒的后果可能是严重的。与病例管理和社会工作的合作可以促进过渡到适当的护理。

药物过量

药物过量可能涉及任何类型非法、处方或非处方的物质或药物。大多数过量服用包括镇痛剂（阿片类药物、阿司匹林和对乙酰氨基酚）、抗抑郁药、镇静剂、治疗咳嗽和感冒的非处方药物，以及非法药物，如可卡因、海洛因或甲基苯丙胺。美国 CDC 统计中心指出，2020 年 4 月—2021 年 4 月，有超过 10 万人死于药物过量，其中 7.5 万人死于阿片类药物（CDC，2022）。非法转移处方阿片类药物、非法使用合成阿片类药物、意外过量和自杀意图都导致了阿片类药物过量引起的死亡。为了应对阿片类药物死亡人数的急剧上升，CDC 于 2016 年发布了阿片类药物处方指南，并敦促加强对患者和医务人员进行有关阿片类药物使用风险和疼痛替代疗法的教育。2022 年，CDC 发起了**芬太尼真相运动**（Facts on Fentanyl），以提高人们对合成阿片类药物高效药物的认识（CDC，2022）。

对乙酰氨基酚也是导致药物过量的一个重要原因。对乙酰氨基酚容易作为缓解发热或疼痛的制剂，也存在于许多联合药物中，包括非处方和处方药物。对乙酰氨基酚可引起肝细胞损伤，可能严重到需要进行肝移植。

违禁药物经常被故意用来诱导一种放松的状态、提高情绪或产生不寻常的意识状态。这些效应是与血清素、多巴胺或去甲肾上腺素等神经递质的化学相似性的结果，它们改变了神经递质 - 受体的相互作用。长期使用，神经递质受体会发生适应性变化，这意味着需要更高剂量的药物才能产生同样的效果。髓质吸气神经元对药物的抑制高度敏感，特别是巴比妥类药物和吗啡，过量使用这些药物往往导致呼吸骤停而继发死亡。

临床表现

药物过量的具体症状取决于所摄入的物质。然而，也有一些常见的体征和症状，包括精神状态的改变、意识水平下降或增加、行为改变和呼吸抑制。表 10-9 总结了特定药物过量服用的症状和体征。

诊断性检查

对药物过量患者的诊断检查可能包括以下内容：

表 10-9　过量服用的症状和体征

阿片类	• 意识水平的变化 • 呼吸抑制、误吸 • 血压过低 • 瞳孔缩小 • 胃运动能力下降
巴比妥类	• 意识水平降低 • 体温过低 • 呼吸抑制
苯二氮䓬类	• 精神状态改变 • 呼吸抑制 • 虚弱或震颤
可卡因	• 兴奋过度 • 头痛 • 血压升高 • 心动过速 • 恶心、呕吐、腹痛 • 发热 • 谵妄、惊厥、昏迷
苯环己哌啶（phencyclidine，PCP）	• 暴力行为 • 幻觉 • 癫痫发作 • 横纹肌溶解 • 高血压危象
三环类抗抑郁药	• 癫痫发作 • 昏迷 • 心律失常、心电图改变 • 心力衰竭 • 休克
水杨酸盐	• 耳鸣 • 眩晕 • 呕吐 • 体温过高 • 精神状态改变
对乙酰氨基酚	• 胃肠不适 • 肝毒性 • 肝坏死

- **毒理学筛查**：通常包括广谱测试，并筛查诸如安非他明、巴比妥类药物、苯二氮䓬类药物和麻醉剂等物质。如果已知该物质，则可以进一步确定该物质的血清水平。对于所有怀疑血清对乙酰氨基酚过量的病例都要检查水杨酸水平，因为这些病例需要特定的治疗。
- **动脉血气**：评估氧合、通气和酸碱状态，并测量阴离子间隙以确定代谢紊乱的严重程度。
- **血清葡萄糖和电解质**：通常由于过量而异常，需

进行测量，因为它们可能会影响临床表现，予以相应的治疗。

药物过量的管理原则

药物过量的最初临床评估集中在复苏和稳定患者。管理的原则包括维持气道通畅和充足的呼吸、预防并发症、避免进一步摄入物质或有毒代谢物，以及维持血流动力学稳定。具体的治疗方法取决于药物、暴露途径和暴露量，以及药物过量的严重程度。毒物控制中心的通知是至关重要的，因为他们通常有资源，提供有关适当治疗的具体指导。

气道和呼吸

1. 保持足够的通气。需要时，刺激患者呼吸。如果患者不能自主呼吸以维持氧合，防止呼吸性酸中毒，可能需要气管插管和机械通气。

2. 监测血氧饱和度和动脉血气结果（详见第 9 章）。

3. 除非有禁忌，否则将患者床头抬高至少 30°。

4. 根据患者的需要进行吸痰。

循环和维持血流动力学稳定

1. 确保静脉通路（大直径的外周或中央通路）。

2. 使用静脉输液以维持血管内容量。因为使用阿片类药物可导致血管舒张，所以患者可能会表现出难治性低血压。如果容量扩张不足以维持 MAP ≥ 65mmHg，则可能需要给予血管升压药。

3. 获取 12 导联心电图，并进行持续的心电监护。心律失常可能与药物过量有关，如使用可卡因引起的室上性心动过速和高血压。与医疗团队合作进行心律失常的管理，其中可能包括 β 受体阻滞剂、α 和 β 受体阻滞剂联合治疗或钙通道阻滞剂。

神经性抑郁

1. 测量血糖以排除低血糖，必要时用 50% 葡萄糖静脉注射治疗。

2. 通过检查碳氧血红蛋白水平来评估一氧化碳中毒。如果碳氧血红蛋白浓度高，需提供氧疗。

3. 如果有病史表明同时使用酒精，则使用维生素 B_1 静脉注射治疗韦尼克脑病。

4. 提供特定药物的解毒剂，以拮抗其效果。纳洛酮静脉注射或肌内注射可有效治疗阿片类药物过量，氟马西尼可用于治疗苯二氮䓬类药物过量。但对于有癫痫发作风险的患者，应谨慎使用氟马西尼。如果降低癫痫发作阈值的风险太大，气管插管保护气道可能是更好的选择。在某些情况下，如果患者反复出现症状，需要重复给予解毒剂。

催吐、清除药物和解毒剂

1. 催吐　该药物不再被推荐，尽管它曾经被用于诱导呕吐。几乎没有证据表明催吐剂能改善中毒患者的预后。患者误吸的风险也会增加，因为他们可能在催吐剂起效之前因药物过量而变得嗜睡。此外，几乎没有证据表明催吐剂可以防止药物吸收或降低全身毒性。

2. 洗胃　洗胃是指利用鼻胃管清除胃内容物，减少口服物质的吸收。如果在摄入短时间内洗胃，则可以清除大量摄入的药剂。由于胃排空时间的关系，如果在摄入后 1 小时以上洗胃，则疗效差。由于存在食管损伤和胃食管穿孔的风险，因此在处理摄入的腐蚀性制剂时禁用洗胃法。吸入性碳氢化合物有导致肺炎的风险，因此洗胃法禁用于碳氢化合物摄入后。

3. 活性炭　木炭吸收肠腔内摄入的毒素，使木炭毒素复合物在粪便中被消除，但不推荐用于摄入有腐蚀性酸碱、醇、锂或重金属的患者。木炭对大多数药物摄入是有用的，如果在接近摄入时（1 小时内）使用木炭，它对大多数药物摄入都有用，因为它只对残留在胃中的那部分药物产生影响。

4. 血液透析和血液灌流　因甲醇、乙二醇、水杨酸盐、锂、巴比妥酸盐、溴化物、水合氯醛、乙醇、异丙醇、普鲁卡因胺、茶碱、水杨酸盐和重金属引起的严重中毒，可考虑进行血液透析。血液灌流，指血液通过含吸收剂的碳罐（通常是木炭），可用于卡马西平、苯巴比妥、苯妥英和茶碱中毒的治疗。治疗性血浆置换也被用于促进毒素水平的快速降低。有关 RRT 的更多信息，请参阅第 14 章。

5. 解毒剂通过中和或拮抗毒性药物的作用来帮助抵消它们的作用。毒素及其特定的解毒剂包括：

- 对乙酰氨基酚：N-乙酰半胱氨酸；
- 阿片类药物：纳洛酮；
- 苯二氮䓬类：氟马西尼；
- 地高辛：解毒剂（地高辛抗体）；
- 氰化物：开尔氰酸酯；
- 三环类抗抑郁药：碳酸氢钠；
- β受体阻滞剂或钙通道阻滞剂：胰高血糖素和钙；
- 华法林：维生素 K。

预防并发症

1. 使患者熟悉周围的环境。

2. 评估自杀倾向，并在适当情况下实施一对一的监控。

3. 如有需要，插入鼻胃管用于减压和输送木炭或其他解毒剂。

4. 保持床头抬高 30° 以上，防止误吸。

5. 为患者和家属提供支持。

6. 监测终末器官损伤的体征和症状，如饮酒引起的肝功能障碍或可卡因引起的心功能障碍。

压力性损伤

压力性损伤（pressure injury，PI）是急危重症患者活动受限的并发症，会增加住院时间、恢复时间、感染风险、护理费用，以及给患者造成不适和损伤。对医疗保健团队来说，重要的是，PI 被认为在大多数情况下是可以预防的，并被视为护理质量的反映。因此，从 2008 年开始，医院对住院发生的 3 期和 4 期 PI 不给予补偿。

医院获得性压力性损伤（hospital acquired pressure injury，HAPI）是住院并发症，会增加住院时间和死亡率。在美国，每年有 100 万～300 万人受到 PI 的影响，5%～15% 的临终关怀患者发生过 PI。由于它们与护理质量及其财务影响有关，入院时存在压力性损伤的记录和降低发生率的干预措施是护理的要素。

美国国家压力性损伤咨询小组（national pressure injury advisory panel，NPIAP）将 PI 定义为压力或压力合并剪切力作用所致的皮肤或皮下组织局限性损伤。当一个人体位不变时，软组织就会被压缩在皮肤和骨骼之间，可能会导致局部缺血和组织死亡。通常，PI 发生在骨隆突处，如骶骨部、臀部或足跟部，但 PI 可以发生在任何软组织受压的地方，包括使用医疗设备的身体部位。例如，气管插管、鼻胃管或血压袖带都可导致 HAPI。PI 最常见的身体部位是骶骨部和足跟部。

造成 PI 的风险与多种因素有关。在重症监护室中，不活动、灌注不足、缺氧、体温过低和使用血管活性药物都会导致 PI。此外，营养不良和脱水会导致 PI 的发展，因为这些条件使组织更容易受到损伤。随着年龄的增长，皮肤和组织会发生生理变化，如皮肤变薄和组织无法分配压力负荷，老年人面临更大的风险。在低血压期间或使用血管升压药而引起的外周血管收缩会使血液从皮肤转移到更重要的器官。此外，糖尿病和外周血管疾病等其他合并症也会增加压力性损伤的风险。

根据 NPIAP，PI 的 6 个分期（表 10-10）分类如下：

表 10-10 压力性损伤分期

1 期压力性损伤	皮肤完整，变色
2 期压力性损伤	部分组织缺失，创面呈粉红或红色
3 期压力性损伤	全层组织缺失延伸至皮下组织；创面可能存在腐肉或痂，但不会遮盖创面的深度
4 期压力性损伤	全层组织缺失可延伸至肌肉、骨骼或肌腱；创面可能存在腐肉或痂，但不会遮盖创面的深度
不可分期	全层组织缺失；由于存在腐肉或痂，无法看清创面底部
深部组织损伤	紫色或栗色变色 完整的皮肤 不褪色

Data from National Pressure Ulcer Advisory Panel. NPUAP Pressure Injury Stages.

压力性损伤分期

1 期

1 期压力性损伤是指完整的皮肤和不褪色的红斑。与邻近组织相比，该区域可能会疼痛、坚硬、柔软、温暖或较冷，但皮肤仍然完整。深色的皮肤可能没有明显的变白，因此任何颜色的变化都需要进一步评估是否为 1 期压力性损伤或可能的深部组织损伤。1 期 PI 的说明见图 10-4。

2 期

2 期压力性损伤包括真皮层缺失，或创面常呈粉色的浅开放区域，没有腐肉或瘀斑。一个完整

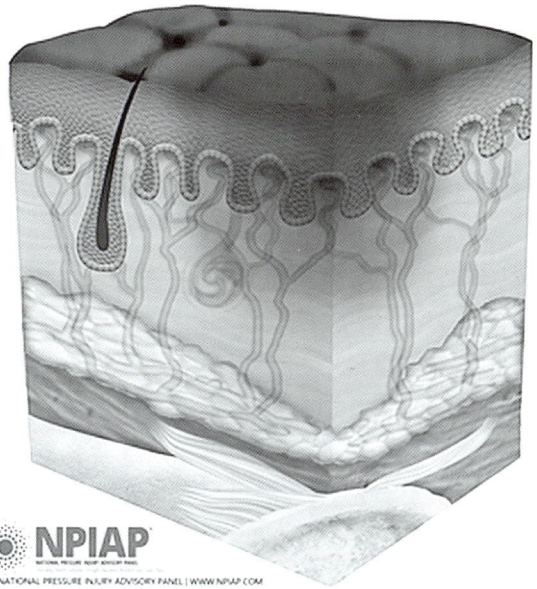

图 10-4 1 期压力性损伤（Reproduced with permission from National Pressure Ulcer Advisory Panel and European Pressure Ulcer Advisory Panel. Pressure Ulcer Prevention and Treatment：Clinical Practice Guideline. Washington，DC：National Pressure Ulcer Advisory Panel，2009.）

的或开放的 / 破裂的血清填充的水疱也被确定为 2 期压力性损伤。这一阶段不应用于描述皮肤撕裂、胶带损伤、会阴部皮炎、浸渍或擦伤。关于 2 期压力性损伤说明，请参见图 10-5。

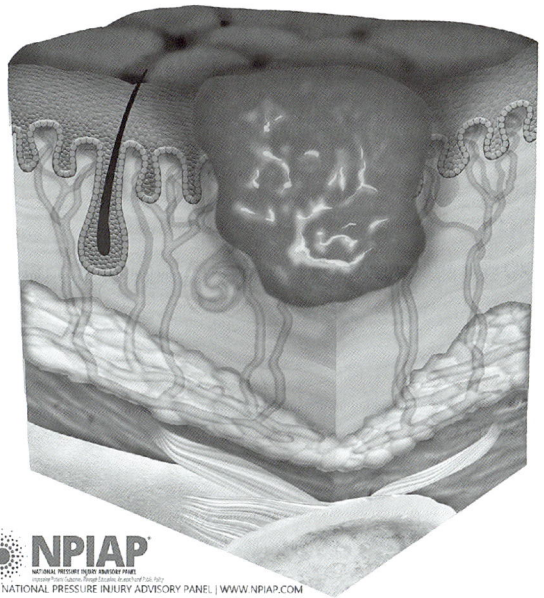

图 10-5 2 期压力性损伤（Reproduced with permission from National Pressure Ulcer Advisory Panel and European Pressure Ulcer Advisory Panel. Pressure Ulcer Prevention and Treatment：Clinical Practice Guideline. Washington，DC：National Pressure Ulcer Advisory Panel，2009.）

3 期

3 期压力性损伤是指全层组织的缺失。创面可能延伸至皮下脂肪，但不涉及骨、肌腱或肌肉。3 期压力性损伤可能表现为凹陷，但至少有一部分创面可见，以显示分期。3 期压力性损伤的说明见图 10-6。

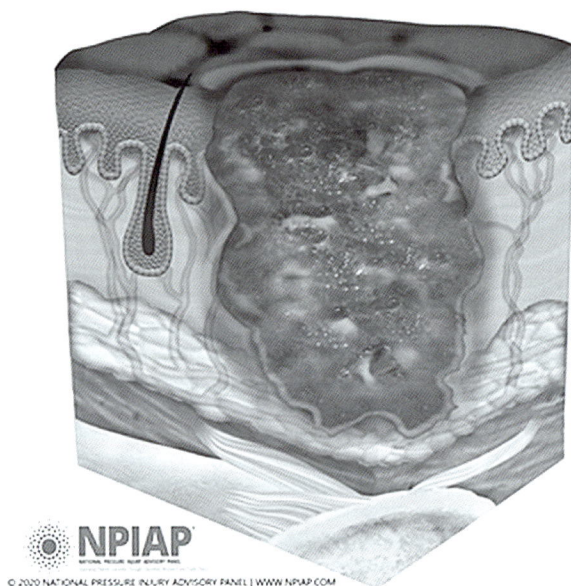

图 10-6　3 期压力性损伤(Reproduced with permission from National Pressure Ulcer Advisory Panel and European Pressure Ulcer Advisory Panel. Pressure Ulcer Prevention and Treatment: Clinical Practice Guideline. Washington, DC: National Pressure Ulcer Advisory Panel, 2009.)

4 期

4 期压力性损伤是指全层组织缺失，其中可见骨骼、肌腱或肌肉。与 3 期压力性损伤一样，部分创面上可能会有腐肉或结痂。4 期压力性损伤通常表现为潜行和窦道。4 期压力性损伤的深度因解剖位置而异。4 期压力性损伤可延伸到肌肉和 / 或支撑结构(如筋膜、肌腱或关节囊)，使骨髓炎成为一种可能的并发症。在 4 期压力性损伤中，可看到或直接触及暴露的骨头或肌腱。

3 期和 4 期压力性损伤的深度因解剖位置而异。鼻、耳、枕骨和踝关节没有皮下组织，因此会伤及肌腱或骨骼的伤口较浅的这些区域。在较肥胖的区域，较深的伤口可能不会暴露肌腱或骨骼，因此被归类为 3 期。分期不是基于伤口的深度，而是基于评估伤口暴露的结构。4 期压力性损伤说明见图 10-7。

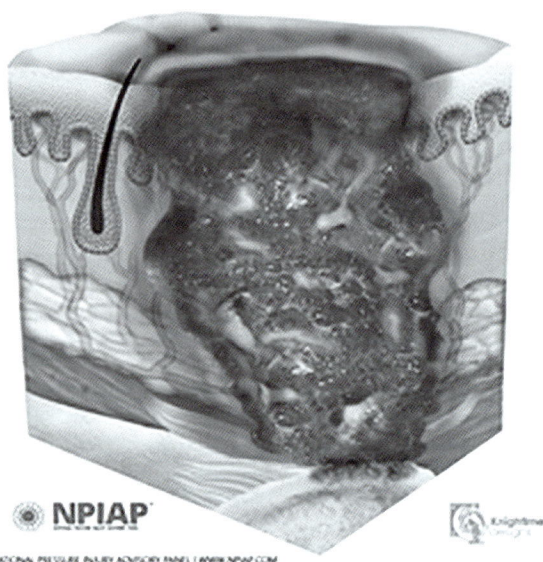

图 10-7　4 期压力性损伤(Reproduced with permission from National Pressure Ulcer Advisory Panel and European Pressure Ulcer Advisory Panel. Pressure Ulcer Prevention and Treatment: Clinical Practice Guideline. Washington, DC: National Pressure Ulcer Advisory Panel, 2009.)

不可分期

不可分期压力性损伤是指存在全层组织缺失，但伤口基部被腐肉(黄色、棕褐色、灰色、绿色或棕色)或结痂(棕褐色、棕色或黑色)所覆盖，阻碍了对底层皮肤组织的评估。如果需要识别分期，则需要清除腐肉或结痂。在某些情况下，特别是压力性损伤在足跟，覆盖的结痂可能提供一个保护屏障，应该保持完整。不可分期压力性损伤图像如图 10-8 所示。

深部组织损伤

深部组织损伤被定义为发生在完整皮肤下的皮下组织的压力性损伤。局部区域可能出现水疱或变色，紫色、栗色或深红色。该区域可能会出现温度变化或压痛。深部组织损伤可能难以检测，特别是在深色肤色的个体中。其发展可能包括在深色创床上形成薄状水疱。该伤口可能会进展为 3 期或 4 期压力性损伤。发展可能会很快，即使在最佳治疗下，也会暴露出其他层次的组织。这些损伤可能发生在医疗设备(如血氧饱和度探头)或长时间保持在硬表面上，例如，手术台或介入放射台上的位置。图 10-9 是深层组织损伤的说明。

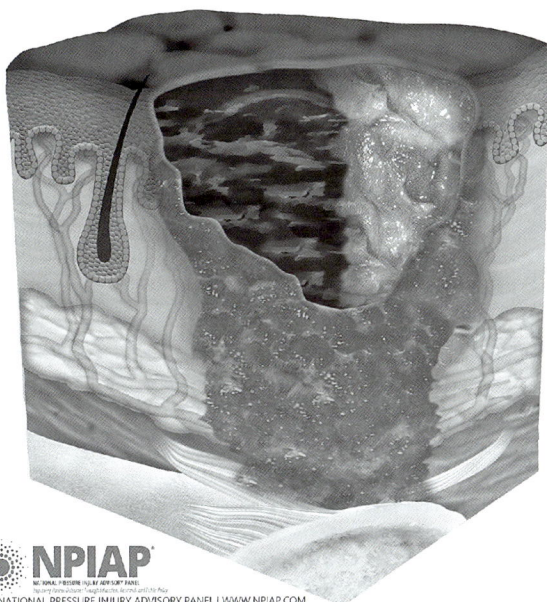

图 10-8　不可分期压力性损伤（Reproduced with permission from National Pressure Ulcer Advisory Panel and European Pressure Ulcer Advisory Panel. Pressure Ulcer Prevention and Treatment：Clinical Practice Guideline. Washington，DC：National Pressure Ulcer Advisory Panel，2009.）

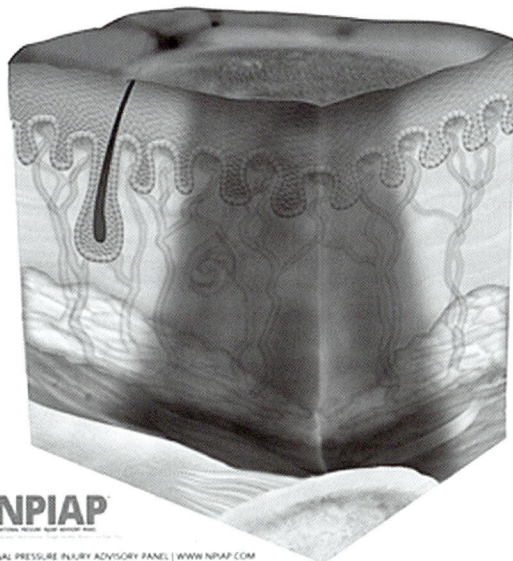

图 10-9　深部组织损伤（Reproduced with permission from National Pressure Ulcer Advisory Panel and European Pressure Ulcer Advisory Panel. Pressure Ulcer Prevention and Treatment：Clinical Practice Guideline. Washington，DC：National Pressure Ulcer Advisory Panel，2009.）

与新型冠状病毒感染相关的压力性损伤

一部分因新型冠状病毒感染或其他原因导致的严重 ARDS 患者需要采取俯卧位以改善呼吸和氧合。患者每天保持俯卧位长达 18 小时，仰卧位 6 小时。俯卧位增加了 HAPI 的风险，并增加压力性损伤的评估难度。使用适当的支撑表面、预防性敷料和经常调整患者体位是关键的预防策略。

压力性损伤的管理原则

对患者的皮肤及其压力性损伤风险进行基线评估后，定期重新评估患者的皮肤及其压力性损伤的风险，是急危重症护理的一个必要实践。预防 HAPI 需要考虑产生损伤风险的多系统因素。预防压力性损伤的照护包括注意营养状况、适当的体位调整，以及根据机构政策使用预防性敷料和减压表面。

Braden© 和 Norton© 量表是两个经过广泛研究和验证的风险评估量表。Braden© 量表包括 6 个项目：感官知觉、潮湿度、活动、移动能力、营养和摩擦／剪切力。除了摩擦／剪切力项目得分为 1～3，每个项目得分为 1（风险最大）～4（至少有风险）。这些数字是合计起来的，得分范围为 6～23。得分小于 18 表示有压力性损伤的风险。Norton© 量表包括 5 个项目：身体状况、精神状况、活动、灵活程度和自控能力。每个项目的评分是 1～4，得分范围为 5～20。对于 Braden© 和 Norton© 量表，得分数越低表明发生压力性损伤的风险越大。

由于压力性损伤对发病率和死亡率的重大影响，加上经济因素，美国已制定了国家预防策略。医疗保健研究和质量机构建议，医院进行常规的压力性损伤流行率调查。通过仔细跟踪压力性损伤的发生率，医院可以获得实时信息，有针对性地实施预防和治疗策略。

虽然其潜在的关系尚不确定，但低体重和营养不良是压力性损伤发展的危险因素。患者必须摄入足够的热量、液体和蛋白质来降低风险。对营养不良的评估和治疗，最好由注册营养师进行，可能有助于防止压力性损伤的发展。

应为卧床和坐位的患者进行体位调整，以防止发生压力性损伤。在重新摆放体位时，必须考虑到患者的整体情况。如果患者由于血流动力学不稳定而不能完全活动，则可以使用先进的支撑面，并提供部分变换体位的支持。支撑面被用作辅助治疗，不取代翻身和重新摆放体位。一个枕头或足跟抬高装置可以用来将足跟抬离床面。

压力性损伤的治疗是复杂的，可以根据可用的敷料类型和患者的基本健康状况不同而有所不同。及时识别和治疗,减少压力性损伤对患者整体预后的影响至关重要。应尽可能咨询伤口护理专家,以指导治疗和评估是否需要进行清创术。

医院获得性感染

美国 CDC 报告称,大约每 31 名住院患者中就有 1 人发生医院获得性感染(healthcare-associated infection,HAI)。HAI 已被确定为卫生保健中最严重的患者安全问题之一。重症监护室的患者发生导尿管相关性尿路感染(catheter-associated urinary tract infection,CAUTI)、中央导管相关血流感染(central line-associated bloodstream infection,CLABSI)、医院获得性肺炎(hospital acquired pneumonia,HAP)、呼吸机相关事件(ventilator-associated event,VAE)和呼吸机相关疾病(ventilator-associated condition,VAC)的风险增加。HAP、VAE 和 VAC 的病因和治疗在第 9 章中进行讨论。

导尿管相关性尿路感染

CAUTI 是留置导尿管造成的。由于感染可以从尿路传播到血液中,据 CDC 报告称,CAUTI 是继发性医院相关血流感染(bloodstream infection,BSI)的主要原因。发生继发性 CAUTI 的 BSI 患者有 10% 的死亡率。CDC 发布的预防指南提供了一些建议,包括适当使用和立即停用留置导尿管、在置入导管时使用无菌技术,以及保持封闭的无菌引流系统。表 10-11 进一步概述了预防 CAUTI 的循证策略。

设计了各种专用导管以降低 CAUTI 的风险。这些导管包括防腐剂浸渍的导管和涂有银合金或呋喃西林的导管。一些关于使用抗菌导尿管预防 CAUTI 的系统综述表明导尿管相关感染的减少,但与标准导尿管使用相比的经济效益尚未达成共识,需要进一步的研究。

护理降低 CAUTI 的风险包括:评估确定导尿管的使用是否适当,考虑替代干预措施,如外部收集装置或定期更换导管,严格遵守无菌技术管理导管,监测感染迹象,教导实习人员正确处理导管和尿袋。在不必要使用时拔除导管对于预防 CAUTI 至关重要。由护士主导的减少导管使用时间的方案,有效地降低了 CAUTI 发生率,并有较好的经济效益。

表 10-11	预防导尿管相关性尿路感染的循证策略

- 确定和评估留置导尿管置入的适应证,并考虑替代策略
- 应用无菌技术留置导管,并寻求帮助,以确保在整个置管过程中保持无菌
- 选择尽可能小的导管
- 在护理已留置导管的患者时:
  - 进行导尿管护理时,应用无菌技术
  - 保护导管
  - 避免尿管扭结,引流袋保持在膀胱水平以下,确保尿液单向流动通畅
  - 采用封闭系统和无菌技术采集尿液样本
  - 定期排空尿袋
  - 使用擦拭沐浴,并按照医疗机构规程定期清洁导管
- 尽快拔除留置导管
  - 至少每天评估留置导管的必要性
  - 合作开发一个监测项目,跟踪导尿管留置天数
  - 实施护士主导的方案,定期评估留置导尿管的适应证及是否持续使用

Data from AACN Practice Alert: Prevention of Catheter Association Urinary Tract Infections in Adults. ©2017 American Association of Critical-Care Nurses.

中央导管相关血流感染

危重症患者经常需要 CVC,但也存在相关的风险,最常见的是 BIS。CLABSI 定义为有血管内导管的患者至少一次血培养阳性和有感染的临床体征(即发热、白细胞增多或低血压),除导管外,没有明显的感染原。如果 BIS 发生之前的 48 小时已留置导管,则 BIS 与此中央导管相关联。

根据 CDC 数据,2009—2014 年,CLABSI 的患病率下降了 50%,很可能是由于 CLABSI 集束化预防策略的实施。在 CDC 2021 年的数据统计中,这一趋势在新型冠状病毒感染大流行的第一年发生了逆转,当时 CLABSI 的发病率上升了 24%,其中重症监护室的增幅最大。因此,CLABSI 仍然是住院患者发病和死亡的一个重要原因。CLABSI 最常见的机制是生物体从置入部位沿着导管表面的迁移和在其远端端口的定植。CLABSI 也可能来自不适当的置管技术,包括缺乏密闭性敷料、导管中心的污染和通过装置进入的污染。

可以降低 CLABSI 的发病率的措施包括:使用标准化的导管置入技术、使用氯己定进行皮肤准备、规范的导管维护、每日检查留置导管的必

要性并确保及时拔除导管、使用含抗生素的敷料。目前 CDC 的建议为在预计长期（超过 5 天）留置时使用带抗菌或抗感染涂层的 CVC、中央导管集束化策略、每日对 ICU 患者进行氯己定洗浴、使用氯己定浸渍敷料、正确的手卫生和仔细消毒导管中心。表 10-12 概述了预防 CLABSI 的循证策略。

表 10-12　预防中央导管相关血流感染的循证策略

- 对危重症患者每日使用氯己定消毒剂洗浴
- 使用护理检查清单，如有条件使用全套导管工具包置入中央导管
- 与医生合作，预防中央导管置入期间的感染，包括锁骨下静脉、超声引导、适当的敷料覆盖和皮肤准备
- 操作前进行手卫生
- 在置入部位使用含有氯己定的敷料
- 立即更换松散、污染或潮湿的敷料。每 2 天更换一次纱布敷料，每 7 天更换一次透明敷料
- 置入导管前，对导管接口、注射部位或无针连接器进行消毒（"擦拭轴心"）
- 必要时拔除导管
- 每 7 天更换一次静脉输液器，或根据医院和单位规定更换（除非静脉输液器用于血液、血液制品或脂质的配方）
- 根据医院和单位的政策，需要考虑的其他方法：
  - 使用带抗菌涂层的导管
  - 使用含防腐剂的轴心/端口保护器
  - 使用血管通路团队
- 不定期更换中央导管

Data from Buetti N, Marschall J, Drees M, et al: Strategies to prevent central line-associated bloodstream infections in acute-care hospitals: 2022 Update. Infect Control Hosp Epidemiol. 2022; 43(5): 553-569.

预防 CLABSI 的护理干预措施包括：在 CVC 置入期间保证最大限度的无菌屏障；置入部位的持续护理包括：无菌换药、采血、静脉输液、给药；根据医院和单位制度更换静脉输液器；监测 CVC 患者的感染迹象。护士评估 CVC 留置的必要性，并在不必要时拔除导管。

特定传染病

多重耐药菌（multidrug resistant organism，MDRO）是对传统抗生素治疗耐药的细菌。MDRO 可导致严重的局部和全身感染，严重时导致衰弱，甚至危及生命。最常见的 MDRO 包括耐甲氧西林金黄色葡萄球菌（methicillin-resistant *staphylococcus aureus*，MRSA）、耐万古霉素肠球菌（vancomycin-resistant *enterococcus*，VRE）、不动杆菌、耐碳青霉烯类肠杆菌（carbapenem-resistant *enterobacteriaceae*，CRE）。住院治疗和使用抗生素增加了 MDRO 感染和定植的风险。MDRO 患者采取隔离预防措施，以防止该微生物传播给其他患者。艰难梭菌（*clostridium difficile*，C.diff）经常被与 MDRO 放在一起讨论。在抗生素使用的情况下也会出现差异，需要采取特别的预防措施，以防止传播给其他患者。据 CDC 称，MDRO 和 C.diff 引起的感染率呈上升趋势，主要是由于抗生素的过度使用，使抗生素管理成为一个关键的干预措施。

MRSA 是一种对传统抗生素治疗耐药的葡萄球菌，包括甲氧西林、苯唑西林、阿莫西林、青霉素和头孢菌素。MRSA 可通过个人接触污染物品，如敷料或其他感染物质传播，并可由于糟糕的手卫生或使用受污染的设备（如听诊器）而传播。

VRE 感染最常发生在医院和照护机构。根据 CDC 的分析报告，获得 VRE 的危险因素包括使用万古霉素治疗、免疫抑制、近期手术、存在侵入性设备或延长抗生素疗程，特别是在住院期间。由于糟糕的手卫生或接触受污染的表面，VRE 可通过接触在人与人之间传播。

CRE 感染是急性照护环境中的一个关键问题，因为最有效的抗生素对这些细菌都无效。虽然 CRE 可引起呼吸机相关肺炎、BSI 和腹腔内脓肿，但最常见的是尿路感染。CDC 估计，多达一半的 CRE BSI 患者因此死亡。

C.diff 也是医院获得性感染的重要致病菌，需要接触隔离。C.diff 是一种芽孢形成的厌氧杆菌，产生内毒素，导致腹泻及结肠炎，在易感患者中会导致脓毒症。新的 C.diff 菌株会导致更严重的疾病，而且对治疗的反应较差。使用抗生素是 C.diff 最重要的、单一的危险因素。20% 的 C.diff 病例在停用抗生素后即可消失；其他病例需要使用甲硝唑或万古霉素。特别要注意手卫生，这对限制 C.diff 的传播至关重要。由于 C.diff 孢子不会因接触酒精而死亡，医疗保健专业人员在接触已知或疑似 C.diff 的患者后，必须用肥皂和水进行流动水洗手。

HAI 预防

CDC 已经确定了控制或根除 MDRO 和 C.diff 的必要干预措施。这些措施包括行政支持、健康教育、MDRO 监测、感染控制预防措施、环境预防措施和去定植。此外，还包括 CDC 的预防抗生素

耐药行动，建议合理使用抗生素，避免抗生素治疗时间过长。

　　警惕并预防老年人的医院获得性感染是必要的。与年龄相关的免疫系统功能变化增加了医院获得性感染的风险。此外，老年人患有各种并发症，经常在不同的医疗机构之间进行转院，导致感染 MDRO 的风险更高。认识到这种风险后，护士应监测老年人的精神状态改变、呼吸体征和症状、排尿变化，即使没有发热也可能提示感染。需要长期接受带中央导管或导尿管等侵入性操作的老年人应接受感染预防教育，出院后可能受益于家庭健康护士的支持。

　　在重症监护室中，护士在预防 MDRO 的传播方面具有重要作用。手卫生是一种重要的干预措施，适用于所有患者的护理。在接触患者前后、无菌操作前、接触体液后，以及接触患者床单位后，应进行手卫生。此外，护士对确诊为 MDRO 或 *C.diff* 感染的患者应进行基于传播的预防措施，包括在进入患者房间前穿上隔离衣和手套，在离开前脱下。每个接触的医疗团队的成员都需要遵循此程序。当需要采取基于传播的预防措施时，减少进出病房的次数是有益的。另一个需要考虑的问题是，采取基于传播的预防措施可能使患者处于社会孤立的状态，使用电子设备进行视频通话可能有利于与亲人进行互动，同时可以限制他们的接触。

　　护士与医疗保健团队的其他成员合作，实施减少 MDRO 传播的其他策略。这些策略包括限制携带多种耐药菌患者的转运；使用一次性设备，对通用设备进行消毒；确保患者房间的清洁和消毒。张贴标识和对工作人员、患者和访客进行宣教，对于减少 MDRO 和 *C.diff* 的传播也至关重要。出院或转出后的终末处理以及在交接过程中采取隔离预防措施，是减少 MDRO 和 *C.diff* 传播的进一步护理行动。

（夏欣华　张紫君　荆泽璐　译
孙艳玲　审校）

参考文献

脓毒症和脓毒症休克

AACN webinar: Update Your Practice With the 2021 Sepsis Guidelines. https://www.aacn.org/education/webinar-series/wb0064/update-your-practice-with-the-2021-sepsis-guidelines

American Association of Critical-Care Nurses. *Nurses on the Frontline of Sepsis*. https://www.aacn.org/clinical-resources/sepsis. Accessed November 28, 2022.

Alhazzani W, Evans L, Alshamsi F. et al. Surviving Sepsis Campaign Guidelines on the management of adults with Coronavirus Disease 2019 (COVID-19) in the ICU: first update. *Crit Care Med.* 2021;49(3):e219-e234. doi: 10.1097/CCM.00000000000004899

Balshi AN, Huwait BM, Nasr Noor AS, et al. Modified Early Warning Score as a predictor of intensive care unit readmission within 48 hours: a retrospective observational study. *Rev Bras Ter Intensiva.* 2020;32(2):301-307. doi: 10.5935/0103-507X.20200047

Center for Disease Control (2022). Sepsis. https://www.cdc.gov/sepsis/what-is-sepsis.html. Accessed October 4, 2022.

Chakraborty RK, Burns B. Systemic Inflammatory Response Syndrome. 2021 Jul 28. In: StatPearls [Internet]. Treasure Island (FL): StatPearls Publishing; 2022 Jan. PMID: 31613449.

Churpek MM, Snyder A, Han X, et al. Quick sepsis-related organ failure assessment, systemic inflammatory response syndrome, and early warning scores for detecting clinical deterioration in infected patients outside the intensive care unit. *Am J Respir Crit Care Med.* 2017;195(7):906-911. doi: 10.1164/rccm.201604-0854OC

Evans L, Rhodes A, Alhazzani W, et al. Surviving sepsis campaign: international guidelines for management of sepsis and septic shock 2021. *Crit Care Med.* 2021;49(11):e1063. doi: 10.1097/CCM.0000000000005337

Davidson J, Aslakson R, Long A, et al. Guidelines for family-centered care in the neonatal, pediatric, and adult ICU. *Crit Care Med.* 2017;45(1):103-128. doi: 10.1097/CCM.0000000000002169

Guerin C, Reigneier J, Richard JC, et. al. Prone positioning in severe acute respiratory distress syndrome. *N Eng J Med.* 2013;368(23):2159-2168. doi: 10.1056/NEJMoa1214103.

Kazor A, Ronco C, McCullough, PlA. SARS-CoV-2 (COVID-19) and intravascular volume management strategies in the critically ill. *Proc (Bayl Univ Med Cent).* 2020;0(0):1-6. doi: 10.1080/08998280.2020.1754700

Kleinpell R, Schorr CA, Bulk RA. The new sepsis definitions: implications for critical care practitioners. *AMJ Crit Care.* 2016;25:457-464. http://ajcc.aacnjournals.org/content/25/5/457.full

McClave SA, Taylor BE, Martindale RG, et al. Guidelines for the provision and assessment of nutrition support therapy in the adult critically ill patient: Society of Critical Care Medicine (SCCM) and American Society for Parental and Enteral Nutrition (A.S.P.E.N.). *JPEN J Parenter Enteral Nutr.* 2016;40(2):159-211. http://journals.sagepub.com/doi/full/10.1177/0148607115621863.

Rubinsky M, Clark A. Early enteral nutrition in critically ill patients. *Dimens Crit Care Nurs.* 2012;31:267-274.

Shang Y, Pan C, Yang X, et al. Management of critically ill patients with COVID-19 in ICU: statement from front-line intensive care experts in China. *ANN Intensive Care.* 2020;10(73). doi: 10.1186/s13613-020-00689-1

Singer M, Deutschman CS, Seymour CW, et al. The Third International Consensus Definitions for Sepsis and Septic Shock (Sepsis-3). *JAMA.* 2016;315(8):801-810. doi:10.1001/jama.2016.0287.

Surviving Sepsis Campaign. *Hour-1 bundle: Initial Resuscitation for Sepsis and Septic Shock,* 2019. https://www.sccm.org/getattachment/SurvivingSepsisCampaign/Guidelines/Adult-Patients/Surviving-Sepsis-Campaign-Hour-1-Bundle.pdf?lang=en-US

药物过量

Centers for Disease Control and Prevention. Alcohol Related Disease Impact (ARDI) application. 2022. www.cdc.gov/ARDI

Centers for Disease Control and Prevention. Prescribing Practices. 2019. https://www.cdc.gov/drugoverdose/deaths/prescription/practices.html

Centers for Disease Control and Prevention. U.S. overdose deaths in 2021 increased half as much as in 2020—but are still up 15%. 2022. https://www.cdc.gov/nchs/pressroom/nchs_press_releases/2022/202205.htm

Centers for Disease Control and Prevention. Now is the time to stop overdose deaths. Facts on fentanyl. 2022. https://www.cdc.gov/drugoverdose/featured-topics/overdose-prevention-campaigns.html

Cassidy EM, O'Sullivan I, Bradshaw P, Islam T, Onovo C. Symptom-triggered benzodiazepine therapy for alcohol withdrawal syndrome in the emergency department: a comparison with the standard fixed dose benzodiazepine regimen. *Emerg Med J.* 2011;29(10):802-804.

Centers for Disease Control National Center for Disease Statistics. Drug overdose deaths in the United States, 2001–2021, 2022. https://www.cdc.gov/nchs/data/databriefs/db457.pdf

Caputo F, Agabio R, Vignoli T, et al. Diagnosis and treatment of acute alcohol intoxication and alcohol withdrawal syndrome: position paper of the Italian Society of Alcohol. 2018. doi: 10.1007/s11739-018-1933-8.

Corfee FA. Alcohol withdrawal in the critical care unit. *Aust Crit Care.* 2011;24(2):110-116.

Cowan E, Su, MK. Ethanol intoxication in adults. 2021. Uptodate.com/contents/ethanol-intoxication-in-adults.

Dixon DW. Opioid abuse. *Medscape.* 2017. http://emedicine.medscape.com/article/287790-overview. Updated July 13, 2017. Accessed July 23, 2017.

Gallagher N, Edwards FJ. The diagnosis and management of toxic alcohol poisoning in the emergency department: a review article. *Adv J Emerg Med.* 2019;3(3):e28. doi: 10.22114/ajem.v0i0.153

Hoffman RS, Weinhouse GL. Management of moderate and severe alcohol withdrawal syndromes. UpToDate. 2021. Retrieved January 1, 2022 from uptodate.com/contents/management-of-moderate-and-severe-alcohol-withdrawal-syndromes.

Littlefield AJ, Heavner MS, Eng CC et al. Correlation between MMINDS and CIWA-AR scoring tools in patients with alcohol withdrawal syndrome. *Am J Crit Care.* 2018;27(4). doi: 10.4037/ajcc2018547

LaHood AJ, Kok SJ. Ethanol toxicity. https://www.ncbi.nlm.nih.gov/books/NBK557381/. Updated March 18, 2022. Accessed October 4, 2022.

Long B, Lentz S, Gottlieb M. Alcoholic ketoacidosis: etiologies, evaluation, and management. *J Emerg Med.* 2021;61(6):658-665. doi: 10.1016/j.jemermed.2021.09.007

Marraffa JM, Cohen V, Howland MA. Antidotes for toxicological emergencies: a practical review. *Am J Health Syst Pharm.* 2012;69(3):199-212.

NIH. Alcohol use in the United States. 2021. www.niaaa.nih.gov/publications/brochures-and-fact-sheets/alcohol-facts-and-statistics. Accessed May 23,2023.

O'Malley GF, O'Malley R. Alcohol toxicity and withdrawal. 2020. www.merckmanuals.com/professional/special-subjects/recreational-drugs-and-intoxicants/alcohol-toxicity-and-withdrawal

Rudd RA, Seth P, David F, Scholl L. Increases in drug and opioid-involved overdose deaths—United States, 2010–2015. *MMWR Morb Mortal Wkly Rep.* ePub: December 16, 2016. https://www.cdc.gov/mmwr/volumes/65/wr/mm655051e1.htm

Schutt RC, Ronco C, Rosner MH. The role of therapeutic plasma exchange in poisonings and intoxications. *Semin Dial.* 2012;25(2):201-206.

Stewart S, Swain S. Assessment and management of alcohol dependence and withdrawal in the acute hospital: concise guidance. *Clin Med.* 2012;12(3):266-271.

Taheri A, Dahri K, Chan P, et al. Evaluation of a symptom-triggered protocol approach to the management of alcohol withdrawal syndrome in older adults. *J Am Geriatr Soc.* 2014;62(8):1551-1555.

压力性损伤

American Association of Critical-Care Nurses. 2022. https://www.aacn.org/education/webinar-series/wb0068/vasopressors-and-pressure-injury-risk-in-the-critically-ill

Agency for Healthcare Research and Quality. Preventing pressure ulcers in hospitals. https://www.ahrq.gov/professionals/systems/hospital/pressureulcertoolkit/putool3a.html. Accessed July 23, 2017.

Borojeny LA, Albatineh AN, Dehkordi AH, Gheshlagh RG. The incidence of pressure ulcers and its associations in different wards of the hospital: a systematic review and meta-analysis. *Int J Prev Med.* 2020;11:171. doi: 10.4103/ijpvm.IJPVM_182_19

Cox J. Predictors of pressure ulcers in adult critical care patients. *Am J Crit Care.* 2011;20:364-375.

Delmore BA, Ayello EA. Pressure injuries caused by medical devices and other objects: a clinical update. *Am J. Nurs.* 2017;117(12):36-25. https://nursing.ceconnection.com/ovidfiles/00000446-201712000-00026.pdf

National Pressure Injury Advisory Panel. NPIAP pressure injury stages. https://www.npuap.org/resources/educational-and-clinical-resources/npuap-pressure-injury-stages/

National Pressure Injury Advisory Panel Prevention and treatment of pressure ulcers/injuries: clinical practice guideline. 2019. https://guidelinesales.com/page/NPIAP

Mondragon N, Zito PM. Pressure Injury. [Updated 2021 Dec 9]. In: StatPearls [Internet]. Treasure Island (FL): StatPearls Publishing; 2022 Jan. https://www.ncbi.nlm.nih.gov/books/NBK557868/

Medicare. Hospital-acquired conditions. 2021. https://www.cms.gov/Medicare/Medicare-Fee-for-Service-Payment/HospitalAcqCond/Hospital-Acquired_Conditions

Team V, Team L, Jones A, Teede H, Weller CD. Pressure injury prevention in COVID-19 patients with acute respiratory distress syndrome. *Front Med.* 2020;7:558696. doi: 10.3389/fmed.2020.558696

医院获得性感染

AACN Clinical Scene Investigator Academy. "Clean Cath Club." https://www.aacn.org/clinical-resources/csi-projects/clean-cath-club

AACN Practice Alert. Prevention of CAUTI in Adults. 2016. https://www.aacn.org/clinical-resources/practice-alerts/prevention-of-cauti-in-adults

Buetti N, Marschall J, Drees M, et al. Strategies to prevent central line-associated bloodstream infections in acute-care hospitals: 2022 update. *Infect Control Hosp Epidemiol.* 2022;43(5):553-569. doi: 10.1017/ice.2022.87

Centers for Disease Control and Prevention. Catheter-associated urinary tract infection. http://www.cdc.gov/HAI/ca_uti/uti.html

Centers for Disease Control and Prevention. Central line-associated bloodstream infection (CLABSI). https://www.cdc.gov/hai/bsi/bsi.html

Centers for Disease Control and Prevention. HAI data and statistics. https://www.cdc.gov/hai/data/index.html

Centers for Disease Control and Prevention. Healthcare infection control practices advisory committee. 2022. https://www.cdc.gov/hicpac/index.html

Cristina ML, Spagnolo AM, Giribone L, Demartini A, Sartini M. Epidemiology and prevention of healthcare-associated infections in geriatric patients: a narrative review. *Int J Environ Res Public Health.* 2021;18(10):5333. doi:10.3390/ijerph18105333

Infectious Diseases Society of America & Society for Healthcare Epidemiology of America. Healthcare-associated infections a compendium of prevention recommendations. 2022. https://www.guidelinecentral.com/guideline/12717/pocket-guide/13086/

Kleinpell RM, Munro CL, Giuliano KK. Targeting health care acquired infections: evidence-based strategies. *In: Patient Safety and Quality: An Evidence-Based Handbook for Nurses.* Agency for Healthcare Research and Quality. 2008. http://www.ncbi.nlm.nih.gov/books/NBK2632/

Richards B, Sebastian B, Sullivan H, et al. Decreasing catheter-associated urinary tract infections in the neurological intensive care unit: one unit's success. *Crit Care Nurse.* 2017;37(3):42-48. doi: 10.4037/ccn2017742.

特定传染病

Center for Disease Control and Prevention. Healthcare-associated infections: clinicians carbopenum resistant *Enterobacteriaceae* (CRE). 2019. https://www.cdc.gov/hai/organisms/cre/cre-clinicians.html

Centers for Disease Control and Prevention. 2020 National and State Healthcare-associated infections progress report. 2021. https://www.cdc.gov/hai/data/portal/progress-report.html updated 10/26/2021. Accessed October 4, 2022.

Centers for Disease Control and Prevention. *Clostridium difficile.* 2021. https://www.cdc.gov/cdiff/clinicians/index.html

Centers for Disease Control and Prevention. Intravascular catheter-related infection (BSI). 2015. https://www.cdc.gov/infectioncontrol/guidelines/BSI/index.html#rec2. Accessed October 4, 2022.

Centers for Disease Control and Prevention. *Methicillin-resistant Staphylococcus aureus.* 2020. https://www.cdc.gov/mrsa/healthcare/inpatient.html

Centers for Disease Control and Prevention. Multidrug-resistant organism management. 2015. https://www.cdc.gov/infection-control/guidelines/mdro/index.html

Centers for Disease Control and Prevention. VRE in healthcare settings. 2019. https://www.cdc.gov/hai/organisms/vre/vre.html

第11章 神经系统

John C. Bazil，DaiWai Olson

学习目标

1. 将神经系统评估与患者临床表现、诊断相联系。
2. 掌握常见神经系统诊断性检查的适应证、并发症和护理措施。
3. 掌握颅内压升高的原因，阐述治疗策略。
4. 比较以下疾病的病因学、病理生理学、临床表现、患者需求和护理措施：

- 急性缺血性卒中；
- 出血性卒中；
- 癫痫；
- 中枢神经系统感染；
- 特定的神经肌肉病。

评估、诊断和监护系统

无法使用单一的方法对神经系统疾病进行评估，系统而有序地评估才能提供最准确的结果。重症监护护士需了解患者的发病过程，掌握神经系统解剖学知识，才能为患者提供个性化的临床评估。有必要了解患者的既往病史，包括先前存在的神经系统疾病以及现病史。了解症状出现的时间，以及鉴别损伤机制对诊断和治疗具有重要意义。需要对那些可能改变神经系统评估结果的药物高度关注，尤其是镇静剂和镇痛剂。

有序地评估可以检测出神经系统状态的细微变化。发现继发性脑损伤（secondary brain injury，SBI）和早期神经功能恶化（early neurologic deterioration，END），得以快速干预并改善患者预后。重症监护室神经系统综合评估要素可分为以下几部分：意识水平（level of consciousness，LOC）、精神状态、运动能力检查、感觉检查和脑神经检查。留存基线检查结果并将后续的评估与基线数据进行比较。

意识水平

意识水平的改变通常是早期神经功能恶化的第一个标志。意识水平包括觉醒、意识和反应性。**觉醒**指的是清醒的状态；**意识**反映了与环境互动的内容和质量；**反应性**是指对环境变化做出反应的能力。觉醒反映了网状激活系统（reticular activating system，RAS）和脑干的功能；意识反应大脑皮质的功能。除了给予镇静药物和瘫痪的患者，都要进行意识水平的评估[①]。意识水平的改变是神经功能衰退最重要的指标，其出现任何变化都需要医疗团队进一步评估并立即采取措施。

评估意识水平的第一步是要观察患者的行为、表现和沟通能力。如果患者在没有外界刺激的情况下对检查者做出正确的反应，则表明患者意识

[①] 译者注：此处尊重原文翻译。临床中更为准确的表述为：所有患者都应进行意识水平的评估，除非处于药物镇静状态，以及用药后导致肢体麻痹的患者。镇静药物的干预会干扰意识水平的评估。

清醒。患者可以对听觉或身体刺激做出反应。如果需要给予刺激，首先应给予听觉刺激。如果患者对听觉刺激无反应，则使用触觉刺激，可以进行温和的触摸或摇晃，若以上均无反应必要时给予疼痛刺激以引起反应。公认的中枢性疼痛刺激方法包括挤压斜方肌或其他大肌肉群，要注意避免造成组织损伤。按压眼眶是一种可接受的疼痛刺激，但怀疑面部骨折的患者不能使用此种刺激方法。按压胸骨可能会导致难以解释的运动反应，且经常造成瘀伤。进行按压甲床是常用的外周疼痛刺激方法。中枢刺激的反应比外周刺激更能反映大脑功能。外周疼痛刺激后出现的某些反应，如三屈曲反应（踝关节、膝关节和髋关节的典型屈曲）可能是脊髓反射弧引起的，即使患者死亡（脑死亡）后也可能存在。

格拉斯哥昏迷量表（GCS）和全面无反应性量表（FOUR）

两种用于神经功能评估的量表是格拉斯哥昏迷量表（Glasgow Coma Scale，GCS）和全面无反应性量表（Full Outline of Unresponsiveness，FOUR）。表 11-1 列出了 GCS 和 FOUR 评分的标准和细则。

表 11-1　格拉斯哥昏迷量表（GCS）和全面无反应性量表（FOUR）

类别	得分	GCS	FOUR
睁眼反应	4	自动睁眼	睁眼或被动睁眼后，能随指令追踪或眨眼
	3	呼唤睁眼	言语刺激睁眼，但没有追踪
	2	刺痛睁眼	闭眼，响亮声音刺激时可睁眼
	1	不能睁眼	闭眼，对疼痛刺激可睁眼
	0		闭眼，对刺激无反应
言语	5	回答切题	
	4	回答不切题	
	3	答非所问	
	2	只能发声	
	1	不能言语	
运动	6	遵医嘱运动	
	5	疼痛可定位	
	4	刺激能躲避	能完成竖大拇指、握拳、V 字手势指令
	3	刺痛肢体屈曲	疼痛可定位
	2	刺痛肢体伸展	疼痛时肢体屈曲反应
	1	不能活动	疼痛时肢体过伸反应
	0		对疼痛无反应或全身性肌阵挛状态
脑干反射	4		存在瞳孔、角膜反射
	3		一侧瞳孔散大且固定
	2		瞳孔或角膜反射消失
	1		瞳孔和角膜反射均消失
	0		瞳孔、角膜及咳嗽反射均消失
呼吸	4		未插管，呼吸规律
	3		未插管，潮式呼吸
	2		未插管，呼吸不规律
	1		呼吸频率高于呼吸机参数
	0		呼吸频率为呼吸机设置的参数或呼吸暂停

GCS

GCS 通常用于评估危重症患者的神经系统状态，是评估和记录意识水平的标准化方法。此评分量表反应分为 3 部分：睁眼反应、言语和运动。对每个部分的回答进行评分，并将结果相加，得出 GCS 的总分。得分范围为 3～15 分，15 分表示患者神志清醒、完全定向和能遵从指令。

GCS 的睁眼反应得分反映了需要施加多大的刺激才能使患者睁眼。最佳情况为自发睁眼，其次是言语刺激睁眼，最后是通过疼痛刺激睁眼。眼眶外伤和肿胀可能会使睁眼反应评分变得复杂，应做好记录。

GCS 的言语评估部分是针对患者语言连贯性和内容的评估。包括对人物、地点、时间进行定向评估。随着意识障碍的加重，首先失去的是对时间的判断，其次出现对地点定向力的下降，在昏迷之前很少有患者出现对人的定向错误。行气管插管或气管切开术的患者的言语评分会用 T 表示，GCS 的总分则为睁眼反应和运动反应的分数加上 T，或者针对患者进行综合评估后，给予一个较为适当的言语分数。

GCS 的运动部分是最难评估的。需要对每个肢体的反应进行测试，将最好的运动反应记录于总分。首先应要求患者"竖起拇指"或"活动脚趾"，对于不能遵嘱的患者，可以要求其向上或向下看。因为某些神经系统疾病如基底动脉卒中或高颈段脊髓损伤（spinal cord injury，SCI）的患者可能无法遵照命令进行四肢运动，但其清醒且有意识。评估患者有无上下观察的能力有助于鉴别这些疾病。

如果患者不能听从命令，下一步则评估四肢对疼痛刺激的反应。上肢对疼痛的反应可描述为疼痛定位、疼痛躲避、去皮质强直（疼痛刺激屈曲）或去大脑强直（疼痛刺激过伸）姿势。患者试图将刺激源推开为刺痛定位，但此反应需仔细鉴别。能够跨过身体中线确定刺激（例如，当挤压左斜方肌时右臂到达左肩）被视为可定位。

使用一个简单的方法可以区分去皮质强直和去大脑强直，去皮质强直多数表现为上肢屈曲，去大脑强直多数表现为四肢呈伸展样强直（图 11-1）。去皮质强直的姿势表明大脑半球或丘脑受到损伤。去大脑强直表明中脑或脑桥受损。当患者出现肢体体位的异常，或体位由去皮质强直状态进展为去大脑强直状态，需要立即通知医生进行进一步

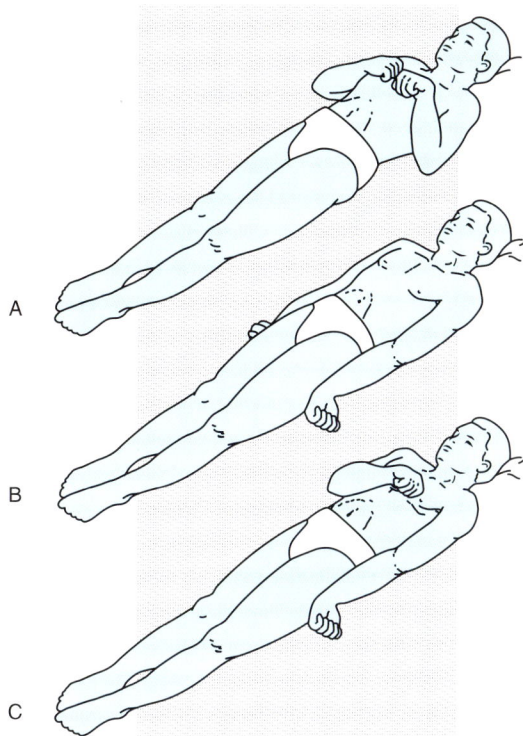

图 11-1　运动异常反应。A. 去皮质强直姿势；B. 去大脑强直姿势；C. 右侧去皮质强直姿势，左侧去大脑强直姿势（Reproduced with permission from Urden LD, Stacy KM, Lough ME. Thelan's Critical Care Nursing: Diagnosis and Management. St Louis, MO: Mosby; 2002.）

评估。对下肢疼痛刺激的运动反应通常分为回缩或三屈曲。三屈曲是指疼痛刺激导致踝关节、膝关节和髋关节的典型屈曲。这种反应可以通过对下肢的不同部位进行疼痛刺激（如小腿内侧）来与回缩区分。患者出现躲避刺激的表现肢体就会回缩，如果出现三屈曲，其反应仍然是踝关节、膝关节和髋关节的屈曲。

虽然 GCS 经常被用于重症监护室（intensive care unit，ICU）中的患者的意识水平评估，但它所能够提供的信息还很有限。此外，GCS 仅在创伤性脑损伤（traumatic brain injury，TBI）患者的意识评估中得到验证。需要进行额外的评估，从而获得对神经功能的准确评估；综合疾病发展过程或损伤的类型以及中枢神经系统（central nervous system，CNS）的受累部位而制定评估内容。

FOUR

FOUR 是另一种对神经系统疾病患者进行有效评估的工具。FOUR 评分为 0～4 分，包括睁眼反应、运动、脑干反射和呼吸，共 4 部分。将每部

分分数相加在一起,总得分为 0～16 分,分数越低,损伤越严重。FOUR 评分的详见表 11-1。使用该评估工具时患者言语部分应寻求额外的信息进行填补。由于包含了脑干反射和呼吸模式,FOUR 评分可以帮助临床医生识别那些临床反射有限的昏迷患者的变化。

睁眼反应得分最高为 4 分,表明患者能够追踪视觉运动,或者上下看,睁开和闭上眼睛,或者两者兼具。不能追踪视觉运动的患者得分为 3 分。遵照指令睁眼为 2 分。疼痛刺激可睁眼为 1 分。疼痛刺激仍不睁眼为 0 分。

运动反应得分最高为 4 分,给予可以遵嘱攥拳头、做 V 字手势或能够"竖起大拇指"的患者。其他较低得分均是基于对疼痛刺激的反应,如果患者在疼痛刺激后触碰到检查者的手,则得分为 3 分。对疼痛刺激有屈曲反应给予 2 分,疼痛刺激后过伸姿势则为 1 分,疼痛刺激没有运动反应计 0 分。

精神状态

虽然精神状态评估有正式的评估方法,但许多危重症患者由于沟通能力有限或意识水平降低而无法完成这些评估。在重症监护室中,定向力是最常被评估的精神状态的组成部分。精神状态评估的其他组成部分,如注意力/集中力、情感、记忆和推理,通常可以使用非正式评估,如在日常护理中通过观察进行。短期记忆可以通过让患者记住 3 个物品,并要求他们稍后回忆这 3 个物品来进行评估。除此之外,在非正式的互动中也可以察觉到是否存在短期记忆缺陷。

构音障碍是指言语产生困难(言语肌肉无力或缺乏协调能力)。构音障碍患者发音不清楚且难以理解,但言语内容是正确的。构音障碍是言语肌肉运动能力障碍或丧失,而不是存在精神状态问题。精神状态评估时应注意与构音障碍的鉴别。

失语症是指言语障碍。失语症主要包括运动性失语症(Broca 失语症和经皮质运动性失语症)和感觉性失语症(Wernicke 失语症和经皮质感觉性失语症)。失语症的亚型包括传导性失语症(即理解但言语重复较差)和命名性失语症(即不能表达他们想说的话)。如表 11-2 所示,进行失语症评估包括 4 个要素:命名能力(患者可以命名常见的物品吗?);言语(流利、连贯)(患者能够说出 1 个或 2 个以上的单词或声音吗?);理解力(患者能理解评估者的表达吗?)和重复能力(患者能重复评估者的陈述吗?)。

谵妄和痴呆

谵妄是患者意识状态的急性改变。其病情发展迅速,具有可逆性,与不良的临床诊疗结局和住院费用增加相关。谵妄的特征是精神状态的急剧变化或波动、注意力不集中、认知下降(改变)或知觉障碍。谵妄被描述为过度活跃(烦躁不安、躁动)或活跃度降低(情绪低落、冷漠、嗜睡、对环境的反应减弱)。有些患者表现为过度活跃和情绪低落的混合型。如第 2 章所述,谵妄是危重症的并发症,与治疗相比,做好预防则更容易一些。

痴呆症是一种渐进式的、不可逆转的智力或认知能力的丧失,如推理、计算或抽象思维,其疾病进展速度比谵妄慢。谵妄和痴呆并不是独立存在的;轻度至中度的痴呆患者可能在重症监护病房或不熟悉的环境中出现谵妄。ICU 意识模糊评估法是识别危重症患者(有/无机械通气)谵妄的有效工具,但在神经损伤患者中使用时有局限性。重症监护谵妄筛查量表也可用于谵妄的评估,但同样的,在已经诊断神经疾病的患者中会变得复杂,因为患者的反应可能是由于疾病影响或是处于镇静状态。在安全的前提下,可以短暂停止镇

表 11-2　不同类别失语症测试

	失语症类别	命名能力	言语(流利、连贯)	理解力	重复能力
运动性失语症	Broca 失语症	不能	不能	未受损	不能
	经皮质运动性失语症	不能	不能	未受损	未受损
感觉性失语症	Wernicke 失语症	不能	未受损	不能	不能
	经皮质感觉性失语症	不能	未受损	不能	未受损
传导性失语症		不能	未受损	未受损	不能
命名性失语症		混合	未受损	未受损	未受损

静药物以准确地进行评估，或调整剂量给予较低水平的镇静，并进行连续性的谵妄评估。第 6 章介绍了镇静评估量表，对疼痛、镇静和神经肌肉阻滞管理进行讨论。

导致谵妄发生的因素包括全身性疾病（感染、发热或代谢功能障碍）、疼痛控制不佳、电解质异常、服用苯二氮䓬类药物或阿片类药物、失眠、制动，以及酒精或其他物质的戒断。谵妄在老年患者中更为常见。治疗谵妄首先要确定并去除可逆转的病因。在这个过程中，THINK 记忆法可以起到帮助，其中每个字母代表一个谵妄的潜在原因（表 11-3）。

表 11-3　识别谵妄原因的 THINK 记忆法

谵妄的潜在原因	
T 代表	毒性作用（心力衰竭、肾衰竭、肝衰竭，易造成谵妄、休克和脱水的药物）
H 代表	低氧血症
I 代表	感染和制动（脓毒症的早期症状可能是精神状态改变）
N 代表	非药物干预（与患者/家属核实是否佩戴助听器、眼镜，睡眠习惯、音乐疗法、噪声控制）
K 代表	钾离子或其他电解质异常

Adapted with permission from Marta Render, MD-Department of Veteran Affairs Inpatient Evaluation Center（IPEC）.

预防谵妄和降低其不良影响的护理策略包括早期活动、重新定向、去除环境刺激、提供适当的认知活动、促进正常的睡眠觉醒周期、确保助听器和眼镜等辅助设备的可用性、缓解疼痛和促进家人的陪伴。家庭成员应接受有关谵妄的健康教育，并为其提供与患者互动的指导（说话发音清晰容易理解，提供明确的定向指引，避免多人在患者房间内同时对话）。除非患者或工作人员的安全受到威胁，否则不应采取约束及限制措施，因其可能会加重谵妄，增加受伤的风险。除此之外，药物干预包括避免使用苯二氮䓬类药物和其他易造成谵妄的药物。初步诊断神经系统疾病的患者，使用镇静剂时需给予连续性的神经系统监测。有关更多谵妄的预防和管理，请参阅第 6 章，其中包括 2018 年疼痛、躁动/镇静、谵妄、制动和睡眠障碍的临床实践指南的应用。

器质性脑病患者，无论具体诊断如何，往往表现出极端的行为。例如，躁动、情绪不稳定和失去自控能力。这些行为会让家人感到不安，特别是当患者首次出现这些行为时。处理焦虑、躁动、意识不清的患者是具有挑战性的。尽管药物治疗对于保证患者的安全是必要的，但许多药物会改变神经系统的评估、延迟恢复甚至加重症状。首先应营造良好的环境，减少噪声和干扰等对患者是有效的措施。家人的陪伴与支持对于纠正患者的行为也是不可或缺的。若需要药物治疗，则需要与营造良好环境相结合，并在尽可能短的时间内以最低剂量使用。

运动评估

运动评估包括评估肌肉大小、肌张力、力量和不自主运动，如抽搐或震颤。评估每个肢体的运动功能以及其对称性。对于能够遵嘱运动的患者，没有旋前肌偏移则是上肢运动功能较好的指标。评估旋前肌偏移，应指导患者闭上眼睛，抬起手臂，手掌向上，正常人的反应是会一直保持这个姿势，直到被告知可以放下手臂。而异常的反应是可见上肢逐渐下垂或手掌向身体内侧转动（手掌向下）。根据患者疾病的严重程度，受累侧可能会迅速或缓慢地偏离其最初的位置，或者仅有手掌开始倾斜（图 11-2）。

上肢力量的进一步评估包括测试三角肌、肱二头肌、肱三头肌、手腕屈伸和手握力。下肢测试包括腘绳肌、股四头肌、髋关节屈伸、膝关节屈伸、足背屈和跖屈。肌肉力量的评定分为 5 个等级（表 11-4）。对于无法遵嘱运动的患者，可首先观察患者的自发运动。必要时给予疼痛刺激，并观察患者反应。结合患者的反应给予 GCS 或 FOUR 评分的相应分值，也可以将其描述为有目的、无目的或无反应的。

在清醒患者中，完整的运动评估包括协调能力测试（测试小脑功能的一个指标）。适用于危重症患者常见的测试包括快速交替运动评估、指鼻试验和脚跟滑行试验。快速交替运动评估是嘱患者前臂快速交替地做旋前旋后动作。指鼻试验，患者被要求用手触摸自己的鼻尖，然后触摸检查者的手指，交替进行。下肢评估时要求患者将脚后跟沿着对侧小腿上下移动。若患者存在小脑功能障碍，在这些测试中将出现速度和准确性的下降。

感觉

进行感觉评估时，应嘱患者闭上眼睛，感觉评

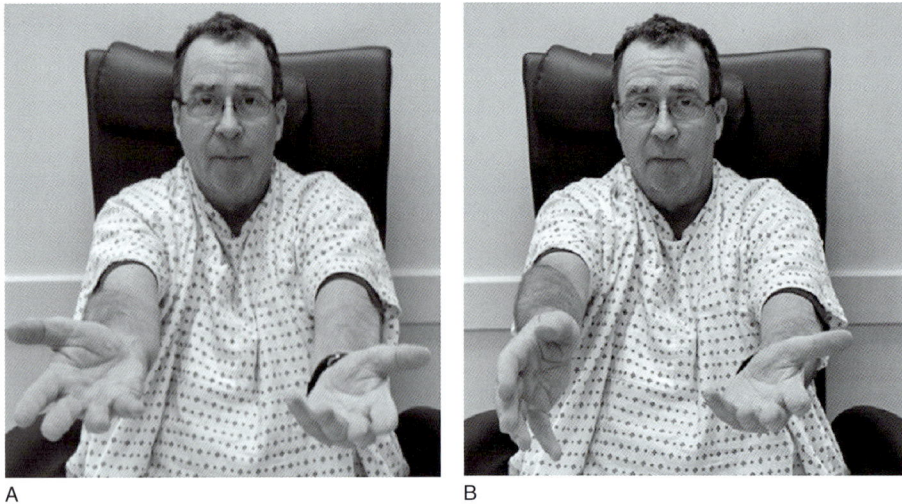

图 11-2　旋前肌偏移的评估。正常（A）和旋前肌偏移（B）。要求被检查者伸出手臂，手掌伸直，闭上眼睛。反应异常侧的手臂会逐渐下垂，且手掌逐渐向下转动

表 11-4　肌力的评估

等级	定义
0	无运动
1	仅肌肉收缩（触及或可见）
2	主动的肢体平面内的运动（不能抵抗自身重力）
3	主动运动，可以对抗重力
4	积极地抵抗某些阻力的运动
5	抵抗完全阻力的主动运动（正常肌力）

估记录使用皮肤组图来呈现（图 11-3），感觉异常区域可以被标记和追踪。感觉的基本通路有 3 种：痛觉 / 温度觉、位置觉 / 振动觉和触觉。在急症护理中，触觉是最常使用的评估方法，即使存在脊髓损伤，由于神经支配交叠也可能使触觉依然被保留。触觉评估可以很准确地筛查出大多数颅内病变患者存在的四肢或一侧肢体的感觉异常。检查时嘱患者闭眼，从远端到近端轻轻触碰每个肢体，包括躯干部和面部。

当需要对患者进行更全面的评估，痛觉和位置觉则可以提供有价值的信息。可以将带有木杆的棉棒折断作为评估工具使用，有棉花的一端是柔软的，木杆折断的一端是锋利的。随机轻触患者的皮肤，让患者说出自己感觉到的是柔软还是尖锐。刺激之间应该间隔 2 秒。测试位置觉或本体感觉时，握住患者的手指或大脚趾的关节两侧，上下移动患者的示指或大脚趾。测试之前应给予患者进行"上"和"下"的演示。嘱患者闭眼，随机重复这些动作，要求患者说出某部位的某关节是

向上还是向下。每次动作完成后均应将肢体（关节）回归至正常位置，动作轻柔，避免给患者提供过于强烈的肢体线索。

脑神经评估及脑干功能评估

脑神经评估反映了脑神经和脑干功能的完整性。对所有患者都进行基于瞳孔反应和保护性反射（角膜、呕吐、咳嗽反射）的筛查。除此之外，通常是基于病理特征给予较为全面的具有个体需要的综合评估。存在脑干、小脑或垂体病变的患者应接受更深入的评估，因其病变部位靠近脑神经。下面提到的评估是在 ICU 中最常见的脑神经功能检查。表 11-5 描述了 12 对脑神经的主要功能。

瞳孔大小和对光反射

对患者进行瞳孔大小和对光反射的评估，以了解第 II 对脑神经（视神经）和第 III 对脑神经（动眼神经）功能。评估瞳孔的大小（以毫米为单位）、形状和对光反射。

瞳孔对光反射（pupillary light reflex，PLR）可通过瞳孔测量仪或通过观察瞳孔的对光反射来进行评估。瞳孔大小和反射的评估结果因评估者的主观判断而有所不同。瞳孔测量仪则可以帮助减少主观的判断。瞳孔测量仪是一种无创的手持式设备，可以客观测量光刺激前后瞳孔的大小，以及瞳孔对光的反应性。瞳孔测量仪能够提供一次对一个瞳孔的自动测量，可能不能充分替代评估双侧的瞳孔不等大。该设备可在 30 秒内完成对双侧瞳孔的评估，并对双侧瞳孔大小和对光反射进行比较。

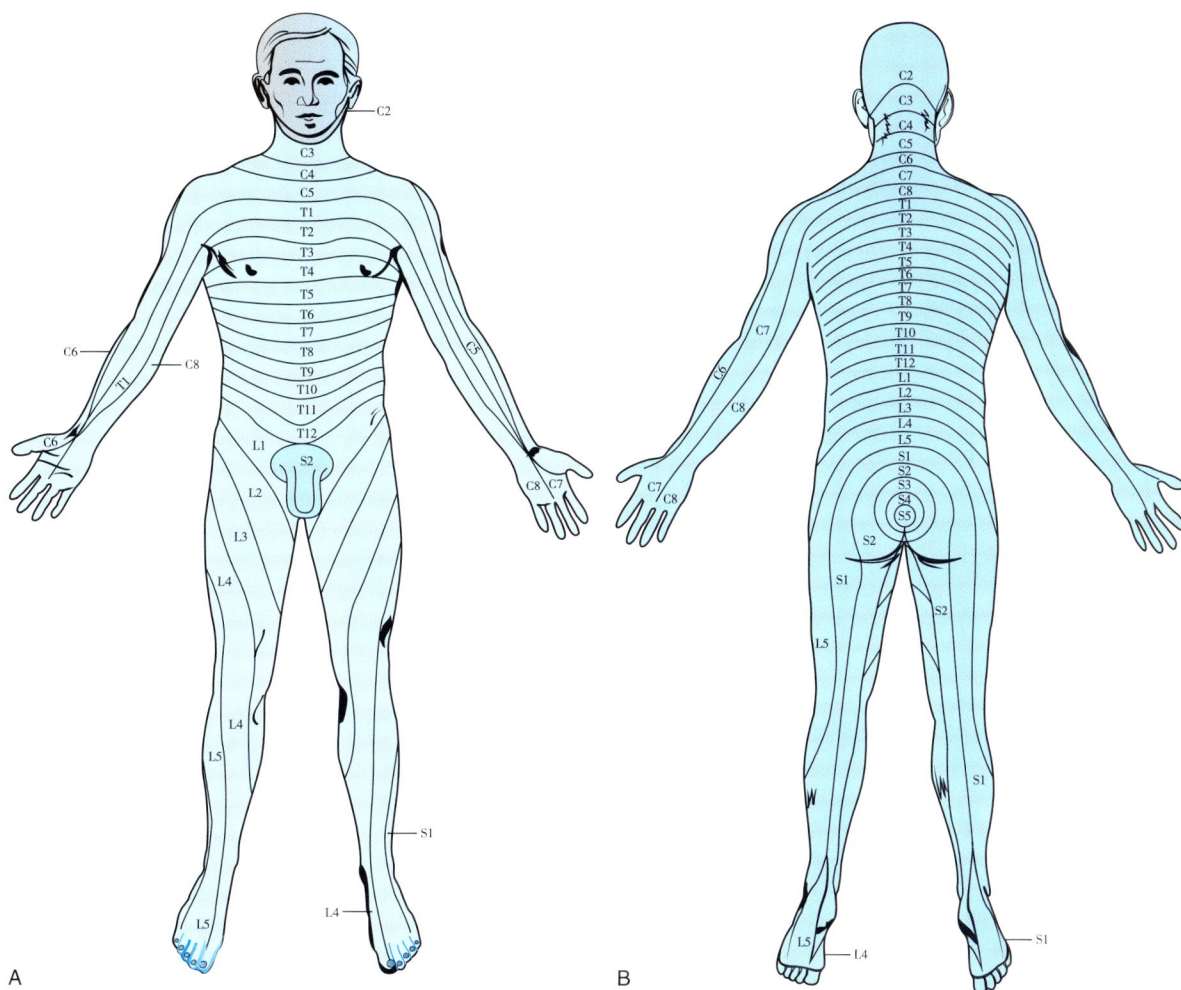

图 11-3　感觉评估。A. 身体正面图；B. 身体背面图（Reproduced with permission from Urden LD, Stacy KM, Lough ME. *Thelan's Critical Care Nursing: Diagnosis and Management.* St Louis, MO: Mosby; 2002.）

表 11-5　脑神经功能

神经	功能
Ⅰ. 嗅神经	嗅觉
Ⅱ. 视神经	视野、视力
Ⅲ. 动眼神经	大部分眼球运动，眼睑上提，瞳孔缩小
Ⅳ. 滑车神经	眼球向下、向内运动
Ⅴ. 三叉神经	面部的感觉，包括角膜、鼻黏膜和口腔黏膜；咀嚼和咀嚼肌
Ⅵ. 展神经	眼球外展运动
Ⅶ. 面神经	面部表情肌的运动，包括眼睑闭合；舌前 2/3 味觉；唾液和眼泪的分泌
Ⅷ. 前庭神经	听力与平衡
Ⅸ. 舌咽神经	呕吐反射，控制吞咽和发声的肌肉；舌后 1/3 味觉
Ⅹ. 迷走神经	唾液腺分泌；控制心脏、肺和胃肠道
Ⅺ. 副神经	胸锁乳突肌和斜方肌的力量
Ⅻ. 舌下神经	舌运动

评估两只眼睛的直接和间接对光反射。瞳孔直接对光反射，光照射一只眼睛，观察这只眼睛瞳孔的反应。正常反应是照射侧瞳孔会迅速收缩，当光线移走时瞳孔扩张。间接对光反射是指光源照亮一只眼睛，观察另一只眼睛的瞳孔变化，也会呈现与之前同样的变化。瞳孔的直接和间接反射评估了脑神经（视神经或动眼神经，以及左侧或右侧）是否受到病变累及。

某些药物会影响瞳孔的大小和对光反射。例如，阿托品（atropine）可以使瞳孔扩大，麻醉剂会导致瞳孔变得非常小。常用的神经肌肉阻滞剂不影响瞳孔反应。颅内压（intracranial pressure，ICP）升高导致第Ⅲ对脑神经被压迫或拉伸，因此瞳孔的改变常见于神经功能下降。

角膜反射或面部运动/感觉

角膜反射评估第Ⅴ对脑神经（三叉神经）和第Ⅶ对脑神经（面神经）功能。评估时当检查者迅速向患者面部移动手指时观察患者是否会眨眼（"通过眨眼躲避威胁"），一滴无菌生理盐水也可以作为刺激源，不要使用棉絮刺激，以降低角膜擦伤的风险。对于神志清醒的患者，面部运动和感觉的评估可提示第Ⅴ对脑神经和第Ⅶ对脑神经的病变。嘱患者微笑，鼓起脸颊，上抬眉毛来评估运动能力。面部感觉评估包括第Ⅴ对脑神经（三叉神经）所支配的 3 个分支。通过触摸前额、脸颊、下颌来评估这 3 部分的感觉。第Ⅶ对脑神经功能障碍的患者无法闭合患侧的眼睑。为了防止这类患者角膜损伤可以将润滑滴剂和软膏涂抹在眼睛上并使用无菌纱布等覆盖保护。

呕吐和咳嗽反射

吞咽能力和呕吐反射是由第Ⅸ对脑神经（舌咽神经）和第Ⅹ对神经（迷走神经）控制的。若要评估一个神志清楚的患者的呕吐反射时，首先应向其说明操作过程，并在患者空腹时进行。嘱患者张口，伸出舌头（包括了对第Ⅻ对脑神经，即舌下神经的评估）。当患者发出"啊"时，观察双侧软腭是否上抬，如果软腭上抬不对称，可使用压舌板轻触喉咙后部并观察其反应，双侧均要进行以上的评估。评估昏迷患者的呕吐反射时，借助开口器将患者的牙齿分开，使用吸痰管或压舌板刺激喉咙后部。明显完整的呕吐反射会出现舌头向前伸，有时头向前伸。咳嗽反射也由第Ⅸ对脑神经和第Ⅹ对脑神经控制，可以通过观察自发性咳嗽或吸痰时的咳嗽来评估。综上所述，脑神经Ⅸ、Ⅹ、Ⅺ和Ⅻ构成了脑干的球部（延髓），有以上脑神经损伤的患者可统称为延髓性麻痹。

眼球运动

眼球运动由脑神经Ⅲ、Ⅳ、Ⅵ所支配的肌肉控制着。测试眼球运动，要求患者跟随一个物体（通常是检查者的手指）进行 6 个方位的移动（图 11-4）。正常的眼球运动反应包括眼睛以相同的方向、相同的速度移动，双眼同时看向同一方向（共轭眼球运动）。异常的眼球运动包括眼球震颤（单侧或双侧眼球有节律规律性振荡）或眼外肌麻痹（单侧或双侧眼球向一侧方向的运动受抑制）。轻度眼球震颤伴斜视可能是正常的。共轭凝视麻痹则是一种异常现象。

在无意识的患者中，头眼反射和前庭眼反射被用来评估控制眼球运动的脑干部分。虽然这些反射不包括在重症监护护理评估中，但了解这些以及如何评估是有用的。

头眼反射（洋娃娃眼睛），是评估者将患者的眼睑睁开，并使患者的头部迅速左右旋转。如果眼睛偏离的方向与头部转动的方向相反，那么脑桥的功能完整。如果眼睛不移动或运动方向不对称，则提示脑桥功能障碍。疑似颈椎损伤的患者禁止进行此项评估。

前庭眼反射评估（双温试验）常用于昏迷患者的脑干功能的评估，在检查外耳道是否有耵聍或鼓膜穿孔后，会向耳内注入冰水，注入的水量会有所不同，但通常为 30～50mL。若患者脑干功能完整，双眼球缓慢转向注水同侧。脑干功能丧失的患者则没有眼球运动或眼球震颤。

神经系统功能障碍引起的生命体征改变

中枢神经系统功能障碍引起的生命体征改变是直接脑干损伤、脑灌注不足或神经通路中断引起的。灌注不足会导致脑缺血，患者出现血压升高，试图为大脑提供更多的氧气和营养物质。血压下降很少被视为原发性脑损伤的早期反应。但在脑干功能障碍的终末期以及脊髓损伤患者发生交感神经功能障碍时也会出现低血压。心率和节律异常很常见，可能是血栓形成或心输出量不足导致神经功能减退的原因，也可能是神经功能障碍的症状（如蛛网膜下腔出血后出现的 ST 段异常）。呼吸模式差异性很大，常见的呼吸模式如图 11-5 所示。神经

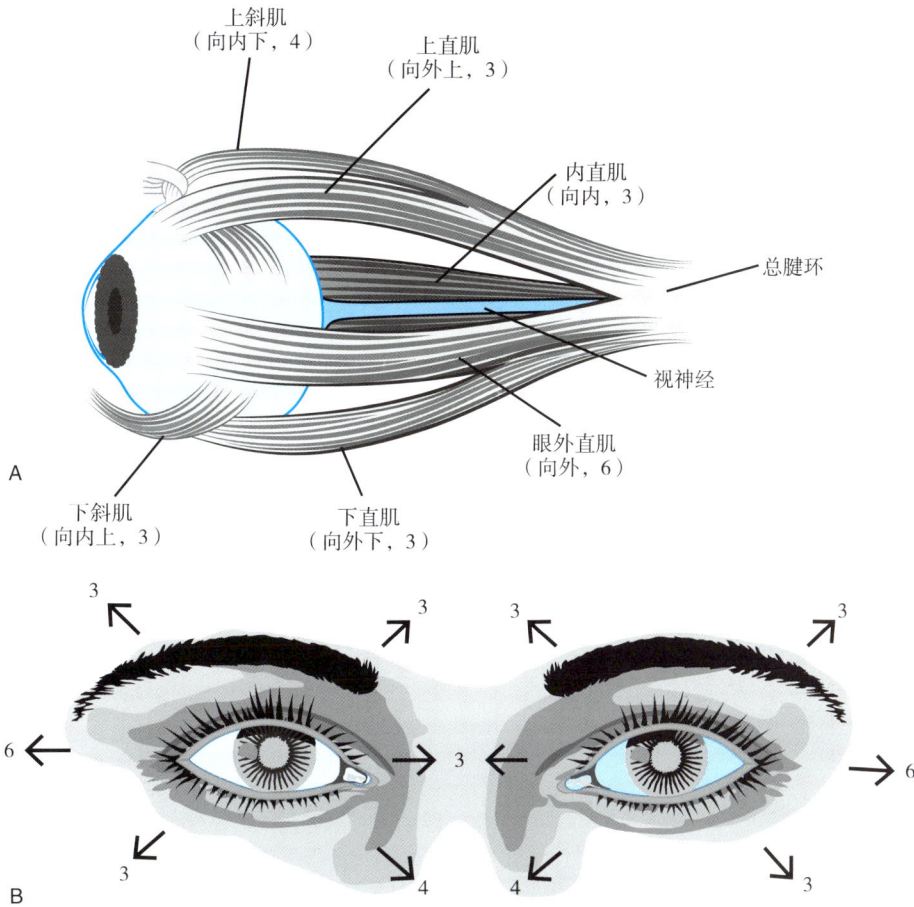

图 11-4 眼球运动。A. 眼周肌肉。括号中是支配眼球运动的肌肉和相关脑神经；B. 6 个注视方向和相关的脑神经（Reproduced with permission from Urden LD, Stacy KM, Lough ME. *Thelan's Critical Care Nursing*：*Diagnosis and Management*. St Louis, MO：Mosby；2002.）

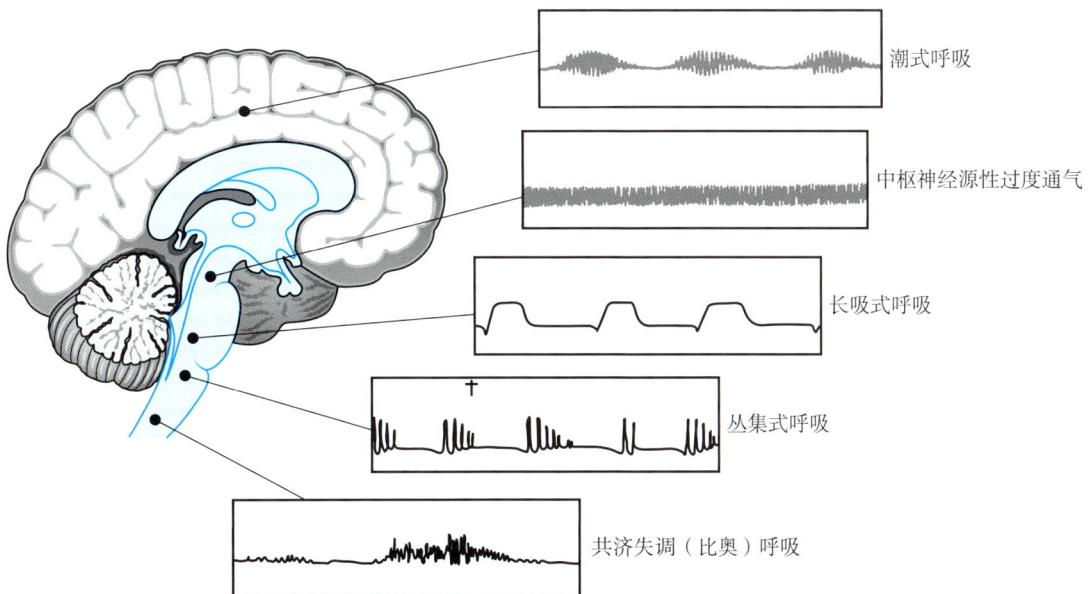

图 11-5 异常呼吸模式与颅内压升高有关。潮式呼吸起源于大脑半球和基底神经节深处；中枢神经源性过度通气，起源于中脑下部至脑桥中部；长吸式呼吸起源于脑桥中部到下部；丛集式呼吸起源于延髓上部以及起源于髓质的共济失调（比奥）呼吸（Reproduced with permission from Barker E. *Neuroscience Nursing*：*A Spectrum of Care*. St Louis, MO：Mosby；2002.）

功能障碍患者需要密切监测体温,因为体温过高(无论是因为感染性或是非感染性)会导致脑代谢增加。脑干、下丘脑或脊髓损伤可引起体温过低。

库欣反应是指在神经系统恶化的后期出现的三联征的生命体征改变。典型的三联征以脉压增宽、脉搏减慢、不规则的呼吸为特征。其在早期识别患者病情的重大变化方面价值很小,但需要对库欣反应的组成部分(如收缩期高血压或呼吸形式的改变)保持警惕。

死亡的神经学标准

脑死亡表示整个大脑包括脑干的所有功能不可逆地丧失。宣布患者脑死亡必须遵循各个地区及国家的要求。在宣布死亡之前,必须排除以下原因:中枢神经系统抑制剂造成的昏迷、体温过低和严重的代谢或内分泌紊乱。

诊断性检查

诊断性检查包括影像学、实验室检测、超声、脑电图和体格检查。3种最常见的影像学检查包括计算机断层扫描(computed tomography,CT)、磁共振成像(magnetic resonance imaging,MRI)和脑血管造影。

计算机断层扫描

当怀疑存在神经功能障碍时,脑部和颈部是CT常用的检查部位。CT扫描很容易实现且是无创性的检查,它可以确定急性神经系统恶化的大多数原因,包括出血、严重水肿和脑积水。与MRI相比,CT能更明确地显示出出血和骨折等异常。在CT扫描过程中,X射线在患者周围以360°弧度移动。与此同时,探测器将测量X射线束对组织的穿透程度,X射线的穿透力随组织密度的不同而变化。计算机将收集到的X射线光束转换成一系列精细切割的图像,以灰度图像的形式显示骨结构、脑脊液(cerebrospinal fluid,CSF)和脑组织(使用豪恩斯菲尔德单位进行量化)。骨骼密度最大呈现白色。一些低密度的成分如脑脊液(密度与水相似)呈深灰色;空气是黑色的。脑组织则会呈现出深浅不一的灰色。由于血液的相对密度不同,新发的颅内出血呈白色,随着时间的推移,血液分解后颜色则会变暗。

为了更好地确定病变如肿瘤、脓肿或血管

的异常,CT扫描可以搭配造影剂进行,计算机断层扫描血管造影术(computed tomography angiography,CTA)在静脉注射造影剂期间进行扫描,以使脑血管可视化。CTA可用于诊断脑血管异常,如动脉瘤、血管狭窄或急性脑梗死。使用计算机程序进行脑血管系统的三维重建,该程序可以将图像中不透射线的结构忽略(骨骼和组织)。

CT检查时,患者躺在一个可移动的较窄的床上,床移动到一个环形的机架上,患者的随意运动会造成图像模糊,因此,对于躁动的患者需要给予镇静。注射造影剂的患者,因造影剂具有肾毒性,注射前须评估肾功能(血尿素氮、肌酐、肾小球滤过率),尤其对于脱水、存在肾损伤或正在接受其他肾毒性药物治疗的患者应给予高度关注。预计使用造影剂的患者应停用二甲双胍,避免造成乳酸性酸中毒。

CT扫描的主要风险来自造影剂的使用。对造影剂或碘有过敏反应史的患者可能需要根据既往反应的严重程度预先用药。如果使用造影剂,则在前、后给予静脉输液,以降低造影剂肾病(contrast-induced nephropathy,CIN)的风险。有关造影剂肾病的更多信息,请参阅第14章。

磁共振成像

与没有电离辐射的CT相比,磁共振成像提供了更多的解剖细节。将患者置于强磁场中,并输送可控的无线电脉冲波释放,使原子核内的质子共振。对共振核发出的射频信号进行测量,并构建组织的数字图像。图像可进行横断面、冠状面、矢状面和任意切面的成像。有时会借助造影剂突出显示血脑屏障(blood-brain barrier,BBB)中被破坏的区域。MRI扫描有助于诊断脑干、颅后窝和脊髓的疾病,因为这些区域很难用CT进行评估。与CT相比,MRI在确诊脱髓鞘疾病,如多发性硬化(multiple sclerosis,MS)或其他神经退行性病变方面也更具有优势。特定的MRI序列可用于检测在CT上看不到的可疑病变,如脑梗死早期和髓内肿瘤。磁共振血管造影术(magnetic resonance angiography,MRA)使用专门的计算机程序来显示脑血管系统。MRA可用于评估是否存在疑似的动静脉畸形(arteriovenous malformation,AVM)、动脉瘤和海绵状血管瘤。MRI的扫描时间通常比CT长,这在寻求确诊信息以作出紧急治疗决策时存在劣势。此外在进行MRI检查期间与患者的接触受到显著限制。

患者在进行 MRI 检查前需询问其体内是否植入过金属物品，进行 MRI 扫描时，体内的金属物体可能因患者位于强磁场中而发生移位或滑动，容易造成患者受伤。现在大多数动脉瘤夹都是由不含铁的材料制成，对于进行 MRI 来说是安全的；然而，在进行 MRI 检查之前，进行对于植入式装置的询问很重要，获取有关任何植入设备的额外信息包括装置植入的时间和位置。骨科的植入装置也许是安全的，这取决于装置植入于身体的哪个部位以及放置了多长时间。无法准确进行 MRI 筛查或有金属碎片或弹片穿刺史的患者必须在 MRI 之前拍摄 X 线。磁共振的磁力会损坏例如心脏起搏器内部的磁化装置导致其故障，一种可以进行 MRI 检查的起搏器现已投入使用。

用于脑积水长期治疗的脑室腹腔分流器也会受到 MRI 的影响，可能需要在检查后重新设定。需持续泵入的药物，以及神经/脊髓刺激器等设备对于进行 MRI 检查也可能不安全，需要在检查前关闭，检查后重新开启。对于所有设备和植入装置，需要获得尽可能多的相关（设备类型和放置时间）信息，并将这些信息告知进行 MRI 操作的技术人员。多数静脉输液泵和呼吸机都含有金属，不能带进 MRI 机房，尽管一些机构现在提供了 MRI 安全的输液泵。

值得关注的是，陪同患者进行磁共振检查的工作人员同样应进行以上的筛查。任何带有磁条的卡片，如信用卡或工作证，都会被 MRI 磁体损坏，进入磁场前将其取下。在进行 MRI 检查扫描前对患者进行相关教育是有必要的。必须仔细筛查患者是否有任何禁忌证。此外，必须去除所有金属物品，如珠宝、非永久性假牙、假肢、发夹、带卡扣或拉链的衣服，以及带有金属夹的心电图（electrocardiogram, ECG）电极片。经皮给药的药物贴片也需要摘除。

磁共振成像的额外准备包括告知患者机器扫描时发出的"轰鸣"噪声。要告知患者在进行检查时护士和技术人员能看到他们，如果感到不适或出现任何其他问题，可以通过对讲机交流。使用安全带和毛毯确保患者的安全和舒适。幽闭恐惧症患者可能需要抗焦虑药或镇静药。某些机构提供开放式的核磁检查装置，有助于减轻幽闭恐惧感。有时在 MRI 中会使用钆基造影剂。为严重肾功能不全患者注入造影剂之前，必须进行肾功能

评估，以免造成肾源性系统性纤维化（nephrogenic systemic fibrosis, NSF），引起皮肤和其他器官的纤维化变化。

脑血管（导管）造影

虽然 CTA 和 MRA 通常都是用于评估脑血管系统，但血管造影仍然是金标准。数字减影脑血管造影术，类似于心导管造影术，电脑程序将去除其他结构（射线无法穿透的组织），如骨骼和脑组织的图像，以突出血管系统。血管造影可用于诊断和治疗，使脑循环的阻塞或异常可视，有助于诊断血管畸形（如动脉瘤或脑动静脉畸形）和动脉狭窄。血管成形术（带或不带支架）可用于脑血管狭窄的治疗，也可以对血管进行治疗性栓塞，以减少手术切除肿瘤前的血液供应或作为动脉瘤的治疗。

在脑血管造影过程中，将导管置入股动脉、肱动脉或桡动脉，穿过颈动脉或椎动脉，注射造影剂。使用放射成像和荧光透视跟踪造影剂在血管中的流动。在非紧急的血管造影前，患者需禁食 6 小时，并可能需要在手术过程给予镇静。在手术过程中，患者躺在无菌巾下，确保静脉通路通畅以方便给药。对于不配合的患者或预计准备进行复杂介入治疗的患者需进行全身麻醉，因为如果患者在手术过程中晃动头部，会增加血管损伤的风险。

潜在的并发症包括颅内血管损伤引起的神经功能缺损、造影剂过敏、导管穿刺部位血肿形成、血管损伤（形成夹层）、腹膜后出血和造影剂造成的血管痉挛。使用大量造影剂的患者均需要进行水化疗法。

脑血管造影术后，接受股动脉置管的患者需保持平卧（卧床休息、床头放平），以防止穿刺部位形成血肿。在许多情况下，通常是在 2 小时后，会使用特殊的动脉闭合装置促进凝血块形成并能够允许患者早期活动。根据闭合的方式，医生将告知具有个性化的注意事项，包括患者必须保持平卧的时长。应持续监测动脉穿刺部位是否形成血肿，关注肢体的神经血流情况。生命体征的监测和神经系统查体有助于及时发现颅脑栓塞或出血情况。

经颅多普勒超声

经颅多普勒超声（transcranial doppler, TCD）便于医生监测血管内的血流速度。TCD 是针对主

要血管通过颅骨较薄部分投射超声波。根据反射回探头的超声波的多少来判断颅骨内的结构。当探针探测到移动的结构，如血管中的红细胞就会产生多普勒效应。这样就可以计算出血流的速度。TCD 是无创性检查并可以在患者床边进行。许多机构使用 TCD 来辅助监测动脉瘤性蛛网膜下腔出血（aneurysmal subarachnoid hemorrhage，aSAH）后的血管痉挛。

腰椎穿刺

腰椎穿刺（lumbar puncture，LP）可用于诊断或临床治疗。LP 的诊断指征包括测量脑脊液压力进行 ICP 的估计，当怀疑中枢神经系统感染、炎症或蛛网膜下腔出血时，可留取部分脑脊液送检进行分析。LP 的治疗指征包括进行脑脊液引流、鞘内注射给药或持续脑脊液引流。在许多疾病诊治过程中，LP 起到诊断或治疗目的，包括脑膜炎、多发性硬化、吉兰-巴雷综合征（Guillain-Barré syndrome，GBS）、脑积水和蛛网膜下腔出血。理论上，颅内压增高是 LP 的禁忌证，因为脑脊液从腰椎间隙引出后会造成原有压力梯度的改变，增加脑组织移位的风险。当怀疑颅内压升高时，在进行 LP 之前先行 CT 扫描。其他禁忌证包括凝血功能障碍或穿刺部位的皮肤感染。计划进行 LP 时，应提前停止服用抗凝剂和抗血小板药物。

当进行 LP 时，医生定位 $L_3 \sim L_4$ 或 $L_4 \sim L_5$ 椎间隙，并注射局麻药，随后用带针芯的穿刺针刺入脊髓蛛网膜下腔。损伤脊髓的风险很小，因为脊髓组织截止于 L_1，L_1 后续只有神经根。重要的是患者需要摆出腰穿的正确体位，如果不能维持姿势，需要给予镇静。LP 可让患者坐起处于前倾位，多数危重患者采取侧卧位。患者侧卧，颈部向前弯曲，膝盖向上贴近胸部。这个姿势增加了腰椎间隙，更容易完成进针以及移动针芯。流出脑脊液则证明穿刺针位于脊髓蛛网膜下腔。使用一个可以测压的用具连接在针柄上，进行压力的测定。大于 20cm（200mm）H_2O 的压力被认为是异常的。脑脊液的引流量因手术的要求不同而不同，实验室送检所需的引流量比脑积水患者的引流量要小。如果手术的目的是给药或放置腰椎引流管，在脑脊液流出后，将给予药物或放置引流管。

正常的脑脊液是透明、无色的。感染和出血可改变脑脊液的外观。在感染时，脑脊液可能因有白细胞和细菌而呈现混浊状。血液使脑脊液呈淡黄色、粉红色、红色或棕色。如果在穿刺针刺入过程中造成小血管损伤，可能会出现一些血性液体，但随着后续脑脊液的引流，血液会被冲洗干净。但由于中枢神经系统出血而进入脑脊液的血液则不会被清除。对脑脊液进行的常规检测包括对细胞计数、葡萄糖、蛋白质、乳酸、革兰氏染色和细菌药敏培养的分析。特异性炎症或脱髓鞘疾病需要特定的检查项目。拔除穿刺针后，使用无菌敷料覆盖穿刺处。

根据医嘱、医院制度、患者是否主诉头痛等进行术后护理，常规包括监测穿刺部位的出血情况、观察引流情况及有无血肿发生。患者可能会主诉头痛（由于脑脊液丢失）、穿刺部位的局部疼痛或放射到大腿的疼痛（穿刺过程中可能损伤神经根）。建议在腰穿后保持平卧位并增加液体摄入量，但尚未明确其可以降低腰穿后头痛的发生率。如果头痛剧烈，可以联合镇痛药使用。如果头痛持续不缓解，可以使用自体血补丁来终止持续的脑脊液渗漏。

脑电图

脑电图（electroencephalogram，EEG）是对大脑电活动的测量，通过将许多电极连接到头皮上的规定位置来完成此项检查。将这些电极与机器相连接，该机器可以放大并记录大脑电活动。脑电图有助于鉴别癫痫性疾病、确定癫痫颅内病变部位和评估昏迷原因（结构与代谢性）。

常规脑电图使用便携式仪器行床旁检查，通常持续 40～60 分钟。要求患者闭着眼睛安静地躺在床上，对于躁动或不配合的患者，给予少量镇静药物，但是脑电图解读者要意识到这一点，因为药物可能会造成脑电图监测的结果不准确。脑电图监测记录由技术人员完成，包括血压变化、意识水平的变化、患者目前正在服用或在 48 小时内服用的药物、发作时的抽搐动作及监测期间给予的各项刺激。护士最好有计划地在患者检查前、后进行护理，避免在脑电图监测期间干扰监测。脑电图监测结束后，头部电极将被拆除，也可以恢复之前暂停的任何药物。

对于有癫痫发作症状的患者，如间歇性抽搐或精神状态波动，可要求延长脑电图检查时间，并将癫痫发作症状与颅内放电联系起来。这种类型的脑电图通常持续 24 小时或更长时间，需要护士记录患者癫痫发作或异常行为的发生。大多数的脑电图监测仪器都有一个按钮,当患者出现任何可疑的癫痫发作时,护士可以按下按钮标记时间,这样技师可以更容易地对波形进行相关性分析。

癫痫持续状态时,连续脑电图监测可用于指导治疗。连续脑电图监测也用于难治性或难以控制的癫痫发作的诊断和管理,通常与视频监测相结合。连续脑电图监测也有助于识别非癫痫性发作。快速脑电图的使用越来越普遍,可以由护士进行安装。快速脑电图最常用于那些高度怀疑有新发癫痫发作的患者。

肌电图/神经传导研究

肌电图(electromyography,EMG)是评估骨骼肌在活动和休息期间的电活动。神经传导研究通过测量刺激后神经传导速度来评估周围神经的功能。这些检查有助于危重患者多发性神经病变或肌病、重症肌无力(神经肌肉接头传递功能障碍)和GBS的诊断。因为检查时需要插入针状电极,患者会感到一些疼痛。

颅内压的概念与监测

成人颅骨是半封闭的、不可扩张的结构,包含3种成分:脑组织/实质(80%)、血液(10%)和脑脊液(10%)。Monro-Kellie假说认为,为了保持恒定的颅内容积,这3种成分中的任何一种容积的增加都必须伴随着另一种或两种容积的减少,如果没有相互的弥补,ICP就会升高。神经科学研究人员对这一假设提出了质疑,机体能够通过颅内静脉血置换、脑脊液减少生成、动脉血管收缩或脑脊液置换到脊髓蛛网膜下腔来代偿部分颅内容积的增加。当这些代偿机制失效时ICP就会升高。

顺应性是指导致压力发生特定变化所需的体积变化,反映了补偿机制的有效性。随着顺应性的降低,体积的小幅增加会导致ICP的显著升高。顺应性基于以下几个因素,体积增加量和体积增加持续的时间,体积增加越小,压力增加越小。较长一段时间内发生的体积增加比快速增加更容易耐受,因为有时间进行代偿。老年人通常由于脑萎缩而使其顺应性增加。颅内压升高可导致脑灌注不足、缺血、脑疝,最终导致死亡。

引起颅内压升高的原因

颅内压升高由脑水肿、颅内肿瘤病变、颅内血容量增加或脑脊液量增加引起。这些因素经常同时发生。疼痛、患者体位不良(头颈部对齐),以及吸痰等护理操作都会引起颅内压升高。

脑血流量

大脑不能储存大量的氧气或葡萄糖。因此,需要恒定的脑血流量(cerebral blood flow,CBF)来维持大脑代谢。如果CBF不足,脑细胞就得不到足够的底物来运转,最终导致其死亡。CBF由血压和脑血管阻力决定。

自主调节是指脑血管在血压变化时通过扩张或收缩来维持CBF稳定的能力。血压下降时血管扩张,血压升高时血管收缩。在没有神经系统疾病的患者中,当平均动脉压(mean arterial pressure,MAP)为60~160mmHg时,自主调节可以维持稳定的脑血流。颅脑损伤后,自主调节反应变得难以预测。当自主调节功能受损时,脑血流则依赖于动脉压。

脑血管阻力也可以通过化学调控来改变。动脉二氧化碳分压($PaCO_2$)升高会导致细胞外pH降低,并导致脑血管扩张。相反,$PaCO_2$降低会增加pH,使脑血管收缩。PaO_2低于50mmHg或代谢产物如乳酸堆积也会造成血管扩张。其他因素包括麻醉剂使用(氟烷、一氧化二氮)、硝普钠和一些组胺可以降低脑血管阻力,从而改变CBF。

脑灌注压(cerebral perfusion pressure,CPP)是对血液到达脑组织时压力的测量。CPP是CBF的间接反映,是通过计算MAP减去ICP(CPP=MAP–ICP)而得到的数值。CPP的下降是由于ICP上升或MAP降低,或两者兼具。正常成人的CPP至少应达到50~70mmHg。进行CPP测量及管理时动脉换能器放置的位置目前仍存在争议,部分医生在计算CPP时将动脉传感器置于室间孔水平,以反映脑血管系统的MAP和全身MAP,而另一些医生则将传感器放置在第4肋间平腋中线处,应按照机构要求以确保一致性。

脑水肿

脑水肿是指水或液体在细胞内或细胞外的异常积聚,导致脑容量增加。血管源性脑水肿是由于毛细血管壁通透性增加,毛细血管内血浆蛋白与水分渗出,如白蛋白通过血脑屏障渗透到细胞间隙。当细胞新陈代谢障碍导致细胞内液体聚集时,就会发生细胞毒性水肿。这会导致细胞膜的进一步破裂。细胞毒性水肿可导致毛细血管损伤，进而造成血管源性水肿。血管源性脑水肿形成的时间窗与细胞毒性脑水肿不同，血管源性脑水肿通常发生在损伤后最初的几天，而细胞毒性水肿可在数小时内发生。

肿块病变

脑实质的肿块病变（占位性病变）包括脑肿瘤、脑血肿和脓肿。除了会造成颅内压增高以外，肿块还会压迫脑血管而导致脑缺血。

血容量增加

颈静脉压迫（颈部屈曲、过度伸展、旋转）可导致静脉流出受阻，从而导致颅内血容量增加。胸腔压力增加或腹内压力增加（头低脚高位、俯卧位、过度髋关节屈曲、瓦尔萨尔瓦动作、咳嗽、高呼气末正压、气道内吸引）也会导致静脉流出受阻。如前所述，缺氧、高碳酸血症、高代谢、药物作用引起的脑血管扩张或血压升高合并自主调节障碍会导致颅内血容量的整体增加。

脑脊液容量增加

每天大约产生 500mL 脑脊液。脑脊液通过脑室系统流入蛛网膜下腔并被蛛网膜颗粒吸收（图11-6）。脑脊液循环阻塞、脑脊液重吸收障碍或分泌过多，造成颅内脑脊液体积增加（脑积水）。脑积水被分为交通性或非交通性（梗阻性），当脑膜炎或蛛网膜下腔出血时，蛛网膜颗粒可能会被细

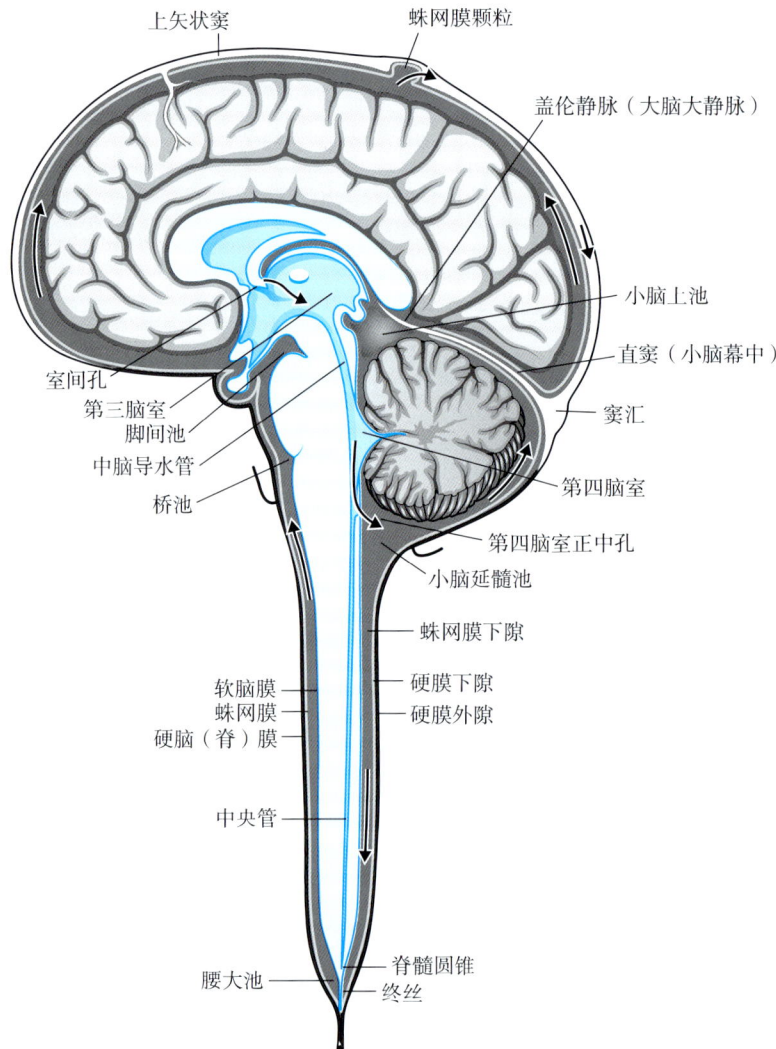

图 11-6　脑脊液/脑室系统循环。脑室系统和其他参与脑脊液产生、循环和重吸收的结构。箭头表示脑脊液的循环途径（Reproduced with permission from Novack CR, Demarest RJ. *The Nervous System: Introduction and Review*, 3rd ed. New York, NY: McGraw Hill; 1986.）

胞碎片堵塞,这会影响脑脊液的吸收,并导致交通性脑积水;非交通性脑积水的一个例子是第三脑室的肿瘤或囊肿造成的脑脊液循环受阻。

临床表现

颅内压升高的早期症状包括意识模糊、坐立不安、嗜睡、定向力障碍、头痛、恶心和/或呕吐,以及视力异常如复视。意识水平改变是颅内压升高最重要的指标。患者无法遵从指令,并出现运动功能障碍,患者出现反常的姿势是病情恶化的预兆。生命体征出现波动。收缩压升高是人体试图维持大脑灌流的一种方式。随着颅内压的升高,心率或呼吸模式也会出现异常。瞳孔改变通常是颅内压升高的晚期体征。出现以上任何体征都需要立即通知医生。除非已知颅内压升高的原因,否则就需要进行 CT 扫描来评估是否存在肿块病变(肿瘤、血凝块)或脑积水。

脑疝

ICP 持续升高可能会导致脑疝。硬脑膜中的褶皱将颅腔分为几个区域。脑疝是指脑组织出现扭曲和移位,从一个区域被挤到另一个区域,脑组织受到压迫并使 CBF 减少。脑疝患者的临床症状反映了脑组织对脑干和周围结构的压迫。患者出现意识水平的恶化以及去大脑强直的姿势。动眼神经(第Ⅲ对脑神经)的压迫或牵拉会使瞳孔收缩障碍,导致一侧瞳孔散大且对光反射消失。随着压迫的持续,另一个瞳孔也会散大且对光反射消失,生命体征异常(出现如库欣反应、呼吸模式改变)。当发现以上这些典型症状时,需要采取紧急措施防止脑死亡发生。

有创颅内压监测

颅内压监测需要将导管探头置入脑室或脑实质,也可以将导管置入蛛网膜下腔、硬膜外或硬膜下进行测量(图 11-7)。颅内压的标准测量是将探头置入脑室。测量系统基本设置包括导管、传感器(外接或整合进导管系统)和脑脊液收集装置。将导管探头通过钻孔置入侧脑室前角。测量系统的零点应位于室间孔的体表标志。如果使用外接换能器,也应将其保持在室间孔水平,并根据供应商要求进行大气压调零。

文献报道中提及室间孔不同的标志点(耳屏、眼外眦与耳屏的中点、外耳道),应遵循相应规定,

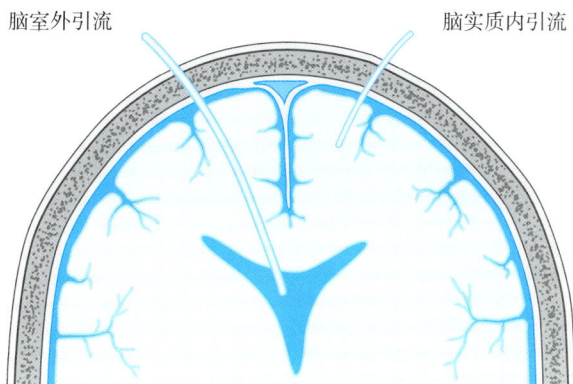

图 11-7 最常见的两个颅内压监测部位是脑室外引流和脑实质内引流

以保证医护实施的一致性。传感器感知到相应的压力,并将其转换成波形呈现在显示器上。这个系统的相关几个名称包括**脑室外引流**(external ventricular drain,EVD)、**脑室造口术**和**脑室内导管**。

将导管置入脑室内进行监测的优点是可以引流脑脊液,是降低颅内压的一种治疗方式。其缺点是,在引流脑脊液时,不能准确地测量 ICP。因此,当 EVD 打开引流时,不应进行 ICP 的测量,如需要进行 ICP 的测量,应先关闭 EVD 并观察 ICP 波形至少 5 分钟后再进行测量。脑脊液引流是通过调整引流装置相对于室间孔的高度来控制的。引流装置中水柱的高度产生与颅内压相反的静水压。如果将引流装置升高,则脑脊液引流量减少;将引流装置降低,脑脊液引流量增加。脑脊液的快速流失可导致脑室塌陷,因此脑脊液的引流速度需要根据 ICP 进行调控。这是通过将引流装置固定在一个特定的高度实现的,例如,在室间孔体表标志上方 20cm,或者只有 ICP 超过指定值后才能打开装置引流脑脊液。监测脑脊液的引流量和颜色。对于穿刺部位应给予无菌敷料保护。

置入脑室内导管的相关风险包括导管置入引起的感染和出血。当置入导管和进行医疗操作(例如,脑脊液取样)时,必须保持无菌。对于因颅内压增高进行了脑脊液分流使脑室缩小的患者(如创伤性脑损伤引起的弥漫性脑水肿患者),导管的置入较为困难。

颅内压也通常会将传感器置入脑实质进行监测。这些传感器比置入脑室内更容易操作,且感染率更低。不需要进行脑室内压与室间孔的校准。

将光纤传感器直接连接到独立的显示屏就可以读取 ICP 的数据。也有其他技术可用于监测 ICP，包括一些连接监视器后需要重新归零的设备，但这些设备在临床中不常用。目标颅内压的设定取决于个体和他们的疾病。正常值为多少仍存在争议，正常成人颅内压范围通常为 0～15mmHg，对于创伤性颅脑损伤患者，推荐将正常目标值控制小于 20～22mmHg。

ICP 波形

在连续的 ICP 监测中，波形的波动与患者病情密切相关。关注其波形有助于患者病情的评估。

ICP 波形对应每次心跳，是连续且实时的压力显示。正常的 ICP 波有 3 个或 3 个以上的明确波峰，代表颅内的血液和脑脊液流量：

- P1（冲击波）表示收缩期动脉血液流入颅内；
- P2（潮汐波）反映颅内顺应性；
- P3（重搏波）表示收缩期之后的静脉搏动。

在压力较低和正常压力下的脉冲波形呈下降的锯齿状，具有明显的 P1（图 11-8）。随着颅内压的升高，P2 逐渐升高，顺应性降低。造成潮汐波（P2）比 P1 更高（图 11-9）。

将连续记录的数值精简为 ICP 的趋势，以反映较长时间（几分钟到几小时）内 ICP 的总体波动趋势。已经确定了 3 种不同的压力波（图 11-10）。A 波（平台波）是指压力自 20mmHg 突然增加持续 5～20 分钟，提示出脑缺血。B 波是每 0.5～2 分钟出现一次有节律性的波动（最高可达 50mmHg）。它们与呼吸周期的波动有关，如潮式呼吸（B 波在临床上没有意义，但可能会发展为 A 波）。C 波是一种有节律的小波，压力高达 20mmHg，每分钟出

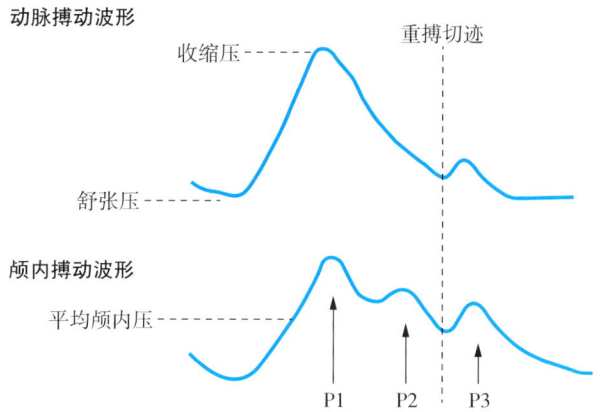

图 11-8　动脉与颅内 ICP 波形（重要组成部分）

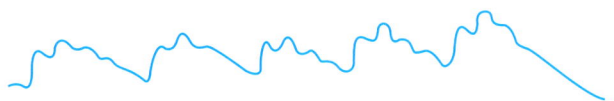

图 11-9　ICP 波形显示顺应性降低

现 4～8 次，与全身动脉压的正常变化有关，临床意义尚不清楚。

ICP 增高的管理原则

管理的重点是早期识别颅内压增高。降低 ICP 的干预措施通常是分层的。轻度或非急性的颅内压升高可以暂时观察，如果颅内压突然升高或神经系统评估发生显著变化，则需要采取积极的治疗措施。

神经系统状态监测

进行神经系统体征基线水平的评估，然后定期重新评估并与之前的结果相比较，包括意识水

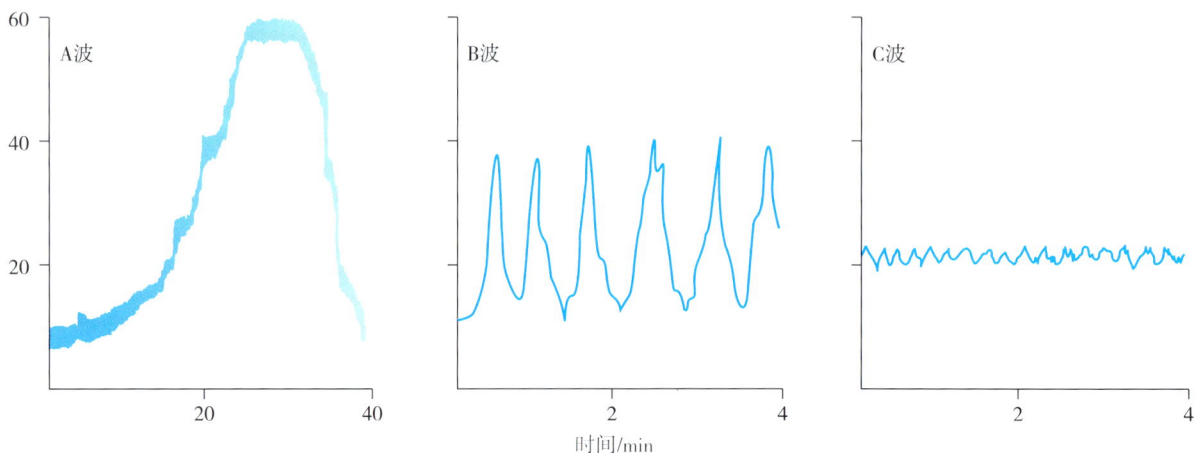

图 11-10　ICP 波动趋势记录

平、昏迷评分、瞳孔大小和对光反射、眼球运动、运动和感觉功能。评估生命体征，了解其趋势并与之前进行比较。对于镇静状态下进行 ICP 监测的患者，可以减少其神经系统评估的频率，防止因刺激造成 ICP 升高。但即使接受了神经肌肉阻滞（neuromuscular blocking，NMB）治疗，也应连续评估瞳孔大小和对光反射。密切监测神经系统状态有助于识别和治疗并发症，如硬膜外或硬膜下血肿形成。在这些情况下，可能需要通过手术清除血肿。当患者出现弥漫性脑水肿时，可以切除一部分颅骨以增加顺应性，并允许大脑肿胀到颅腔以外区域，这一过程被称为**颅骨切除术**或**去骨瓣减压术**。

充分的氧气供应和通气

除非出现脑疝，正常情况下 PaO_2 和 $PaCO_2$ 可维持在正常水平。对于意识障碍患者，可能需要气管插管和机械通气。高碳酸血症和严重的低氧血症均可导致脑血管舒张和颅内压的升高。常规不使用过度通气来降低颅内压，因为 $PaCO_2$ 降低可能导致血管收缩、脑灌注减少，最终导致脑缺血。控制性过度通气有时用于脑疝前期，为其他措施的实施"争取时间"。大脑氧合监测有助于确定 $PaCO_2$ 对脑代谢的影响（见第 20 章）。

气道吸引和肺部护理措施可能会使颅内压增高，但由于氧合对脑灌注的重要性，可按照临床操作标准实施。进行气道吸引时应给予患者纯氧吸入，并控制吸痰时间。镇静剂使用可以降低气道吸引对颅内压的影响。

血压和液体管理

血压的管理取决于 ICP 和 CPP 的水平。血压和 CPP 的目标管理因疾病进程而略有不同；一般来说，目标是将 CPP 控制在 $50\sim70mmHg$。如果患者存在低血压，首选输注不含糖液体以确保血容量。给予血管升压药以维持 CPP。

体位

因为大脑的静脉系统是没有瓣膜的，胸腔内或腹腔内的压力增加均会减少静脉回流造成 ICP 的升高。一般来说，抬高床头 30° 可以维持 ICP 和 CPP 的最优水平。应减少髋关节的屈曲。制订排便计划避免便秘和腹胀。

颈部的位置会影响静脉回流，可能会造成 ICP 升高。头颈部保持正中位置，避免屈曲、过伸或旋转。使用颈托时应注意避免压迫颈静脉引起回流减少。

脑脊液引流

尽管通过脑室内导管进行脑脊液引流常作为降低颅内压的干预措施，但目前还没有随机对照试验支持这种干预措施。置入脑室内引流管的患者，可以通过引流少量脑脊液以降低颅内压。由医生确定具体的引流量。

最小化环境刺激

对噪声、温度和其他有害刺激应进行密切监测，并根据患者的需求加以调整。文献资料中并不支持通过限制来访者来减少对患者的刺激，鼓励家庭成员去看望患者，并与之平静地交谈，持续监测 ICP 的波动。如果确定颅内压升高与刺激直接相关，必要时应给予调整。为患者制订护理计划，临床各项护理操作（吸痰、洗澡、翻身）应间隔进行，避免过度刺激并为其提供恢复时间。

预防脑代谢增加

癫痫会使脑代谢需求增加和 ICP 增高。在神经系统受损且有癫痫发作风险的患者中，于入院的第一周预防性使用抗惊厥药很常见。关于癫痫发作管理的更多信息在本章后面部分介绍。

发热因增加了代谢需求而使 ICP 升高。体温每升高 1℃，大脑代谢需求就会增加约 6%。常规的降温方法包括退热药、降温毯和血管内低温装置。应避免发生寒战，因其会使代谢需求增加。

躁动也会增加大脑代谢需求。与其他医护工作者及患者家属合作，保持环境平静、安静。由于疼痛引起的躁动可以通过使用镇痛药来缓解。由于持续进行神经系统评估的重要性，建议优先选择短效的镇痛剂或镇静剂。药物（如阿片类药物）会影响通气，使用时应密切监测呼吸。如果神经细胞缺氧，低氧血症可引起颅内压增高。

镇静与镇痛

镇痛和镇静用于防止疼痛或躁动引起的颅内压升高。常用的镇痛药物包括芬太尼，镇静药物包括右美托咪定或咪达唑仑（midazolam）。丙泊酚（propofol）（镇静催眠药）也经常被使用，因为其半衰期较短，不影响临床专科及精神状态的评估。镇痛和镇静药物的副作用之一是低血压，需要谨慎使用以避免 CPP 降低。此外，如果使用丙泊酚的时间超过 48 小时，会增加丙泊酚输注综合征（propofol infusion syndrome，PIS）相关风险。限制丙泊酚输注的持续时间和使用最低有效剂量可降低 PIS 的发生风险。PIS 包括导致心脏停搏的心动过缓、代谢性酸中毒、甘油三酯升高和横纹肌溶解。

神经肌肉阻滞剂

神经肌肉阻滞剂可用于防止因咳嗽或患者呼吸机不同步而导致的胸腔内和静脉压力增加。镇静和镇痛治疗总是与神经肌肉阻滞剂一起使用。瞳孔反应性一般不受神经肌肉阻滞的影响，因此应持续进行瞳孔的评估。应使用周围神经刺激器（四个成串刺激）来降低神经肌肉阻滞过度的风险（更多关于 NMB 药物和周围神经刺激器的信息请参阅第 6 章）。

降低脑水肿的药物

渗透性利尿剂促使脑组织中的细胞外液进入血管来减轻脑水肿。常用的药物是甘露醇（mannitol），给药剂量为 0.25～1g/kg。因为甘露醇容易结晶，所以应使用带过滤装置的输液器给药，密切监测血容量及电解质。很多医生使用高渗盐水来增加血清渗透压，可将水拉入血管内。

皮质类固醇（如地塞米松）有助于减少与颅内肿瘤相关的脑水肿。类固醇通常不用于治疗与创伤性颅脑损伤或卒中相关的脑水肿。类固醇治疗的潜在并发症包括胃刺激或出血和高血糖。

巴比妥类药物

巴比妥昏迷疗法作为治疗难治性颅内压增高的第三线治疗方法存在争议。巴比妥（barbiturate）可降低脑代谢和 CBF，从而降低颅内压。巴比妥类昏迷疗法的相关并发症包括低血压、心肌抑制、体温调节失衡、免疫抑制和肠梗阻。

外科治疗

密切监测神经系统状态有助于识别和治疗并发症，如硬膜外或硬膜下血肿造成的颅内压变化。在这些情况下，手术清除血肿可以降低颅内压。发生弥漫性脑水肿时，可以切除一部分颅骨以增加顺应性，并允许大脑肿胀到颅腔以外区域，这一过程被称为颅骨切除术或去骨瓣减压术。

治疗性温度管理

避免高热有利于控制 ICP，正在进行相关的临床试验以确定最佳的目标温度。目前的实践标准是维持正常体温。

急性缺血性卒中

病因、危险因素和病理生理学

卒中目前是美国的第五大死亡原因，并且仍然是世界上最主要的致残原因之一。患病率随年龄增长而增加，将近 75% 的卒中病例是 65 岁以上的患者。由栓塞或血栓形成引起的缺血性卒中约占所有卒中的 87%。缺血或梗死的组织出现水肿，并导致进一步的神经细胞死亡。

卒中的危险因素包括高血压、心脏病（冠心病、心力衰竭、心房颤动、心内膜炎、卵圆孔未闭、心肌梗死、颈动脉疾病）、糖尿病、年龄增加、种族（非洲裔美国人）、男性、既往卒中史、家族史、血脂异常、高凝状态（癌症、妊娠、红细胞计数高、镰状细胞贫血）、吸烟、肥胖、缺乏运动、乙醇或违禁药物及某些形式的激素治疗。

短暂性脑缺血发作（transient ischemic attack，TIA）是脑卒中的一个重要预警信号。短暂性脑缺血发作患者出现卒中的症状，症状消失后无组织梗死。尽管大多数 TIA 在几分钟内可以缓解，但进行全面的检查是有必要的，以明确发病原因并进行治疗，从而将后续出现卒中的风险降至最低。

卒中的病理生理学各有不同。血栓形成和栓塞形成，如后所述，会导致急性缺血性卒中。

脑缺血

人脑的代谢需求很高，其消耗占人体总能量消耗的 25%。大脑不能储存氧气或葡萄糖，因此需要持续的血流来供应这些营养物质。体内的平衡机制协同工作，将血液流动保持在相对稳定的速度（脑血管自动调节），但这些机制可能会受到损害，从而通过几个不同的过程改变大脑的血液供应。

长时间的血流异常会造成组织损伤发生脑缺血。在葡萄糖和氧气供应中断 4 分钟后，缺血性脑组织就会出现坏死。这种损害可以是全脑的也可以是局部的，可以是短暂的或永久的。全脑缺血通常由全身性低血压引起（如休克综合征），也可以是短暂的（如血管迷走神经性晕厥或体位性低血压发作）。局灶性脑缺血通常是由血栓或栓子、血管压迫或扭转、血管痉挛、感染（罕见）或动脉狭窄导致的脑动脉血流受阻引起的。

如果缺血不能逆转，就会发生神经细胞死亡和脑组织梗死，导致缺血性卒中。缺血发生在不同动脉供应的区域，故缺血性卒中的症状通常是局灶性的。**半暗带**是包围核心缺血区的组织区域。半暗带接收来自相邻血管（侧支循环）的一些血流，但灌注量不足。如果 CBF 得到改善，半暗带区域灌注仍有可能恢复。尽可能多地恢复半暗带区域灌注是卒中管理的首要目标。

典型案例分析
急性缺血性卒中

一名 59 岁的教师因急性缺血性卒中接受了溶栓治疗，被送入重症监护室。患者有心房颤动和饮食控制的糖尿病病史。在过去的 3 周里，患者告诉丈夫自己有些轻微的心悸，但没有去看医生。在午餐时，其突发左上肢瘫痪、左脸部下垂和言语不清。一个学生在回教室取书时发现其倚在桌子上，该学生拨打了急救电话。了解到学生在大约 20 分钟前看到患者时是正常的，急救人员由此确定了症状发作的时间。

到达急诊科后，迅速对其进行了头部 CT 检查，卒中团队完成了必要的溶栓前评估。CT 上没有呈现出血迹象，于是给予了重组组织型纤溶酶原激活剂。入住重症监护室时，其左上肢无力开始缓解（肌力 2 级），言语几乎恢复正常。患者被诊断为心房颤动，在重症监护室接受 24 小时生命体征监测，24 小时后被转移到卒中单元，开始使用阿司匹林及口服抗凝药。医院接受治疗 4 天后，患者出院并接受专科门诊治疗。

问题 1：如果患者的 CT 显示有颅内出血，治疗优先事项会有何不同？

问题 2：对于接受静脉溶栓治疗的急性缺血性卒中患者，应该多久进行一次生命体征和神经系统评估？

答案
1. 如果 CT 扫描显示出血，将不会使用阿替普酶（alteplase）或替奈普酶（tenecteplase）。护理重点将集中在控制血压、纠正凝血障碍和支持性干预。

2. 在给予静脉溶栓药物后 2 小时内，每 15 分钟进行一次生命体征和神经专科评估，而后在接下来的 6 小时内，每 30 分钟进行一次，之后每小时进行一次，直到给予静脉溶栓 24 小时后。

血栓形成

血栓形成是缺血性卒中最常见的原因，通常是由于动脉粥样硬化和动脉内斑块形成。随后，在斑块的位置形成血栓，并导致沿受影响的血管路径发生脑缺血，如不迅速给予干预则会导致梗死。

动脉粥样硬化引起的大脑血管血栓形成会导致大面积的梗死。通常会出现明显的水肿，通过压迫梗死周围区域而进一步增加缺血。患者往往会出现显著的功能障碍。如果在较小的分支动脉中形成血栓，则会形成腔隙性梗死。腔隙性梗死会导致较小范围的神经细胞死亡。除非梗死发生在关键区域，如内囊，否则功能障碍并不明显。有动脉粥样硬化或动脉炎症病史的患者发生血栓性卒中的风险最高。血栓性卒中往往在睡眠或安静时发生，此时血流较为缓慢。

栓塞

栓塞是指大脑血管的闭塞，通常是由血栓引起，也可能是由来自身体其他部位的感染颗粒、脂肪、空气或肿瘤碎片引起。心脏疾病导致脑栓塞时，从心内膜壁或瓣膜上脱落的细菌性病变或血栓移动到大脑并闭塞脑血管。慢性心房颤动、瓣膜疾病、人工瓣膜、心肌病和近端主动脉的动脉粥样硬化病变是栓塞的常见原因。较少见的原因包括心房黏液瘤、卵圆孔未闭合和细菌性心内膜炎。这些碎片物质容易停留在大脑中动脉的分叉处，有时会破裂并进一步进入脑血管系统。栓塞性闭塞疾病进展迅速，症状突然出现且无征兆。

临床表现

卒中症状的表现范围从非常轻微到严重功能

丧失均可见。常见的体征和症状包括一侧肢体或身体局部的无力，感觉异常，言语困难或语言理解困难，面部下垂，头痛以及视觉变化。卒中的临床表现因缺血或梗死部位不同而异。美国国立卫生研究院卒中量表（National Institute of Health stroke scale, NIHSS）通常用于评估和监测卒中后的患者。NIHSS 评分可以预测卒中的严重程度和预后。NIHSS 评分系统的概述见表 11-6。

表 11-6　美国国立卫生研究院卒中量表（NIHSS）

检查项目	内容	反应与分数
1A	意识水平	0—警觉 1—嗜睡 2—昏睡 3—昏迷/无反应
1B	定向问题（2）	0—两个都回答正确 1—一个正确，一个错误 2—两个都回答错误
1C	对指令的反应（2）	0—两项任务都正确执行 1—正确执行其中一项任务 2—两项任务都未正确执行
2	凝视	0—正常水平运动 1—部分凝视麻痹 2—完全凝视麻痹
3	视野	0—无视野缺陷 1—部分偏盲 2—完全偏盲 3—双侧偏盲
4	面部运动	0—正常 1—轻微面部无力 2—部分面部无力 3—完全单侧麻痹
5	运动功能（上肢） a. 左侧 b. 右侧	0—无移动 1—5 秒内移动 2—10 秒内坠落 3—无法对抗重力 4—无运动
6	运动功能（下肢） a. 左侧 b. 右侧	0—无移动 1—5 秒内移动 2—5 秒内坠落 3—无法对抗重力 4—无运动
7	肢体共济失调	0—无共济失调 1—单侧肢体共济失调 2—双侧肢体共济失调

续表

检查项目	内容	反应与分数
8	感觉	0—无感觉丧失 1—轻度感觉丧失 2—严重感觉丧失
9	语言	0—正常 1—轻度失语 2—严重失语 3—无声或完全失语
10	发音	0—正常 1—轻度发音障碍 2—严重发音障碍
11	消退或忽视	0—不存在 1—轻度（对 1 种感觉刺激忽视） 2—严重（对 2 种偏侧忽视）

Data from Jauch EC, Saver JL, Adams HP, et al: Guidelines for the early management of patients with acute ischemic stroke: a guideline for healthcare professionals from the American Heart Association/American Stroke Association, *Stroke* 2013; 44（3）: 870-947。

大脑半球卒中

卒中的体征和症状出现在脑组织病变对侧的身体部位。一侧或两侧肢体出现无力或瘫痪，同时可能出现感觉丧失。视野缺陷也出现在病变的对侧。患者通常表现出同侧凝视，即"看向病变的一侧"。在近 95% 的右利手和 80% 以上的左利手人群中，左大脑半球占主导地位。作为优势半球，它控制语言功能和语言相关的记忆。优势半球卒中通常会导致感觉性、表达性或完全性失语症。非优势半球卒中通常会导致忽视综合征，患者对环境甚至自己的对侧身体都无知觉。

小脑或脑干卒中

一侧或双侧运动和感觉功能可能受损。典型症状包括失去平衡、精细运动能力下降、恶心或呕吐。脑神经功能障碍很常见，包括发音障碍、眼球震颤、吞咽困难和咳嗽反射减弱。对气道保护和吞咽功能的仔细评估对于确定误吸风险至关重要。对于严重缺陷患者，通常需要给予留置鼻饲管，可能需要气管切开。由于没有皮质损伤，患者在没有后颅压迫丧失网状激活系统功能的情况下能够保持正常的精神状态和警觉水平。

在小脑卒中患者中，水肿导致脑脊液循环受

阻可能发生梗阻性脑积水。这是医疗紧急情况，可能需要对颅后窝进行手术减压，并可能放置脑室外引流管。

基底动脉阻塞引起的脑干卒中可能导致四肢瘫痪和面部运动丧失（闭锁综合征）。认知功能保持完好，垂直凝视保持不变，因此这些患者能够遵循指令向上或向下看。建议尽早咨询言语-语言病理学家，以寻求沟通的替代方案。

诊断性检查

急性卒中初步诊断性检查的目标是排除颅内出血，因为出血性卒中和缺血性卒中的治疗方法有显著差异。通常通过进行颅脑 CT 来实现这一目标。CT 扫描在大多数医院都可以进行，速度较快，并且是检测颅内出血的首选方法。然而，在症状发生后的 12～24 小时内，在标准 CT 扫描中可能不会出现缺血的证据，或者可能非常微弱。专门的 MRI 扫描（弥散加权成像、灌注加权成像）可以在 CT 上显现之前检测到缺血区域。MRA 可以检测血管异常区域，如动脉夹层引起的血栓。其他可能在急性情况下进行的检查包括脑血管造影和颈动脉超声。经胸或经食管超声心动图用于评估卒中的心脏原因。通过实验室检查可以检测出高凝状态。所有卒中患者都接受 12 导联心电图，进行至少 24 小时的心电监测，并进行心脏生物标志物的实验室评估，因为脑血管疾病和心血管疾病之间存在着密切的相关性。此外，必须排除类似卒中的病症，如低血糖和癫痫。

急性缺血性卒中的管理原则

"时间就是大脑"。卒中是一种医疗紧急情况，其治疗紧迫性与急性心肌梗死相同。治疗目标是在尽可能的情况下恢复大脑循环，阻止正在进展的缺血过程，并预防继发性并发症。

类似急性缺血性卒中情况的评估

还有其他情况可能类似急性缺血性卒中，必须予以排除。可能表现出卒中症状和体征的常见情况（"类似卒中"）包括：癫痫、全身性感染［老年人的尿路感染（urinary tract infection，UTI）］、脑肿瘤、低钠血症、低血糖或高血糖、偏头痛、代谢性疾病和转换障碍。低血糖可能导致卒中样症状，可以通过血糖仪检测血糖（即时检验）轻易检测到。对于出现卒中症状的所有患者都需要进行放射学检查以排除颅内出血。

纤维蛋白溶解疗法

纤维蛋白溶解疗法旨在试图恢复受影响区域的灌注。符合纳入/排除标准的所有患者（表 11-7），

表 11-7　急性缺血性卒中后溶栓治疗的纳入和排除标准

纳入标准
- 诊断为缺血性卒中并导致神经功能损害
- 最后一次良好或症状发作＜4.5 小时
- 年龄≥18 岁

排除标准
- 严重头部创伤或既往卒中（＜3 个月）
- 缺血性卒中病史（＜6 周）
- 头部 CT 扫描显示明显低密度（≥大脑半球的 1/3）
- 临床表现提示蛛网膜下腔出血，3 个月内曾有脑出血病史或当前有脑出血
- 血压升高（收缩压≥185mmHg 或舒张压≥110mmHg），尽管积极进行静脉注射抗高血压药
- 治疗（尼卡地平、拉贝洛尔、肼屈嗪）
- 在卒中症状出现 48 小时内使用治疗性 LMWH 和/或抗 Xa＞0.3（静脉血栓栓塞预防剂量不是溶栓的禁忌证）
- 血小板计数＜$100×10^9$/L
- INR＞1.7，PT＞15s，PTT＞40s
- 存在中枢神经系统轴内的颅内肿瘤
- 在卒中症状出现后 48 小时内使用直接凝血酶抑制剂或直接因子 Xa 抑制剂
- 近期颅内或脊髓手术（＜30 天前）
- 未纠正的血糖浓度低于 50mg/dL
- 感染性心内膜炎
- 活动性内出血

相对排除标准/特殊注意事项
- 仅有轻微、非致残和/或迅速改善的卒中症状（自行消退）
- 6 周到 3 个月之间且有局限的脑实质损伤的卒中病史
- 头部 CT 低密度＜大脑半球的 1/3
- 妊娠
- 无凝血因子异常的肾脏和/或肝脏疾病
- 癫痫发作后出现的神经功能障碍
- 在过去的 14 天内进行了重大手术或受到严重创伤
- 近期胃肠或尿路出血（过去 21 天内）
- 近期急性心肌梗死（过去 3 个月内）
- 过去 7 天内在不易压迫部位进行的动脉穿刺（例如，腋动脉或锁骨下动脉）
- 全身性恶性肿瘤伴转移
- 急性或已知出血倾向
- 纠正低血糖后仍有持续的神经功能障碍
- 年龄＜18 岁
- 存在轴外颅内肿瘤（即脑膜瘤）
- 存在一个或多个无近期出血迹象的 AVM（过去 4 周内）或有引起局部症状压迫效应的证据
- 大于 10mm 的脑动脉瘤
- 急性心包炎
- 已知、未破裂或未治疗的颅内血管畸形
- 过去 7 天内在不易压迫部位进行的动脉穿刺

AVM，动静脉畸形；CT，计算机断层扫描；INR，国际标准化比值；LMWH，低分子量肝素；PT，凝血酶原时间；PTT，部分凝血活酶时间。

对于发病时间在 4.5 小时内，可以进行治疗的患者，考虑给予静脉溶栓治疗。对于发病时间超过 3 小时的患者，静脉溶栓治疗还有一些额外的排除标准。

阿替普酶的推荐剂量为 0.9mg/kg，在 1～2 分钟之内快速推注总剂量的 10%，其余剂量以输液方式 1 小时给予。推荐的最大剂量为 90mg。替奈普酶以 0.25mg/kg 的单剂量静脉注射，最大剂量为 25mg。静脉溶栓治疗后存在颅内出血的风险增加，因此连续的神经系统评估至关重要。在最初的 2 小时内，每 15 分钟进行一次生命体征和神经系统检查，在接下来的 6 小时内每 30 分钟进行一次评估，然后在初始治疗后的 24 小时内每小时进行评估。如果发生神经功能恶化，停止药物输注，通知医生，并进行头部 CT 检查以评估是否有出血。在静脉溶栓治疗后的 24 小时之内避免使用抗血小板或抗凝药物。为了减少出血风险，推迟鼻胃管、膀胱导管和侵入性导管的置入。

血管内治疗

在一些中心，血管内治疗是急性缺血性卒中治疗的选择。然而，对于有可能要进行动脉内治疗的患者不应延迟接受静脉溶栓治疗。可用的血管内治疗包括动脉内溶栓和机械取栓或损毁。这些治疗应在颅内血管造影的辅助下进行，且必须由接受过神经介入放射学专业培训的医生执行。尽管阿替普酶未经美国食品药品监督管理局批准用于动脉内，但对于大脑中动脉阻塞的患者，发病 6 小时内不能静脉溶栓者，仍可以接受治疗。单独使用特殊设备进行机械取栓或与溶栓药物联合使用可以提高再通率。血管内治疗后的卒中患者的护理包括标准的血管造影后监测、卒中的专科护理和遵医嘱进行的其他干预措施。

血压管理

在急性缺血性卒中后，血压管理至关重要，因为显著或突然的血压下降可能会降低脑灌注。急性缺血性卒中损害大脑的自主调节，使脑血流依赖于全身血压。医护人员应暂停患者的抗高血压药，以最大限度地提高脑血流量，特别是在卒中发生后最初的 24 小时内。对于不符合溶栓治疗条件的患者，除非收缩压超过 220mmHg 或舒张压超过 120mmHg，否则不会紧急处理血压。由于有出血的风险，在符合溶栓治疗条件或已经接受溶栓治疗的患者中，血压管理更为严格（表 11-8）。

表 11-8　急性缺血性卒中患者接受再灌注治疗后的血压管理方法

对于除了血压高于 185/110mmHg 以外，在其他方面符合急性再灌注治疗指征的患者
- 静脉注射拉贝洛尔（labetalol）10～20mg，缓慢注射 1～2 分钟，可重复一次
- 或静脉注射尼卡地平（nicardipine）5mg/h，每 5～15 分钟逐渐增加 2.5mg/h，最大剂量不超过 15mg/h；达到期望的血压后，调整以保持适当的血压范围
- 或在适当情况下，考虑使用其他药物［肼屈嗪（hydralazine）、依那普利（enalapril）等］

如果血压未能维持在或低于 185/110mmHg，则不要使用重组组织型纤溶酶原激活剂（recombinant tissue plasminogen activator，rtPA）

在 rtPA 或其他急性再灌注治疗期间和之后血压的管理，使血压维持在或低于 180/105mmHg

从 rtPA 治疗开始的 2 小时内每 15 分钟监测一次血压，然后在 6 小时内每 30 分钟监测一次，之后每小时监测一次

如果收缩压＞180～230mmHg 或舒张压＞105～120mmHg：
- 拉贝洛尔 10mg 静脉注射，然后以 2～8mg/min 持续静脉输注
- 或尼卡地平 5mg/h 静脉注射，每 5～15 分钟逐渐增加 2.5mg/h 直至达到期望效果，最大剂量不超过 15mg/h

如果血压无法控制或舒张压＞140mmHg，考虑使用静脉注射硝普钠

新的缺血性卒中指南于 2017 年 2 月发布，但随后在 2017 年 4 月撤回了超过 90 页的内容。因此，此处发布的建议不反映 2017 年的指南内容。鼓励读者在确定性的缺血性卒中管理指南发布时更新实践建议。

Data from Jauch EC, Saver JL, Adams HP, et al: Guidelines for the early management of patients with acute ischemic stroke: a guideline for healthcare professionals from the American Heart Association/American Stroke Association, *Stroke* 2013; 44（3）: 870-947.

活动能力

关于卒中后的活动开始时间存在争议。目前的数据表明，超早期（＜24 小时）的下床活动可能会造成不良的后果。然而，推荐早期活动（卒中后＞24 小时），包括在床上主动活动肢体和进行轻微活动。

颅内压增高的管理

脑水肿发生在梗死区域，并可能导致颅内压增高。有关治疗选项的进一步讨论，请参阅有关颅内压的部分。可以使用甘露醇（mannitol）和高渗盐水（高达 23.4% 的 NaCl）进行渗透性利尿，以减轻脑水肿。在大面积梗死的患者中，尤其是在

大脑中动脉区域的患者中,可能使用偏侧颅骨切除术以允许脑水肿扩张并缓解颅内压增高。根据可用的资源,可选择常温和亚低温治疗。积极治疗发热是必要的,以避免增加脑代谢需求。

血糖管理

高血糖与卒中和创伤性脑损伤后的不良预后有关。尽管正在进行的研究试图明确最佳的血糖目标,但目前的建议是将血糖降低到 140～180mg/dL。低血糖是有害的,应避免发生。

预防和治疗并发症

由于难以保护气道,患者在卒中后存在明显的误吸风险。意识水平降低、面部无力和脑神经功能障碍增加了误吸风险。急性期可能需要气管插管。一些患者恢复到足以拔管的程度,但另一些患者可能需要进行气管切开。吞咽困难在卒中后非常常见,因此在进行经口进食之前需要仔细评估吞咽功能。大多数医院现在都有吞咽筛查方案,由护理人员进行初步吞咽困难筛查。对于吞咽功能差的患者,建议咨询言语-语言病理学家。如果患者无法完成安全吞咽,则需要给予留置营养管。

深静脉血栓(deep vein thrombosis, DVT)是卒中患者常见的并发症,可能导致肺栓塞。降低风险的措施包括间歇充气加压装置、皮下注射低剂量抗凝药物和早期进行肢体活动。

除了肺炎和 DVT 之外,卒中患者还容易出现泌尿系统感染。为了降低这一风险,只有在必要时才给予使用留置导尿管,每天评估其留置的必要性,并尽快拔除。对于没有留置导尿管的患者,监测尿潴留并评估排尿后的残余尿量很重要,警惕出现神经源性膀胱功能障碍的风险。

预防卒中复发

抗血小板和抗凝药物的使用取决于梗死病灶的大小、病因,以及患者是否接受了溶栓疗法。患者通常在初次发作后的 24～48 小时内开始使用阿司匹林,并根据个体情况决定是否使用其他抗血小板或抗凝药物。在急性治疗期间,通常不使用抗凝药物,因为它增加了出血转化(梗死组织内出血的发展)的风险,但在特定情况下可能会使用。

颈动脉内膜切除术是预防进一步缺血性卒中的最常见外科手术,但通常不会在卒中后立即进行,因为存在再灌注损伤和出血的风险。颈动脉狭窄也可以通过血管成形术进行治疗,可选择是否植入支架。预防卒中复发的其他措施包括使用他汀类药物治疗血脂异常和针对可改变的危险因素进行行为矫正。

出血性卒中

病因、危险因素和病理生理学

约 15% 的卒中是出血性的,可以是蛛网膜下腔出血或颅内出血。蛛网膜下腔出血,通常是动脉瘤破裂而导致血液进入蛛网膜下。尽管蛛网膜下腔出血是一种卒中类型,但其管理问题与缺血性卒中存在显著差异。蛛网膜下腔出血将在第 20 章中进行讨论。在这里,出血性卒中是指脑实质出血(也称为脑出血)。

高血压是脑出血的最常见原因。其他原因包括血管畸形(动静脉畸形或海绵窦畸形)、凝血功能障碍、淀粉样血管病、肿瘤、血管炎、静脉梗死和非法药物滥用。淀粉样血管病在 70 岁以上的患者中最为常见。对于反复发生脑出血的老年患者,淀粉样血管病是一种假定诊断,但只能通过尸检时在血管壁上发现 β 淀粉样蛋白沉积来明确诊断。对于年轻患者(20～40 岁),动静脉畸形是脑出血的常见原因。动静脉畸形是一种先天性异常,为大脑中一团畸形缠绕的血管。在动静脉畸形中,动脉和静脉血管系统相互连接,而不经过毛细血管系统。在急性颅内出血得到缓解后,动静脉畸形可通过血管内栓塞治疗、手术切除或立体定向放射外科治疗以防止再次出血。

除了直接组织损伤外,脑出血形成的血肿使附近的脑组织出现移位,并通过压迫引起缺血。在出血部位周围发生水肿。如果脑出血发生在大脑半球的深部,可能会破裂至脑室内(脑室内出血)。与缺血性卒中相比,出血性卒中的死亡率更高。

临床表现

脑出血最常见的表现是突发的局灶神经功能缺陷,通常伴随着突发性剧烈头痛、恶心/呕吐、意识减退,有时还伴有癫痫发作。神经功能缺陷根据脑部受损的区域而异,与急性缺血性卒中患者经历的局灶缺陷相似。

诊断性检查

脑出血通常通过 CT 扫描进行诊断,有时也可能使用 MRI。为确定出血的根本原因,可能进行的其他检查包括 CTA、MRI/MRA 和脑血管造影。

脑出血管理原则

对于脑出血患者的初始护理重点包括控制血压和纠正凝血功能障碍。这是紧急医疗情况,因为出血可能在初始事件后的数小时之内持续或再次发生。通常需要使用静脉注射药物治疗升高的血压,可以间断或连续给药。一般来说,目标是保持收缩压在 140～160mmHg。凝血功能障碍患者的治疗取决于造成凝血异常的原因。医嘱可能会开具新鲜冰冻血浆、血小板、维生素 K 或凝血因子复合物的处方;无论使用何种药物,目标是迅速纠正凝血功能障碍。

手术治疗可能会取决于出血的多少和位置。小脑出血可能需要进行枕下颅骨切除术以清除血凝块并减轻对重要结构的压力。脑室内出血(intraventricular hemorrhage, IVH)可能导致脑积水,可通过放置脑室外引流管进行治疗。对于出现癫痫发作或在脑电图上显示癫痫活动的患者,建议使用抗癫痫药物。如果出血发生在与癫痫风险相关的大脑部位,如颞叶或额叶,还可以给予抗癫痫药物以预防癫痫。

与急性缺血性卒中患者类似,预防继发性并发症是脑出血患者护理的重要组成部分。患者有误吸的风险,需要仔细监测气道通畅性,并进行吞咽功能评估。其他干预措施包括细致的皮肤护理、肠道和膀胱管理,以及预防院内感染。

癫痫

病因、危险因素和病理生理学

癫痫发作是兴奋性和抑制性冲动的失衡,导致大脑内爆发性的快速、反复的异常电活动。症状和体征取决于出现异常活动的部位。癫痫发作可能是潜在神经系统病变的症状或结果,如肿瘤、出血、创伤或感染。全身性紊乱如缺氧、低血糖、药物过量,以及药物或酒精戒断也可能引起癫痫。许多癫痫被认为是特发性的,前提是要排除可治疗的病因。

癫痫发作期间,大脑对氧气和葡萄糖的代谢需求急剧增加。身体试图通过增加脑血流量来满足这些增加的需求。如果脑血流无法满足需求,神经细胞将进行无氧代谢,导致继发性脑缺血和脑损伤。

临床表现

临床表现因大脑异常电活动的起源和程度而不同。癫痫发作可以描述为局灶性发作(始于大脑皮质的一个区域并限于一侧大脑半球)、全面性发作(迅速影响两侧大脑半球)或不明原因的发作。

局灶性发作

局灶性癫痫发作优于部分性癫痫发作。如果患者存在意识(能够说话或不能说话),则将该癫痫称为"局灶知觉性发作"。"局灶损害性发作"意味着患者在癫痫发作期间的某个时刻没有意识。局灶性发作可能表现为肢体或面部一侧的抽搐或颤动,感觉异常,如异常味觉或嗅觉,或自主神经感觉异常,如出汗或呕吐。

局灶性发作的患者可能会出现前驱症状(如嗅到烧焦的面包),这是癫痫发作的信号。局灶性发作还可能表现为不自主运动(咂嘴、咀嚼动作或坐立不安等),无目的的活动,如奔跑或手臂抽动;或情感变化,如欢愉或恐惧。局灶性发作可以发展成双侧半球的全面惊厥性癫痫发作。

全面性发作

全面性发作取代了大发作和小发作这两个术语。全面性发作的特点是异常放电迅速影响两个大脑半球。运动性全面性发作包括自动症、失张力、阵挛、肌阵挛、痉挛和过度运动。非运动性癫痫可能包括认知、情感或感觉能力的变化,以及自主神经行为。

- 失神发作:突然失去意识和活动,持续 3～30 秒。通常被描述为凝视片刻。
- 肌阵挛发作:短暂而突然的肌肉抽搐,涉及一个或多个肌肉群,通常与代谢性、退行性和缺氧性原因有关。
- 失张力发作:肌张力突然丧失。
- 阵挛性发作:肌肉有规律地抽搐。
- 强制发作:肌肉的持续收缩。
- 强直-阵挛性发作:肌肉活动在持续的收缩和抽搐之间变化。

不明原因的发作

癫痫的类型是由首次发作时的主要体征或临床症状决定的。当医生无法确定其发作原因时则会使用"不明发作原因的癫痫"来这一术语描述。

与局灶性发作相比,患者在全身性癫痫发作期间更容易受伤,如肢体痉挛导致肌肉持续活动,当癫痫停止发作后患者可能会出现全身肌肉的疼痛。

典型案例分析
癫痫持续状态

一名28岁的男子因癫痫持续状态而被送入ICU。患者有4年前创伤性脑损伤后癫痫发作的病史,正在服用左乙拉西坦(levetiracetam)。除了轻度到中度的短期记忆丧失外,没有明显的脑损伤后遗症。由于其记忆丧失,是妻子在管理他的服药,并告知他始终按时服用左乙拉西坦。今天早上,患者妻子将其带到急诊科,因为其2小时内出现了3次癫痫发作,并在急诊科里又发作了1次。入住ICU后不久,又发生了全面强直-阵挛性发作。

问题1:对于这位患者,最初的护理重点是什么?

在癫痫发作持续了几分钟后,医生开具劳拉西泮(lorazepam)。尽管服用了劳拉西泮,患者仍然有癫痫发作。为了管理气道,对患者进行插管,并开始使用咪达唑仑(midazolam)输注。注射了一剂磷苯妥英(fosphenytoin)的负荷剂量,开始进行连续脑电图监测。

问题2:磷苯妥英的主要早期不良反应是什么?

癫痫活动在1小时内停止。咪达唑仑输注在24小时内逐渐减量,没有出现癫痫活动再次发作。气管插管成功拔管,精神状态恢复到基线水平。继续服用苯妥英(phenytoin),并转到急症护理病房进行抗癫痫药物的进一步调整。

答案

1. 首先进行气道、呼吸和循环功能的评估。除此之外,清除口腔分泌物并使患者处于某种可以引流口腔分泌物的体位,从而确保其安全。

2. 磷苯妥英,类似于苯妥英,可能导致难治性低血压。

癫痫持续状态

癫痫持续状态表示长时间或反复发作的癫痫,患者不能恢复基线水平的意识状态。癫痫持续状态的经典定义是癫痫发作或一系列癫痫发作持续时间超过30分钟,但通常会更早地进行治疗,以及指南建议将持续时间超过5分钟的癫痫活动作为癫痫持续状态的定义。癫痫持续状态是医疗紧急情况,具有较高的死亡率,在老年人中或当癫痫发作是一个潜在的急性过程的症状表现时死亡率更高。癫痫持续状态有两种主要类型,惊厥性癫痫持续状态和非惊厥性癫痫持续状态。在惊厥性癫痫持续状态中,通过临床观察很容易看到癫痫发作活动。在非惊厥性癫痫持续状态中,可能不会看到明显的临床癫痫发作,但其意识受损,且脑电图可以显示出明显的癫痫活动。若使用苯二氮䓬类药物(benzodiazepine)和第二类抗癫痫药物治疗后癫痫发作仍然持续,该癫痫持续状态则被描述为难治性。

诊断性检查

在重症监护环境中,对于没有癫痫病史的患者,癫痫的管理旨在终止癫痫发作,然后确定潜在原因。癫痫患者的诊断性检查可能包括:

- **实验室检查**,以确定电解质异常或代谢病因。
- **CT**,评估颅内情况,如颅内出血或肿瘤。
- **MRI**,寻找可能指示癫痫病灶的结构性病变。
- **LP**,当感染情况(如脑膜炎)疑似癫痫活动的来源时。
- **EEG**,评估癫痫活动。连续EEG监测可能是必要的,特别是对于癫痫持续状态的患者。即使在临床癫痫活动停止后,EEG上可能仍存在癫痫样活动。
- **连续性视频脑电图监测**,将临床现象与大脑中电活动相关联。
- **颅内电极**,用于评估难治性癫痫患者,以在手术切除之前确定病灶。颅内电极通过钻孔或颅骨切开置入。

癫痫的管理原则

癫痫患者的管理侧重于尽快终止癫痫发作,防止复发,保证患者安全并确定其发作的潜在原因。观察癫痫发作的类型、持续时间和诱发因素是至关重要的。癫痫发作后,患者可能经历短时间的意识改变，这些症状会慢慢缓解。患者可能会主诉头痛或肌肉疼痛。托德瘫痪描述了癫痫发作后可持续 36 小时的局灶性症状。由于存在颅内病理的缺失，癫痫发作后出现局灶性神经功能缺损的患者需在排除其他原因后才能被诊断为托德瘫痪。

保障患者安全与气道管理

在癫痫发作期间，首要任务是保护患者避免受到伤害。通过清除所在区域内的物品，在癫痫发作期间确保环境安全。软包的床挡不再被认为是常规护理措施，仅适用于高风险患者。在癫痫发作期间，应避免试图限制患者的运动，这样会导致其受伤。

气道管理有助于维持足够的脑氧合。保持气道通畅可以促进终止癫痫发作。将患者置于侧卧位可减少误吸增加氧气。在癫痫发作期间，不应将任何物品放入患者口中。对于癫痫持续时间较长的患者，需要进行心电监护、连续脉搏血氧饱和度监测和血压监测。低血糖可能会引发癫痫发作，因此应立即检查血糖水平并对症治疗。

持续癫痫发作和癫痫持续状态的药物管理

一般而言，普通的癫痫发作在 2 分钟内会停止，无须药物干预。对于经历持续癫痫发作或癫痫持续状态的患者，首选的治疗是使用苯二氮䓬类药物，如劳拉西泮。通常给予的第二种药物是左乙拉西坦、苯妥英或磷苯妥英。磷苯妥英在血液中转化为苯妥英，由于其在外渗时对组织的损伤较小，因此更受青睐。这两种药物都可能引起心血管副作用，主要是难治性低血压。应密切监测患者的循环和呼吸状况。左乙拉西坦和丙戊酸钠（valproate sodium）也有静脉制剂，可以在治疗的早期阶段使用。有关用于治疗癫痫的药物的详细信息，请参阅第 7 章。

如果癫痫持续发作，通常需要持续输注咪达唑仑。也可以使用巴比妥类药物（barbiturates），但具有明显的心血管副作用。丙泊酚可以有效地终止癫痫发作，但由于存在丙泊酚输注综合征风险，其长期使用受到限制。对于接受神经肌肉阻滞剂治疗的患者，无论是为了辅助气管插管还是作为治疗潜在疾病过程的一部分，重要的是要知道神经肌肉阻滞剂仅能停止癫痫的运动表现，而大脑中的异常放电活动和神经元损伤仍在

持续。

与惊厥性癫痫持续状态相关持续的肌肉抽搐活动，会造成组织受损并导致横纹肌溶解。保持充分的水分摄入是避免肾功能不全的关键。

癫痫患者的治疗选择

许多患者通过持续服药来控制癫痫。一些常见的药物包括左乙拉西坦、苯妥英、卡马西平（carbamazepine）、奥卡西平（oxcarbazepine）、丙戊酸、拉莫三嗪（lamotrigine）和拉考沙胺（lacosamide）。约 2/3 接受药物治疗的患者的癫痫发作可以得到明显的控制。

一些无法通过药物控制的癫痫患者可能会通过手术去除癫痫病灶而得到治疗。在这些患者中，大多数癫痫都是起源于颞叶。选择标准包括明显影响生活质量的难治性癫痫、药物无法控制、可识别的单侧癫痫病灶，以及手术切除不会引起主要神经系统缺陷的患者。通过进行开颅手术切除癫痫病灶，主要的并发症包括出血和感染。术后，患者继续服用之前的抗癫痫药物。大约 50% 的患者在术后不再出现癫痫发作，另外 30% 的患者癫痫发作得到显著改善。

对于有难治性癫痫且没有可识别病灶的患者，可以考虑植入迷走神经刺激器（vagus nerve stimulator，VNS）。VNS 通过间歇性电刺激迷走神经来减少癫痫的持续时间、频率或强度。其确切的作用机制尚未明确。大约 1/3 的 VNS 患者的癫痫发作数量显著减少（＞50%）。通常需要药物辅助治疗。

中枢神经系统感染

脑膜炎

脑膜炎是软脑膜和脊髓膜的一种急性炎症，可能由细菌、病毒、真菌或寄生虫引起。风险因素包括免疫功能缺陷、创伤、口腔卫生环境差或手术破坏脑膜或鼻窦。体征和症状包括发热、头痛、颈部僵硬、烦躁、呕吐、畏光、意识改变、癫痫、无力和脑神经缺陷。脑膜炎的其他体征包括克尼格征（当髋部弯曲 90° 时膝盖伸展，腿后腱出现剧烈疼痛）和布鲁津斯基征（颈部屈曲时膝盖和髋部自发屈曲）。许多流行性脑脊髓膜炎患者有一种特征性皮疹（瘀点性皮疹，逐渐发展成紫色

斑块）。

诊断性检查包括 LP（开放压力测量并进行脑脊液分析）、血培养，以及其他寻找感染的实验室检查。对于有视盘水肿或局灶性神经学表现的患者，在进行腰椎穿刺之前会进行 CT 扫描。脑膜炎的并发症包括脑积水、脑水肿和血管炎。护理重点包括管理颅内压升高、实施癫痫预防措施，以及及时给予抗生素治疗。延迟抗生素治疗与不良预后相关。在确定和治疗致病微生物之前，可能需要采取基于传播的隔离预防措施，通知感控医生并遵循相关机构指导。

脑炎

脑炎是指脑实质的炎症。脑炎有许多类型，包括由蚊媒病毒引起的，如西尼罗病毒，但在美国的大多数重症监护病房中最常见的类型是由单纯疱疹病毒（herpes simplex virus, HSV）引起的脑炎。HSV 脑炎可以由新发感染或先前存在感染的重新激活引起。症状包括发热、局灶性或弥漫性神经系统改变、头痛和癫痫。HSV 脑炎主要影响额叶和颞叶的下部。诊断性检查包括 MRI、EEG 和脑脊液分析。该诊断通常是在等待脑脊液专科检查结果时进行的推定诊断，经验性治疗是给予使用抗病毒药物。

颅内脓肿

颅内脓肿是指硬膜外、硬膜下或脑实质内的脓液积聚。病原体通过血液进入大脑，通过硬膜的开口进入（如可能发生在基底部、开放性颅骨骨折后或神经外科手术后）或通过直接从慢性中耳炎、口腔卫生不佳、额窦炎或乳突炎迁移而来。症状通常在几周内发展，可能包括头痛、癫痫、发热、颈部疼痛、局灶性神经系统体征如偏瘫、脑神经功能缺陷和意识水平改变。诊断性检查包括增强 CT、MRI、脑电图和可能的病灶穿刺后培养。治疗包括长期的抗生素疗法（通常为 6 周）和手术进行脓肿引流。

神经肌肉疾病

虽然有一些神经肌肉疾病可能需要住院治疗，但只有少数患者需要入住重症监护室。重症肌无力（myasthenia gravis, MG）、多发性硬化、吉兰-巴雷综合征和肌萎缩侧索硬化通常会导致呼吸肌无力，需要机械通气，以下简要描述。

重症肌无力

在重症肌无力中，自身免疫介导的乙酰胆碱受体破坏导致神经肌肉传递减少和肌无力。重症肌无力是一种周期性恶化的慢性疾病。诊断性检查包括乙酰胆碱受体抗体的实验室检查、肌电图、胸部 CT 扫描以评估胸腺异常以及血清抗体检查。注射依酚氯铵（edrophonium chloride）后症状改善高度提示重症肌无力。依酚氯铵的不良反应包括心动过缓、心脏停搏、口腔和支气管分泌物增多及支气管痉挛。

重症肌无力患者在急性恶化期间需要被送入 ICU 进行无创机械通气或插管。通过测量吸气负压和肺活量来评估呼吸肌力量。治疗包括静脉输注免疫球蛋白或血浆置换以及支持性护理。长期管理可能包括抗胆碱酯酶药物的使用、胸腺切除或免疫抑制治疗。患者还需要了解可能导致急性加重的诱因，包括某些类别的处方药。急性加重期护理管理的优先事项包括密切监测呼吸状况和预防感染等继发并发症。

多发性硬化

多发性硬化是一种以免疫介导的中枢神经系统髓鞘损伤为特征的慢性疾病。尽管可能存在遗传倾向以及环境因素触发，其病因尚不清楚。多发性硬化患者可能因感染、肺炎或症状加重（尤其是神经肌肉呼吸力量减弱）而被送入 ICU。典型的发病年龄为 20～50 岁，女性比男性更易受到影响。与未被送入 ICU 的多发性硬化患者相比，在 ICU 接受治疗后 1 年的患者的死亡率几乎是其 2 倍（即使在年龄和多发性硬化的严重程度方面进行了控制变量）。

吉兰-巴雷综合征

吉兰-巴雷综合征导致渐进性肌肉无力、感觉丧失和周围神经脱髓鞘引起的反射消失。症状通常从下肢开始并逐渐上升。诊断性检查包括腰椎穿刺和神经传导检查。25%～40% 的患者需要机械通气。一些患者出现自主神经不稳定，表现为心率和血压的变化。炎症和脱髓鞘会引起神经性疼痛发生，需要药物和非药物治疗。除了支持性治疗外，患者可能接受血浆置换或静脉注射免疫球蛋白（intravenous immunoglobulin, IVIG）治疗。

大多数患者康复后仅有轻微的症状，可能需要数周到数月的住院和康复。护理的重点包括密切监测呼吸状况，并预防与长时间卧床相关的并发症。

肌萎缩侧索硬化

　　肌萎缩侧索硬化是一种逐渐进展的疾病，影响运动神经元，导致肌无力，但不影响感觉或认知。患者最常见的症状是不对称的四肢无力，且远端肢体更为明显。延髓综合征可能最初会出现如构音障碍和吞咽困难等症状，或者随着疾病进展而逐渐出现。不同患者的疾病进展速度差异很大。最终，肌萎缩侧索硬化会由于肌无力和气道保护性降低而导致呼吸衰竭。

　　当气道保护异常并出现并发症如肺炎时，或者如果患者在家中使用辅助通气〔双水平气道正压通气（bilevel positive airway pressure，BiPAP）或机械通气〕并因其他并发症或病情加重时，肌萎缩侧索硬化患者可能会被送入 ICU 接受治疗。由于在不可逆的疾病过程中作出治疗决策的复杂性，有必要采用姑息治疗进行以关怀为目标的咨询及探讨。此外，护理工作侧重于减少呼吸并发症和由于长期卧床而造成的其他并发症，缓解疼痛和其他不适症状，并提供心理支持。

（刘芳　张未迟　沈克凡 译　杨倩倩 审校）

参考文献

急性缺血性卒中与出血性卒中

Boling B, Groves TR. Management of subarachnoid hemorrhage. *Crit Care Nurse.* 2019;39(5):58-67.

Boling, B, Keinath, K. Acute ischemic stroke. *AACN Adv Crit Care.* 2018;29:152-162.

Bösel J. Blood pressure control for acute severe ischemic and hemorrhagic stroke. *Curr Opin Crit Care.* 2017;23(2):81-86.

Muehlschlegel S. Subarachnoid hemorrhage. *Continuum (Minneap Minn).* 2018;24(6):1623-1657.

Nestor MA, Boling B. Reversing direct oral anticoagulants in acute intracranial hemorrhage. *Crit Care Nurse.* 2019;39(3):e1-e8.

Powers WJ, Rabinstein AA, Ackerson T, et al. Guidelines for the early management of patients with acute ischemic stroke: 2019 Update to the 2018 guidelines for the early management of acute ischemic stroke: a guideline for healthcare professionals from the American Heart Association/American Stroke Association. *Stroke.* 2019;50(12):e344-e418.

Tamburri LM, Hollender KD, Orzano D. Protecting patient safety and preventing modifiable complications after acute ischemic stroke. *Crit Care Nurse.* 2020;40(1):56-65.

评估与诊断性检查

Derbyshire J, Hill B. Performing neurological observations. *Br J Nurs.* 2018;27(19):1110-1114.

Goeren D, John S, Meskill K, Iacono L, Wahl S, Scanlon K. Quiet time: a noise reduction initiative in a neurosurgical intensive care unit. *Crit Care Nurse.* 2018;38(4):38-44.

Lussier BL, Olson DM, Aiyagari V. Automated Pupillometry in Neurocritical Care: Research and Practice. *Curr Neurol Neuroscience Rep.* 2019;19(10):71.

Ungarian J, Rankin JA, Then KL. Delirium in the intensive care unit: is dexmedetomidine effective? *Crit Care Nurse.* 2019;39(4):e8-e21.

循证实践

Gunter EP, Viswanathan M, Stutzman SE, Olson DM, Aiyagari V. Development and testing of an electronic multidisciplinary rounding tool. *AACN Adv Crit Care.* 2019;30(3):222-229.

McNett M, Moran C, Johnson H. Evidence-based review of clinical trials in neurocritical care. *AACN Adv Crit Care.* 2018;29(2):195-203.

Tamburri L, Hollender K, Orzano D. Protecting patient safety and preventing modifiable complications after acute ischemic stroke. *AACN Crit Care Nurse.* 2020;40;56-65. https://www.aacn.org/education/publications/ccn/40/1/0056-patient-safety-protecting-patient-safety-and-preventing-modifiable-complications-after-acute-ischemic-stroke

中枢神经系统感染

Chou SH, Beghi E, Helbok R, et al. Global incidence of neurological manifestations among patients hospitalized with COVID-19-A report for the GCS-NeuroCOVID Consortium and the ENERGY Consortium. *JAMA Netw Open.* 2021;4(5):e2112131.

Heming N, Mazeraud A, Verdonk F, Bozza FA, Chrétien F, Sharshar T. Neuroanatomy of sepsis-associated encephalopathy. *Crit Care.* 2017;21(1):65.

Toledano M, Davies NWS. Infectious encephalitis: mimics and chameleons. *Pract Neurol.* 2019;19(3):225-237.

Venkatesan A, Murphy OC. Viral encephalitis. *Neurol Clin.* 2018;36(4):705-724.

颅内压

Liu X, Griffith M, Jang HJ, et al. Intracranial pressure monitoring via external ventricular drain: are we waiting long enough before recording the real value? *J Neurosci Nurs.* 2020;52(1):37-42.

Olson DM, Parcon C, Santos A, Santos G, Delabar R, Stutzman SE. A novel approach to explore how nursing care affects intracranial pressure. *Am J Crit Care.* 2017;26(2):136-139.

Scarboro M, McQuillan KA. Traumatic brain injury update. *AACN Adv Crit Care.* 2021;32(1):29-50.

Tavakoli S, Peitz G, Ares W, Hafeez S, Grandhi R. Complications of invasive intracranial pressure monitoring devices in neurocritical care. *Neurosurg Focus.* 2017;43(5):E6.

神经肌肉疾病

Damian MS, Srinivasan R. Neuromuscular problems in the ICU. *Curr Opin Neurol.* 2017;30(5):538-544.

Mary P, Servais L, Vialle R. Neuromuscular diseases: diagnosis and management. *Orthop Traumatol Surg Res.* 2018;104(1S):S89-S95.

Morrison BM. Neuromuscular diseases. *Semin Neurol.* 2016;36(5):409-418.

Williams L. Spinal muscular atrophy in the age of gene therapy. *AACN Adv Crit Care.* 2020;31(1):86-91.

癫痫

Picinich C, Kennedy J, Thind H, Foreman C, Martin RM, Zimmermann LL. Continuous electroencephalographic training for neuroscience intensive care unit nurses: a feasibility study. *J Neurosci Nurs.* 2020;52(5):245-250.

Wieruszewski ED, Brown CS, Leung JG, Wieruszewski PM. Pharmacologic management of status epilepticus. *AACN Adv Crit Care.* 2020;31(4):349-356.

第**12**章 血液及免疫系统

Danya Garner

学习目标

1. 基于实验室化验数据来分析和评估血液学及免疫系统的表现：
   - 全血细胞计数（complete blood count，CBC）；
   - 白细胞（white blood cell，WBC）分类计数；
   - 国际标准化比值（international normalized ratio，INR）；
   - 活化部分凝血活酶时间；
   - D-二聚体。

2. 阐述危重患者常见血液学问题的病因、病理生理学、临床表现、患者需求和跨专业干预措施：
   - 贫血；
   - 血小板减少症；
   - 弥散性血管内凝血（disseminated intravascular coagulation，DIC）。

3. 将免疫力低下患者的临床表现、患者需求和管理原则与免疫正常的患者进行对比。

血液系统和免疫系统在人体对疾病的反应中起着重要作用。红细胞（red blood cell，RBC）负责给予器官和组织持续的氧气供应，而白细胞（white blood cell，WBC）主要负责防御外来病原体，是身体抵抗感染的第一道防线，当炎症出现时，会触发体内的免疫反应。血小板和其他凝血成分对止血十分重要。因此评估这些过程并治疗血液和免疫相关问题是患者管理的重要部分。

特殊评估技术、诊断性检查和监测系统

全面评估患者健康问题可以为血液和免疫系统问题筛查提供依据。既往史尤其重要，包括一般健康状况、疾病史、传染病史、预防接种史、手术外伤史、输血史、食物或药物过敏史、特殊旅行经历、职业暴露、生活方式、饮食习惯等。综合整理全身异常指标有助于识别血液和免疫功能相关的危险因素或急症。此外，表 12-1 中列出的实验室

表 12-1　血液学和免疫指标筛查正常值[a]

实验室测试	正常值
红细胞	男：$(4.2 \sim 5.4) \times 10^{12}$/L
	女：$(3.6 \sim 5.0) \times 10^{12}$/L
血红蛋白	男：$14 \sim 17$g/dL
	女：$12 \sim 16$g/dL
红细胞比容	男：$43\% \sim 52\%$
	女：$36\% \sim 48\%$
红细胞指标	
平均红细胞体积	$84 \sim 96$fL
平均红细胞血红蛋白含量	$28 \sim 34$pg
平均红细胞血红蛋白浓度	$32 \sim 36$g/dL
红细胞体积分布宽度	$11\% \sim 14.4\%$
网织红细胞计数	$0.5\% \sim 1.5\%$
白细胞计数	$(4.5 \sim 10.5) \times 10^{9}$/L
白细胞分类（占总数的百分比）	

续表

实验室测试	正常值
中性粒细胞	50%～70%
中性分叶核粒细胞	56%
未成熟中性粒细胞	0～3%
嗜酸性粒细胞	0～3%
嗜碱性粒细胞	0.5%～1.0%
单核细胞	3%～7%
淋巴细胞	25%～40%
T 细胞	800～2 500/μL
辅助性 T 细胞（CD4）	600～1 500/μL
细胞毒性 T 细胞（CD8）	300～1 000/μL
定量免疫球蛋白	
免疫球蛋白 A	60～400mg/dL
免疫球蛋白 G	700～1 500mg/dL
免疫球蛋白 M	60～300mg/dL
免疫球蛋白 E	3～423IU/mL
血小板计数	（150～400）×10^9/L
出血时间	3～10min
国际标准化比值	0.8～1.1
抗凝治疗	2.0～3.0
部分凝血活酶时间	30～40s
抗凝治疗	正常的 1.5～2.5 倍
活化凝血时间	70～120s
抗凝治疗	150～210s
纤维蛋白原	200～400mg/dL
D- 二聚体	＜1.37nmol/L
血栓弹力图（TEG）	
反应时间	7.5～15min
K 值	3～6min
a 角	45°
最大幅度（maxim amplitude，MA）	50～60mm

ᵃ 不同实验室的正常值不同，因此检测结果时应参照当地实验室标准值。

化验数据可以帮助临床医生评估患者身体状况。

全血细胞计数

　　全血细胞计数（complete blood count，CBC）是评估血液学和免疫状态的主要评估工具。红细胞计数和红细胞指数，以及血红蛋白（hemoglobin，Hb）和红细胞比容（hematocrit，Hct）水平，提供了有关血液携氧能力的重要信息。白细胞总数和白细胞五项分类揭示了机体提供免疫反应和参与组织修复所需正常炎症过程的能力。血小板计数则提示机体止血的重要信息，而要全面评估凝血过程，还需要进行更多研究。

红细胞计数

　　红细胞计数由每微升血液中红细胞的数量决定。男性正常值通常高于女性。红细胞数量或血红蛋白数量减少提示贫血。贫血可由多种因素引起，包括红细胞生成减少或破坏增加、出血导致的红细胞丧失、维生素 B_{12} 缺乏、叶酸或铁缺乏。红细胞总数增加可作为一种代偿机制见于慢性缺氧状态（如高海拔环境的适应），也可能与铁负荷过重或一些恶性血液疾病相关。骨髓产生红细胞的能力可以用网织红细胞计数来反映。网织红细胞是从骨髓中释放出来的未成熟红细胞。正常情况下，它们以少量的形式存在于血液中。它们在 1～2 天内成熟，在成熟之前，它们不具有成熟红细胞一样的能力。当有贫血或失血时，骨髓会产生更多的网织红细胞，从而引起网织红细胞增多（网织红细胞增多症）。

血红蛋白

　　血红蛋白（Hb）是一种复杂的含铁蛋白质，它们负责将氧气输送到身体组织，并将二氧化碳回输到肺部。随着红细胞数量的变化，血红蛋白容量也随之变化。当血红蛋白降低至 7g/dL 时，一些患者可以很好地耐受，而另一些患者则会出现明显的症状。血红蛋白水平下降的速度往往会影响患者的症状和耐受性。随着时间的推移逐渐下降通常是可以耐受的，而迅速下降往往导致更严重的症状。老年人和有潜在心肺疾病的患者即便血液中血红蛋白含量发生轻微变化，也可能出现症状。

红细胞比容

　　红细胞比容（Hct）是红细胞的质量与血液体积的关系，以每 100mL 血液中细胞的百分比表示。将血红蛋白值乘以 3 得到红细胞比容的估计值。红细胞比容对患者容积状态的变化特别敏感。它随着液体损失（血液浓缩）而增加，随着血浆容量增加(血液稀释)而降低。对血红蛋白和红细胞比容结果的解释必须考虑到获得这些值的时间与失血量、失液量或补液量的关系,例如,急性出血后立即获得的数值可能显示正常,因为体内的代偿机制还没有足够的时间来恢复血浆容量。所以通过补偿晶体或恢复血浆容量可以降低血红蛋白和红细胞比容。

红细胞指数

红细胞指数(平均红细胞体积、平均红细胞血红蛋白、平均红细胞血红蛋白浓度和红细胞分布宽度)是衡量单个红细胞的大小、重量和血红蛋白浓度的指标。这些指标对于确定贫血的病因十分有用。

总白细胞计数

白细胞,或白细胞在血液循环中的数量,是衡量体内白细胞总数的一个指标。大多数白细胞没有在全血细胞计数中被计算到,因为它们沿毛细血管壁边缘分布,在淋巴系统中循环,或驻留在淋巴结和身体其他组织中。

白细胞增多,或**白细胞增多症**,通常由一种白细胞升高导致白细胞总数增加。它一般与正常免疫系统对急性感染的反应有关,但也是其他炎症过程的预期结果。白细胞的增加有利有弊。有利的影响包括在抗感染中对微生物的吞噬作用。潜在的有害性影响包括中性粒细胞释放活性氧和巨噬细胞释放过多的细胞因子,导致健康组织损伤和细胞死亡。例如,白血病患者骨髓中就会产生异常的白细胞。

白细胞减少症是指白细胞总数减少。当骨髓生成受到抑制或某些感染导致白细胞快速消耗时,就会出现这种情况。血液循环中白细胞的寿命只有数小时到数天,因此,机体会有持续的替换过程,以防止白细胞减少和免疫功能损害,否则可能导致感染或对患者产生危害。

白细胞分类计数

白细胞分类计数是指对 5 种不同类型白细胞的计数测量,每种类型报告为占白细胞总数的百分比。每一类白细胞(也称为细胞类型)的绝对计数是通过将该类细胞的百分比乘以白细胞总数来计算的。任何一种细胞类型的增加或减少都有助于正常免疫反应的评估和免疫受损的预测。

中性粒细胞,或中性分叶核粒细胞(通常称为"分叶核"),是体内感染和炎症的主要应答者。它们也反映了免疫系统是如何工作的。当感染发生时,骨髓也会释放一种未成熟的中性粒细胞,称为中性杆状核粒细胞。中性杆状核粒细胞迅速发展成熟成为中性分叶核粒细胞,后者有更强的吞噬能力以应对感染。白细胞增多症通常由中性分叶核粒细胞增多引起,称为中性粒细胞增多症。核左移是指白细胞增多症中中性杆状核粒细胞的百分比增加。中性粒细胞减少症,或循环中性粒细胞数量减少,会使身体面临更高的感染风险。中性粒细胞绝对值(absolute neutrophil count,ANC)[ANC=WBC×(中性分叶核粒细胞百分比+中性杆状核粒细胞百分比)×10]低于 1 000/μL 会严重削弱免疫系统的反应能力,尤其是对细菌感染的应对能力。

单核细胞是大型吞噬细胞,其在血液中短暂循环后成熟分化为巨噬细胞,然后通常驻留在身体组织中。这些白细胞是微生物和其他外来物质的重要清除者。它们还将抗原呈递给 T 细胞来激活淋巴细胞。

淋巴细胞是负责机体适应性(特异性)免疫反应的白细胞。T 淋巴细胞和 B 淋巴细胞亚群是通过特定的细胞计数来评估的。缺乏正常功能的淋巴细胞或淋巴细胞数量不足会使人体面临细菌、病毒和真菌感染,以及某些恶性肿瘤的风险。CD4 细胞是淋巴细胞的一个亚群。它是人类免疫缺陷病毒(human immune deficiency virus,HIV)感染的攻击目标,从而导致获得性免疫缺陷综合征(acquired immune deficiency syndrome,AIDS)的发展。

在寄生虫感染和过敏反应期间,嗜酸性粒细胞的数量和活性增加。它们附着在寄生虫上并利用酶来杀死它们。在过敏反应中,这些细胞的比例也会增加。嗜碱性粒细胞是另一种与过敏相关的白细胞。它们在过敏反应中分解,释放出细胞内的肝素和组胺等物质,从而引起瘙痒、荨麻疹、红斑、黏膜肿胀等过敏症状。

血小板计数

血小板计数由每微升血液中血小板的数量决定。血小板之所以被称为凝血细胞,是因为它在受损的血管壁部位一开始就扮演凝聚角色。人体 2/3 的血小板在血液中循环,剩下的 1/3 则储存在脾脏内。**血小板减少症**(血小板数量减少)与自发性出血风险增加有关，是由血小板产生减少、消耗增加或过度破坏引起。血液的高凝性可由增殖性疾病、恶性肿瘤和炎症导致的循环血小板增加引起。出血时间可以用来评价血小板的功能。

凝血检查

国际标准化比值

国际标准化比值（international normalized ratio，INR）用来评估最终凝血途径和形成血凝块所需的时间。INR 是对过去使用的一个指标——凝血酶原时间（prothrombin time，PT）进行标准化阐释而发展出来的数值。PT 和 INR 可以一起报告，但 INR 是用于确立华法林治疗范围的推荐参数。INR 是一项一般的凝血测试，在有肝病、胆道疾病、使用华法林抗凝治疗，以及有时直接口服抗凝药物的患者中会升高。在凝血疾病如弥散性血管内凝血（DIC）患者中也会升高。

活化部分凝血活酶时间

活化部分凝血活酶时间（activated partial thromboplastin time，APTT）以秒为单位报告，用于评估凝血途径所激发的纤维蛋白凝块的形成。这个测试可以用来筛选先天性凝血障碍和监测普通肝素的抗凝治疗。APTT 延长也见于有肝脏疾病、维生素 K 缺乏，以及 DIC 的患者。

活化凝血时间

活化凝血时间（activated coagulation time，ACT）以秒为单位报告。该试验最常用于监测普通肝素在心血管手术中和之后的效果，如体外循环和经皮冠状动脉介入治疗。

纤维蛋白原

在评估出血性疾病时检测纤维蛋白原水平。纤维蛋白原是形成纤维蛋白凝块的血浆蛋白。血浆纤维蛋白原水平可在炎症反应、妊娠或急性感染时升高。肝脏疾病和 DIC 时水平会降低。

D- 二聚体

D- 二聚体是纤维蛋白溶解的一个非常明确的指标，纤维蛋白溶解是分解纤维蛋白凝块的自然过程。D- 二聚体水平在血栓性疾病如深静脉血栓形成（deep venous thrombosis，DVT）和肺栓塞（pulmonary emboli，PE）中升高。在溶栓药物治疗和 DIC 中，水平也会升高。D- 二聚体会在术后升高，患者体内的血凝块被纤溶过程分解时也会升高。

血栓弹力图

血栓弹力图（thromboelastography，TEG）测试可用于评估有凝血疾病如 DIC 的患者的凝血活性。可在床旁进行该试验，来评估血凝块形成、血凝块强度和破裂（纤溶）情况。

其他测试和程序

在完成基本的实验室筛查检测后，需要额外的诊断试验来确定血液学和免疫功能方面的特定疾病。对于有血液病的患者，可以进行骨髓穿刺或进一步研究特定的凝血因子测定。对于疑似免疫紊乱的患者，可能需要进行免疫球蛋白定量研究。

血液、痰、尿液和伤口标本革兰氏染色和培养有助于确定感染来源。分子诊断技术如聚合酶链反应（polymerase chain reaction，PCR）可检测不易培养的传染性病原体，如病毒。非侵入性的检查如超声可以显示肝脏、脾脏或淋巴结的异常。放射性检查（X 线、CT 扫描、动脉造影）可以用来鉴别恶性肿瘤、感染或出血。

病理情况

急危重症患者常常同时存在血液系统和免疫系统的异常。本章典型案例分析中脓毒症并随后发生 DIC 的患者就是这种情况的典型代表。贫血、免疫受损和凝血障碍是该患者治疗中面临的 3 个不同问题。这些问题中的每一个都对患者的潜在结局构成重大威胁，需要单独评估。

贫血

病因、危险因素和病理生理学

贫血定义为男性血红蛋白计数低于 13.5g/dL 或女性血红蛋白计数低于 12.0g/dL（国内指成年男性血红蛋白计数低于 12.0g/dL，成年女性血红蛋白计数低于 11.0g/dL），是最常见的血液学疾病。其病因可分为红细胞生成障碍、红细胞破坏增加或急性失血。

患者的病史为贫血的病因提供了重要的线索。

红细胞生成所必需的底物如铁、叶酸或维生素 B_{12} 的营养缺乏可能导致红细胞生成减少。缺铁性贫血的高危人群包括儿童、青少年、老年人、孕妇和吸收不良综合征患者。叶酸缺乏在酗酒者中很常见。饮食中维生素 B_{12} 缺乏可能发生在严格素食者身上，也可能是由于内在因素（胃切除术后、胃旁路手术或患有恶性贫血）或克罗恩病。贫血的另一个常见原因是消化道（gastrointestinal，GI）的慢性失血或月经过多。住院患者的每日血液检查也可能导致贫血，因为患者的骨髓造血速度无法跟上血液流失的速度。

贫血可能与慢性疾病如肾衰竭和癌症有关。肾衰竭患者是促红细胞生成素的生成减少导致的贫血。没有足够的促红细胞生成素，骨髓不能被刺激产生红细胞。特别是累及骨髓的癌症可能用恶性细胞取代正常骨髓，扰乱血细胞的发育和成熟过程，使骨髓充满未成熟的细胞，阻止红细胞的产生。

由于治疗引起的骨髓抑制，癌症患者也可能出现贫血。骨髓无法正常生成细胞，有时导致 3 种类型的血细胞（白细胞、红细胞和血小板）水平下降，称为**全血细胞减少症**。药物治疗如化疗药物和一些抗生素会抑制骨髓造血功能并引起贫血。对产生骨髓的骨骼（如胸骨和身体的其他长骨）进行放射治疗同样会导致贫血。除了肾衰竭和癌症外，其他慢性疾病状态可能会缩短红细胞的寿命，导致骨髓产生的新细胞无法跟上损失的速度，从而导致贫血。

溶血性贫血是红细胞过度破坏引起的。这可以是偶然的，也可以是长期的。红细胞固有的异常通常是遗传性、溶血性贫血的结果，如镰状细胞病。溶血的外部因素包括药物不良反应或输血引起的免疫破坏、脾功能紊乱、人工心脏瓣膜损伤、体外循环或使用主动脉内球囊反搏泵等。

镰状细胞贫血是一种遗传性血红蛋白紊乱，它可导致慢性溶血性贫血和血管闭塞。这个问题在非洲裔美国人中最为普遍，可以表现为镰状细胞特征，或者在儿童早期开始的更严重的镰状细胞病。在低氧时或其他应激因素（如感染）发生时，红细胞改变形状（变成镰刀状而不是圆形）黏附在血管内皮上，并激活引起凝血。这导致溶血性贫血、血管闭塞、器官和组织的缺血性疼痛，被称为镰状细胞危象。这些危机的处理通常包括住院治疗疼痛、水化、抗凝和输血。镰状细胞病的其他并发症包括骨骼疾病、脾脏损伤和卒中。血液学专家应参与镰状细胞贫血患者的管理。一般的管理原则包括预防感染、营养和疼痛管理。羟基脲是一种细胞毒性药物，可以减少痛苦的危机情况和住院治疗的次数，提高生存率。造血干细胞移植是唯一有效的治疗选择。

短时间内大量出血会导致贫血。创伤、手术失血、凝血功能障碍、消化道出血和抗凝相关出血是急危重症患者贫血的常见原因。急性出血时，细胞成分和血浆同时丢失。剩下的细胞是正常的（正常红细胞、正常血红蛋白），主要问题是红细胞的数量不足。直到通过液体复苏或从细胞外调动液体来补充容量之前，红细胞比容的下降可能不会被察觉。失血后，新产生的未成熟红细胞被释放到循环中，所以网织红细胞计数通常会上升。快速失血导致低血容量性休克和心血管不稳定，从而进一步减少向身体组织输送氧气。

无论贫血的病因如何，红细胞和血红蛋白减少的关键作用是血液携氧能力降低和氧含量减少。如果贫血发展缓慢，机体可以代偿，这可能是可以耐受的，但如果突然失血导致休克或心肺衰竭，则可能会危及生命。

临床症状和体征

临床表现与机体的代偿机制有关，机体试图维持重要组织的氧气灌注。在血红蛋白不低于 7g/dL 时，临床表现可能不明显。当代偿机制不堪重负时，就会出现严重的体征和症状。有肺部和心血管系统疾病的患者可能更不耐受贫血的影响，会更快地出现症状。

心血管方面
- 心动过速、心悸；
- 心绞痛；
- 毛细血管再充盈减少；
- 体位性低血压；
- ECG 异常（心律失常、缺血性改变）；
- 低血容量性休克（低血压、心动过速、心输出量减少、全身血管阻力增加）。

呼吸系统
- 呼吸频率增加；
- 劳累时呼吸困难，进展为休息时呼吸困难。

皮肤/肌肉骨骼
- 皮肤和黏膜苍白；
- 甲床暗沉；

- 皮肤温度降低。

神经系统

- 头痛；
- 头晕；
- 耳鸣；
- 晕厥；
- 易怒/激动；
- 烦躁不安；
- 严重疲劳。

腹部

- 肝脏和或脾脏肿大；
- 厌食、恶心、呕吐、异食癖（渴望进食不能吃或无营养的东西,冰、黏土、土壤、纸）。

贫血的管理原则

对贫血患者的管理必须以症状的严重程度为指导。评估血红蛋白和红细胞比容的变化包括评估患者的临床表现和活动性出血的风险。恢复足够的血容量以确保氧输送到组织是急危重症患者的优先事项。明确贫血的病因和解决潜在的原因应同时进行。

改善氧输送

氧输送是血液中血红蛋白的数量、血红蛋白含氧饱和度以及心输出量的乘积。管理策略的核心在于对这三者进行优化处理。

1. 补充氧气可提高血氧饱和度。吸入氧气,特别是在活动时,可以最大限度地防止氧饱和度下降和减轻呼吸困难。

2. 在紧急情况下,只有通过输注红细胞才能补充足量的血红蛋白。当失血严重、患者具有活动性出血或患者症状严重时,可考虑输注浓缩红细胞(packed red blood cells, PRBC)。输血适应证如表 12-2 所示。

3. 在出血和低血容量的情况下,可通过使用包括 PRBC 在内的血容量置换来优化心输出量。其他改善心输出量的干预措施可以在血流动力学监测的指导下进行,并在第 4 章中已经进行了讨论。

4. 在改变治疗或活动之前、其间和之后监测生命体征、血氧饱和度和患者的主观数据,以确定患者对贫血的耐受能力。

5. 限制剧烈活动和制定必要的休息时间是贫血患者重要的护理干预措施。

表 12-2　关于红细胞输血的指南建议摘要

1. 关于是否需要输注红细胞取决于对患者临床状况、患者偏好和替代疗法的评估
2. 对于血流动力学稳定的住院患者,包括危重疾病,应使用 7g/dL 的限制性输血阈值。对于既往存在心血管疾病和接受心脏或骨科手术的患者,推荐阈值为 8g/dL
3. 关于血液的储存时间,患者应在任何时间内随时接受成分血液输注(符合标准的血液)

Data from Carson JL, Guyatt G, Heddle NM, et al: Clinical Practice Guidelines From the AABB: Red Blood Cell Transfusion Thresholds and Storage. *JAMA*. 2016; 316(19): 2025-2035.

识别和治疗潜在疾病状态

进一步的诊断性检查可用于确定贫血的病因。有必要进行放射学和内镜检查,以确定出血的部位,特别是消化道出血。治疗贫血的根本原因包括以下内容:

1. 给予重组人促红细胞生成素恢复慢性贫血患者骨髓中红细胞的生成。这可能需要几个星期,所以它不适合紧急的情况。慢性肾脏病患者可能受益于这种治疗。

2. 如果存在缺铁性贫血,需要口服或肠外补铁。铁损耗用于治疗卟啉病和铁超载疾病。

3. 维生素 B_{12} 和叶酸相关性贫血也可能需要口服或肠外补充。

4. 出院前需要进行饮食咨询,以帮助患者和家属计划膳食含有富含铁、叶酸或维生素 B_{12} 的食物。

减少医源性失血和输血需求

1. 使用小体积采血管和微量分析技术。

2. 评估常规和额外血液检测的必要性,以减少诊断性失血量。

3. 在外科手术患者中使用血液回收系统。

4. 评估消化道出血的风险,如果有必要,使用预防药物来降低消化道出血的风险。

5. 术前对所有患者进行抗凝血和出血风险筛查。

6. 在血流动力学稳定且无症状的患者,可以接受其血容量正常的贫血。

免疫受损

病因、危险因素和病理生理学

所有重症监护和重症康复病房的患者都存在

很高的感染风险，因为他们的防御机制受到潜在疾病、药物治疗、营养状况、年龄或生理应激的限制。**免疫功能低下**一词适用于免疫机制有缺陷或不充分的患者。免疫功能低下的患者更容易发生机会性感染。一旦发生感染，可能会迅速发展为脓毒症。

免疫系统对感染的保护分为3个层次：自然防御、固有（非特异性）免疫和适应性（特异性）免疫。自然防御包括完整的上皮表面（皮肤和黏膜）、正常的化学屏障（pH、分泌物）和所有保护性反射（眨眼、吞咽、咳嗽、呕吐和打喷嚏）完好无损。在急危重症监护病房使用的侵入性导管绕过了这些保护性屏障，使病原体得以进入。

当自然防御被绕过或不堪重负时，对感染的先天反应就会被激活。吞噬性白细胞（中性粒细胞和单核细胞）攻击被外源蛋白（抗原）标记的微生物。巨噬细胞在处理入侵抗原并将其呈递给参与适应性免疫反应的淋巴细胞。

淋巴细胞（B细胞和T细胞）负责协调针对每种微生物的特定抗原的免疫反应。B淋巴细胞产生抗原特异性抗体或免疫球蛋白，以帮助识别和破坏入侵的微生物，并保护身体免受同源抗原的再次入侵。这被称为**体液免疫**。T淋巴细胞有不同的细胞亚群用于调节免疫系统反应（包括CD4辅助性T细胞）和具有细胞毒性的细胞CD8 T细胞。T淋巴细胞的免疫反应称为**细胞介导免疫**。两种类型的淋巴细胞在特定的免疫反应中密切合作。然而，体液免疫是抵抗细菌入侵的主要屏障，细胞介导的免疫对病毒和真菌感染以及一些恶性肿瘤有效。此外，T细胞主要参与排斥外来组织和迟发型超敏反应。

免疫系统功能缺陷可分为原发性或固有免疫系统缺陷及继发性或获得性免疫系统功能障碍。免疫缺陷可能是指一种特定的细胞类型，一种特定的抗体，或者它们可能涉及免疫系统的多个组成部分的异常。继发性或获得性免疫缺陷是最可能在急诊危重症患者中遇到的类型。获得性免疫缺陷可能继发于年龄、营养不良、压力、慢性疾病状态、具有免疫抑制作用的药物、癌症及其治疗、HIV感染和其他因素。

如今，在器官移植手术、自身免疫性疾病和某些癌症的治疗中，越来越多的患者正在接受免疫抑制剂治疗。接受器官移植的患者需要终身接受免疫抑制药物治疗，以防止免疫系统识别和排斥移植组织。这些患者通常需要联合多种药物进行治疗。在移植后的前几周和几个月内通常需要服用较高的剂量。根据移植类型和患者的排斥史，剂量会随着时间的推移而减少，以降低感染和其他并发症发生的风险。急性细胞性排斥反应可通过移植器官衰竭的指标（如肾移植患者血清肌酐升高、尿量减少）或通过活检判断排斥反应来诊断。排斥反应通常通过增强免疫抑制来治疗，例如采用一系列静脉注射甲泼尼龙的剂量。在治疗期间和治疗后，这类患者面临感染的风险较高。此外，免疫抑制剂也用于治疗其他疾病，如类风湿关节炎、狼疮和其他自身免疫性疾病。

随着新的治疗方案和新型化疗药物被用于治疗癌症，这些药物有可能产生显著的骨髓抑制和靶向的人体免疫反应。化疗治疗越频繁，骨髓抑制表现得越明显。同时，表现较高的并发症，如全血细胞减少症、中性粒细胞减少症和脓毒症。

中性粒细胞减少症是指 ANC 低于 1.5×10^9/L 或 1×10^9/L 的状态（国内指成人外周血中性粒细胞计数小于 2×10^9/L），严重的中性粒细胞减少症通常定义为 ANC 低于 0.5×10^9/L 或 ANC 在接下来的48小时内预计会降至 0.5×10^9/L 以下，导致对感染的易感性增加，有时会出现中性粒细胞减少症发热和脓毒症。多种因素导致中性粒细胞减少的患者更易发生感染，这涵盖中性粒细胞减少的原因及持续时间、现有中性粒细胞功能的状况、患者的防御机制及天然抗感染屏障，以及内源性和外源性菌群。预防严重感染和脓毒症的关键是健康教育、早期识别和早期干预。

在免疫功能低下的患者中检测感染是困难的，因为身体的防御机制受到抑制。中性粒细胞的缺乏削弱了患者产生强烈炎症反应的能力，感染的典型体征和症状可能减轻或消失。由于脓性引流主要是感染部位中性粒细胞凋亡的结果，因此可能不会出现红肿，发热反应甚至化脓。中性粒细胞减少的患者可能存在严重感染，有化脓性感染的危险，他们主要表现为不适、嗜睡或疼痛。

该患者群体中的发热是感染的另一个关键迹象，需要积极调查。并不是所有的患者都会出现体温升高，有些患者甚至可能出现体温过低，护士必须敏锐地意识到脓毒症的其他迹象，包括精神状态、血压、脉搏和呼吸频率的改变，这些都是代偿机制的结果。中性粒细胞减少患者的脓毒症的快速发作需要细致和频繁的评估，以确保早期干预,因为这些患者不像具有免疫系统功能正常的患者那样的临床表现或生理反应。

　　HIV 是另一种导致免疫功能低下的疾病。它首先影响辅助性 T 细胞,减少它们的数量和功能。这反过来又对适应性免疫产生深远的影响。确诊后,要对 CD4 细胞进行监测,如果 CD4 细胞计数低于 200/μL,则表明出现并发症的风险较高。病毒载量测试也用于测量每微升血液中病毒颗粒的数量。随着患者接受抗逆转录病毒治疗,CD4 计数可能恢复正常,病毒载量下降。HIV 感染者可能发展为 AIDS 患者,他们很容易受到机会性感染和某些恶性肿瘤的影响。抗逆转录病毒疗法可延缓 HIV 感染进展为 AIDS,并显著增加患者预期寿命。AIDS 患者可能需要住院治疗机会性感染、抗逆转录病毒治疗的不良反应,或与 HIV 感染无关的病症或手术。

临床症状和体征[①]

局部炎症和感染的证据

- 发红;
- 水肿;
- 疼痛;
- 脓性引流。

感染的一般证据

- 发热或体温过低;
- 僵硬或寒战;
- 疲劳和不适;
- 意识水平的变化;
- 淋巴结病;
- 心动过速;
- 呼吸过速。

系统特定的证据

神经系统疾病

- 头痛;
- 颈强直;
- 情绪变化、躁动。

呼吸系统疾病

- 咳嗽;
- 痰液颜色和量的改变;

- 呼吸困难、端坐呼吸;
- 胸部或胸膜疼痛。

泌尿生殖系统

- 排尿困难;
- 尿急;
- 尿频;
- 腰痛;
- 腹痛;
- 尿液浑浊或尿血。

消化系统疾病

- 恶心;
- 呕吐;
- 腹泻;
- 腹部绞痛;
- 肝脏或脾脏肿大;
- 口腔或咽部病变。

免疫功能低下患者的管理原则

　　必须在入院时识别出感染风险较高的患者。护理计划中也应包含保护和强化免疫系统功能的措施。所有医疗团队的成员必须采取措施来防止医院相关性感染的发生。密切监测局部或全身炎症反应的症状和体征,对于确保早期发现感染尤为重要。确定传染源和可能引起感染的微生物后,即可根据临床经验应用广谱抗生素进行治疗。细菌培养和药敏报告可指导选择针对感染微生物的抗生素。计划采取护理措施,以减少接触病原体的风险。洗手是预防感染的主要干预措施。此外,在可能的情况下,尽量减少导管、管道和引流管的数量。虽然中央导管、留置导管和其他设备在重症监护环境中很常见,但护士必须保持警惕,不断评估患者对这些管路的持续需求。

高危感染患者的识别

　　免疫功能低下的危险因素如下:

1. 新生儿和老年人。
2. 营养不良。
3. 使用具有已知免疫抑制作用的药物,如糖皮质激素、癌症化疗药物、单克隆抗体和移植免疫抑制剂。
4. 近期对影响骨髓生成的身体部位进行过放射治疗。
5. 慢性全身性疾病,如肾衰竭、肝衰竭或糖尿病。

[①]　如前所述,免疫功能低下的患者可能不会表现出任何这些感染的临床症状体征。中性粒细胞减少的患者可能有非常细微的脓毒症迹象,因此,必须提高警惕,加快治疗。

6. 与免疫系统有关的疾病，如 HIV 感染。

7. 通过以下途径丧失保护性皮肤屏障：

- 经口或鼻留置胃管；
- 存在压力性损伤；
- 烧伤；
- 手术切口；
- 皮肤和软组织创伤；
- 黏膜炎症；
- 淋巴结改变（既往接受淋巴结切除术）。

8. 侵入性导管或假体装置，例如：

- 血管内导管，包括外周、中央静脉导管和动脉导管；
- 留置导尿管；
- 气管插管和机械通气；
- 心脏瓣膜置换术；
- 骨科器械，如人工关节、钉、板或螺钉；
- 透析、穿刺导管、分流器、瘘管或移植物；
- 心血管装置，如心室辅助装置、起搏器或植入式除颤器；
- 心室分流器。

9. 频繁住院治疗。

实施保护和加强免疫系统功能的措施

1. 护理皮肤和黏膜时要小心谨慎，防止屏障功能缺损。

2. 使用肠内途径喂养，以维持热量摄入和正常肠道功能。

3. 避免使用留置导尿管或尽早拔除。

4. 通过缓解疼痛或使用替代方法，如引导想象、听音乐放松或其他放松措施（体位、按摩），最大限度地减少患者的压力和内源性糖皮质激素的释放。

5. 适当时，给予粒细胞集落刺激因子［集落刺激因子（granulocyte-colony stimulating factor，G-CSF）或粒细胞 / 巨噬细胞集落刺激因子（granulocyte-macrophage colony-stimulating factor，GM-CSF）］，刺激骨髓产生中性粒细胞和单核细胞。

6. 对有化疗诱导骨髓抑制风险的患者酌情给予药物治疗（如小细胞肺癌患者使用曲拉西利）。

7. 根据医院规程进行粒细胞输注。

8. 酌情使用预防性抗微生物药物（如用于预防肺孢子菌肺炎的甲氧苄啶-磺胺甲噁唑）。

实施预防感染措施

1. 向患者、家属和同事宣教洗手的重要性，洗手是预防医院相关感染的主要方法。所有人员在接触患者前后都要洗手。

2. 高危患者使用单间病房。可根据具体的医院规程使用防护设备，如口罩等。

3. 对有呼吸道感染迹象的患者制定呼吸道卫生/咳嗽的方式，并对已知或疑似感染的患者进行适当隔离。

4. 在血管内导管护理和任何侵入性手术过程中，要坚持严格的无菌技术。

5. 消除环境感染原（例如，使用剩余的液体）。经常用推荐的消毒剂清洁表面，包括床头柜、设备和任何可能发生污染的表面。

6. 记录开始输液、插管和留置导管的日期和时间，并根据医院要求进行更换。

7. 增强营养，应提供健康的食物选择。检查医院是否使用过滤水、有干净新鲜的水果、蔬菜以及其他措施来预防中性粒细胞减少。

8. 鼓励进行肺活量测定、翻身、深呼吸和循序渐进的活动。

9. 推广针对流行性感冒和肺炎等可预防疾病的免疫接种。

早期发现局部或全身炎症反应和脓毒症

1. 密切监测患者是否有与感染或脓毒症相符的临床症状和体征，一旦发现异常需立即将异常结果报告给多学科诊疗团队。

2. 在适应证出现时，启用医院的脓毒症治疗方案。

3. 从潜在的感染原（如尿液、痰液、血液、粪便、伤口引流液）收集标本进行培养和药敏试验。

4. 依照指导使用抗生素治疗。有关脓毒症管理的更多信息，请参阅第 10 章。

凝血障碍

病因、危险因素和病理生理学

患者可能因血小板、止血、血栓形成、纤溶或多种异常的组合紊乱而发生凝血功能障碍。与遗传性疾病相比，获得性凝血障碍在急危重症病房更为常见。

血小板减少症

血小板在血管损伤部位启动凝血机制。当血小板计数低于 50×10^9/L 时，就会有出血倾向。特别是血小板计数低于 20×10^9/L 时，可能发生自发性出血，而血小板计数在 $(5\sim10)\times10^9$/L 则有出血的高风险。导致血小板减少的一般机制有 4 种：①骨髓血小板生成减少；②血小板因被利用和破坏而缩短了生存期；③血小板被脾脏螯合；④输注多个单位血和输注成分血时血小板在血管内稀释。

血小板减少症也可能与免疫机制有关。药物性血小板减少症发生在药物引起抗原 - 抗体反应时。这种反应导致免疫复合物形成，通过补体介导的裂解破坏血小板。在急危重症监护环境中，还有几种其他类型的免疫相关血小板减少症。肝素诱导的血小板减少症是一种免疫介导的肝素反应，导致抗血小板抗体形成，从而激活血小板并形成凝块。这会导致血小板消耗和血小板计数急剧下降。患者可能发生血管内凝血，导致临床血栓形成。静脉血栓形成是最常见的，可导致肢体缺血和肺动脉血栓。当怀疑该综合征时，应停用所有肝素，并对 HIT 抗体进行确诊性检测。治疗方案包括直接使用凝血酶抑制剂，如阿加曲班。诊断为 HIT 的患者不应再接受肝素治疗。

免疫性血小板减少性紫癜（immune thrombocytopenic purpura，ITP）是一种获得性疾病，其结果是产生 IgG 自身抗体，攻击血小板膜上的糖蛋白从而破坏血小板。这种疾病以前被称为特发性血小板减少症，但当它被确定为一种免疫过程时被重新命名。在成人中，ITP 可能作为原发性疾病发生，也可能继发于药物、病毒感染或自身免疫性疾病，如系统性红斑狼疮。对一些人来说，原因可能永远无法确定。患者可能出现瘀点、紫癜和鼻出血。严重出血是可能的，特别是当血小板计数低于 20×10^9/L 时。治疗方案包括糖皮质激素、静脉注射免疫球蛋白（intravenous immune globulin，IVIG）、利妥昔单抗、促血小板生成剂、血小板输注，在某些情况下甚至需要脾切除术来治疗。

血栓性血小板减少性紫癜（thrombotic thrombocytopenic purpura，TTP）是一种以血小板减少、溶血、贫血、肾衰竭、发热，以及神经系统改变为表现的综合征。这种疾病的病因是缺乏 ADAMTS13 酶，导致血小板过度聚集并与血管内皮结合。TTP 患者出现广泛的器官血管闭塞，以及黄疸、紫癜、瘀点和出血。急性患者可以应用血浆置换治疗。

溶血性尿毒综合征（hemolytic uremic syndrome，HUS）的特点是血小板减少、溶血性贫血和肾衰竭。它通常是传染性结肠炎和**大肠埃希菌 O157：H7** 释放的毒素的表现。儿童和老年人的症状最为严重，需要住院接受包括透析在内的支持性治疗。

由于功能性血小板障碍，患者可能有充足的血小板，但仍有出血倾向。比如药物引起的血小板功能抑制通常与阿司匹林、氯吡格雷、鱼肝油、维生素 E 和其他药物的使用有关。肾衰竭、尿毒症以及对药物的副作用也可能导致危重症患者的血小板功能受损。

典型案例分析
脓毒症和弥散性血管内凝血

患者，高加索男性，72 岁，因低血压、发热〔约 39℃（102℉）〕、呕吐和精神状态改变而被送入内科重症监护室（medical intensive care unit，MICU）。患者有慢性淋巴细胞白血病（目前未积极治疗）、前列腺肥大和消化性溃疡病史。对地点和时间无法定向。初步评估数据包括血压 80/62mmHg，心率 120 次 /min，呼吸频率 36 次 /min 且呼吸费力，导尿管见少量浑浊尿。覆盖其血管内静脉端口的敷料显示，该部位周围发红，并且有褐色液体流出。鼻胃管吸出液外观为咖啡样。该患者最初的实验室化验数据包括：

血红蛋白	10.8g/dL
红细胞比容	31%
白细胞	13 000/μL 中性分叶核粒细胞 52% 未成熟中性粒细胞 20%
血小板	90 000/μL
纤维蛋白原	175mg/dL
INR	2.0
APTT	60s
D- 二聚体	2.05nmol/L

8小时后，在给予补液和开始去甲肾上腺素输注后，患者的血压为102/84mmHg，心率为104次/min，呼吸频率为24次/min，通过面罩持续气道正压通气（continuous positive airway pressure, CPAP）。复查实验室化验数据如下。

血红蛋白	8.2mg/dL
红细胞比容	25%
白细胞	11 500/μL
血小板	92 000/μL
纤维蛋白原	204mg/dL
INR	1.8

问题1：患者发生血液学和免疫问题的危险因素是什么？

问题2：应该做哪些诊断性检查？

问题3：确定最优先的治疗干预措施。

问题4：分析患者最初的实验室化验数据并概述这些值如何提供诊断信息。

问题5：分析后续实验室化验数据，并解释和评估所干预措施的效果。

问题6：概述该患者输血治疗的标准和注意事项。

问题7：应该安排什么类型的咨询？

问题8：护理评估的重点是什么？

答案

1. 患者的白血病及其治疗是发生慢性免疫抑制和贫血的危险因素。前列腺肥大是尿路感染的危险因素。消化性溃疡是消化道出血和导致贫血的危险因素。

2. 诊断性检查应包括连续检查全血细胞计数以确定血细胞计数、血红蛋白和红细胞比容变化趋势，凝血检查以评估凝血时间，以及尿液、血液和静脉血管通路的培养。

3. 最初的治疗干预应包括静脉输液、经验性应用抗生素、氧气治疗和应用医院的脓毒症方案。

4. 低血红蛋白和红细胞比容提示贫血。大多数患者白细胞升高伴随着中性杆状核粒细胞升高提示急性感染，但在白血病中可能是慢性升高。需要与患者的白细胞基础水平进行比较。低血小板计数、低纤维蛋白原、高INR和高APTT提示凝血功能障碍。D-二聚体升高提示纤维蛋白溶解，是另一个凝血异常的指标。

5. 血红蛋白和红细胞比容两次检测提示贫血加重，应及时检查患者是否有活动性出血。白细胞计数仍然升高，提示持续感染。血小板、纤维蛋白原和INR有所改善，表明干预措施对患者有效。

6. 输血适用于血流动力学不稳定且静脉输液不能稳定的患者。当有活动性出血和组织氧合不足的证据时，也需要输血。

7. 感染疾病咨询和通知其肿瘤科医生团队。

8. 评估的重点是评估潜在的感染原和感染、贫血和凝血功能障碍的临床表现。

凝血障碍

凝血因子的遗传异常也会导致凝血障碍。A型和B型血友病分别是因为凝血因子Ⅷ和Ⅸ的先天性缺乏。血管性血友病（von Willebrand disease）是一种血浆蛋白缺乏或功能障碍的遗传性疾病。在急性出血中，补充成分血是限制失血的必要条件。有这些疾病的患者在接受常规外科手术或因其他医疗问题住院时可能需要重症监护或特殊干预。

获得性凝血障碍可能与凝血因子产生不足有关。这可能是由于维生素K摄入减少引起的，维生素K是形成凝血因子Ⅱ、Ⅶ、Ⅸ和Ⅹ所必需的维生素。肠道吸收不良、肝脏疾病、使用华法林或抗生素治疗都可能导致维生素K缺乏，导致INR延长。由于大多数凝血因子由肝脏产生，因此肝病患者除了缺乏维生素K依赖性凝血因子外，还缺乏纤维蛋白原和其他凝血因子。

住院患者常规使用的许多药物具有抗凝血和抗血小板作用。治疗性抗凝使用肝素、华法林和其他药物直接干扰凝血过程。肝素是阻止最终凝血途径以及是凝血酶生成的关键。减少剂量或暂停肝素输注通常足以止血。如果出血严重，可静脉注射肝素拮抗剂——硫酸鱼精蛋白。与普通肝素相比，低分子量肝素引起的出血和免疫并发症更少。表12-3列出了急危重症护理中常用的抗凝药物，第8章的图8-7总结了其作用机制。

表 12-3　急危重症护理中常用的抗凝药物

疾病分类	药物
Xa 因子和凝血酶抑制剂	肝素钠
直接凝血酶抑制剂	阿加曲班
	比伐芦定
	达比加群
Xa 因子抑制剂	阿哌沙班
	磺达肝素
	利伐沙班
维生素 K 拮抗剂	华法林
糖蛋白 IIb/ IIIa 抑制剂	阿昔单抗
	替罗非班
溶栓药物	阿替普酶
	瑞替普酶
抗血小板药物	阿司匹林
	氯吡格雷
	双嘧达莫
	普拉格雷
	替格瑞洛

华法林通过抑制维生素 K 依赖性凝血因子的产生而起作用。华法林的作用在开始用药后需要几天才能观察到，但在给药后可能会持续许多天。用滴定法测量华法林的剂量以控制到目标 INR，治疗期间需要进行常规实验室评估。服用华法林的患者应谨慎食用维生素 K 含量高的食物。如果在服用华法林期间发生明显出血，可能需要用新鲜冰冻血浆或浓缩凝血酶原复合物（prothrombin complex concentrate，PCC）替代维生素 K 依赖性凝血因子。PCC 是一种含有混合因子的冻干粉。它可以紧急快速重组，而不需要 ABO 血型。口服或静脉注射维生素 K 可能也有帮助，但其效果需要取决于肝脏合成新的凝血因子所需的时间。

直接口服抗凝剂（direct oral anti-coagulant，DOAC）如利伐沙班和达比加群通过抑制 Xa 因子和凝血酶起作用。它们不需要实验室监测，也没有饮食限制，因此治疗负担比华法林低。迄今为止的证据表明，DOAC 在预防血栓栓塞方面与华法林同样有效，但出血风险相似。目前，只有达比加群逆转录药物依达赛珠单抗拥有美国食品药品监督管理局（Food and Drug Administration，FDA）的批准。

溶栓剂如阿替普酶或瑞替普酶用于溶解病理性凝块，如静脉血栓、PE 或急性缺血性卒中。它们还会导致先前形成保护性凝块的部位出血。这些药物与其他抗凝剂合用，可引起明显或隐蔽性出血。接受这些强效溶栓剂和抗凝剂治疗的患者应监测任何出血并发症的迹象。

DIC 是一种复杂的凝血病，可影响已经有其他危重疾病的患者，可能导致 DIC 的条件见表 12-4。潜在的条件触发炎症因子的释放，激活凝血系统并导致微血栓形成。微血栓阻塞了器官和组织的毛细血管。这引发了一系列导致出血和血栓形成的事件。DIC 中发生的事件顺序如图 12-1 所示。急性 DIC 和出血见于脓毒症、创伤性损伤和大范围手术的危重症患者。慢性 DIC 及相关血栓可见于癌症患者。

表 12-4　DIC 的病因

感染和脓毒症
- 急性细菌性
- 急性病毒性、真菌性、寄生虫性

创伤
- 头部损伤
- 挤压性损伤
- 蛇毒

心血管
- 休克
- 体外循环

产科
- 子痫和先兆子痫
- 羊水栓塞
- 流产

免疫
- 输血反应

肿瘤性疾病
- 急性白血病
- 转移性癌症

在 DIC 中，刺激凝血系统迅速消耗现有的血小板和凝血因子，消耗速度比身体代谢速度快。凝血过程中底物的耗竭使机体处于自发出血或手术部位甚至是轻微创伤出血的风险中。同时，在 DIC 中形成的多个微小血栓流向小血管，并停留在那里。然后，微循环血栓形成导致组织缺血、梗死和器官功能障碍。可能发生单系统或多系统器官功能障碍。

DIC 中纤溶的激活释放了纤溶酶。纤溶酶分解了一些微循环的纤维蛋白来疏通血流，从而产生了纤维蛋白降解产物，包括 D- 二聚体。抗凝途径受损，进一步干扰了机体适当止血所需的平衡。血凝块不能在新的损伤部位形成，现有的血凝块

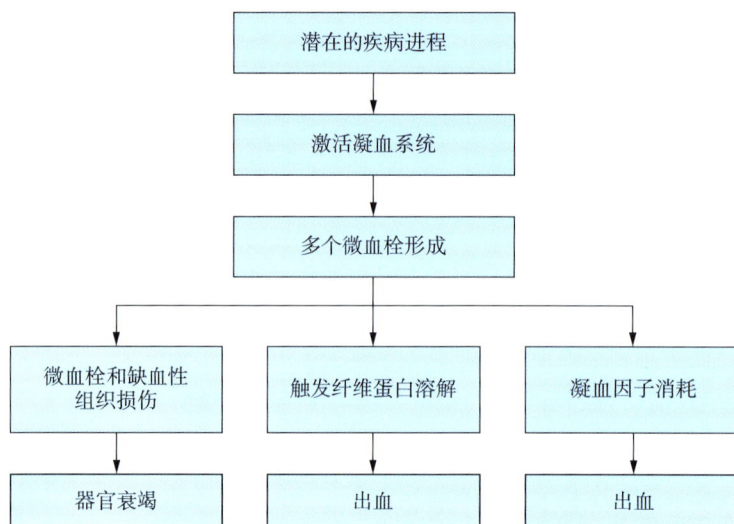

图 12-1　DIC 的临床表现

被溶解，导致新旧损伤处同时出血。由于其复杂的病理生理，DIC 的临床表现可能包括多部位出血和微血栓栓塞引起的器官缺血。皮肤缺血性损伤可引起紫癜和手脚颜色变化。

　　DIC 的诊断需要仔细了解凝血检查结果，没有单独的确定诊断方式。与 DIC 一致的结果组合如表 12-5 所示。在许多情况下，对于 DIC 的诊断不可能具有绝对的确定性，特别是在合并其他疾病的患者中，如肝衰竭，也会引起凝血功能障碍。无论是否有明确的 DIC 诊断，治疗的主要目标都是诊治潜在并发症。此外，还需要提供辅助护理，包括替代治疗和重要器官系统的支持，如呼吸辅助。严重出血应用全血和成分血治疗。

表 12-5　DIC 的实验室结果

项目	异常结果
国际标准化比值	升高
活化部分凝血活酶时间	升高
血小板数量	减少
纤维蛋白原	减少
D-二聚体	增加

临床症状和体征

　　凝血功能障碍可能是一个不易察觉的、隐蔽的过程，也可能迅速发展成明显的急症。所以评估必须涵盖每个身体系统，寻找凝血过程中单个或多个组成部分异常的证据。

血小板数量或功能异常

● 皮肤或黏膜斑点；
● 牙龈或鼻腔自发性出血；
● 血小板减少症；
● 出血时间延长。

凝血因子异常

● 皮下组织、肌肉或关节出血；
● 瘀斑、紫癜；
● 出血随局部加压后改善不明显；
● INR、APTT 延长；
● 纤维蛋白原降低；
● 特殊凝血因子水平降低。

微血栓形成导致的出血或器官灌注减少的综合评估

皮肤／肌肉骨骼

● 多处渗血，包括切口、血管内导管；
● 瘀点；
● 紫癜；
● 瘀斑；
● 脚趾、手指、鼻腔、嘴唇、耳朵的缺血性改变；
● 疼痛、肿胀和关节活动受限；
● 身体部位大小增加，周长增加。

神经系统

● 意识、瞳孔、运动或感觉水平的变化可能提示颅内出血；
● 视力受损伴视网膜出血；
● 头痛；

消化系统

● 胃液潜血试验阳性

- 咖啡样呕吐物或胃内容物；
- 黑便或明显血便；
- 腹痛；
- 肝或脾大。

泌尿生殖系统

- 血尿；
- 尿量减少；
- 阴道出血。

心血管

- 低血压或血压不稳定；
- 低血容量和/或休克（大量血液迅速流失）。

凝血病的管理原则

不能单一地对待凝血功能障碍，它随疾病的类型和严重程度变化而变化。但治疗的总体目标是恢复正常止血和预防、治疗低血容量性休克。支持性护理的重点是控制和预防进一步出血以及及时提供干预措施。

恢复正常止血

1. 使用全血和成分血提高氧输送能力、补充血容量和输注凝血成分。对于出血频繁的患者，建议输血。根据术前评估，在侵入性操作或手术之前也可能需要输血。

2. 监测患者对输血的临床反应。良好的效果包括血流动力学稳定、氧合增加和止血恢复。

3. 监测输血不良反应。表 12-6 描述了输血和输注成分血的潜在并发症。在接受大量单位全血和成分血的患者需要额外监测低体温、储存血中柠檬酸盐引起的低钙血症和凝血成分的稀释。

4. 根据需要输注血小板以治疗血小板紊乱。如果停用诸如阿司匹林之类的致病性药物，血小板功能障碍可能会改善。对于肾衰竭患者，透析可改善血小板功能。

5. 紧急时可通过输注新鲜冰冻血浆来替代凝血因子。冷沉淀替代纤维蛋白原，Ⅷ因子和血管性血友病因子。PCC 替代维生素 K 依赖性凝血因子。重组Ⅶa因子可用于治疗持续性出血。

6. 给予贫血患者重组促红细胞生成素、铁和 B 族维生素，以增加红细胞的产生。

控制和预防出血

1. 制订护理措施，尽量减少创伤，防止皮肤和

表 12-6　输血及输注成分血的并发症

并发症类型	主要临床症状	原因	主要干预措施
急性发热反应	温度升高≥1℃或 −17℃（2°F）	先前存在的抗白细胞抗体或细胞因子的作用	停止输血 应用解热药
急性过敏反应	荨麻疹，哮喘，可能有过敏反应	先前存在的抗体	停止输血 根据指南应用抗组胺药和类固醇
循环负荷过重	呼吸困难，呼吸过速，哮鸣音，心源性肺水肿	输注速度过快	减慢或停止输血，应用利尿剂
输血相关性急性肺损伤	输血后 6 小时内出现急性低氧血症和 非心源性肺水肿	血液中含有预先存在的抗体、细胞因子或微粒	积极的呼吸支持
急性溶血反应	发热、寒战、呼吸困难、呼吸过速、低血压、胸背疼痛	输血的红细胞由于血液不相容而受到免疫破坏	停止输血 通知医生和血库
免疫反应	急性感染，如肺炎	抑制免疫细胞	监测和识别感染的迹象
同种异体免疫	输血或供体器官交叉配型困难	红细胞、白细胞和血小板抗体随着时间的推移而产生	监测既往输血患者的急性反应
感染的传播	临床表现通常延迟，并根据感染而有所不同	HIV 和巨细胞病毒感染等病毒性疾病的传播。细菌和其他有机体的传播	细菌性脓毒症可导致发热、寒战和低血压等急性反应

黏膜破裂：

- 提供温和的口腔护理。
- 使用电动剃须刀或避免剃须。
- 尽量减少使用自动血压袖带，以防止皮肤损伤和皮下出血，建议优先采用手动袖带。
- 尽量减少外周血采样操作频次。
- 避免肌内注射。
- 使用专用床垫和床挡，避免使用约束带。
- 翻身或移动时动作轻柔。
- 小心移除黏合敷料。
- 吸取气管内异物、痰液时使用低负压。

  2. 制订护理计划以控制出血：

- 尽量减少有创操作；操作后直接按压伤口至少5～10分钟，或者直到出血停止。对新出现的血肿应用冰袋。
- 对于出血区域的血凝块不要去除或试图去除。
- 对凝血功能有障碍的患者需要关注外界温度来防止他们的体温过低。

（章迎晨　曾莉 译　李尊柱 审校）

参考文献

贫血

American Association of Blood Banks. *Circular of Information for the Use of Human Blood and Blood Components.* Bethesda, MD: AABB; 2017.

American Society of Anesthesiologists Task Force on Perioperative Blood Management. Practice guidelines for perioperative blood management: an updated report by the American Society of Anesthesiologists Task Force on Perioperative Blood Management. *Anesthesiology.* 2015;122(2):241-275.

Carson JL, Guyatt G, Heddle MN, et al. Clinical practice guidelines from the AABB: red blood cell transfusion thresholds and storage. *JAMA.* 2016;316(19):2025–2035. http://jamanetwork.com. Accessed October 27, 2016.

Carlson JL, Stanworth SJ, Roubinian NR, et al. Transfusion thresholds and other strategies for guiding allogeneic red blood cell transfusion. *Cochrane Database Syst Rev.* 2016;10:CD002042.

Clifford L, Jia Q, Yadav H, et al. Characterizing the epidemiology of perioperative transfusion-associated circulatory overload. *Anesthesiology.* 2015;122(1):21-28.

Field JJ, Vichinsky EP, DeBaun MB. Overview of the management and prognosis of sickle cell disease. In: Schrier SL, ed. *Up-To-Date.* www.uptodate.com. Accessed May 10, 2017.

Fischbach F, Fischbach M, Stout K. *Fischbach's A Manual of Laboratory and Diagnostic Tests.* 11th ed. Philadelphia: Wolters Kluwer Health; 2021.

Gu Y, Estcourt LJ, Doree C, et al. Comparison of a restrictive versus liberal red cell transfusion policy for patients with myelodysplasia, aplastic anaemia, and other congenital bone marrow failure disorders. *Cochrane Database of Syst Rev.* 2015;10:1-4.

National Clinical Guideline Center. *Blood Transfusion.* London: National Institute for Health and Care Excellence (NICE); 2015. http://www.guidelines.gov. Accessed January 30, 2017.

免疫力低下

American Association of Critical Care Nurses. AANC Practice Alert: Prevention of aspiration in adults. 2016. http://www.aacn.org. Accessed May 10, 2017.

American Association of Critical Care Nurses. AACN Practice Alert: Prevention of catheter-associated urinary tract infections in adults. 2017. http://www.aacn.org. Accessed May 10, 2017.

Centers for Disease Control and Prevention. Core infection prevention and control practices for safe healthcare delivery in all settings—recommendations of the Healthcare Infection Control Practices Advisory Committee. 2017. http://www.cdc.gov/hicpac/recommendations/core-practices.html. Accessed March 27, 2017.

Crawford J, Becker PS, Alwan L., et al. NCCN clinical practice guidelines in oncology. Myeloid growth factors. *J Natil Compr Canc Netw.* 2018. https://www.nccn.org/guidelines/category_1. Accessed August 2, 2021.

Flowers CR, Seidenfeld J, Bow EJ, et al. Antimicrobial prophylaxis and outpatient management of fever and neutropenia in adults treated for malignancy. American Society of Clinical Oncology clinical practice guidelines. *J Clin Oncol.* 2013;31(6):794-819.

Foster M. Reevaluating the neutropenic diet: time to change. *Clin J Oncol Nurs.* 2014;18(2):239-241.

Masur H, Brooks JT, Benson CA, et al. Prevention and treatment of opportunistic infections in HIV-infected adults and adolescents: updated guidelines from the Centers for Disease Control and Prevention, National Institutes of Health, and HIV Medicine Association of the Infectious Diseases Society of America. *Clin Infec Dis.* 2014;58(9):1308-1311.

Rubin LG, Levin MJ, Ljungman P, et al. 2013 IDSA clinical practice guideline for vaccination of the immunocompromised host. *Clin Infect Dis.* 2014;58(3):e44-e100.

Spruce L, Connor R, Retzlaff KJ. Guideline for prevention of transmissible infections. In: *2015 Guidelines for Perioperative Practice.* Denver: Association of Perioperative Registered Nurses. http//:www.guidelines.gov Accessed May 7, 2017.

Taplitz, RA, Kennedy, EB, Bow, EJ, et al. Antimicrobial prophylaxis for adult patients with cancer-related immunosuppression: ASCO and IDSA clinical practice guideline update. *J Clin Oncol.* 2018;36(30):3043-3054.

凝血

Agency for Healthcare Research and Quality. Preventing hospital-associated venous thromboembolism: a guide for effective quality improvement. 2015. http://www.ahrq.gov/professionals/quality-patient-safety/patient-safety-resources/resources/vtguide/index.html.

American Association of Critical Care Nurses. AACN Practice Alert: Preventing venous thromboembolism in adults. 2016. http://www.aacn.org. Accessed May 10, 2017.

Coutre S, Crowther, M. Clinical presentation and diagnosis of heparin-induced thrombocytopenia. In: Leung LLK, ed. *UpToDate.* www.uptodate.com. Accessed May 7, 2021.

Coutre S, Crowther, M. Management of heparin-induced thrombocytopenia. In: Leung LLK, ed. *UpToDate.* www.uptodate.com. Accessed May 07, 2021.

Dirkes S, Wonnacott R. Continuous renal replacement therapy and anticoagulation: what are the options? *Crit Care Nurse.* 2016;36(2):34-40.

Dobesh PP, Fanikos J. New oral anticoagulants for the treatment of venous thromboembolism: understanding differences and similarities. *Drugs.* 2014;74:2015-2032.

Federici AB, Intini D, Lattuada A, et al. Supportive transfusion therapy in cancer patients with acquired defects of hemostasis. *Thromb Res.* 2014;133:S2, S56-S62.

Fontera JA, Lewin JJ, Rabinstein AA, et al. Guideline for reversal of antithrombotics in intracranial hemorrhage: a statement for healthcare professionals from the Neurocritical Care Society and Society of Critical Care Medicine. 2016. http://www.guidelines.gov. Accessed February 22, 2017.

George JN, Arnold DM. Immune thrombocytopenia (ITP) in adults: initial treatment and prognosis. https://www.uptodate.com/contents/immune-thrombocytopenia-itp-in-adults-clinical-manifestations-and-diagnosis. Accessed May 10, 2017.

Goforth CW, Tranberg JW, Boyer P, et al. Fresh whole blood transfusion: military and civilian implications. *Crit Care Nurse.* 2016;36(3):50-57.

Hunt BJ. Bleeding and coagulopathies in critical care. *N Engl J Med.* 2014;370:847-859.

Hurwitz A, Massone R, Lopez BL. Acquired bleeding disorders. *Emerg Med Clin N Am.* 2014;32:691-713.

Jones AR, Frazier SK. Consequences of transfusing blood components in patients with trauma: a conceptual model. *Crit Care Nurse.* 2017;37(2):18-30.

Kahn SR, Lim W, Sunn AS, et al. Prevention of VTE in nonsurgical patients: antithrombotic therapy and prevention of thrombosis, 9th ed. American College of Chest Physicians. *Chest.* 2012;141(2 supp):e195S-e226S.

Katrancha ED, Gonzalez LS. Trauma-induced coagulopathy. *Crit Care Nurse.* 2014;34(4):54-63.

Kearon C, Akl EA, Ornelas J, et al. Antithrombotic therapy for VTE disease: CHEST guideline and expert panel report. *Chest.* 2016;149(2):315-352.

Leung LLK. Disseminated intravascular coagulation (DIC) in adults: Evaluation and management. In: Mannucci, ed. *Up-To-Date.* www.uptodate.com. Accessed June 12, 2021.

Levi M. Cancer-related coagulopathies. *Thromb Res.* 2014;133: S2,S70-S75.

Levi M. Diagnosis and treatment of disseminated intravascular coagulation. *Int J Lab Hematol.* 2014;36:228-236.

McEvoy MT, Shander A. Anemia, bleeding, and blood transfusion in the intensive care unit: causes, risks, costs, and new strategies. *Am J Crit Care.* 2013;22(6):eS1-eS13.

Menzin J, Sussman M, Nichols C, et al. Use of blood products in patients with anticoagulant-related major bleeding: an analysis of inhospital outcomes. *Am J Health-Syst Pharm.* 2014;71:1635-1645.

National Institute for Health Care Excellence (NICE). Detecting, managing and monitoring haemostasis: viscoelastometric point-of-care testing (ROTEM, TEG and Sonoclot systems). 2014. www.guidelines.gov.

Ozawa S, Nelson T. Clinical applications of prothrombin complex concentrate in blood management in patients. *Crit Care Nurse.* 2017;37(2):49-57.

Paterson TA, Stein DM. Hemorrhage and coagulopathy in the critically ill. *Emerg Med Clin N Am.* 2014;32:797-810.

Squizzato A, Hunt BJ, Kinasewitz GT, et al. Supportive management strategies for disseminated intravascular coagulation. An international consensus. *Thromb Haemost.* 2016;115:896.

第13章 消化系统

Anna M. Alder

病理疾病

急性消化道出血

上消化道出血

上消化道出血是具有一定发病率和死亡率，并且需要高昂医疗费用的医学急症。及时、准确的治疗对改善患者预后至关重要。上消化道出血的发病率是下消化道出血的 4 倍。当患者出现晕厥、低血压或腹部压痛，并出现黑便、血便、呕血或咖啡样呕吐物时，可怀疑是急性上消化道出血。除贫血外，实验室检查通常会出现血尿素氮（blood urea nitrogen，BUN）与肌酐比值升高（>20∶1）。虽然在 80%～90% 的病例中出血会自行停止，但突然出血的患者有低血压、组织灌注不足和氧输送减少等风险。许多器官系统都可能受到损害，影响机体正常功能。

急性上消化道出血的病死率为 6%～15%，且复发率高。许多出血患者都是上消化道病变引起的再出血。上消化道出血患者的预后较差与以下因素有关：年龄>65 岁、休克、整体健康状况不佳、发病时为活动性出血、肌酐或转氨酶升高、住院期间发生出血及初始红细胞比容较低。高龄以及出血并发症是死亡的两大原因，而出血通常不会直接导致死亡。

病因、危险因素和病理生理学

消化道内的各种异常都可能引起上消化道出血（表 13-1）。

消化性溃疡是引起上消化道出血最常见的原因。55% 的胃溃疡患者和 39% 的十二指肠溃疡患者因急性出血而住院治疗。消化性溃疡的发病机制与胃酸分泌过多以及消化道黏液分泌受损有关。通常情况下，黏液可以保护胃壁免受胃酸的侵蚀。消化性溃疡发生在胃和十二指肠，其特点是黏膜层破损，穿透黏膜肌层（最内层的肌肉层），导致出血。有酗酒、吸烟、慢性肾衰竭和非甾体抗炎药（nonsteroidal anti-inflammatory drug，NSAID）

表 13-1 上消化道出血的常见病因

消化性溃疡
- 胃溃疡
- 十二指肠溃疡

静脉曲张
- 食管
- 胃

食管病变
- 肿瘤
- 食管贲门黏膜撕裂综合征
- 炎症
- 溃疡

胃部病变
- 胃癌
- 糜烂性胃炎
- 幽门螺杆菌感染
- 肿瘤

小肠病变
- 消化性溃疡
- 血管发育不良
- 主动脉肠瘘

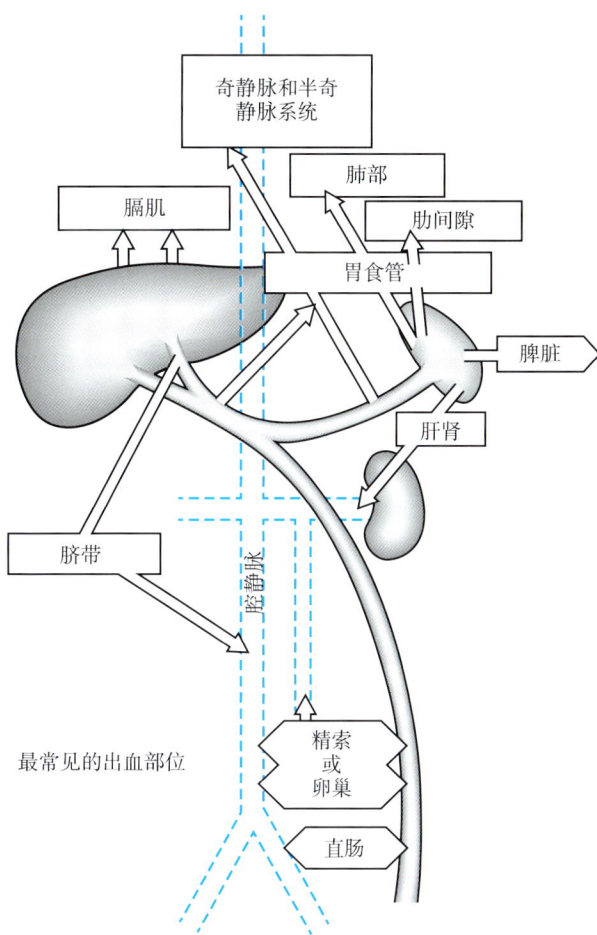

图 13-1 有侧支循环的肝脏

使用史的人更容易患消化性溃疡。幽门螺杆菌是一种在消化道中自然存在的微生物，90%～100% 的十二指肠溃疡和 60%～100% 的胃溃疡与幽门螺杆菌感染有关。然而，尽管医疗管理在不断进步，但获取非甾体抗炎药越来越容易，这也是导致该病发病率居高不下的原因之一。值得注意的是，许多消化性溃疡并无症状，患者可能在没有消化道症状的情况下出现溃疡出血。

胃食管静脉曲张继发于肝脏门静脉系统压力升高。如果血液因阻塞性疾病而无法轻松通过肝脏，血液就会分流到侧支通道。这些通道通常是食管远端静脉（食管静脉曲张）、胃近端静脉（胃静脉曲张）和直肠穹窿（痔疮）中的低压血管（图 13-1）。当门静脉压力升高（门静脉高压）导致食管或胃静脉曲张破裂时，就会发生急性上消化道出血。胃食管静脉曲张一般在门静脉压力超过 12mmHg 时才会出血。门静脉高压最常见的原因是原发性肝病（见下节）、肝外伤或者脾静脉、肠系膜静脉或门静脉血栓形成。上消化道大出血与静脉曲张出血有关。

食管贲门黏膜撕裂综合征是靠近胃食管交界处胃黏膜的线状非穿孔性撕裂，多由于用力呕吐时胃内压力变化，酗酒以及胃和食管炎症都与这种疾病有关。典型情况下，食管贲门黏膜撕裂综合征发生于会经历剧烈的干呕或呕吐的酗酒患者，但实际上，该病发生于任何有反复呕吐史的患者和其他腹内压突然升高的患者。

血管发育不良是指胃肠道浅表血管异常，易出血，通常与年龄增长有关。主动脉瓣狭窄、慢性肾病、肝病和血管性血友病会加剧畸形血管出血的可能性。这种情况在门诊很常见，一般不需要入住重症监护室（intensive care unit，ICU）。

糜烂性胃炎是指未穿透黏膜肌层的胃部病变，也被称为应激性溃疡，多见于住院患者，有呼吸衰竭和凝血功能障碍的患者发生溃疡出血的风险更高。出血一般起病突然，通常为首发症状。不过，出血量通常很少，而且是自限性出血。胃炎的病

典型案例分析
上消化道出血

患者，男性，52 岁，入院时主诉恶心、呕吐 7 小时，呕吐出大量"血性分泌物"，并频繁排出"褐红色"粪便。患者精神状态是清醒的，但有意识模糊。患者的朋友说，由于急性背部损伤，他最近服用了大量非甾体抗炎药。通过上消化道内镜检查，患者被诊断出胃后壁溃疡。患者入院时的重要检查结果如下：

生命体征：

血压	（卧位）84/54mmHg，MAP 64mmHg
心率	132 次/min，窦性心动过速
呼吸频率	28 次/min
体温	37.3℃（口温）

呼吸系统
- 各肺区呼吸音清，但减弱

心血管系统
- S_1/S_2，无杂音
- 末梢湿冷；脉搏减弱

腹部
- 肠胀伴肠鸣音（bowel sound，BS）活跃
- 轻微右上腹痛，无反跳痛

神经系统
- 轻度意识模糊
- 焦虑

泌尿生殖系统
- 置入尿管后出现 30mL 琥珀色浑浊尿液
- 液状褐红色大便，隐血试验阳性

动脉血气
- pH 7.33
- $PaCO_2$ 35mmHg
- HCO_3^- 16mEq/L
- PaO_2 83mmHg（室内空气）
- SaO_2 92%

实验室检查
- 红细胞比容 22%
- 血红蛋白 6.0g/dL
- 白细胞计数 18×10^9/L
- 凝血酶原时间（PT） 11s
- 活化部分凝血酶原时间 30s
- 血小板计数 110×10^9/L
- 血清钾 3.0mmol/L
- 血清钠 135mmol/L
- 血糖 227mg/dL
- 血清尿素氮 44mg/dL
- 血清肌酐 1.9mg/dL
- 肝功能检测 在正常范围内

问题 1：对上消化道出血患者的初步处理包括：

（A）容量复苏。

（B）稳定血流动力学。

（C）识别出血部位。

（D）在入院 24 小时内开始控制出血的治疗。

问题 2：在确定出血部位并控制出血后，治疗非静脉出血的首选药物是：

（A）组胺受体拮抗剂。

（B）质子泵抑制剂（PPI）。

（C）抑酸剂。

（D）奥曲肽/生长抑素。

答案

1. A。对患者进行初步处理的基本目标是容量复苏。然而，稳定血流动力学、确定出血部位和控制出血都是处理上消化道出血患者的关键点。生命体征是衡量失血量的重要指标。如果患者血流动力学不稳定，应首先输入 2～3L 晶体溶液进行复苏。如果疗效不佳，可考虑使用血制品。

2. B。PPI 是这类患者的首选药物，因为它们能更持久、更持续地抑制胃酸分泌。在随机对照临床试验中，PPI 可减少复发性出血。

因是多方面的,见表 13-2。但最常见的是使用非甾体抗炎药、摄入类固醇、酗酒和导致严重应激的生理状况(如创伤、手术、烧伤、放射治疗、严重的内科疾病)。众所周知,乙醇和非甾体抗炎药会直接破坏胃黏膜的防御机制(图 13-2)。使用非甾体抗炎药导致的问题在老年人中尤其突出,并导致该人群中症状性急性上消化道出血的发生率增加。在重症监护患者中,尤其是神经系统或烧伤患者可能发生库欣和柯林应激性溃疡,但这种情况很少见,只发生在 1.5% 的患者中。

表 13-2 胃炎的病因

酒精滥用
非甾体抗炎药的使用
阿司匹林
吸烟
类固醇
严重生理应激
烧伤(柯林溃疡)
中枢神经系统疾病(库欣溃疡)
创伤
外科手术
医疗并发症
脓毒症
急性肾衰竭
肝衰竭
长期机械通气

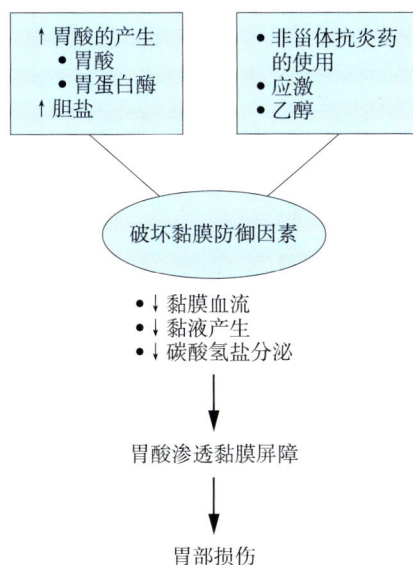

图 13-2 胃炎的发病机制

无论病因是什么,上消化道出血患者大量血容量突然丢失都会导致回心血量减少,从而引起心输出量(cardiac output,CO)下降。心输出量的减少会引起机体释放肾上腺素和去甲肾上腺素,导致血管强烈收缩和组织缺血(图 13-3)。此外,机体还会释放醛固酮和抗利尿激素,导致水钠潴留。上消化道出血的临床症状和体征与心输出量下降和低血容量性休克中常见的血管收缩反应直接相关。

临床表现

既往史

患者可能有消化性溃疡病史、吸烟、酗酒、肝脏疾病、严重的心理压力、非甾体抗炎药用药史、抗凝或抗血小板治疗史。老年人是消化道出血的高危人群。

症状和体征

失血的表现取决于失血的速度和量、患者的年龄、患者身体健康状况和初始复苏时间。患者可能会出现急性失血和血容量过低的症状和体征,其他系统也可能会发生变化。

胃肠道症状和体征

- 呕血(鲜红色血液或咖啡样呕吐物);
- 血便(红色或褐红色粪便);
- 黑便(黑色柏油便);
- 恶心和/或早饱;
- 上腹痛;
- 腹胀;
- 肠鸣音增加或减少。

低血容量的症状和体征

低血压(直立位提示 30% 的血容量损失)和血流动力学改变(见第 4 章)。

- 心动过速;
- 脉搏减弱;
- 皮肤湿冷;
- 黏膜干燥;
- 虚弱;
- 尿量减少。

神经系统的症状和体征

- 焦虑;
- 精神状态改变;
- 烦躁不安。

血液丢失

↓ 静脉回心血量

↓ 心输出量	→	临床症状

临床症状
- ↓ 血压
- 心动过速
- 体位性低血压
- 脉压减小

肾上腺素和
去甲肾上腺素
释放

血管收缩

组织缺血　　↓ 肾血流量　　↓ 动脉血流　　↓ 内脏血流　　脑部和心血管系统的血流量增加，随后减少

无氧代谢　　　　　　　　　　　　　　　　肠缺血

乳酸产生

临床症状
- 过度通气（代谢性碱中毒）
- 虚弱
- 精神状态改变

临床症状
- ↓ 尿量

临床症状
- 皮肤湿冷
- 苍白
- 脉搏减弱
- 黏膜干燥

临床症状
- 腹胀
- 第三间隙
- ↓ 肠鸣音
- 腹痛
- 发热

临床症状
- 心电图改变
- 神志不清甚至昏迷

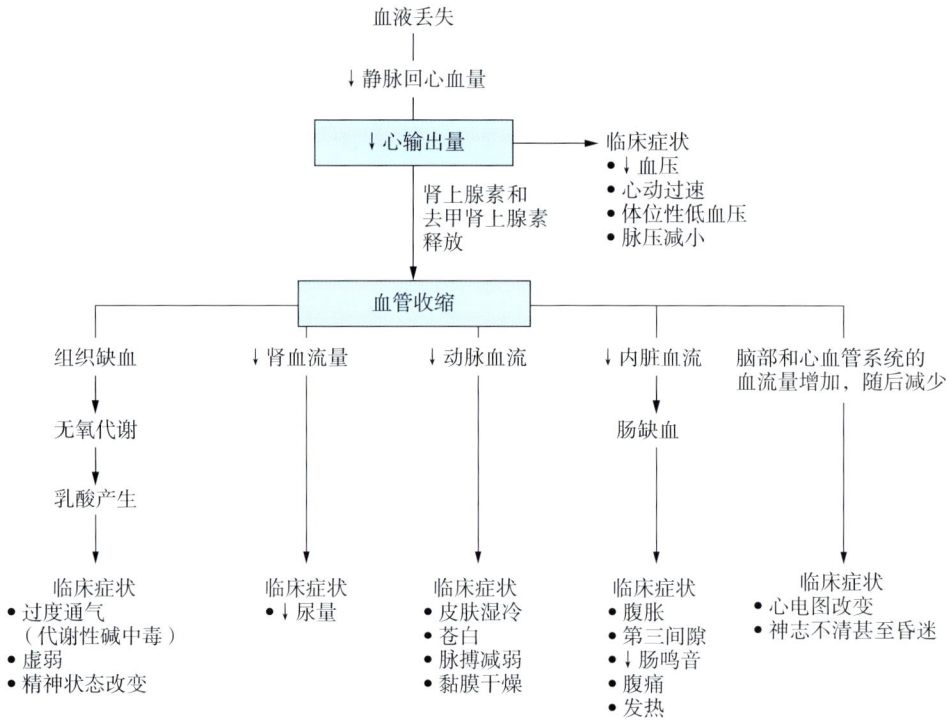

图 13-3　低血容量性休克

呼吸系统和心血管系统症状

- 深、快呼吸；
- 缺血样心电图改变（如 ST 段抬高、心律失常）；
- 发热。

诊断性检查

- 红细胞比容最初可能正常，但随着液体复苏和失血会降低。由于血液稀释和血管外液的流动，红细胞比容可能无法准确反映实际失血量。当血管外液进入血管内试图恢复血容量时，红细胞比容就会下降。这一过程会持续 24～72 小时。
- 血红蛋白最初也可能正常，但随着液体复苏和失血会降低。血红蛋白比红细胞比容更有参考意义。
- 白细胞计数因炎症而升高。
- 血小板数量可能减少，减少的程度取决于失血量。
- 血清钠浓度最初通常会因血液浓缩而升高。
- 血清钾浓度通常会由于呕吐而降低。
- 血清 BUN 轻度升高。
- 血肌酐升高。
- 严重出血时血乳酸升高。
- PT 通常缩短。

- 活化部分凝血活酶时间（activated partial thromboplastin time，APTT）通常会缩短。
- 动脉血气分析显示呼吸性碱中毒（早期），随后出现代谢性酸中毒并伴有严重休克和低氧血症。
- 胃内容物 pH 正常或呈酸性，隐血试验阳性。

下消化道出血

下消化道出血是指起源于十二指肠悬韧带（连接十二指肠和空肠的细长组织带）远端的出血，与上消化道出血不同，下消化道出血的发病率和死亡率较低。事实上，绝大多数患者的出血可自行缓解，死亡率低于 5%。出血来源是区分上消化道出血和下消化道出血的重要参考因素，因为快速的上消化道出血可能出现下消化道出血的症状。

下消化道出血是老年人的常见疾病，可能与感染、痔疮、癌症、憩室炎或血管异常等多种疾病有关。无论出血来源的位置如何，下消化道出血通常表现为便血。源于左侧结肠的出血通常会出现鲜红色血液，而右侧结肠的出血则可能与粪便混合在一起，呈现暗红色。

消化道出血的处理原则

初始治疗的基本目标是容量复苏。急性消化道出血患者的治疗重点是稳定血流动力学、确定

出血部位，以及启动明确的内科或外科治疗以控制或终止出血。由于消化道出血的严重性和突发性，还需要采取措施减轻患者的焦虑，但要慎用镇静剂，尤其是肝功能受损的患者。如果要进行内镜检查或其他手术，患者应禁食。

稳定血流动力学

对消化道出血患者的初步评估从体格检查开始，其中生命体征和精神状态是评估失血量最可靠的指标。一旦出现血流动力学不稳定，应立即启动复苏。

除了生命体征和体格检查外，风险分层工具和实验室检查结果也有助于确定出血的严重程度。Glasgow-Blatchford 评分、Rockall 评分和 AIMS65 评分可用于预测患者的预后。Glasgow-Blatchford 评分包括血尿素氮、血红蛋白、收缩压、脉搏、血便、晕厥、肝脏疾病和心力衰竭，而 Rockall 评分则包括年龄、休克和发病率。Rockall 评分还有另一套评分指标（年龄、休克状态、并发症、内镜诊断和近期出血征象），可在内镜检查后复评，以进一步划分风险。AIMS65 评分在术前使用，由 5 个因素组成，包括白蛋白、国际标准化比值（international normalized ratio，INR）、精神状态、收缩压和年龄。专家共识建议使用风险评估工具对出血和相关死亡率进行分层。此外，荟萃分析表明，活动性出血、血红蛋白低于 10g/dL、收缩压低于 100mmHg、心动过速、溃疡大小超过 1～3cm 和溃疡位置（位于胃小弯或十二指肠球部后方）等因素与患者的不良预后有关。

1. 监测并记录心血管状况（血压、心率以及体位性变化）、血流动力学指标和外周脉搏。

2. 留置至少两条管道口径较大的输液通道，并使用晶体溶液（如生理盐水或乳酸钠林格注射液）进行液体复苏，以维持平均动脉压（mean arterial pressure，MAP）在 65mmHg 以上。如果静脉输液复苏后血压仍无法恢复，可能需要短期使用血管升压药。对于有液体过负荷风险的患者，可能需要加强监测。

3. 吸氧并监测呼吸功能。持续呕血或精神状态改变的患者应进行气管插管，保护气道以防止误吸。

4. 抽血测量红细胞比容、血红蛋白，并进行凝血试验以及浓缩红细胞（packed red blood cell，PRBC）的配型和交叉配血。血红蛋白 <7～8g/dL 是输血的指征。如果患者还有不稳定冠状动脉疾病史或并发症，开始输血的时机通常会采用更高的阈值。多次接受输血的患者需要监测血钙离子水平，因为血液制品中的枸橼酸盐可能会降低血钙。生命体征和体格评估是估计失血量的可靠依据，见表 13-3。

5. 静脉输注胶体溶液、晶体溶液或血制品等。输注晶体溶液后如果血流动力学情况仍未改善，可以考虑在初始复苏期间使用血液制品。与输注全血相比，输注浓缩红细胞在提供较少血容量的条件下可以快速提高红细胞比容。不过，严重出血时可能需要输注全血，因为全血可提供更多血容量并同时含有血浆和血小板。一个单位的 PRBC 可使红细胞比容增加 2%～3%，并改善气体交换。输血后可能需要 24 小时红细胞比容才能发生变化，尤其是在复苏期间输注了大量晶体溶液的情况下。

6. 监测凝血功能，如 PT 或 APTT、血小板计数和纤维蛋白原，以确定输注血小板或凝血因子是否对患者有益。血液制品中的枸橼酸盐会导致低钙血症，因此多次接受输血的患者还需要监测血钙水平。

7. 监测体液平衡和肾功能（出入量、每日体重、尿素氮、肌酐和每小时尿量）。尿素氮与肌

表 13-3　急性消化道出血的出血量评估（低血容量性休克的高级创伤生命支持分类系统）

	一级	二级	三级	四级
失血量/mL	<750	750～1 500	1 500～2 000	>2 000
失血量占比	<15%	15%～30%	30%～40%	>40%
脉搏/（次·min⁻¹）	<100	>100	>120	>140
血压	正常	正常	下降	下降
脉压	正常或下降	下降	下降	下降
呼吸频率/（次·min⁻¹）	14～20	20～30	30～40	>35
中枢神经系统	轻微烦躁	中度烦躁	烦躁、意识模糊	意识模糊、昏睡

酐的比值升高可能表明肾脏灌注不良，但血液在十二指肠被吸收时也会出现这种情况。

8. 不建议为疑似急性上消化道出血的患者置入鼻胃管（nasogastric tube，NGT），因为研究未能证明其对患者临床结局有益。洗胃已不再是减少出血的常规方法。部分医院在为患者进行内镜检查前使用室温生理盐水洗胃，以清除胃中的血液、血块或其他微粒物质。由于使用冰盐水洗胃会降低核心温度，所以临床上已不再使用此种方法。

9. 将床头抬高 30°～45°，以减少呕血引起的误吸。

10. 监测体温并使体温处于正常状态。快速输液复苏，尤其使用血液制品，会导致体温过低，从而影响凝血功能。如果传统措施不足以防止患者体温过低，可能需要对液体进行复温处理。

11. 静脉注射奥曲肽和 PPI 等药物。指南建议，在内镜检查前不应延迟使用 PPI，并且在内镜检查后的 72 小时内（此时患者再出血的风险最高）应继续使用高剂量 PPI 治疗。

12. 对于有静脉曲张病史、鲜红色呕吐物或Ⅲ级以上出血等高危临床特征的患者，要做好紧急内镜检查的准备。如果在 12 小时内进行内镜检查，这些患者的预后可能会有所改善。有活动性出血或精神状态改变的危重症患者可选择气管插管，以方便内镜检查并降低误吸的风险。对于低危的患者，通常在入院后 24 小时内进行内镜检查。

识别出血部位

尽管病史和体格检查可用于区分上消化道出血和下消化道出血，但要确定出血的确切部位并指导后续治疗，还需要进行内镜检查。在进行复苏治疗的同时，内镜检查可及时直接地观察上消化道出血情况。

1. 必要时给予患者促胃肠动力药。上消化道中的血液会妨碍对出血部位的观察。在内镜检查前使用促胃肠动力药可促进残留血液的排空。荟萃分析表明，在内镜检查前使用红霉素可提高可视性，减少重复检查。

2. 根据医院制度谨慎使用镇静剂，如咪达唑仑（versed）、丙泊酚（diprivan），并实时监测。

3. 将床头抬高至 30°（如果患者可以忍受），插管患者保持气管插管（endotracheal tube，ET）一定气囊压以防误吸。

4. 患者取左侧卧位以便放置内镜，并有助于防止在内镜检查过程中误吸消化道内容物。术前在床边准备好口咽吸引器。

5. 在手术过程中监测心肌缺血情况（如肌钙蛋白、评估 ST 段变化，见第 17 章）。

医疗机构控制或止血的方法

治疗出血的确切方法取决于出血的原因。图 13-4 总结了治疗的一般方法。对怀疑有溃疡的患者常规使用 PPI。PPI 可迅速中和酸性物质并提高胃内 pH，从而稳定血凝块。酸性环境会抑制血小板聚集并溶解已经形成的血凝块。

非静脉曲张性上消化道出血首选内镜治疗。内镜治疗是控制急性溃疡出血、防止再出血最有效而且相对安全的方法。虽然单项研究的范围太小，无法证明内镜治疗在降低死亡率上有明显的优势，但一项荟萃分析表明，内镜治疗不仅能防止再出血，还能有效降低死亡率。虽然内镜手术有可能出现并发症，包括消化道穿孔、出血、误吸、镇静药物的不良反应（包括心脏或呼吸系统受损）及漏诊病灶，但这些并发症很少发生。

通过内镜可采取多种干预措施，包括消融或凝固疗法（激光、单极、双极或多极电凝和加热器探针）、药物疗法（也称为硬化疗法），以及机械和综合疗法。药物疗法易于使用，价格低廉，在大多数情况下都可以使用。目的是注射选定的药物后，通过压迫、血管收缩或炎症反应来控制出血。生理盐水注射可压迫血管。硬化剂（如乙醇、乙醇胺和聚多卡醇）会引起更大的血管血栓形成，可能导致组织损伤和坏死，因此较少使用。肾上腺素（1∶10 000～1∶20 000）通过局部填塞、血管收缩和促进血小板聚集以利于止血。在美国，它是快速控制出血部位的首选药物。不过，它的效果只能持续 20 分钟，因此需要与其他更持久的热凝固方法或机械疗法结合使用。止血喷雾剂可用于实现短期止血。

在消融疗法中，电灼术和氩等离子体凝固等热凝疗法也同样有效。也可以使用金属夹、内环或橡皮筋结扎对出血血管进行机械压迫。金属止血夹是首选的机械治疗方法，其效果与其他内镜技术不相上下。其联合肾上腺素注射已成为治疗活动性溃疡出血的标准疗法。增加二次内镜治疗，无论是消融治疗还是钛夹，可显著降低复发率、手术率和死亡率。不再建议单独使用肾上腺素。如果患者再次出血，在进行手术或血管造影引导下

```
              ┌─────────────────────┐
              │   评估失血的严重程度   │
              └──────────┬──────────┘
              ┌──────────┴──────────┐
              │    血流动力学稳定     │
              └──────────┬──────────┘
              ┌──────────┴──────────┐
              │     紧急内镜检查      │
              └──────────┬──────────┘
        ┌────────────────┴─────────────────────────────────┐
┌───────┴──────────┐                          ┌────────────┴────────────┐
│  消化性溃疡或胃炎  │                          │       静脉曲张出血        │
└───────┬──────────┘                          └────────────┬────────────┘
```

| 内镜止血治疗 | 外科手术治疗 | 药物治疗 | 气囊填塞 | 内镜注射法 | 药物治疗 | 外科手术治疗 | 介入放射治疗 |

外科手术治疗
- 切除术
- 毕 I 式
- 毕 II 式

气囊填塞
- 三腔二囊管

药物治疗
- 生长抑素
- 奥曲肽

介入放射治疗
- 经颈静脉肝内门腔分流术
- 选择性动脉栓塞治疗

烧灼法
- 激光光凝术
- 加热探针
- 氩等离子体凝固术

注射疗法
- 肾上腺素
- 硬化剂
- 生理盐水

机械方法
- 金属夹
- 圈套器
- 橡皮筋结扎
- 止血粉末

联合法
- 电灼术和肾上腺素
- 金属夹和肾上腺素

抑酸
- 抗酸药
- 组胺受体拮抗剂
- 黏膜增强剂
- 质子泵抑制剂
- 奥曲肽

根除幽门螺杆菌
- 阿莫西林
- 克拉霉素
- 兰索拉唑

内镜注射法
- 硬化剂
- 静脉曲张绑扎
- 静脉曲张结扎

外科手术治疗
- 紧急分流术

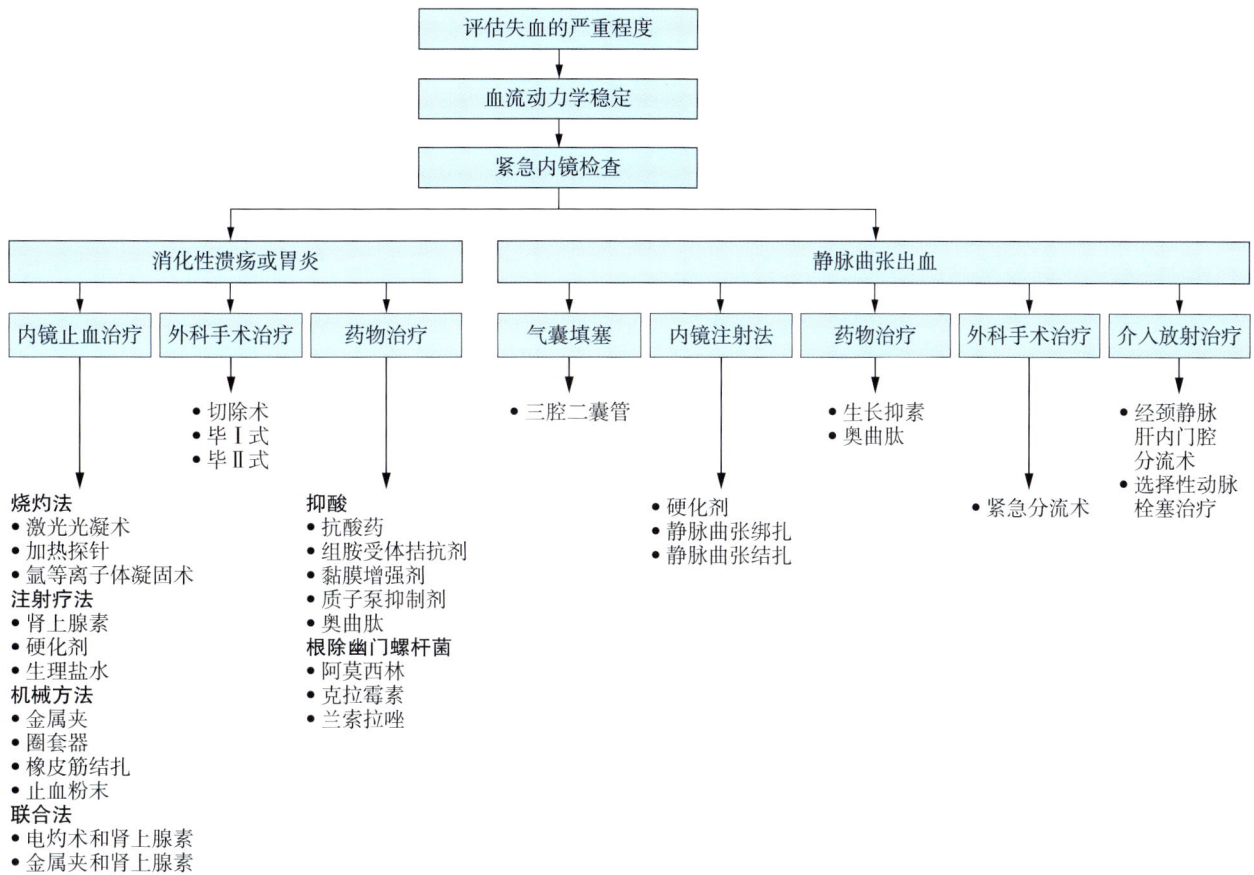

图 13-4　上消化道出血治疗指南

的介入治疗之前,可以考虑二次使用内镜控制出血。再出血在静脉曲张出血患者中更为常见,并且在入院后最初 24 小时内发生率最高。

在进行内镜检查时,通常会根据消化道病变或溃疡的外观特征使用三级 Forrest 分级系统来预测再出血风险。依据 Forrest 分级系统的分层,再出血风险较高的患者通常需要至少 72 小时的住院治疗和评估。根据风险的严重程度酌情考虑是否转至重症监护室进行治疗。

食管贲门黏膜撕裂综合征的治疗以支持疗法为主。出血是自限性的,90% 的患者的黏膜会在72 小时内自愈。

应激性胃炎很少引起明显出血。有胃炎病史的危重患者或有发生应激性胃肠道损伤风险的患者很少需要进行侵入性干预,可预防性抑酸治疗和早期肠内喂养,以防止出血。

对于静脉曲张出血患者,在准备紧急内镜检查时,可考虑采用药物治疗来降低门静脉高压。生长抑素及其衍生物奥曲肽是首选的血管活性药物。持续静脉注射这些药物可暂时控制出血,以完成复苏、诊断和治疗措施。表 13-4 总结了药物

表 13-4　溃疡病/胃炎的药物治疗

药物	作用
抗酸药	酸中和剂
组胺受体拮抗剂	通过抑制组胺的作用来阻断胃酸(胃蛋白酶、HCl)的产生
西咪替丁	
雷尼替丁	
法莫替丁	
尼扎替丁	
细胞保护剂硫糖铝	在溃疡部位形成保护屏障
质子泵抑制剂	抑制胃酸分泌
奥美拉唑	
艾司奥美拉唑	
兰索拉唑	
雷贝拉唑	
泮托拉唑	
黏膜屏障增强剂	保护黏膜免受有害物质侵害
胶体铋剂	
前列腺素	

治疗方法。在内镜检查中,硬化疗法和静脉曲张绑扎或结扎术都可用于控制静脉曲张出血。目前,球囊填塞术[Sengstaken-Blakemore(S-B)管]仅用于大出血患者。一旦出血得到控制,就应采取对症治疗。

食管和胃静脉曲张的治疗还包括使用抗生素预防肝硬化患者自发性细菌性腹膜炎(spontaneous bacterial peritonitis,SBP)。由于静脉曲张出血患者通常会出现菌血症,因此应使用第三代头孢菌素或氟喹诺酮类药物。研究表明,肝硬化患者在内镜检查前使用抗生素可降低感染率和死亡率。

1. 监测内镜治疗以及硬化剂使用等治疗溃疡和静脉曲张的方法是否发生并发症,其中包括食管痉挛引起的发热和疼痛、食管括约肌运动障碍和穿孔。内镜治疗和硬化剂也可能引起全身并发症,主要影响心血管和呼吸系统。对心血管的影响包括心力衰竭、心脏传导阻滞、纵隔炎和心包炎。对呼吸系统的影响包括吸入性肺炎、肺不张、气胸、栓塞和急性呼吸窘迫综合征。

2. 遵医嘱使用药物治疗消化性溃疡及胃炎。表 13-4 列出了最常见的药物及其作用。PPI 是治疗非静脉出血患者的首选药物。与组胺受体拮抗剂相比,PPI 的抑酸效果更持久和稳固。随机临床试验表明,使用 PPI 治疗可减少因溃疡病引起的复发性出血、输血、手术和住院时间。在内镜治疗活动性出血成功后,传统上仍需 3 天持续的大剂量静脉注射 PPI(80mg 艾司奥美拉唑,8mg/h 持续输注)。然而,最新的荟萃分析表明,在患者能够口服药物之前,按照每日 2 次,每剂 40mg 静脉给药也有同样的疗效。在上消化道出血发作后的数月内,通常建议口服 PPI,以促进黏膜愈合。对于长期使用非甾体抗炎药或感染幽门螺杆菌的患者来说,口服 PPI 尤为有益。

3. 遵医嘱使用药物疗法治疗静脉曲张出血,见表 13-5。药物通过控制脾脏血流从而降低门静脉压力来发挥作用。

分流术控制出血

当严重的静脉曲张出血通过内镜治疗无法控制时,可通过经颈静脉肝内门腔分流术(transjugular intrahepatic portosystemic shunt,TIPS)进行紧急门静脉减压。

在 TIPS 中,使用支架在肝静脉和门静脉分支之间建立分流。这样可以降低门静脉内的压力,进而降低静脉曲张的压力,防止破裂和出血。

由于门静脉循环是通过右颈静脉进入的,所以 TIPS 的优点是创伤较传统手术小。TIPS 的禁忌证包括严重进展性肝衰竭、严重脑病、多囊肝病和严重右心衰竭。TIPS 的并发症包括胆道穿孔、出血、感染、支架凝结和狭窄。术后全身衰竭(脓毒症休克、肾衰竭)和肝性脑病(见下节)也是相关并发症。

接受 TIPS 的患者的护理措施:

1. 术中全程监测血压、心电图和血氧饱和度。

2. 术前使用覆盖革兰氏阴性菌的抗生素治疗以预防脓毒症。

3. 按规定使用静脉镇静剂。

4. 使用芬太尼等镇痛药,手术的某些操作(如肝内道球囊扩张)可能会引起疼痛。

5. 备好利多卡因、阿托品和其他急救药物以应对手术可能出现的并发症。由于肝静脉靠近心脏右心室,手术过程中可能会诱发心律失常。

6. 备好晶体液、血管升压药、PRBC 和新鲜冰冻血浆,以应对脓毒症、出血或镇静引起的低血压。

7. 备好持续和间歇负压吸引,以管理出血和保持气道通畅。

部分医疗机构会采用球囊阻塞逆行曲张静

表 13-5　上消化道静脉曲张出血的药物治疗

药物	作用	实施
生长抑素	减少内脏血流	首剂 250μg,然后以 250μg/h 持续静脉输注
奥曲肽	减少内脏血流,从而降低门静脉和曲张静脉压力	首剂 50μg,然后以 25～50μg/h 静脉输注(超说明书用药)
非选择性 β 肾上腺素能阻滞剂:普萘洛尔	减少心输出量和内脏血流(降低门静脉压力)	口服或静脉注射,使静息脉搏下降 20% 或降至 55～60 次/min
纳多洛尔		

脉闭塞术（balloon-occluded retrograde transvenous obliteration，BRTO）替代 TIPS。该手术是通过给气囊导管充气并灌注硬化剂来阻断静脉曲张的血流。该手术可阻断流向曲张静脉的血液，并将血液分流到正常的静脉。但有关 BRTO 的长期效果和有效性还需要进一步研究。

手术止血

如今，手术治疗已不常见，仅用于难治性出血或并发其他疾病的患者。出现危及生命的大出血或在接受积极的药物治疗后仍持续出血的患者可接受手术治疗。手术疗法包括胃切除术，如胃窦切除术、胃部分切除术、迷走神经切断术或联合手术。胃窦切除术或胃部分切除术可通过切除胃酸分泌细胞来减少十二指肠或胃内酸性物质的分泌。迷走神经切断术通过沿食管分割迷走神经来减少胃酸分泌。联合手术很常见，其中一个例子是毕 I 式吻合术，它是一种迷走神经切断术和胃与十二指肠吻合的反切除术。毕 II 式吻合术包括迷走神经切断术、胃窦切除术和胃与空肠的吻合术，见图 13-5。与毕 I 式吻合术相比，后者更受欢迎，因为它没有倾倒综合征的风险。胃穿孔可通过简单的缝合处理。

手术治疗消化道出血患者的护理注意事项：

1. 由于术中液体丢失、胃部减压或手术部位引流，术后需监测液体和电解质失衡。
2. 提供充足的营养以促进伤口愈合。
3. 观察切口及其周围组织。
4. 记录和报告所有的伤口引流情况（引流液的颜色、量、气味）和患者有关疼痛或不适的主诉。
5. 对异常的引流液进行细菌培养。
6. 监测白细胞计数和体温变化。

减轻患者焦虑

1. 以平静的心态，并以患者为中心鼓励患者多交流，多谈论患者感兴趣的话题。若为气管插管的患者，可考虑书面交流或使用交流板或电子设备。
2. 鼓励患者采用过去在困境中使用过的应对技巧，如家属或陪护在场、看电视、听音乐或使用放松技巧来缓解焦虑。如果探视受限，可考虑使用其他方法（如使用电子设备）来促进患者与其社会支持网络的联系。
3. 根据患者或家属的要求，提供适当的安慰、事实和信息。并且以通俗易懂的语言向其解释重症监护室工作的常规流程。必要时重复信息，留出给患者提问的时间。
4. 酌情帮助患者建立控制感。帮助患者区分他们可以自己控制的事情（如洗澡时间、探视时间）和无法控制的事情（如是否使用血管升压药和监护设备）。
5. 指导患者使用放松疗法或其他转移技巧来减少焦虑。
6. 根据团队中的跨专业人员配备视情况提供专业咨询（如病历管理员、精神护理或其他适当的治疗）。

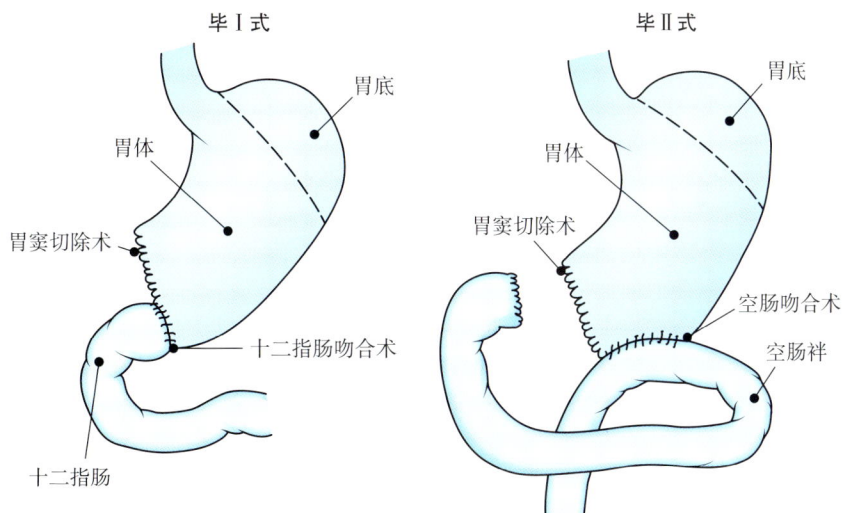

图 13-5 毕 I 式和毕 II 式手术

肝衰竭

发病机制

肝脏是人体内最大的器官，在调节人体新陈代谢方面发挥着核心作用。新陈代谢功能包括合成碳水化合物、脂肪、蛋白质和维生素，以提供营养、能量和关键的新陈代谢路径。肝脏其他的功能包括生成胆汁、代谢胆红素、合成凝血因子，以及药物和毒素的解毒。肝衰竭可分为急性肝衰竭及慢性肝衰竭。各种原因引发的肝损伤将导致肝细胞受损，形成"肝炎"。瘢痕组织包绕损伤区域引发肝纤维化，一段时间后，进行性纤维化导致肝硬化或正常肝组织被纤维化组织取代。慢性肝衰竭是一种缓慢恶化的过程，数年后将引发肝硬化。由于肝脏具有一定再生能力，因此肝功能异常可在早期逆转，但是纤维化进程却不可逆，患者常出现慢性肝功能障碍及终末期肝病。

急性肝衰竭又称暴发性肝衰竭，是指无肝脏基础性疾病而短时间内发生大量肝细胞坏死及严重肝功能损害。该类损伤将导致大量肝细胞坏死，引发多器官功能障碍。急性肝衰竭较罕见，以凝血功能异常（通常 INR≥1.5）为主要特征，伴肝性脑病。从肝损伤到出现肝性脑病或凝血功能障碍的时间通常不超过 2～6 周。

病因和危险因素

在欧美国家，过量使用对乙酰氨基酚是急性肝衰竭发生的主要原因，其他原因包括病毒性肝炎（甲型、乙型和戊型）、血栓形成和休克，见表13-6。急性肝衰竭一般可通过重症监护措施或肝移植延长存活期。慢性肝病的常见病因包括非酒精性脂肪性肝病（nonalcoholic fatty liver disease，NAFLD）、酒精性肝病、慢性乙型和丙型肝炎及血色病。

非酒精性脂肪性肝病和非酒精性脂肪性肝炎（nonalcoholic steatohepatitis，NASH）是西方国家最常见的慢性肝病病因，高肥胖率导致上述疾病的发病率日渐攀升，病理过程涉及单纯脂肪变性、肝炎、晚期肝纤维化，最终导致肝硬化，与 2 型糖尿病、高脂血症和代谢综合征有关。相反，酒精性肝损伤是乙醇对肝细胞的毒性作用所致，与非酒精性脂肪性肝病类似，酒精性肝病同样包括从脂肪变性到肝硬化的病理变化。

表 13-6　肝衰竭的常见原因

病毒
甲肝、乙肝、丙肝、丁肝和戊肝
单纯疱疹
EB 病毒
巨细胞病毒
腺病毒
寄生虫
肝脏肿瘤
药物中毒
对乙酰氨基酚
氟烷
甲基多巴
摄入有毒化学品和毒药
氯代烃类
磷
非酒精性脂肪性肝病
乙醇摄入
胆道疾病
心脏病
肝炎

严重程度评分

Child-Pugh 分级法是一种应用广泛的评估工具，用于对肝功能进行评分并估计肝硬化的严重程度。该分级基于 2 个临床变量和 3 个生化检测（表 13-7）。其定义了早期代偿状态（A 级）到晚期失代偿状态（C 级）。

终末期肝病模型（Model for End-Stage Liver Disease，MELD）评分是另一种常用的评估疾病严重程度的工具。MELD 评分包括年龄、INR、血清钠、血清肌酐和人血白蛋白。如果患者在 1 周内至少进行 2 次透析，会附加额外的分值。评分范围为 6～40 分，分数越高，则死亡风险越高。器官共享联合网络（United Network of Organ Sharing，UNOS）使用 MELD 评分来评估移植需求的等级。

临床表现

临床表现与肝脏无法完成重要的代谢过程直接相关，见表13-8。肝衰竭的并发症包括黄疸、腹水、肝性脑病、肝肺综合征、电解质失衡、肝肾综合征和自发性细菌性腹膜炎。

表13-7　肝硬化患者 Child-Pugh 分级标准

因素	1分	2分	3分
总胆红素/(μmol·L^{-1})	<34	34～50	>50
人血白蛋白/(g·L^{-1})	>35	28～35	<28
PT INR	<1.7	1.7～2.3	>2.3
腹水	无	中度	中度至重度
肝性脑病	无	Ⅰ～Ⅱ级（或用药物抑制）	Ⅲ～Ⅳ级（或难治性）
	A 级	B 级	C 级
总分	5～6	7～9	10～15
1年生存率	100%	80%	45%

总分代表严重性：A 级为 5～6 分，B 级为 7～9 分，C 级为 10～15 分。

表13-8　肝衰竭后遗症

后遗症	结果	临床表现
内脏血流动力学受损	门静脉高压	静脉曲张，急性上消化道出血
	高动力性的循环	心输出量增加，SVR 降低，灌注减少
减少肝脏代谢过程	脂肪、蛋白质和碳水化合物代谢改变	营养不良，愈合能力下降
	巨噬细胞吞噬功能下降	感染
	凝血成分合成减少	出血
	活性凝血因子灭活减少	血栓
	维生素和铁的代谢减少	皮肤完整性受损
	肝脏解毒能力受损	血氨增高，精神状态改变，药物浓度升高
胆汁形成和循环受损	胆红素代谢紊乱	黄疸

黄疸

黄疸是由于胆红素过度沉积在皮肤、黏膜和巩膜等组织中，产生特有的黄染现象。胆红素沉积代表肝脏无法充分吸收、结合和排泄胆红素。当胆红素超过 2～3mg/dL 时，黄疸通常表现较为明显。血液中过多的胆红素会导致尿色变深、粪便颜色变淡或呈黏土色。胆盐积聚引起的瘙痒是常见的不适症状。

腹水

肝硬化是腹水最常见的病因，腹水是腹腔内液体异常聚集的结果。肝脏纤维化导致静脉回流受阻，门静脉系统压力升高，进而引起一氧化氮增加、血管扩张、肾功能受损及水钠潴留，液体从血管内转移到腹膜内。血管内白蛋白降低和血管外蛋白质增加会加重腹水。

肝性脑病

肝性脑病是指肝衰竭时出现的一系列神经精神异常，为肝脏对脑毒素的清除能力下降所致，其中以血清氨为主。氨由肠道中的细菌产生，并在肝脏中转化为尿素，通过肾脏排出体外。肝衰竭时，肝脏的这一功能会受损，从而使氨直接进入中枢神经系统。由于氨具有神经毒性，当血清氨水平升高时，患者通常会表现出脑功能受损甚至出现脑病的症状，包括轻微的感觉-知觉变化，如肌肉震颤、口齿不清或轻微的精神状态变化，明显的意识模糊或深度昏迷，扑翼样震颤是常见体征。

脑功能减退可分为Ⅰ级（轻度或偶发性嗜睡、注意力不集中或智力受损，但可唤醒并保持清醒）；Ⅱ级（嗜睡、意识模糊和定向障碍加重，但可唤醒）；Ⅲ级（非常嗜睡、烦躁不安、定向障碍，但可对简单的口头指令做出反应）；Ⅳ级（无反应昏迷，对疼痛刺激可能有反应）。多达 80% 的Ⅳ级脑病患者会出现脑水肿和颅内压升高，常预后不良。脑水肿的病因尚不清楚，肝性脑病患者需要仔细评估引起脑病的其他原因，如脓毒症、尿毒症、酸中毒、酒精戒断、缺氧、电解质异常和颅内出血。

肝肺综合征

肝肺综合征是肝衰竭的一个严重并发症，是肺部血管扩张导致的气体交换受损而引起的。肝肺综合征患者可能会出现呼吸急促、发绀、低氧血症和肺水肿。可能需要机械通气来提供氧合和通气。研究表明，肝肺综合征在肝硬化患者中的发病率较高（4%～47%）且病情较重。目前还没有确切的治疗方法，可通过肝移植治疗。

电解质失衡

肝衰竭时会出现电解质失衡。大量肝细胞坏死导致糖原丢失和葡萄糖释放减少，从而引发低血糖。口服摄入不足、呕吐导致钾流失或医疗干预（如胃肠减压或利尿剂治疗）会导致低钾血症。由于电解质的移动之间存在密切的关系，低镁血症通常与低钾血症同时发生。

由于库存血中的枸橼酸会消耗钙，因此多次输血可能导致低钙血症。低磷血症也常与急性肝衰竭有关，其机制尚不清楚，也可能发生碱中毒和酸中毒。

肝肾综合征

肝肾综合征是一种与严重肝病相关的特殊类型肾衰竭，其在晚期肝硬化患者中的发病率高达40%，是肝衰竭最常见的致命并发症。肝肾综合征的发病机制是多因素的，包括门静脉高压导致脾血管扩张，最终导致持续的肾血管收缩和肾灌注受损。积极利尿和自发性细菌性腹膜炎等诱发事件可导致肾功能急剧恶化。除病因治疗外，肝肾综合征的公认治疗方法是肝移植，移植后肾功能将会恢复正常，如果不进行肝移植，肝肾综合征对肝硬化患者来说是致命的。关于血管收缩作用逆转脾脏血管扩张和对预后改善的效果，还有待进一步研究。

食管和胃静脉曲张

食管和胃静脉曲张是门静脉高压引起的，晚期肝硬化患者频发。该病死亡率很高，有效措施包括 β 受体阻滞剂和内镜下静脉带结扎术（见上节，上消化道出血）。同样，腹壁和脐部周围也可能出现曲张静脉。

自发性细菌性腹膜炎

自发性细菌性腹膜炎（spontaneous bacterial peritonitis，SBP）是一种感染性腹腔积液，表现为多形核白细胞（polymorphonuclear，PMN）计数超过 0.25×10^9/L 但没有明显的腹腔内病灶。大约 1/4 的慢性肝衰竭腹水患者会出现 SBP。虽然 SBP 是肝衰竭的常见并发症，但由于对高危人群进行了预防性治疗，其总体发病率正在下降。SBP 通常由单一微生物引起，如大肠埃希菌。有研究推测这是肠道内的微生物转运到腹水中导致的感染。

营养不良

肝脏具有多种营养相关功能，如碳水化合物、脂肪和蛋白质的代谢，以及必需矿物质（如铁、铜、维生素 A、维生素 B_{12}、维生素 D 和维生素 K）的储存。肝衰竭晚期患者合成和储存糖原的能力受损，即使短暂的营养摄入减少也会导致肌肉快速流失。肝衰竭患者经常需要补充维生素 K 以使凝血酶原时间和部分凝血活酶时间恢复正常。酒精相关肝病患者可能需要静脉注射维生素 B_1 以预防韦尼克脑病。

肝衰竭的临床表现

既往史

● 污染的食物和水源的接触史；
● 血液、体液接触史；
● 酗酒。

症状体征

思维过程受损
● 精神状态改变（混乱、嗜睡）；
● 语言障碍；
● 行为改变；
● 谵妄；
● 癫痫发作；
● 昏迷。

气体交换受损
● 低氧血症；
● 肺水肿。

容量不足或过多

- 低血压；
- 皮肤凉、苍白、干燥；
- 尿量少于 30mL/h［＜0.5mL/（kg·h）］；
- 心动过速；
- 黏膜干燥。

高动力循环

- 心律失常；
- 发热；
- 手掌红斑（手掌潮红）；
- 颈静脉扩张；
- 湿啰音；
- 哮鸣音；
- 心输出量增多；
- 全身血管阻力降低。

营养状况改变

- 食欲减退；
- 肌肉萎缩；
- 恶心、呕吐。

肝脏代谢受损

- 黄疸/肠梗阻；
- 皮肤干燥；
- 腹水。

诊断性检查

- 总胆红素超过 1.5mg/dL；
- 谷草转氨酶（aspartate aminotransferase，AST）超过 40U/L；
- 谷丙转氨酶（alanine aminotransferase，ALT）超过 60U/L；
- PT 超过 13 秒；
- APTT 超过 45 秒；
- 纤维蛋白原低于 200mg/dL；
- 白蛋白低于 3.2g/dL；
- 血氨浓度超过 45mg/dL；
- 乳酸脱氢酶（lactate dehydrogenase，LDH）超过 333U/L；
- 超声、内镜检查、内镜逆行胰胆管造影术（endoscopic retrograde cholangiopancreatography，ERCP）、肝脏血管造影术或活组织检查。

肝衰竭的治疗原则

肝衰竭患者的治疗以支持心肺功能、支持肝脏的血液和营养功能，以及预防和治疗并发症为主。

维持心肺功能

1. 监测体液平衡。患者的体液容量不足可能与门静脉高压、腹水、消化道出血或凝血异常有关。钠过量和低白蛋白血症可能会导致体液过负荷。遵医嘱使用呋塞米和螺内酯等利尿剂，并且每天记录体重。

2. 出现腹水时监测腹围，必要时协助医生进行腹腔穿刺。一般来说，腹腔穿刺术是为了增加患者舒适度，以减少腹水对呼吸的影响和腹部的疼痛感。大容量腹腔穿刺术的定义是抽出的液体超过 5L。此时需要静脉补充胶体溶液，以防止腹水快速再积聚，进而导致脱水。

3. 监测呼吸功能，关注患者的动脉血气结果。遵医嘱给氧，谨慎使用镇静剂和镇痛剂。帮助患者改善氧合。

支持肝脏的血液、营养和代谢功能

1. 监测出血迹象，如对胃内容物、粪便和尿液进行隐血试验。观察有无瘀斑和瘀点。监测血液学指标。

2. 遵医嘱使用血液和血制品。

3. 根据情况采取预防静脉曲张出血的措施，如 β 受体阻滞剂。

4. 采取安全防护措施，减少组织创伤，经常进行口腔护理，避免使用肛管。

5. 根据情况开始行口服补充性营养或肠内营养（enteral nutrition，EN）（见本章营养部分）。

6. 监测感染迹象和症状，保持侵入性管路的无菌状态，进行护理操作时遵守无菌原则。

预防和治疗并发症

肝衰竭最常见的并发症是肝性脑病、水和电解质失衡、肝肾综合征和静脉曲张出血。

1. 采取措施防止皮肤受损，尤其是腹水患者，需要加强皮肤护理。

2. 限制使用经肝脏代谢或解毒的药物，尤其是麻醉剂和镇静剂。

3. 床头抬高，防止误吸并改善患者呼吸功能。如果可能，使用头高脚低位以抬高患者的头部防止腹水压迫肺部。

4. 观察患者的精神变化。如果出现精神错乱，应采取安全措施。必要时气管插管以保护气道。

5. 采取干预措施以降低血氨水平，并且定期评估神经系统症状。乳果糖是减少肠道氨产生的一线治疗药物。可以通过鼻胃管、口服（如果患者神志清醒且没有气管插管）或通过肛管经直肠（如果没有大而易破的痔疮）给药。置入任何管道时应谨慎轻柔，防止静脉曲张破裂或组织损伤。研究表明，利福昔明可以缓解肝性脑病的进展。不过，利福昔明仅有片剂，不适合无法口服药物的危重症患者。由于血清氨水平与肝性脑病程度相关性较低，因此监测血清氨水平变化趋势不被推荐。

6. 针对凝血功能异常有出血风险和静脉曲张破裂导致的急性上消化道出血的患者，制订相应的治疗方案（见前文所述，急性消化道出血）。

7. 肝移植是肝肾综合征的终末治疗方法，对于危重症患者，建议将白蛋白作为血管内扩张剂与血管收缩剂联合使用。

人工肝支持系统

人工肝支持系统目前仍在研究阶段，可在急性肝衰竭患者进行肝移植或肝功能再生前提供支持。人工肝支持系统的基本机制是利用过滤器对患者的血液进行体外循环，去除通常由肝脏过滤的废物。这些治疗器械尚未被证明可降低死亡率。目前有研究正在进行随机试验，以优化和评估人工肝治疗器械的有效性。

肝移植

肝移植改善了肝衰竭患者的生存状况。移植前需要详细地评估和跨专业审查。终末期肝病模型或 MELD 评分系统已于 2002 年被采纳作为评估移植优先级的指标。2016 年，UNOS 批准，在考虑移植需求时，额外将血清钠加入 MELD 计算公式，形成了现行的 MELD 评分。分数越高，死亡风险越高，移植的优先级也越高。

典型案例分析
肝衰竭

患者，男，47 岁，因呼吸急促、神志不清、恶心和虚弱 3 天入院。患者有食管和胃静脉曲张导致的上消化道出血病史，最近因难治性腹水住院治疗。经诊断，患者因酗酒导致肝衰竭以及严重营养不良。患者入院时的重要检查结果如下：

既往史： 主诉 2 个月以来食欲减退、恶心和无力

生命体征：

血压	89/52mmHg, MAP 64mmHg
心率	124 次/min，窦性心动过速，伴频发室性期前收缩
呼吸频率	32 次/min，呼吸浅
体温	37℃（口温）

心肺功能
- 呼吸困难；使用辅助呼吸肌
- 肺底有湿啰音，所有肺区均有粗大的啰音
- S_3/S_4 无杂音
- 四肢冰凉，脉搏微弱
- 下肢 4 级凹陷性水肿

神经系统
- 神志清醒，但存在时空定向力障碍
- 易激惹

腹部
- 腹壁张力高，叩诊浊音
- 四个象限的肠鸣音均过度活跃

泌尿生殖系统
- 尿液呈深色、琥珀色且浑浊 [尿量 0.3mL/(kg·h)]
- 较大痔疮从直肠穹窿突出
- 水样便，黑色，隐血阳性

实验室检查
鼻导管吸氧 2L/min 时动脉血气分析

pH	7.49
$PaCO_2$	30mmHg
PaO_2	64mmHg
SaO_2	87%
HCO_3^-	32mmol/L
红细胞比容	27%
血红蛋白	8g/dL

谷草转氨酶（AST）	80U/L
谷丙转氨酶（ALT）	84U/L
胆红素	2.5mg/dL
PT	18s
APTT	45s
INR	2.0
纤维蛋白原	158mg/dL
白蛋白	2.8g/dL
钾	3.0mmol/L
钠	134mmol/L
肌酐	2.8mg/dL
尿素氮	42mg/dL
葡萄糖	80mg/dL

尿电解质

钠	每日 5mmol/L
钾	每日 10mmol/L

问题 1：该患者肝衰竭的哪种并发症会导致高死亡风险？

（A）肝肾综合征。

（B）消化道出血。

（C）肝性脑病。

（D）腹水。

问题 2：哪些因素导致肝衰竭患者营养不良？

（A）口服减少。

（B）营养物质的代谢和储存改变。

（C）精神状态改变。

（D）以上答案都正确。

答案

1. A。肝衰竭最致命的并发症是肝肾综合征。低尿量、低血压、低血红蛋白/红细胞比容、高尿素氮/肌酐、电解质异常和腹水是肝肾综合征的显著风险。

2. D。肝脏代谢碳水化合物、脂肪和蛋白质，在储存人体必需的矿物质、维生素和矿物质方面也起着关键作用。储存必需的矿物质、维生素和糖原。当肝脏无法合成和储存糖原，肌肉就会迅速流失。精神状态的改变可能会导致口服摄入量减少，从而进一步影响营养状况。

急性胰腺炎

急性胰腺炎是由于胰腺内的胰蛋白酶、磷脂酶 A 和弹性蛋白酶等胰腺外分泌酶过早激活而引起的胰腺炎症。这种疾病的严重程度从轻微的急性自限性胰腺炎到危及生命的重症胰腺炎不等。约 1/5 的胰腺炎患者会出现重症急性胰腺炎，胰腺会发生自消化和坏死。胰腺损伤会引发全身炎症反应，从而导致多系统器官衰竭（见第 10 章）。胰腺炎分为两种形式：间质性水肿性胰腺炎（病死率为 3%）和急性坏死性胰腺炎（病死率为 17%），而重症急性坏死性胰腺炎患者的病死率为 30%。

满足下列 2 项标准及以上即可确诊为急性胰腺炎：特征性腹痛或上腹痛，可放射至背部；血清淀粉酶或脂肪酶值高于正常范围 2～4 倍；影像学检查有特征性表现，最常用的是超声影像学检查。一般来说，胰腺炎的标志物中，血清脂肪酶比血清淀粉酶更灵敏。但是，两者都不能预测疾病的严重程度或进展，仅作为诊断工具。器官衰竭和胰腺坏死是判断病情严重程度最重要的指标。

建议使用评分系统来准确识别急性胰腺炎的严重程度，并制订合理的患者护理方案。其中一些工具（如 Ranson、Modified Marshall、APACHE Ⅳ 和 Glasgow-Imrie）在入院时的适用性有限，最好在 24～48 小时进行全面评估后再使用。其他可在最初 24 小时内评估疾病严重程度的评分系统已被证明具有临床实用性。急性胰腺炎严重程度床旁指数（Bedside Index of Severity of Acute Pancreatitis, BISAP）准确又易于使用。评分根据 5 个变量计算：①BUN＞25mg/dL；②精神状态异常；③有 2 个或 2 个以上全身炎症反应综合征标准；④年龄＞60 岁；⑤影像学检查有胸腔积液。每个变量分值 1 分，得分为 3～5 分的患者有较高的住院病死率，得分为 5 分的患者约有 22% 的病死率。

病因和病理生理学

急性胰腺炎的主要病因是长期饮酒和胆结石/胆道疾病。药物诱发的胰腺炎发生率较低，多与甲硝唑、四环素、硫唑嘌呤、雌激素及其他药物有关。较少见的病因包括高甘油三酯血症、高钙血症、感染、自身免疫、血管病变、基因突变、胰腺肿瘤、ERCP 后胰腺炎和特发性病因，事实上，有

15%～20% 的胰腺炎在全面检查无果后被诊断为特发性。

　　急性胰腺炎的发病机制尚不完全清楚。胰腺具备一项自我保护机制，即胰蛋白酶抑制酶在到达十二指肠之前被阻止活化，从而防止发生胰腺细胞的炎症。无论病因如何，胰酶过早激活引发的局部炎症和坏死是胰腺炎的显著特征。胰酶激活后还可通过门静脉和淋巴系统进入全身循环，刺激血小板活化因子和体液系统（激肽、补体和纤维蛋白溶解，其正常功能是保护机体免于感染），产生广泛性炎症反应，导致多器官受损（表 13-9；另见第 10 章）。胰腺脓肿、假性囊肿、胰周积液和胰腺坏死是该病暴发性时可能出现的局部并发症。发生重症急性胰腺炎时，胰腺内及周围血管也可因微血栓或酶的侵蚀作用而破裂，导致出血。

表 13-9　急性胰腺炎常见的系统并发症

| **呼吸系统** |
| 肺不张 |
| 急性呼吸窘迫综合征 |
| 胸腔积液 |
| **心血管系统** |
| 心源性休克 |
| **神经系统** |
| 胰性脑病 |
| **代谢方面** |
| 代谢性酸中毒 |
| 低钙血症 |
| 糖代谢改变 |
| **血液系统** |
| 弥散性血管内凝血 |
| 消化道出血 |
| **肾脏** |
| 肾前性肾衰竭 |

临床表现

症状体征

胰腺炎症

- 急性疼痛：剧烈、持续刀割样疼痛；部位为上腹中部或脐周；
- 腹部保护；
- 反跳痛；
- 恶心、呕吐；
- 腹胀；
- 肠鸣音减弱。

体液不足

- 低血压；
- 心动过速；
- 精神状态改变；
- 皮肤湿冷；
- 尿量减少。

气体交换受损

- PaO_2 下降（＜60mmHg）和 SaO_2＜90%。

诊断试验

- 血清淀粉酶超过 140U/L；
- 血清胰异淀粉酶超过 50%（比淀粉酶更灵敏）；
- 血清脂肪酶超过 160U/dL；
- 血清甘油三酯超过 1 000mg/dL；
- 尿淀粉酶超过 14U/h（表明血清淀粉酶升高）；
- 血清钙低于 8.5mg/dL；
- 血清钠低于 135mmol/L；
- 血清钾低于 3.5mmol/L；
- 血清镁低于 1.5mg/dL；
- 胆石症性胰腺炎患者的 ALT 升高（＞55U/L）；
- C 反应蛋白＞3mg/L；
- 血糖超过 120mg/dL。

影像学检查

- 腹部超声检查胆石症或胆总管结石，有可能被肠道气体遮挡；
- 腹部胰腺结构化 CT 扫描；
- 内镜超声（endoscopic ultrasound，EUS）；
- ERCP；
- MRI/ 磁共振胰胆管成像（magnetic resonance cholangiopancreatography，MRCP）。

治疗原则

　　急性胰腺炎患者的治疗重点是减少酶的释放和治疗与多系统疾病伴随出现的并发症。在最初的 24 小时内采取干预措施对于改善预后（如提高存活率）至关重要，包括使用标准评分系统确定疾病严重程度、积极的液体复苏和其他支持性治疗，如根据需要给予吸氧、气管插管和机械通气。出现器官衰竭迹象的患者(如重症急性胰腺炎)在重症监护室接受治疗。病情未见好转或诊断不明确的患者可考虑进行 CT 或 MRI/MRCP。目前轻度急性胰腺炎患者无须预防性使用抗生素。其他治疗原则包括止痛、减少胰腺负担,以及多器官(可能因为炎症介质的释放出现衰竭)支持治疗。

液体复苏

急性胰腺炎患者由于第三间隙液体丢失、呕吐,以及炎症介质导致血管通透性增加,会出现严重的低血容量。低血容量会影响胰腺循环,增加胰腺坏死的风险,因此在初期治疗中积极补充液体和电解质至关重要。但是,起病 48 小时后,输液量和输液速度必须考虑到液体超负荷以及随之发生的骨筋膜隔室综合征及肺水肿风险。

1. 成人患者如出现低血压应以 $5\sim10\text{mL/}$ $(\text{kg}\cdot\text{h})$ 或更快的速度静脉输注等渗晶体液,并频繁评估液体需求,尤其是起病 $12\sim24$ 小时内。有心血管和肾脏疾病的患者应谨慎输液,防止液体超负荷。监测补液治疗的效果,包括血压、心率、出入量、皮肤张力、毛细血管再充盈、黏膜和尿量[目标值大于 $0.5\sim1\text{mL/}(\text{kg}\cdot\text{h})$]。有关评估容量状态的血流动力学监测,见第 4 章。

2. 监测腹膜后出血的症状和体征(低红细胞比容和血红蛋白水平)。卡伦征是指脐周出现淡蓝色变色,格雷-特纳征是指侧腹周围出现淡蓝色变色,表明腹膜有出血。定时测量腹围是否增加。

3. 监测电解质是否因长时间呕吐或禁水而失衡。钙、钠、镁和钾最易受影响。监测心电图的 QT 间期,严重低钙血症时应预防癫痫发作。由于应激反应和炎症刺激,胰腺胰岛细胞分泌胰岛素功能受损,患者常出现高血糖,高血糖将降低伤口愈合能力,增加感染风险,因此应定时测量血糖值,血糖值升高时使用胰岛素,每小时评估血糖并调整胰岛素剂量以维持正常血糖。

疼痛管理

由于激活的胰腺外分泌酶刺激腹膜、胰腺水肿或膨胀、胰腺供血中断,急性疼痛是急性胰腺炎普遍的症状。治疗疼痛是当务之急,因为疼痛会增加胰腺外分泌酶的释放,扩大胰腺炎症并增加血流动力学的不稳定性。

1. 使用适宜的疼痛评分表评估疼痛程度。

2. 使用镇痛剂。过去不鼓励使用阿片类镇痛药(如吗啡、芬太尼),因为这些药物可能会增加对奥狄括约肌的压力,进而加重疼痛。有人建议用哌替啶替代其他阿片类药物,但研究并未显示哌替啶具有明显优势。此外,其他阿片类药物可能会提供更好的止痛效果,而且不会像哌替啶那样有癫痫发作的风险。没有研究或证据表明吗啡是急性胰腺炎的禁忌药物。在考虑所有镇痛药时,应了解其对患者个体的风险和益处。无论使用何种镇痛药,都要使用疼痛评分量表来评估疗效。此外,还需考虑目标剂量、持续输注和硬膜外镇痛,以维持重度疼痛患者的稳态镇痛。

3. 评估患者的焦虑程度并使用镇静剂和镇痛剂。

4. 协助患者取舒适体位。病情允许时,膝胸卧位可减轻疼痛(有关疼痛管理的内容见第 6 章)。

避免刺激胰腺

避免刺激胰腺外分泌是阻断胰腺炎症循环的首要任务。

1. 对于疼痛减轻、化验指标改善、无恶心呕吐或肠梗阻的轻度胰腺炎患者,建议患者尽早进食(一般于 24 小时内),而非禁食。早期进食可以使用各种饮食(如低脂、正常脂肪的软质或固体食物)。研究表明,早期或延迟进食的急性胰腺炎患者死亡率差异无统计学意义。

2. 中重度胰腺炎患者首选空肠喂养,以防止胰腺刺激和酶分泌,满足营养和热量需求。随着病情的好转,可以开始经口进食,并在可以耐受的情况下逐步过渡至正常饮食。研究表明,早期肠内营养可改善预后,经口进食、胃管和空肠喂养都是可行的。

3. 除无法耐受肠内营养的患者,一般不给予肠外营养(parenteral nutrition,PN)。

4. 遵医嘱服用药物,以减少胰酶分泌以及促进营养吸收。

治疗胰腺局部并发症

胰腺的局部并发症包括胰周积液、假性囊肿和坏死性积液(急性坏死性积液和透壁性坏死)。Atlanta 分级系统用于标准化识别和定义这些并发症。可以采用经皮或支架疗法引流胰腺内部和周围的液体或手术切除及清创,尤其是在胰腺受到感染的情况下。胆道 ERCP 和腹腔镜胆囊切除术适用于胆石性胰腺炎,一旦胰腺炎症缓解即可进行。

治疗多系统衰竭

胰酶诱导介质导致的心肺并发症是最常见的多系统问题。胰腺缺血也会促进心肌抑制因子的释放，这会导致心肌收缩力和心输出量下降。为防止急性坏死性胰腺炎的全身性并发症，可进行胰腺切除等手术治疗，切除坏死或感染的组织。在某些情况下，可进行胰腺切除术。

1. 氧疗以维持动脉血氧分压和血氧饱和度。机械通气配合辅助疗法可促进最大肺泡气体交换，常用于治疗急性呼吸窘迫综合征（见第9章和第19章）。

2. 给予液体、正性肌力药物和其他血管升压药，以支持心肌收缩力、心输出量和血压（见第10章）。

3. 采取措施预防感染。监测脓毒症的症状和体征，并在必要时采取适当的治疗措施。不建议使用预防性抗生素（见第10章）。

4. 处理凝血病（见第12章）。

5. 如果并发急性肾损伤，则实施急性肾损伤的治疗原则（见第14章）。

肠缺血

肠缺血是肠道主要疾病之一。肠系膜血管闭塞或梗死虽然罕见，但会导致严重疾病，病死率高达50%。肠缺血常表现为肠绞痛、缺血性结肠炎或肠梗死。缺血性结肠炎是最常见的缺血性损伤。缺血可能是急性或慢性的。急性缺血是栓子、动脉粥样硬化性的血栓形成、小血管闭塞、静脉血栓形成或明显的血管收缩导致的动脉突然完全闭塞。侧支循环的建立使机体对渐进性闭塞的耐受性较好，对急性缺血耐受性较差。肠系膜广泛的侧支循环可以保护肠道免受缺血损伤，使肠道能够在长达12小时内耐受高达75%的血流减少，但结肠特别容易受到低血流状态的影响，尤其是脾曲、回盲交界处和直肠乙状结肠。

病因、危险因素和病理生理学

肠缺血是由于肠道的血容量不足，无法满足代谢需要，是低灌注和再灌注损伤的结果。小肠和大肠都可能受到影响，但缺血性结肠炎是最常见的肠缺血形式。急性缺血性结肠炎影响结肠的各个部分，正常结肠位于受累区域的两侧。右侧结肠受影响的比例为25%，横结肠为10%，左侧结肠为33%，远端结肠为25%，全部结肠为7%。右侧结肠受累的情况通常更为严重，患者有可能会累及小肠。脾（肠）循环由三条主要动脉干组成：腹腔干动脉、肠系膜上动脉和肠系膜下动脉。肠系膜上动脉、肠系膜下动脉和髂内动脉分支灌注结肠。

急性闭塞通常是心源性栓子造成的，肠系膜上动脉最易受到影响。组织损伤会导致细胞内容物和无氧代谢产物释放到血液循环中。缺血状态下肠道中的蛋白质、电解质和液体会流向肠腔和肠壁，第三间隙细胞外的液体丢失会减少循环血量。肠道全层坏死会导致肠穿孔和腹膜炎。

肠缺血的形成原因复杂多样，如心输出量降低、血容量不足、心律失常、高凝状态、机械性阻塞、血管疾病和外伤。易感药物包括可卡因、强心苷和α受体激动拟交感神经胺（肾上腺素、去甲肾上腺素）。患有系统性动脉粥样硬化的老年人尤其容易发病。

临床表现

症状和体征因缺血的严重程度、受影响的肠道面积和长度而异。最常见的入院症状是肠道黏膜脱落引起的血便、腹痛和腹泻。

既往史

- 肠梗阻；
- 糖尿病；
- 血脂异常；
- 吸烟史；
- 心力衰竭；
- 主动脉或冠状动脉搭桥术；
- 休克；
- 心房颤动；
- 动脉粥样硬化；
- 用药史：洋地黄类、利尿剂、非甾体抗炎药、儿茶酚胺类和神经抑制剂；
- 反复出现非特异性腹部症状。

症状和体征

- 腹部体征（腹部防御和反跳痛）；
- 急性发作的、剧烈的左下腹绞痛；
- 疼痛；
- 便血（血性粪便）；
- 恶心、呕吐；

- 厌食、早饱;
- 体重减轻;
- 里急后重;
- 腹泻或便秘(或两者兼有);
- 腹胀;
- 腹部触痛;
- 痉挛;
- 餐后疼痛;
- 肠鸣音减少;
- 肌强直;
- 生命体征变化,包括发热和心动过速;
- 实验室检查结果改变,包括乳酸升高、白细胞增多、代谢性酸中毒,LDH 升高。

诊断性检查

诊断以临床表现为基础,并辅以影像学确诊和结肠镜评估。CT 或 CT 动脉造影(CT arteriography,CTA)扫描、磁共振血管造影(magnetic resonance angiography, MRA)或超声检查有助于辅助确诊和识别潜在并发症。导管血管造影可用于确诊和选择性血管再通治疗。

也可考虑结肠镜检查,但要注意避免使脆弱的肠道过度扩张。结肠镜检查可发现黏膜异常,还可以确认缺血的阶段和严重程度。典型的结肠镜检查表现是黏膜出血、发暗并伴有炎症斑块。如果怀疑有小肠的急性肠系膜缺血,应进行 CT 动脉造影或 MRA 检查。肠系膜动脉介入造影可确定闭塞部位,此外还有助于经导管溶栓、支架置入或输注血管扩张剂等治疗。还应进行心脏检查(必要时进行心电图、Holter 动态心电图监测、经胸超声心动图和心导管检查),以排除栓塞的心脏来源。实验室血清标志物尚未被证明是早期发现急性肠系膜缺血的有效方法。

治疗原则

首要任务是纠正血容量不足,并尽量避免使用血管升压药。一般来说,保守的支持疗法也对患者有效。老年患者以及延误治疗和手术的患者,可能会发生肠道坏死和死亡。延迟治疗(症状出现后超过 24 小时)的病死率超过 70%。

肠缺血的治疗方案取决于疾病的表现和严重程度。支持性治疗包括减轻肠道负荷、抗生素和静脉输液。对于动静脉血栓和栓塞性疾病,也可考虑全身抗凝治疗。改善血流动力学状态,避免

使用血管收缩药物。监测患者是否有肠道坏死的迹象,如持续发热、白细胞增多、腹膜刺激、长期疼痛或出血。

在非闭塞性肠系膜功能不全的情况下,可在进行动脉造影时通过导管向肠系膜上动脉注入血管扩张剂,如罂粟碱。这种类型缺血的主要原因是肠道痉挛。

诊断为血栓或动脉粥样硬化斑块导致的急性肠系膜闭塞的患者,可进行探查性开腹手术,并进行血栓栓子切除术或闭塞旁路手术(血管重建手术)。腹膜炎或临床恶化提示肠坏死(腹部压痛加重、防御、反跳痛、体温升高或麻痹性肠梗阻)也可能需要手术治疗。20% 的患者需要手术切除受累的肠道。然而,随着目前血管内治疗技术的进步,手术治疗已不再是常用治疗方法。经皮腔内血管成形术和支架置入术等血管内治疗方法可避免开放性手术修复带来的风险,因此更常用。

肠梗阻

肠梗阻需住院治疗,以管理体液、电解质失衡和评估手术需要。肠道的转运功能可能受到机械性或功能性梗阻的影响。机械性梗阻可由阻塞内腔的病变(管腔内或管腔实质)或由从肠道外部压迫肠腔的病变引起。机械性肠梗阻可进一步分为小肠梗阻(small-bowel obstruction, SBO)或大肠梗阻(large-bowel obstruction, LBO),以及完全性或部分性肠梗阻。完全性肠梗阻需要手术治疗,而部分性肠梗阻可以通过持续评估和支持性治疗进行保守治疗。回肠梗阻和结肠假性梗阻属于功能性梗阻。

病因、危险因素和病理生理学

小肠梗阻

传统手术造成的粘连是导致 SBO 的最常见原因,其次是恶性肿瘤(腹膜植入物)、疝气和炎症性肠病。粘连约占所有 SBO 的 70%。最新研究显示,微创手术与开放手术相比,SBO 的发生率更低。有证据表明,SBO 患者入院时,如果有外科医疗人员在必要时及时干预,其治疗效果会更好。

大肠梗阻

在美国,结肠直肠癌是导致 LBO 的最常见原因,降结肠和乙状结肠是最常见的梗阻部位。造

成机械性(腔内)梗阻的其他原因包括粪便嵌塞和异物。炎症(憩室炎或炎症性肠病)、缺血、肠套叠和吻合口狭窄也是内源性病因。外源性病因包括疝气、脓肿、空洞或邻近器官的肿瘤。粘连导致大肠梗阻的可能性较小,在小肠中更为常见。

梗阻早期,由于肠道试图将内容物推过梗阻点,肠蠕动和收缩会增加,这是最初出现腹泻的原因。肠道会变得疲劳、扩张,收缩的频率和强度也将降低。水和电解质在肠腔内积聚,导致脱水和低血容量。低氯血症、低钾血症和代谢性碱中毒较常见,尤其是在患者呕吐或鼻胃管丢失较多液体的情况下。腹胀会影响呼吸功能。无论是 SBO 还是 LBO,都可能出现某段肠道过度水肿或管腔旋转不良的情况,都可导致血液供应受到影响或发生绞窄,腹胀导致的张力增加也会影响血液供应。如果不及时治疗,可能会导致肠道缺血坏死。盲肠是结肠缺血或穿孔最常见的部位,其次是乙状结肠。

麻痹性肠梗阻

麻痹性肠梗阻是指肠胀气、肠内容物通过减慢或消失。这是一种功能性梗阻,因此无法确定机械性原因。常见原因包括药物诱导(抗胆碱能药物、精神药物或阿片类药物)、代谢紊乱(高血糖、甲状腺功能亢进)、电解质异常(如低钾血症)、神经源性和感染。回肠梗阻最常见于腹部手术后,通常在结肠手术后持续时间最长。

急性结肠假性梗阻

假性梗阻又称 Ogilvie 综合征,是指在没有物理或机械原因的情况下,结肠反复胀气并伴有梗阻症状和体征的一种慢性疾病。急性结肠假性梗阻(acute colonic pseudo-obstruction,ACPO)的特点是肠道失去收缩力,其确切原因尚不清楚。常见于住院治疗的患者、老年人,以及慢性肾衰竭、呼吸系统疾病、脑部疾病或心血管疾病患者。流行率和发病率尚不清楚,主要影响结肠,只有在排除机械性 LBO 后才能确诊。

肠梗阻的临床表现

症状和体征因梗阻的原因和部位不同而异。

既往史

- 腹部手术史;

- 肠缺血;
- 疝气;
- 腹部癌症;
- 腹部放射治疗;
- 炎症性肠病。

症状和体征

- 痉挛性或绞痛性腹痛;通常是弥漫性的,但有时局限在脐周和上腹部;
- 局部触痛、反跳痛、防御状态(提示腹膜炎);
- 腹泻;
- 恶心、呕吐;
- 无法排便或排气;
- 腹胀;
- 腹部检查:蠕动波、肠鸣音过度活跃或消失、鼓音和全腹触痛;
- 生命体征改变:包括心动过速、低血压、发热。

诊断性检查

腹部 X 线可显示是否存在梗阻。近端肠管扩张伴有气液水平面是其特征,并出现远端肠管塌陷。口服造影剂后腹部和盆腔 CT 扫描可显示梗阻部位,识别过渡区,通常还能显示病因,这是首选的诊断性检查。可能需要使用水溶性造影剂进行小肠造影或灌肠检查。电解质紊乱常见于呕吐、腹泻、经口摄入不足和炎症介质。最常见的电解质异常是低钾血症。患者会表现出代谢性碱中毒、浓缩性碱中毒(肾脏重吸收钠以交换 H^+)或代谢性酸中毒(消化道碳酸氢盐丢失和低血容量组织灌注不足)。

肠梗阻的治疗原则

根据诊断不同,治疗方案会有所不同。治疗初期可放置鼻胃管为肠道减压,用等渗液体补充血管内容量,纠正电解质紊乱,减轻肠道压力,并使用镇吐药和抗生素。长的肠道导管会延长住院时间和麻痹性梗阻时间,已不再使用。肛管或结肠支架可用于为 LBO 患者的远端结肠减压。这些干预措施可作为手术的过渡或姑息治疗。研究表明,如果肠梗阻患者在出现疼痛、恶心和呕吐症状时能及时接受手术治疗,其治疗效果会更好。

麻痹性肠梗阻的治疗以支持疗法为主。最有效的治疗是解决疾病的根本原因。纠正代谢或电解质紊乱,停用可能导致麻痹性肠梗阻的药物。

治疗 ACPO 的方法是使用一种拟副交感神经药物，新斯的明。重要的是，在用药前必须排除导致阻塞的机械原因。在治疗 ACPO 时，可在 3 分钟内静脉注射 2.5mg 新斯的明。假性梗阻会在 10 分钟内缓解，患者会排出粪便和胀气。若无效，可在 4 小时后重复给药。心动过缓、支气管痉挛和低血压是新斯的明的副作用，必须对患者进行监测，且配备阿托品待用。心脏病患者不适合接受这种治疗。对新斯的明无反应的患者需要接受结肠镜检查以进行减压。有缺血、穿孔迹象或临床状况恶化的患者方可接受手术治疗。

大多数 SBO 可通过支持疗法自行缓解，因此无须手术治疗。LBO 需要手术治疗，不超过 24% 的 SBO 患者在接受支持疗法后症状仍未缓解，可能需要手术治疗。绞窄性肠梗阻属于外科急症，需要立即进行干预。针对各种类型梗阻的外科手术包括粘连松解、疝气复位、梗阻旁路和切除受影响的肠道。可在结肠镜检查时放置自膨式肠道金属支架，为结肠减压，并可作为恶性肿瘤患者选择术前的过渡。可进行永久性或临时性分流的回肠造口术或结肠造口术。最初可使用纤维乙状结肠镜为乙状结肠减压，然后再进行手术。

LBO 和 SBO 治疗均可包括以下内容：

1. 输入胶体和晶体液以补充血容量。含钾的生理盐水是首选液体。监测患者对液体复苏的反应 - 血流动力学参数（平均动脉压、心率）、体重、出入量。可留置导尿管以监测尿量。

2. 使用抗菌药物治疗腹腔内感染，以覆盖革兰氏阴性需氧菌和厌氧菌为宜。

3. 抬高床头以促进肺部扩张。如果患者可以承受，最好采用头高脚低位，因为这种体位可以最大限度地减少坐位时臀部屈曲对腹部的压迫。协助患者进行深呼吸练习，促进肺部扩张、分泌物排出和放松。

4. 根据病情需要使用镇痛剂。但应避免过量使用阿片类药物，以促进肠胃蠕动的恢复。

5. 严重恶心、呕吐或腹部胀气时，置入鼻胃管并实施和维持负压吸引，对上消化道引流和减压。

6. 监测并报告感染进展的症状和体征、腹膜体征或病情恶化。应进行多次腹部 X 线和系列临床检查。绞窄性肠梗阻的典型症状是白细胞增多、发热、心动过速和剧烈腹痛。

7. 遵医嘱补充营养。早期肠内营养可以循序渐进，因为这可以促进肠蠕动的恢复，并有助于维持肠道黏膜屏障功能。如果怀疑肠缺血，则应慎重启动 EN，可能需要完全 PN。

减重手术和体重管理

对于采用保守减重策略，如调整生活方式（饮食、运动、心理或精神干预）或药物治疗无效的肥胖者，减重手术是减轻体重的一种可选方法。目前已有多种内镜疗法帮助患者控制体重。这些治疗方法主要是减少胃容量（如胃内球囊）、减缓胃排空（如胃折叠术）或使用旁路技术（如植入临时胃袖以模拟胃旁路术）。内镜减重和代谢疗法（endoscopic bariatric and metabolic therapies，EBMT）一种新型的替代疗法，其并发症少于传统手术治疗，疗效高于药物治疗，见图 13-6。

减重手术是迄今为止最有效的减肥方法。减重手术的要求包括体重指数（body mass index，BMI）达到 40 的患者，或 BMI 在 35～40 之间并伴有肥胖相关并发症（如糖尿病、高血压、阻塞性睡眠呼吸暂停和心血管疾病）的患者。

由于所有接受减重手术的患者都很肥胖，而且很多人都有并发症，因此手术后的恢复大多较为困难。糖尿病、非酒精性脂肪性肝病、冠状动脉疾病、哮喘、阻塞性睡眠呼吸暂停和其他疾病在肥胖患者中更为常见，需要术后严密监测。

手术治疗

减重手术有 3 种主要类型：限制性手术、吸收改变型手术，以及限制性和吸收改变型联合减重手术，这些手术可以通过腹腔镜或开腹方式进行。建议采用腹腔镜手术，因为这种手术痛苦小、伤口并发症少、住院时间短、恢复快。所有手术都会限制进食量并改变胃排空。营养缺乏的风险因手术方式而异。限制性手术包括垂直胃束带成形术（vertical banded gastroplasty，VBG）、腹腔镜下可调节胃束带术（laparoscopic adjustable gastric band，LAGB）和腹腔镜下袖状胃切除术（laparoscopic sleeve gastrectomy，LSG）。吸收改变型手术包括胆胰分流术（biliopancreatic diversion，BPD）、胆胰分流与十二指肠切换术（biliopancreatic diversion with duodenal switch，BPD-DS）和十二指肠切换术（duodenal switch，DS）。腹腔镜 Roux-en-Y（laparoscopic Roux-en-Y，LRYGB）手术分为限制性和吸收改变型两类。

VBG 如今已很少采用，但在 20 世纪 80 年

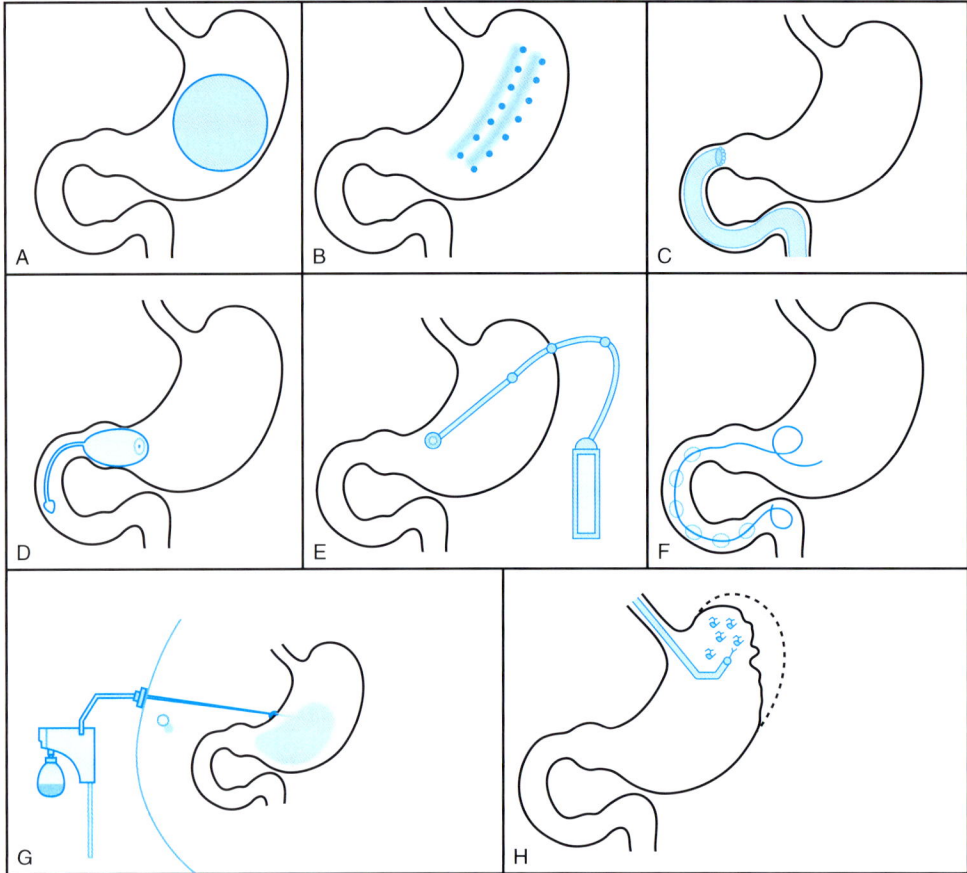

图 13-6   内镜减重手术概述。A. 胃内球囊放置；B. 内镜袖状胃成形术；C. 十二指肠空肠旁路术；D. 经幽门气梭术；E. 电刺激；F. 萨蒂球囊；G. 抽吸疗法；H. 腔内原发性肥胖手术（primary obesity surgery endoluminal, POSE）［Reproduced with permission from Král J, Machytka E, Horká V, et al: Endoscopic Treatment of Obesity and Nutritional Aspects of Bariatric Endoscopy. *Nutrients.* 2021；13（12）：4268. ］

代很流行。将食管附近的胃上部垂直缝合，形成一个小囊。放置一条束带以限制胃袋的出口。LAGB 通过在胃窦部放置一条充气硅胶带来限制出口，从而形成一个小胃袋。充气带与皮下（通常在肋骨下方）的植入式贮藏器相连。可以通过储气罐给袋子充气或放气，使胃袋开口变小或变大。

　　LSG 曾被认为是 LRYGB 的第一步，现已成为可接受的主要减重手术方式。该手术将胃缩小到原来的 25% 左右。胃大弯的大部分被切除。打开的边缘用缝合器缝合，形成一个"香蕉"形状的套筒或管道。该手术可永久性地缩小胃的大小。虽然它被定义为一种限制性手术，但最近的研究发现其代谢效果与 LRYGB 类似。这些效果可增强患者的饱腹感。最近的研究显示，LSG 术后的体重减轻介于 LAGB 和 LRYGB 术后的体重减轻之间。

　　BPD、BPD-DS 和 DS 均为吸收改变型手术。由于这些手术会显著改变蛋白质、维生素和矿物质的消化和吸收，因此导致营养缺乏的风险最高。一般来说，这些手术有 3 个主要部分：胃部分切除术、普通支或营养支及胆胰支。普通支是小肠远端 50～100cm 的部分，在这里进行有限的消化和吸收。而胆胰支是由小肠近端其余部分形成的，其功能是将消化液转移到营养支或普通支。

　　腹腔镜 Roux-en-Y 术既能限制胃的活动，又能导致吸收改变，是治疗肥胖的金标准手术。用吻合器将胃分开，并创建一个 15mL 的胃袋。分割小肠，绕过胃远端、十二指肠和空肠前段。空肠的远端与胃袋吻合（胃空肠吻合术），以便排空，近端则与空肠侧吻合（空肠-空肠吻合术），形成一个 75～150cm 的 Roux 支。手术也对激素分泌产生影响，胃底是胃泌素分泌的主要部位，切除胃底可降低食欲，从而减轻体重。

减重手术后的管理原则

减重手术后的标准护理包括生命体征和切口评估、疼痛管理、肺功能锻炼和静脉血栓栓塞（venous thromboembolism，VTE）预防。除了标准的术后护理外，评估和预防减重手术固有的并发症以及减重患者的个体化护理也至关重要。

呼吸功能不全

气道阻塞和氧合问题是减重手术后的关注点。术前有阻塞性睡眠呼吸暂停的患者在术后出现呼吸问题的风险更高。睡眠呼吸暂停患者在住院期间使用持续气道正压通气（continuous positive airway pressure，CPAP）或双水平气道正压通气（bilevel positive airway pressure，BiPAP）有助于将呼吸功能不全的风险降至最低。由于麻醉和术后镇痛药增加了易感群体术后出现氧合问题的风险，因此需要在术后 24～48 小时内对其进行严密的呼吸功能监测。哮喘是阻塞性睡眠呼吸暂停的常见并发症，哮喘患者需要在术后继续使用吸入药物。

吻合口瘘评估

吻合口处的胃内容物渗漏是一种可能危及生命的并发症，如果不能及早发现，可能会导致严重的脓毒症。吻合口瘘的症状和体征包括发热、左肩疼痛、呼吸急促和心动过速。进行性脓毒症通常会出现口渴和低血压。患者可能会出现腹痛，但没有腹痛并不能排除吻合口瘘的可能性。渗漏的唯一迹象可能是不明原因的心动过速。

渗漏可通过上消化道局限性 X 线或 CT 扫描确诊。如果渗漏得到控制，可通过经皮引流进行治疗。如果渗漏无法控制，将患者送回手术室进行进一步处理。渗漏可能导致腹腔内脓肿。治疗渗漏的关键是严密观察以尽早发现渗漏。

上消化道摄片或 CT 扫描结果无异常，通常患者就可以开始采取常规减重术后饮食。

恶心和呕吐

恶心和呕吐并不是减重手术的正常反应，其原因可能是机械性或行为性的。呕吐一般持续时间很短，这是患者在适应饮食的过程。行为原因包括进食过快、暴饮暴食、没有仔细咀嚼食物、边吃边喝或食物选择不当。恶心可能会引起脱水。

必须排除吻合口狭窄或其他机械性阻塞原因。镇吐药通常无效，但可以减少干呕，因为干呕会对吻合口和切口线造成压力，导致并发症。如果恶心是脱水引起的，那么在静脉输液后症状就会缓解。对患者进行心理辅导并消除其焦虑情绪将有助于控制行为病因。

预防肺栓塞

接受减重手术的患者是肺栓塞（pulmonary embolus，PE）的高风险人群。术后尽早下床活动可降低发生深静脉血栓和 PE 的风险，但这对患者来说具有挑战性。在术后早期，预防深静脉血栓和 PE 需要联合皮下注射的药物预防（按体重计算用量）、使用序贯加压装置，以及立即和渐进的活动计划。最佳的疼痛治疗不仅对患者的舒适度很重要，而且对促进患者的活动能力也很重要。对于既往有深静脉血栓、PE 或凝血障碍病史的患者，可在术前放置下腔静脉过滤器。

皮肤护理

减重手术患者皮肤破损和伤口愈合不良的风险很高。皮肤褶皱处容易潮湿，滋生细菌和酵母菌。此外，脂肪组织的血液供应也较差。预防是最好的皮肤护理，包括每天检查皮肤、经常翻身、尽早下床活动，以及特别注意导管和引流管的位置，避免皮肤受压。皮肤护理必须仔细且彻底，要特别注意乳房、背部、腹部和会阴部的褶皱，以及手术部位或伤口。

术后用药调整

减重手术后患者护理的另一个重要考虑因素是用药。由于部分小肠被绕过，药物的吸收会受到影响。以前给予缓释剂型的药物应改为常释剂型，以弥补吸收能力的变化。患者对某些药物消化道耐受性可能会变差，因此要仔细观察是否出现新的或不断变化的副作用。

许多肥胖症患者还有非酒精性脂肪性肝病导致的肝功能不全。在选择药物时要考虑到这一因素，并密切监测患者肝功能受限和吸收减少等相关药物影响。

糖尿病治疗药物（包括胰岛素和口服药物）的恢复也需要仔细监测。术后对血糖控制的要求会发生巨大变化，恢复术前剂量可能会导致低血糖。术后应停用磺酰脲类和格列奈类等糖尿病药物，并调整胰岛素剂量以预防低血糖。许多患者在术后可以完全停用包括胰岛素在内的糖尿病药物。

患者教育

减重手术后的恢复是一个漫长而复杂的过程，超出了手术愈合的范畴。对患者的健康教育是急症护理的重要组成部分。由于吻合口瘘可能会在术后数周内发生，因此患者在出院前要了解与吻合口瘘相关的症状和体征。营养指导和饮食调整是这一过程的重要组成部分，适当推进饮食恢复可减轻术后恶心、呕吐和其他不适。接受吸收改变型手术的患者仍有长期缺乏维生素和矿物质的风险，因此最好对长期随访、饮食和维生素或矿物质补充有明确的认识。治疗肥胖症应采用跨专业团队，包括营养咨询、内分泌科、消化科、精神科、心理学、物理治疗和健身指导。

危重患者的营养支持

营养不良的危害早在几个世纪前就已为人所知，大量证据表明，营养不良的住院患者的患病率增加，手术效果会受到影响，呼吸机使用天数会增加，死亡率也会上升。

越来越多的证据表明，营养支持的护理路径会影响危重症患者的并发症发病率。正确启动和监测患者营养支持的集束化护理方案可以减少并发症。建议患者在入院时使用经过验证的工具进行营养不良筛查。结合实验室指标或其他标志物（即白蛋白或前白蛋白）的传统方法没有得到科学研究的支持，因此不推荐使用。对于无法维持足够口服摄入量的危重症患者，可在入院后 24~48 小时内开始使用 EN。如果空肠不容易进入，经胃喂养也是一种合理的方法。

营养需求

目前对危重患者的营养建议是，根据患者的理想体重，大约 25kcal/(kg·d)，如果出现代谢增加的情况，则 27.5kcal/(kg·d)。此外，还建议 1.2~1.5g/(kg·d) 蛋白质的摄入。对于严重营养不良的患者，应开始减少热量摄入（15~20kcal/kg），以尽量减少再喂养引起的电解质变化。当电解质稳定后，可尝试将热量提高到 30kcal/kg 或更多，以改善营养状况。应密切监测耐受性，对照试验表明，过度喂养并不能增加营养，反而会产生不利影响，见表 13-10。

表 13-10　摄入过量微量营养素的潜在后果 [a]

碳水化合物	脂肪
高血糖	免疫反应受损
脂肪的合成和储存	伴神经系统、心、肺、肝和肾功能障碍的脂肪超载综合征
肝脂肪变性	血小板聚集
二氧化碳产出增加，每分通气量增加	网状内皮系统（reticuloendothelial system，RES）中的脂质聚集，导致 RES 功能障碍

[a] 请记住寻找其他葡萄糖和脂肪来源，例如，异丙酚、静脉输液（intravenous fluids，IVF）、连续性静脉 - 静脉血液透析（continuous venovenous hemodialysis，CVVHD）和腹膜透析。

Reproduced with permission from The University of Virginia Health System from Nutrition Support Traineeship Syllabus, University of Virginia Health System, Charlottesville, VA; Updated 2019.

营养案例：特殊人群

减重手术

营养补充是所有胃旁路手术的标准疗法。持续监测和加强依从性至关重要。患者的胃肠道对药物的吸收也会发生变化。乙醇（ethyl alcohol，ETOH）的吸收会增强，而缓释片和肠溶片可能会在未溶解或未被利用的情况下排出人体。需要大量进食或高脂肪膳食的药物（抗真菌药、抗精神病药）的疗效可能会受到影响。

胃切除后综合征

胃切除术可能导致患者营养不耐受和营养不良。不耐受包括倾倒综合征、脂肪消化不良、胃潴留和乳糖不耐受。营养不良可在胃切除术后数月至数年内出现，并可能导致不良的临床后果。患者患骨质疏松症、缺铁和缺维生素 B_{12} 性贫血的风险较高，胃酸分泌减少和小肠细菌过度生长很可能是导致后两者的原因。对这些患者进行持续的营养监测可以预防营养缺乏症，并识别出需要采取干预的患者。

肠外营养

只有在患者无法接受肠内营养时，肠外营养才适用于营养不良和有营养不良风险的患者（表 13-11）。肠外营养在某些情况下可以挽救生命，但并非没有并发症（包括血流感染），只有在无法接受肠内营养时才使用（表 13-12）。前瞻性试验表

表 13-11　肠外营养的适应证

肠外营养通常适用于以下情况：

- 经证实无法通过胃肠道吸收足够的营养物质。这可能是由于：

　　大面积小肠切除术或短肠综合征
　　放射性肠炎
　　严重腹泻
　　脂肪泻

- 完全性肠梗阻或假性肠梗阻
- 持续性麻痹性肠梗阻
- 严重分解代谢，伴有或不伴有营养不良，但胃肠道在 5～7 天内无法恢复正常功能
- 无法建立肠内营养通道
- 无法通过肠道提供足够的营养或液体
- 胰腺炎伴有经空肠输送营养物质的腹痛
- 持续性消化道出血
- 急腹症
- 漫长的消化道检查需要禁食状态
- 高输出量（＞500mL）的肠造瘘且肠内营养管无法放置到远端
- 需要重复手术治疗的创伤

以下情况可能需要肠外营养：

- 肠造瘘（＜500mL）
- 对药物治疗无效的炎症性肠病
- 妊娠剧吐，恶心和呕吐持续超过 5～7 天，且无法进行肠内营养时
- 部分小肠梗阻
- 强化化疗或严重黏膜炎
- 大手术后或处于应激状态下，预计肠内营养 7～10 天无法启动
- 无法进行空肠喂养的顽固性呕吐
- 乳糜腹水或乳糜胸

表 13-12　肠外营养的禁忌证

- 胃肠道功能正常
- 预计治疗时间少于 5 天的无严重营养不良的患者
- 无法建立静脉通路
- 预后不需要积极的营养支持
- 当肠外营养的风险超过潜在益处时

明，对于无严重营养不良的患者，PN 的代谢和感染并发症大于其益处。研究表明，即使在重症监护室使用短期 PN 作为 EN 的补充，也不会增加益处，反而会增加感染并发症和住院时间。

肠内营养

目前的证据表明，肠内营养是危重症患者的首选喂养方法。它较少发生感染性并发症，费用较低，具有一定的肠道免疫保护作用，并能减少萎缩和全身反应（表 13-13）。与接受全量喂养的患者相比，未接受足量 EN 的患者更需要康复锻炼。为了优化 EN，应考虑使用跨专业团队成员，包括具备管理急性病患者的知识和专业技能的注册营养师。

表 13-13　肠内营养的优点

- 刺激免疫屏障功能
- 使营养物质发挥正常的生理功能
- 维护肠道黏膜
- 减轻高代谢反应
- 简化液体或电解质管理
- 比肠外营养更"全面"的营养
- 减少感染性并发症以及与这些并发症相关的费用
- 促进肠道功能恢复
- 费用较低

遗憾的是，ICU 中存在较多 EN 的阻碍因素。例如，在进行诊断或治疗程序时、在患者血流动力学不稳定时、在肠管堵塞或移位时，可能会中止 EN（表 13-14）。

成功的 EN 也会受到经验假设和实践的阻碍，以及关于胃肠道如何在危重疾病中发挥作用的理念的妨碍。下文将讨论这些缺乏支持的做法。

胃残余量

尽管实践指南呼吁临床医生停止检查胃残余量（gastric residual volume，GRV），但临床仍在使用这种做法。依靠单独的高残余量来判断消化道功能障碍可能会适得其反。

胃的生理功能之一是储藏，控制营养物质向

表 13-14　优化肠内营养供给的常见障碍

- 医疗检查需要停止营养供应
- 丙泊酚（diprivan）（脂质制剂的热量必须作为总热量的一部分来计算，以防止过度喂养——1.1kcal/mL 输注量）
- 肠内通路问题（管道堵塞或脱落，或需要建立幽门后通路）
- 因药物营养相互作用而暂停喂养
- 低血压发作（患者经常平躺在床上，因此需要停止营养输注）
- 营养需求计算错误
- 因检查、手术或治疗程序而在午夜禁食
- 需要停止进食的治疗或护理
- 转出病房
- 血液透析（如果护士认为患者病情不稳定，透析过程中通常会在患者出现低血压后停止营养供给）
- 被认为的或实际的"消化道不耐受或功能障碍"
    - 恶心/呕吐
    - 饱胀感
    - 腹胀
    - 缺乏肠鸣音（见"肠鸣音"）
    - 腹泻（见"腹泻"，表 13-18）
    - 误吸风险/咽反射消失（见"误吸"）
    - 胃残余量（见"胃残余量"）

使用空肠喂养管检查胃残余量的提示：空肠喂养管无须检查胃残余量，没有"蓄水池"来储存肠内营养液，肠内营养液会立即从远端流出

Reproduced with permission from The University of Virginia Health System from Nutrition Support Traineeship Syllabus, University of Virginia Health System, Charlottesville, VA.

小肠的输送。这使得胆盐和胰酶的同化作用达到最大。一系列因素会影响 GRV，如内源性分泌、正常胃排空、外源性液体及级联效应。

内源性分泌物和外源性添加物

幽门以上部位每天产生 2～4L 唾液和胃分泌物，这意味着每 24 小时有 3L 液体通过幽门（平均 125mL/h）。一旦在胃中置入营养管，药物、冲管用水和 EN 都会增加液体量。通常在重症监护时，医务人员总希望在检查时胃是空的或者只含极少量的营养液或其他液体。然而，一项研究表明，40% 的健康志愿者的平均 GRV 超过 100mL。

级联反应

危重症患者的主要体位是仰卧，最好将床头抬高超过 30°。在这种体位下，胃被机械性地分为胃底（近端）和胃窦（远端）两部分。由于胃底是胃的非收缩部分，所以内容物会充满胃底，直到"级联"进入胃窦，最后通过幽门排出。因此，如果检查 GRV 时患者的胃管开口位于胃近端或胃底，则测出的 GRV 可能会有误。这种情况下的 GRV 可能是患者仰卧位的结果，而不是胃肠道蠕动减弱导致的。

检查胃残余量

检查胃残余量的常规做法尚未得到验证，也未得到已公布的临床指南的支持。以下列出了一些导致常规评估胃残余量可能有误的因素：

1. 管道类型（Salem 底盘式喂食管 vs. Dobhoff 样喂食管 vs. 胃造口术）；
2. 胃造口术在患者腹壁上的位置（胃底、胃窦）；
3. 检查 GRV 时患者的体位（仰卧位、左右侧卧位、俯卧位）；
4. 抽吸方法（20mL、35mL、50mL、60mL 注射器 vs. 重力引流 vs. 低速持续抽吸）；
5. 抽吸物的量；
6. 抽吸物的处置（例如，再灌注或丢弃）；
7. 消化道应激预防药物（PPI）影响胃分泌物的产生；
8. 缺乏将 GRV 升高与肺误吸联系起来的证据。

GRV 测量方法的标准化程度较低，不应常规纳入实践中。GRV 是否为衡量 EN 耐受性的有效指标，以及是否与吸入性肺炎事件的风险有关，这些都有待证实。在获得更多证据之前，在评估是否需要监测和解释 GRV 时应有合理的临床判断。虽然临床工作中对 GRV 的使用方案可能会有所不同，但除非明确发现其他不耐受迹象，否则不建议 GRV 在 500mL 以下时停止喂养。

肠内营养并发症：误吸

误吸是指吸入物进入声带水平以下的气道。吸入物可能是唾液、鼻咽分泌物、细菌、食物、饮料、胃内容物、胆汁或任何其他摄入物质。EN 吸入性肺炎的发病率尚不明确，因为很难判断误吸的发生与否，而且误吸的定义也各不相同。一

般认为，接受 EN 的患者的吸入性肺炎发生率为
5%～36%。

检测

有几种评估患者误吸风险的方法已通过"传统
方法"得到推广。这些方法包括常规监测 GRV（如
上所述）、评估咽反射、检测气道分泌物中是否含
有葡萄糖，以及在喂食配方中添加蓝色食用色素。

咽反射是保护患者不会发生误吸的可靠性最
低的保护性反射。对气道保护更重要的是可靠的
咳嗽和吞咽反射。

气道分泌物中出现葡萄糖并不是检测 EN 误
吸的特异或灵敏方法。未接受肠内营养的患者的
气道葡萄糖检测结果也可能呈阳性。此外，有些
EN 营养补充剂配方中的葡萄糖浓度较低，误吸后
检测结果并不呈阳性。

多项研究表明，在 EN 营养补充剂配方中添
加蓝色染料并不是检测误吸的灵敏方法，也不能
用来表示胃内容物的吸入。此外，一些食品染料
是线粒体毒素，因此美国食品药品监督管理局发
布了一份公共卫生咨询报告，指出使用 FD&C 蓝
1 号会产生毒性。作为一种替代方法，一些 ICU
采用了有效的工具来确定误吸风险。第 5 章的表
5-14 举例说明了拔管后可使用的筛查工具。

降低误吸风险

体位

患者的体位是影响误吸风险的主要因素之一
（表 13-15）。研究证实，当患者仰卧且床头抬高低
于 30° 时，误吸和肺炎的概率明显增加。虽然床头
抬高不低于 30° 的半卧位不能保证绝对防止吸入，
但这是一种成本低、相对容易实现和监测的方法。
严格采用半卧位是减少误吸可能性的最稳定、最
有效的方法。

管道大小和留置问题

喂养管道的大小或是否通过鼻腔、口腔或胃造
口置管并不会影响误吸和肺炎的发生率。无论在哪
个部位，确认准确的留置位置都是至关重要的。

此外，有证据表明，在床旁置入喂养管时发生
肺损伤的概率比通常认为的要高。通过 X 线检查
能够获得图片反馈，可以降低意外将喂养管插入气
道的损伤发生率。有几项研究报告称，在置管过程

表 13-15　预防误吸

- 如果没有禁忌证，应将靠背抬高 30°～45°
- 尽量少用镇静剂
- 对于管饲患者，每 4 小时检查一次管道的放置是否合适
- 对于接受鼻饲的患者，每 4 小时评估一次胃肠道不耐受情况
- 对于管饲患者，如果误吸风险高，应避免推注喂养
- 对于近期拔管或置管超过 2 天的患者，在口服喂养前应咨询医疗服务提供者评估吞咽功能
- 将气管插管气囊压力保持在适当水平，并确保在放气前清除气囊上方分泌物

Data from Prevention of Aspiration in Adults. *Crit Care Nurse.* 2016; 36(1): e20-e24.

中使用二氧化碳检测、电磁引导或初步 X 线可降低
意外肺部插管和损伤的发生率。一般认为，将饲管
尖端置于幽门之后可降低误吸的发生率。然而，有
关该主题的大量研究和一项荟萃分析指出，目前尚
不清楚正确放置的空肠管是否能降低误吸风险。

在这些研究中，大多数危重症患者都能安全
有效地接受胃管喂养。在采用结构化误吸预防方
案的研究中，吸入性肺炎的发生率非常低。从循
证的角度来看，留置空肠喂养管与误吸风险之间
的关系尚无定论。

考虑到留置空肠喂养管所需的时间和费用，除
非出现明显的不耐受情况，否则使用胃内通道也是
合理的。因解剖结构改变（如食管切除术）或运动
障碍（如硬皮病、严重胃轻瘫）而增加了误吸风险的
患者是例外。这些患者留置空肠管更有益处。

与 *AACN Practice Alert* 一致，建议采用以下
技术和方法确保正确放置肠管：①观察是否有呼
吸窘迫的迹象；②用二氧化碳描记图监测是否不
慎进入肺部；③测量吸出物的 pH；④观察是否有
吸入胃液的视觉迹象（详情请参考 *AACN Practice
Alert* ）。在进行任何喂养、输液或药物灌注之前，
都要通过影像学检查来核实置管位置。每 4 小时
重新评估置管位置。将床头抬高到 30°～40°，尽
量少用镇静剂。以上措施可减少意外事件的发生。

喂养速度

管饲配方制剂的输注速度可能会影响误吸和
肺炎的发生率。一次性喂养 350mL 可降低食管下
括约肌压力，从而可能导致反流。持续 EN（经幽
门的喂养）可更快增加喂养耐受性，但误吸发生率

没有显著变化。在一项研究中，与连续喂养相比，循环输注（16小时为一个周期）降低了误吸发生率。作者推测，循环肠内营养可降低胃的 pH，从而防止胃内容物的定植。然而，随机对照试验未能证明循环喂养与连续喂养患者胃 pH、胃内定植或肺炎发病率之间的关联。

药物干预

对促动力剂进行了评估，以确定它们能否改善 EN 耐受性。在危重症患者中，甲氧氯普胺和红霉素可改善胃排空，但有关使用这些药物后吸入性肺炎发生率的数据很少。

肠内营养患者的肠鸣音

听诊腹部以确定肠鸣音的存在，从而确定胃肠道功能，是一种传统的做法，但从未被证实为胃肠道功能的标志。没有肠鸣音并不限制启动 EN。

在肠鸣音消失的患者中谨慎启动 EN 可能会刺激正常的肠道功能和肠鸣音的出现。研究表明，无论是否存在肠鸣音，在入住重症监护病房后的 24～48 小时内开始肠内喂养都是安全的。临床环境中对肠鸣音的听诊各不相同。临床医生的评估方法各不相同，包括听诊象限的方式、听诊频率、听诊时长，以及对声音的解释。肠鸣音为非特异性标记，因此最好与患者的整体临床评估结合使用。表 13-16 列出了在缺乏肠鸣音时评估消化道功能的建议方法。

表 13-16　当肠鸣音消失时推荐的肠道功能评估方法

- 评估胃肠减压的必要性和胃减压量（比较抽吸量与两次抽吸间隔内幽门上方正常分泌物的量）
- 通过区分患者的需求来评估意义：
  - 低负压持续抽吸
  - 重力引流
  - 每4～6小时检查一次胃残余物（不应检查小肠抽吸物）
- 腹部检查——腹部坚实、胀满、隆起
- 有无恶心、腹胀、饱腹感及呕吐
- 评估患者是否排气及排便
- 特别是在高度怀疑腹部病变的情况下，将临床检查与鉴别诊断进行比较
- 最后，在根据上述情况确定低风险后，考虑以10～20mL/h的低速率启动试验性肠内营养，并观察是否出现上述任何症状

EN 的并发症：恶心、呕吐和腹泻

导致危重症患者恶心和呕吐的因素很多，包括药物、疾病过程、手术、治疗和床边干预（例如，留置鼻胃管或抽吸）。在仔细评估并尽可能治疗潜在病因后（表 13-17），镇吐药物可使患者在更舒适的情况下继续接受 EN 治疗。如果开始使用镇吐药或促动力剂，则应持续使用直至症状缓解。计划止吐与按需止吐相比，可提高疗效和总体成功率。

表 13-17　减少肠内营养患者恶心和呕吐的推荐方法

- 检查用药情况，将可能导致患者恶心、呕吐的药剂更换为替代药剂
- 尝试使用促动力剂或镇吐药——审查处方，是按需还是计划剂量以及给药方式
- 换用热量更高的产品，以减少输注总量
- 寻求幽门后喂养通道
- 严格控制血糖至 <200mg/dL，避免因高血糖导致胃轻瘫
- 考虑使用阿片类药物以外的镇痛剂
- 终末端喂养到小肠的患者如有胃端口，在胃端口处进行排气
- 考虑使用质子泵抑制剂，以减少内源性胃分泌物（如奥美拉唑、兰索拉唑、艾司奥美拉唑、泮托拉唑、雷贝拉唑）
- 如果怀疑细菌过度生长，应使用肠道抗生素治疗
- 如果有胃通气孔，则进行排气

配方制剂的渗透压或高渗性

使用营养补充剂的患者出现腹泻，有可能是使用了高渗透配方制剂，尽管没有数据证明二者之间有显著关系。稀释配方制剂被认为可以通过降低喂养的强渗性和渗透压来减少这种并发症。然而，稀释配方制剂会增加护理时间和污染风险，并降低喂养液的营养成分。因此，不建议稀释胃喂养配方制剂。

稀释空肠喂养的做法也没有科学依据。有观点认为，全强度的管饲喂养不能达到等渗性，因此不应直接输送到空肠。然而，消化道会分泌胃液和胰液（包括碳酸氢盐）以确保肠道处于等渗状态。接受过胃切除术的患者吃的食物都直接从食管进

入空肠，但正常进食（尽管更小的分量）通常不会产生不良后果。由于存在细菌污染以及与水和喂食量混淆的风险，因此应避免稀释 EN。

腹泻

住院患者无论进食的方式如何，都有发生腹泻的可能。EN 通常被认为是腹泻的主要原因。然而，许多研究提出了腹泻的其他令人信服的原因，如同时使用药物，特别是液体药物，其中大多数含有山梨醇或具有非常高的渗透压，以及传染性病原体（特别是艰难梭菌）。一项关于食物中"可发酵、低聚糖、双糖、单糖和多元醇（fermentable, oligosaccharides, disaccharides, monosaccharides and polyols, FODMAP）"作用的研究表明，它们可能会对肠道活动产生不利影响。研究还发现，许多配方中的 FODMAP 具有高渗透性，可被肠道细菌发酵，从而可能导致胀气、腹胀、痉挛和腹泻。在排除了腹泻的潜在原因并对症下药后（表 13-18），可能需要服用药物来减缓胃肠动力。

输液速度和时间

虽然 EN 启动时的经典输注速度为 10～50mL/h，每 4～24 小时增加 10～25mL，但护士在实践中应遵循机构指南建议。目前几乎没有科学依据证实或反驳这种方案的疗效。一项研究表明，危重症患者可以按照最终目标速度开始持续肠内营养，而不会产生负面影响。在这项研究中，以目标速度开始喂养似乎确实减少了住院患者经常出现的热量不足的情况。EN 是持续、夜间、白天，还是以推注形式喂养，通常取决于具体医疗机构。然而，患者的实际病情也可能决定喂养计划，例如，接受胰岛素输注的患者选择连续输注 EN 时低血糖发作的出现次数更少。

在危重症患者中达到 EN 的目标量是困难的，甚至是罕见的。因为各种原因，频繁中断 EN 的情况是很常见的（见表 13-14）。因此，考虑以小于 24 小时的计算方法"补充"流速以改善目标剂量的输注完成度是合理的。例如，假设一天中至少有 2 小

表 13-18　评估和处理肠内营养患者腹泻的系统办法

- 评估粪便量——确定是否真的腹泻（＞250mL）
- 检查药物清单——寻找含有山梨醇的酏剂或混悬剂（成分表上不一定会列出，必要时联系生产商）
- 尝试将腹泻时间与开始服用新药的时间联系起来，或在建立肠内通路后将药物改为经肠道服用
- 常见的可疑药物包括：
  - 对乙酰氨基酚和愈创甘油醚酏剂
  - 磺胺甲噁唑
  - 乳果糖
  - 长期医嘱的大便软化剂或泻药
- 检查是否存在艰难梭菌或其他感染病因
- 试用含纤维的配方或添加纤维粉（不适用于灌注不良或运动障碍的肠道）：
  - 很少有临床研究
  - 有助于维持结肠细胞的健康
- 在某些患者中添加低聚果糖（fructooligosaccharide, FOS）和 FODMAP 可能会诱发或加重腹泻
- 一旦排除了感染性病因：
  - 考虑使用止泻剂，如洛哌丁胺（相比于按需服用，可能需要长期服用才有效）
- 检查是否有粪便嵌塞
- 检查 EN 的悬挂时间（不得超过 8 小时，仅限开放式系统）
- 考虑通过一次性提供蛋白粉，而不是直接添加到配方中，以降低污染风险
- 检查粪便脂肪作为最后的手段，如果呈阴性，并不意味着患者没有吸收不良，但如果呈阳性，则需要进一步评估
- 继续喂养

时的配方输液中断,此时不是将目标容量 1 800mL 除以 24 小时,得到 75mL/h 的流速,而是除以 22 小时,得到 80mL/h 的流速。

配方选择

　　市面上有多种 EN 配方,包括针对糖尿病、急性呼吸窘迫综合征(acute respiratory distress syndrome,ARDS)、肝衰竭和肾衰竭患者的特殊配方。其他配方含有可调节免疫功能的营养素,或为吸收不良综合征患者提供最基本的营养元素。医疗营养产品在上市前不需要与药品相同水平的科学审查,目前还没有足够的结果数据来证明这些昂贵产品的使用价值。前瞻性随机对照试验表明,专门的"肺功能"或"葡萄糖控制"营养配方并没有更好的疗效。事实上,在一项针对急性肺损伤患者的含有鱼油和抗氧化剂的专用肠内配方的大型随机多中心试验中,与标准产品相比,专用营养产品的死亡率有所上升。大多数危重症患者可使用"标准"混合管饲配方喂养。大多数配方制剂可提供 1～2kcal/mL 的热量。

　　　　(骆金铠　毛文平　王云 译　李宇轩 审校)

参考文献

急性消化道出血

Alhazzani W, Alenezi F, Jaeschke RZ, et al. Proton pump inhibitors versus histamine 2 receptor antagonists for stress ulcer prophylaxis in critically ill patients: a systematic review and meta-analysis. *Crit Care Med.* 2013;41(3):1-13.

Andreyev HJN, Davidson SE, Gillespie C, et al. Practice guidance on the management of acute and chronic gastrointestinal problems arising as a result of treatment for cancer. *Gut.* 2012;61:179-192.

Becq A, Rahmi G, Perrod G, Cellier C, Hemorrhagic angiodysplasia of the digestive tract: pathogenesis, diagnosis, and management. *Gastrointest Endosc.* 2017;86(5):792-806.

Biecker E. Portal hypertension and gastrointestinal bleeding: diagnosis, prevention and management. *World J Gastroenterol.* 2013;19(31):5035-5050.

Choi JY, Jo YW, Lee SS, et al. Outcomes of patients treated with Sengstaken-Blakemore tube for uncontrolled variceal hemorrhage. *Korean J Intern Med.* 2018;33(4):696-704. doi: 10.3904/kjim.2016.339

Dworzynski K, Pollit V, Kelsey A, et al. Management of acute upper gastrointestinal bleeding: summary of NICE guidance. *BMJ.* 2012;344:1-5.

El-Tawil AM. Management of non-variceal upper gastrointestinal tract hemorrhage: controversies and areas of uncertainty. *World J Gastroenterol.* 2012;18(11):1159-1165.

Hagel, AF, Heinz, A, Nägel, A, et al. The application of hemospray in gastrointestinal bleeding during emergency endoscopy. Gastroenterol Res Pract. 2017;3083481. doi: 10.1155/2017/3083581

Hawks, MK, Svarverud, JE. Acute lower gastrointestinal bleeding: evaluation and management. *Am Fam Physician.* 2020;101(4):

206-212.

Monteiro S, Cúrdia Gonçalves T, Magalhães J, Cotter J. Upper gastrointestinal bleeding risk scores: who, when and why? *World J Gastrointest Pathophysiol.* 2016;7(1):86-96.

Nishizawa, T, Suzuki, H. Propofol for gastrointestinal endoscopy. *United European Gastroenterol J.* 2018;6(6):801-805.

Sachar H, Vaidya, K, Laine L. Intermittent vs continuous proton pump inhibitor therapy for high-risk bleeding ulcers: a systematic review and meta-analysis. *JAMA Intern Med.* 2014;174(11):1755-1762.

Strate LL, Gralnek IM. American College of Gastroenterology clinical guideline: management of patients with acute lower gastrointestinal bleeding. *Am J Gastroenterol.* 2016;111(4):459-474.

Villanueva C, Colomo A, Bosch A, et al. Transfusion strategies for acute upper gastrointestinal bleeding. *N Engl J Med.* 2013;368:11-21.

Wang B, Zhang JY, Gong JP, et al. Balloon-occluded retrograde transvenous obliteration versus transjugular intrahepatic portosystemic shunt for treatment of gastric varices due to portal hypertension: a meta-analysis. *J Gastro Hepatol.* 2016;31(4):727-733.

Wilkins, T, Wheeler, B, Carpenter, M. Upper gastrointestinal bleeding in adults: evaluation and management. *Am Fam Physician.* 2020, 101(5):294-300.

肝衰竭

Baraldi O, Valentini C, Donati G, et al. Hepatorenal syndrome: update on diagnosis and treatment. *World J Nephrol.* 2015;4(5):511-520.

Charlton M, Levitsky J, Aqel B, et al. International Liver Transplantation Society consensus statement on immunosuppression in liver transplant recipients. *Transplantation.* 2018 May;102(5):727-743. doi: 10.1097/TP.0000000000002147. Erratum in: *Transplantation.* 2019 Jan;103(1):e37. PMID: 29485508.

Cosarderelioglu C, Coscar A, Gurakar M, Dagher N, Gurakar A. Hepatopulmonary syndrome and liver transplantation: a recent review of the literature. *J Clin Transpl Hepatol.* 2016;4(1):47-53.

Dasher K, Trotter J. Intensive care unit management of liver-related coagulation disorders. *Crit Care Clin.* 2012;28(3):389-398.

Garcia-Tsao G, Abraldes J, Berzigotti A, Bosch J. Portal hypertensive bleeding in cirrhosis: risk stratification, diagnosis, and management: 2016 practice guidance by the American Association for the Study of Liver Diseases. *Hepatol.* 2017;65(1):310-335.

Kanjo A, Ocskay K, Gede N, et al. Efficacy and safety of liver support devices in acute and hyperacute liver failure: a systemic review and network meta-analysis. *Sci Rep.* 2021;11(4189). doi: 10.1038/s41598-021-83292-z

Karvellas C, Subramanian R. Current evidence for extracorporeal liver support systems in acute liver failure and acute-on-chronic liver failure. *Crit Care Clin.* 2016;32(3):439-451.

Leoni S, Tovoli F, Napoli L, Serio I, Ferri S, Bolondi L. Current guidelines for the management of non-alcoholic fatty liver disease: a systematic review with comparative analysis. *World J Gastroenterol.* 2018 Aug 14;24(30):3361-3373. doi: 10.3748/wjg.v24.i30.3361. PMID: 30122876; PMCID: PMC6092580.

Pericleous M, Sarnowski A, Moore A, Fijten R, Zaman M. The clinical management of abdominal ascites, spontaneous bacterial peritonitis and hepatorenal syndrome: a review of current guidelines and recommendations. *Eur J Gastroenterol Hepatol.* 2015;28(3):10-18.

急性胰腺炎

Crockett SD, Wani S, Gardner TB, et al. American Gastroenterological Association Institute Guideline on initial management of acute pancreatitis. *Gastroenterology.* 2018;154(4):1096-1101.

Jenkins A, Shapiro J. Clinical guideline highlights for the hospitalist: initial management of acute pancreatitis in the hospitalized adult. *J Hosp Med.* 2019 Dec 1;14(12):764-765. doi: 10.12788/jhm.3324. Epub Oct 23, 2019. PMID: 31634105.

Moggia E, Koti R, Belgaumkar AP, et al. Pharmacological interventions for acute pancreatitis. *Cochrane Database Sys Rev.* 2017;4. doi: 10.1002/14651858.CD011384.pub2

肠缺血/肠梗阻

Bower KL, Lollar DI, Williams SL, Adkins FC, Luyimbazi DT, Bower CE. Small bowel obstruction. *Surg Clin North Am.* 2018;98(5):945-971. doi: 10.1016/j.suc.2018.05.007

Brandt L, Feuerstadt P, Longstreth G. Blaszka M. ACG clinical guideline: epidemiology, risk factors, patterns of presentation, diagnosis, and management of colon ischemia (CI). *Am J Gastroenterol.* 2015;110:18-44.

Clair DG, Beach JM. Mesenteric Ischemia. *N Engl J Med.* 2016; 374:959-968.

Cudnik, MT, Darbha S, Jones J, Macedo J, Stockton SW, Hiestand BC. The diagnosis of acute mesenteric ischemia: a systematic review and meta-analysis. *Acad Emerg Med.* 2013;20(11):1087-1100. doi: 10.1111/acem.12254

Ten Broek RPG, Krielen P, Di Saverio S, et al. Bologna guidelines for diagnosis and management of adhesive small bowel obstruction (ASBO): 2017 update of the evidence-based guidelines from the world society of emergency surgery ASBO working group. *World J Emerg Surg.* 2018;13:24. Published 2018 Jun 19. doi: 10.1186/s13017-018-0185-2

Vogel J, Feingold D, Stewart D, et al. Clinical practice guidelines for colon volvulus and acute colonic pseudo-obstruction. *Dis Colon Rectum.* 2016;59:589-600.

营养

Al-Dorzi HM, Arabi YM. Nutrition support for critically ill patients. *J Parenter Enteral Nutr.* 2021;45:S47-S59.

American Association of Critical-Care Nurses. AACN practice alert: initial and ongoing verification of feeding tube placement in adults. *Crit Care Nurse.* 2016;36(2):e8-e13.

American Association of Critical-Care Nurses. AACN practice alert: prevention of aspiration in adults. 2016. doi: 10.4037/ccn2016831

Karen L. Johnson, Lauri Speirs, Anne Mitchell, et al. Validation of a postextubation dysphagia screening tool for patients after prolonged endotracheal intubation. *Am J Crit Care.* 2018 Mar 1; 27(2):89-96. doi: 10.4037/ajcc2018483

McClave S, Taylor B, Martindale R, et al. Guidelines for the provision and assessment of nutrition support therapy in the adult critically ill patient: Society of Critical Care Medicine (SCCM) and American Society for Parenteral and Enteral Nutrition (A.S.P.E.N.). *JPEN J Parenter Enteral Nutr.* 2016;40(2):159-211.

Yasuda H, Kondo N, Yamamoto R, et al. Monitoring of gastric residual volume during enteral nutrition. *Cochrane Database Syst Rev.* 2021;9(9):CD013335. Published 2021 Sep 27. doi: 10.1002/14651858.CD013335.pub2

减重手术和体重管理

C difficile—a rose by any other name... *Lancet Infect Dis.* 2019;19(5):449. doi: 10.1016/S1473-3099(19)30177-X

Král J, Machytka E, Horká V, et al. Endoscopic treatment of obesity and nutritional aspects of bariatric endoscopy. *Nutrients.* 2021;13(12):4268. Published 2021 Nov 26. doi: 10.3390/nu13124268

Ryan DH, Kahan S. Guideline recommendations for obesity management. *Med Clin North Am.* 2018 Jan;102(1):49-63. doi: 10.1016/j.mcna.2017.08.006. PMID: 29156187

Saltzman, JR, Feldman, M, Travis, AC. Approach to acute upper gastrointestinal bleeding in adults. *UpToDate.* October 4, 2021. Accessed March 12, 2022. https://www.uptodate.com/contents/approach-to-acute-upper-gastrointestinal-bleeding-in-adults

Tabesh MR, Maleklou F, Ejtehadi F, Alizadeh Z. Nutrition, physical activity, and prescription of supplements in pre- and post-bariatric surgery patients: a practical guideline. *Obes Surg.* 2019 Oct;29(10):3385-3400. doi: 10.1007/s11695-019-04112-y. Erratum in: *Obes Surg.* 2020 Feb;30(2):793. PMID: 31367987.

第 **14** 章 肾脏系统

Jie Chen

学习目标

1. 阐述急性肾损伤（acute kidney injury，AKI）的病因、病理生理学、临床表现、患者需求及管理方法。
2. 区分3种类型急性肾损伤：
   - 肾前性；
   - 肾性；
   - 肾后性。
3. 比较以下危及生命的电解质失衡的病理生理学、临床表现、患者需求及管理方法：

   - 钠（Na^+）;
   - 钾（K^+）;
   - 钙（Ca^{2+}）;
   - 镁（Mg^{2+}）;
   - 磷（PO_4^-）。
4. 区分不同类型肾脏替代疗法（renal replacement therapy，RRT）的适应证和疗效。
5. 阐述接受肾脏替代疗法患者的护理干预措施。

急性肾损伤

危重症患者最常见的肾脏问题是急性肾损伤（acute renal failure，AKI），既往称急性肾衰竭（acute renal failure，ARF）。AKI 是指肾脏功能突然下降，代谢废物（如肌酐和尿素）进行性潴留，并在数小时至数日内导致体液、电解质及酸碱平衡失调。在重症监护室（intensive care unit，ICU）接受治疗的患者中，超过50%的患者会发生 AKI，早期数据显示，新型冠状病毒感染患者中 AKI 的发生率更高。AKI 患者的病死率为20%～36%。接受肾脏替代疗法（RRT）的 AKI 危重症患者的病死率为50%～60%，其中5%～20%的存活者在出院时仍需依赖透析。此外，慢性肾脏病（chronic kidney disease，CKD）的病史会使任何疾病的临床病程变得复杂。

改善全球肾脏病预后组织（Kidney Disease：Improving Global Outcomes，KDIGO）指南，RIFLE 标准和急性肾损伤网络（Acute Kidney Injury Network，AKIN）标准均为合适的 AKI 分类系统。RIFLE 是肾功能不全风险（risk）、肾损伤（injury）、肾衰竭（failure）、肾功能丧失（loss）和终末期肾病（end stage renal disease，ESRD）的首字母缩写。KDIGO 指南进一步将 AKI 定义如下：48小时内血清肌酐增加≥0.3mg/dL；血清肌酐升高至基线值的1.5倍及以上，并且这种升高已知或推测发生在之前7日之内；尿量<0.5mL/（kg·h），持续6小时。表14-1列出了 RIFLE 和 AKIN 的 AKI 诊断和分类标准，以供比较。

病因、危险因素和病理生理学

为了制订适当的护理计划，AKI 通常被分为肾前性、肾性及肾后性。虽然不同类型的 AKI 有着不同的病因及实验室检查结果，但肾小球滤过率（glomerular filtration rate，GFR）降低是它们

表 14-1 RIFLE 和 AKIN 的急性肾损伤诊断和分类标准

RIFLE		尿量（两者通用）	AKIN	
分类	血肌酐[a]		分期	血肌酐[b]
风险	肌酐升高＞1.5 倍	尿量＜0.5mg/（kg·h）持续＞6 小时	1	48 小时内肌酐上升≥0.3mg/dL，或 7 天内肌酐上升≥基线值的 1.5～2 倍
损伤	肌酐升高＞2 倍	尿量＜0.5mg/（kg·h）持续＞12 小时	2	肌酐上升≥基线值的 2～3 倍
衰竭	肌酐升高＞3 倍或肌酐≥4mg/dL 并伴有急性升高≥0.5mg/dL	尿量＜0.3mg/（kg·h）持续＞12 小时或无尿＞12 小时	3	肌酐上升≥基线值的 3 倍；升高≥4mg/dL，并伴有急性升高≥0.5mg/dL；需要肾脏替代疗法
丧失	需要肾脏替代疗法＞4 周			
终末期	需要肾脏替代疗法＞3 个月			

AKIN，急性肾损伤网络；RIFLE，肾功能不全风险（risk）、肾损伤（injury）、肾衰竭（failure）、肾功能丧失（loss）和终末期肾病（end stage renal disease，ESRD）。

[a] 在 RIFLE 标准里，血清肌酐的升高应是突然的（在 1～7 天内）并持续＞24 小时。

[b] 在 AKIN 标准里，血清肌酐的升高必须在 48 小时内。

Data from Palevsky PM, Liu KD, Brophy PD et al: KDOQI US Commentary on the 2012 KDIGO Clinical Practice Guideline for Acute Kidney Injury, *Am J Kidney Dis* 2013; 61（5）: 649-672.

共同的病理改变。在急诊和重症监护室中，导致 AKI 的最常见因素包括肾灌注受损、脓毒症、肾毒性药物或上述因素的综合作用。

肾前性急性肾损伤

导致肾灌注减少而无肾小管受损的生理状况被定义为肾前性 AKI（图 14-1）。肾动脉灌注减少会降低肾小球的血液滤过率。肾动脉压力是影响灌注的关键因素，由平均动脉压（mean arterial pressure，MAP）决定。当肾动脉灌注压低于 80mmHg 时，保护性自动调节功能丧失，肾小球滤过率将进一步降低。此时，肾小管功能可能仍维

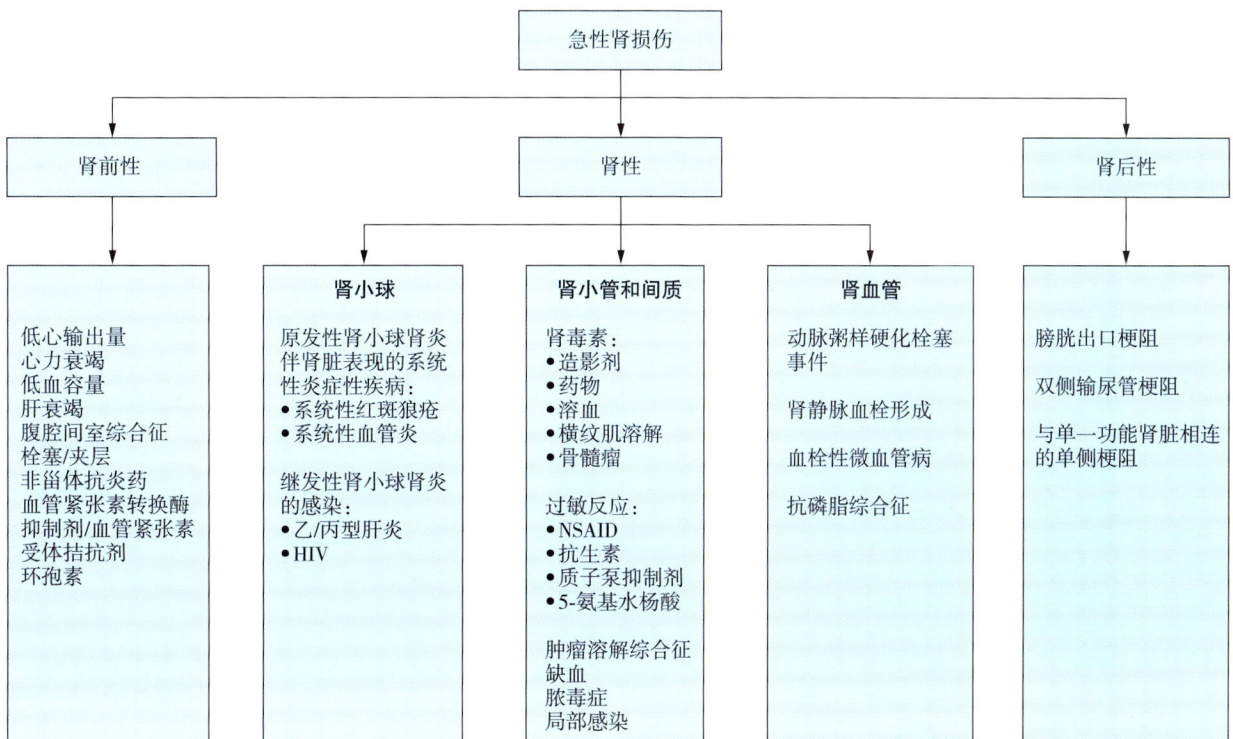

图 14-1 AKI 的原因，包括肾前性、肾性和肾后性

持正常。然而，肾小球滤过率降低意味着肾脏无法充分过滤血液中的代谢废物。因此，肾脏会重吸收更多的钠和水，导致少尿。如果肾动脉灌注减少的状态持续存在，可能会发生肾小管损伤，导致急性肾小管坏死（acute tubular necrosis，ATN），这是一种肾性 AKI。通过治疗导致肾动脉灌注减少的根本原因，可以逆转肾前性 AKI。

肾性急性肾损伤

导致肾小管、肾小球或肾血管受损的生理状况被定义为肾性 AKI（图 14-1）。随着肾脏灌注量的长期减少，肾脏会逐渐受到损害，而这种损害不太容易随着肾脏灌注的恢复而逆转，这就导致了 ATN。ATN 是造成住院患者出现 AKI 最常见的原因。

肾毒素（对肾脏造成直接损害的药物或其他物质）对肾脏造成的损害主要发生在肾小管上皮层。由于肾小管上皮层可以再生，因此一旦去除肾毒性物质，就能快速愈合。当肾脏发生缺血或炎症时，受损害的则是肾单位的基底膜，而基底膜无法再生。因此，这类损伤可导致 CKD。在健康的肾脏中，肾小球起着过滤器的作用，防止大分子物质进入肾小球滤液。肾性 AKI 中肾小球的损伤使蛋白质和计数碎片进入肾小管，导致管腔内梗阻，进一步加重肾损伤。

造影剂相关急性肾损伤

静脉注射碘造影剂后 48 小时内发生的肾性 AKI 在之前一直被定义为造影剂肾病（contrast-induced nephropathy，CIN）。然而，碘造影剂并不是导致 AKI 的唯一肾毒性因素。2020 年，美国放射学会和美国国家肾脏基金会认可了两个新术语，即"造影相关急性肾损伤"（contrast-associated AKI，CA-AKI）或"造影后急性肾损伤"（post contrast AKI，PC-AKI），用于指静脉注射造影剂后 48 小时内发生的任何 AKI。取缔造影剂肾病这个术语，相当于挑战了将造影剂作为 AKI 单一病因的说法。与静脉途径相比，涉及动脉造影剂注射的手术发生 CA-AKI 的风险更高。因此，适用于静脉注射造影剂的建议可能并不适用于动脉。

引起 CA-AKI 的主要风险因素是肾功能受损。其他危险因素包括糖尿病、高龄、低血压、低血容量、白蛋白尿、充血性心力衰竭，以及同时使用其他肾毒性药物，如非甾体抗炎药和氨基糖苷类药物。

造影剂特性（渗透压、标志性和分子结构）及高剂量或重复使用造影剂也会影响 CA-AKI 的风险。

CA-AKI 是指静脉注射造影剂后 24～48 小时内，血清肌酐较基线增长 25% 或绝对值增加 0.5mg/dL。这种情况通常会在几日内消失。患者可能不会出现少尿症状，因为大多数 CA-AKI 患者的病情较轻。CA-AKI 病理生理学改变与 ATN 一致，是肾髓质缺氧的结果，最初是血管扩张，随后是长时间的肾血管收缩，以及造影剂对上皮细胞的直接损伤。

典型案例分析
造影剂相关急性肾损伤

一名 74 岁女性因胸骨后疼痛、气短和虚弱入院。既往有 2 型糖尿病病史。患者接受了诊断性心导管检查，通过血管成形术置入两个支架。术后开始静脉输液。术后 4 小时，以 200mL/h 的速度静脉输注生理盐水。目前患者生命体征平稳，总尿量为 50mL。

第 2 天早上，患者的血清肌酐从基线 1.2mg/dL 上升至 1.8mg/dL。尿量维持在 25～30mL/h 的临界水平。继续以 125mL/h 的速度输注生理盐水。医生决定让她再留观一日，监测其肾脏状况。术后第 2 天，患者的血清肌酐仍为 1.8mg/dL，但尿量增至 35～40mL/h。出院后，患者将在 3 日后到诊室复诊，并接受实验室检查，其中包括平均动脉压。

问题 1：是什么导致患者有发生 CA-AKI 的风险？

问题 2：为什么患者在肌酐未恢复到基线水平时就出院了？

答案

1. 导致 CA-AKI 的风险因素包括糖尿病史、高龄、使用造影剂前缺乏水化治疗，以及经动脉通路使用的造影剂剂量增加（即与同时进行两个手术的时长有关）。

2. 由于患者的肌酐已稳定，并且研究表明大多数发生 CA-AKI 的患者的肌酐会在 5～7 日内恢复到基线水平，因此让患者出院后再到门诊随访。然而，对于肾功能不全的患者，CA-AKI 有可能发展成 CKD。因此，该类患者出院的健康指导应重点强调门诊随访。

肾后性急性肾损伤

部分或完全阻碍尿液从肾脏流向尿道口的生理状况可导致肾后性 AKI（见图 14-1）。部分梗阻会增加肾间质压力，进而增加肾小囊压力，阻碍肾小球滤过。完全阻塞会导致尿液回流到肾脏，最终压迫肾脏。完全梗阻时，受累的肾脏不会再有尿液排出。肾后性疾病并不是危重症患者发生 AKI 的常见原因，但对于易感疾病，如留置导尿管、腹膜后肿瘤或前列腺肥大等患者，需考虑是否存在肾后性 AKI。肾后性疾病的治疗重点是解除梗阻。

临床分期

AKI 分为三个临床阶段，主要是肾性 AKI 造成的。第一个阶段是少尿期，开始于肾脏受损后 48 小时内。在肾性 AKI 中，少尿期伴随着血尿素氮（blood urea nitrogen，BUN）和肌酐的显著升高。这些代谢废物的升高程度在肾前性 AKI 中并不明显。此阶段最常见的并发症是液体超负荷和急性高钾血症。少尿期可持续数天到数周。少尿期持续的时间越长，患者的预后越差。

少尿期之后是多尿期。在此阶段，肾功能逐渐恢复。尽管血尿素氮和肌酐持续升高，但尿量有所增加。患者在多尿期之前的水合状态决定尿量的多少。体液超负荷的患者每日可排出多达 5L 的尿液，并有明显的钠流失。此阶段持续的平均时间为 7～10 日。此期必须仔细观察患者是否有液体和电解质缺乏引起的并发症。如果患者在少尿期接受透析，多尿期的时长可能会缩短或消失。

恢复期标志着实验室数值的稳定，可持续 3～12 个月。发生 AKI 后，某种程度的残余肾功能不全很常见。有些患者的肾功能永远无法恢复，并发展为 CKD 或终末期肾病（ESRD，CKD5 期）。

临床表现

AKI 的不同病因决定了患者的临床表现。有些患者可能没有任何临床症状，但在常规实验室检查中会发现肌酐升高。在严重病例中，AKI 可导致多器官功能障碍，因此表现形式多样。尿毒症是指伴随肾功能障碍对其他器官系统产生的有害影响而出现的临床综合征。尿毒症患者的临床表现反映了肾单位丧失的程度以及相应的肾功能丧失。尿毒症可以通过透析得到纠正，是否进行

紧急透析取决于患者的临床表现，而不仅仅是实验室数值。

症状体征

- 少尿（＜400mL/d）或无尿（＜100mL/d）；
- 心动过速；
- 心脏杂音；
- 心包摩擦音；
- 低血压（肾前性）；
- 高血压（肾性）；
- 颈静脉扩张（肾性）；
- 血小板功能障碍和出血；
- 黏膜干燥（肾前性）；
- 水肿；
- 皮肤湿冷；
- 瘙痒；
- 呼吸深快；
- 肺部啰音；
- 腹痛；
- 血尿；
- 呕吐；
- 恶心；
- 嗜睡；
- 意识模糊；
- 昏迷。

诊断性检查

早期发现 AKI 对于预防肾功能进一步恶化至关重要。实验室检查对诊断 AKI 及评价治疗措施的有效性非常重要。血清肌酐对肾功能更具特异性，而 BUN 则受多种因素影响。在 AKI 患者中，血清肌酐和尿素氮的上升会出现延迟，但这些实验室检查的数值变化趋势仍常用于肾功能的评估。血尿素氮与肌酐比值大于 20∶1 提示肾前性 AKI，因为肾脏灌注减少与尿素重吸收增加相关。在肾性肾衰竭中，尿素氮和肌酐会升高，但比值通常保持不变。在区分肾前性和肾性 AKI 方面，进一步的实验室检查（如下述的钠排泄分数）比 BUN 与肌酐比值更可靠。

尿液分析是评估肾功能的一种实用且经济的检测方法。当肾脏试图保留或排泄水分时，尿钠值会随之发生改变。尿比重（specific gravity，SG）和渗透压可确定肾脏排泄和浓缩液体的能力。肾前性 AKI 患者的尿液分析结果是正常或接近正

常。渗透压大于 500mOsmol/kg 提示肾前性 AKI。相反，早期 ATN 尿渗透压较低，由于肾脏失去了浓缩尿液的能力，在 ATN 患者的尿液分析中还可见棕褐色颗粒管型、上皮细胞管型和游离肾小管上皮细胞。血尿、红细胞形态异常（伴或不伴红细胞管型）及蛋白尿提示肾小球肾炎，而脓尿（伴或不伴白细胞管型）则与间质性肾炎相关。低尿钠（<20mmol/L）见于肾前性 AKI。相反，高尿钠（>40mmol/L）可见于肾性 AKI。

钠排泄分数（fractional excretion of sodium，FENa）是评估肾小管功能的重要指标。FENa 在肾前性损伤中小于 1%，在肾性损伤中大于 1%，但也有例外，例如，CA-AKI、横纹肌溶解、肝衰竭或心力衰竭患者。然而，在使用利尿剂的情况下，FENa 的测定并不准确。在这种情况下，应使用尿素排泄分数（fractional excretion of urea，FEUrea）。肾前性损伤时，FEUrea 低于 35%，肾性损伤时 FEUrea 高于 35%。

目前，有几种新型的 AKI 生物标志物。尿液中的胰岛素样生长因子结合蛋白 -7（insulin-like growth factor-binding protein-7，IGFBP7）和组织金属蛋白酶抑制物 -2（tissue inhibitor of metalloproteinase-2，TIMP-2）可在床边检测。检测方法是使用经美国食品药品监督管理局（Food and Drug Administration，FDA）批准市场销售的 NephroCheck Test（一种尿液检测试剂盒）。IGFBP7 和 TIMP-2 水平与基线相比的升高和降低可用于预测 AKI 的发生及 AKI 发生后的肾功能恢复情况。

放射检查能提供有关肾脏的重要信息。肾脏超声可用于评估现有的肾脏疾病并排除肾后性 AKI。多普勒超声可评估肾脏血管的通畅性及是否存在肾血管疾病。非造影的螺旋计算机断层扫描（computed tomography，CT）也可用于识别潜在的尿路结石。核巯基乙酰三甘氨酸 -3（mercaptoaceyltriglycine-3，MAG-3）扫描可用于评估肾灌注和肾小管功能。

只有在排除肾前性、肾后性 AKI 及 ATN，且肾性 AKI 的病因仍不明确时，才考虑进行肾活检。此时，肾活检的结果可用于指导治疗。当肾功能长期得不到改善，需要根据检查结果制订长期治疗计划时，也可能需要进行活检。

肾活检术后的护理措施由医疗机构的政策决定，包括密切观察出血风险。密切监测生命体征（最初每 15 分钟一次，之后 4～6 小时内每 30 分钟一次，夜间每 4 小时一次），术后患者需仰卧 4～6 小时，然后卧床休息观察一晚。活检术后护理还包括监测患者尿液中是否有血凝块，并询问是否有侧腹部疼痛。如果没有其他禁忌证，应鼓励患者多饮水。

身体评估

与肾脏相关的身体评估包括监测出入量、每日体重，以及注意体液的正负平衡。观察患者尿液的颜色、透明度和气味也是评估的内容。容量超负荷的症状可能包括肺部湿啰音、外周水肿、颈静脉扩张或出现第三心音。容量不足的表现包括黏膜干燥和外周脉搏微弱。精神状态的改变可能提示尿毒症。肾脏协助调控机体的内环境，因此，当肾功能下降时，重症监护护士可能会看到身体大多数（并非全部）系统发生变化。

急性肾损伤的管理原则

医护团队协作治疗 AKI 患者始于对 AKI 风险的认识。对于高危患者来说，重点是通过维持适当的全身血压来维持足够的肾动脉灌注，并避免肾损伤（如接触肾毒性物质）。密切监测患者尿量、肌酐和 BUN 也是必不可少的护理措施。

预防 CA-AKI 也是一个重要的考虑因素，尤其是对于已有 AKI 或肾小球滤过率低于 30mL/（min·1.73m²）且未进行维持性透析的患者。在患者能够耐受的情况下，预防性输注生理盐水进行等渗扩容是首选。在决定输注量时应评估患者的容量状态。预防剂量通常在静脉注射造影剂前 1 小时给药，并在注射后 3～12 小时继续给药。有 CA-AKI 风险的患者也可在静脉补液的同时口服乙酰半胱氨酸，但其益处尚不明确。此外，CA-AKI 高危患者应暂停使用肾毒性药物，如氨基糖苷类抗生素、非甾体抗炎药和化疗药物。

一旦患者出现 AKI，疾病管理的目标是通过治疗潜在的病因，快速重建体内平衡。AKI 的治疗还包括纠正体液失衡、预防和纠正危及生命的电解质失衡、治疗代谢性酸中毒、预防进一步的肾损伤、预防和治疗感染及提供充足的营养。如第 2 章所述，对患者和家属进行教育也是治疗 AKI 的关键组成部分。

纠正体液失衡

维持 AKI 患者的体液平衡是一项挑战。既要提供足够的液体以确保足够的肾脏灌注,又要防止液体过量和容量超负荷,密切观察患者的病情才能同时实现上述两个目标。有助于确定患者体液状况的评估数据包括每日体重趋势、出入量(尤其是尿量),以及密切监测生命体征。第 4 章中描述的功能性血流动力学可以提供有关患者体液平衡的更多信息。建议在液体失衡患者的管理中采取以下干预措施:

1. 计算每日液体需求量。在肾前性疾病中,液体补充量必须与液体丢失的量及成分相匹配。计算时必须考虑隐性液体的丢失(表 14-2)。对于有肾功能不全风险的患者,在可能发生损伤之前进行生理盐水输注是一种广为接受的做法。此外,扩容有利于防止容量耗竭的患者从肾前性 AKI 发展为肾性损伤。相反,少尿患者可能无法耐受扩容。在某些情况下,少尿期的患者可能需要限制液体摄入,例如,在静脉用药时尽可能减少液体量。在多尿期,患者可能每日需要补充 1~4L 的液体,以防止出现低血容量;同时,患者流失的液体常常会多于补充的液体,以促进液体从组织间隙和细胞内进入血管。

2. 准确记录患者的出入量,并将隐性液体丢失纳入计量。准确测量摄入量和排出量,并将隐性失液量纳入测量值。液体疗法的决策通常基于患者的临床反应。

3. 获取患者每日体重。由于分解代谢,患者体重可能每日减少 0.2~0.3kg。如果患者体重稳定或增加,则怀疑容量超负荷。如果患者体重减轻超过上述建议,则可能是容量不足或分解代谢过度。

4. 只有当患者血容量高但并非无尿时,才可使用利尿剂,并应咨询肾内科。可能需要增加利尿剂的剂量才能达到最佳效果。通常应避免使用保钾利尿剂,因为肾小球滤过率受损时钾的排出会减少。呋塞米是一种袢利尿剂,是治疗 AKI 最

表 14-2　与隐性液体丢失相关的最小液体量

体液丢失种类	体液丢失量
呼吸丢失	500~850mL/d(取决于每分通气量)
发热(丢失体液量 mL/℃ 上升>38.0℃)	200mL
出汗	500mL
腹泻	50~200mL/大便次数

常用的利尿剂。它通过阻断肾小管对钠的重吸收,从而促进钠和水的排泄。对于使用利尿剂有疗效的患者,在启动 RRT 之前,通常会使用呋塞米来治疗伴有高钾血症的体液超负荷。接受氨基糖苷类抗生素治疗的患者应慎用呋塞米。因为,呋塞米可增强这些药物的肾毒性作用,并增加耳毒性风险。

5. 根据需要进行 RRT 治疗。共有 3 种类型的 RRT 可供选择,包括间歇性血液透析(intermittent hemodialysis,IHD)、腹膜透析(peritoneal dialysis,PD)和几种形式的连续性肾脏替代治疗(continuous renal replacement therapy,CRRT)。本章后续将逐一介绍。持续低效血液透析(slow low-effciency dialysis,SLED)也称延长间歇 RRT(prolonged intermittent RRT,PIRRT),被认为是连续 RRT 之一。CRRT 用于血流动力学不稳定的患者,这些患者无法承受间歇性透析所带来的体液状态的突然改变。

预防和治疗危及生命的电解质失衡

电解质失衡通常发生在 AKI 中,包括高钾血症、低钙血症、高镁血症、高磷血症和碳酸氢盐缺乏症。在发生 AKI 时,电解质状态将决定液体疗法的类型和 RRT 的启用。本章稍后将详细介绍这些电解质失衡的处理方法。

纠正酸中毒

AKI 患者经常出现代谢性酸中毒,并伴有代偿性轻度呼吸性碱中毒。血清碳酸氢盐下降是代谢性酸中毒的表现。在基础代谢检查中,二氧化碳(carbon dioxide,CO_2)的测量值与血清碳酸氢盐浓度相关。

1. 根据需要给予碳酸氢钠($NaHCO_3$)。通常血清碳酸氢盐浓度降至低于 15~18mEq/L 时才开始治疗。如果患者有其他 RRT 指征,则可以推迟 $NaHCO_3$ 治疗,因为 RRT 可能会改善酸中毒。使用 $NaHCO_3$ 时,应经常重新评估血清碳酸氢盐水平和 pH,以评估疗效。过量使用 $NaHCO_3$ 可导致代谢性碱中毒、低钙血症和容量超负荷,特别是对于乳酸性酸中毒的患者。非少尿患者可使用利尿剂,以防止容量超负荷并促进酸排泄。

2. 如果患者正在进行透析,使用含有碳酸氢盐的透析液将有助于缓冲患者的酸中毒状态。含有碳酸氢盐的透析液优于含有乳酸盐的透析液。

预防额外的肾脏损伤

AKI 患者用药时，需调整经肾脏代谢或排泄的药物，以避免药物血药浓度过高和潜在的肾毒性。必须特别注意与 RRT 计划相关的用药安排。接受 RRT 治疗的患者体内药物的排出速度可能不同，从而改变药物浓度的一致性。因此，通常要监测选定药物（如抗生素）的峰值和谷值水平（有关峰值和谷值水平的讨论，请参阅第 7 章）。面临 AKI 药物选择、剂量确定和血药浓度监测问题时，可咨询临床药剂师。

1. 调整药物剂量。由于许多药物会经肾脏排泄，因此 AKI 患者的药物剂量和频次需要调整。药物剂量取决于对患者肌酐清除率的计算，而肌酐清除率又基于患者的性别、年龄、身高、体重和血清肌酐水平。AKI 所处临床阶段及其他伴随治疗有助于确定适当的药物剂量。

2. 根据需要使用抗高血压药。肾前性 AKI 患者通常血压较低，因此需暂停服用之前的抗高血压药。高血压是许多 AKI 患者常见的潜在健康问题，通常需同时使用多种抗高血压药。大多数抗高血压药不会被 RRT 清除。因此，及时调整抗高血压药的剂量以避免血液透析期间发生低血压是尤为重要的。有些抗高血压药经肾脏排泄。因此，接受这些药物治疗的透析患者可能需要改变用药剂量或频次。

预防和治疗感染

AKI 患者感染的风险很高，通常需要使用抗菌药物治疗。抗菌药物的选择和剂量均需经过仔细考量，以最大限度地降低额外肾损伤的风险。在抗菌治疗期间，有必要对肾功能和药物浓度进行监测，以避免进一步的肾损伤。此外，不同类型的 RRT 对药物清除的影响也不同，必须加以考虑。必须经常评估手术部位和置管部位是否有感染迹象。

保持充足的营养

对于 AKI 患者，营养管理的挑战在于既要提供足够的热量和蛋白质以防止分解代谢，同时还要避免出现液体和电解质失衡等问题，以免增加患者对 RRT 的需求。临床营养师是医疗团队的重要资源。典型的 AKI 患者代谢亢进，热量需求可能是正常人的 2 倍。与危重疾病相关的额外压力会进一步增加患者的热量需求。尿毒症患者常见的恶心和呕吐也会减少经口和肠道的热量摄入。充足的营养对于维持免疫系统的完整性，促进伤口愈合和组织恢复以预防感染至关重要。应认真管控高血糖，以避免加剧液体和电解质失衡的风险以及高血糖对肾脏系统的长期影响。

1. 限制患者液体、钠、钾和磷的摄入。由于 AKI 患者无法排出体内代谢废物、液体或电解质，因此通常会限制这些物质的饮食摄入。限制的程度取决于病因和疾病的严重程度，例如，钠的限制程度取决于 AKI 的病因和血清钠浓度。某些 AKI 病因会导致钠的消耗。当肾小管受损或其他完整的肾小管对容量扩张做出适当反应时，就会出现上述情况。在另一些其他原因导致的 AKI 中，会出现钠潴留。例如，在肾前性 AKI 中，几乎所有滤过钠的重吸收都是对肾灌注减少的代偿反应。RRT 可以纠正 AKI 中出现的钠异常。如果血钙低而血磷正常，则可能需要限制磷的摄入并补充钙。

2. 补充必要的维生素。通常需要补充叶酸、吡哆醇和水溶性维生素。

3. 向营养师咨询饮食计划。患者的饮食要求会因肾脏状况和基础疾病的严重程度而改变。尽管营养在 AKI 中的确切作用尚存争议，但营养不良被认为会增加发病率和死亡率。2016 年《成年危重症患者营养支持疗法的提供和评估指南》中建议无法进食的重症患者尽早开始肠内营养。

通常处理高分解代谢状态的方法是提供充足的蛋白质和碳水化合物，以帮助重新合成受损或丧失的组织。蛋白质需求量最初为 $0.8 \sim 1 g/(kg \cdot d)$，随着 RRT 的进行，会逐步增加到 $1 \sim 1.5 g/(kg \cdot d)$。对于使用 CRRT 的患者，由于氨基酸被去除，蛋白质需求量最高可达 $1.7 g/(kg \cdot d)$。AKI 患者每日摄入的非蛋白质热量不应超过 $30 kcal/(kg \cdot d)$，或基础能量消耗的 1.3 倍，根据哈里斯 - 本尼迪克特方程计算，其中 $30\% \sim 35\%$ 的能量来自脂质。除非有禁忌证，否则首选肠内途径提供营养支持。

电解质失衡

肾脏在体液调节和电解质平衡方面发挥着重要作用。调节体液和电解质有助于确保内环境的稳定，从而使细胞内的功能达到最佳状态。任何肾功能障碍都会导致体液和电解质平衡的异常。

治疗电解质失衡的适应证因人而异。任何电解质失衡的症状和体征并不一定取决于电解质异常的程度。相反,体征和症状是由病因以及发病程度和速度决定的。对于许多电解质失衡,很难准确地判定到什么失衡程度才可能会出现相应的体征或症状。

钠失衡:高钠血症和高渗性失调

病因、危险因素和病理生理学

血清渗透压是衡量单位血容量中微粒数量的指标,是液体状态的重要指标。由于血清渗透压主要由血清钠浓度决定,因此评估钠水平可提供有关血清渗透压和体内总水分可能过量或不足的宝贵信息。只需将血清钠值增加 1 倍,即可快速估算出血清渗透压。正常血清渗透压值为 285～295mOsm/kg[计算:2×(Na)mEq/L+血清葡萄糖(mg/dL)/18+BUN(mg/dL)/2.8]。血清钠水平异常被归类为渗透压紊乱,高渗透压是指钠水平过高,这可能意味着缺水;而低渗透压是指钠水平过低,这可能意味着水分过多。

危重症患者通常有渗透压紊乱的风险,其中儿童和老年人的风险最高。随着年龄的增长,下丘脑对渗透压变化的敏感性降低,因此无法通过正常机制向身体发出异常警报。此外,渗透压紊乱引起的神经系统体征常常被漏诊或归因于年龄而非生理异常。

高渗性失调是缺水的结果。导致高渗的原因包括水分摄入不足、失水过多,以及导致抗利尿激素(antidiuretic hormone,ADH)抑制的情况。在危重症患者中,高渗性失调由于摄入不足(通常与意识丧失或气管插管有关)和 ADH 抑制(如头部受伤患者的糖尿病性尿崩症)。这些症状和体征是脑脱水的结果,细胞内水分被抽走,以增加血管内容量,从而导致细胞脱水。

临床表现

症状体征

- 嗜睡;
- 坐立不安;
- 定向障碍;
- 妄想;
- 癫痫;

- 昏迷;
- 少尿;
- 低血压;
- 心动过速;
- 口渴;
- 黏膜干燥。

诊断性检查

- 血清钠超过 145mmol/L;
- 血清渗透压超过 295mOsm/kg;
- 肾外损失导致低血容量的患者:尿渗透压超过 600mOsm/kg,尿钠低于 10～20mEq/L;
- 肾功能丧失导致低血容量的患者:尿渗透压为 300mOsm/kg 或更低,尿钠超过 20～30mEq/L。

钠失衡:低渗性失调

病因、危险因素和病理生理学

低渗性失调是血管内水分过多的结果,可发生在患者低血容量、血容量正常或高血容量的情况下。导致低渗的原因包括水分摄入过多或排泄障碍、抗利尿激素分泌失调综合征(syndrome of inappropriate secretion of antidiuretic hormone,SIADH)导致的 ADH 过多、用纯净水补充容量损失及盐耗紊乱。低渗性失调在危重症患者中极为常见,通常与使用 5% 葡萄糖溶液(5% dextrose solution,D_5W)静脉输注有关,该溶液提供的是不含钠的游离水。平衡补液极其重要,尤其是对于血容量不足的患者。低血容量或低钠血症引起的神经系统症状和体征与脑细胞内肿胀有关,因为水分从血管内移动到细胞内以适应浓度变化。

临床表现

症状体征

- 意识模糊;
- 谵妄;
- 头痛;
- 癫痫;
- 肌肉抽搐;
- 昏迷;
- 恶心;
- 体重增加;
- 食欲减退;

● 呕吐。

诊断性检查

● 血清钠低于 135mmol/L；
● 血清渗透压低于 280mOsm/kg。

钾失衡：高钾血症

病因、危险因素和病理生理学

　　高钾血症的发生是由于钾摄入量增加、钾排泄减少，以及钾从细胞内液向细胞外液重新分布。摄入量增加一般不是导致高钾血症的单一因素，但对于因肾功能损害导致钾排泄减少的患者来说，钾摄入量增加是一个诱因。危重症患者高钾血症的最常见原因是 AKI、细胞破坏（如挤压伤）和过量补充。血清钾是衡量细胞外钾浓度的指标，细胞内和细胞外之间的流动也会影响这一浓度。

　　由于心脏组织对钾非常敏感，因此高钾血症通常首先表现为电传导的变化，通过心电图（electrocardiogram，ECG）描记的变化来展现。血清钾浓度升高会改变心电脉冲的传导，尤其是在心脏和肌肉组织中。这些传导异常可导致严重的心律失常和死亡。

临床表现

　　由于钾会影响正常的神经肌肉和心脏功能，因此当怀疑高钾血症时要仔细评估以上系统。心电图上高或尖的 T 波代表心肌细胞膜不稳定，需要紧急治疗，纠正高钾血症。值得注意的是，高钾血症患者也可能没有任何症状或心电图改变。

症状体征

● 疑似肌无力；
● 深腱反射减弱；
● 弛缓性瘫痪；
● 意识模糊；
● 呼吸困难；
● 心悸；
● 胸痛；
● 恶心或呕吐；
● 腹泻；
● 痉挛；
● 与血钾相关的心电图改变如下：
  ● 5.5～6.5mmol/L：

T 波高尖；
QT 间期可能缩短；
ST 段压低。

● 6.5～8.0mmol/L：
T 波呈峰状；
QRS 增宽；
R 波放大；
PR 间期延长。

● >8.0mmol/L：
P 波消失；
QRS 波进行性增宽；
伴有心室逸搏的高度房室阻滞、心室颤动或心脏停搏。

诊断性检查

● 血清钾＞5.5mmol/L。

钾失衡：低钾血症

病因、危险因素和病理生理学

　　低钾血症源于钾摄入量减少、钾排泄增加或钾储存受损、过量或异常丢失，以及进入细胞的钾增加。在危重症患者中，低钾血症通常与利尿剂的使用和经胃肠道流失过多有关。肌无力，包括心肌无力，是低钾血症的标志。严重低钾血症可能导致心脏停搏。血清钾降低会导致心肌和神经肌肉细胞的应激性增加。低钾血症可导致严重的心律失常和死亡。

临床表现

症状体征

● 乏力；
● 呼吸肌无力、通气不足；
● 麻痹性肠梗阻；
● 腹胀；
● 痉挛；
● 意识模糊、易激惹；
● 嗜睡；
● 心电图改变：
  ● 心室异位和平坦、倒置的 T 波；
  ● QT 间期延长；
  ● U 波出现；
  ● ST 段缩短和压低。

诊断性检查

- 血清钾低于 3.5mmol/L。

钙失衡：高钙血症

病因、危险因素和病理生理学

高钙血症的原因是过多的钙进入细胞外液或肾脏排钙不足。大约 90% 的病例是恶性肿瘤或甲状旁腺功能亢进引起的。血钙水平的解读必须考虑到钙存在的 3 种形式：蛋白结合钙、离子钙和螯合钙。虽然大多数实验室检测血清总钙，但离子钙是生理活性钙，一般通过动脉血气分析来测定。

临床表现

症状体征

- 乏力；
- 嗜睡；
- 意识模糊；
- 昏迷；
- 恶心或呕吐；
- 食欲减退；
- 便秘；
- 胰腺炎；
- 脱水；
- 多尿；
- 夜尿；
- 肾结石；
- 肾衰竭；
- 心电图改变：
  - 心律失常；
  - QT 间期缩短。

诊断性检查

- 血清钙高于 10.5mg/dL。

钙失衡：低钙血症

病因、危险因素和病理生理学

真正的低钙血症很少见，它是指受甲状旁腺激素和维生素 D 严格调节的离子钙浓度降低。血清总钙浓度受血清白蛋白水平的影响，因为 45% 的钙与白蛋白结合，还受 pH 的影响，它可以降低结合力（酸中毒）或增强结合力（碱中毒）。低钙血症的原因可分为 3 类：钙吸收减少、钙流失增加和生理活性钙的含量减少。危重症患者可能会出现与低蛋白血症或甲状旁腺功能减退症相关的低钙血症。血钙正常对于正常细胞功能、神经传导、膜稳定性、骨结构、凝血和细胞内信号转导至关重要。有急性低钙血症典型临床表现和症状的患者需要立即就医。

临床表现

症状体征

- 面神经低钙击面征阳性（轻拍外耳道前面神经皮肤时引起面肌非随意收缩）；
- 低钙束臂征阳性（四肢血液循环阻塞 3 分钟后的腕足痉挛）；
- 手足搐搦；
- 癫痫；
- 呼吸停止；
- 支气管痉挛；
- 喘鸣；
- 哮鸣；
- 麻痹性肠梗阻；
- 意识模糊；
- 幻觉；
- 易激惹；
- 心电图改变：
  - 心律失常；
  - QT 间期延长。

诊断性检查

- 血清钙低于 8.5mg/dL。

镁失衡：高镁血症

病因、危险因素和病理生理学

肾衰竭是危重症患者发生高镁血症最常见的病因，是无法排泄镁所致。神经肌肉和心脏都会受到抑制。当镁摄入量增加时，如过度使用抗酸剂，或在肾上腺功能不全、甲状腺功能减退或甲状旁腺功能亢进的情况下，也可出现高镁血症。

临床表现

症状体征

- 呼吸抑制；
- 低血压；
- 深腱反射减弱；
- 弛缓性瘫痪；
- 困倦；
- 嗜睡；
- 心电图改变：
  - 心脏停搏；
  - PR 和 QT 间期延长；
  - QRS 波增宽；
  - T 波振幅增加；
  - 心动过缓。

诊断性检查

- 血清镁高于 2.1mEq/L，然而血清镁高于 3mEq/L 前患者无症状。

镁失衡：低镁血症

病因、危险因素和病理生理学

低镁血症常见于危重症患者，且通常与低钙血症和难治性低钾血症有关。酗酒患者也有发生低镁血症的风险。低镁血症的原因包括摄入量减少、吸收不良、胃肠道丢失（如腹泻或急性胰腺炎），或肾毒性药物、ATN 利尿阶段、梗阻性 AKI 引起的肾功能紊乱。质子泵抑制剂的使用也与低镁血症有关。由于肾性失镁，低镁血症在肾移植术后患者中很常见。

临床表现

症状体征

- 肌肉无力；
- 面神经低钙击面征和束臂征阳性；
- 眼球震颤；
- 癫痫；
- 手足搐搦；
- 心电图改变：
  - PR 和 QT 间期延长；
  - 宽而平坦的 T 波；

- 室性心律失常；
- 尖端扭转型室性心动过速。

诊断性检查

- 血清镁低于 1.6mEq/L。

磷失衡：高磷血症

病因、危险因素和病理生理学

高磷血症可能是由磷酸盐摄入量增加、磷酸盐排泄减少或细胞内磷酸盐转移到细胞外的失调引起。包括危重症患者在内的所有患者，导致高磷血症的最常见原因是肾损伤。体内磷酸盐的调节取决于肾脏。高磷血症也见于乳碱综合征、维生素 D 中毒、甲状旁腺功能减退、横纹肌溶解和肿瘤溶解。高磷血症常与低钙血症相关。

临床表现

症状体征

- 束臂征阳性或面神经低钙击面征阳性；
- 反射亢进；
- 癫痫。

诊断性检查

- 血清磷高于 4.5mg/dL。

磷失衡：低磷血症

病因、危险因素和病理生理学

低磷血症与甲状旁腺功能亢进、糖尿病酮症酸中毒、急性呼吸性碱中毒、再喂养综合征及间质肿瘤诱发的骨软化症有关。低磷血症经常与高钙血症同时出现，并且在肾移植受者中很常见。

临床表现

症状体征

- 肌无力和萎缩；
- 疲劳；
- 意识模糊；
- 骨痛；
- 心动过速；
- 食欲减退；

- 呼吸困难；
- 癫痫。

诊断性检查

- 血清磷低于 2.5mg/dL。

电解质失衡的处理原则

高渗性失调/高钠血症

1. 补充游离水。如果可行,可口服补液或静脉输注 5% 葡萄糖溶液。目标是在 48～72 小时内使血清钠恢复正常,以避免脑水肿。脑水肿可导致脑疝、永久性神经功能缺损或髓鞘溶解。

2. 所需的游离水量是为了纠正缺水并取代持续的失水。

3. 治疗期间,密切监测钠和血清渗透压水平,并进行持续的神经系统检查,以便安全地调整矫正速度。

4. 对于低血容量患者,在使用游离水的同时用等渗氯化钠可恢复细胞外容量。

5. 在血容量过多的情况下,可在给予游离水的同时加用袢利尿剂,从而增加肾脏的钠排泄。AKI 患者可能需要 RRT 进行纠正。

6. 使用去氨加压素,这是一种治疗糖尿病性尿崩症的 ADH 类似物。低钠低蛋白饮食有助于降低尿量,从而减少水分流失。

低渗性失调/低钠血症

1. 限制水的摄入量。轻症和无症状的低钠血症通常不予治疗或只需限制水的摄入量。这是 SIADH 患者的一线治疗。治疗重点应放在潜在病因上,以防止血清钠进一步下降。

2. 只有在出现严重或中度症状时才给予高渗盐水(3%)。必须避免过度纠正或突然改变血清渗透压,因为这可能导致渗透性脱髓鞘综合征。这种综合征包括神经系统症状,并可导致不可逆的脑损伤。

3. 密切监测钠和尿电解质水平。在最初的 24 小时内,血清钠的目标增幅应限制在 10～12mmol/L,当血清钠达到 125mmol/L 时,应改用等渗盐水。

高钾血症

在所有潜在的电解质紊乱中,高钾血症对生命的威胁最大,因为钾对心脏的电生理有深远的影响。高钾血症也是 AKI 患者透析的常见指征。

1. 启动心电监护。由于高钾血症会影响心脏组织,因此持续的心电监护有助于识别血钾水平改变所带来的心脏表现。

2. 在心电图发生变化时使用钙盐,例如,葡萄糖酸钙。钙可以提高刺激阈值,保护患者免受高钾血症对心肌的负面影响。使用钙剂不会改变血钾水平。

3. 静脉注射高渗(50%)葡萄糖和普通胰岛素。胰岛素的作用是将钾暂时移入细胞内,从而保护心脏免受血清(细胞外)钾升高的影响。给予葡萄糖是为了避免低血糖。由于胰岛素的作用可能会延长,因此,所有患者,尤其是 AKI 患者,都需要监测血糖。

4. 使用袢利尿剂或噻嗪类利尿剂等药物以增加肾脏对细胞外钾的排泄,或使用阳离子交换树脂,如聚苯乙烯磺酸钠(sodium polystyrene sulfonate, Kayexalate)可增加胃肠道对钾的排泄。肾功能受损的患者对利尿剂治疗的反应会减弱。聚苯乙烯磺酸钠可口服或直肠给药。它用于肠道功能正常且没有便秘或嵌塞风险的患者。在没有排便的情况下重复给药可能会导致肠坏死。

5. 进行 RRT。当患者的血钾无法通过其他方法控制时,可能需要进行血液透析来快速排钾。

6. 通过避免富含钾的食物来限制饮食中钾的摄入。饮食限制被视为保守治疗,通常与其他疗法结合实施。

7. 停用抑制肾脏钾排泄的药物,例如,保钾利尿剂、磺胺甲噁唑-甲氧苄啶(bactrim)和血管紧张素转换酶(angiotensin-converting enzyme, ACE)抑制剂。

低钾血症

1. 补充钾。根据缺钾的严重程度和患者的状况,可以口服或静脉补钾。理想情况下,由于钾对组织有刺激性,应通过中心静脉输液补钾。钾补充量至少为 50mL,每小时补充量不超过 20mmol。如果通过外周静脉补钾,患者通常无法耐受 10mmol/h 以上的剂量。

2. 由于钾是细胞内主要的阳离子,因此需在给药后至少 1 小时再评估血清钾的水平。因为钾离子会移入细胞内,若补钾后立即查血钾会出现人为的血钾高值。抽血过程中的溶血也可能导致血钾过高。

3. 评估患者的利尿治疗。肾功能正常且正在使用袢利尿剂或噻嗪类利尿剂的患者,可改用保钾利尿剂以预防低钾血症。

4. 如果血镁低,则补充镁。由于镁缺乏会通过增加远端钾分泌从而加剧钾消耗,因此只有同时纠正了低镁血症,才能纠正低钾血症。

高钙血症

1. 静脉注射生理盐水和利尿剂。在肾功能正常的情况下,输注生理盐水后使用袢利尿剂可减少钙的重吸收,促进钙从肾脏排出。密切监测血清钠、钾和镁浓度,并在必要时予以补充。

2. 使用降钙素。降钙素通过增加肾钙排泄和减少骨吸收来降低血清钙水平。降钙素起效迅速,但药效仅限于最初的48小时。因此,在最初使用时结合水合作用会更有益处。

3. 使用双膦酸盐。双膦酸盐是治疗的首选,尤其适用于癌症相关的高钙血症。它们通过阻止骨吸收和骨化三醇合成来降低血钙。双膦酸盐需要2~4天才能达到最大效果。对于肾功能受损的患者,地舒单抗可代替双膦酸盐。

4. 使用皮质类固醇。皮质类固醇可用于减少维生素D中毒患者胃肠道对钙的吸收,或减少1,25-二羟维生素D_3的外部合成。饮食中钙和维生素D的摄入量也会减少。

5. 避免食用含钙丰富的食物或钙与维生素D补充剂。

6. 卧床会加重高钙血症,因此应鼓励多活动和负重锻炼。

7. 可能需要RRT以有效清除钙质。

低钙血症

1. 补充钙剂。对于出现急性低血钙症状和体征的患者,应静脉注射钙剂。首选葡萄糖酸钙。氯化钙具有较高的钙浓度,因此需要在密切监测下通过中心静脉给药。含有碳酸氢盐或磷酸盐的静脉注射液不应与钙注射剂同时使用,以免形成钙盐。一旦血清钙水平得到改善,应开始口服补钙,如碳酸钙和维生素D,应作为一种更有效的长期治疗方案。维生素D是胃肠道吸收钙的必要条件。骨化三醇是维生素D的代谢物,起效迅速。

2. 口服钙和维生素D联合用药,通常是甲状旁腺功能减退症患者的长期治疗方案。

3. 在有效治疗低钙血症之前,需要纠正并发的低镁血症。

4. 采取预防癫痫发作的措施。低钙血症患者有手足搐搦和癫痫发作的风险。

高镁血症

1. 停止使用含镁抗酸剂。

2. 给予生理盐水和袢利尿剂。如果患者肾功能正常,给予生理盐水和利尿剂可促进镁的排泄。

3. 静脉注射葡萄糖酸钙以拮抗镁对神经肌肉和心血管的影响。

4. 肾功能受损患者可能需要接受RRT治疗。

低镁血症

1. 补充镁。对出现四肢抽搐、心律失常或癫痫发作等严重症状的患者静脉注射硫酸镁。应对这些患者进行密切监测。然而,在静脉注射时,血清镁水平的突然升高会部分抑制髓袢对镁的重吸收。因此,静脉补镁不具有持续性。

2. 对于无症状患者,首选口服镁剂。然而,口服镁盐的耐受性不佳,因为它们会引起腹泻。对于有AKI或CKD的患者应格外谨慎。

3. 鼓励患者多吃富含镁的食物,如绿叶蔬菜、豆类、坚果和种子。

高磷血症

1. 限制口服磷酸盐的摄入量。

2. 肾功能正常时,输注生理盐水可增加磷酸盐的排泄。

3. 对于肾损害患者,特别是ESRD患者,按规定给予磷酸盐结合剂。使其在肠道中与磷酸盐结合,限制磷酸盐的吸收。在2017年更新的KDIGO CKD矿物质和骨骼疾病指南中,限制了含钙磷酸盐黏合剂的使用。

4. RRT适用于同时出现症状性低钙血症和肾功能受损的患者。

低磷血症

1. 补充磷酸盐。可以口服或静脉注射。

2. 停止使用磷酸盐结合剂。

3. 鼓励富含磷酸盐的饮食,如乳制品、肉类和豆类。

肾脏替代疗法

多年来,IHD和PD是RRT中用来解决肾衰竭容量负荷问题的唯一治疗模式。由于血流动力学不稳定和心律失常,许多危重症患者无法耐受与常规/IHD 相关的液体和电解质快速变化。而 PD 的液体变化较平稳,不会突然改变,但不能用于近期做过腹部手术、呼吸窘迫、肠道疾病或腹腔内感染的患者。

自 1977 年以来,以连续性动 - 静脉血液滤过(continuous arterio-venous hemofiltration, CAVH)为开端,已经引入了几种替代疗法来管理急性液体容量超负荷和电解质紊乱。随着 CRRT 技术的不断发展,为合并肾损伤和血流动力学不稳定的危重症患者提供了更多的治疗选择。这些疗法包括使用双腔静脉通路和血泵进行的连续性静脉 - 静脉血液滤过(continuous veno-venous hemofiltration, CVVH),以及添加透析液的连续性静脉 - 静脉血液透析(continuous veno-venous hemodialysis, CVVHD)。连续性静脉 - 静脉血液透析滤过(continuous veno-venous hemodiafiltration, CVVHDF)结合了 CVVH 和 CVVHD 的原理。由于使用动脉通路存在栓塞和出血风险,目前动静脉模式已不再使用。与 IHD 相比,CRRT 对于血流动力学不稳定、需要静脉注射多种药物、同时需或不需完全肠外营养的患者来说是一种更为有效的治疗模式。因为它能在 48 小时内清除更多的净溶质。SLED 是指在夜间以较低流速进行血液透析,通常持续 12 小时以上。该疗法适合血流动力学不稳定而需多次干预且中断 CRRT 的患者。

任何一种 RRT 的目标都是清除多余的液体和毒素,并纠正电解质失衡和代谢性酸中毒。每种 RRT 都能够以不同的效率实现这一目标。而 RRT 治疗过程中内环境的平衡校正是通过扩散(血液透析)和/或对流(血液滤过)的过程实现的。扩散是溶质从高浓度区域向低浓度区域移动的过程,即液体和电解质在血液和透析液之间移动的过程。对流是静水压力梯度引起的,导致血浆中的水通过血液滤过器的滤过膜发生过滤。通常置换液用来防止过多的液体排出。对于 AKI 患者,可在置换液和透析液中加入碳酸氢盐作为缓冲剂。

通路

在进行任何类型的 RRT 之前,都需要建立相应的通路。血管通路用于 IHD 和 CRRT,腹膜通路用于 PD。通路类型的选择取决于启动原因和肾脏替代的方法。通路可以是临时性的,也可以是永久性的。

永久性血管通路

通过动静脉造瘘或血管移植物来实现永久通路。动静脉内瘘是通过手术在动脉(通常是桡动脉或肱动脉)与相邻静脉之间进行吻合。这种吻合允许动脉血流经静脉,导致静脉扩张和充血。血管移植物置入适用于自身没有符合条件的血管来建立内瘘的患者。血管移植物被植入皮下并用于吻合动脉与静脉。

对于长期透析的患者,永久性通路是必需的。通路在被启用之前,需要一段成熟期,通常为 6 周,有些瘘管无法达到成熟。成熟过程包括静脉侧扩张和血管壁增厚,以便透析针能重复穿刺。

临时性血管通路

中心静脉导管用于出现 AKI 的患者、没有永久性动静脉通路或等待永久性通路成熟的 ESRD 患者。临时性血管通路是使用专门为透析设计的大口径双腔导管置入大直径静脉而实现的。这些导管的置入和维护方式与其他动脉和中心静脉装置相同,但通常较大,专门用于透析治疗。单腔导管并不常用。

导管可以是非隧道式的,也可以是隧道式的。对可能可逆的 AKI 患者开始 RRT 时,应使用非隧道式导管。隧道式导管的感染并发症发生率较低,只需严格遵守无菌原则,便可长期使用(数月至数年)。

美国国家肾脏基金会肾脏疾病预后质量倡议(National Kidney Foundation Kidney Disease Outcomes Quality Initiative, KDOQI)的 2019 年临床实践指南采取以患者为中心的方法,并以专家意见为基础,认为隧道式导管是在某些情况下长期使用的合理选择。这些情况包括多次动静脉内瘘建立失败且无其他可用方案的患者、预期寿命有限的患者或因流入动脉和流出静脉问题而无法建立动静脉通路的患者。置管位置的选择是为了最大限度地增加血流量,并预防导管因患者移动而扭结。右颈内静脉是首选位置。应避免使用锁骨下静脉,因为使用锁骨下静脉可能会导致中心静脉狭窄,妨碍将来永久性通路的建立。当无其他通路可用时,可使用股静脉导管,但由于感染风险增加和活动能力受限,股静脉导管并不理想。根据 KDOQI 的建议,在超声引导下插入临时透析导管,并在置管后和首次使用导管前及时拍摄胸部 X 线。

腹膜通路

国际腹膜透析协会2019年指南推荐使用硅橡胶材质的导管、双涤纶套导管、末端笔直或卷曲的导管，双涤纶套之间可以笔直或呈鹅颈状。腹膜透析管通常在腹腔镜或透视镜引导下置入腹腔，放置后可立即使用。但临床上为尽量减少渗漏风险，通常在放置导管后10～14天才开始腹膜透析。如果需要紧急启动，最初应使用低容量。

透析器／血液过滤器／透析液

有多种透析器和血液过滤器可供使用。透析器或血液滤过器类型的选择取决于患者的病情和RRT的预期结果。所有透析器都有一个有半透膜隔开的血液室和透析液室。透析器有两个入口和两个出口，血液和透析液各一个。在血液透析过程中，血液和透析液以相反方向通过透析器。

血液过滤器由高渗透性中空纤维制成。这些纤维周围是超滤空间，并有动脉和静脉血端口。血浆中的水和某些溶质通过血液过滤器从血液中分离出来，并排入收集装置。

透析液用于任何以透析为组成部分的疗法中，专门设计用于产生浓度梯度，以优化清除代谢废物、恢复酸碱和电解质平衡，以及维持细胞外液的平衡。具体的溶液方案取决于患者的病情和预期效果。最初可能使用标准溶液，但它们可以根据患者的个体化需求进行定制，并含有不同浓度的钠、钾、镁、钙、氯、葡萄糖和缓冲剂。

操作步骤

血液透析和持续低效透析

血液透析或SLED若采用临时通路完成，则需使用无菌技术将临时透析导管和体外透析循环管路进行连接；若采用永久通路，则需使用两根14G或16G针穿刺自体动静脉内瘘扩张的静脉部分或人造血管的植入部分。一针称为动脉针，用于引血；一针称为静脉针，用于回血。

血液透析系统的基本构成如图14-2所示。血液通过血泵经动脉针引出患者身体后被泵入体外

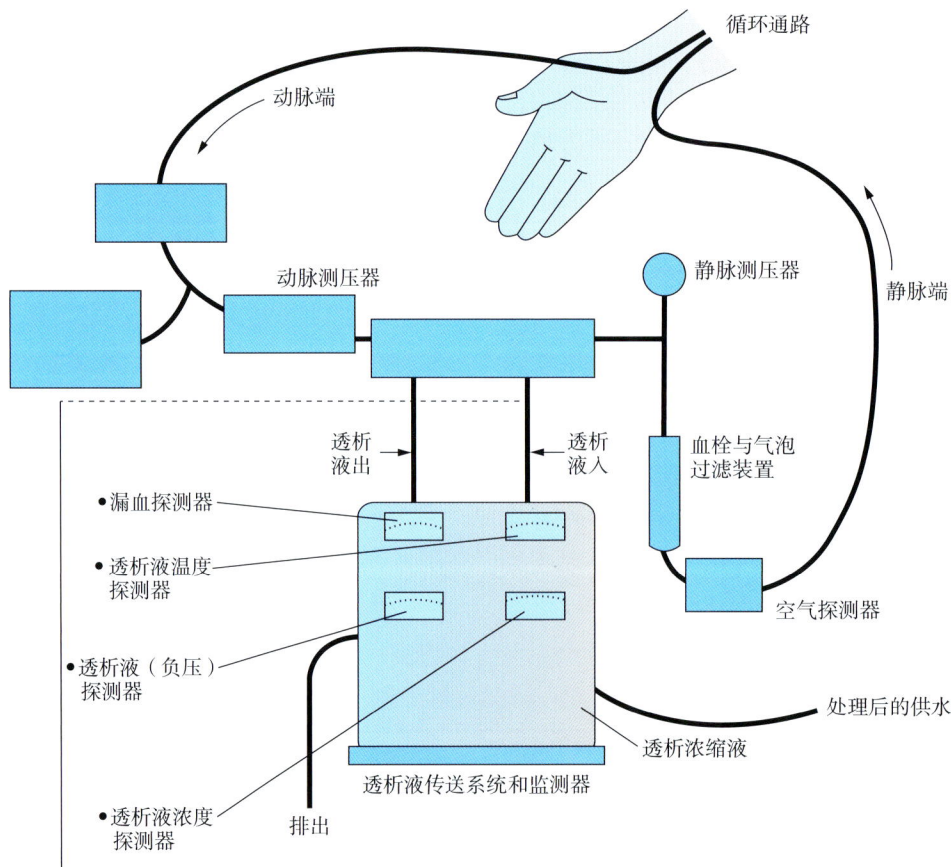

图14-2　血液透析系统的组成部分（Reproduced with permission from Thompson JM, McFarland GK, Hirsch JE, et al: *Mosby's Manual of Clinical Nursing.* St Louis, MO: Mosby, 1989.）

透析循环管路，再经静脉针返回患者体内。血泵的速度可以调节，因此可以实现将血液以不同的速度通过透析器和透析通路。与此同时，体外循环管路中的动脉压和静脉压被实时监测。

腹膜透析

腹膜透析是通过一系列循环或交换来完成的。透析液注入腹膜腔后在腹膜腔内停留预设的时间（停留时间），然后排出。该操作每一组称为一个循环或一次交换。透析液靠重力流入腹膜腔，2L 液体大约需要 10 分钟输入。透析液停留期间（通常为 4～6 小时），会经腹膜发生扩散和对流。停留时间基于患者的需求。在导管功能最佳的情况下，2L 液体需要 10 分钟才能从腹部排完。其他形式的腹膜透析包括持续不卧床腹膜透析（continuous ambulatory peritoneal dialysis，CAPD）和持续循环腹膜透析（continuous cyclic peritoneal dialysis，CCPD），但这些形式通常不用于 AKI 患者。然而，如果患者在家中使用这种类型的疗法治疗 ESRD，则有可能在住院期间继续使用。

连续性肾脏替代治疗

在 CRRT 中，先用含或不含抗凝剂的生理盐水对体外循环管路进行预处理，然后将其连接到适当的血管通路接口上，一端用于流出，另一端用于流入。血液从流出侧泵入血液过滤器，液体和电解质通过弥散等原理形成超滤液，之后血液再经流入管返回体内。清除的超滤液将收集在废液袋中。使用抗凝剂（即普通肝素或枸橼酸盐）有助于血液流动并延长过滤器的使用寿命。表 14-3 总结了 CRRT 期间使用的各种抗凝剂的优缺点。

在 CVVHD 中，血液经流出导管离开患者，并被泵入透析器而不是血液过滤器。代谢废物和液体被清除并排入超滤液袋中。然后血液经流入导管返回体内。透析液通过透析器的方向与血流方向相反。图 14-3 显示了 CVVHD 的基本设置。CVVH 需要使用置换液来替换部分或全部清除的液体。置换液可在过滤器前或过滤器后输入。在 CVVHDF 中，补充置换液的作用是维持正常血容量。

肾脏替代治疗模式的适应证和疗效

每种类型的 RRT 适用于不同的临床情况，以实现既定目标。在选择治疗方法之前，要明确治疗目标。

间歇性血液透析

间歇性血液透析（intermittent hemodialysis，IHD）适用于紧急情况下的紧急治疗，如危及生命的高钾血症。血流动力学不稳定（低血压是相对禁忌证）、血容量不足、凝血功能障碍或血管通路问题的患者禁用 IHD。

IHD 被认为是治疗 AKI 和 ESRD 的黄金标准，是所有 RRT 中最有效的。体内液体和尿毒症废物可在 4～6 小时的治疗过程中排出体内。ESRD 患者的门诊治疗计划通常为每周 3 次。IHD 的体外循环管路可容纳约 200mL 的血液，这种血容量的变化会加剧血流动力学的不稳定性。

腹膜透析

如今，对于需要透析但无法耐受血液透析相关血流动力学变化的危重症患者很少使用 PD，而

表 14-3　抗凝剂在 CRRT 中的应用

药物	优点	缺点
普通肝素	广泛使用、成本低、半衰期短、作用可逆，易于监测（APTT 或 ACT）	有出血风险、不可预测作用、肝素抵抗、HIT
低分子量肝素	更可靠的抗凝、降低 HIT 风险	累积效应，费用较高，需要监控抗 Xa
枸橼酸盐	局部抗凝、出血风险低	代谢性酸中毒和低钙血症（尤其是肝衰竭患者）、高钠血症、代谢性碱中毒
替代制剂		
阿加曲班	安全有效	成本高
达那肝素	大多数中心缺乏经验	
重组水蛭素		

ACT，活化凝血时间；APTT，活化部分凝血活酶时间；CRRT，连续性肾脏替代治疗；HIT，肝素诱导血小板减少症。

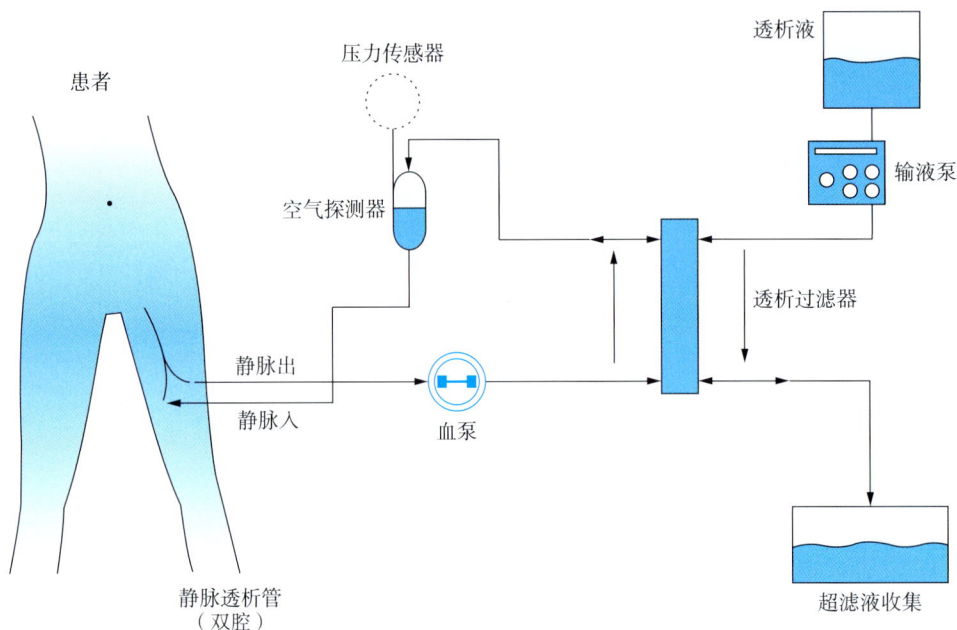

图 14-3   连续性静脉 - 静脉血液透析系统的组成部分[Reproduced with permission from Strohschein BL, Caruso DM, Greene KA. Continuous venovenous hemodialysis. *Am J Crit Care*. 1994; 3(2): 92-99.]

改用 CRRT。但对入院前已进行 PD 并因病情危重住院的患者可进行 PD。PD 将腹膜作为透析器以有效排除液体和废物;然而,腹膜透析与血液透析相比,起效较慢且效果较差。

近期接受过腹部手术或大范围腹部手术的患者、腹腔粘连、腹膜炎或呼吸困难的患者及孕妇禁用腹膜透析。

连续性肾脏替代治疗

CRRT 适用于血流动力学不稳定且需要进行 RRT 的患者。在考虑患者的液体和电解质状态、代谢需求,以及尿毒症的严重程度后,再选择 CRRT 的具体类型。最常用的 CRRT 方式是 CVVH、CVVHD 或 CVVHDF,因为静脉通路血流量更能被预测。

连续性静脉 - 静脉血液滤过

CVVH 的主要目标是清除体内过多的液体。虽然经 CVVH 治疗后,患者血液的化学性质不会发生大的改变,但患者有望实现并维持细胞外液中电解质含量和成分的稳定。在 CVVH 中可实现血流速率越高,可清除的溶质就越多。由于可以排出大量液体,医疗团队在治疗患者时就有了更大的灵活性。营养是许多危重症患者面临的一个问题,但在这些患者身上往往可以得到改善,因

为可以在提供营养支持的同时不必再担心液体超负荷。

在一些机构中,当患者有 IHD 或 PD 禁忌证时,CVVH 已成为首选的治疗方法。与 IHD 相比,CVVH 的液体转移速度较慢,因此当患者出现血流动力学不稳定,尤其是低血压时,CVVH 就成了合适的治疗方法。其他可能从 CVVH 中获益的患者包括未得到控制的心力衰竭、肺水肿、严重烧伤、脑水肿及肝肾综合征患者。患者可以持续 CVVH 数周,直到可以开始长期 IHD 或肾功能得到改善。CVVH 没有绝对的禁忌证。遗憾的是,在进行某些需转运到病房外的诊断性检查(如计算机断层扫描)时必须中断 CVVH 治疗,而且治疗的连续性限制了患者的活动能力,尤其是使用股静脉通路时(如从床上到椅子上)。

连续性静脉 - 静脉血液透析

连续性静脉 - 静脉血液透析结合了血液滤过的原理和缓慢的透析方式(见图 14-3)。CVVHD 的适应证与 IHD 相似。选择 CVVHD 通常是因为患者病情不稳定且无法耐受 IHD 治疗时所发生的快速体液和电解质转换。CVVHD 为血流动力学不稳定的患者提供了一种实现稳定的液体和电解质平衡而不进一步损害其状态的途径。CVVHD 没有绝对禁忌证。保持透析器的通畅是 CVVHD

成功的关键。有凝血功能障碍的患者，如果需使用抗凝剂以防止体外循环管路中发生凝血，则需进行严密监测。

缓慢连续性超滤

缓慢连续性超滤（slow continuous ultrafiltration，SCUF）主要用于体内容量过多且具有一定肾功能的患者。由于清除过多的液体是其主要目标，因此行 SCUF 时无须同时补充置换液。它对尿素和肌酐水平的影响很小。

肾脏替代治疗的常规护理措施

RRT 的使用频率呈上升趋势。虽然每种疗法都具有独特之处，但都需要类似的护理措施。

1. 需监测和记录的项目包括平均动脉压、每小时摄入量和排出量及每日体重，以评估液体平衡。还需要密切监测酸碱平衡和评估血清电解质水平。

2. 使用肺动脉导管或微创功能性血流动力学监测设备，可指导液体管理。如需了解更多信息，请参阅第 4 章。

3. 对于所有形式的透析，预防感染是护理工作关注的重点。用于血液透析的血管通路装置需要进行细致的无菌敷料更换，一般不能用于其他治疗，仅在极少数情况下除外。腹膜炎是腹膜透析的常见并发症，因此在进行操作和置管部位护理时采用无菌技术至关重要。密切评估感染迹象可促进早期治疗。

4. 透析管路中发生凝血是另一个需要密切监测的并发症。注意观察管路中压力的变化可以尽早识别凝血，防止因完全堵塞而更换管路所造成的失血。抗凝剂可用于防止透析管路中出现凝血，需要加强监测并及时调整抗凝剂的剂量。

5. 重症监护护士与血液透析团队合作，负责对患者和系统问题进行早期识别和初步干预。干预措施包括根据患者的反应调整流速和透析液成分。

总结：管理原则

1. 早期识别 AKI 的体征和症状对于纠正潜在病因并防止肾功能进一步下降至关重要。

2. 在 AKI 的不同阶段，都需密切监测患者的出入量和每日体重，上述指标可指导患者的液体管理、利尿剂的使用及 RRT 的开始时间。CRRT常用于血流动力学不稳定的患者。

3. 电解质紊乱和代谢性酸中毒可危及生命，必须及时纠正。需要进行频繁的实验室检查直到恢复内环境的平衡。

4. 在可行的前提下，所有 AKI 患者都应避免使用肾毒性药物。治疗药物必须根据肾脏功能进行调整，防止不必要的肾损伤和额外的药物毒性。危重症患者通过 CRRT 清除药物取决于透析器类型、CRRT 模式和处方流速。必要时需要咨询药剂师。

5. 充足的蛋白质和热量非常重要。必要时由营养师进行指导。

（周杰楠 杨凤 译 李乐之 审校）

参考文献

肾脏和电解质常识

Cheungpasitporn W, Thongprayoon C, Kittanamongkolchai W, et al. Proton pump inhibitors linked to hypomagnesemia: a systematic review and meta-analysis of observational studies. *Renal Fail.* 2015;37(7):1237-1241.

Feehally J, Floege J, Tonelli M, Johnson R, eds. *Comprehensive Clinical Nephrology.* 6th ed. Philadelphia, PA: Elsevier Saunders; 2019.

Ketteler M, Block GA, Evenepoel P, et al. Executive summary of the 2017 KDIGO chronic kidney disease—mineral and bone disorder (CKD-MBD) guideline update: what's changed and why it matters. *Kidney Int.* 2017;92(1):26-36.

Molzhan A, Butera E, eds. *Contemporary Nephrology Nursing: Principles and Practice.* 2nd ed. Pitman, NJ: American Nephrology Nursing Association; 2007.

Muhsin SA, Mount DB. Diagnosis and treatment of hypernatremia. *Best Pract Res Clin Endocrinol Metab.* 2016;30(2):189-203.

Spasovski G, Vanholder R, Allolio B, et al. Clinical practice guideline on diagnosis and treatment of hyponatraemia. *Nephrol Dial Transplant.* 2014;Suppl 2:i1-i39.

Sterns R, Grieff M, Bernstein P. Treatment of hyperkalemia: something old, something new. *Kidney Int.* 2016;89(3):546-554.

急性肾损伤

Balogun RA, Okusa MD. Fractional excretion of sodium, urea, and other molecules in acute kidney injury. *UpToDate.* Accessed January 30, 2022.

Davenport MS, Perazella MA, Yee J, Dillman JR, et al. Use of intravenous iodinated contrast media in patients with kidney disease: consensus statements from the American College of Radiology and the National Kidney Foundation. *Radiology.* 2020;294(3):660.

Fiaccadori E, Maggiore U, Cabassi A, Morabito S, Castellano G, Regolisti G. Nutrition evaluation and management of AKI patients. *J Ren Nutr.* 2013;23(3):255-258.

Fisher M, Neugarten J, Bellin E, et al. AKI in hospitalized patients with and without COVID-19: a comparison study. *J Am Soc Nephrol.* 2020;31(9):2145-2157. doi:10.1681/ASN.2020040509

Hertzberg D, Ryden L, Pickering JW, Sartipy U, Holzmann M. Acute kidney injury-an overview of diagnostic methods and clinical management. *Clin Kidney J.* 2017;10(3):323-331.

Hoste EA, Bagshaw SM, Bellomo R, et al. Epidemiology of acute kidney injury in critically ill patients: the multinational AKI-EPI study. *Intensive Care Med.* 2015;41(8):1411-423.

Hoste EA, Schurgers M. Epidemiology of acute kidney injury: how big is the problem? *Crit Care Med.* 2008;36 (4Suppl): S146-S151.

Isaac S. Contrast-induced nephropathy: nursing implications. *Crit Care Nurse.* 2012;32(3):41-48.

Kidney Disease: Improving Global Outcomes (KDIGO) Acute Kidney Injury Work Group. KDIGO clinical practice guideline for acute kidney injury. *Kidney Int (Suppl).* 2012;2:1-138.

Palevsky PM, Liu KD, Brophy PD, et al. KDOQI US commentary on the 2012 KDIGO clinical practice guideline for acute kidney injury. *Am J Kidney Dis.* 2013;61(5):649-672.

Schonenberger E, Martus P, Bosserdt M, et al. Kidney injury after intravenous versus intra-arterial contrast agent in patients suspected of having coronary artery disease: a randomized trial. *Radiology.* 2019;292(3):664-672.

Srisawat N, Sileanu FE, Murugan R, et al. Variation in risk and mortality of acute kidney injury in critically ill patients: a multicenter study. *Am J Nephrol.* 2015;41:81-88.

Subramaniam RM, Suarez-Cuervo C, Wilson RF, et al. Effectiveness of prevention strategies for contrast-induced nephropathy: a systematic review and meta-analysis. *Ann Intern Med.* 2016;164(6):406-416.

Susantitaphong P, Cruz DN, Cerda J, et al. Acute Kidney Injury Advisory Group of the American Society of Nephrology. World incidence of AKI: a meta-analysis. *Clin J Am Soc Nephrol.* 2013;8(9):1482-1493.

Taylor BE, McClave, SA, Martindale RG, et al. Guidelines for the provision and assessment of nutrition support therapy in the adult critically ill patient: Society of Critical Care Medicine (SCCM) and American Society for Parenteral and Enteral Nutrition (A.S.P.EN.). *Crit Care Med.* 2016;44(2):390-438.

Wood S. Contrast-induced nephropathy in critical care. *Crit Care Nurse.* 2012;32(6):15-23.

肾脏替代疗法

Crabtree JH, Shrestha BM, Chow K, et al. Creating and maintaining optimal peritoneal dialysis access in the adult patient: 2019 update. *Perit Dial Int.* 2019;39(5):414-436.

Golestaneh L, Richter B, Amato-Hayes M. Logistics of renal replacement therapy: relevant issues for critical care nurses. *Am J Crit Care.* 2012;21(2):126-130.

Lok C, Huber TS, Lee T, et al; KDOQI Vascular Access Guideline Work Group. KDOQI clinical practice guideline for vascular access: 2019 update. *Am J Kidney Dis.* 2020;75(4)(suppl 2): S1-S164.

Macedo E, Mehta R. Continuous dialysis therapies: core curriculum 2016. *Am J Kidney Dis.* 2016;68(4):645-657.

Nissenson AR, Fine RN. *Handbook of Dialysis Therapy.* 5th ed. Philadelphia, PA: Elsevier; 2017.

Tolwani A. Continuous renal-replacement therapy for acute kidney injury. *N Engl J Med.* 2012;367:2505-2514.

Wiegand, DL. Unit V: Renal System. In *AACN Procedural Manual for High Acuity, Progressive, and Critical Care*, 7th ed. Philadelphia, PA: Elsevier; 2016.

第15章 内分泌系统

Heather Roff

学习目标

1. 概述接受血糖监测患者的护理管理。
2. 描述以下疾病的病因、病理生理、临床表现、患者需求和管理原则：
   - 高血糖状态；
   - 糖尿病酮症酸中毒；
   - 血糖正常型糖尿病酮症酸中毒；
   - 高血糖高渗状态；
   - 急性低血糖；

   - 抗利尿激素分泌失调综合征；
   - 尿崩症；
   - 甲状腺功能亢进和甲状腺危象；
   - 甲状腺功能减退症和黏液性水肿；
   - 肾上腺皮质分泌亢进：库欣综合征、醛固酮增多症、肾上腺功能不全和肾上腺危象；
   - 肾上腺髓质和嗜铬细胞瘤。

病理

病理性内分泌疾病可在重症监护和渐进护理环境中得到管理。到目前为止，最常见的疾病与高血糖及低血糖状态有关，因此，也是本章的重点内容。虽然垂体和甲状腺功能失调的某些疾病不常见，但在本章也进行了讨论。

高血糖状态

糖尿病是住院患者常见的合并症，与高血糖显著增加了医院发病率和死亡率。此外，许多没有糖尿病病史的患者在住院期间会出现高血糖。

住院患者发生高血糖是由于对急性损伤和应激的自然代谢反应。在疾病急性期，肝脏会在糖皮质激素、儿茶酚胺、生长激素和各种细胞因子[白细胞介素 -6（IL-6）、白细胞介素 -1a（IL-1a）和肿瘤坏死因子]的作用下产生和释放葡萄糖。因此，脂肪和蛋白质被分解代谢，血糖激增。心肌梗死、卒中、手术、创伤、疼痛和脓毒症等情况均可导致以上生物介质和反调节激素的释放。从本质上讲，应激反应越大，血糖就会越高。为了最大限度地减少与高血糖相关的不良后果，严格的血糖监测和有效的血糖管理至关重要。在危重症患者中，通过持续输注胰岛素或间歇性输注营养支持中所需胰岛素，并频繁监测血糖，以实现有效的血糖管理。输液方案或长期医嘱通常用于规范治疗，并将血糖值维持在目标范围内。

糖尿病酮症酸中毒和高血糖高渗状态

糖尿病酮症酸中毒（diabetic ketoacidosis，DKA）和高血糖高渗状态（hyperglycemic hyperosmolar status，HHS）是糖尿病失代偿期的两种紧急情况。DKA 和 HHS 的诊断标准可能因资料来源不同而略有差异。一般而言，DKA 被定义为急性高血糖症（血浆葡萄糖＞250mg/dL）伴酸中毒（动脉血 pH＜7.3）、中度酮尿症或酮血症和阴离子间隙

（>12mEq/L），而HHS则被归类为急性高血糖症（血浆葡萄糖>600mg/dL），但不伴有酸中毒（非酮症）。

糖尿病是一种代谢性疾病，会导致细胞对葡萄糖的摄取不足，从而导致高血糖。1型糖尿病（diabetes mellitus, DM）的主要病症是胰腺分泌的胰岛素不足或缺乏。1型糖尿病通常由于自身免疫系统被激活，攻击并破坏正常分泌胰岛素的β细胞。2型糖尿病往往发生在老年人，但也可能发生在年轻人，并与胰岛素受体的敏感性受损有关。2型糖尿病患者的胰岛素分泌最初可能是正常的，随后随着疾病的进展而急剧下降。虽然高血糖是两者的共同特征，但每种糖尿病分类的病因、危险因素、病理生理和管理重点存在很大差异。

病因、危险因素和病理生理学

当血糖升高时，胰腺中的胰岛β细胞（胰岛）释放出胰岛素。胰岛素是人体大多数细胞摄取葡萄糖所必需的。没有胰岛素，葡萄糖就不能进入细胞，积聚在血液中，导致高血糖和血管炎症状态。缺乏葡萄糖的细胞开始饥饿，通过分解蛋白质和脂肪（糖异生）及释放肝脏中储存的葡萄糖（糖原分解）从而触发对储存葡萄糖的调动。所引发的一系列复杂的生理过程导致了DKA和HHS相关的主要体征和症状。

糖尿病酮症酸中毒

与DKA相关的最常见的诱发因素是潜在或伴随感染（40%）、胰岛素漏用（25%）和首次确诊的糖尿病（15%）。其他原因约占20%，包括心肌梗死、卒中、创伤和胰腺炎。虽然DKA主要是1型糖尿病的并发症，但在极端应激和极高血糖的情况下，某些2型糖尿病也可能（很少）发生DKA（表15-1）。虽然也存在其他原因，但随着新型降糖药物使用的增加，血糖正常型DKA（euglycemic diabetic ketoacidosis, EDKA）的发病率不断上升。EDKA可发生在1型和2型糖尿病中，约占DKA患者的10%，鉴于不存在与DKA相关的特征性高血糖，这给诊断和治疗带来了挑战。

一般来说，DKA是高血糖、酮血症和伴有较大阴离子间隙的代谢性酸中毒的生化三联征，见表15-2。轻度DKA的典型特征是高血糖（>300mg/dL）、低碳酸氢盐（15~18mEq/L）、酸中毒（pH<7.30）、伴酮血症和/或酮尿症。根据定义的

不同，中度DKA表现为酸中毒恶化（pH<7.20）和血清碳酸氢盐降低（10~14mEq/L），而重度DKA则表现为显著的代谢性酸中毒（pH<7.1）和碳酸氢盐极度丢失（<10mEq/L）。出现轻度DKA的患者可能会更警觉且反应灵敏，中度DKA患者嗜睡加重，重度DKA患者意识水平明显下降或昏迷。

DKA可在不到24小时内发展。DKA的初始原因是胰岛素水平不足或缺乏，进而导致脂肪酸代谢、肝脏糖异生（氨基酸和蛋白质形成葡萄糖）和反调节激素分泌增加，包括胰高血糖素和应激激素（儿茶酚胺、皮质醇和生长激素）。反调节激素在应激和其他刺激下释放，削弱了胰岛素的降糖作用，从而升高血糖。DKA的发病机制可分为3个主要部分：液体容量不足、电解质异常和酸碱失衡（图15-1）。

表15-1 糖尿病酮症酸中毒的病因

感染

胰岛素剂量不足或漏用（主要为1型糖尿病）

1型糖尿病的初始表现

临床应激

- 创伤
- 手术
- 妊娠
- 肾衰竭
- 肝衰竭
- 心肌梗死/缺血

药物引起的糖代谢损伤

- 噻嗪类利尿剂
- 苯妥英
- β受体阻滞剂
- 钙通道阻滞剂
- 类固醇
- 肾上腺素
- 精神药物
- 水杨酸中毒
- 钠-葡萄糖共转运蛋白2（sodium-glucose cotransporter 2, SGLT2）抑制剂（可能引发血糖正常的DKA）

表15-2 阴离子间隙的计算（正常<12mEq/L）[a]

$Na^+-(Cl^-+HCO_3^-)$=阴离子间隙

DKA案例分析的例子：130-（94+11）=25mEq/L（阴离子间隙酸中毒）

HHS案例分析的例子：152-（121+20）=11mEq/L（无阴离子间隙）

[a] 钾离子和钠离子的数量可以相加，但由于钾离子含量较少，所以在计算中往往不考虑。

```
┌─────────────────────┐        ┌──────────────────────────────┐
│ ↓胰腺细胞产生胰岛素  │        │ ↑反调节激素的产生            │
└─────────────────────┘        │                              │
                               │ 胰高血糖素          皮质醇    │
                               │   肾上腺素         生长激素    │
                               └──────────────────────────────┘
                    │                         │
                    ▼                         ▼
           ┌────────────────────────────────────────┐
           │ 胰岛素不足和细胞不能利用葡萄糖          │
           └────────────────────────────────────────┘
              │                                    │
              ▼                                    ▼
   ┌───────────────────────┐         ┌───────────────────────┐
   │ 激活止血机制以提供葡萄糖摄取↑ │   │ 多余的脂肪产生可替代的能量 │
   └───────────────────────┘         └───────────────────────┘
              │                                    │
              ▼                                    ▼
   ┌───────────────────────┐         ┌───────────────────────┐
   │ ↑肝脏糖异生和糖原分解  │         │ 脂肪酸代谢（脂肪分解）  │
   │   （蛋白水解）         │         └───────────────────────┘
   └───────────────────────┘                    │
              │                                  ▼
              ▼                       ┌───────────────────────┐
        ┌──────────┐                  │ 酮体的形成（生酮作用） │
        │  高血糖   │                  └───────────────────────┘
        └──────────┘                   │                    │
              │                        ▼                    ▼
              ▼                   ┌──────────┐      ┌──────────────┐
        ┌──────────┐             │  酮尿症   │      │ 代谢性酮    │
        │ 渗透性利尿 │             └──────────┘      │ 症酸中毒    │
        └──────────┘                                └──────────────┘
              │
              ▼
        ┌──────────┐
        │ 低渗性丢失 │
        └──────────┘
          │        │
          ▼        ▼
   ┌──────────┐ ┌──────────┐
   │↑血清渗透压│ │ 糖尿     │
   └──────────┘ │ 电解质丢失│
          │     └──────────┘
          ▼        ▼
  ┌──────────────┐┌──────────────┐
  │细胞内液容量不足││细胞外液容量不足│
  └──────────────┘└──────────────┘
          │        │
          ▼        ▼
        ┌──────────┐
        │   脱水    │
        └──────────┘
              │
              ▼
      ┌──────────────┐
      │ 相对性乳酸酸中毒 │
      └──────────────┘
```

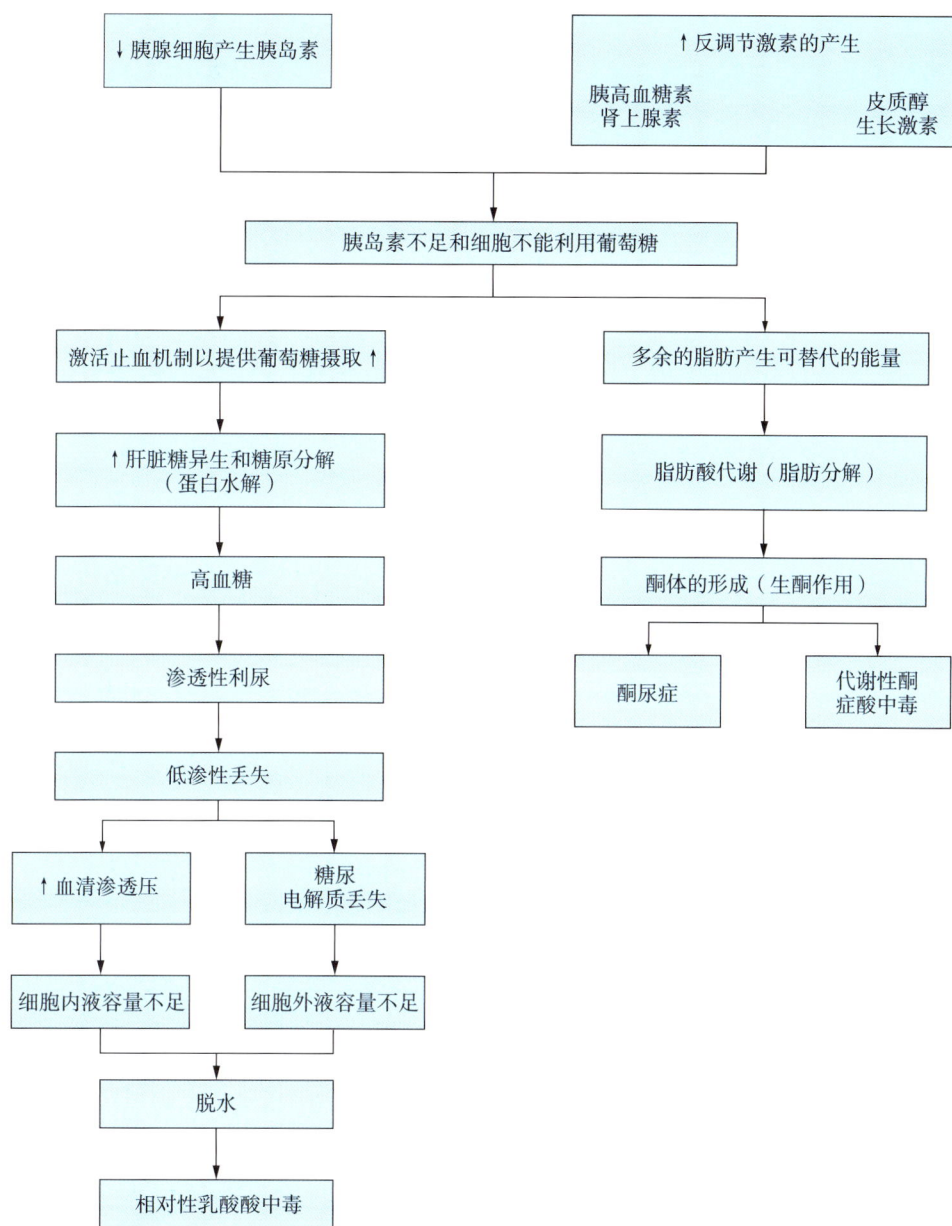

图 15-1 DKA 的发病机制

DKA 中伴随电解质失衡的液体容量不足

胰岛素缺乏，会出现高血糖和细胞释放的氨基酸增加。体内的应激反应导致代谢失代偿，应激激素进一步引发血浆葡萄糖和酮体升高。高血糖引起渗透性利尿和低渗性丢失，导致体液不足（细胞内和细胞外）和电解质丢失。当血清葡萄糖超过肾阈值时，则会出现糖尿。在缺乏胰岛素的情况下，储存的蛋白质也会被肝脏分解成氨基酸，然后转化为葡萄糖提供能量。这进一步增加了血糖和尿糖，加重了渗透性利尿和酮血症。尿液中丢失水、钠、镁、钙和磷，导致血清渗透压升高和电解质水平降低。钾的水平可能升高或降低，具体取决于恶心和呕吐的程度、酸碱平衡和患者的液体状态。这种高渗透压导致液体从细胞内转移到细胞外，从而加剧脱水。DKA 患者严重体液丢失可导致低血容量性休克。容量不足会降低肾小球对葡萄糖的滤过，导致进行性高血糖的恶性循环。血清渗透压的升高也被认为会进一步损害胰岛素分泌，并促进胰岛素抵抗。这些患者常见的神经系统状态改变主要是脑细胞脱水和血清高渗透压所致。

DKA 中的酸碱平衡失调

缺乏葡萄糖，细胞会陷入饥饿状态，并启动糖异生过程，利用储存的脂肪和蛋白质，为机体提供能量。脂肪的分解速度大于它们在肝脏中的代谢速度，这会导致酮酸积累。通常酮酸会被周围组织清除，但如果生酮途径超负荷，酮酸就会在血液中积聚，氢离子（H^+）解离，引起严重的代谢性酸中毒。在此过程中会形成丙酮，这是患者出现"烂苹果味呼吸"的原因。酮体可以在血液和尿液中进行定量测量。

尽管其他生理机制也可能产生乳酸，但因为低血容量被认为会导致组织灌注不足，继发无氧代谢产生乳酸，使代谢性酸中毒可能因严重的体液不足而恶化。过量的乳酸使阴离子间隙增加（体内酸性物质增多）。钠、钾、氯和碳酸氢盐维持体内正常的阴离子间隙，通常小于 $12\sim14$mEq/L（表 15-2）。阴离子间隙代表了阳离子（Na^+、K^+）和阴离子（Cl^-、HCO_3^-）之间的差异。蓄积的酮体是糖异生的产物，引起酸中毒并进一步增加阴离子间隙，通常可超过 20mEq/L（见 DKA 的典型案例分析）。

当发生代谢性酸中毒时，机体产生碳酸氢盐来缓冲酮体和 H^+ 离子。由于渗透性利尿，DKA 患者的碳酸氢盐水平常常降低。呼吸系统通过释放二氧化碳来补偿，以恢复正常的血液 pH。这就解释了在 DKA 患者中经常看到的深而急促的呼吸，称为"库斯莫尔呼吸"（Kussmaul respiration）。

代谢性酸中毒还会导致潜在致命的电解质失衡。DKA 患者最初血清钾升高，可能是由于酸中毒引起的钾从细胞内转移到了细胞外。之后，由于胰岛素诱导血浆中的钾转移到细胞内，以及渗透性利尿增加了尿液排钾。因此，低钾血症很常见。

在 EDKA 的情况下，糖异生障碍、糖尿、电解质异常、重度脱水和酮症酸中毒的恶化都会导致严重的代谢性酸中毒，并可能迅速危及生命。与 DKA 不同的是，EDKA 不存在血清高血糖，尽管存在重度脱水，但通常不伴有过量的乳酸，这使得早期识别变得困难。

纠正酸碱平衡失调

在 DKA 的大多数案例中，根据医院治疗方案给予足够的静脉输液、胰岛素和补钾，这些足以逆转酸中毒。对于 pH＞7.0 的 DKA 患者，不推荐使用静脉输注碳酸氢钠。诊断为 HHS 的患者不能使用碳酸氢钠。

关于在伴有重度酸中毒（定义为 pH＜6.9）的 DKA 患者中使用碳酸氢钠存在争议。美国糖尿病协会（American Diabetes Association，ADA）的指南不再推荐在重度酸中毒患者中使用碳酸氢钠。一项包含随机对照试验和病例对照研究的系统综述对血清 pH 为 $6.9\sim7.2$ 的 DKA 患者是否使用碳酸氢钠进行了分析。两组患者在高血糖正常化、住院康复时间均无差异。因此，根据治疗方案，静脉输液、胰岛素和补钾是纠正 DKA 酸碱失衡的推荐策略。尽管 EDKA 的发病率正在增加，但没有研究表明是否应该使用碳酸氢钠，因此，目前的实践可能与上述 DKA 的治疗建议保持一致。

高血糖高渗状态

HHS 是一种不伴有酮症但存在严重脱水的高血糖症。HHS 中血糖是进行性升高的，患者通常有 2 型糖尿病病史，即血液循环中尚存在胰岛素。HHS 中极严重的高血糖导致细胞外液容量减少、细胞明显脱水和电解质过度流失。此外，由于有一定的胰岛素分泌，脂解作用（脂肪分解）受到抑制。因此，不会过量产生酮体，也不会出现酮症的特殊体征和症状（无库斯莫尔呼吸、尿液中无酮体排出、腹痛、恶心、呕吐或厌食）。如果缺乏明显的体征和症状，患者未察觉到自己的血糖正在升高，也就可能意识不到需要治疗。持续的渗透性利尿会导致大量液体损失、电解质失衡和中枢神经系统（central nervous system，CNS）功能障碍。因为容量损失严重，而且在老年人中更常见，所以 HHS 的死亡率较高。死亡多由于身体的重要脏器功能障碍，例如，大脑中的心脏和呼吸中枢受到抑制、脑水肿、心血管失代偿、急性肾损伤和血管栓塞。

高血糖紧急情况的管理原则

急性 DKA，包括 EDKA 和 HHS 患者的监测和管理主要围绕 6 个方面：

- 补液；
- 治疗高血糖；
- 补充电解质；
- 治疗任何潜在疾病；
- 预防和管理并发症；
- 患者和家庭教育。

具体血糖监测、胰岛素治疗、补液和电解质补充等内容，请参阅机构指南、方案和医嘱。以下概述高血糖患者护理的关键。

临床表现：DKA/EDKA 和 HHS 的比较

DKA/EDKA	HHS
既往史	
DKA：有 1 型糖尿病病史或既往未确诊的年轻成人或青少年；既往感染较为常见，但也可能发生于 2 型糖尿病 EDKA：有 2 型糖尿病病史并接受 SGLT2 抑制剂治疗的成人，也可能因妊娠、胰腺炎、肝硬化、手术、感染、创伤而诱发	有 2 型糖尿病病史的老年人，以及与肾脏葡萄糖排泄减少相关的既存慢性疾病。并发症为经常诱发病毒感染或肺炎
症状和体征	
非特异性：多尿、多饮、乏力、腹部绞痛、木僵、昏迷 特异性：恶心、呕吐、厌食、库斯莫尔呼吸、烂苹果味呼吸	非特异性：多尿、多饮、乏力、意识模糊、昏迷 特异性：无
诊断性检查	
DKA：血糖 250～800mg/dL（通常＜500mg/dL） EDKA：血糖通常为 100～180mg/dL 血清渗透压＜330mOsm/（kg·H$_2$O） 酮症酸中毒 　↓pH 　　轻度：pH 7.20～7.30 　　中度：pH 7.10～7.19 　　重度：pH＜7.09 　　血清 HCO$_3^-$＜15mEq/L 　　血清酮体＞2+ 　　尿酮阳性 　　阴离子间隙＞12 脱水 血容量不足（细胞内和细胞外减少） 肾功能 血尿素氮（blood urea nitrogen，BUN）与肌酐（creatinine）的比值升高 尿酮2+ 电解质丢失 钾、镁、磷酸盐和钙	血糖 至少 600mg/dL，通常＞1 000mg/dL 血清渗透压＞350mOsm/（kg·H$_2$O） 酮症酸中毒 非特征性 pH＞7.30 血清 HCO$_3^-$＞15mEq/L 血清酮体＜2+ 尿酮含量极低 阴离子间隙可变 脱水 重度血容量不足（细胞内和细胞外） 肾功能 血尿素氮（BUN）与肌酐的比值显著升高 ↓肾小球滤过率（glomerular filtration rate，GFR） 电解质丢失 钾、镁、磷酸盐和钠

血糖监测和床旁检测

有效的血糖控制对于改善急危重症患者的发病率和死亡率至关重要。一般在床旁从患者指尖、动脉导管或中心静脉导管采集少量血液，以增加血糖监测频次。在床旁，可将血液滴在化学试纸上，然后插入便携式血糖仪中。与实验室血糖分析相比，这种床旁（point-of-care，POC）血糖检测可以便于更快速地采取干预措施来管理严重的血糖紊乱。新技术极大提高了床旁血糖仪的可用性和准确性。

尽管 POC 血糖仪和改进的技术具有明显优势，但血糖测量仍可能出现不准确的情况。对危重症患者的研究报告了 POC 血糖仪值与实验室血糖值之间的显著差异。根据美国食品药品监督管理局（Food and Drug Administration，FDA）的规定，血糖仪值与实验室值之间可接受的差异为 ±15%。如果两者间出现较大差异，则须进行调查，这在低血糖状态下尤为迫切。造成 POC 血糖值存在差异的原因有很多，但一个重要原因是这种血糖仪最初并非为危重和/或病情不稳定患者所开发使用。FDA 发布了更严格的血糖仪功能行业指南，并确定了 POC 和实验室血糖值差异的可接受范围。

血糖结果的错误可能是操作不当或患者的病

情变化所导致。**操作人员引起的 POC 检测问题：**血糖仪设备的操作不当是血糖测量的常见错误来源，原因包括葡萄糖试纸过期或采集的血液量不足。当在输注含葡萄糖溶液的静脉上方采集血标本时，可能会发生血标本被外源性葡萄糖污染。所有医院都有书面的制度和流程来规范 POC 的护理标准。一般来说，如果 POC 血糖仪结果异常，血标本会被紧急送到临床实验室进行验证。血糖仪的使用建议见表 15-3。

患者病情变化引起的 POC 检测问题：一些临床情况可能会影响 POC 的血糖测量。低血压和血管升压药的使用会导致指端组织灌注不足，从而影响血糖测量的准确性。在重症监护中，可能导致血糖测量值偏低的混杂因素包括低血红蛋白、高甘油三酯和低氧血症。可能影响 POC 血糖监测准确性的临床情况见表 15-4。

未来，连续血糖监测装置（continuous glucose monitoring，CGM）可能会为急诊护理环境提供一种可行的血糖监测方法。数百万 1 型糖尿病患者在门诊治疗中使用皮下 CGM。CGM 采用皮下血糖传感器，已被证明在门诊中能优化胰岛素治疗、控制代谢，具有安全性。CGM 的数据可下载到电脑上，使患者的连续血糖水平可视化，并显示每日和每周的血糖变化趋势。CGM 也有安全优势，可警示低血糖和高血糖。目前，只有皮下 CGM 获得了 FDA 的批准。未来，可能会开发出静脉血糖传感器，用于急危重症患者。护士在使用患者自带的设备进行血糖监测时应遵守医疗机构准则。

使用胰岛素进行血糖管理

关于住院患者血糖控制的严格程度，一直存在很大争议。早期研究报告显示，使用胰岛素输注严格控制血糖，将血糖目标值维持在 110mg/dL 左右，可改善心血管术后患者的发病率和死亡率。但遗憾的是，在一项名为 NICE-SUGAR 的大型随机对照试验中，"严格控制血糖"与增加严重低血糖风险和较高的死亡率有关。目前的建议支持适当控制血糖，而不是严格控制血糖。ADA 和美国临床内分泌医师协会（American Association of Clinical Endocrinologists，AACE）联合推荐，在重症监护室，患者的血糖目标值应在 140～180mg/dL。美国危重症医学会（Society of Critical Care Medicine，SCCM）建议危重症患者的血糖目标值为 150～180mg/dL，这一建议更为保守。在内外科病房中，ADA/AACE 建议血糖目标值为 100～180mg/dL。

胰岛素输注是所有高血糖、危重症和急性疾病患者的首选治疗方案，而不仅仅适用于 DKA 患者（包括 EDKA 患者），也适用于高血糖高渗状态（HHS）患者。接受大型心血管手术和器官移植的患者、糖尿病失代偿患者（如 DKA 和 HHS）、心源性休克或肾衰竭患者，以及接受大剂量类固醇治疗的患者（表 15-5）是静脉注射胰岛素的高风险人群。这些患者通常存在肝脏葡萄糖生成增多、胰岛素释放和敏感性受损，因此血糖和胰岛素需求波动较大。

胰岛素输注方案：在危重症患者中，由于低血压、全身水肿和血管升压药的使用，皮下组织对胰

表 15-3　POC 血糖仪使用建议

- 使用前请查阅制造商指南和医院流程。操作不当是读数不准确的最常见原因
- 使用前确保血糖仪已校准且清洁
- 对于手部冰凉的患者，可将手放在温暖的毯子中保暖，并将手垂直放置于心脏以下部位，以便血液流向指尖
- 取一滴血，使其完全吸附到试纸上。不要涂抹血液
- 针刺手指的侧面而非指腹，因为侧面的神经末梢较少（因此疼痛较小）且毛细血管较多，可提供丰富的血液
- 将血糖测量值与患者的临床评估相结合
- 在整个过程中采取常规预防措施

表 15-4　影响 POC 血糖测量精确性的临床情况

血糖水平＞500mg/dL 或＜75mg/dL

组织灌注不足（血容量不足和休克）

血管活性药物输注

血液和皮肤温度过低

Hct＜30%（POC 读数偏高）或＞55%（POC 读数偏低）

高甘油三酯（POC 读数偏低）

高尿酸（POC 读数偏低）

高血氧（POC 读数偏低）

使用对乙酰氨基酚（POC 读数偏低）

表 15-5　静脉注射胰岛素的常见适应证

危重症患者的高血糖

糖尿病酮症酸中毒（DKA）

血糖正常型糖尿病酮症酸中毒（EDKA）

高血糖高渗状态（HHS）

全胃肠外营养

心脏手术后

肝脏或胰腺移植

岛素的吸收不稳定,因此静脉输注胰岛素优于皮下注射。有效的胰岛素输注方案应包含胰岛素的输注算法,可适应个体反应,并能快速达到血糖目标,同时将低血糖风险降至最低。胰岛素输注速度可根据血糖值和规定的算法临时增加、减少或停止。无论采用哪种方案,都必须考虑胰岛素抵抗程度。严重的胰岛素抵抗患者每小时可能需要更快的输注速度。

在输注胰岛素时,高血糖患者还需同时输注0.9%的生理盐水或5%的葡萄糖和0.45%的生理盐水,输注速度应与液体需求量相匹配。糖尿病患者首选葡萄糖溶液。尽管发生 EDKA 的患者血清血糖正常,但他们在输注胰岛素的同时也需要输注葡萄糖,以防止出现低血糖。大多数患者还需要同时补钾,众所周知,胰岛素会促使钾离子进入细胞内,尤其是肝脏和肌肉细胞,这可能会增加低钾血症的风险。

基础 - 餐时皮下胰岛素:停止胰岛素输注后,通常使用基础胰岛素开始皮下注射,以模拟正常的胰腺功能。基础胰岛素也称为长效胰岛素,全天控制血糖。餐时胰岛素是速效胰岛素,用于控制摄食和间歇性血糖激增。所有 1 型糖尿病患者须接受胰岛素替代治疗,否则会导致 DKA。大多数医院都制订了从静脉输注胰岛素到皮下注射基础胰岛素的过渡方案,以及进餐时的大剂量注射方案。因为静脉注射的普通胰岛素很快会从血液中消失,因此皮下长效胰岛素一般在静脉输注停止前 1~2 小时使用,可防止高血糖。表 15-6 列出了胰岛素的种类。停止胰岛素输注后,继续在患者进餐时和睡前进行 POC 血糖检测;对于不能经口进食或接受连续肠内营养的患者,则每 4~6 小时进行一次 POC 血糖检测。

高血糖: 管理策略

在 DKA(包括 EDKA)和 HHS 中,始终需要胰岛素替代治疗,尽管 DKA 对胰岛素的需求量通常低于 HHS。

1. 普通胰岛素 0.15U/kg 静脉推注。

2. 以 0.1U/(kg·h)的速度开始低剂量静脉注射胰岛素。如果血糖在 1 小时内没有下降 50~70mg/dL,则(以小时为单位)双倍速输注胰岛素,直到血糖下降 50~70mg/dL。

3. 密切监测血糖水平,并相应地调节胰岛素输注剂量。一旦血糖降至 250mg/dL,胰岛素输注

表 15-6　胰岛素制剂类型及作用时间

类型	起效时间	峰值	持续时间
速效 (推注)			
优泌乐 (赖脯胰岛素)	<15min	30~90min	<5h
诺和锐 (门冬胰岛素)	10~20min	1~2h	3~5h
艾倍得 (谷赖胰岛素)	10~15min	0.5~1.5h	<3h
优泌林 R (常规)	40~60min	2~3h	4~6h
诺和灵 R (常规)	30min	2~5h	8h
中效 (基础)			
优泌林 N (NPH)	2~4h	4~10h	14~18h
诺和灵 N (NPH)	90min	4~12h	可达 24h
长效,"无峰值" (基础)			
来得时 (甘精胰岛素)	3~5h	平稳	22~26h
诺和平 (地特胰岛素)	2~4h	平稳	13~20+h

速度将降至 2~4U/h,静脉输液也将改为 5% 葡萄糖加 0.45% 的生理盐水(D5-1/2NS)。这可确保在急性疾病的持续治疗期间不会发生低血糖。DKA 患者必须持续输注胰岛素,直到血清 pH 得到纠正,以避免细胞内低钾。为达到这一目的,可能需要额外补充葡萄糖。当血清葡萄糖达到 250~300mg/dL 时,HHS 患者也要开始使用含糖溶液,以防止脑水肿。对于 EDKA 的患者,应在输注含糖溶液的同时开始输注胰岛素,并持续使用至阴离子间隙正常为止,之后可由基础胰岛素过渡到餐时胰岛素治疗。

补液: 管理策略

补充细胞内、外液体容量是治疗 DKA(包括 EDKA)和 HHS 的首要任务,以恢复血管内容量并防止出现血流动力学不稳定。补液通常通过两路外周静脉通路进行,目前很少使用中心静脉导管进行补液,除非在最危急的情况下。以血管容量状态评估为基础确定初始补液量。

1. 输注生理盐水(0.9%)。快速进行静脉输液(第 1 小时 1 000~2 000mL,第 2 小时 1 000mL,然后 500mL/h),直到液体容量恢复正常或达 15~20mL/(kg·h)的初始状态。血糖预计每小时下降

约 75mg/dL。

2. 一些临床医生和临床实验室会根据高血糖状态下的血清钠测量值计算**校正血清钠值**。校正值可调整液体从细胞内向细胞外移动造成的稀释，并降低血清钠。如果校正血清钠值正常或偏高，则表明患者脱水，需要更多的液体量。计算公式如表 15-7 所示。

3. 根据血糖、尿量和平均动脉压调整输液速度。通常情况下，HHS 患者有更严重的体液容量不足，但由于患者可能年龄较大，且通常存在其他潜在的医疗问题，因此需要谨慎调整补液速度。开始输液后，血清葡萄糖随之下降。重要的是，在未同时纠正液体不足的情况下，不能开始胰岛素治疗。否则，可能会导致血管容量急剧丢失、休克和死亡风险增加。

4. 当血清葡萄糖达到 250mg/dL 时，将静脉注射液改为含 5% 葡萄糖和 0.45% NaCl 溶液的混合液，输注速度为 150～200mL/h。维持胰岛素治疗。

电解质补充：管理策略

由于渗透性利尿，电解质缺乏通常会出现在 DKA（包括 EDKA）和 HHS 患者中。低钾血症可能会被酸中毒所掩盖。pH 每下降 0.1，钾离子水平大约会上升 0.6mmol/L。

1. 根据患者的血清钾水平并按照医院和科室的规定进行补钾。在纠正高血糖期间，补钾是首要任务，以避免在补液期间出现低钾血症，因为此时钾会随着葡萄糖和胰岛素进入细胞内。为避免低钾血症引起心律失常，可降低或延迟胰岛素给药速度，直至血清钾水平高于 3.3mmol/L。根据频繁监测的血清钾水平和尿量来调整氯化钾的输注速度。

2. 补液期间每 2 小时或 4 小时监测一次镁、钙、钾和磷酸盐水平。血液稀释会进一步降低血清电解质水平。根据血清镁和血清钙的水平进行补充。由于渗透性利尿，体内总磷水平会被耗竭。这可能会导致心脏和呼吸功能受损。磷酸盐缺乏症通常可通过补充血容量来纠正。如果需要，使用 20mEq/L 的磷酸钾同时补充钾和磷酸盐。肾功能严重受损的患者不能进行电解质和体液补充，这类患者通常需要进行连续性或间歇性肾脏替代治疗以确保安全（有关肾脏替代治疗的更多信息，请参阅第 14 章）。

预防和管理并发症

1. 尽可能每 1～2 小时监测一次血清葡萄糖、电解质（钠和钾）和动脉血气，直到达到正常水平。

2. 治疗初期测量血清磷和镁，必要时重复测量。

3. 严密监测体温、血压、心率、呼吸频率、脉搏、血氧饱和度、尿量和中心静脉压（central venous pressure，CVP；如果置入中心静脉导管）。

4. 严密评估神经系统状态。如果怀疑患者出现脑水肿，应采取预防癫痫发作的措施。

5. 对精神状态改变的患者采取避免误吸的措施。

6. 谨慎滴定调节补液量，防止液体过量导致低氧血症恶化。听诊肺部呼吸音并评估尿量。

7. 处于高渗状态的患者有血栓形成的风险，有些患者可能正在服用抗凝剂（有关 VTE 预防的讨论，请参阅第 9 章）。

患者和家属教育

在患者出院前，向其传授糖尿病的自我管理知识。对需要持续监测血糖的患者进行血糖仪使用能力的评估。首先确定患者的空腹血糖目标值非常重要。患者的潜在并发症、认知能力、虚弱和年龄都会影响血糖目标值。对于相对健康的患者，通常可以接受的空腹血糖目标值为 85～140mg/dL。餐后 2 小时的目标血糖水平应尽可能低于 180mg/dL。可通过使用口服降糖药、胰岛素，以及门诊患者使用的注射肠促胰岛素（即胃肠道激素，可增加 β 细胞释放胰岛素并促进葡萄糖代谢）来实现目标血糖值。准确的血糖仪测量对于安全达到血糖目标至关重要。

在患者出院之前，通过回授法，使患者必须学会自我血糖监测（self-monitoring of blood glucose，SMBG），并在每餐前和睡前检测血糖水平，尤其是在使用胰岛素治疗的情况下。当需要不断调整胰岛素剂量时，自我血糖监测可提高安全性。然而，频繁的血糖监测计划可能并不可行，一些患者可能难以坚持严格的自我监测计划，因此符合患者需求和目标的 SMBG 策略非常重要。

表 15-7　高血糖中血清钠水平的校正

$$校正钠值 = (血清钠) + 1.6 \times \left[\frac{葡萄糖(mg/dL) - 100}{100} \right]$$

糖化血红蛋白是一种用于监测长期血糖的血液检验。糖化血红蛋白可监测红细胞在 3 个月内吸收葡萄糖的百分比，这一过程被称为糖化。ADA 建议，所有入院的糖尿病或高血糖患者，如果在过去 3 个月内没有监测糖化血红蛋白，都应进行监测。为了持续控制血糖，糖尿病患者的糖化血红蛋白目标值小于或等于 6.5%，其目的是在有效控制血糖的同时避免低血糖发生。

表 15-8 列出了糖尿病管理所需的技能。患者或特定照顾者的回授演示是必不可少的。指导患者了解定期医疗随访的必要性，以及医院和社区资源的可用性是糖尿病管理计划的重要组成部分。患者出院时通常使用住院胰岛素剂量（通过多次胰岛素注射或胰岛素泵持续输注）。有时，入院前使用胰岛素的患者可能会恢复之前的治疗方案，除非由于体重下降、肾功能减退或运动量明显增加（通常在这些情况下所需胰岛素剂量较少）而需要调整剂量。

特别是对于 1 型糖尿病患者，预防复发性 DKA 的教育至关重要。讨论诱发因素，如感染和胰岛素漏用。一旦患者病情稳定并准备好接收相关信息，可联系糖尿病教育者帮助教授控制糖尿病所需的技能。

接受 HHS 治疗的 2 型糖尿病患者出院时通常口服药物来控制血糖。虽然近来钠-葡萄糖转运蛋白 2（sodium glucose transport protein 2，SGLT2）抑制剂的使用有所增加，但因二甲双胍具有增加胰岛素敏感性的效果，其仍是治疗 2 型糖尿病的主要药物。此外还可加用其他药物，在某些情况下还可使用基础胰岛素。所有住院治疗的高血糖患者在出院后都需要接受初级保健医生和/或内分泌医生的随访。因为 2 型糖尿病与代谢综合征有关，因此 2 型糖尿病患者尤其需要随访。美国心脏协会（American Heart Association，AHA）将代谢综合征描述为：

- 腹部肥胖，男性腰围超过 102cm，女性腰围超过 89cm。
- 甘油三酯过高，指血液中甘油三酯水平超过 150mg/dL。
- 高密度脂蛋白（high density lipoprotein，HDL）胆固醇水平低，男性血液中的 HDL 胆固醇水平低于 40mg/dL，女性血液中的 HDL 胆固醇水平低于 50mg/dL。
- 高血压，指收缩压超过 130mmHg 或舒张压超过 85mmHg。
- 空腹血糖高于 100mg/dL。

由于代谢综合征中的许多病症都是可以治疗的，因此对患者的教育必须强调对心血管疾病以及糖尿病相关健康问题的管理。

急性低血糖

低血糖是指血糖水平过低，被视为内分泌急症。对于住院患者，通常采用低于 70mg/dL 的警戒水平。现在，ADA 将任何低于 54mg/dL 的血糖值定义为临床显著低血糖，将任何与认知障碍相关的低血糖值定义为严重低血糖。低血糖是由于葡萄糖生成和利用之间的不平衡。在急性并发症中，低血糖最常见于胰岛素依赖型（1 型和 2 型）糖尿病患者。使用口服降糖药的 2 型糖尿病患者也可能发生低血糖，尤其是磺脲类药物：格列吡嗪、格列本脲和格列美脲。

病因、危险因素和病理生理学

低血糖可分为两类：空腹低血糖（餐后 5 小时以上）和餐后低血糖（餐后 1～2 小时）（表 15-9）。当机体对血糖降低时的正常生理反应（糖异生和糖原分解）发生改变，葡萄糖生成和利用失衡时，就会发生空腹低血糖。住院糖尿病患者出现低血糖最常见的原因是胰岛素过量或口服降糖药、热量摄入不足。

表 15-8　患者教育：糖尿病的管理技能

血糖监测（可包括间歇性指尖血糖监测或连续性动态血糖监测）

胰岛素管理

膳食计划和计算碳水化合物

运动疗法

尿酮检测

病假日管理

识别低血糖和高血糖的症状和体征

低血糖和高血糖的治疗

可穿戴式胰岛素泵的管理（如果使用）

预期效果

1. 患者或照顾者能够口头描述饮食疗法、膳食计划、运动疗法、病假日管理、低血糖和高血糖的体征和症状，以及低血糖和高血糖的治疗方法等方面的基本内容

2. 患者或照顾者能够演示血糖监测、胰岛素给药和尿酮检测

表 15-9 低血糖的原因（部分列表）

空腹低血糖
胰岛素使用过量
胰岛素瘤（胰腺肿瘤）
对胰岛素的需求减少
　食物摄入量减少
　肾衰竭/透析
　肝衰竭
　心力衰竭
药物
　口服降糖药
　水杨酸盐
　β肾上腺素能阻滞剂
餐后低血糖
胰岛素作用过强
胃部手术
其他
乙醇和酗酒

葡萄糖是大脑和中枢神经系统的供能物质。大脑无法合成或储存葡萄糖，必须依靠循环血液中的血糖水平维持功能。当血糖迅速下降时，肾上腺素、胰高血糖素、糖皮质激素和生长激素就会释放。患者会表现出肾上腺素能症状——心动过速、焦虑、出汗、颤抖和饥饿。即使血糖正常，但当血糖突然急剧下降（即血糖水平迅速降至 $80\sim90mg/dL$ ），也会出现上述症状。在中度至重度低血糖中，大脑无法获得所需的葡萄糖，中枢神经系统会受到影响。

无症状低血糖是一种自主神经病变，具有潜在严重后果。低血糖肾上腺素能症状能促使患者采取行动防止严重低血糖的发展，无症状低血糖由于低血糖肾上腺素能症状缺失，是反调节生理机制改变的结果。1 型和 2 型糖尿病患者的反调节系统均可能存在缺陷。

典型案例分析
糖尿病酮症酸中毒

急诊科（emergency department，ED）收治了一名 18 岁 1 型糖尿病女性患者，诊断结果为 DKA。患者的基础胰岛素（甘精胰岛素）已用完，餐前仅使用短效胰岛素。在过去的 2 天里，患者出现了类似流行性感冒样症状，感觉不适并伴有腹部绞痛，她将其归咎于大学考试的压力。由于昏睡，"像喝醉了一样"，她被室友送至急诊室。其入院资料显示：

呼吸频率	38 次 /min，深呼吸（"烂苹果味"呼吸）
血压	98/50mmHg
心率	110 次 /min；窦性心动过速
体温	38.7℃
皮肤	温暖、潮红
动脉血气	pH 7.09
$PaCO_2$	24mmHg
PaO_2	88mmHg
HCO_3^-	11mEq/L
SaO_2	94%
血糖	440mg/dL
血清丙酮	4+

血清酮体	4+
血清渗透压	310mOsm/kg
阴离子间隙	25mEq/L
血清钾	3.2mmol/L
血清尿素氮	28mg/dL
血清肌酐	1.5mg/dL
血清钠	130mmol/L
血清镁	1.0mg/dL
血清磷	2.2mg/dL
血清氯	94mmol/L
白细胞计数	14×10^9 /L
尿糖	2+（强阳性）
尿酮	3+（强阳性）

治疗：急诊室治疗中，在其右臂进行外周静脉注射，并在 1 小时内输注了 1L 0.9% 氯化钠溶液。输完后，又悬挂一袋 0.9% 氯化钠溶液，以 250mL/h 的速度输注。纠正低钾血症，并重新检测血钾（现在为 4.0mmol/L）。随后，患者从急诊室转入重症监护室，接受血糖和胰岛素的强化管理，并评估与 DKA 相关的神经和代谢状况。此时，在左臂上置入第二个静脉通路，静脉推注胰

岛素之后，开始输注胰岛素。开始每小时监测血糖和血清钾。鉴于患者的白细胞（white blood cell，WBC）计数和体温升高，医生对她进行了尿液和血液培养及胸部X线检查，以评估感染原。

24小时后，共输注了6L 0.9%氯化钠，目前血糖值为298mg/dL，并按照医院的DKA胰岛素方案进行管理。根据方案补充了血清钾、磷和镁。阴离子间隙已降至17mEq/L，表明代谢性酸中毒正在纠正。

6小时后，血糖值为250mg/dL，静脉注射液改为5%的葡萄糖和0.45%的生理盐水，滴速为150mL/h。继续监测血糖。

当下的护理计划是持续静脉胰岛素输注，直到阴离子间隙正常。进食时，过渡到基础-餐时皮下胰岛素注射。

问题1：在注射胰岛素前静脉输注等渗0.9%氯化钠溶液（生理盐水）会？

（A）不会影响血糖水平。

（B）稀释血糖水平。

（C）可能升高血清钠水平。

（D）降低血清钾水平。

问题2：碳酸氢钠静脉注射适用于DKA的哪种临床情况？

（A）高阴离子间隙。

（B）pH大于7.0。

（C）pH低于7.0。

（D）低阴离子间隙。

问题3：1型糖尿病患者会出现"醉酒行为"，这是因为？

（A）库斯莫尔呼吸的过度通气会减少酮体、降低二氧化碳和增加血液中的丙酮。

（B）葡萄糖与胰高血糖素相互作用，使血清乙醇浓度升高。

（C）在DKA中，肠道微生物群有发酵作用，释放强效多肽至血液循环中，穿过血脑屏障，使人表现出醉酒状态。

（D）没有胰岛素，葡萄糖无法进入脑细胞。

答案

1. B。

2. C。

3. D。

临床表现

症状体征

- 轻度低血糖症状［肾上腺素能（样）反应］：
  - 出汗（最常见）；
  - 震颤；
  - 颤抖；
  - 心动过速；
  - 感觉异常；
  - 苍白；
  - 过度饥饿；
  - 焦虑。
- 中度至重度低血糖症状（CNS或神经低血糖症状）：

  - 头痛；
  - 无法集中注意力；
  - 情绪改变；
  - 嗜睡；
  - 易激惹；
  - 意识模糊；
  - 判断力受损；
  - 言语不清；
  - 蹒跚步态；
  - 复视或视物模糊；
  - 晨起头痛；
  - 梦魇；
  - 精神病（晚期）；
  - 癫痫发作；
  - 昏迷。

典型案例分析
高血糖高渗状态

一名72岁男性因高血糖危象入住MICU。该患者独自和他的小狗生活，家人住在附近。其女儿发现父亲在家中意识模糊且无反应，于是拨打了911。她声称，父亲在过去的1周里一直咳嗽。他有严重的心力衰竭和2型糖尿病病史。日常口服的药物包括卡维地洛6.25mg，每日 2 次；阿托伐他汀钙片 40mg，每日 1 次；赖诺普利 20mg，每日 1 次；呋塞米（lasix）20mg，每日 2 次；氯化钾 20mEq，每日 1 次；格列吡嗪 10mg，每日 2 次。当医务人员到达急诊室后，患者几乎没有反应，无法回答任何问题。给予维持气道开放，并通过鼻导管给氧。其入院资料显示：

血压	82/44mmHg；MAP 56mmHg
心率	121 次/min
呼吸频率	14 次/min，浅
体温	38.7℃
皮肤	干燥、弹性差、黏膜干燥
通过鼻导管吸氧 2L/min 的动脉血气分析（ABG）	pH 7.34
$PaCO_2$	49mmHg
PaO_2	56mmHg
HCO_3^-	20mEq/L
SaO_2	88%
血糖	1 467mg/dL
血清渗透压	362mOsm/kg
阴离子间隙	11mEq/L
血清钾	3.6mmol/L
血清尿素氮	41mg/dL
血清肌酐	2.2mg/dL
血清钠	152mmol/L
血清磷	2.0mg/dL
血清氯	121mmol/L

诊断性检查

- 血糖（血液测试）低于 70mg/dL；
- 指尖 POC 血糖低于 70mg/dL；
- 任何伴有认知障碍的低血糖。

急性低血糖治疗

对急性低血糖患者的治疗取决于反应的严重程度。管理原则包括使血糖正常化和患者教育。

血糖正常化

低血糖症的治疗取决于其严重程度，具体如下。

问题 1：HHS 的血糖比 DKA 高的原因是？

（A）HHS 时胰腺分泌少量胰岛素，而 DKA 时胰腺不分泌胰岛素，从而使血糖升高，症状延迟出现。

（B）外周细胞抵抗在 DKA 中具有保护作用，而在 HHS 中则无保护作用，表现为血糖升高和症状加重。

（C）DKA 禁用速效胰岛素，但 HHS 不禁用速效胰岛素，因为速效胰岛素会使血糖上升得更快。

（D）HHS 的高渗性会迫使葡萄糖进入细胞从而延缓症状。

问题 2：HHS 可能出现的代谢性酸中毒是以下哪项原因引起？

（A）酮症酸中毒和酮体积聚。

（B）脱水和组织灌注减少引起的乳酸酸中毒。

（C）呼吸频率降低和小潮气量导致的呼吸性酸中毒。

（D）二甲双胍乳酸酸中毒。

问题 3：在高血糖危象时，使用胰岛素输注的第 1 小时的血糖降低目标是？

（A）将血糖降至 150～200mg/dL。

（B）尽快使血糖恢复正常。

（C）将血糖降至 50～70mg/dL。

（D）维持血糖至输入 2L 晶体液。

答案

1. A。
2. B。
3. C。

轻度低血糖

1. 给予 10～15g 碳水化合物（表 15-10）。如果血糖没有改善，10 分钟后追加 10～15g。

2. 进行血糖测量。

3. 如果距离下一餐的时间超过 2 小时，应提供复合碳水化合物（即 114mL 牛奶）。

中度和重度低血糖

1. 静脉注射葡萄糖。初始推注 50% 葡萄糖（相当于 25g 葡萄糖），随后持续静脉输注，直至可以口服替代。

2. 数小时内增加血糖水平监测频次。

低血糖的预防

1. 教会患者识别低血糖的早期症状和体征。指导患者携带快速升血糖的碳水化合物（表 15-10）。

表 15-10　患者教育：含 10～15g 碳水化合物当量的食物可用于治疗轻度低血糖反应

114mL 橙汁
171mL 普通（非无糖）可乐
3 片葡萄糖片
171～227mL 脱脂牛奶或含 2% 脂肪的牛奶
3 块全麦薄脆饼干
6～8 个 Lifesavers 糖[①]
6 粒软糖
2 汤匙葡萄干
1 小支（57mL）糖浆

2. 建议患者不要断食或推迟用餐，并将饮酒限制在每天不超过 57mL 的烈性酒、227mL 的葡萄酒或 682mL 的啤酒。建议切勿空腹饮酒。

总结：高血糖和低血糖

低血糖和高血糖在急危重症护理中经常遇到。高血糖可由多种原因引起，包括危重病的生理应激、糖尿病患者的胰岛素不足、新发糖尿病、DKA 或 HHS。确定高血糖的原因是很重要的，这样才能启动正确的治疗计划。大多数医院都有高血糖管理的治疗目标和方案。高血糖患者更易发生感染，并导致更差的心血管结局。在重症监护室，实现血糖控制是首要干预措施。随着新型口服降糖药使用率不断增加，快速识别和治疗 EDKA 非常重要，可避免代谢性酸中毒恶化，危及生命。

低血糖是危重症中危及生命的并发症，可由医源性干预如胰岛素过量使用或营养不足引起，需要密切监测血糖水平，以预防低血糖引起的神经系统并发症或死亡。

垂体功能及相关疾病

垂体是一个小腺体，约为豌豆大小，通过特殊的神经纤维附着在大脑底部。垂体有 3 个叶：前叶、中叶和后叶。后叶腺体在重症和过渡护理中尤为重要，其功能障碍可导致严重的体液和电解质紊乱。

抗利尿激素（antidiuretic hormone，ADH）又称精氨酸加压素（arginine vasopressin，AVP），由下丘脑产生，储存在垂体后叶。ADH 主要作用于肾脏远端集合管的血管升压素 -2（V2）水通道蛋白受体，将水重吸收至血液并降低血清渗透压。下丘脑中的渗透压感受器监测血清渗透压的变化。渗透压增高 2% 可导致垂体后叶释放 ADH。图 15-2 显示了垂体后叶的正常功能，以及脱水（高血清渗透压）或水中毒（低血清渗透压）时 ADH 的释放。与垂体后叶和 ADH 相关的临床疾病包括抗利尿激素分泌失调综合征（syndrome of inappropriate secretion of antidiuretic hormone，SIADH）和尿崩症（diabetes insipidus，DI），两者均可能因严重的水、电解质紊乱而需要入住重症监护室。

抗利尿激素分泌失调综合征

病因、危险因素和病理生理学

抗利尿激素分泌失调综合征表现为与血清渗透压无关的 ADH 过度释放。通常情况下，ADH 的释放受渗透压控制。过程如图 15-2 所示。血清渗透压是测量血清中电解质、葡萄糖和其他渗透活性微粒的浓度。SIADH 是一种水中毒和低钠血症的综合征，引起 SIADH 的原因有很多（表 15-11）。

SIADH 的外源性原因：抗利尿激素（ADH）可由多种恶性肿瘤产生，最常见的是肺小细胞癌。因此，发展为"特发性" SIADH 的患者应进行恶性肿瘤的筛查。SIADH 还常与肺部疾病、代谢性和创伤性神经系统疾病及药物相关，特别是氯磺丙脲、噻嗪类利尿剂、阿片类药物和巴比妥类药物。

在临床上，SIADH 以低钠血症和水潴留为特征，并逐渐发展为水中毒。症状和体征的严重程度取决于血清钠下降的速度。随着水中毒的进展，血清渗透压更低，脑细胞肿胀，导致神经功能损害。如果不进行治疗，可能会发生不可逆的脑损伤和死亡。

临床表现

早期

● 尿量减少且浓缩；

[①] 译者注：Lifesavers 是一种糖果品牌。

```
┌─────────────────────────────────┐
│   下丘脑 [产生ADH（血管升压素）]   │
└─────────────────────────────────┘
```

┌──────────────────┐   ┌──────────────────────────┐   ┌──────────────────┐
│   脱水   │   │ 垂体后叶 [储存ADH（血管升压素）] │   │   水中毒   │
│ 血清渗透压高   │   └──────────────────────────┘   │ 低血清渗透压   │
│ 血管升压素（ADH）释放 │   │ 血管升压素（ADH）被抑制 │
└──────────────────┘   └──────────────────┘

┌──────────────────────────┬──────────────────────────────┐
│ 作用于V1受体，使血管收缩、   │ 作用于肾小管V2受体开放水通   │
│ 变窄，SVR升高   │ 道-调节液体重吸收和血容量   │
└──────────────────────────┴──────────────────────────────┘

┌──┐
│   血压调节/血容量调节   │
└──┘

┌──┐
│ 注：血压还受许多其他因素的调节，包括交感神经系统、血管神经激素、血管顺应性、肾素释放、 │
│ 动脉粥样硬化和其他疾病   │
└──┘

┌────────────────────────┐
│ ADH：抗利尿激素   │
│ SVR：全身血管阻力   │
│ V1：血管升压素-1   │
│ V2：血管升压素-2   │
└────────────────────────┘

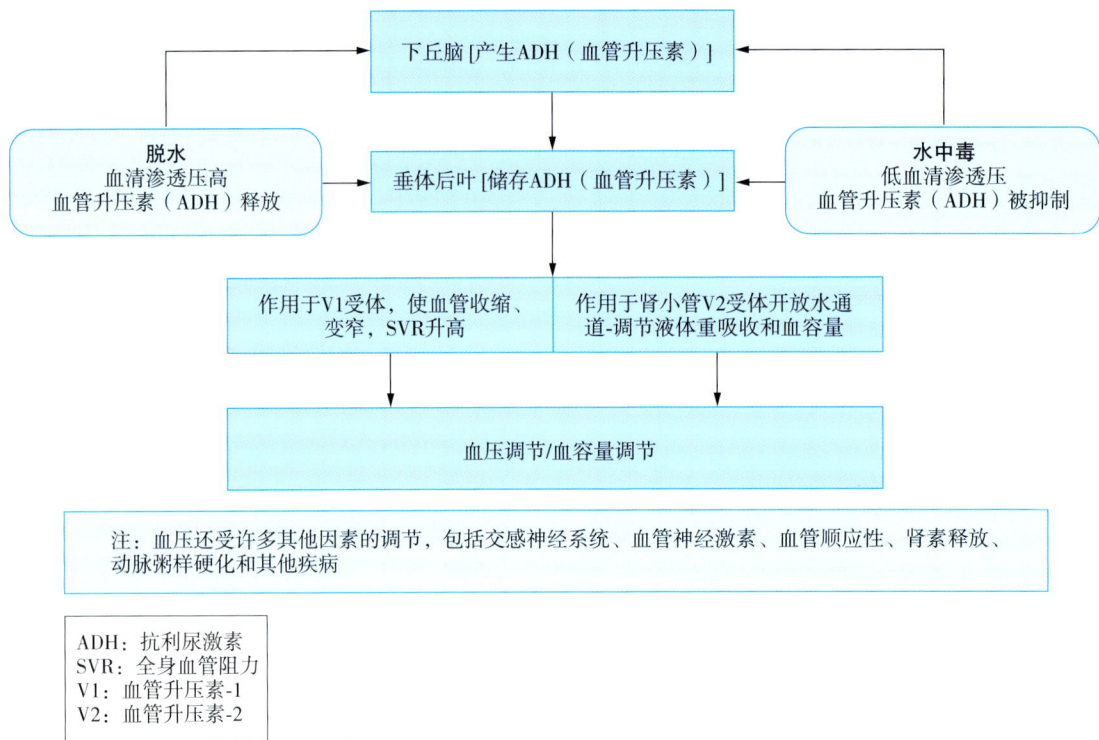

图 15-2　下丘脑 - 垂体 - 抗利尿激素（ADH）作用

表 15-11　抗利尿激素分泌失调综合征（SIADH）的病因

恶性肿瘤	卒中
肺癌	脑肿瘤
淋巴瘤	吉兰 - 巴雷综合征
胃肠道疾病	**药物**
肺部疾病	血管升压素
正压通气	去氨加压素
哮喘	噻嗪类利尿剂
肺炎	阿片类药物
慢性阻塞性肺疾病（COPD）	巴比妥类药物
急性呼吸衰竭	尼古丁
肺结核	抗肿瘤药物
神经系统疾病	三环类抗抑郁药
头部外伤	**其他**
脑膜炎、脑炎	获得性免疫缺陷综合征（AIDS）

- 恶心；
- 呕吐；
- 头痛；
- 味觉受损；
- 感觉迟钝；
- 肌无力和痉挛；
- 厌食；
- 体重增加；

- 湿啰音；
- 呼吸困难；
- CVP 升高；
- 虚弱/疲劳。

晚期

- 意识模糊；
- 谵妄；

- 呼吸异常；
- 体温过低；
- 昏迷；
- 癫痫发作。

诊断性检查

- 血清 Na^+ 低于 130mmol/L；
- 血清渗透压低于 280mOsm/kg；
- 尿渗透压升高超过 500mOsm/kg；
- 尿钠高于 20mmol/L；
- 血尿素氮和肌酐降低（血液稀释）；
- 尿比重（urine specific gravity, USG）超过 1.020。

SIADH 的管理

SIADH 的管理原则取决于低钠血症的严重程度和持续时间。识别 SIADH 早期临床症状是预防致命性并发症的关键。持续评估神经肌肉、心脏、胃肠道和肾脏系统非常重要。一般来说，治疗的重点是限制液体、补充钠盐，严重低钠血症者可使用血管升压素 -2（V2）拮抗剂（又称托伐普坦），这类利尿剂可选择性地排出尿液中的水分并保存钠盐。治疗潜在的疾病也是当务之急。

限制液体摄入和治疗 SIADH 中的低钠血症

限制液体摄入是治疗的主要方法，而且必须达到液体负平衡才能有效。

1. 轻度低钠血症（125mmol/L＜钠含量＜135mmol/L）的治疗，包括限制摄入 800～1 000mL/d 液体。这可使钠水平在 3～10 天内得到纠正。

2. 如果出现严重的 SIADH 神经症状伴随严重的低钠血症（＜125mmol/L），应缓慢输注 3% 的高渗盐水。为避免出现渗透性脱髓鞘综合征（osmotic demyelination syndrome, ODS）（以前称为脑脱髓鞘或中枢性脑桥髓鞘溶解症），目标是将血清钠仅升高 1～2mmol/h，且在 24 小时内升高幅度不超过 10～12mmol/L。**当血清钠升至** 125mmol/L 以上时，通常使用等渗生理盐水（0.9%）静脉输液。

3. 限制输液时要经常进行口腔护理。可能需要镇吐药来控制恶心。

4. 如果单靠限制液体摄入无法有效提高血清钠水平，则可静脉注射 V2 受体激动剂，如托伐普坦。托伐普坦是一种能在保留盐分的同时排出水分的药物，在稀释性低钠血症中可与髓袢利尿剂一起使用或替代使用。也可口服托伐普坦。请参阅第 7 章。

5. 经口饮食时，应在食物中添加盐，并咨询营养师。

6. 密切评估心血管和呼吸功能，以评估容量过多对其造成的影响。右心室和左心室容量可能会增加，导致心力衰竭，以及心房颤动的发生或加重。呼吸急促、气短和细湿啰音是体液超负荷和即将发生心力衰竭的征兆。密切监测神经系统状态，防止患者自残。必要时采取预防癫痫发作的措施。

7. 表 15-12 列出了 SIADH 患者的预期结果。

表 15-12 尿崩症或抗利尿激素分泌失调综合征患者的预期结果

维持/恢复液体平衡的证据包括：
- 血压维持在患者基线水平的 10mmHg 以内
- 心率为 60～100 次/min
- 皮肤弹性正常
- 外周脉搏恢复到基线水平（正常）
- 血清渗透压为 275～295mOsm/kg
- 血清钠为 135～145mmol/L
- 尿渗透压同血清渗透压

尿崩症

病因学、危险因素和病理生理学

尿崩症（diabetes insipidus, DI）是由一系列疾病引起的，包括 ADH 绝对或相对缺乏（称为**中枢性 DI**），肾小管对 ADH 的作用不敏感（称为**肾源性 DI**）（图 15-3）。DI 可使急危重症患者的病情复杂化，并可导致急性水、电解质紊乱。

导致 DI 的原因有很多（表 15-13）。**中枢性 DI**（又称神经源性 DI）是由下丘脑/垂体系统受损引起的。ADH 绝对缺乏会导致尿液浓缩能力受损、多尿（多达数升），从而导致脱水。头部外伤或接受过神经外科手术的患者在受伤后 7～10 天内 DI 风险会增加。DI 一般不会在下丘脑或垂体损伤后 48～72 小时内出现。

肾源性 DI 的特点是由于肾脏结构或功能的改变而使肾小管对 ADH 不敏感。这导致尿液浓缩能力和自由水的保存能力受损。与神经源性 DI 相比，肾源性 DI 的发病和症状不显著，通常可在门诊进行管理。

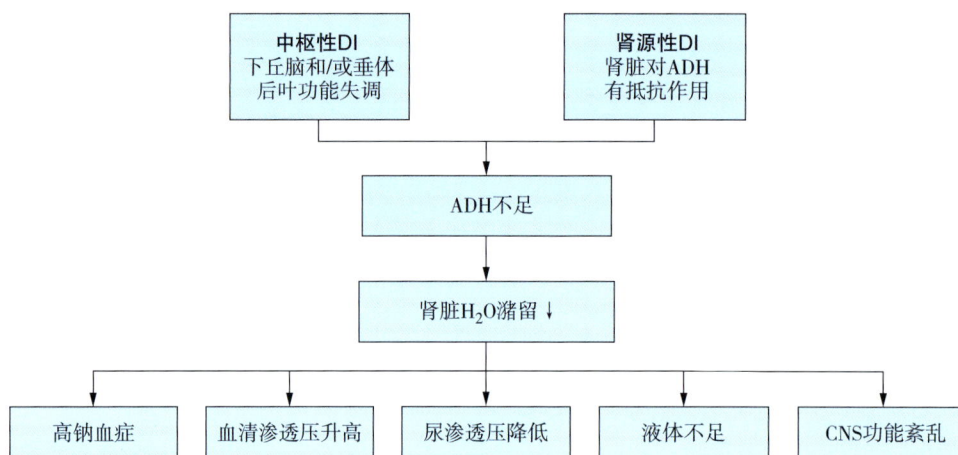

图 15-3 DI 的发病机制

表 15-13 尿崩症的病因学

ADH 不足（神经源性 DI）

家族性（遗传）

创伤

肿瘤

感染

　　结核病

　　隐球菌病

　　梅毒

　　中枢神经系统感染

血管相关疾病

　　脑出血或血栓形成／栓塞

　　脑血管动脉瘤

　　脑死亡

ADH 不敏感（肾源性 DI）

家族性（遗传）

药物诱发

　　锂

　　地美环素

　　格列本脲

　　秋水仙碱

　　两性霉素 B

　　庆大霉素

　　呋塞米

电解质紊乱

　　低钾血症

　　高钙血症

肾脏疾病

水分摄入过多（继发性 DI）

静脉输液过量

精神性多饮（口渴中枢病变）

在**中枢性 DI** 中，机体分泌 ADH 增加或对 ADH 的反应能力减弱，导致明显的尿液稀释和血液浓缩。当口渴机制受损或液体补充不足时，通常会出现脱水症状和体征。此外，如果存在高渗状态，脑细胞内的水转移到血浆中，导致脑细胞内容积减少。通常，血清钠水平超过 155mmol/L 时会出现中枢性尿崩症的症状。

临床表现

ADH 缺乏

- 多饮（如果患者意识清醒）；
- 多尿（24 小时 5～20L）。

液体容量不足

- 持续性低血压最初可能表现为体位性低血压，随后发展为需要持续使用血管升压药；
- 体重减轻；
- 心动过速；
- CVP 下降；
- 超声显示下腔静脉（inferior vena cava，IVC）塌陷；
- 皮肤弹性差；
- 黏膜干燥。

脑细胞内液体耗竭

- 意识模糊；
- 烦躁不安；
- 嗜睡；
- 易激惹；
- 癫痫发作；
- 昏迷。

诊断性检查

- 禁水试验（不在重症监护中进行）；
- 血清钠超过 155mmol/L；
- 血清渗透压超过 295mOsm/（kg·L）；
- 尿渗透压过低而血清渗透压过高［＜150mOsm/（kg·L）］；
- 尿比重降低；
- 尿素氮和肌酐升高（血液浓缩）。

尿崩症的管理

　　尿崩症患者的管理旨在纠正与此病相关的严重液体容量不足和电解质失衡。如果丢失的液体未被补充，可迅速发展为低血容量性休克。刺激 ADH 释放的药物，如醋酸去氨加压素（DDAVP），可通过静脉注射、经鼻喷入或口服治疗 DI。如果 DI 已经进展到低血容量性休克或可能发生脑死亡，使用持续性血管升压素类药物可补充 ADH。与其他疾病一样，应优先识别、诊断和治疗 DI 的原因。

补液

　　如果患者意识清醒，口渴机制不受影响，可允许患者饮水，以维持正常的血清渗透压。但在许多危重症患者中，通过饮水维持血清渗透压是不可能实现的。

　　1. 按规定给予低渗液，如 5% 葡萄糖溶液、1/4 张力或半张力生理盐水，遵医嘱静脉输液以恢复利尿丢失的低渗液体。在需要大量补液的严重 DI 中，静脉输液摄入量通常根据尿量滴定补液：如 1 小时尿量 400mL，则在接下来 1 小时静脉补液 400mL。低渗盐水溶液作为首选（0.225% 或 0.45% 的生理盐水）。每小时降低血清钠约 0.5mmol/L，但每天不超过 12mmol/L。

　　2. 监测液体状态：每小时尿量和每 2～4 小时的尿比重测量，以及每日体重和严格的出入量监测。监测液体容量持续不足的征象。若血清钠超过 155mmol/L，则补液超过 48 小时。血清钠超过 170mmol/L 时，癫痫发作风险增加，需要 ICU 监护。DI 患者的预期结果见表 15-12。

　　3. 持续监测神经功能状态。意识水平的改变预示着脑细胞脱水和低血容量。

　　4. 建议在治疗初始阶段增加电解质监测频次。

ADH 的管理或补充

　　在中枢性 DI 中，ADH 类似物去氨加压素（DDAVP）是首选药物，可用于皮下注射、静脉注射、经鼻喷入或口服。去氨加压素作用于肾脏的远端小管和集合管以增加水的重吸收，并且具有特异性，在体内其他地方有微弱或没有 ADH 样活性。去氨加压素的前体是血管升压素，可用于危重症患者的持续输注，既可治疗持续休克，又可避免使用 ADH 类似物引起的医源性低钠血症。当发生医源性低钠血症的风险较高时，应考虑使用血管升压素，因为其半衰期相对较短，为 24 分钟，而 DDAVP 的半衰期为 158 分钟。增强 ADH 释放的辅助疗法包括非激素药物，如氯磺丙脲、卡马西平、噻嗪类和非甾体抗炎药（non-steroidal anti-inflammatory drugs，NSAID）。

　　若患者神志不清，每 12 小时给予 DDAVP 1～4μg 静脉注射或肌内注射，直至达到治疗目标，如尿量为 2～3mL/（kg·h），USG 为 1.010～1.020，血清钠为 140～145mmol/L。神志清醒的患者，经鼻吸入 DDAVP 10～20μg，每日 2～3 次。重要的是，除非血清钠超过 145mmol/L，否则勿使用 DDAVP 或其他 ADH 类似物，因为可导致严重的低钠血症。ADH 口服制剂起效较慢，在紧急情况下无效。此药的主要副作用包括头痛、腹部痉挛或面部潮红等过敏反应。过量用药可能会引起高血容量。容量超负荷的症状和体征包括呼吸困难、高血压、体重增加和心绞痛。另一个严重后果是医源性低钠血症，其发展迅速，可引起极度脑水肿和渗透性脱髓鞘综合征。因此，密切监测血清钠十分必要。

总结：垂体与 DI/SIADH

　　垂体是豌豆大小的腺体，通过释放 ADH 来实现体内水平衡。液体平衡的改变影响血清钠水平。在中枢性 DI 中，垂体后叶很少产生或不产生 ADH，导致尿量过多、高钠血症和危及生命的脱水。在 SIADH 中，垂体后叶产生过量的、与生理需求无关的 ADH，导致少尿、水中毒和低钠血症。早期识别和及时治疗对患者的存活至关重要。

甲状腺功能及相关疾病

　　甲状腺的形状类似蝴蝶结，包绕在颈部前方的气管周围。甲状腺有 2 个小叶，由峡部甲状腺组织连接。甲状腺分泌与代谢相关的激素，受一个反馈回路调节，如图 15-4 所示。

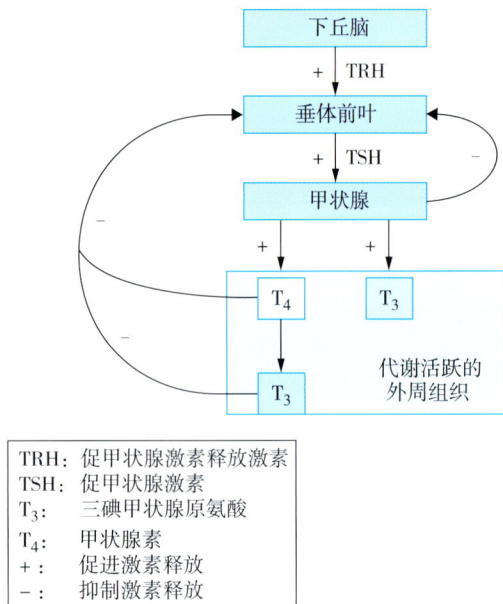

图 15-4　下丘脑-垂体-甲状腺激素反馈回路

在正常的甲状腺反馈回路中,下丘脑产生促甲状腺激素释放激素(thyroid-releasing hormone, TRH),刺激垂体前叶释放促甲状腺激素(thyroid-stimulating hormone, TSH),甲状腺根据循环激素水平产生甲状腺素(T_4)和三碘甲状腺原氨酸(T_3)。T_4 的生成量较多,但 T_3 的生物活性较强。当机体需要时,肝脏将 T_4 转化为 T_3。在循环中,T_4 和 T_3 与蛋白质结合。最终,这些激素从转运蛋白中分离出来,从而使具有代谢活性的游离 T_3 和 T_4 进入细胞。游离 T_3(free-T_3)是细胞内主要的甲状腺激素。甲状腺功能紊乱包括高分泌(甲状腺功能亢进和甲状腺危象)和低分泌(甲状腺功能减退和黏液性水肿)。

甲状腺功能亢进和甲状腺危象

甲状腺功能亢进又称甲状腺毒症,女性较男性多见,女性群体约占 2%,男性群体约占 0.002%。在这种疾病中,过度活跃的甲状腺产生过多的甲状腺激素,而不受正常下丘脑-垂体-甲状腺反馈回路的调节,如图 15-4 所示。

甲状腺功能亢进

甲状腺功能亢进最常见的病因是**格雷夫斯病**。这是一种自身免疫性疾病,免疫系统产生抗体,与甲状腺中的 TSH 受体结合,导致甲状腺滤泡细胞肿大。甲状腺弥漫性肿大,产生过量的甲状腺激素,使垂体产生 TSH 受到抑制。当 TSH 下降,甲状腺会增加甲状腺激素 T_4 和 T_3 的产生。在实验室血液检测中,TSH 水平降低,循环甲状腺激素水平升高。甲状腺功能亢进在服用抗心律失常药物盐酸胺碘酮后也可发生。

碘缺乏增加了甲状腺功能亢进的患病风险,但在经济发达国家是罕见的,因为自 20 世纪 20 年代以来,食盐中添加了碘剂。甲状腺激素参与所有细胞功能,过量的激素会增加新陈代谢,通常导致心率增加、体温升高和肠蠕动亢进。

甲状腺危象

甲状腺危象或甲状腺毒症危象是一种危及生命的急症,病死率高达 30%。在发达国家,甲状腺危象是一种罕见疾病,通常可见于未诊断或治疗不足的甲状腺功能亢进。甲状腺危象可由感染、手术或其他急性疾病引发。甲状腺激素参与了所有的代谢过程,具有活性的甲状腺激素增加导致了高代谢状态,同时交感神经系统释放儿茶酚胺激增。最终引起危险的快速心率、难治性心律失常、血压升高、高热、不耐热、腹泻、焦虑和精神状态改变。

甲状腺危象管理

紧急管理包括立即给予 β 受体阻滞剂(丙醇、盐酸艾司洛尔)以减弱交感神经系统受体反应,同时给予阻断甲状腺合成和甲状腺激素释放的药物(甲巯咪唑、丙硫氧嘧啶)。文献中有病例报道,通过血浆分离术进行治疗性血浆置换(therapeutic plasma exchange, TPE)可清除蛋白结合的 T_3 和 T_4。胃肠道丢失液体和大量出汗导致脱水,需要容量复苏,同时监测电解质。发热时,使用对乙酰氨基酚及温和的降温措施来提升患者舒适度。

甲状腺功能减退症和黏液性水肿昏迷

甲状腺功能减退症

甲状腺功能减退症,顾名思义,标志着甲状腺功能减退,代谢减慢。甲状腺功能减退症最常见的病因是桥本甲状腺炎。这是一种自身免疫状态,免疫系统产生针对正常甲状腺组织的抗体。盐酸胺碘酮(抗心律失常药物)具有与甲状腺素相似的化学结构,同时也含有大量的碘,因此盐酸胺碘酮也可引起甲状腺功能减退。高 TSH 血症和代谢减慢症状(体重增加、疲劳、寒冷敏感)为诊断性症状。甲状腺功能减退症在女性中较男性多见。持续的危重症与下丘脑 - 垂体 - 甲状腺轴的下调和循环甲状腺激素水平较低有关。导致这种变化的具体原因尚未明确。

黏液性水肿昏迷

黏液性水肿昏迷或黏液性水肿危象被用于描述极端甲状腺功能减退症。临床上表现为意识水平下降、呼吸衰竭、低体温，并常伴有心力衰竭。发病可以是隐匿的，只有当患者因其他原因（如呼吸衰竭）入院时才可能被发现，其病死率可达 25% 或更高。甲状腺功能减退症导致极度低代谢，基础代谢率降低，引起心动过缓、低血压和低心输出量。其他临床体征因个体差异而不同，例如，部分患者有眶周水肿、腹水或心包积液，其他患者可能没有。

黏液性水肿昏迷的管理

甲状腺激素的药物替代至关重要。左甲状腺素钠（合成 T_4）用于补充激素储备和增加代谢率。管理包括支持性机械通气和精心护理，以预防并发症，如医院获得性压力性损伤（hospital acquired pressure injury，HAPI）、呼吸机相关肺炎（ventilator-associated pneumonia，VAP）和脓毒症等。

总结：甲状腺功能亢进症、甲状腺危象、甲状腺功能减退症与黏液性水肿昏迷

严重的甲状腺功能异常，无论是亢进（甲状腺危象）还是减退（黏液性水肿昏迷），作为危重症的主要诊断是罕见的。然而，通过测量 TSH 水平可有助于评估甲状腺功能亢进症或甲状腺功能减退症等更为常见的潜在的甲状腺疾病。甲状腺功能亢进时 TSH 值较低，甲状腺功能减退时 TSH 值较高。当因其他原因入院的患者出现与入院诊断无关的体征和症状时，检测 TSH 是有益的。

肾上腺皮质功能及相关疾病

肾上腺位于肾脏顶部。虽然体积很小，但对维持代谢和激素水平具有重要作用。外层区域称为皮质，分泌糖皮质激素和醛固酮。内层区域称为髓质，分泌儿茶酚胺肾上腺素。肾上腺功能异常可由肾上腺皮质或髓质（图 15-5）的激素分泌过多或不足引起。

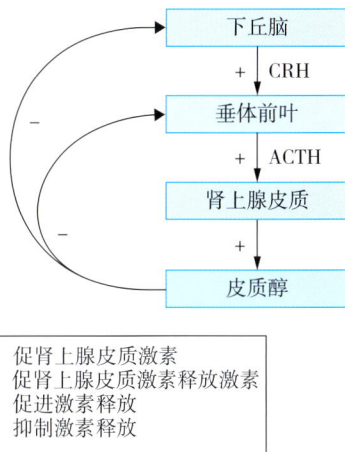

ACTH：促肾上腺皮质激素
CRH：促肾上腺皮质激素释放激素
+：促进激素释放
-：抑制激素释放

图 15-5　下丘脑 - 垂体 - 肾上腺皮质反馈回路

库欣综合征

库欣综合征可以是原发的，也可以是继发的。原发性库欣综合征罕见。当肾上腺皮质产生过量的皮质醇时可引发原发性库欣综合征。其起源可能是垂体腺瘤产生过量的促肾上腺皮质激素（adrenocorticotropic hormone，ACTH），刺激肾上腺皮质产生过量的皮质醇。ACTH 是下丘脑 - 垂体 - 肾上腺反馈回路的组成部分，通常调节皮质醇水平。肾上腺肿瘤也能分泌过量皮质醇，从而导致库欣综合征。

继发性库欣综合征是患者因其他疾病长期服用糖皮质激素（类固醇）所致。包括使用皮质类固醇预防器官移植排斥反应、各种呼吸疾病、皮肤疾病和慢性炎症。在这种情况下，患者存在"类固醇依赖"，因为药物必须缓慢减量，才能使肾上腺恢复。如果突然停用皮质类固醇，患者可能会发生危及生命的危象（见后文讨论的艾迪生病和危象）。

无论是原发性还是继发性库欣综合征，过量的皮质醇都会产生明显的特征，包括满月脸、多毛症（毛发过度生长）、上背部和腹部脂肪堆积、高血糖、皮肤变薄、瘀斑、乏力、虚弱及免疫系统受损，感染易感性增加。由于突然停用糖皮质激素，患者没有任何保护性应激反应，因此了解患者是否存在类固醇依赖至关重要。

原发性库欣综合征的管理

原发性或内源性库欣综合征少见。它是由于垂体腺瘤产生过量的 ACTH，可以通过手术切除治疗。另外，肾上腺肿瘤可能产生过量的皮质醇，手术切除肾上腺中的病灶可解决问题。

类固醇依赖型患者的管理

继发性或外源性库欣综合征是当患者长期服用皮质类固醇，尤其是在大剂量服用时发生，这为治疗带来了挑战。当类固醇依赖型患者经历感染、创伤、手术或其他疾病时，肾上腺不能分泌皮质醇。这种情况下，他们常规使用的皮质类固醇剂量可能不足。为了补偿，可以使用"应激性类固醇"疗法，以应对危重病和疾病发展过程造成的生理应激。一些医院制定临床指南/临床路径来处理这种情况。当类固醇依赖型患者突然停用糖皮质激素时，可引发艾迪生病危象（见下文）。逐渐减少皮质类固醇用量，以避免皮质醇缺乏的并发症。

醛固酮增多症

肾上腺皮质也产生醛固酮，一种盐皮质激素，在维持盐和水的动态平衡中起重要作用。醛固酮是肾素 - 血管紧张素 - 醛固酮系统（renin-angiotensin-aldosterone system，RAAS）的组成部分。在原发性醛固酮增多症中，肾上腺皮质分泌过量的醛固酮，与 RAAS 反馈回路无关。肾上腺皮质肿瘤（醛固酮瘤）是导致这种罕见病的原因之一。患者可表现为极端高血压、代谢性碱中毒和危及生命的低钾血症。

醛固酮增多症的管理

应急管理的重点是降低高血压、补充钾和其他电解质，使其维持在正常范围内。如果病因是醛固酮瘤，则需要切除肾上腺肿瘤。醛固酮增多症还有其他病因，建议内分泌专科会诊以进行全面的诊断性检查。

艾迪生病和危象

肾上腺功能不全又称艾迪生病，是由于肾上腺皮质分泌的糖皮质激素（皮质类固醇）不足。同时测定血清 ACTH 和血清皮质醇可明确诊断此罕见病。ACTH 升高伴皮质醇水平极低可能具有诊断意义。当患者存在其他共患疾病时，可能难以诊断艾迪生病。

肾上腺完全衰竭时，则称为艾迪生病危象。其特征性的体征和症状包括严重低血压、高钾血症、低钠血症和低血糖。及时地识别和干预对于防止死亡至关重要。

艾迪生病危象的管理

一旦发病，应立即静脉补充糖皮质激素。静脉输注等渗盐水（0.9%）补液和补充电解质也是首选方法。根据患者的意识水平、呼吸驱动和合并症选择其他支持性治疗。一旦危象得到控制，建议由内分泌科医生进行全面评估。

危重症相关的皮质类固醇功能不全

危重症相关的生理应激通常刺激肾上腺产生额外的皮质醇。然而，在危重症相关的皮质类固醇功能不全（critical illness-related corticosteroid insufficiency，CIRCI）中，肾上腺无法产生额外的皮质醇，因此血清皮质醇水平低，不足以产生治疗性应激反应。炎性细胞因子的持续升高可能是 CIRCI 的诱发和持续的原因。CIRCI 患者易发生感染合并低血压休克，以及血管升压类儿茶酚胺无效的感染性休克。

CIRCI 的诊断仍然是一个挑战。两个试验可能有助于 CIRCI 的诊断：①在给予 ACTH- 皮质醇刺激（静脉注射 250μg 促皮质素）后的 60 分钟，皮质醇水平无显著增加（≤9μg），表明肾上腺功能不全；②随机血浆皮质醇水平低于正常值（<10μg/dL），提示肾上腺功能不全。

各大危重症医学会于 2017 年发布了关于危重症患者使用皮质类固醇的指南。拯救脓毒症指南强烈建议将补液和抗生素作为一线治疗，以达到血流动力学稳定（见第 10 章）。如果补液、抗生素和血管升压药不能达到血流动力学稳定，则考虑静脉注射氢化可的松。2017 年 CIRCI 指南也建议给予难治性脓毒症休克患者足量的氢化可的松（<400mg/d）3 天或更长时间。对于没有休克迹象的脓毒症患者，不推荐使用皮质类固醇。

药物性糖皮质激素具有抗炎特性和潜在抗休克作用，但同时又增加了免疫系统抑制和继发感染的风险，这是使用此类药物的困境。正在进行类固醇激素在管理脓毒症和休克状态方面作用的研究，例如，2018 年一项 ADRENAL 试验报告显示，接受氢化可的松输注的脓毒症休克幸存者比接受安慰剂的幸存者恢复更快，需要输血的可能性更低。该研究并没有证明使用类固醇与安慰剂相比能够降低死亡率。读者可以参考完整的 CIRCI 治疗指南，更详细地了解在何种条件和情况下在重症监护中使用皮质类固醇是有益的。

嗜铬细胞瘤与儿茶酚胺危象

正常情况下肾上腺髓质产生两种儿茶酚胺：去甲肾上腺素和肾上腺素。去甲肾上腺素和肾上腺素与交感神经系统结合，影响心脏和心血管功能。这些儿茶酚胺被作为重症监护的输液治疗，以模拟正常的生理反应。

嗜铬细胞瘤是肾上腺髓质肿瘤，可产生过量的去甲肾上腺素，在某些情况下也可产生肾上腺素，从而产生儿茶酚胺危象，表现为极端高血压、心动过速、高血糖和呼吸频率增加。实验室血液检查或每天收集 24 小时尿液以测量甲氧基肾上腺素水平，并进行肾上腺的影像学检查均可作为诊断性检查。

嗜铬细胞瘤的管理

嗜铬细胞瘤的治疗通常需要经腹腔镜微创手术切除肿瘤。在术前和整个手术过程中，采用 β 受体阻滞剂和 α 受体阻滞剂相结合的方法积极控制血压。通常，高血压可通过切除肾上腺肿瘤来解决。

总结：肾上腺功能异常

肾上腺实际上是一个器官中的两个内分泌腺体，即外皮质和内髓质。大多数与肾上腺功能异常相关的疾病是罕见的。常见的疾病包括库欣综合征，不管是内源性（罕见）还是外源性（常见）药物均是由过量的糖皮质激素引起。肾上腺功能不全被认为与急、慢性危重症有关，尤其是对血管活性药物输注无反应的炎症性休克状态。其他疾病如嗜铬细胞瘤、艾迪生病等在重症监护中少见。

（李黎明　景孟娟　译　夏欣华　审校）

参考文献

血糖监测

American Diabetes Association. Clinical practice recommendations. *Diabetes Care*. 2017;40:S1-S135.

Schifman RB, Howanitz PJ, Souers RJ. Point-of-care glucose critical values: a Q-probes study involving 50 health care facilities and 2349 critical results. *Arch Pathol Lab Med*. 2016;140(2):119-124.

US Department of Health and Human Services. Blood Glucose Monitoring Test. Systems for Prescription. Point-of-Care Use. Guidance for Industry and. Food and Drug Administration Staff. Document issued on September 2020. https://www.fda.gov/regulatory-information/search-fda-guidance-documents/blood-glucose-monitoring-test-systems-prescription-point-care-use

高血糖、DKA、EDKA 和 HHS

American Association of Clinical Endocrinology. *Diagnosis and Management of Hyperglycemic Crises: Diabetic Ketoacidosis and the Hyperglycemic Hyperosmolar State*. January 2019. AACE Inpatient Glycemic Control Resource Center; American Association of Clinical Endocrinology. https://pro.aace.com/sites/default/files/2019-01/Strategies-S3-Hyperglycemic-Emergencies.021017.pptx

American Diabetes Association. Standards of medical care in diabetes—2018. *Diabetes Care*. 2018;41:S1-S159.

Barski L, Eshkoli T, Brandstaetter E, Jotkowitz A. Euglycemic diabetic ketoacidosis. *Eur J Intern Med*. 2019;63:9-14. doi: 10.1016/j.ejim.2019.03.014

Benoit SR, Zhang Y, Geiss LS, Gregg EW, Albright A. Trends in diabetic ketoacidosis hospitalizations and in-hospital mortality—United States, 2000–2014. *MMWR Morb Mortal Wkly Rep*. 2018;67(12):362-365. doi: 10.15585/mmwr.mm6712a3

Chua HR, Schneider A, Bellomo R. Bicarbonate in diabetic ketoacidosis—a systematic review. *Ann Intensive Care*. 2011;1(1):23.

Plewa M, Bryant M, King-Thiele R. Euglycemic diabetic ketoacidosis. In *StatPearls*. StatPearls Publishing; 2021.

The NICE-SUGAR Study Investigators. Hypoglycemia and risk of death in critically ill patients. *N Engl J Med*. 2012;367:1108-1118.

Umpierrez G, Korytkowski M. Diabetic emergencies—ketoacidosis, hyperglycaemic hyperosmolar state and hypoglycaemia. *Nat Rev Endocrinol*. 2016;12(4):222-232.

SIADH 与尿崩症

Ball S, Barth J, Levy M, Society for Endocrinology Clinical Committee. Society For Endocrinology endocrine emergency guidance: emergency management of severe symptomatic hyponatraemia in adult patients. *Endocr Connect*. 2016;5(5):G4-G6.

Cuesta M, Ortolá A, Garrahy A, Calle Pascual AL, Runkle I, Thompson CJ. Predictors of failure to respond to fluid restriction in SIAD in clinical practice; time to re-evaluate clinical guidelines? *QJM*. 2017;110(8):489-492.

Cuesta M, Thompson CJ. The syndrome of inappropriate antidiuresis (SIAD). *Best Pract Res Clin Endocrinol Metab*. 2016;30(2):175-187.

Hong GK, Payne SC, Jane JA Jr. Anatomy, physiology, and laboratory evaluation of the pituitary gland. *Otolaryngol Clin North Am*. 2016;49(1):21-32.

Levine JA, Karam SL, O'Connor C, et al. Central diabetes insipidus and chemotherapy: use of a continuous arginine vasopressin infusion for fluid and sodium balance. *AACE Clin Case Rep*. 2018;4(6):e487-e492. doi: 10.4158/ACCR-2018-0165

Robertson GL. Diabetes insipidus: differential diagnosis and management. *Best Pract Res Clin Endocrinol Metab*. 2016;30(2):205-218.

Shepshelovich D, Schechter A, Calvarysky B, et al. Medication-induced SIADH—distribution and characterization according to medication class. *Br J Clin Pharmacol*. 2017;83(8):1801-1807.

甲状腺功能亢进症和甲状腺危象

De Leo S, Lee SY, Braverman LE. Hyperthyroidism. *Lancet*. 2016;388(10047):906-918.

McGonigle AM, Tobian AAR, Zink JL, King KE. Perfect storm: therapeutic plasma exchange for a patient with thyroid storm. *J Clin Apher*. 2018;33(1):113-116.

甲状腺功能减退症和黏液性水肿昏迷

Fliers E, Bianco AC, Langouche L, Boelen A. Thyroid function in critically ill patients. *Lancet Diabetes Endocrinol*. 2015;3(10):816-825.

Gish DS, Loynd RT, Melnick S, Nezir S. Myxedema coma: a forgotten presentation of extreme hypothyroidism. *BMJ Case Rep*. 2016; 2016. doi:10.1136/bcr-2016-216225

肾上腺、库欣综合征和嗜铬细胞瘤

Boonen E, Bornstein SR, Van den Berghe G. New insights into the controversy of adrenal function during critical illness. *Lancet Diabetes Endocrinol*. 2015;3(10):805-815.

Evans L, Rhodes A, Alhazzani W, et al. Surviving Sepsis Campaign: International Guidelines for management of sepsis and septic shock 2021. *Crit Care Med*. 2021;49(11):e1063-e1143. doi: 10.1097/CCM.0000000000005337

Gibbison B, López-López JA, Higgins JP, et al. Corticosteroids in septic shock: a systematic review and network meta-analysis. *Crit Care*. 2017;21(1):78.

Loriaux DL. Diagnosis and differential diagnosis of Cushing's syndrome. *N Engl J Med*. 2017;376(15):1451-1459.

Riester A, Weismann D, Quinkler M, et al. Life-threatening events in patients with pheochromocytoma. *Eur J Endocrinol*. 2015;173(6):757-764.

危重症相关的皮质类固醇功能不全

Annane D, Pastores SM, Arlt W, et al. Critical illness-related corticosteroid insufficiency (CIRCI): a narrative review from a multispecialty task force of the Society of Critical Care Medicine (SCCM) and the European Society of Intensive Care Medicine (ESICM). *Crit Care Med*. 2017;45(12):2089-2098.

Annene D, Pastores SM, Rochwerg B, et al. Guidelines for the diagnosis and management of critical illness-related corticosteroid insufficiency (CIRCI) in critically ill patients (Part I): Society of Critical Care Medicine (SCCM) and European Society of Intensive Care Medicine (ESICM) 2017. *Crit Care Med*. 2017; 45(12):2078-2088.

Pastores S. Annane D, Rochwerg B; and the Corticosteroid Guideline Task Force of SCCM and ESICM. Guidelines for the diagnosis and management of critical illness-related corticosteroid insufficiency (CIRCI) in critically ill patients (Part II): Society of Critical Care Medicine (SCCM) and European Society of Intensive Care Medicine (ESICM) 2017. *Crit Care Med*. 2018; 46(1):146-148.

The ADRENAL Trial: Steroids in Septic Shock. 2018. http://rebelem.com/the-adrenal-trial-steroids-in-septic-shock/. Accessed February 16, 2018.

第**16**章 创 伤

Christopher Kolokythas，Janet Lee

学习目标

1. 阐述创伤性损伤的机制，并将其与显性损伤和隐性损伤的准确评估相联系。
2. 讨论创伤对患者及家属的生理和心理社会影响。
3. 识别重症监护室和过渡监护室创伤患者的特殊需求。
4. 整合特定的管理原则，治疗胸部、腹部和肌肉骨骼损伤的创伤患者。

创伤是世界范围内主要的死亡原因，也是美国日益严重的公共卫生问题。损伤可由各种创伤引起，可分为钝性或穿透性创伤。创伤的常见原因包括机动车事故、跌倒、烧伤、中毒、溺水和暴力。2019年，美国CDC将意外伤害确定为所有年龄组、性别和种族的第三大死亡原因，而故意自残（自杀）则是第十大死亡原因。尽管死亡率很高，每年报告的死亡人数超过21万，然而创伤幸存者的致残率更高。本章重点介绍胸腹、肌肉骨骼和骨盆创伤。创伤性脑损伤（traumatic brain injury，TBI）是创伤导致死亡的最主要原因，将在第20章中进行讨论。

专业评估

对创伤患者的评估需要采用结构化和系统化的方法来确定损伤程度，尤其是危及生命的损伤，并防止进一步的损伤。对于创伤患者来说，入院治疗是突然和非计划性的，因而他们没有时间进行心理准备或稳定原有的慢性疾病。创伤患者往往是年轻人，然而，因创伤入院的老年患者有所增加，其合并症往往使住院治疗变得更加复杂。创伤可能很隐蔽，而且并发症很常见。如果没有进行适当的评估，轻伤就可能进展为致命的损伤。初步创伤评估的主要目标是识别危及生命的损伤并稳定患者的病情。发生创伤后往往需要康复治疗，创伤患者的生活质量可能永远无法恢复到基线水平，尤其是脑外伤或脊髓损伤患者。创伤对患者、家庭和社会造成严重的心理负担和经济损失。

创伤初期的处理与评估同步进行，通常在患者到达医院之前就已开始。抢救包括插管、建立静脉通路、输液和镇痛，同时评估明显的受伤部位。创伤评估的其他注意事项包括确定出血来源。外伤出血通常比较明显，且能得到及时救治，而内伤出血由于其隐蔽性，在初期检查时可能会被忽略。

创伤评估的一个重要方面是基于创伤机制确定钝性创伤或穿透性创伤。根据这些信息，在初级和二级检查中形成有关潜在伤害的"怀疑指数"。首要目标是确保在制订护理计划时考虑到所有损伤，尤其是隐匿损伤。

初级、二级和三级创伤检查

对创伤的初步处理通常基于需要立即治疗的致命性检查结果。初级和二级创伤检查能够发现危及生命的直接损伤，并指导创伤团队制订个性化的

437

复苏计划。美国外科学院高级创伤生命支持®课程为创伤患者的初期处理提供了指导。

初级检查

患者入院后,即开始初级检查。所有来自院前检查的相关信息都会被转达,并完成快速视诊,以确定是否有明显的危及生命的损伤。这些损伤包括但不限于无法控制的外伤、精神状态改变、刺穿物体、严重呼吸困难和创伤性截肢。初级检查方法是应用 ABCDE 方法(气道、呼吸、循环、神经功能和暴露)同时评估和处理所有危及生命的损伤(表 16-1)。

气道

确定气道是否通畅是初级检查的关键步骤。对于神志清醒的患者,让其说话是提供气道通畅和神志清醒的关键线索。此外,气道评估还可以检查可能存在的阻塞、解剖改变或其他呼吸困难迹象。对于昏迷或意识水平下降的患者,如果无法插管,必须立即通过气管插管或环甲膜切开术确保气道通畅。

呼吸

气道固定后,应通过目测胸部、胸部运动对称性、呼吸频率和深度、呼吸力度,以及对肺部和周围组织的物理评估来评估患者的呼吸情况。

循环

循环的重点是通过体格检查和超声波成像等诊断工具评估出血情况并保持足够的血液灌注。循环评估包括皮肤颜色和温度、毛细血管再充盈时间、测量脉搏和血压;同时,治疗包括建立静脉通路、控制出血,以及使用液体或血液制品进行复苏。

神经功能

在患者的危急损伤得到稳定后,对患者的神经功能进行评估。这一评估应考虑的重要因素是格拉斯哥昏迷量表(Glasgow Coma Scale, GCS)评分为 8 分或以下的患者应该有明确的开放气道,所有颈椎损伤不明的患者都应该保持固定。

暴露

初级检查的最后一步是暴露。脱去所有衣物,

表 16-1   初级检查

气道和颈椎	评估
	● 评估通畅性和气道阻塞情况
	管理
	● 基本开放气道手法——托举下颌法或仰头抬颏,同时评估气道中是否有异物
	● 插入鼻咽通气道或口咽通气道
	● 必要时建立明确的开放性气道
	● 保持呼吸道通畅的同时,使用适当的装置将颈椎保持在中立位
呼吸	评估
	● 评估胸颈部位暴露后的呼吸频率和深度
	● 确保保持颈椎固定
	● 评估颈部是否受伤,包括但不限于畸形、气管偏移、皮下气肿等
	● 评估胸壁运动和辅助呼吸肌的使用情况
	管理
	● 应用高流量氧气
	● 必要时建立并维持最终的气道
	● 插管时确保监测 CO_2 和脉搏血氧饱和度
	● 缓解张力性气胸或封闭开放性气胸
循环	评估
	● 确定出血来源——来自内部还是外部
	● 评估生命体征,包括皮肤颜色、毛细血管再充盈和脉搏
	管理
	● 止血
	● 外部——直接施压
	● 内部——确定出血来源,评估手术干预的必要性
	● 建立大口径静脉通路,同时获取血液样本
	● 启动加温等渗液(乳酸林格液,LR 或生理盐水,NS)或胶体液复苏
	● 启动保暖措施,防止体温过低
神经功能	评估
	● 评估神经系统,包括精神状态、瞳孔大小和反应
暴露	评估
	● 将患者完全暴露,但要避免体温过低

以确定是否有任何隐蔽伤痕,如枪伤(gun-shot wo-unds,GSW)、撕裂伤、瘀斑或任何其他伤痕。但预防体温过低也是至关重要的,为患者保暖,以避免进一步的并发症。

二级检查

二级检查是在患者危及生命的紧急状况稳定后开始的。包括获取全面的病史和体格检查,以及对患者的详细检查,以评估是否有遗漏的损伤(表16-2)。放射检查和实验室检查等诊断性检查

也是二级检查的一部分。如果患者在二级检查期间发生病情变化,医生会返回初级检查并重新评估ABCDE,查明其他或进展的失代偿情况。

三级检查

三级检查是对患者进行全面综合的复查,并对所有诊断检查进行复核。三级检查通常在受伤后24小时内进行,是创伤评估的最后一步,其目的是总结所有获得的信息,并确定是否需要对患者进行进一步的评估。

表16-2 二级检查

评估项目	确定/识别	评估	检查结果	确诊
意识水平	• 头部受伤的严重程度	• GCS评分	• ≤8,严重头部损伤 • 9~12,中度头部损伤 • 13~15,轻度头部损伤	• CT扫描 • 在不使用镇静麻醉药的情况下重复
瞳孔	• 头部损伤类型 • 眼睛受伤	• 大小 • 形状 • 反应性	• 肿块效应 • 弥漫性脑损伤 • 眼部损伤	• CT扫描
头部	• 头皮损伤 • 颅骨损伤	• 检查是否有撕裂伤和颅骨骨折 • 可触及的缺损	• 头皮裂伤 • 凹陷性颅骨骨折 • 基底颅骨骨折	• CT扫描
颌面部	• 软组织损伤 • 骨骼损伤 • 神经损伤 • 牙齿/口腔损伤	• 检查是否有明显的畸形、咬合不正 • 触诊捻发音	• 面部骨折 • 软组织损伤	• 面部骨骼X线 • 面部骨骼CT扫描
颈部	• 喉部损伤 • 颈椎损伤 • 血管损伤 • 食管损伤 • 神经功能缺损	• 视诊 • 触诊 • 听诊	• 喉部畸形 • 皮下气肿 • 血肿 • 血管杂音 • 颈阔肌穿透伤 • 颈椎疼痛、触痛	• 颈椎X线或CT • 血管造影/多普勒超声检查 • 食管镜检查 • 喉镜检查
胸部	• 胸壁损伤 • 皮下气肿 • 血气胸 • 支气管损伤 • 肺挫伤 • 胸主动脉破裂	• 视诊 • 触诊 • 听诊	• 擦伤、畸形或反常运动 • 胸壁触痛、捻发音 • 呼吸音减弱 • 心音低钝 • 纵隔捻发音 • 剧烈背痛	• 胸部X线 • CT扫描 • 血管造影术 • 支气管镜检查 • 胸腔闭式引流术 • 心包穿刺术 • 瞬态弹性成像(transient elasto-graphy,TE)超声
腹部	• 腹壁损伤 • 腹腔内损伤 • 腹膜后损伤	• 视诊 • 触诊 • 听诊 • 确定穿透伤路径	• 腹壁疼痛/触痛 • 腹膜刺激征 • 内脏损伤 • 腹膜后器官损伤	• 诊断性腹腔灌洗/超声 • CT扫描 • 腹腔手术 • 消化道X线对比研究 • 血管造影术

评估项目	确定/识别	评估	检查结果	确诊
骨盆	• 泌尿生殖（geni-tourinary，GU）系统损伤 • 骨盆骨折	• 触诊耻骨联合是否增宽 • 触诊骨盆是否有触痛感 • 只测定一次骨盆稳定性 • 检查会阴 • 直肠/阴道检查	• 泌尿生殖系统损伤（血尿） • 骨盆骨折 • 直肠、阴道和/或会阴损伤	• 骨盆 X 线 • 泌尿生殖系统造影 • 尿道造影 • 膀胱造影 • 静脉肾盂造影 • 造影剂增强 CT
脊髓	• 脑损伤 • 脊髓损伤 • 周围神经损伤	• 运动反应 • 疼痛反应	• 单侧颅内占位效应 • 四肢瘫痪 • 截瘫 • 神经根损伤	• 普通 X 线 • CT 扫描 • 磁共振成像
脊柱	• 脊柱损伤 • 椎体不稳 • 神经损伤	• 对疼痛的言语反应、单侧体征 • 触诊触痛 • 畸形	• 骨折与脱位	• 普通 X 线 • CT 扫描 • 磁共振成像
四肢	• 软组织损伤 • 骨骼畸形 • 关节异常 • 神经血管损伤	• 视诊 • 触诊	• 肿胀、挫伤、苍白 • 错位 • 疼痛、压痛、捻发音 • 无脉搏/脉搏减弱 • 筋膜隔室张力大 • 神经功能缺损	• 特定 X 线 • 多普勒检查 • 肌间隔压力测定 • 血管造影术

Reproduced with permission from *Advanced Trauma Life Support Student Course manual*, 9th ed. American College of Surgeons；2012.

诊断性检查

超声、计算机轴向断层扫描和诊断性腹腔灌洗

外源性和/或隐匿性出血是主要问题，在初级检查中，首先要控制出血并同时进行容量复苏。在二级检查中，超声、计算机断层扫描（computed tomography，CT）和诊断性腹腔灌洗（diagnostic peritoneal lavage，DPL）等诊断性检查有助于诊断隐匿性胸腹腔出血。

超声通常是检查创伤患者时的第一个诊断工具。这种无创手术快速且容易获得；然而，它在识别损伤方面的成功程度取决于超声操作者的专业知识。最终，它并不能替代更灵敏的影像学检查，如 CT 扫描。

CT 扫描是确定腹部或胸部特异性损伤的金标准，只有在患者血流动力学稳定时才可进行。对于病情不稳定的患者，如果超声无法确定出血来源，可能需要进行 DPL、血管造影或立即进行探查性开腹手术。如果超声已确定出血来源，但患者血流动力学不稳定，则被视为急腹症，需要进行剖腹探查术。

建议在进行超声检查的同时进行系统体格检查，以便更好地评估某些损伤。这是因为超声检查在确定腹膜后、胰腺和骨盆损伤方面存在局限性。例如，超声很难明确区分骨盆区域的液体（如尿液）和血液。有关超声、CT 和 DPL 的比较，见表 16-3。

表 16-3　腹部钝挫伤常见诊断检查的适应证、优缺点

方法	适应证	优点	缺点
DPL	血压下降、怀疑内出血	简便、快速、廉价	侵入性，无法确定损伤位置，无法评估腹膜后情况
超声（FAST 流程）	血压下降、怀疑内出血	简便、快速、廉价、无创、可重复	对操作者的经验要求较高，无法精确定位损伤位置，无法评估腹膜后情况
CT 扫描	血压正常、怀疑内出血	可精确定位受损器官，包括腹膜后器官	耗时、成本高、必须平躺

颈椎 X 线

颈椎（cervical spine，C-spine）X 线是完成初级检查后最先进行的诊断性检查之一。在完成 7 个颈椎的评估并确定其无损伤之前，外伤患者应被假定为颈椎受伤。神经系统检查正常且颈椎区域活动范围完整的患者可通过临床评估确定是否受伤，但神经系统受损或临床评估异常的患者则需要通过 CT 或磁共振成像（magnetic resonance imaging，MRI）检查确定是否受伤。CT 扫描是评估颈椎的金标准。在完善颈椎影像学检查且未发现损伤之前，应一直使用硬质颈托固定颈部。

放射检查

在完成初级检查后，还需进行其他放射检查以确定受伤程度，但不应延误抢救。根据受伤机制，常见的 X 线检查可能包括胸部和骨盆，以排除直接威胁生命的损伤。头部、颈部、胸部、腹部和骨盆的全身 CT 成像或平扫可作为临床检查的辅助手段，以帮助确定潜在的损伤。早期使用全身 CT（成像或平扫）可降低创伤患者的发病率和死亡率，但应仅限于临床病情稳定的患者。

系列检查

创伤患者需要频繁复查，以确保查明所有损伤，并监测病情恶化的症状和体征。被遗漏的损伤可能会导致疼痛、残疾甚至死亡。为了保持一致性，建议由同一医疗服务提供者进行重复评估，尤其是脑外伤和腹部创伤，因为内出血最初可能并不明显。了解损伤的机制以及破坏性钝器或穿透力造成的损伤，可为进行准确、重点评估提供基础。

损伤机制

确定损伤机制可使创伤团队更好地了解可能存在的隐匿损伤。损伤机制描述了损伤是如何发生的、所受外力的性质，以及可疑的组织和器官损伤部位。在事故现场、急诊室（emergency department，ED）、重症监护室或过渡监护室对创伤患者进行评估时，都需要具备这些知识。

当人体暴露于不受控制的外部能量源时，人体的完整性和 / 或功能能力就会受到破坏，因而造成损伤。动能、穿透能、化学能、热能、电能或辐射能等潜在能量源都会造成损伤。损伤的严重程度取决于几个因素：撞击力或速度、撞击或暴露的持续时间、总暴露表面积，以及相关危险因素，如年龄、性别、既往合并症及酗酒 / 吸毒。

损伤机制通常分为两大类：**钝性和穿透性创伤**。**钝性创伤**是指未与大气接触的损伤，**穿透性创伤**是指身体被刺穿的损伤。钝性创伤通常是由于机动车或摩托车碰撞、袭击、跌倒、接触性运动伤害、行人 / 车辆碰撞或爆炸伤。有助于诊断钝性创伤的评估方法包括体格检查、超声、DPL、CT 扫描、放射检查、血管造影、血细胞计数和血液化学分析。穿透性创伤通常是枪伤或刀伤。重要的是要认识到，穿透性创伤的死亡率取决于损伤的机制和部位。例如，由于子弹的速度快和能量位移，枪伤的死亡率较高。

与损伤机制相关的信息有助于确定损伤模式。常见的模式有助于临床医生对无法表达疼痛或其他症状的创伤患者进行评估。在初级和二级检查中重点关注损伤模式，以便恰当安排诊断性检查顺序，从而高效、准确地完成诊断性检查。例如，在机动车碰撞事故中，未系安全带的驾驶员常见的受伤部位包括头部、骨盆、胸部和四肢。胸部创伤通常是方向盘撞击所致。未系安全带的乘客受伤的原因包括头部撞击挡风玻璃导致的颅面部外伤，或高速行驶时膝盖撞击仪表盘导致的髋关节后脱位（图 16-1）。锁骨和肱骨骨折在乘客中更为常见，这可能是由于撞击前举起手臂的防御性反射动作。虽然安全带的使用和安全气囊的打开降低了胸部受伤的风险，但根据事故的性质，它们仍可能造成严重伤害（表 16-4）。

此外，还确定了跌倒者和被机动车撞倒行人的损伤模式（图 16-2）。了解这些损伤模式有助于在复苏过程中防止进一步的损伤或并发症。例如，如果患者头部受伤并高度怀疑基底颅骨骨折，则首选口胃管而不是鼻胃管。这是因为鼻胃管可能会穿过骨折处直接进入大脑。如果损伤机制提示膀胱破裂或尿道外伤，则不应插入导尿管，而应进行逆行尿道造影或膀胱造影等更明确的检查。

创伤的生理影响

创伤会释放许多血管活性介质，如神经激素、前列腺素和细胞因子，从而促进机体的应激反应。然而，在严重的多发伤中，这些相同的介质可能会加剧应激反应，导致发生并发症甚至死亡。为了减轻这种反应，护理的重点应放在支持性生理和

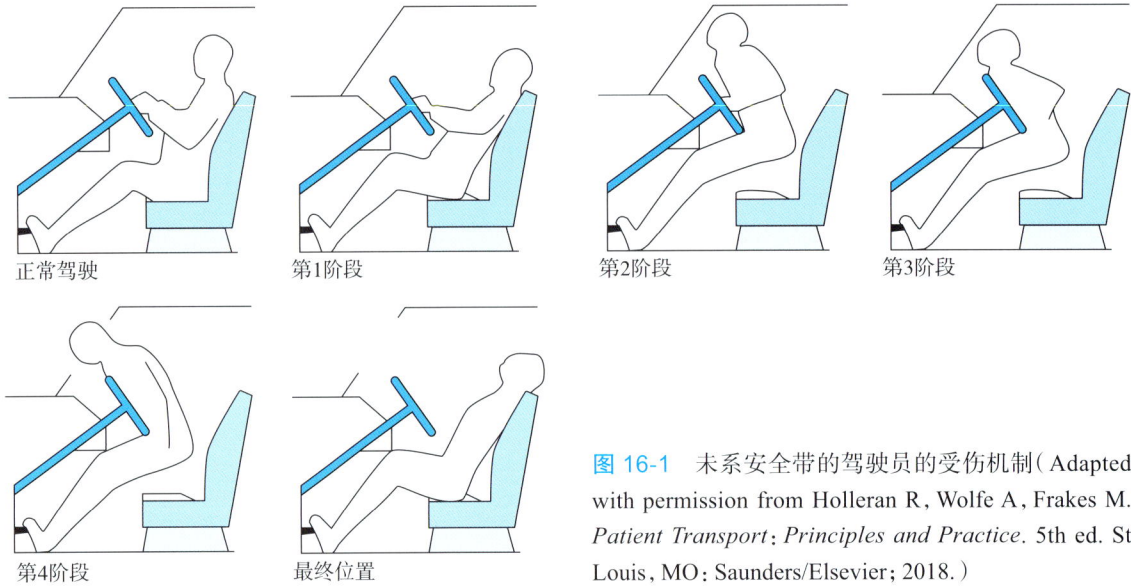

正常驾驶 第1阶段 第2阶段 第3阶段

第4阶段 最终位置

图 16-1 未系安全带的驾驶员的受伤机制（Adapted with permission from Holleran R，Wolfe A，Frakes M. *Patient Transport*：*Principles and Practice*. 5th ed. St Louis，MO：Saunders/Elsevier；2018.）

表 16-4 约束装置造成的截肢和颈椎损伤

约束装置	损伤	约束装置	损伤
膝部安全带	• 肠系膜撕裂或撕脱（桶柄状撕裂）	• 压迫	• 肋骨骨折
• 压迫	• 小肠或结肠破裂		• 肺挫伤
• 过度弯曲	• 髂主动脉或腹主动脉血栓形成		• 上腹部内脏破裂
	• 腰椎 Chance 骨折	**气囊**	• 角膜擦伤
	• 胰腺或十二指肠损伤	• 接触	• 面部、颈部和胸部擦伤
肩部安全带	• 腹内动脉、颈动脉、锁骨下动脉或椎动脉的内膜撕裂或血栓形成	• 接触/减速	• 心脏破裂
• 滑到安全带下面（"潜入"）		• 屈曲（无约束）	• 颈椎
	• 颈椎骨折或脱位	• 过伸（无约束）	• 胸椎骨折

Reproduced with permission from National Association of Emergency Medical Technicians（NAEMT）.

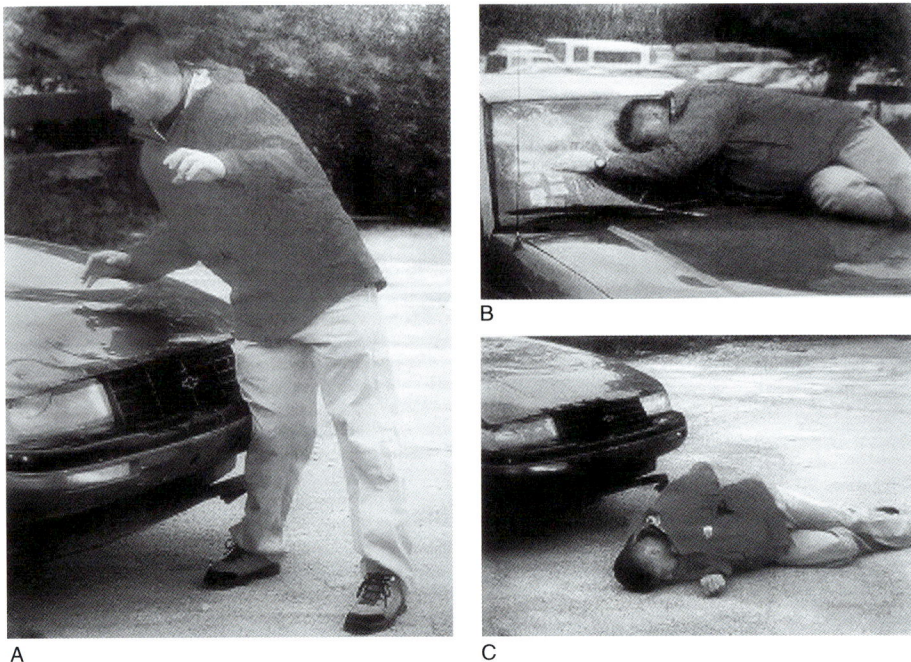

图 16-2 数据来源于美国国家紧急医疗技术协会（NAEMT）

社会心理需求上。优先事项包括组织氧合和氧输送的 3 个主要组成部分：心输出量、血红蛋白水平和血氧饱和度。通过心电图（electrocardiogram，ECG）、脉搏血氧饱和度和二氧化碳波形图对创伤患者进行持续的生命体征监测，同时治疗疼痛和焦虑。

如前所述，外伤造成的骨折、伤口和组织挤压可能不易被发现。一旦完成初级创伤检查并开始处理，即启动从头到脚的深入评估（二级检查），用于建立详细的伤情鉴别。在此基础上，制订最终护理计划。护士通过静脉输液、呼吸和循环支持来帮助患者稳定病情，同时提供情感支持。护士在控制疼痛和满足患者及家属的社会心理需求方面发挥着不可或缺的作用。

创伤的后果包括失血、组织破坏、组织受损导致的剧烈疼痛，以及氧合和通气功能改变。因此，气道管理、体液平衡、积极止痛和伤口护理是优先事项。骨折的稳定和受伤器官的手术修复应在事故后早期完成。尽管急诊室、重症监护室或过渡监护室中的患者往往存在多系统损伤，但每次关注一个系统有助于提供有组织的管理计划。

创伤患者的常见损伤

胸部创伤

病因和病理生理学

在所有与创伤相关的死亡中，胸部创伤占 20%～25%，包括肋骨骨折、钝性心脏损伤、血管损伤、肺挫伤或肺穿孔。胸部最常见的损伤机制是钝性创伤（与机动车辆有关的创伤）以及枪击和刀刺造成的穿透性创伤。与胸部创伤相关的常见损伤有张力性气胸、开放性气胸、血胸、肺挫伤、肋骨骨折、连枷胸、心脏压塞、心脏挫伤、钝性心脏损伤和主动脉断裂。通常，在评估阶段的早期会进行创伤超声重点评估（focused assessment with sonography in trauma，FAST），以扫描游离液体，从而判断腹膜腔、心包腔和 / 或胸膜腔是否有出血。超声还可用于评估肺部是否有气胸。下文将介绍 FAST 检查以及针对胸部和腹部损伤的更具体的诊断工具。

张力性气胸：由于损伤或肺实质撕裂，空气在胸腔内积聚，可能会导致张力性气胸。当肺实质不再完整时，肺部的空气就会进入胸腔，但无法排出。当空气在胸膜腔内聚集时，正压会使肺部塌陷，并将心脏和大血管压迫到对侧胸部。症状和体征包括严重的呼吸困难、呼吸急促、心动过速、低血压、呼吸亢进和患侧无呼吸音、胸痛和颈静脉扩张（严重血容量不足的患者可能是不充盈的）。张力性气胸是一种医学急症。处理方法包括及时发现并用针头减压，使空气从胸膜腔排出。针头减压包括插入大口径血管导管，成人最好使用 14～16G，长度为 4.5cm 的导管。血管导管插入患侧胸壁，第 2 和第 3 肋间隙之间胸前部的锁骨中线处。另一个插入位置是从侧面在第 4 和第 5 肋间隙之间的腋中线上插入。然而，根据最新数据，外侧入路的成功率可能低于前侧入路。无论选择哪种方法，目标都是减轻危及生命的张力。为此，医护人员对这两种方法的舒适度和经验可能会影响插入位置的选择。一旦将针头减压作为挽救生命的干预措施实施，胸腔闭式引流应作为随后的确定性治疗方法。

开放性气胸：当空气从胸壁进出胸膜腔时，就会出现开放性气胸，有时也称为"胸部吸吮伤口"，通常发生在枪伤或刀伤造成胸壁穿透性损伤时。开放性气胸的确定性治疗方法是置入胸管，不过，在置入胸管之前的临时治疗方法是使用三边敷料包扎，吸气时敷料会闭合，周围的空气不会流入胸膜腔，而呼气时，空气可以从胸膜腔排出。如果敷料完全闭塞，则可能会出现张力性气胸。如果出现这种情况，立即去除敷料通常可以减轻张力。然而，如果张力是在三边敷料的作用下产生的，则可以进行针刺减压，直到可以安全地放置胸管。

血胸：血胸是指胸膜腔内有血液。最常见的原因是肋骨骨折。锁骨（第 1 肋骨）或第 2 肋骨骨折是非常严重的损伤，因为锁骨下动脉和静脉位于这两根肋骨的正下方。通常需要很大的力量才能够导致这两根肋骨骨折，因此，对下方的血管有潜在损伤的危险，需要仔细评估。最初的胸部 X 线显示纵隔增宽，可能是主动脉或其主要分支撕裂所致。由于肺实质受压，血胸可导致呼吸困难。如果出现大量血胸且患者出现呼吸困难，则需要放置胸管以引流血胸。如果放置胸管后患者血流动力学不稳定，紧急干预措施为立即进行开胸手术或探查手术以控制出血。

对于出血无法控制的胸腹部创伤的其他考虑，另一种方法是尝试主动脉血管内球囊闭塞术

（resuscitative endovascular balloon occlusion of the aorta, REBOA）。主动脉血管内球囊闭塞术是一种微创技术，使用主动脉内球囊闭塞导管暂时阻断导致出血的大血管。一旦进入主动脉，导管就会被引向出血部位，以控制出血并增加失血性休克状态下的后负荷，失血性休克是严重创伤后死亡的主要原因。主动脉血管内球囊闭塞术与紧急开胸手术交叉钳夹主动脉类似，它还可用于严重骨盆损伤导致的血流动力学不稳定。在这种情况下，血管内球囊闭塞的是降主动脉（称为 3 区），而不是升主动脉。

肺挫伤： 肺挫伤是肺实质的损伤，通常发生在胸部钝伤之后。它是毛细血管膜被破坏后出血进入肺和肺泡间隙。根据挫伤的严重程度，可能会出现低氧血症，伤后数天可能会恶化，发展为呼吸衰竭和急性呼吸窘迫综合征（acute respiratory distress syndrome, ARDS）。在最初的创伤抢救过程中，肺挫伤的识别和诊断极具挑战性，因为可能在受伤后数小时才会有明显的临床表现。因此，了解受伤机制有助于医疗服务团队预测此类并发症。有必要使用动脉血气、脉搏血氧仪和二氧化碳波形图频繁监测氧合和通气情况，以发现肺部情况的细微变化。抢救管理包括合理使用静脉输液、支持氧合、肺通气和机械通气（如有必要）。

肋骨骨折： 肋骨骨折是钝性创伤中最常见的损伤。下肋骨骨折可能伤及肝脏或脾脏，上肋骨骨折可能刺穿肺部组织。肋骨骨折常伴有肺挫伤、血胸和气胸。处理方法包括提供呼吸支持和适当的疼痛控制。

连枷胸： 当相邻多根、多处肋骨骨折时会出现塌陷性胸腔，形成"浮动胸壁"，可能会刺穿肺部，影响供氧和通气。连枷胸的症状包括胸痛和气短。通过观察，受影响的一侧胸部在吸气时向内移动，而在呼气时向外移动，这就是所谓的"反常呼吸"。这种损伤最好在患者自主呼吸时进行评估。反常呼吸会导致呼吸功明显增加。此外，相关的疼痛会导致夹板式浅呼吸，从而引起肺不张、肺炎，并导致呼吸疲劳和呼吸衰竭，可能需要机械通气来稳定胸壁和支持氧合和通气。

心脏损伤： 胸部钝器伤可能会导致心肌、冠状动脉或心脏结构（隔膜或瓣膜）受损。这些损伤可能很细微，难以诊断，但应时刻保持警惕。最初大多数患者并没有症状，但有些患者会出现胸痛，可能很难与其他胸部损伤相鉴别。

胸部 X 线、心电图、心脏标志物（尤其是肌钙蛋白 I）、经胸超声心动图（transthoracic echocardiography, TTE）和经食管超声心动图（transesophageal echocardiography, TEE）有助于初步确定心肌损伤，同时有助于在采取复苏措施后患者仍未脱离危险的情况下确定心肌损伤。胸部创伤患者也会出现心律失常。窦性心动过速、心房颤动和室性期前收缩最为常见，而室性心动过速和心房颤动则常见于广泛的心肌损伤。

心脏压塞： 血性心包炎可导致心脏压塞，是钝性和穿透性胸外伤的一种可危及生命的并发症。心包膜（囊）通常比较僵硬，缺乏顺应性。心包囊出血（积液）会对心脏造成压迫，损害心脏功能并降低心输出量。心包囊中心脏周围液体的积聚速度决定了渗出会导致心脏受压还是代偿（心包囊的伸展性和容积）。血液的快速积聚会导致心包囊无法伸展，如果不能迅速识别并减压，心包积液可导致死亡。

胸部 X 线可显示心脏增大，但超声心动图是诊断的金标准。随后可能会出现心动过速、颈静脉扩张、低血压、奇脉等体征，最后导致心室颤动和心搏骤停。治疗方法是快速静脉输液，然后进行心包穿刺术或心脏开窗术。

创伤性主动脉破裂： 主动脉破裂（部分或完全）是外科急症，也是胸部创伤患者立即死亡的最常见原因。高度怀疑并了解损伤机制（如与高速行驶的机动车碰撞有关的损伤）可早期诊断并改善预后。胸部 X 线可见纵隔增宽。传统的诊断标准是主动脉造影（在拍摄 X 线时直接向主动脉注入造影剂）；然而，目前技术的进步使人们可以放心使用 TEE、CT 扫描和 MRI，而无需进行主动脉造影。患者的存活率与损伤诊断和手术处理速度直接相关。这些患者可能需要大量输血。如果需要，将启动大量输血方案（massive transfusion protocols, MTP），本章稍后将对此进行介绍。

胸部创伤的管理原则

对胸部创伤患者的处理因人而异，包括几项基本原则：

1. 氧合、通气和心血管状况的支持。
2. 监测和护理胸管引流和功能。
3. 提供最佳的疼痛控制、体位和身体护理，注意促进伤口愈合。
4. 早期活动。

5. 预防感染等并发症。

6. 营养支持。

通气支持

创伤患者的通气支持目标与重症监护室或过渡监护室患者的通气目标相同。管理的重点是改善氧合和通气、维持酸碱平衡、减少呼吸做功和预防呼吸机相关疾病（ventilator-associated conditions，VAC）。根据患者的伤情和需求，机械通气可以是最终的治疗方法，也可以是支持性的。支持性通气护理是在患者能够自主通气的情况下提供的，有助于减少呼吸做功。根据患者的伤情和通气需求，可以使用氧气和正压。这可以通过简单的鼻导管、高流量鼻导管、面罩或正压面罩来实现。对于无法自主通气的患者，可以使用喉罩通气（laryngeal mask airway，LMA）或经口气管插管（orotracheal cannula，OETT）等高级气道。在紧急情况下如果无法放置高级气道，可进行环甲膜切开术。对于长期或永久性肺功能障碍患者，可能需要进行气管切开术。护士对传统和新型机械通气模式和方法的了解对于准确评估患者对通气模式的耐受性以及治疗目标至关重要（见第5章和第19章）。

胸管监测

胸壁受伤的患者如果出现血胸、气胸、胸腔积液、肺水肿等并发症或需要进行开胸手术，则需要置入胸管。对于置入胸腔引流管的患者的护理包括观察引流特征、性状和量，新出现的或已解决的漏气迹象及预防感染。严格的无菌技术、置管部位护理、检查管道安全，以及引流系统组件和设置是胸管管理的关键要素。创伤患者的胸管附近有引流伤口和缝合线，这会使换药变得更加复杂。对所有创伤患者而言，对引流特征变化的警惕、感染监测和预防，以及通气评估都是必不可少的护理工作（见第9章）。

疼痛控制

适当而有效的疼痛控制对患者的舒适和康复至关重要。胸部损伤和疼痛通常会导致胸壁固定，影响咳嗽和深呼吸。咳嗽和深呼吸对避免肺不张和气胸是非常必要的。对于胸部创伤程度较轻的患者来说，控制疼痛还可以让他们更有效地自主呼吸，避免实施侵入性机械通气。患者自控镇痛（patient-controlled analgesia，PCA）、硬脑膜外麻醉或局部麻醉可用于创伤患者的镇痛，从而允许患者能够深吸气、使用呼吸训练器、有效咳嗽和清除分泌物。这些措施对于避免呼吸衰竭和机械通气至关重要。

患者反映胸管、吸痰和翻身均会导致剧烈疼痛。处理患者外伤后的疼痛是一种以人为本的治疗，可以使患者将精力和体力放在伤口愈合上。可以通过各种药物来控制疼痛。最常用的药物是阿片类药物。阿片类药物在给药途径、起效时间、持续时间和药效方面具有很大的灵活性。阿片类药物是强效镇痛药，可能导致警觉能力下降，认知功能和呼吸功能受损，并可能引起低血压、高碳酸血症和低氧血症。其他有效的药物包括非甾体抗炎药（nonsteroidal anti-inflammatory drug，NSAID）、对乙酰氨基酚、肌肉松弛药和利多卡因等麻醉药。

PCA能够为患者控制镇痛药物的时间和剂量。硬膜外PCA常用于单处受伤的患者，如肋骨骨折患者，可减少患者对全身镇痛药物的需求，并有可能避免机械通气，这对老年创伤患者非常有益。由于硬膜外导管可能会从疼痛部位发生移位，从而无法提供足够的镇痛效果，因此严格的护理至关重要。应每小时或根据患者需求增加评估频率，评估患者的疼痛程度和随后的疼痛缓解情况。许多危重症或急症创伤患者无法表达自己的需求，非语言疼痛评估量表有助于监测患者的疼痛（见第6章）。

多种非药物镇痛策略可帮助患者缓解疼痛。护士可将这些方法与药物治疗相结合，以协同增效。通过分散注意力和放松，补充、替代或综合疗法能够发挥非常重要的作用，同时也可以通过改变体位或冷热疗法辅助镇痛。引导想象、谈话疗法、冥想、声音疗法和音乐疗法、针刺、针灸和能量疗法等技术都是可以减少镇痛药物需求的专业辅助疗法。有关疼痛和镇静的更多信息，请参阅第6章。

清晰地记录最适合个人的策略或组合是连续性护理的关键。这种方法需要在患者、家属、护士和医疗服务提供者之间建立沟通系统。焦虑和失眠会导致疼痛反应，可通过询问患者通常如何放松以及尽可能消除环境噪声来解决。促进休息和充足睡眠可降低患者对疼痛的感知，提高他们对疼痛的耐受力（见第6章和第7章）。

体位和活动

创伤患者早期活动可促进氧合和通气，预防因卧床引起的其他并发症。早期活动包括患者改变体位和上下床。患者的最佳体位取决于伤情以及护士要治疗和预防的可能并发症。需要考虑的体位包括坐位、俯卧位和侧卧位。护士如何使用治疗性体位的一个例子是对患者进行体位摆放，并评估其舒适度以及身体检查结果的改善情况，如胸廓扩张、胸部 X 线、呼吸频率、脉搏血氧饱和度、呼吸机耐受性，以及血流动力学数据（如适用）。连续侧向翻身和/或俯卧位可能对特定的损伤或病情有帮助，尤其是在患者通气困难和氧合差的情况下。

典型案例分析
心脏压塞

患者，女性，17 岁，无既往史，因左后侧上部被刺伤 2 处送入急诊室。患者处于昏睡状态，无呼吸困难。SaO_2 95%，HR 为 120 次/min（窦性心动过速），BP 为 105/85mmHg，RR 为 24 次/min。医疗团队立即使用 100% 非重复呼吸面罩（nonrebreather, NRB）给氧，同时两个大口径静脉通路输注 NS。紧急 FAST 检查未发现心脏压塞或张力性气胸。输注 1.5L NS 后，患者 SaO_2 为 97%，HR 为 98 次/min（窦性心律），BP 为 118/80mmHg，RR 为 20 次/min，无呼吸困难。

患者被转入外科重症监护室（surgical intensive care unit, SICU）进行 24 小时观察。

在 SICU，患者仍处于昏睡状态，但 GCS 评分为 15 分，且可以唤醒。患者无疼痛或不适感，但皮肤发凉。耳温为 36.6℃，BP 降至 75/65mmHg，HR 为 110 次/min。将 NS 输液速度加快，并立即呼叫医生。在医生到达 SICU 之前，护士重新评估患者，双侧呼吸音清晰，心音遥远，颈静脉扩张。在鼻导管吸氧 2L/min 的情况下，RR 为 24 次/min，SaO_2 为 95%。护士继续进行静脉输注，直到医生到达。医生到达后进行了 FAST 检查，并将鼻导管吸氧更换为 100% NRB。

专家团队怀疑心脏压塞，但重复 FAST 检查结果并不支持他们的怀疑。患者病情不稳定，无法安全完成 CT 扫描。因此，准备为患者实施急诊开胸探查术。术中发现，患者心包正前方有大量血性渗出，导致心脏压塞，随后对其实施了减压术。术后患者返回 SICU。

问题 1：以下哪个原因最能解释为什么在患者血压下降时使用 NS 而不是血管升压药？

（A）葡萄糖溶液是低渗的，不能像 NS 一样扩张血管。

（B）其目的是扩张血管容量，减轻心包囊中积血产生的压力。

（C）生理盐水是一种等渗液体。

（D）血管升压药不会扩张血管容量。

（E）以上都是。

问题 2：为什么之前两次 FAST 检查都没有显示心脏压塞？

（A）FAST 并非对所有心脏压塞病例都具有100% 的预测能力。

（B）在胸部穿透性创伤病例中，如果 FAST 检查结果为阴性且无法进行 CT 扫描，但症状持续存在，则应实施开胸探查术。

（C）FAST 取决于操作者经验。

（D）以上都是。

答案

1. E。葡萄糖溶液可能会导致颅内压（intracranial pressure, ICP）增高，并使创伤患者，尤其是精神改变的患者病情发作。静脉输液中的葡萄糖最终可能被吸收，血管容量减少，导致血压下降。因此，有必要使用等渗液体（即 NS、LR 或胶体）来扩大血管容量，从而确保心腔内的容量始终大于心脏周围的容量。这样可以防止心脏进一步受压（心脏压塞）。研究证明，创伤后急性复苏阶段使用血管升压药会使死亡率增加，因为血管升压药并不能扩大血管容量。

2. D。FAST 只是诊断心脏压塞的一种工具，在某些情况下具有局限性。它还取决于使用者的经验。CT 扫描能够有效诊断，但如果患者病情不稳定，进行 CT 扫描可能并不安全。如果这两种工具不能明确排除心脏压塞的可能性，但其他临床结果（如生命体征）提示有心脏压塞，则有必要进行开胸探查术。

腹部创伤

病因和病理生理学

腹部创伤可能发生在腹腔、腹膜后和骨盆这3个不同腹部区域的器官上。创伤的解剖位置与创伤机制直接相关。创伤的两种主要机制是钝性或穿透性创伤。当患者从梯子上摔落,腹部落在围栏栏杆上时,这是一个钝性创伤的例子,而如果腹部落在围栏立柱上,则会刺穿腹部,造成穿透性创伤。腹部钝性创伤影响最大的器官是脾、肝和肾。大多数穿透性创伤发生在前部,通常肠道会受到损伤。创伤类型包括器官挫伤、撕裂伤、骨折、血管断裂和出血及组织挤压伤。在初级和二级评估中腹部创伤的症状可能不明显,因为其他损伤可能对生命威胁更大。护士有责任不断重新评估症状的发展、体格检查结果的变化,并时刻警惕损伤进展。

腹部创伤评估

体格检查、疼痛、FAST 扫描和腹部 CT 扫描是评估和诊断腹部损伤的主要方法。这些主要诊断工具用于确定患者是否需要直接手术、进行血管造影术或者在严密监测下采取保守治疗。在护理评估中对隐蔽病情的变化保持警惕和对病情进展趋势的监测是识别腹部损伤的关键。护士需要关注的主要损伤包括:胃穿孔、肠穿孔、腹部大血管损伤,以及脾、肝、胰、肾、肠或膀胱等实体器官或血管损伤。

反复体格检查需要大量人力,但对确保发现出血至关重要。FAST 检查能够在床边利用超声快速有效地扫描腹部。必要时可重复进行 FAST 检查(尤其在复苏期间),以判断腹腔内出血的变化。虽然 DPL 和血管造影术也可用于评估,但 FAST 和腹部 CT 扫描是常规创伤评估中最常用的两种诊断工具。与 FAST 检查相比,腹部 CT 扫描需要确保患者血流动力学稳定,费用更高,辐射也更大。

如果患者无法确认或否认存在腹痛,传统方法是实施 DPL 来评估腹膜是否损伤。为了确保 DPL 期间患者的安全,有必要实施膀胱和胃肠减压,以降低院内损伤风险。实施 DPL 时,医护人员会在脐下放置导管并注入 NS。然后将引流袋置于低于腹部的位置以引流液体。如果引流出的液体呈血性或混浊,则很有可能是腹部创伤。但是,DPL 无法评估腹膜后损伤情况。检查腹膜后损伤需要进行腹部和骨盆 CT 扫描。如果 CT 扫描显示有器官损伤,则应确定损伤的程度或"等级",并与创伤外科医生一起制订计划。目前广泛使用的分级方法是美国创伤外科协会分级表,其中包括脾脏、肝脏、肾脏和胰腺分级表。

脾脏损伤是最常见的钝性腹部创伤之一。根据脾脏损伤的严重程度,干预措施包括非手术监测、脾脏栓塞术或对损伤严重的脾脏实施脾脏切开术。肝脏是钝性创伤中第二大损伤器官,从轻伤到严重撕裂伤,需要手术修补和填塞。肠道、胰腺和肾脏可直接受到损伤,或在创伤、复苏、重症监护恢复阶段因灌注不良和/或炎症而受到继发性损伤。

腹部创伤的症状和体征通常包括疼痛、低血压、心动过速和低血钾。腹部创伤的并发症与胃肠道功能直接相关,包括代谢/营养改变、感染(如腹膜炎)和胰腺炎。患者可能需要大面积换药,如果伤口是开放性的或需要多次手术分期修复腹部器官,则患者需要多次换药。

腹部创伤管理原则

腹部创伤患者的主要护理原则包括出血监测、感染预防和管理,以及早期营养支持(即24～48小时内)(有关营养支持的更多信息,请参阅第13章)。

出血监测

急性出血通常在初级检查时进行评估和确认,通常需要手术治疗。隐匿出血最初可能并不明显,但随后会在二级检查或护士护理患者期间发现。常见的腹部创伤,包括肝脏破裂、脾脏破裂和缓慢的腹膜后出血,最初可能不会表现出出血的早期症状和体征。在腹部创伤中,了解创伤机制并连续评估以发现病情变化是确保快速有效治疗的关键要素。

如果患者有持续内出血或需要大量血液制品复苏,最好增加实验室检查的频率。检查项目包括:全血细胞计数(complete blood count, CBC)、基础代谢检查(basic metabolic panel, BMP)、肝功能检查(liver function tests, LFT)和凝血功能检查(凝血酶原时间、部分凝血活酶时间、INR、血栓弹力图、纤维蛋白原)。对出血或凝血功能障碍进行监测,有助于防止手术或创伤出血加剧。护士负责确保患者没有出现电解质紊乱,尤其是大量输血后的钙紊乱。监测血小板减少症和低纤维蛋白原血症的恶化情况有助于护士评估隐匿的持续出血。护士还应以体温正常为目标,因为低体温会加重凝血障碍。最后,护士应与医生讨论适当的血压目标,避免血压过高,因为血压过高可能会加重术中出血。此外,监测切口部位和切口引流管将有助于护士对持续出血的识别。

脾脏损伤的常用治疗方法是切除脾脏。然而,传统观点认为,如果患者血流动力学稳定,应保留脾脏。更常用的方法是脾脏血管栓塞术和密切监测,能够使脾脏愈合,并保留其宝贵的免疫保护功能。如果大面积损伤则需要进行脾脏切除术,患者需要接种多价肺炎球菌疫苗,以预防肺炎球菌感染。

肝脏、肾脏和大血管出血也会严重威胁患者生命。在处理腹部创伤时,持续的血流动力学监测和支持、持续的容量复苏,以及频繁的实验室检查是护理工作的主要原则。如果患者血流动力学不稳定,护士必须立即通知医生和手术团队。此外,他们还必须做好准备,通过静脉输注、输血和血管升压药来保持患者的血流动力学稳定。如果发现患者持续出血且需要不断增加血管活性药物用量时,护士应报告手术团队,对出血来源进行手术探查和处理。

感染预防与管理

即使没有进行手术,腹部创伤患者也有很高的感染风险。对于所有创伤患者来说,初步复苏后的护理重点之一就是预防、评估和处理感染。创伤伤口可能是车祸造成的简单撕裂伤或擦伤,也可能是复杂的开放性腹部手术伤口,需要填塞和手术治疗。腹部大伤口患者的护理取决于伤口类型(开放性或闭合性)、留置装置(如导管、支架、网状物、填塞物),以及受伤和手术造成的污染程度。对于伤口污染的患者,还要仔细考虑经验性抗菌治疗的风险和益处。护士需要经常换药,同时应评估感染迹象和伤口愈合情况。护士的另一个重要职责是掌握换药时机和镇痛用药。创伤患者可能存在多种感染原,其中部分来源于医院感染。中央导管、导尿管、气管插管(endotracheal tube, ET)、鼻胃管、胸管和静脉输液管都会增加感染和潜在脓毒症的风险。

腹部创伤感染的风险主要围绕几个问题。首要问题是伤口是否穿透。如果是,则应对穿透物的环境进行评估。与子弹或用于深海捕鱼用的鱼叉相比,布满泥土的栅栏柱会产生不同的微生物。感染科会诊将评估潜在的感染风险,并决定是否适宜使用经验性或预防性抗生素。

感染风险第二个需要考虑的问题是患者的手术过程、并发症或危险因素。如果患者因肠穿孔损伤或胆汁漏造成腹腔内溢出,则有可能发生革兰氏阴性或厌氧菌感染。如果患者体内放置了手术引流管或装置,则有可能发生革兰氏阳性细菌感染。

第三个需要考虑的问题是患者是否存在免疫抑制。多种药物和医疗状况都可能改变患者对感染的免疫反应。脾切除术后的患者终身受免疫抑制的影响。脾切除术患者的具体注意事项包括术后需要使用预防性抗生素,监测是否持续出血,并确定脾切除术后疫苗的接种日期。

营养支持

为创伤患者提供营养支持是护理工作不可或缺的一部分。管理的重点是营养支持的途径和时机。其他考虑的问题包括营养配方的组成、实验室检测营养指标、对营养支持的耐受性,以及选择肠内营养还是肠外营养。严重创伤、伤口愈合和/或脓毒症导致的高代谢应激反应,创伤患者的代谢需求增加。

鼓励在受伤后尽早进行肠内营养。即使是通过管饲向肠道输送少量营养也可能使患者获益。肠内营养可促进肠道健康和免疫功能,并防止细菌移位。高代谢创伤患者的各种代谢紊乱使营养支持成为早期当务之急。受伤后通常需要插入并留置营养管、经皮胃造瘘管或空肠造瘘管,直到患者可以经口进食。

只有在伤后 7 天内无法使用胃肠道的情况下,才建议使用全肠外营养。与营养师协作进行准确的营养评估至关重要,因为创伤患者有可能因过度喂养或喂养不足而出现并发症。肠内营养常见的临床问题包括腹泻、不适当地停止管饲和误吸。有关进一步讨论,请参阅第 13 章。

肌肉骨骼创伤

病因和病理生理学

70%~85% 的多系统创伤涉及肌肉骨骼系统。在重症监护室或过渡监护室环境中,发生四肢或骨盆骨折的患者由于身体受到严重撞击,往往还伴有其他损伤。机动车外伤、跌倒、运动损伤和工业创伤都是造成肌肉骨骼创伤的常见原因。摩托车撞车事故的受害者往往有严重的骨折和广泛的软组织损伤。肌肉骨骼损伤往往伴随大量失血、组织水肿、组织破坏和疼痛。严重的肌肉骨骼损伤意味着身体承受了巨大的外力。例如,膈肌上下有长骨骨折的患者,其躯干内部受伤的可能性增加。

骨筋膜隔室综合征是四肢创伤的一种严重并发症,是筋膜隔室内的损伤组织肿胀所致(图16-3)。这可能导致该区域缺乏灌注和神经受压。筋膜隔室位于前臂、腿部、手部和足部、大腿、腹部和胸部。护士通过反复进行神经血管检查来评估骨筋膜隔室综合征的迹象。然而,对神经血管进行"五 P"[疼痛(pain)、苍白(pallor)、无脉(pulselessness)、感觉异常(paresthesia)、瘫痪(paralysis)]评估,可能无法对筋膜隔室压力升高做出准确的早期评估。

评估筋膜隔室压力需要使用专门的针头直接插入组织筋膜隔室内。针头/导管与传感器相连,对筋膜隔室压力进行评估和监测。即使开放性骨折或开放性腹腔损伤也可能导致筋膜隔室压力显著升高(正常压力为 0～8mmHg)。筋膜隔室

综合征是一种急症,如果筋膜隔室压力过高,则需要进行筋膜切开术来缓解压力。成人患者压力目标取决于麻醉位置、患者的临床检查和外科医生。腹腔筋膜隔室综合征的标准压力阈值为>20mmHg,并伴有器官功能障碍征象。手部的标准压力阈值为 10～15mmHg,四肢为 30～40mmHg。如果患者的临床检查提示血液灌注不良、实验室检查异常或血流动力学不稳定,则可能需要进行筋膜切开术来降低阈值。筋膜切开术需要通过手术打开皮肤和筋膜,以缓解筋膜隔室的压力,是治疗筋膜隔室综合征的首选方法。筋膜切开术的主要目的是改善灌注、远端组织的缺血和损伤。

其他护理措施包括制动和保持肢体在心脏水平或低于心脏。抬高肢体会加重病情。在严重挤压伤或血管损伤的情况下,受损和低灌注肌肉组织会大量释放肌红蛋白。早期发现横纹肌溶解综合征至关重要。护士应监测深色尿,因为这是受伤的肌肉释放的肌红蛋白被肾脏清除所致。此时应大量补液,以防止肌红蛋白在肾小管中沉淀、电解质失衡,以及可能的急性肾损伤。

肌肉骨骼创伤管理原则

四肢创伤的处理重点是尽早稳定骨折,以防止

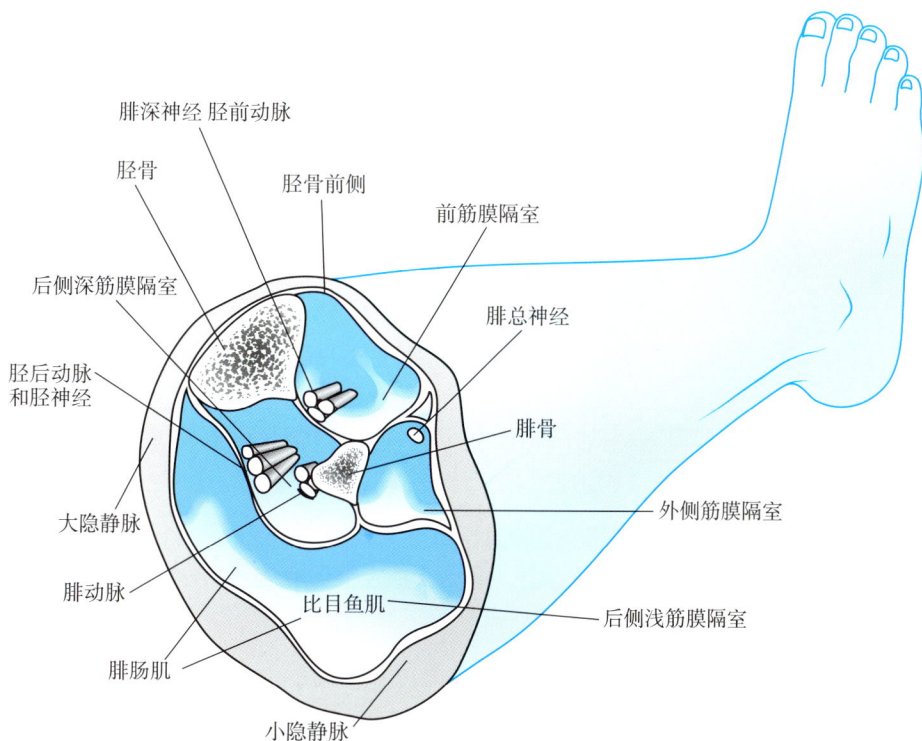

图 16-3 小腿骨筋膜隔室(Reproduced with permission from David Hayes, Fulton, MD, 2009.)

进一步的组织损伤、感染、出血和残疾。肌肉骨骼创伤的并发症包括制动导致的肺栓塞（pulmonary embolism，PE）、脂肪栓塞（fat embolism，FE）、静脉血栓栓塞（venous thromboembolism，VTE）和压疮的发生率增加。控制疼痛以促进活动能力和神经血管功能评估是管理肌肉骨骼创伤患者的关键要素（表 16-5）。

外伤后应及早修复骨折，以减少进一步出血，减少制动及其并发症（如 VTE 和肺栓塞）。外伤患者 VTE 的治疗指南包括药物预防（如果可以）和机械预防，如序贯加压装置、足底泵和腔静脉滤器（表 16-6）。

稳定骨折

如果对肌肉骨骼系统损伤患者处理不当，可能会使简单的问题严重化。外固定用于骨盆骨折和下肢骨折。经常检查患侧肢体的感觉、活动和血运至关重要。如果不确定是否有搏动，可使用床旁多普勒超声检查。

疼痛控制

药物和非药物疗法的个体化策略是控制疼痛的最佳方法。如果严格注意疼痛控制，并鼓励患者采用自己独特的应对方式，患者会有较好的治

表 16-5　创伤患者常见的与制动相关的生理并发症

身体系统	并发症	病理生理学	预防
神经系统	可能影响从精神到生理变化的所有身体系统	由意识水平下降引起；大脑皮质、运动或感觉系统受损	• 神经系统评估 • 重点关注对其他身体系统的影响 • 了解并发症的神经学基础
呼吸系统	疲劳、工作效率降低、感染、肺炎、呼吸性酸中毒	呼吸运动减弱；无法排出分泌物；血气改变	• 评估呼吸情况和意识水平的变化 • 通过翻身、咳嗽和深呼吸来排出分泌物；体位引流、拍背、震颤、早期活动、湿化和补水
心血管系统	体位性低血压、疲劳、心脏负荷增加、血栓形成、栓塞	仰卧位时心率、中心静脉压、心输出量、每搏量增加；肌张力丧失导致静脉淤滞；直立位时神经血管感受器不能随体位改变进行自动调节；高凝状态和血管外部压力	• 心血管评估 • 鼓励活动、锻炼、关节活动和改变体位 • 预防血栓装置 • 提供充足的水分摄入 • 避免瓦尔萨尔瓦（临床生理试验）动作
消化系统	厌食、疲劳、营养不良、便秘、肠梗阻、腹泻、脱水	负氮平衡和蛋白质缺乏；压力；食欲减退导致排便不畅；肌无力；排便所需的腹压减弱；心理因素和排便姿势可能会增加排便困难	• 评估消化道功能，包括营养、运动和排便习惯的基础水平记录 • 与营养专家协调排便计划 • 摄入充足的水分 • 改变体位和隐私 • 胃结肠反射时间因素；使用电子刺激 • 大便软化剂和栓剂作为肠道刺激剂 • 调整管饲，避免便秘或腹泻 • 少量多次喂养，提高耐受性，改善厌食 • 鼓励摄入蛋白质、液体和散装食品
泌尿系统	尿液反流、尿失禁、尿潴留、肾结石、泌尿系统感染	失去重力作用，肾盂内尿潴留；肾盂内尿液沉积物形成结石增加；肾盂内括约肌和肌肉的协调能力减弱；仰卧位；膀胱膨胀，充溢性尿失禁	• 评估泌尿系统功能 • 促进运动和锻炼 • 保持液体摄入量 • 减少钙的摄入，增加骨骼中钙的流失 • 监测充盈和排尿模式 • 预防尿失禁 • 尽可能采用站立或坐姿排尿 • 间歇导尿优于留置导尿

续表

身体系统	并发症	病理生理学	预防
肌肉骨骼系统	肌肉萎缩、挛缩	肌肉短缩和萎缩;因为支撑韧带、肌腱和关节囊失去活动性,关节活动度丧失;关节活动度永久丧失;拮抗肌痉挛和拮抗肌无力,造成挛缩	• 持续评估 • 被动、主动和辅助下的主动 ROM 运动 • 无论是躺在床上还是坐在椅子上,都要保持适当的体位和身体姿势 • 不建议在饮食中补充钙 • 促进负重
	骨质疏松症、应力性骨折、异位骨化	正常的成骨活动依赖于负重和运动;骨破坏增加,释放钙离子;骨骼变得多孔和脆弱;大关节异常钙化	
皮肤	压力性损伤;Ⅰ～Ⅳ期;压力性损伤导致感染脓毒症的风险增加	皮肤长期受压导致毛细血管的血液供应减少,阻碍细胞的营养供应;细胞坏死导致皮肤受损,感染风险增加	• 评估皮肤完整性、营养状况和皮肤受损的危险因素 • 改变体位;经常变换压力和患者重心 • 检查发红区域是否褪色或持续发红 • 避免发红区域受压 • 按摩高危部位,促进血液循环 • 教会患者检查自己的皮肤以及如何改变重心 • 增加饮食中蛋白质摄入,监测水合状态 • 对任何可能受损的区域立即采取持续措施

表 16-6 循证实践:创伤患者的静脉血栓栓塞管理

循证实践:预防静脉血栓栓塞	
预防(预期护理实践)	**证据等级**

1. 对重症监护室或过渡监护室收治的所有患者进行 VTE 危险因素评估。根据风险评估结果给予(VTE)预防措施(D 级)
2. 预防 VTE 的风险和治疗方法包括:
   a. 急性内科患者:低分子量肝素(low-molecular-weight heparin, LMWH)、低剂量普通肝素(low-dose unfractionated heparin, LDUH)或磺达肝癸钠(B 级)
   b. 普通外科患者:LMWH、LDUH 或机械预防。例如,抗血栓袜/梯度压力袜(graduated compression stockings, GCS)、间歇充气加压装置(intermittent pneumatic compression devices, IPCD)、足部脉冲装置(foot impulse devices, FID),也称为足底泵(B 级)
   c. 危重患者:LMWH 或 LDUH(A 级)
   d. 出血风险高(创伤)患者:机械预防(B 级)
   e. 使用机械预防装置和抗凝治疗(D 级)
3. 讨论当前 VTE 危险因素、有创管路[中心静脉导管(central venous catheter, CVC)或经外周中心静脉置管(peripherally inserted central catheter, PICC)]的必要性及出血风险(E 级)
4. 最大限度增加患者的活动能力,减少制动时间(E 级)
5. 非卧床患者有发生 VTE 的风险(D 级)
6. 除皮肤评估和清洁时间外,应确保任何时间机械预防装置的正确安装和使用(D 级)

1. A 级 定量研究或定性研究的荟萃分析,其结果一致支持特定的行动、干预或治疗方法(包括随机对照试验的系统评价)
2. B 级 精心设计的对照研究,其结果一致支持特定的行动、干预或治疗方法
3. C 级 定性研究、描述性或相关性研究、综述、系统综述或结果不一致的随机对照试验
4. D 级 经同行评审的专业和组织标准,有临床研究建议的支持
5. E 级 个案报道、基于理论证据的专家建议或同行评审的专业组织标准,但没有临床研究来支持
6. M 级 仅有生产商的建议

Data from Hopkins AG. The trauma nurse's role with families in crisis. *Crit Care Nurse.* 1994;14(2):35-43.

疗反应。患者在受伤后应尽快在床上移动或下床活动。为实现这一目标,一般需要使用 PCA 泵或持续输注镇痛药物。护士在评估创伤焦虑、促进患者充足的睡眠和休息方面的作用是独一无二的。嘈杂的环境、压力和不必要的疼痛会导致睡眠不足,从而加剧患者的不适感并延误康复。

严重多系统创伤的并发症

一般概念

多系统创伤患者存活的关键在于控制并发症,并在复苏初期增加组织供氧。一直以来被称为"黄金时间"。复苏的目标是防止组织因灌注不足而缺氧,并明确逆转缺氧的原因。休克顾名思义就是低灌注,会导致细胞缺氧、器官功能障碍和组织死亡。及时逆转低氧血症并恢复灌注可降低休克相关并发症的风险。心率和血压并不能作为判断复苏效果的适合参数,因为它们只能说明身体对创伤压力的代偿,而不能代表复苏效果。复苏效果的评价应侧重于组织供氧和组织灌注。

监测器官功能体征(例如,精神状态、尿量、血清乳酸)将有助于护士确定组织灌注是否足够。血清实验室检查,如肾功能(尿素氮、肌酐)、乳酸和肝功能(转氨酶),在最初的创伤性损伤后可能会升高,这与创伤性休克造成的细胞损伤有关。应对这些化验值进行趋势分析,以确保其恢复到基线水平,细胞功能恢复正常。

为保证急性创伤患者有足够的血流量,可采用允许性低血压。允许性低血压基于这样一个概念:为达到正常血压而进行的复苏可能会增加已经通过正常凝血过程"凝结"的部位出血的风险。如果允许性低血压是目标,则不鼓励大量输液。允许性低血压对穿透性创伤可能有效,但对钝性创伤通常无效。如果怀疑是创伤性脑损伤,由于脑部灌注是首要问题,因此禁忌使用允许性低血压治疗(见第 20 章)。

常见的创伤并发症包括感染 / 脓毒症、急性呼吸窘迫综合征和多器官功能障碍综合征。下文将对这些并发症进行讨论(见第 9 章和第 10 章)。

感染、脓毒症 / 脓毒症休克和多器官功能障碍

创伤患者发生感染进而导致感染性休克的风险很高。造成这种风险的因素包括损伤的性质、损伤的环境、最初放置侵入性装置的非无菌条件,以及复苏、稳定和管理所需的包括手术在内的多种侵入性医疗操作。复苏期间进行的紧急手术最多只能在清洁条件下进行。

感染

感染的典型症状和体征有时很难从恢复进程中的创伤患者身上识别出来。发热、心动过速、白细胞计数升高、高血糖、炎症、疼痛和高动力状态可能是感染和脓毒症的指标。由于免疫系统的应激反应,这些评估指标在创伤后、复苏后和愈合过程中也很常见。当无法明确确定感染原时,应考虑根据临床证据治疗最可能的感染原,尤其当患者血流动力学不稳定时。无菌技术和手卫生对这类易感人群至关重要。

脓毒症和脓毒症休克

对脓毒症的诊断和管理的认识在不断发展。脓毒症被定义为一种对感染的失调反应,会导致多种介质的释放,从而导致器官损伤。我们对脓毒症的认识仍在不断发展,2021 年更新的指南建议使用全身炎症反应综合征(systemic inflammatory response syndrome, SIRS)、国家早期预警评分(national early warning score, NEWS)或改良早期预警评分(modified early warning score, MEWS)等有效工具筛查脓毒症。当患者被确诊为脓毒症时,医疗团队应通力合作,确保在 1 小时内采取以下措施:采集血培养、使用广谱抗生素、测量患者乳酸水平、开始液体复苏并在必要时使用血管升压药。早期治疗对于为患者提供最佳治疗效果至关重要。可参阅第 10 章中有关脓毒症的深入讨论。

多器官功能障碍综合征

多器官功能障碍综合征(multiple organ dysfunction syndrome, MODS)是指 2 个或多个器官受到严重损害,可能导致器官功能永久性改变。在创伤患者中,MODS 可能由感染和脓毒症引起,但也可能因为失血过多和低灌注损伤器官。无论病因如何,如果低灌注和休克没有得到迅速或适当的逆转,器官会出现缺血、炎症、损伤,甚至可能发生梗死。器官功能障碍的临床表现可能很快出现,也可能需要数天时间。器官功能障碍可通过与器

官衰竭相关的症状和体征来识别,例如,急性呼吸窘迫综合征、胰腺炎、急性肾损伤和肝功能不全。在复苏过程中通过维持血容量向组织供氧,可以缩短低灌注持续时间、限制无氧代谢,从而避免致命的并发症。

向组织输送足够的氧气、血红蛋白和充足的心输出量,以满足细胞的需求,通常通过对创伤患者进行大容量的液体复苏或多次输血来实现。MTP 用于指导大量血液制品的使用(例如,在 24 小时内输注超过 10 个单位的浓缩红细胞)。在这种情况下,通常需要输注多种血液成分(全血、浓缩红细胞、新鲜冰冻血浆、冷沉淀和血小板)。不同的血液制品能够恢复正常的血液成分。

当创伤患者需要大量输注血制品或输液时,为防止体温过低,建议护士使用液体加温器进行输液,以防止体温过低。体温过低的创伤患者对输血和输液复苏无反应,可能出现或加重凝血功能障碍。同时出现低体温、酸中毒和凝血功能障碍的创伤三联征或死亡三角。如果这种疾病的组合不能被逆转,病死率可能会增加到 90% 以上。

创伤患者在大量输液 / 输血后可能出现严重并发症。低体温、凝血功能障碍、酸中毒、电解质紊乱、输血相关急性肺损伤(transfusion-related acute lung injury,TRALI)、输血相关循环负荷过重(transfusion-associated circulatory overload,TACO)、输血相关免疫调节(transfusion-associated immunomodulation,TRIM)(免疫功能下调或免疫抑制),以及输血后感染都可归因于大量输液或输血。监测和治疗这些并发症是创伤护理的关键。

急性呼吸窘迫综合征

创伤患者发生 ARDS 的风险增加(见第 9 章)。在创伤患者中,ARDS 的诱发因素包括直接或间接的肺损伤。直接损伤包括吸入烟雾、肋骨骨折导致肺撕裂伤、误吸和大面积肺挫伤。间接损伤可能是由于脓毒症、大量输液和 / 或血液复苏,以及长时间低灌注状态(休克),这些都可能导致炎症损伤和肺泡浸润。

ARDS 的标准治疗是支持性治疗,包括机械通气、给氧以维持 $PaO_2 \geq 60mmHg$、呼气末正压通气(positive end expiratory pressure,PEEP),以及肺复张并减少肺损伤的通气模式和方法(见第 19 章)。除机械通气外,另一种改善氧合的方法是体位引流以获得最佳通气和灌注。这对于危重创伤患者来说是一个挑战,因为创伤可能会导致他们无法改变体位,例如,骨盆骨折不稳定、脊髓损伤或下肢骨折的患者很难或无法翻身。最后,有必要对所有接受机械通气的创伤患者进行精心护理,以预防与通气相关的并发症。

创伤对心理的影响

任何疾病都会给患者和家属带来压力,而对于危重症或急性创伤患者来说,这种压力往往会更大。创伤从本质上来说是意料之外的。通常来说,创伤往往发生于年轻、健康的个体,但现在在整个生命周期中广泛可见。患者和家庭都可能陷入混乱和危机的循环。常见的创伤反应包括焦虑、愤怒、恐惧、悲伤、失落、内疚、抑郁、否认、失眠和绝望。

当清醒的创伤患者被转运离开创伤现场时,恐惧感立即开始。恐惧与未知、受伤的具体情况、患者预后,以及对患者未来的影响(包括身体形象、家庭和职业)有关。失去是创伤经历的典型表现,可以表现为身体功能的丧失、生活质量下降,甚至由于创伤事件而失去重要的人。由于患者可能认为自己对事件负有责任(直接或间接),内疚感可能会随之而来,这可能会让患者不堪重负。抑郁和否认是个体危机期间常见的应对机制,创伤受害者可能会以各种方式表现出来。值得注意的是,虽然受伤的是患者,但其家人和朋友也经常会受到创伤。

同监测血压等生理指标一样,监测患者受伤后的心理反应也是护士的责任。正如低血压(休克)会对生理产生长期影响一样,未满足或未识别的情感需求也会对心理产生长期影响。此外,心理免疫学反应也会影响身体康复。评估受伤后的情绪反应是综合护理的重要组成部分。与患者交谈,倾听他们的反应和看法,帮助他们识别并表达担忧和恐惧。

恐惧会让创伤患者产生焦虑,而未缓解的疼痛会加重焦虑。在重症监护室或过渡监护室中,患者通常会受到严密的监测和频繁的护理干扰,睡眠是短暂和零碎的。这样就形成了一个恶性循环,即睡眠不足导致疼痛感增强,疼痛感增强又会产生不必要的焦虑并影响睡眠。这些反应是循环性的,护士可以在循环周期的任何节点进行干预,对这三种反应都会产生重大影响;例如,提供缓解疼痛的策略,使患者能够入睡,从而减少焦虑。注重信息共享可以缓解患者的焦虑，使其能够入睡，从而减少疼痛感。通过各种整体干预策略，护士在阻止这种恶性循环方面发挥着重要作用。

　　所有创伤患者的家属都会经历一场危机。家属可能不知道该如何去做，也不知道医疗团队期望他们做什么。临床医生在提供支持和信息以满足家庭需求以及识别家庭应对机制方面起着关键作用。了解家庭情绪反应的各个阶段以及建议的干预措施非常有用。早期评估家庭系统结构、关系处理和家庭功能是有效管理患者和家庭社会心理需求的关键。在创伤治疗中，逐渐了解其家庭成员，乃至一起协作是很重要的，这一点可以通过灵活的探视策略、在合适的情况下查房、操作和解释病情等请家属在场来实现。邀请家属参与有关护理计划的决策也是至关重要的。共同决策是以患者和家庭为中心的卫生保健的一个关键组成部分。医疗保健团队、家属和患者可以根据风险、临床证据，以及患者偏好和价值观共同作出决定。

（梁小芹　佟明笑 译　张丹 审校）

参考文献

一般创伤

American Association for the Surgery of Trauma. Injury Scoring Scale. 2009. https://www.aast.org/resources-detail/injury-scoring-scale. Accessed May 20, 2021.

American College of Surgeons. Advanced Trauma Life Support. 2021. https://www.facs.org/quality-programs/trauma/atls. Accessed June 22, 2021.

Beshay M, Mertzlufft F, Kottkamp HW, et al. Analysis of risk factors in thoracic trauma patients with a comparison of a modern trauma centre: a mono-centre study. *World J Emerg Surg.* 2020;15(1). doi: 10.1186/s13017-020-00324-1

Caputo ND, Stahmer C, Lim G, Shah K. Whole-body computed tomographic scanning leads to better survival as opposed to selective scanning in trauma patients. *J Trauma Acute Care Surg.* 2014;77(4):534-539. doi: 10.1097/ta.0000000000000414

Coles SJ, Erdogan M, Higgins SD, Green RS. Impact of an early mobilization protocol on outcomes in trauma patients admitted to the intensive care unit: a retrospective pre-post study. *J Trauma Acute Care Surg.* 2020;88(4):515-521.

Evans, L., Rhodes, A., Alhazzani, W. et al. Surviving sepsis campaign: international guidelines for management of sepsis and septic shock 2021. *Intensive Care Med.* 2021;47:1181-1247. doi: 10.1007/s00134-021-06506-y

Giancarelli A, Hobbs B, Sparks D, Motola D. Massive Transfusion for Coagulopathy and Hemorrhagic Shock. 2020. http://www.surgicalcriticalcare.net/Guidelines/Massive%20Transfusion%20Protocol%202020.pdf

Hamrick KL, Beyer CA, Lee JA, Cocanour CS, Duby JJ. Multimodal analgesia and opioid use in critically ill trauma patients. *J Am Coll Surg.* 2019;228(5):769-775.e1.

Holmstrom AL, Ott KC, Weiss HK, et al. Improving trauma tertiary survey performance and missed injury identification using an education-based quality improvement initiative. *J Trauma Acute Care Surg.* 2021;90(6):1048-1053. doi: 10.1097/ta.0000000000003152

Inaba K, Byerly S, Bush LD, et al. Cervical spinal clearance: a prospective Western Trauma Association Multi-institutional Trial. *J Trauma Acute Care Surg.* 2016;81(6):1122-1130.

Kochanek KD, Xu JQ, Arias E. *Mortality in the United States, 2019.* NCHS Data Brief, no 395. Hyattsville, MD: National Center for Health Statistics; 2020.

Lee RK, Gallagher JJ, Ejike JC, Hunt L. Intra-abdominal hypertension and the open abdomen: nursing guidelines from the Abdominal Compartment Society. *Crit Care Nurse.* 2020;40(1):13-26.

Ley EJ, Brown CVR, Moore EE, et al. Updated guidelines to reduce venous thromboembolism in trauma patients: A Western Trauma Association critical decisions algorithm. *J Trauma Acute Care Surg.* 2020;89(5):971-981.

Long B, Koyfman A, Gottlieb M. Evaluation and management of acute compartment syndrome in the emergency department. *J Emerg Med.* 2019;56(4):386-397.

Martorella G. Characteristics of nonpharmacological interventions for pain management in the ICU: a scoping review. *AACN Adv Crit Care.* 2019;30(4):388-397.

Mowery NT, Gunter OL, Collier BR, et al. Practice management guidelines for management of hemothorax and occult pneumothorax. *J Trauma.* 2011;70(2):510-518.

Pelekhaty S, Gaasch S. Metabolic and nutritional management of the trauma patient. In: McQuillan KA, Flynn Makic, MB, eds. *Trauma Nursing: From Resuscitation Through Rehabilitation.* 5th ed. St. Louis, MO Elsevier; 2020: 251-276.

Rhodes A, Evans LE, Alhazzani W, et al. Surviving sepsis campaign: international guidelines for management of sepsis and septic shock: 2016. *Intensive Care Med.* 2017;43(3):304-377.

Taylor BE, McClave SA, Martindale RG, et al. Guidelines for the provision and assessment of nutrition support therapy in the adult critically ill patient: Society of critical care medicine (SCCM) and American Society for Parenteral and Enteral Nutrition (A.S.P.E.N.). *Crit Care Med.* 2016;44(2):390-438.

The Eastern Association for the Surgery of Trauma. Damage control resuscitation in patients with severe traumatic hemorrhage. East.org. https://www.east.org/education-career-development/practice-management-guidelines/details/damage-control-resuscitation-in-patients-with-severe-traumatic-hemorrhage. Accessed July 20, 2021.

The Eastern Association for the Surgery of Trauma. Monitoring modalities, assessment of volume status, and endpoints of resuscitation. East.org. https://www.east.org/education-career-development/practice-management-guidelines/details/monitoring-modalities-assessment-of-volume-status-and-endpoints-of-resuscitation. Accessed July 20, 2021.

第**3**部分

理 论 拓 展

第**17**章 | 心电图理论拓展

Carol Jacobson

学习目标

1. 识别以下每一种复杂心律失常的心电图（elec-trocardiogram，ECG）特征和治疗方法。
   - 室上性心动过速（supraventricular tachycardia，SVT）；
   - 宽 QRS 心率和节律。
2. 使用 12 导联 ECG，确定以下内容：
   - 束支传导阻滞；
   - QRS 电轴；
   - 心肌缺血、心肌损伤和心肌梗死的形态。
3. 识别钾和钙失衡对 ECG 的影响。
4. 识别单腔和双腔起搏器在正常和异常工作时的 ECG 特征。
5. 识别 Brugada 综合征（Brugada syndrome）和长 QT 间期综合征的 ECG 特征。

12 导联心电图

12 导联心电图（ECG）通过 12 个不同的导联记录了在心脏中传导的电活动，这些导联由放置在上肢和下肢以及胸部特定位置的电极组成。每个导联由两个电极组成，代表心脏的不同"视图"。双极导联有两个极，一个正极，一个负极。单极导联有一个正极和一个参考极，参考极是胸腔中心的一个点，由心电图机用数学方法确定。标准的 12 导联 ECG 包括 6 个额平面肢体导联，记录心脏沿上/下和左/右移动的电活动，以及 6 个胸前导联，记录前后和左右移动的水平面电活动。肢体导联通过放置在手臂和下肢的电极记录，胸前导联通过放置在胸部的电极记录（图 17-1）。

使用相机作为比喻使 12 导联 ECG 更容易理解。ECG 的每一个导联都代表相机拍摄的心脏电活动的一幅图片。在任何导联中，正极都是记录电极或相机镜头。负极确定相机用哪种方式"拍

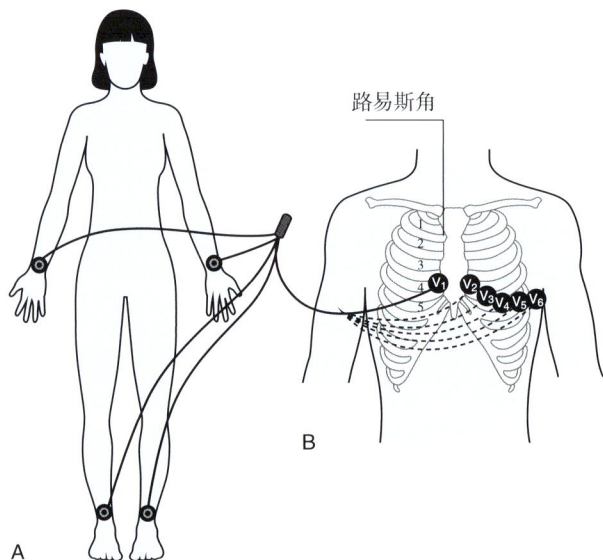

图 17-1 A. 肢体电极可以放置在上肢和下肢的任何地方，这里显示的是手腕和脚踝的标准位置；B. 胸部电极放置。V_1=胸骨右侧第 4 肋间隙，V_2=胸骨左侧第 4 肋间隙，V_3=V_2 和 V_4 中点，V_4=锁骨中线第 5 肋间隙，V_5=腋前线平齐 V_4，V_6=腋中线平齐 V_4

摄"它的图像,并确定正极记录的方向。当正极看到有电活动向它移动时,它在 ECG 上就记录到一个直立偏转。当正极看到电活动远离它时,它记录到一个负偏转(图 17-2)。如果电活动垂直于正极移动,则不会记录到任何活动。标准的 12 导联 ECG 记录 3 个双极额面导联(Ⅰ、Ⅱ和Ⅲ导联)和 3 个单极额面导联(aVR、aVL 和 aVF)。此外,还有

单极胸前导联:V$_1$、V$_2$、V$_3$、V$_4$、V$_5$ 和 V$_6$。

图 17-3A 所示为 3 个双极额面导联。在每个导联中,相机代表导联的正极。在导联Ⅰ中,正极在左臂上,负极在右臂上。朝着左臂上的正极(相机镜头)行进的心脏电活动都被记录为直立偏转,而任何远离它的活动都记录为负偏转。导联Ⅱ的正极在左腿上,负极在右臂上。

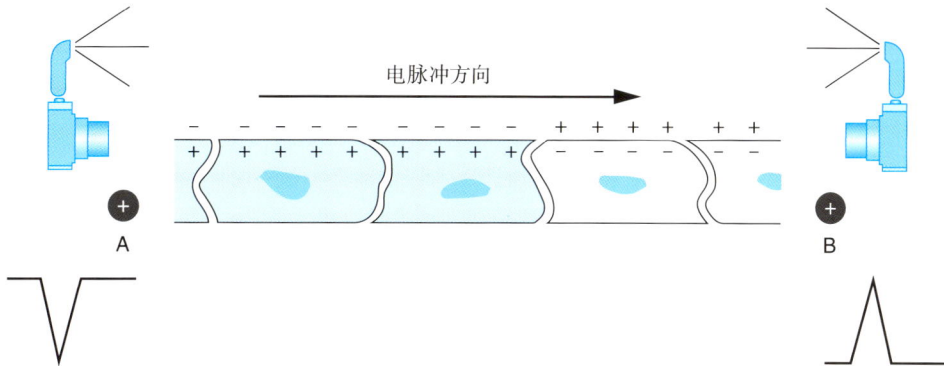

图 17-2 沿着箭头方向除极的一条心肌。在(B)处的正电极看到向它传来的除极并记录到一个直立偏转。在(A)处的正电极看到除极远离它并记录负偏转

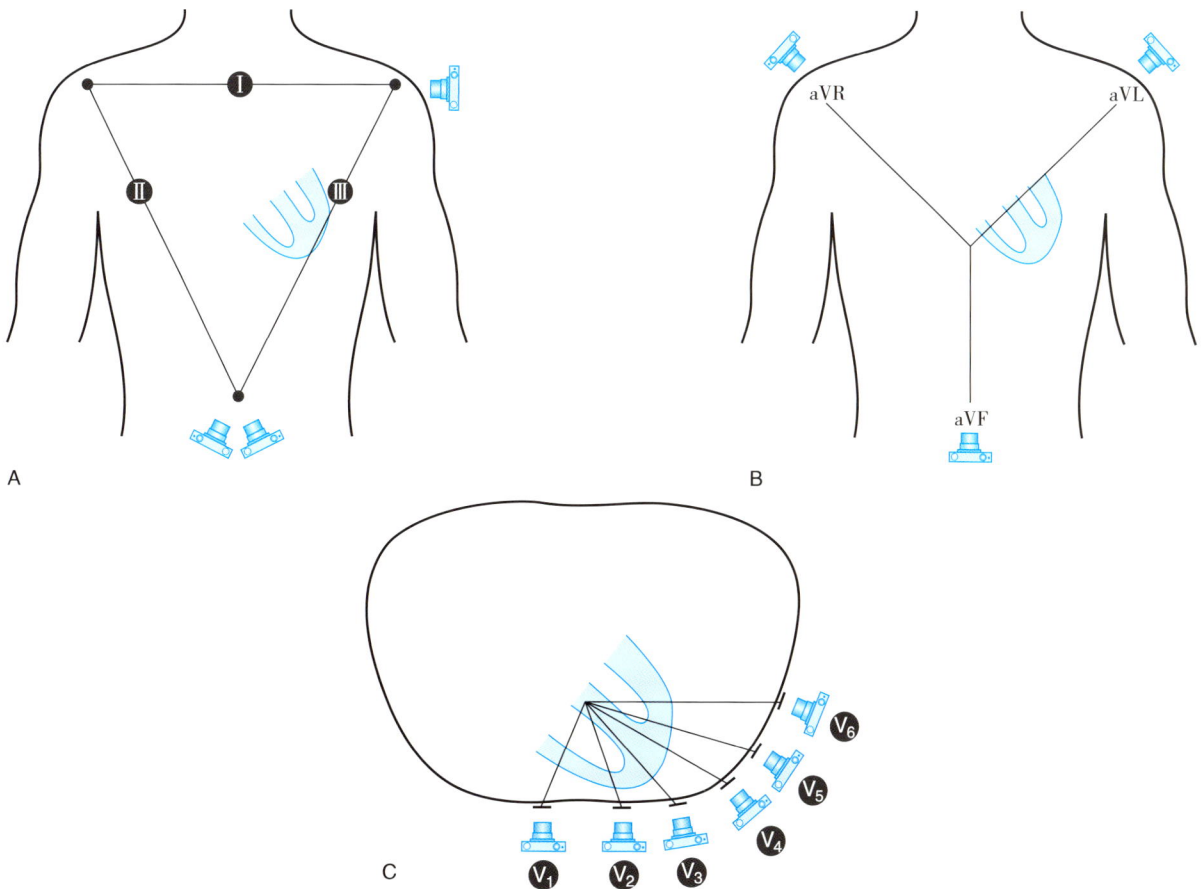

图 17-3 12 导联的 ECG。相机代表每个导联中的正极或记录电极的位置。A. 双极额面导联Ⅰ、Ⅱ和Ⅲ;B. 单极额面导联 aVR、aVL 和 aVF;C. 单极心前区导联 V$_1$~V$_6$

朝向左下肢电极(相机镜头)行进的电活动都被记录为直立偏转,而远离它朝向右臂电极行进的活动都被记录为负偏转。导联Ⅲ的正极在左下肢上,负极在左臂上。任何朝向左下肢电极(相机镜头)的电活动都被记录为直立偏转,任何远离它朝向左臂的活动都被记录为负偏转。双极导联对心脏的观察与广角相机类似。

图 17-3B 所示为 3 条单极额面导联:aVR、aVL 和 aVF。相机镜头代表正极的位置:aVR 在右肩,aVL 在左肩,aVF 在足(左下肢)。单极导联的"负极"是胸部中心的一个参考点,心电图机通过精密计算确定这一点。同样的原理也适用于单极导联:任何朝向正极的电活动都被记录为直立偏转,而任何远离正极的电活动都被记录为负偏转。6 个单极胸导联在胸部的位置如图 17-3C 所示。单极导联对心脏的观察可以比作相机上的长焦镜头,"放大"心脏中的电活动。

6 个正面平面导联同时放置时形成六轴参考系(或轴轮),他们以这种方式平分彼此的中心(图 17-4A)。每根导联的正极都被标记出来,这样就很容易记住正极的位置。如图 17-4B,六轴参考系叠加在心脏图上,来说明每个导联如何观察心脏。

正常的心脏除极顺序始于右心房高位窦房结的电脉冲,向左穿过左心房,向下到达右心房低位的房室结,如图 17-5A 所示。导联Ⅰ和 aVL 的正极(相机镜头)在身体左侧,将这种向左的电活动记录为直立的 P 波,导联Ⅱ、Ⅲ和 aVF 的正极位于心脏底部,将这种向下传播的电活动同样记录为直立的 P 波。导联 aVR 的正极在右肩,它观察到电活动远离它,记录到负向 P 波。

当脉冲通过房室结传播时,体表导联没有记录到电活动,这可能是房室结太小的缘故。当脉冲离开房室结时,它穿过希氏束,并进入右束支和左束支。左束支在室间隔左侧的高处发出一些浦肯野纤维,将脉冲传入室间隔,使室间隔首先从左向右除极。然后电脉冲同时进入两个心室游离壁的浦肯野系统,使它们从心内膜到心外膜除极,如图 17-5A 穿过心室壁的小箭头。无数的电脉冲在三维空间中同时通过心脏,但这些电脉冲平均下来是向下、向左、向后的方向,即朝向巨大的左心室,如图 17-5A 的大箭头所示。这个大箭头代表所有小箭头的平均方向,表示心室额面除极的净方向。

当心室除极时可以记录到 QRS 波群。导联Ⅰ和 aVL 的正极在身体左侧,观察到室间隔向远离它们的方向除极,并记录到一个小的负偏转(Q波)。这些导联随后记录到左心室游离壁在朝向它们除极,并记录到直立偏转(R波)。导联Ⅱ、Ⅲ和 aVF 的正极位于心脏底部,可能根本看不到室间隔活动,也记录不到偏转。然而,如果这些导联感知到室间隔电活动轻微地向它们靠近,它们就记录到一个正向的偏转。当电活动继续向下朝向导联Ⅱ、Ⅲ和 aVF 时,导联记录到直立偏转(R波)。导联 aVR 正极在右肩,观察到所有电活动都远离它,

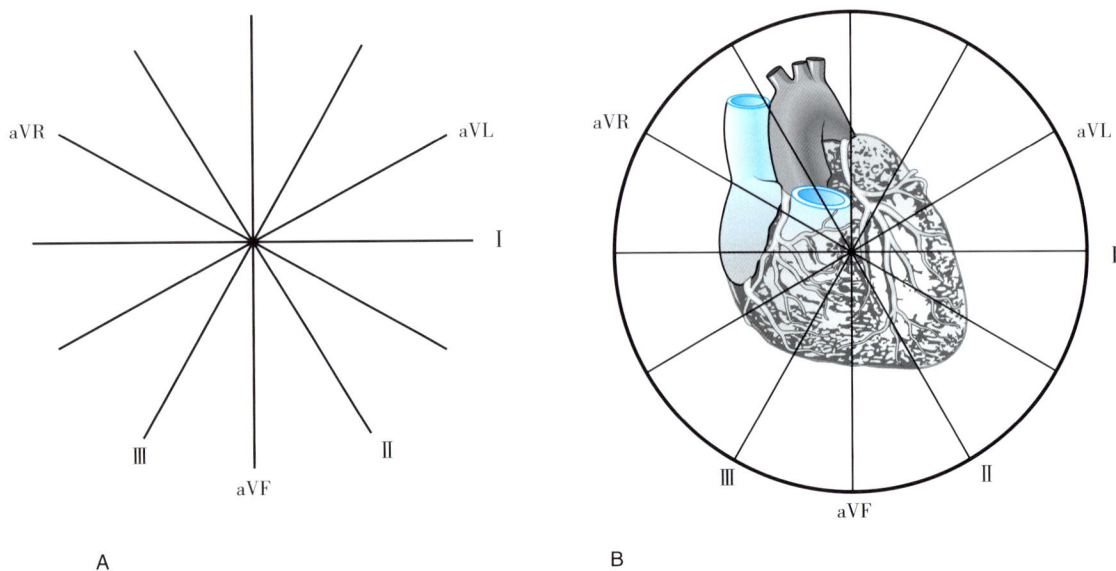

图 17-4　六轴参考系(或轴轮)。A. 所有 6 个额面导联彼此平分。每个导联都在其正极进行标记;B. 轴轮叠加在心脏上,以展示每条导联的心脏视图。导联Ⅰ、aVL 面向左外侧壁,导联Ⅱ、Ⅲ、aVF 面向下壁

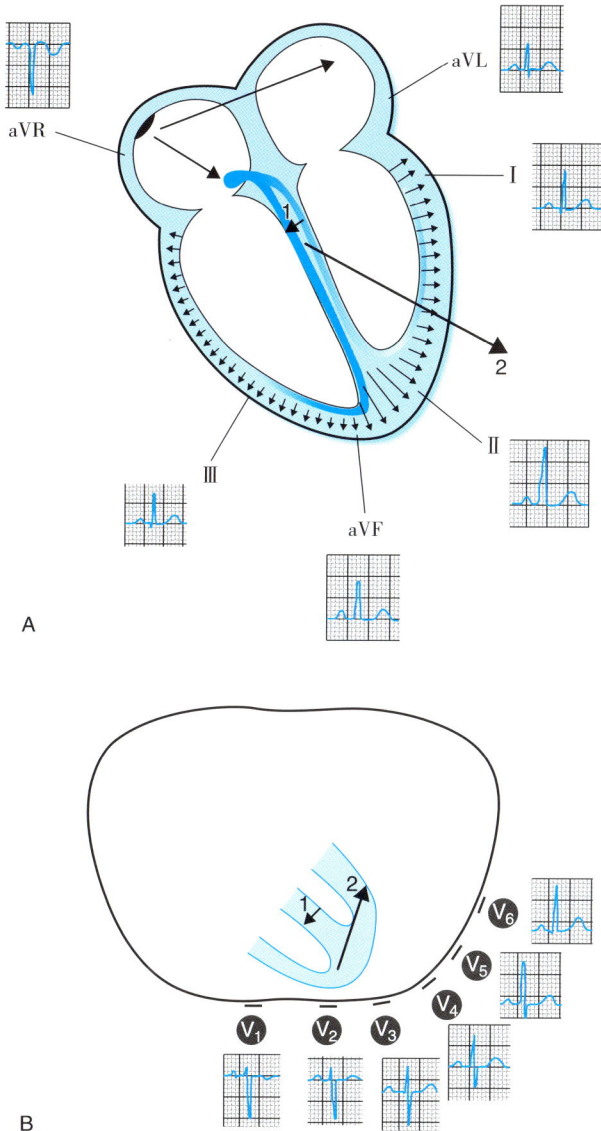

图 17-5　A. 图为每个额面导联通过心脏的正常除极序列；B. 胸部横断面，图为 6 个心前区导联如何记录心室正常电活动。小箭头（1）表示通过室间隔的初始除极方向，大箭头（2）表示心室除极方向

并记录负偏转（QS 波群）。图 17-5A 为 6 个额面导联如何记录正常的心房和心室电活动。

6 个胸导联记录在水平面上的电活动。图 17-5B 为胸前导联的位置以及它们如何记录通过心室的电活动。当室间隔从左向右除极时，位于正前方的导联 V_1 记录到一个小的 R 波。然后，当除极通过厚的左心室传递时，它记录一个深 S 波。当正极在心前区从 V_1 移动到 V_6 位置，它记录到越来越多的左心室活动，R 波越来越大。导联 V_6 位于胸部左侧，当室间隔从左向右除极时可记录一个小的 Q 波，当电活动通过厚的左心室除极时可记录一个大的 R 波。正常的 R 波递增意味着 R 波从

$V_1 \sim V_6$ 逐渐变大，或者 V_1 的 R 波是 QRS 波群的最小部分，而 V_6 的 R 波是 QRS 波群的主要部分。

除了 P 波和 QRS 波群，ECG 还记录心室复极时的 T 波。正常 T 波稍不对称，上升支比下降支平缓。在 I、II、$V_3 \sim V_6$ 导联 T 波通常是直立的，aVR 导联上为负向。T 波可能在其他导联上有所不同。正常 T 波在肢体导联≤5mm，在胸前导联≤10mm。T 波增高可提示高钾血症、心肌缺血或心肌梗死。

ST 段开始于 QRS 波群的末端（J 点），结束于 T 波的起始处。它通常在基线（T 波和下一个 P 波之间的等电位线），在基线上停留的时间应≤0.12 秒（图 17-6）。ST 段应缓慢向上弯曲成 T 波，而不形成锐角。正常的 ST 段抬高和压低将在本章后面的"ST 段监测"中讨论。

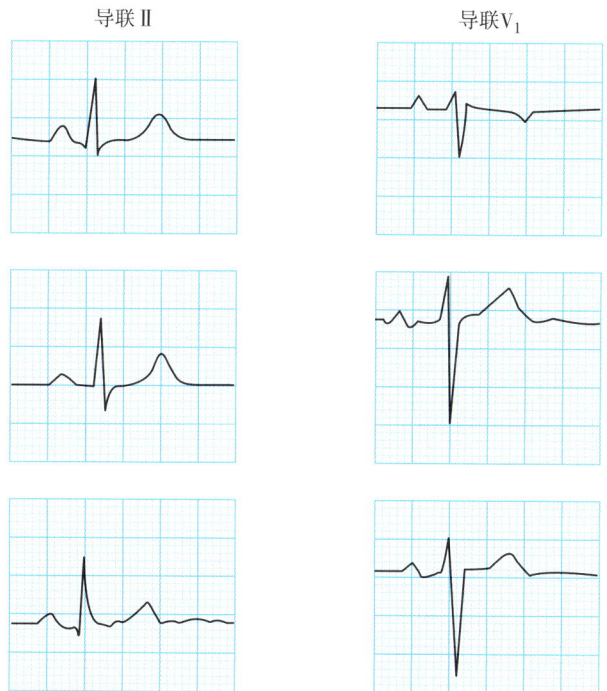

图 17-6　正常 ST 段和 T 波

U 波有时会出现在 T 波之后，当 U 波出现时，它应该比 T 波小，并与 T 波指向相同。U 波被认为代表心室中层心肌细胞（M 细胞）的复极。大 U 波可见于低钾血症和某些药物，如奎尼丁类药物。倒置 U 波可提示心肌缺血。

图 17-7 为正常的 12 导联 ECG。正常窦性心律，QRS 电轴为 +45°。正常 P 波（在 V_2 是平坦的，但这并不一定是异常的），正常 T 波。正常 QRS 波群（宽 0.08 秒），无异常 Q 波，R 波通过心前区递增正常。所有导联 ST 段均在基线水平。本章讨论异常情况时可以用这张心电图作为对照。

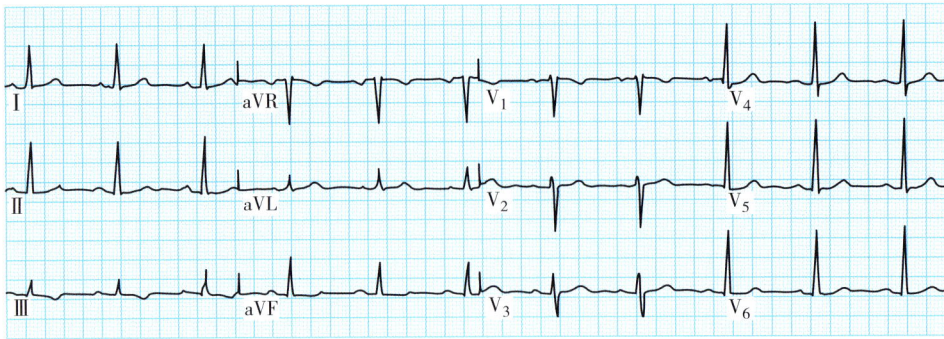

图 17-7　正常 12 导联 ECG

电轴确定

六轴参考系（轴轮）在心脏周围形成一个 360° 的圆，按照惯例分为正 180°（+180°）和负 180°（-180°）（图 17-8）。正常的 QRS 波电轴被定义为 -30°～+90°，因为正常心脏的大部分电活动都指向巨大的左心室，即向下和向左。电轴左偏定义为 -31°～-90°，常见于大多数电活动指向左和上方时，如左心室肥大、左前分支传导阻滞、下壁心肌梗死（myocardial infarction，MI）或左束支传导阻滞（left bundle branch block，LBBB）等多种疾病（表 17-1）。电轴右偏定义为 +91°～+180°，常见于大部分电活动指向右方时，如右心室肥大、左后分支传导阻滞和右束支传导阻滞（right bundle branch block，RBBB）（表 17-1）。

当大多数电活动都指向右上角，且在 -90°～-180° 之间时，则会使用**电轴极度右偏**这个术语。此电轴可发生于室性心动过速、心室起搏，偶见于双束支传导阻滞。

额面 QRS 电轴的平均值可以用多种方法确定。最精确的方法是平均左右方向的电活动与上下方向的电活动，因为这代表额面。导联 I 是"纯"左右方向导联，而导联 aVF 是"纯"上下方向导联；使用这两个垂直导联计算平均轴线是最容易的。图 17-9A 为 12 导联 ECG 的额面导联。图 17-9B 中导联 I 和 aVF 的图被放大显示，在轮轴图上 I 导联和 aVF 导联带有小格标记。这些小格代表心电图纸上 1mV 的小方框。要确定平均 QRS 电轴，请遵循以下步骤：

1. 观察导联 I 的 QRS 波群，数正、负格的数目。在轮轴上沿着导联 I 标记净矢量。如图 17-9B，导联 I 的 QRS 波群是 5 个正向格和 2 个负向格，总和是净 3 个正向格，或 +3。沿导联 I 的正极端计数 3 格，并在轴轮上的该位置做标记。

2. 观察导联 aVF 中的 QRS 波群，并按照上述相同的步骤操作。在这个例子中，aVF 中的 QRS 波群是 8 个正向格，并且有 2 个非常小的负向的偏移，加起来大约等于 1 个负向格，总和为净 +7。

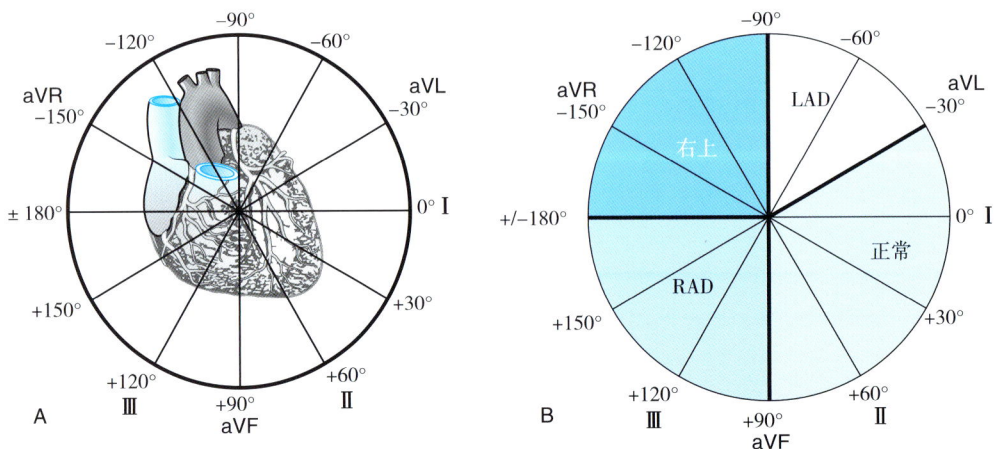

图 17-8　A. 轮轴的度数；B. 正常电轴 =-30°～+90°，电轴左偏 =-31°～-90°，电轴右偏 =+91°～+180°，电轴极度右偏 =-90°～-180°

表 17-1　电轴偏移的原因总结

轴：-30°～+90°	电轴左偏：-31°～-90°	电轴右偏：+91°～+180°	电轴极度右偏：-90°～-180°
• 正常	• 左心室肥大	• 右心室肥大	• 室性心动过速
	• 左前分支传导阻滞	• 左后分支传导阻滞	• 心室起搏
	• 下壁心肌梗死	• 右束支传导阻滞	• 双束支传导阻滞
	• 左束支传导阻滞	• 右位心	
	• 先天性缺陷	• 室性心动过速	
	• 室性心动过速	• 预激综合征（WPW 综合征）	
	• 预激综合征（WPW 综合征）		
	• 肥胖		

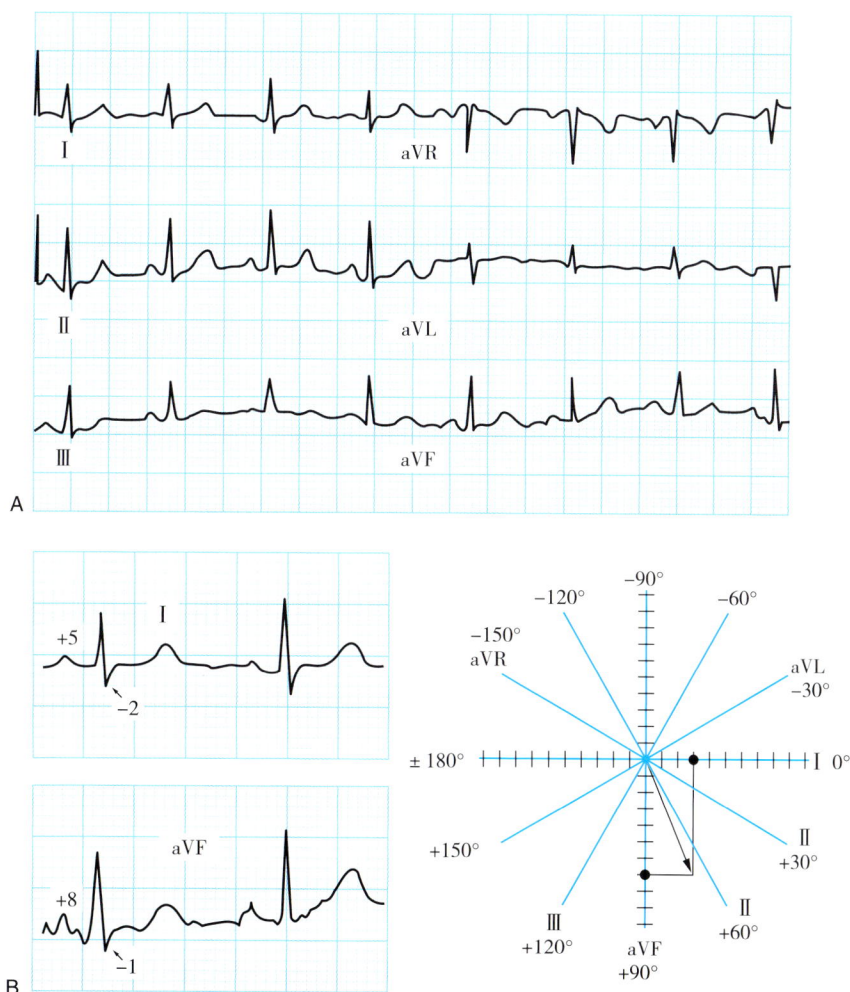

图 17-9　计算平均 QRS 电轴。A. ECG 的 6 个额面导联；B. 导联 I 和导联 aVF 扩大。有关使用轴轮上的导联 I 和 aVF 计算轴的说明，请参阅正文

沿着 aVF 轴的正向端数 7 格，并在该点上做个标记。

3. 从导联 I 的轴上的标记向下画一条垂直线，从导联 aVF 的轴上的标记上画一条垂直线。

4. 从轮轴的中心画一条线到两条垂直线相交

的点。这条线代表平均 QRS 电轴。如图 17-9B，轴大约是 +65°。

一种快速但不太精确地确定电轴的方法是通过观察导联 I 和 aVF，将轴放置在轴轮的适当象限中，因为这些导联将轴轮分成 4 个象限。如图 17-10，

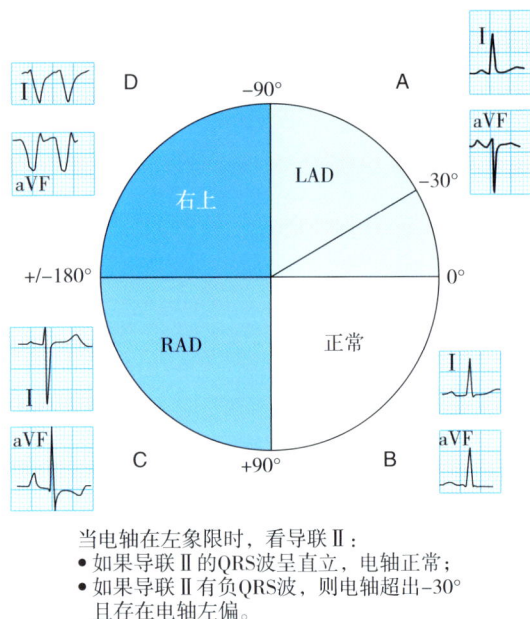

当电轴在左象限时，看导联Ⅱ：
- 如果导联Ⅱ的QRS波呈直立，电轴正常；
- 如果导联Ⅱ有负QRS波，则电轴超出-30°
且存在电轴左偏。

图 17-10　轴轮的 4 个象限。A. 电轴左偏象限；导联Ⅰ为正，导联 aVF 为负。当电轴落在这个象限时，看导联Ⅱ：导联Ⅱ的正 QRS 波意味着电轴在该象限的正常部分（0°～-30°）；导联Ⅱ的负 QRS 波意味着电轴在左偏部分（-31°～-90°）；B. 正常电轴象限；导联Ⅰ和导联 aVF 均为正；C. 电轴右偏象限；导联Ⅰ为负，导联 aVF 为正；D. 电轴极度右偏象限：导联Ⅰ和导联 aVF 均为负

如果这两个导联都是正向的，轴落在正向象限，0°～+90°。如果导联Ⅰ为正，导联 aVF 为负，则轴落在左象限，0°～-90°。如果导联Ⅰ为负，导联 aVF 为正，则轴在右象限 +90°～+180°。如果两条导联都是负的，则转轴落在右上象限或"无人区"-90°～-180°。依照上述内容基本可以正确定位象限，但由于左象限的 30° 被认为是正常的，所以当轴落在左象限时，需要进一步辨别。当轴位于左象限时，要依照导联Ⅱ"微调"轴。如果导联Ⅱ的 QRS 波为正，则转轴在左象限的正常部分（0°～-30°）；如果它的 QRS 波为负，则转轴左偏（-31°～-90°）。

如图 17-11A 的 ECG，首先用导联Ⅰ和导联 aVF 将电轴放置在适当的象限。导联Ⅰ垂直，导联 aVF 为负，轴位于左象限。然而，因为左象限的 30° 被认为是正向的，所以需要微调电轴，以确定它实际上落在左象限内的位置。由于导联Ⅱ大部分是负向的，所以电轴向左偏移。本例中的轴轮显示了如何计算格子数。它的电轴是 -60°。

如图 17-11B 的 ECG，将电轴放置在适当的象限中。因为导联Ⅰ是负向的，而导联 aVF 是正向的，所以轴在右象限。轴轮显示了本例中格子的

计数方式。电轴为 +130°。

束支传导阻滞

当其中一个束支阻滞时，心室除极是不同步的。束支传导阻滞的特点是心室兴奋延迟和经过束支传导阻滞的心室电活动出现传导障碍。这种延迟传导导致 QRS 波群增宽至 0.12 秒或更长，此特征在胸前导联 V₁ 和 V₆ 以及肢体导联Ⅰ和 aVL 中最容易识别。

图 17-12 为导联 V₁ 和 V₆ 记录的正常心室除极。V₁ 的正电极位于胸前胸骨右侧第 4 肋间隙，靠近右心室。V₆ 正极位于左腋中线第 5 肋间，靠近左心室。室间隔从左到右向正极除极，因此导联 V₁ 记录到一个小的 R 波。当主要电活动朝向左心室时，它远离 V₁ 导联的正极，记录一个负偏转（S 波），产生了 V₁ 正常的 RS 波群。室间隔从左向右除极时，远离导联 V₆ 的正极，会记录到一个小 Q 波。当主要电活动向左心室运动时，它记录到一个高的 R 波，产生了 V₆ 正常的 qR 波群。当两心室同时除极时，QRS 波的宽度 < 0.12 秒。

右束支传导阻滞

右束支传导阻滞引起心室内异常的电脉冲传播，因此产生了不同的 QRS 波群形态。如图 17-13A，出现了 3 个不同的电活动。

1. 室间隔除极首先从左至右开始（**箭头 1**），在 V₁ 记录为正常的小 R 波，在 V₆ 记录为小 Q 波。

2. 紧接着通过正常功能的左束支激活左心室。左心室除极通常通过左心室的浦肯野纤维传播（**箭头 2**），当脉冲远离其正极时，V₁ 导联记录到 S 波，当脉冲向 V₆ 中的正极运动时，V₆ 记录到 R 波。

3. 随着脉冲通过右心室细胞间传导传播时，右心室出现异常的延迟除极（**箭头 3**）。这种异常的电活动朝向 V₁ 的正极传播，会记录到一个宽大的第 2 个 R 波（称为 R'），同时，它远离 V₆ 正极，也导致 V₆ 记录到宽大的 S 波。因为肌肉细胞间的传导比浦肯野系统的传导慢得多，所以 QRS 波群会增宽至 0.12 秒或更长。

RBBB 可以通过 V₁ 中的宽 rSR' 波形和 V₆、Ⅰ 和 aVL 中的宽 QRS 波形来识别，因为在Ⅰ和 aVL 这两个肢体导联中的正极位于身体左侧。图 17-13B 的 ECG 为 RBBB。

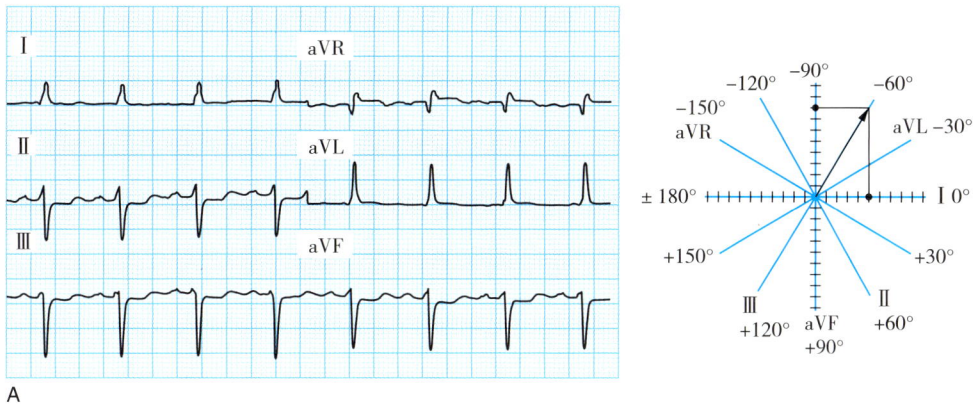

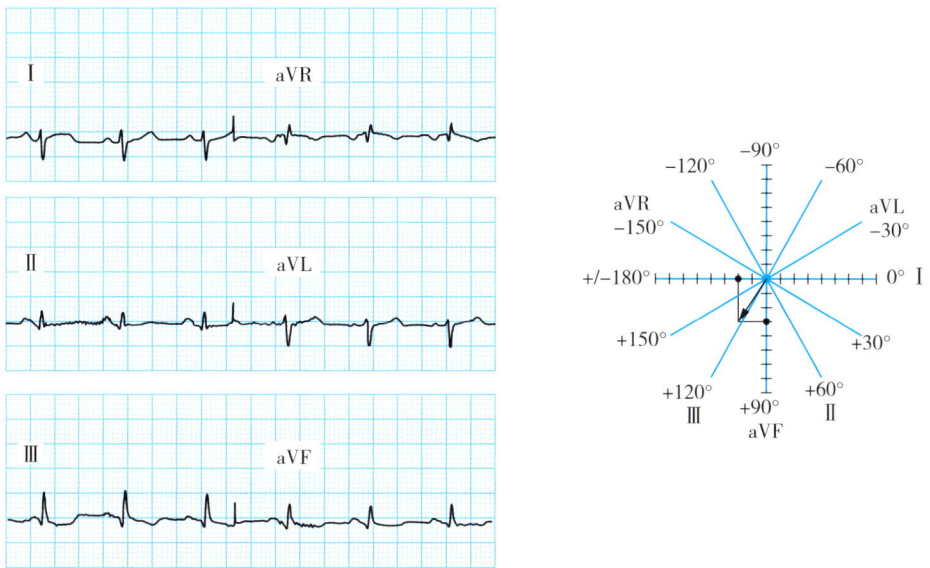

图 17-11　A. 额面平面导联显示电轴左偏。导联 I 带 5 个正电，导联 aVF 是 2 个正电和 10 个负电，净数为 –8。它的轴是 –60°；B. 额面平面导联显示电轴右偏。导联 I 是 2 个正电和 4 个负电，净数为 –2；导联 aVF 是 1 个负电和 4 个正电，净数为 +3，轴为 +120°

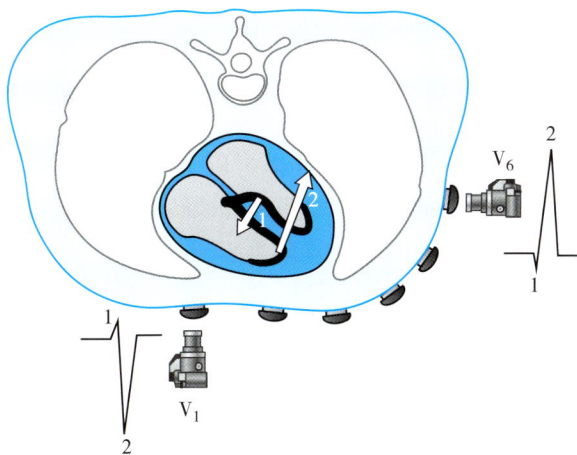

图 17-12　导联 V_1 和 V_6 记录的正常心室除极

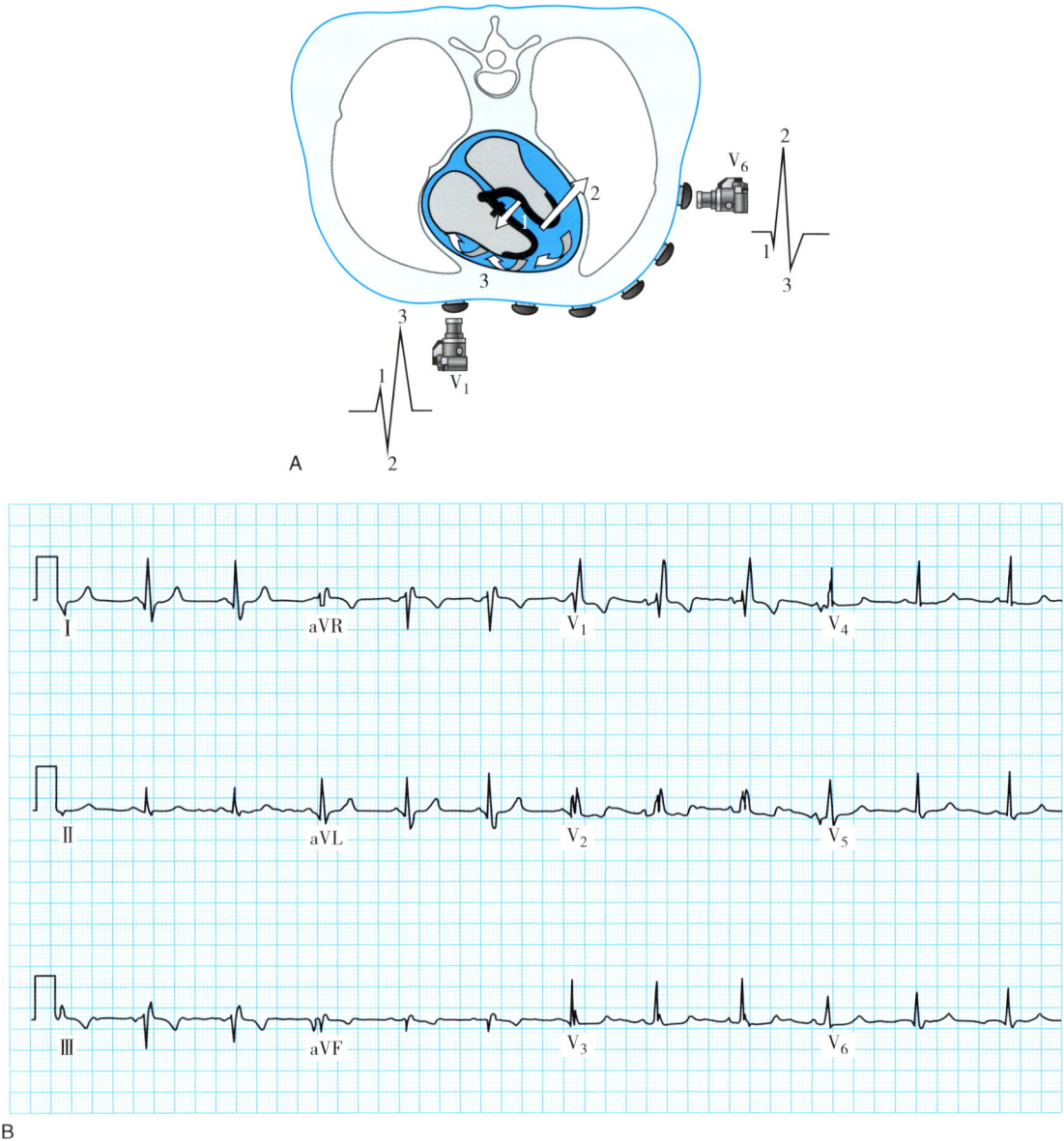

图 17-13　A. 导联 V_1 和 V_6 记录的 RBBB 的心室除极；B. 12 导联 ECG 的 RBBB

左束支传导阻滞

图 17-14 为左束支被阻断时，心室电活动的传导情况。在左束支传导阻滞（LBBB）中，室间隔不会沿正常的左右方向除极，因为阻滞发生在浦肯野纤维的上方，而浦肯野纤维通常激活室间隔的左侧。这导致 V_1 正常的小 R 波消失，V_6、I 和 aVL 的 Q 波消失。LBBB 中有两种主要的电活动：

1. 浦肯野纤维首先激动右心室（箭头 1）。由于右心室的游离壁比左心室薄得多，因此右心室电活动通常不在 V_1 中体现。LBBB 时，有时导联 V_1 记录到一个小而窄的 R 波，这很可能是电活动通过右心室游离壁的结果。

2. 当电脉冲通过厚的左心室的细胞间传导传播时，左心室出现迟发性的异常除极（箭头 2）。这导致 V_1 在电脉冲远离其正极时记录了一个宽的负 QS 波群。当电脉冲通过巨大的左心室向它们的正极运动时，侧壁导联 V_6、I 和 aVL 会记录一个宽的 R 波。由于左心室细胞间传导缓慢，QRS 波群增宽至 0.12 秒或更长。

LBBB 可以通过 V_1 的宽 QS 波群和 V_6、I 和 aVL 的宽 R 波而无 Q 波来识别。图 17-14B 的 ECG 为 LBBB。

束支传导阻滞继发性 ST 段和 T 波改变

束支传导阻滞会导致心室异常除极，也会出

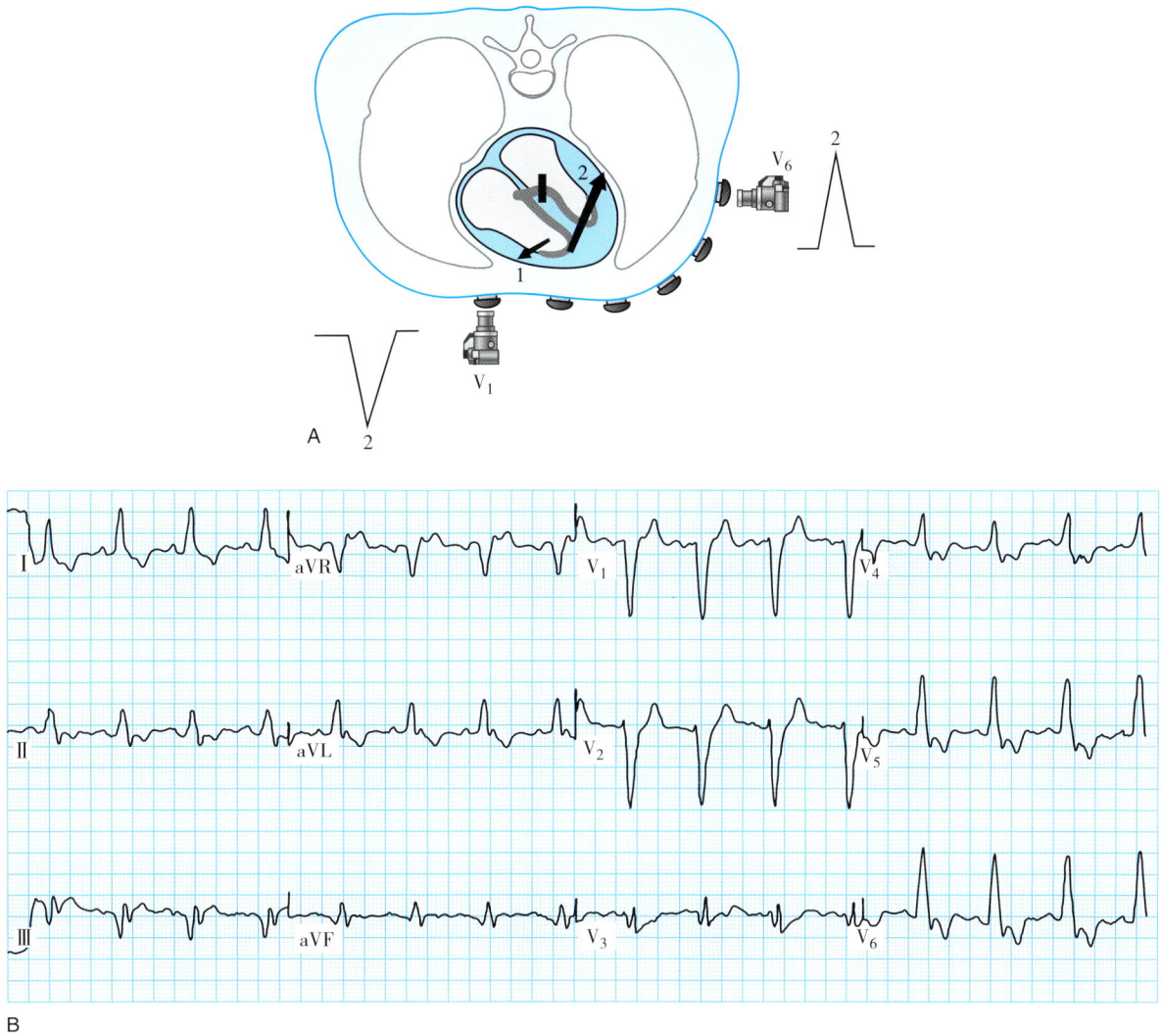

图 17-14 A. 导联 V₁ 和 V₆ 记录的 LBBB 时心室除极;B. 12 导联 ECG 的 LBBB

现心室异常复极。这导致 ST 段和 T 波与 QRS 波群的末端部分(后半部分)方向相反。如图 17-13 的 RBBB,导联的 QRS 波的最后一部分为负时(如导联 I、V₅、V₆),T 波是直立的。导联的 QRS 波的最后一部分为直立时(如导联 V₁),T 波为负。图 17-14 为 LBBB 中 QRS 波群直立的导联有负向 T 波(如导联 I 和导联 V₄~V₆),而负向 QRS 波群的导联有直立的 T 波(如导联 V₁、V₂)。由于这些继发性改变,LBBB 常合并导联 V₁ 和 V₂ 的 ST 段抬高,这使得心肌梗死合并 LBBB 的诊断比较复杂。同样的继发性 T 波改变见于室性心动过速、心室起搏和预激综合征的心室预激。

急性冠脉综合征

急性冠脉综合征(acute coronary syndrome,ACS)是指从冠状动脉斑块破裂开始的连续的病理生理过程,如果这个过程不被终止,最终会导致细胞坏死(梗死)。ACS 包括 3 个不同的形式:①不稳定型心绞痛(unstable angina,UA);②非 ST 段抬高心肌梗死(non-ST-segment elevation myocardial infarction,NSTEMI);③ST 段抬高心肌梗死(ST-segment elevation myocardial infarction,STEMI)。术语 STEMI 和 NSTEMI 指的是入院 ECG 上 ST 段抬高或不抬高的心肌梗死患者,其诊断依据是血液中生化标志物升高。一旦发生心肌梗死,术语 Q 波心肌梗死或非 Q 波心肌梗死表示最终 ECG 上存在或不存在 Q 波。

血栓引起冠状动脉梗阻、冠状动脉痉挛、动脉梗阻未缓解引起的严重和长期心肌缺血都可导致心肌梗死。当心肌梗死发生时,有 3 个组织损伤"区",每一种都在 ECG 上产生特征性的变化(图 17-15)。

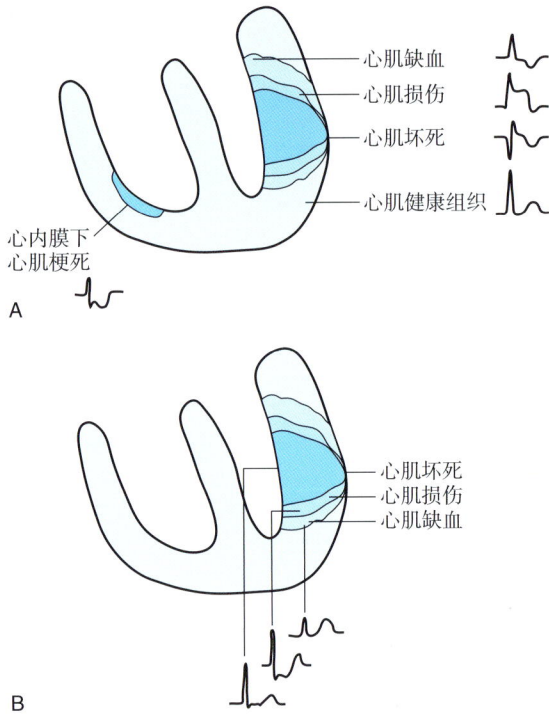

图 17-15　心肌缺血、心肌损伤和心肌梗死区的 ECG 改变。A. 在面向损伤区域的导联中看到心肌缺血、心肌损伤和心肌坏死的指示性变化；B. 在不直接面对受累区域的导联中经常可以看到相互变化

心肌缺血可导致 ECG 出现多种变化（图 17-16）。最常见的心肌缺血表现是 ST 段低平或压低 ≥0.5mm，并有 T 波倒置。心肌缺血的其他指标包括 ST 段在基线上停留时间＞0.12 秒、ST 段与直立 T 波形成锐角、高而宽的 T 波和 U 波倒置。稳定型心绞痛，即在劳累或情绪紧张时发生，休息或服用硝酸甘油后缓解。稳定型心绞痛患者的 ECG，在休息、疼痛发作或运动试验时都可能会出现 ST 段压低和/或 T 波倒置。然而，约 50% 的稳定型心绞痛患者的 ECG 可能是正常的。

心肌损伤常见面向梗死区的导联 ST 段抬高（图 17-17）。在 J 点（QRS 波群与 ST 段连接处）或 J 点后 60ms 测量 ST 段，以进行连续 ST 段监测。在临床实践中，诊断心肌梗死时最常见的 ST 段抬高阈值是 $V_1 \sim V_3$ 导联抬高 2mm，其他导联抬高 1mm。然而，由于 J 点和 ST 段位置会因年龄、性别和种族的不同而不同，对于异常的 J 点位置有更具体的建议：

- 男性≥40 岁：在导联 V_2 和 V_3 中 J 点抬高 2mm，在其他所有导联中抬高 1mm。
- 男性＜40 岁：在导联 V_2 和 V_3 中 J 点抬高 2.5mm。
- 成年女性：导联 V_2 和 V_3 的 J 点抬高 1.5mm，其

他导联抬高 1mm。

- 在导联 V_3R 和 V_4R 中，男性和女性的 J 点抬高 0.5mm（男性＜30 岁的这些导联的 J 点适合抬高 1mm）。
- 成年人的 J 点在 $V_7 \sim V_9$（后壁导联）抬高 0.5mm。
- 成年人的 J 点在导联 V_2 和 V_3 处压低 0.5mm，在其他所有导联中压低 1mm。

要记住的一般规则是：肢体导联 ST 段不应抬高，胸前导联 ST 段不应压低。

当 2 个或多个解剖学上相邻导联的 J 点测量 ST 段抬高等于或超过上述阈值时，即诊断为急性

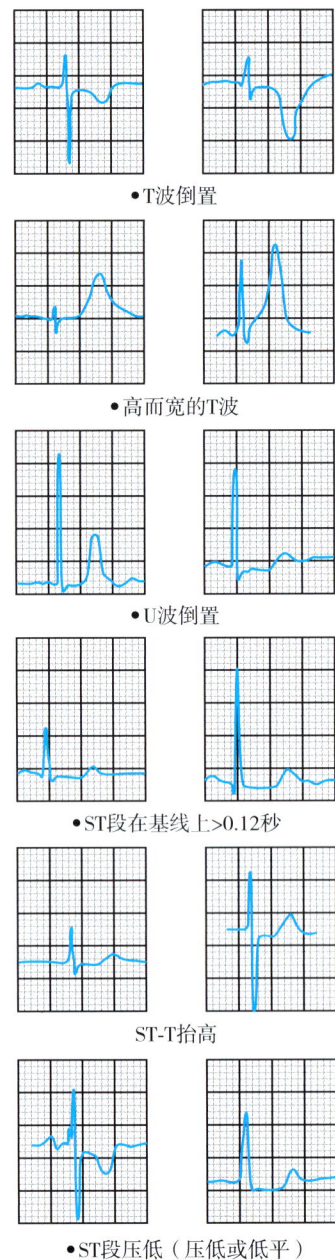

· T波倒置

· 高而宽的T波

· U波倒置

· ST段在基线上＞0.12秒

ST-T抬高

· ST段压低（压低或低平）

图 17-16　与心肌缺血相关的 ECG 表现

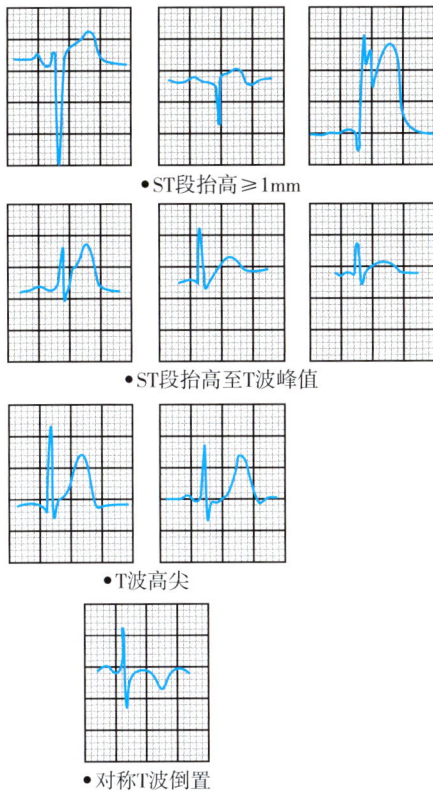

- ST段抬高≥1mm

- ST段抬高至T波峰值

- T波高尖

- 对称T波倒置

图 17-17　急性心肌损伤相关的 ECG 表现

心肌缺血或急性心肌梗死。相邻导联是面向心脏同一区域的相邻导联（见图 17-5）：

- 导联 aVL 和 I 是面向侧壁的连续导联；
- 导联 II、aVF 和 III 是面向下壁的连续导联；
- 导联 V_1 和 V_2 是记录室间隔的连续导联；

- 导联 V_3 和 V_4 是面向前壁的连续导联；
- 导联 V_5 和 V_6 是面向侧壁的连续导联。

其他急性损伤的征象包括 ST 段未在基线上停留即抬高至 T 波峰值、T 波高尖和对称 T 波倒置。

心肌组织坏死或死亡指的是 ECG 表现为 Q 波宽度＞0.03 秒或超过 R 波振幅的 25%（正常 Q 波见图 17-5 至图 17-7，异常 Q 波见图 17-18 和图 17-19）。

在严重心肌缺血和非 Q 波心肌梗死时可短暂出现 Q 波，不过 Q 波更常见于贯穿心肌壁全层的坏死（透壁梗死）。仅累及心内膜层的心肌坏死通常不会导致 ECG 上的 Q 波，被称为非 Q 波 MI。任何情况下，异常 Q 波的出现仍被认为是心肌坏死的 ECG 证据。

心肌梗死从急性期到完全发展期的演变过程可以在 ECG 上呈现。极早期心肌梗死常引起 T 波高尖和增宽，随后几分钟内 ST 段抬高。ST 段抬高可持续数小时至数天，但成功再灌注后可更快恢复。一旦 ST 段恢复到基线水平，急性梗死期的 ECG 证据就消失了。通常 Q 波在胸痛发作的数小时内出现，之后会持续存在，不过极早期的再灌注治疗可能会使 Q 波消失。T 波倒置发生在心肌梗死后数小时内，可持续数月甚至永久性倒置。T 波常在急性心肌梗死后几个月内恢复到以前的直立位置。因此，连续 ECG 显示 ST 段向基线方向恢

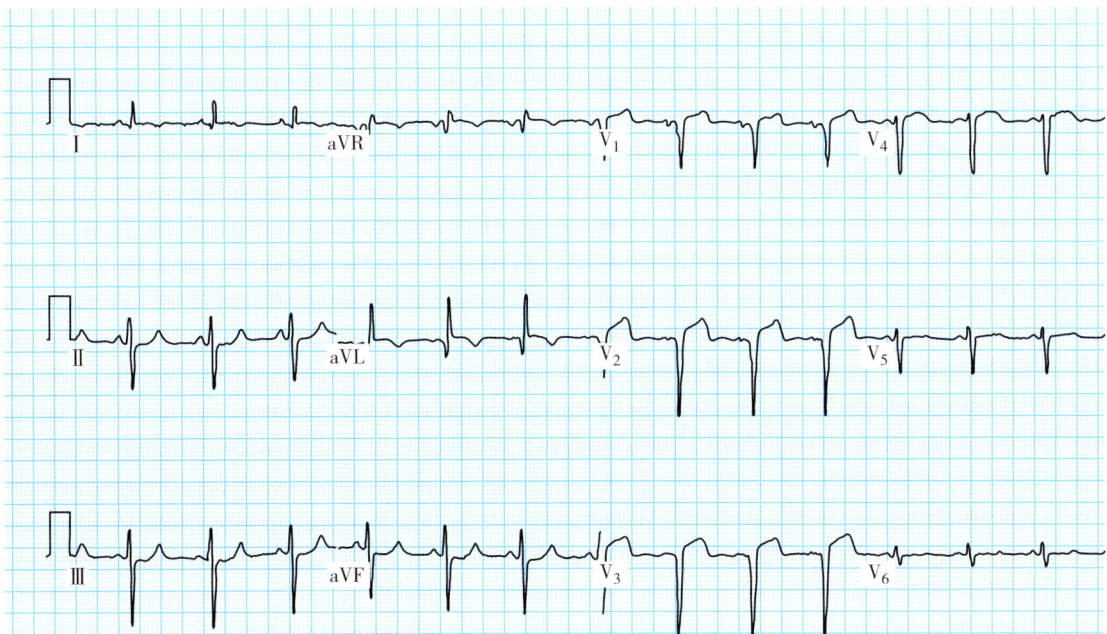

图 17-18　12 导联 ECG 的急性前壁心肌梗死。$V_1 \sim V_3$ 存在 Q 波，$V_1 \sim V_4$ 存在 ST 段抬高。异常 Q 波也存在于导联 aVL 中

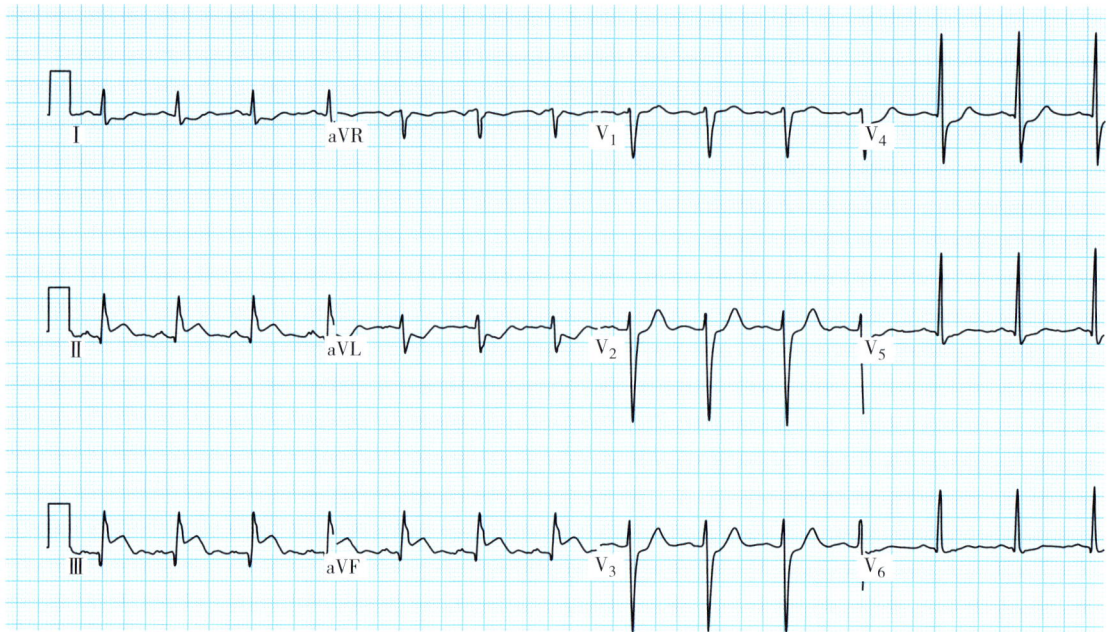

图 17-19　12 导联 ECG 的急性下壁心肌梗死。导联 Ⅱ、Ⅲ 和 aVF 出现 ST 段抬高，导联 Ⅰ、aVL 和 V_2～V_4 出现对向 ST 段压低。导联 Ⅲ 和 aVF 可见 Q 波

复，Q 波出现和 T 波倒置是一个进展性梗死。当第一次记录的 ECG 显示 Q 波、基线 ST 段，以及 T 波倒置或直立，使用**"陈旧性梗死"**或**"时限未定的梗死"**这一术语，就表明在过去的某个时间点发生了心肌梗死。

经皮冠状动脉介入治疗（percutaneous coronary intervention，PCI）对急性闭塞的冠状动脉成功再灌注后，ST 段的抬高在 30 分钟内能够回落 50%。ST 段回落<50% 的患者发生死亡、休克和心力衰竭（heart failure，HF）的概率较高。同样，T 波倒置应伴随 ST 段向基线恢复，T 波倒置应持续数天至数周。T 波过早恢复到直立位（假性正常化）或 ST 段再抬高可能提示相关动脉再闭塞，这不是一个好的征象。

从心电图定位梗死

ST 段抬高、Q 波和 T 波倒置会被记录在面对受损心肌的导联上，被称为**梗死的心电图指向性改变**。不面向受损组织的导联通常显示与受损组织中的电活动损失（除极和复极化）相关的变化。这些导联记录的镜像变化被称为对应改变。图 17-15 为与心肌梗死相关的指向性和镜像改变，表 17-2 为在每种主要类型的心肌梗死中发现的指向性和镜像改变的导联。

前壁心肌梗死可通过面向前壁胸导联 V_1～V_4 的指向性改变来识别（见图 17-18）。下壁导联 Ⅱ、

表 17-2　与心肌梗死相关的心电图改变

MI 位置	指向性改变 ST 段抬高	镜像改变 ST 段压低
前壁	V_1～V_4（不一定包括全部导联） aVR：左前降支（left anterior descending branch，LAD）近端闭塞	Ⅱ、Ⅲ、aVF、V_5：近端 LAD 闭塞
前间壁	V_1、V_2	V_5：近端 LAD 闭塞
广泛前壁	V_1～V_6、Ⅰ、aVL	Ⅱ、Ⅲ、aVF
下壁	Ⅱ、Ⅲ、aVF	Ⅰ、aVL
后壁	后壁导联 V_8、V_9	V_1～V_3
侧壁	Ⅰ、aVL、V_5、V_6	Ⅱ、Ⅲ、aVF
右心室	右侧导联 V_3R～V_6R	

Ⅲ和 aVF 经常记录到镜像的改变,有时在 LAD 近端狭窄时 V_5 也有记录。MI 可通过导联Ⅱ、Ⅲ、aVF 的指向性改变来诊断(见图 17-19),并且在导联Ⅰ和 aVL 中经常出现镜像的改变。侧壁心肌梗死表现为导联Ⅰ、aVL 和 / 或 V_5~V_6 的指向性改变,在导联Ⅱ、Ⅲ和 aVF 的镜像变化(图 17-20)。后壁心肌梗死不太明显,因为在标准的 12 导联 ECG 中,没有后导联,因此没有记录到后壁的指示性变化。然而,后壁梗死常伴有下壁或侧壁心肌梗死,所以除非有单独的后壁心肌梗死,否则可以看到下壁(图 17-21)或侧壁(见图 17-20)的指向性改变。当前胸导联出现 ST 段压低时,尤其是 V_1 和 V_2,应考虑诊断后壁 MI,但往往一直延伸到 V_4。在这些导联中观察到的镜像改变包括比正常高的 R 波(后壁记录的 Q 波的镜像)、ST 段压低(后壁 ST 段抬高的镜像)和 T 波高尖(后壁 T 波倒置的镜像)。当怀疑后壁心肌梗死时,应记录后壁导联 V_7、V_8 和

V_9(图 17-22B)。

在 MI 中右心室心肌梗死发生率高达 45%。因此,它通常与下壁导联Ⅱ、Ⅲ和 aVF 的指向性改变存在关联(图 17-23)。除此之外,在 V_1 中也较常见 ST 段抬高,因为 V_1 是最靠近右心室的胸前导联。导联 V_1 与下壁导联的 ST 段抬高应怀疑是右心室心肌梗死。另一个线索是 V_1 的 ST 段和 V_2 的 ST 段之间存在差异。正常情况下,V_1 导联 ST 段抬高与前壁或前间壁心肌梗死有关,此时导联 V_2 的 ST 段也会抬高。不一致意味着 ST 段不指向同一方向——V_1 的 ST 段抬高,而 V_2 的 ST 段正常或压低。这一发现应怀疑右心室心肌梗死。美国心脏协会(American Heart Association,AHA)和美国心脏病学会(American College of Cardiology,ACC)建议,所有 ECG 表现为急性 MI 患者均应记录右侧胸导联 V_3R 和 V_4R。出现右心室心肌梗死急性期时,导联 V_3R~V_6R 存在 ST 段抬高。V_4R

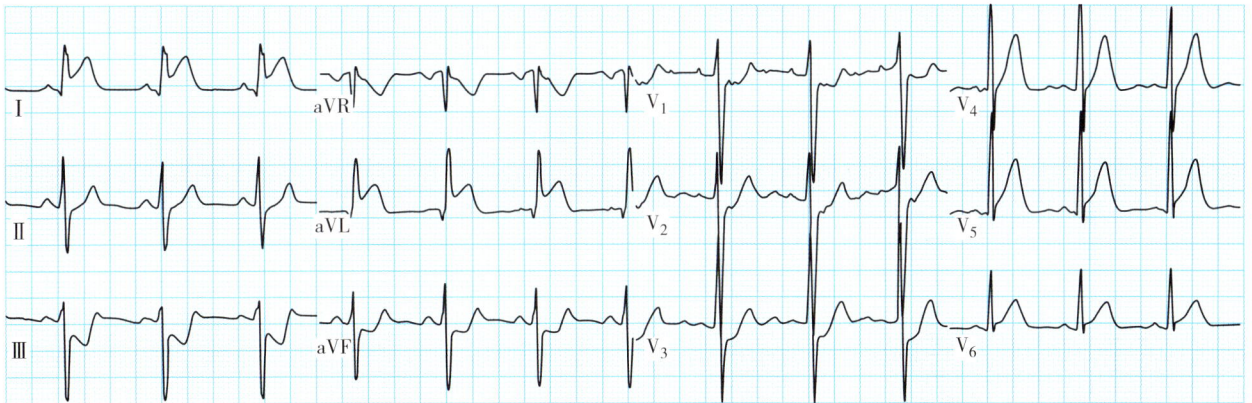

图 17-20 12 导联 ECG 的急性侧壁心肌梗死。导联Ⅰ中存在 ST 段抬高,导联Ⅰ、aVL、V_5、V_6、Ⅱ、Ⅲ、aVF、V_1~V_3 对向 ST 段压低。V_1~V_3 的 ST 段压低最有可能是由于同时存在急性后壁心肌梗死。注意 V_4~V_6 中非常大的宽基底 T 波,这也是急性心肌损伤的征象

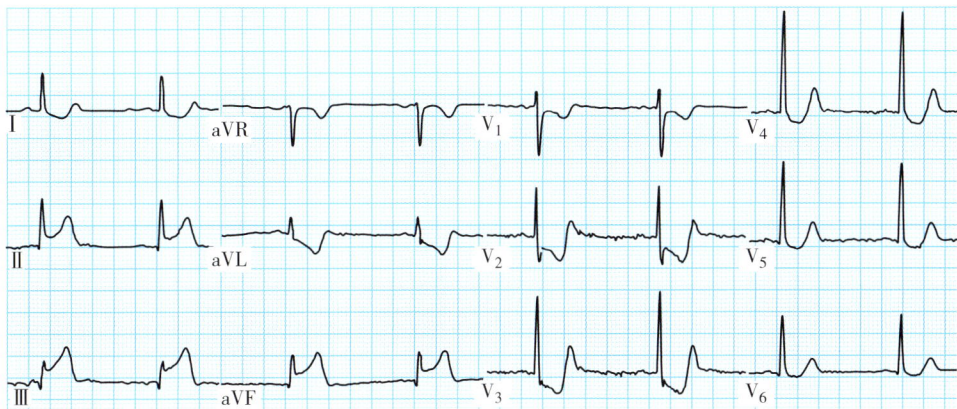

图 17-21 12 导联 ECG 的急性下壁和后壁心肌梗死。ST 段抬高出现在导联Ⅱ、Ⅲ和 aVF(下导联),所有 V 导联均存在 ST 段压低。导联 V_1~V_3 的 ST 段压低提示后壁心肌梗死。V_4~V_6 的 ST 段压低与下壁心肌梗死是相关的

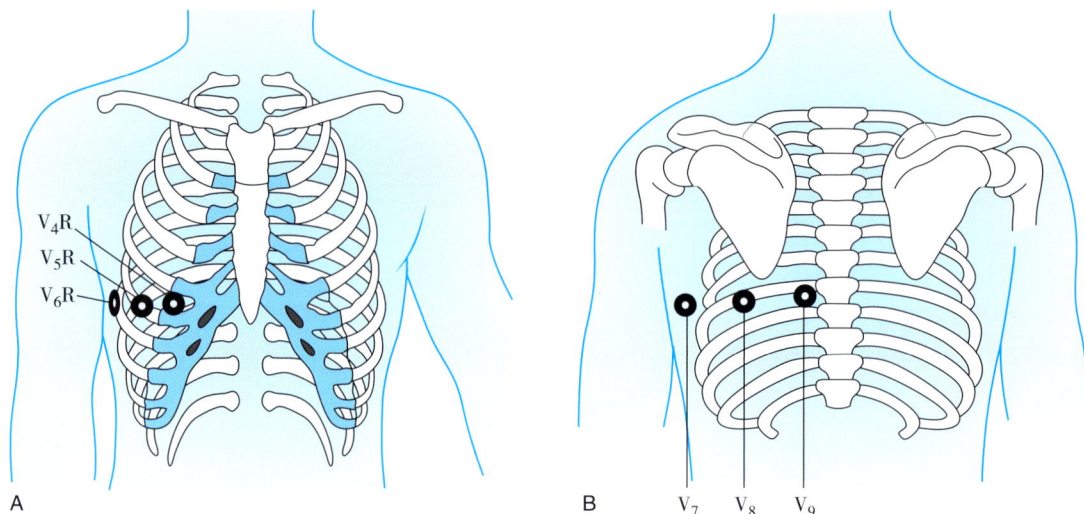

图 17-22　A. 右侧胸前导联。V₄R 在右侧第 5 肋间隙，与右锁骨中线对齐；V₅R 在右侧第 5 肋间隙，与右腋前线对齐；V₆R 在右侧第 5 肋间隙，与右腋中线对齐；B. 后导联：V₇ 与腋后线平齐；V₈ 位于右肩胛骨尖；V₉ 在脊柱旁右侧

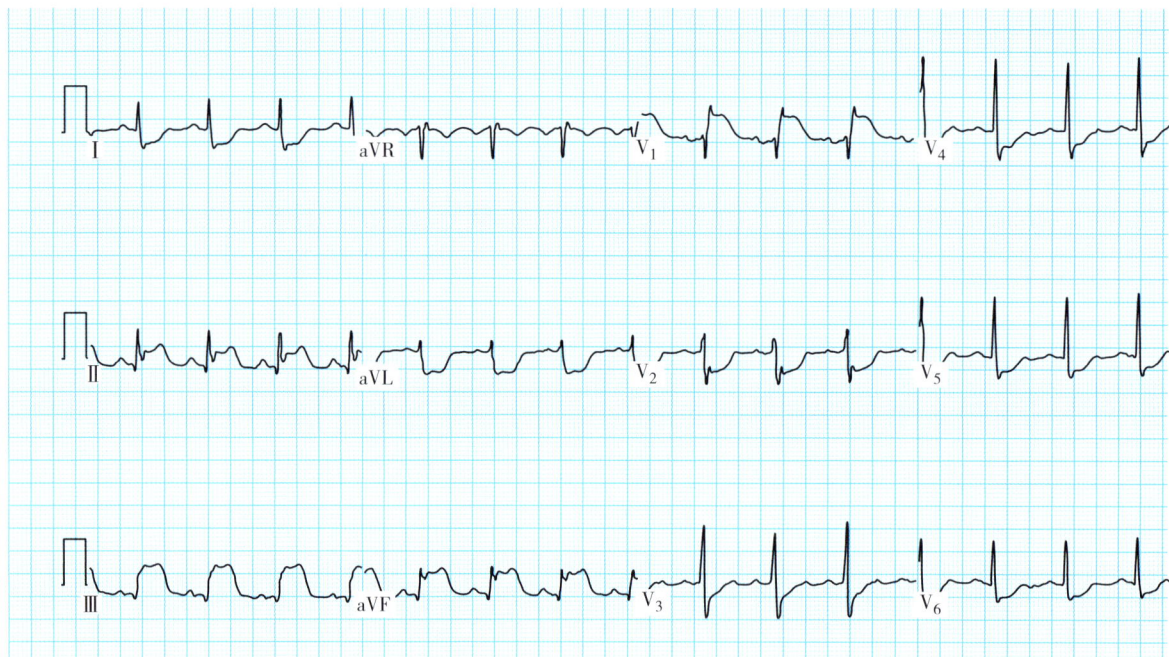

图 17-23　12 导联 ECG 的急性右心室心肌梗死。导联 V₁、Ⅱ、Ⅲ 和 aVF 存在 ST 段抬高，其他导联均存在相应的 ST 段压低。注意不协调的 V₁ ST 段抬高和 V₂ ST 段压低

导联是识别右室心肌梗死灵敏度和特异度最高的导联。图 17-22A 为右侧胸部导联的位置，图 17-22B 为后壁导联的位置。

存在束支传导阻滞时心肌梗死的诊断

心肌梗死改变了 QRS 波群的起始部分，并在朝向梗死区域的导联上产生异常 Q 波。此外，急性心肌损伤导致朝向梗死区域的导联 ST 段抬高。束支传导阻滞可引起类似的 QRS 形态

学改变和继发性 ST-T 波改变，使 MI 的诊断复杂化。

由于 RBBB 的初始除极在右束支传导中是不变的，所以 RBBB 患者与心室内传导正常患者的心肌梗死诊断相同。因此像正常患者一样，异常 Q 波的出现表明患者急性心肌梗死。RBBB 会导致继发性 T 波改变，在 QRS 末段为直立时 T 波导致，反之亦然。在存在 RBBB 的情况下，T 波方向与 QRS 波群末端指向相同提示心肌缺

血或心肌损伤。图 17-24 为 RBBB 伴急性前外侧壁 MI。

由于 LBBB 改变了心室的起始和终末活动，并产生了类似于心肌梗死的继发性 ST-T 改变，故对伴有 LBBB 的心肌梗死的诊断更为复杂。LBBB 导致室间隔从右到左而不是从左到右除极，这导致前胸导联正常的室间隔 R 波消失，并在 V$_1$ 和 V$_2$ 产生类似于室间隔心肌梗死的 QS 模式。LBBB 继发的 ST 段和 T 波改变导致前壁导联 ST 段抬高，类似前壁心肌梗死。以下标准有助于识别 LBBB 时的缺血或梗死：

- 与 QRS 波群同向的 ST 段抬高≥1mm（在轻度 LBBB 的情况下，ST 段为等电位或与 QRS 波群方向相反）。
- 导联 V$_1$、V$_2$ 或 V$_3$ 的 ST 段压低≥1mm（在轻度 LBBB 中，这些导联 ST 段通常轻度抬高）。
- 与 QRS 波群相反方向的 ST 段抬高≥5mm

（在轻度 LBBB 中，这种继发性 ST 段抬高＜5mm）。

虽然这些标准可能有助于识别存在 LBBB 的心肌缺血或心肌梗死，但其灵敏度和特异度较低。当怀疑慢性 LBBB 患者有急性心肌梗死时，参考之前的 ECG，并寻找 ECG 的连续变化可以提供一些帮助。图 17-25 为 LBBB 伴急性 MI。

不稳定型心绞痛与非 ST 段抬高心肌梗死

UA 和 NSTEMI 在 ECG 上均可出现 ST 段压低和/或 T 波倒置。两者之间的鉴别只能通过检测心脏生物标志物来实现，尤其是肌钙蛋白。UA 患者初始肌钙蛋白水平是正常的，在 NSTEMI 中肌钙蛋白升高。静息状态下多导联 ST 段压低与冠状动脉严重多支病变或左主干病变有关。

深对称性 T 波倒置可见于 UA 或 NSTEMI。

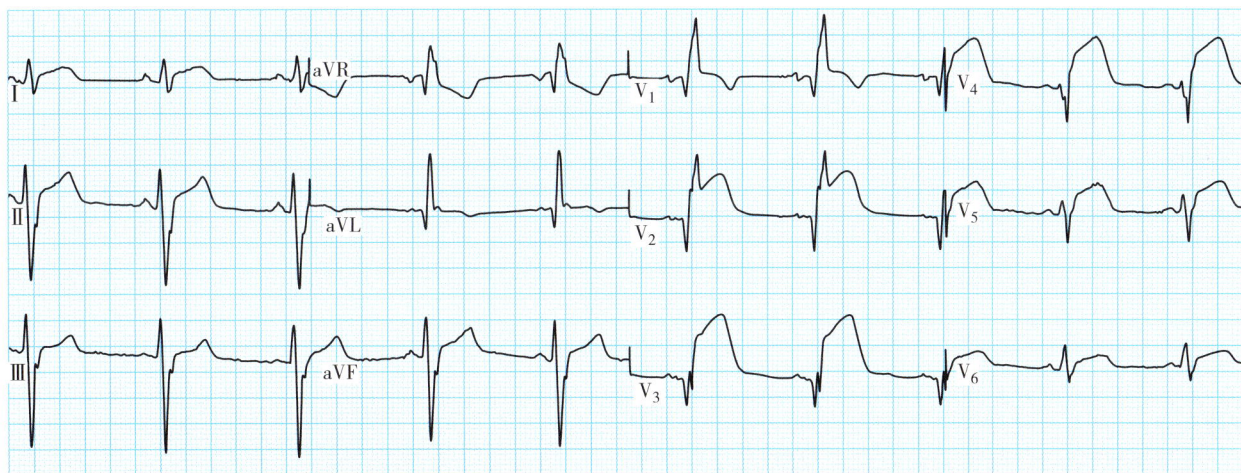

图 17-24　急性前外侧壁 MI 伴 RBBB。ST 段抬高见于导联 I 和 V$_1$～V$_6$。V$_1$～V$_3$ 出现异常 Q 波。RBBB 不干扰识别这类 MI 的能力

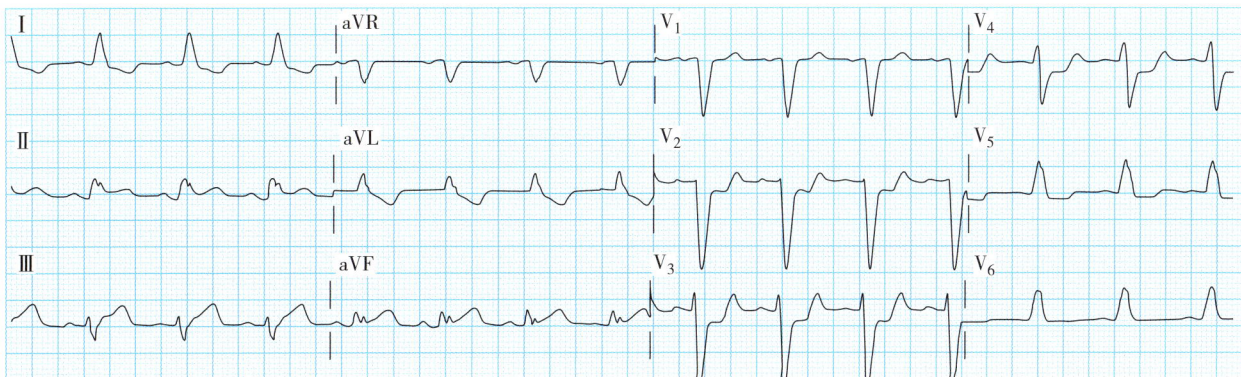

图 17-25　下壁以及可能的后壁 MI 伴 LBBB。导联 II 和 aVF 的 QRS 波群和 T 波一致，正常情况在轻度 LBBB 中应不一致；在导联 V$_2$～V$_4$ 有 ST 段压低，而在轻度 LBBB 中 ST 段应轻度抬高，QRS 波主要为负

后段 T 波倒置是指 T 波开始直立,然后低于等电位线。在静息胸痛(UA)患者中,在导联 V_1~V_3(有时到导联 V_4)出现这种倒置波形,被称为"Wellen 综合征",与左冠状动脉近端显著狭窄相关。胸痛患者在 V_1~V_3 出现后段 T 波倒置或深对称性 T 波倒置应被认为是 LAD 病变的指征,应及时进行造影检查。如果至少在 8 个导联上有心肌缺血的 ECG 提示(ST 段压低或 T 波倒置),伴有 aVR 和 / 或 V_1 导联的 ST 段抬高,可能提示冠状动脉左主干明显狭窄或冠状动脉三支严重病变。图 17-26 为静息胸痛患者的大面积 T 波倒置。图 17-27 为静息胸痛患者的肌钙蛋白正常,多导联 ST 段压低或 T 波倒置,导联 aVR 和 V_1 的 ST 段抬高。

电解质紊乱对心电图的影响

电解质紊乱通过测定血清水平来诊断,而 ECG 可提示电解质紊乱。识别 K^+ 紊乱尤为重要,因为 K^+ 是调节心脏电活动的关键。Mg^{2+} 异常,尤其是低镁血症,可导致 QT 间期延长和心律失常(尖端扭转型室性心动过速),通常与其他电解质紊乱并存。Na^+ 失衡不产生特殊的 ECG 变化。K^+ 和 Ca^{2+} 的异常可以引起 ECG 上的明显变化,在此进行综述。

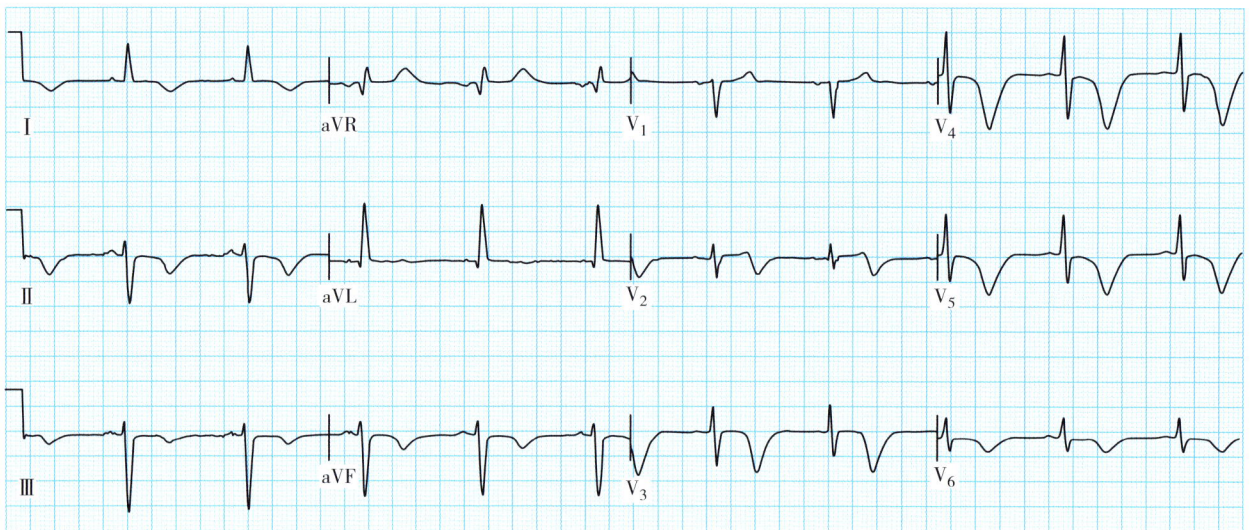

图 17-26　静息胸痛患者的 ECG 显示广泛而深的对称性倒置 T 波,提示 UA(如果肌钙蛋白正常)或 NSTEMI(如果肌钙蛋白升高)

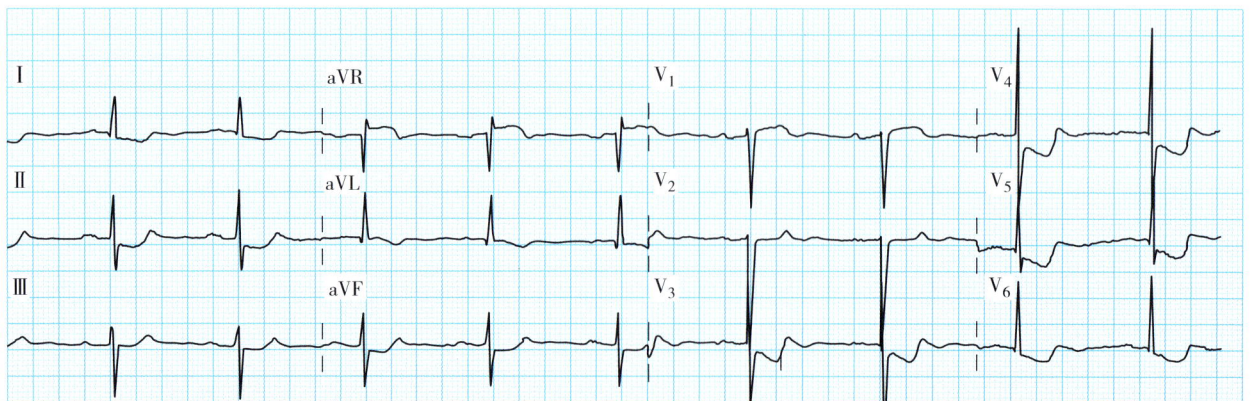

图 17-27　胸痛患者的 ECG 显示导联 I、II、aVL、aVF 和 V_2~V_6 缺血性改变(ST 段压低或 T 波倒置),导联 aVR 和 V_1 的 ST 段抬高。这表明左冠状动脉主干病变或明显的三支冠状动脉病变

急性 MI

你正在收治一位 56 岁的男性患者，主诉胸痛 8 分（总分 10 分）。他的妻子说他近半年间断发作劳累时胸痛，未就医。他的疼痛通常在躺下时就会消失，但今天他坐在椅子上看电视时突发疼痛，比平时严重得多。已经持续了一个多小时了，所以患者来急诊室就诊。

这是患者入院时的初始 ECG：

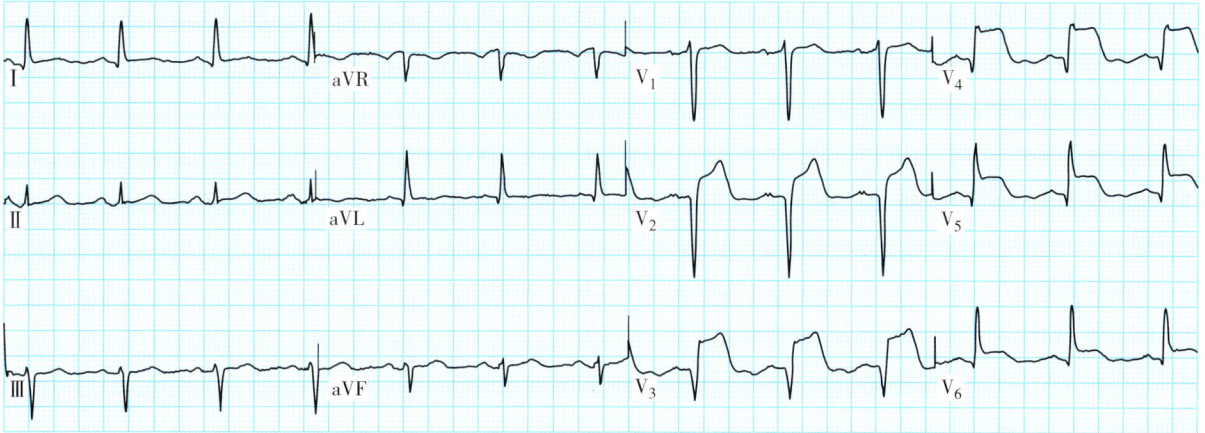

问题 1：休息后缓解的间歇性胸痛的病史说明了什么？

问题 2：你如何解读患者的入院 ECG？有无心肌缺血/心肌损伤？心律如何、QRS 电轴如何、有无束支传导阻滞？

患者被转移到心导管室并接受了左前降支的支架置入。这是患者在 PCI 后回到病房 1 小时后记录的 ECG：

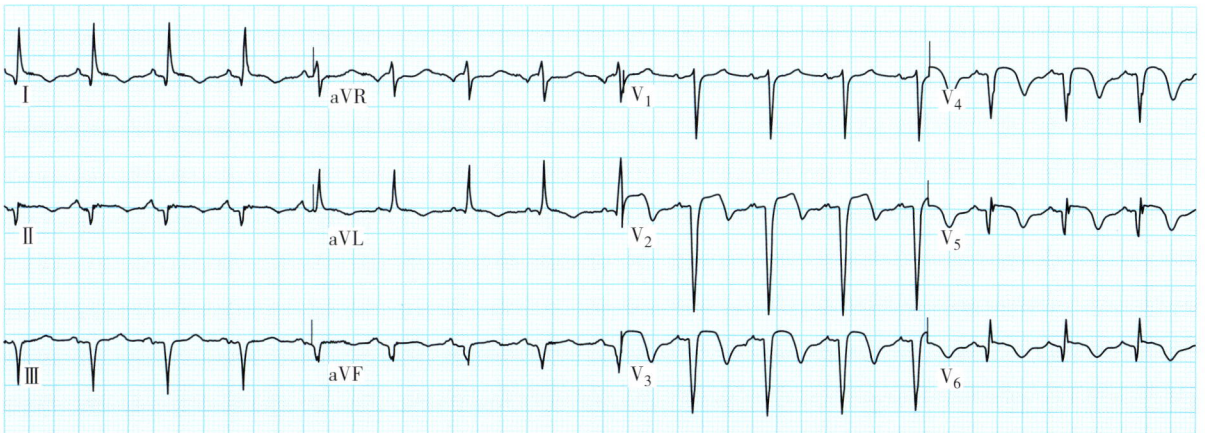

问题 3：手术后患者的 ECG 发生了什么变化？你对这个心电图满意吗？

第 2 天，这是该患者的常规 ECG：

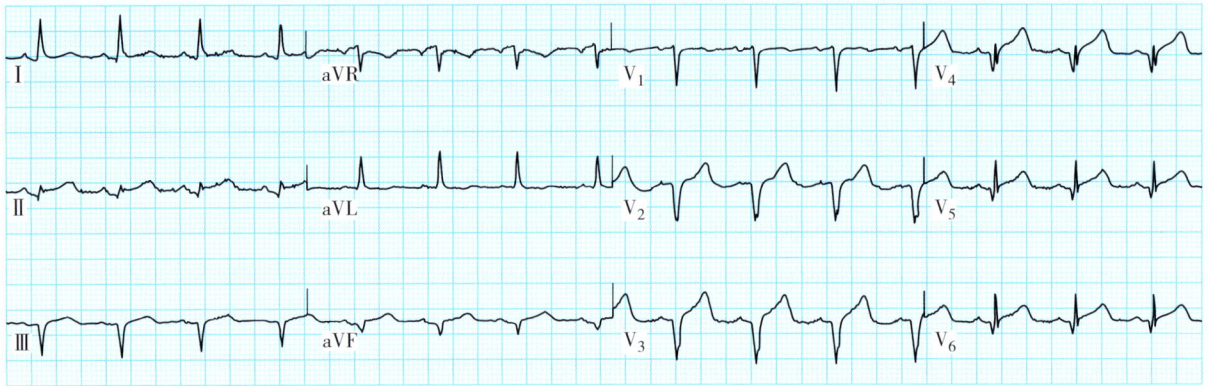

问题 4: 你看到了什么变化? 你对这个 ECG 满意吗?

答案

1. 由劳累引起的间断性胸痛,休息后缓解的病史,是典型的稳定型心绞痛症状。

2. 入院 ECG 显示为急性广泛前壁 MI 伴 ST 段抬高,导联 V_2~V_6 出现 Q 波。窦性心律,QRS 电轴正常,无束支传导阻滞。

3. 图为 PCI 术后的 ECG,与入院时相比较,ST 段抬高最高的导联 V_3 和 V_4 的 ST 段抬高回落超过 50%。导联 V_2、V_5 和 V_6 抬高的 ST 段也部分回落,T 波在 V_2~V_6 倒置。QRS 波电轴稍微左移。你应该对这个 ECG 感到满意,因为它显示了预期的 ST 段回降和 T 波倒置,这是成功再灌注的表现。

4. 这张 ECG 为导联 V_2~V_6 的直立 T 波,与 PCI 后这些导联的倒置 T 波相比较,这种 T 波的"伪正常化"可能是心肌梗死的相关动脉早期再闭塞的一个指标,这不是一个好的迹象。通常 T 波倒置会保持数周至数月。应密切关注患者的疼痛,并通知他的医生。该患者可能需要返回心导管室。

高钾血症

正常的 K^+ 为 3.5~5.0mmol/L。轻度高钾血症为 K^+ 介于 5.1~6.0mmol/L,中度高钾血症为 K^+ 介于 6.1~7.0mmol/L,重度高钾血症为 K^+>7mmol/L。随着 K^+ 逐渐升高,通常会出现一系列的 ECG 变化,尽管无法根据 ECG 变化来确定确切的钾水平(图 17-28)。部分患者可有明显的高钾血症而无任何 ECG 改变。第一个典型的改变是 T 波高尖和 QT 间期缩短。当 K^+ 约为 6.5mmol/L 时,P 波开始增宽变平,PR 间期延长,最终 P 波消失。当 K^+>7mmol/L 时,QRS 波群逐渐变宽、畸形,最终与 T 波融合,呈正弦波状。心动过缓、束支传导阻滞和房室传导阻滞都可能发生。中重度高钾血症可引起类似 MI 的 ST 段抬高。K^+ 在非常高的水平下,会导致心脏停搏,无脉电活动,最终发生死亡。图 17-29 为高钾血症的例子。

低钾血症

低钾血症,K^+<3.5mmol/L 会引起 T 波低平、ST 段压低和 U 波扩大。T 波常与大 U 波合并形成 T-U 组合,QT 间期延长。低钾血症可引起室性异位搏动和尖端扭转(torsade de pointes,TdP),增强洋地黄的毒性。图 17-30 为低钾血症的例子。

高钙血症

正常的钙水平因年龄、性别和生理状态不同而不同。在成年人中,正常的总钙水平为 8.9~10mg/dL,正常的游离 Ca^{2+}(不与蛋白质结合)水平为 4.8~5.7mg/dL。高钙血症的主要 ECG 变化是 ST 段缩短,从而缩短 QT 间期。严重高钙血症时,Osbourn 波(也称为 J 波)可被视为 QRS 波群末端的切迹。图 17-31 为高钙血症的例子。

低钙血症

低钙血症使 ST 段延长,从而延长 QT 间期。T 波通常保持正常。长 ST 段也可见于 3 型长 QT 间期综合征,但在这种情况下 T 波往往是异常的。图 17-32 为低钙血症的例子。

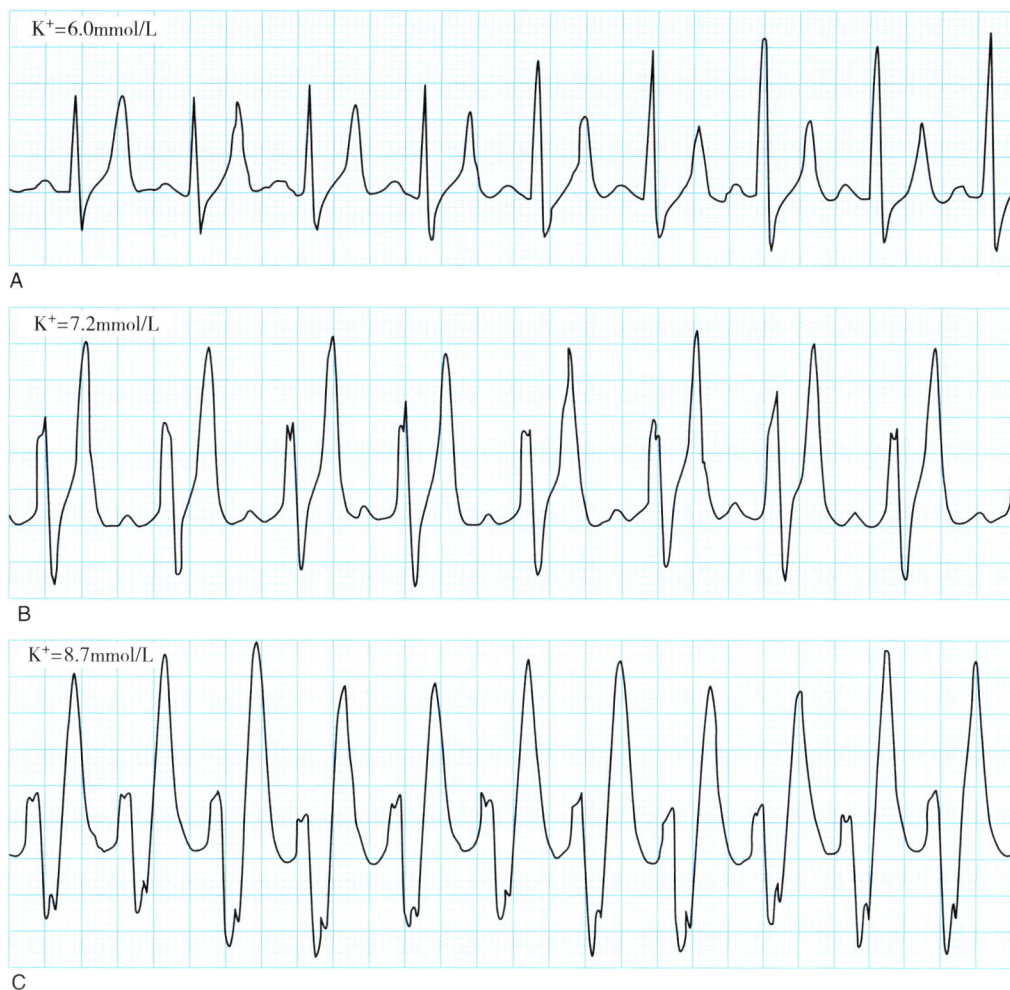

图 17-28　ECG 为高钾血症的进行性变化。A. 高尖 T 波通常是第一个体征；B. QRS 波增宽，T 波变得更大；C. QRS 波群再增宽，P 波消失

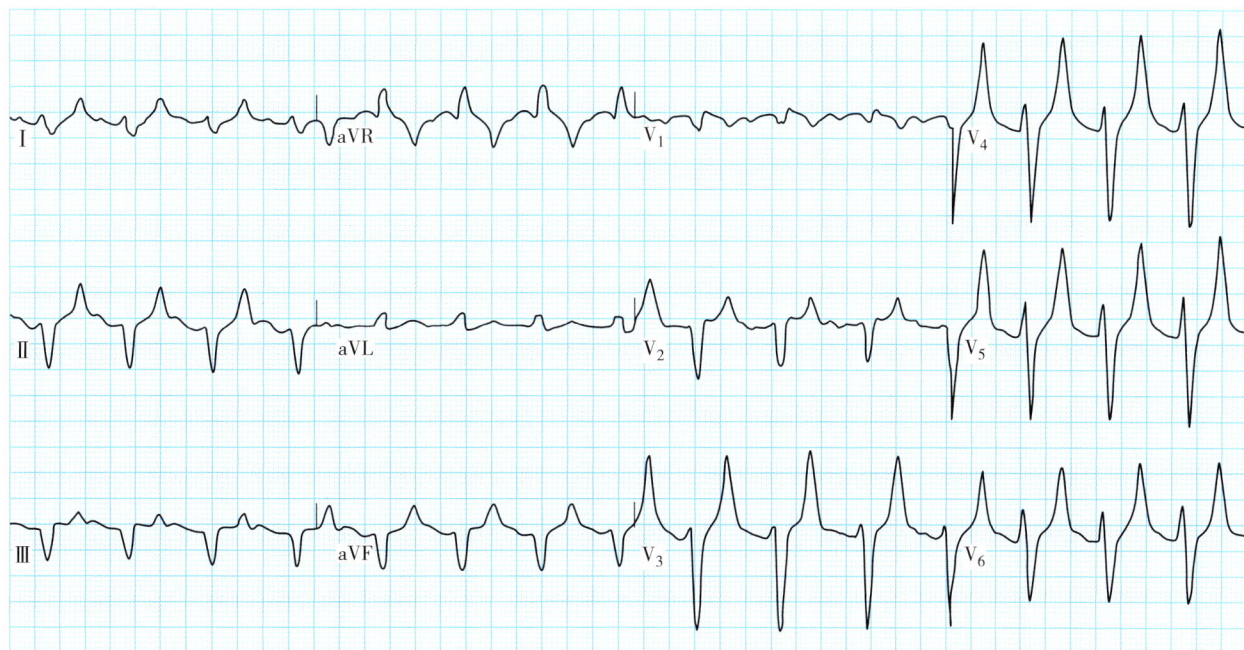

图 17-29　高钾血症患者的 ECG 为大 T 波。K$^+$ 为 7.8mmol/L

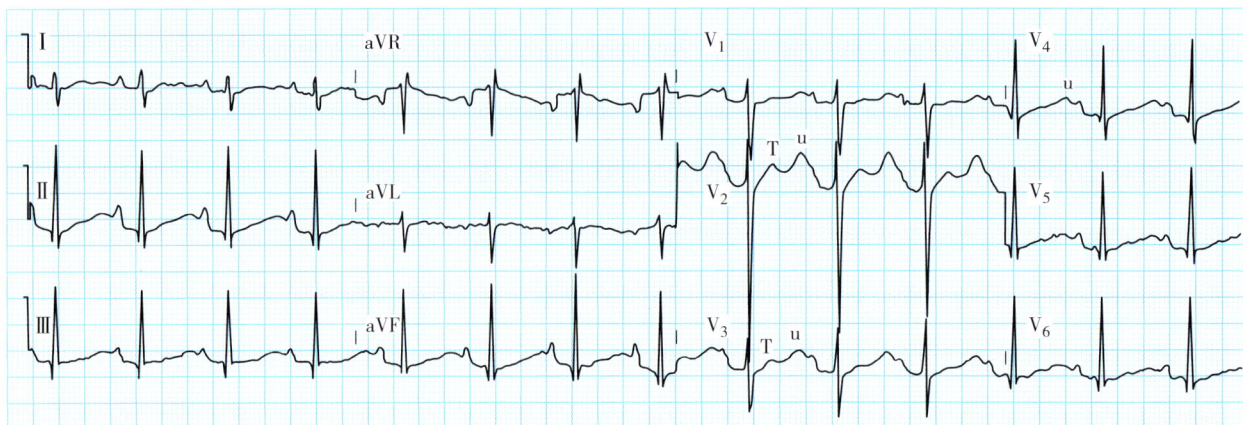

图 17-30　ECG 为大 U 波和低钾血症 QT 间期延长。K^+ 为 2.6mmol/L

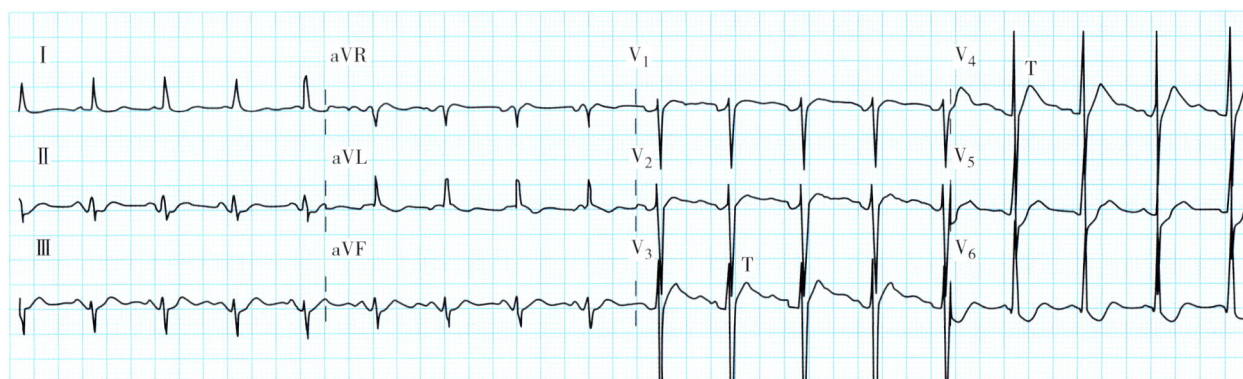

图 17-31　高钙血症的 ECG。注意 QT 间期很短

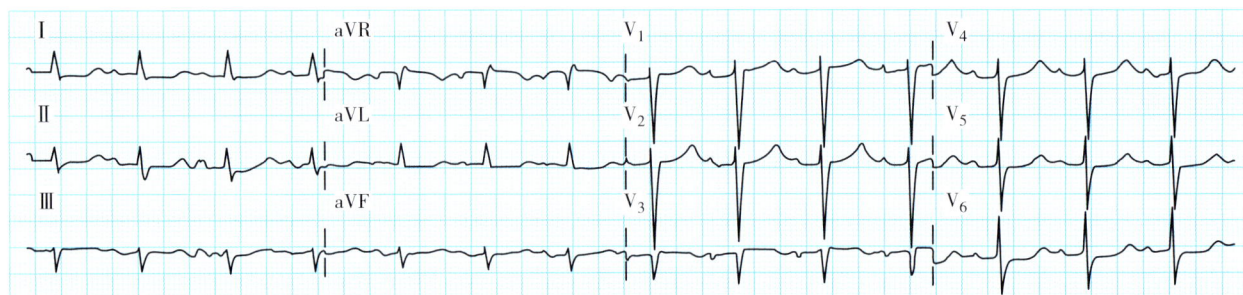

图 17-32　低钙血症的 ECG。注意延长的 ST 段导致 QT 间期延长

预激综合征

预激指室上性电脉冲通过房室旁路到达心室的速度比通过房室结的速度更快，从而提前激动心室。许多人有组织束，通常被称为"旁路束"或"旁路"，可以将电脉冲直接从心房传递到心室，绕过房室结的延迟，导致心室的早期异常除极。这些旁路可以在三尖瓣环或二尖瓣环周围的任何地方出现。最常见的是预激综合征，其中脉冲沿旁路从心房直接进入心室，完全绕过房室结延迟。不同的解剖连接，可以绕过正常的房室结延迟或在传导系统的不同部分和心室之间建立连接，并引起预激形态的变化。起源于心房并插入希氏束的纤维在解剖学上已被证实，可导致短 PR 间期和正常 QRS 波群（以前称为 Lown-Ganong-Levine 综合征）。

预激综合征

在预激综合征中，电脉冲通过旁路过早地刺激心室，同时电脉冲也通过房室结正常下行（图 17-33A）。电脉冲通过旁路传播得更快，因为它们绕过了正常的房室结延迟。部分心室通过旁路

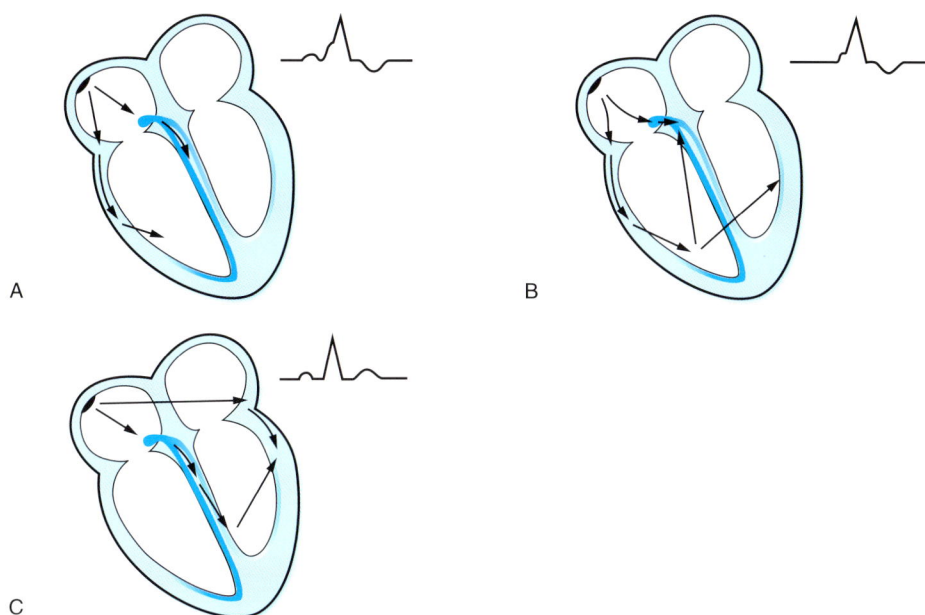

图 17-33　不同程度的预激。A.心室被通过正常房室传导系统和旁路的脉冲所激活。通过旁路的心室预激导致短 PR 间期和心电图上的 δ 波；B.心室完全被旁路激活时的最大预激。整个 QRS 波群很宽，PR 间期很短，P 波在 QRS 波群的上行；C.隐匿性旁路。心室通过正常的房室传导系统被激活，没有旁路的参与，导致正常的 PR 间期和正常的 QRS 波群

较早地接收到脉冲，并在心室的其余部分通过希氏-浦肯野系统被激活之前开始除极。电脉冲早期刺激心室导致 PR 间期缩短和 QRS 波群增宽，因为冲动开始通过肌肉细胞间传导使心室除极。过早地刺激心室引起 QRS 波群起始部分出现的特征性的圆滑，称为 δ 波。

其余的 QRS 波群是正常的，因为心室的其余部分通过浦肯野系统正常除极。当心室被来自旁路和正常房室结的冲动同时除极时，这种预激会导致心室融合性搏动。预激程度不同，取决于沿旁路和通过房室结的相对传导率，它决定了 PR 间期的长度和 δ 波的大小（图 17-33）。

预激综合征在 ECG 上可通过在很多导联出现的短 PR 间期（＜0.12 秒）和 δ 波来识别。图 17-34 为这种模式的两个例子。预激综合征在临床上具有重要意义，因为存在两条进入心室的通路是形成折返性心动过速的基础，存在旁路的患者常发生折返性心律失常，是预激综合征表现的一部分。更多与旁路相关的心律失常的信息，见本章后述。

治疗

除非伴有症状性心动过速，否则预激综合征不需要治疗。具体治疗取决于心律失常的机制、药物对房室结和旁路传导的影响，以及患者对心律失常的耐受性。本章后面关于室上性心动过速的部分将讨论与旁路相关的心动过速的药物治疗。

对旁路进行射频（radio frequency，RF）导管消融术为许多旁路相关的快速性心律失常患者提供了一种治疗方法。射频消融是一种侵入性手术，需要通过静脉和动脉系统将多个导管引入心脏。首先进行电生理学检查，记录心内信号，确定心动过速的机制。电生理学检查确定旁路的存在和位置，确定旁路的传导特性并且参与维持心动过速。将一个特殊的消融导管定位在旁路旁边，然后 RF 能量通过导管传递到通路，破坏其组织来阻断它的传导。射频消融的目标是旁路永久性组织损伤，成功后它可以防止心动过速进一步发作。

Brugada 综合征

Brugada 综合征（Brugada syndrome，BrS）是一种遗传性离子通道病，涉及调节心肌细胞膜钠、钙或钾通道功能的基因突变。影响钠通道的 SCN5A 基因异常是与 BrS 相关的最常见的基因突变，在心脏结构正常的人群中，它与心室颤动/室性心动过速和心源性猝死（sudden cardiac death，SCD）的高发生率相关。据估计，BrS 至少占所有猝死的 4%。在心脏结构正常的患者中，至少 20% 的猝死

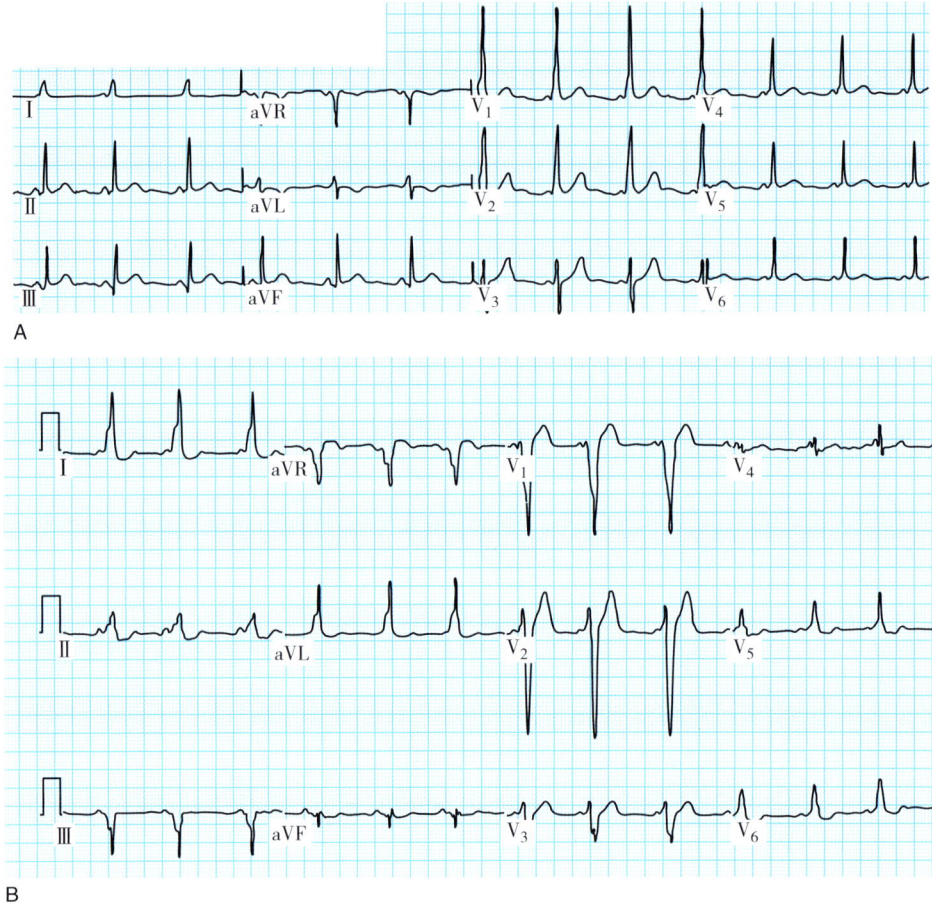

图 17-34   A. 12 导联 ECG 的预激综合征伴短 PR 间期和 δ 波。导联 V_1 为正向，提示为后旁路；B. 预激综合征伴短 PR 间期和 δ 波，导联 V_1 为负，提示前方或右侧旁路

与 BrS 有关。SCD 是约 4.6% 的 BrS 患者的首发症状，但许多具有典型的 BrS 心电图的患者完全没有症状。BrS 患者在世界各地都有发现，但在东南亚最常见，大部分为男性（男女比例为 8∶1），通常在 30～40 岁时出现。危及生命的心律失常通常发生在休息或睡眠时。

BrS 以 V_1 和 / 或 V_2 导联 ST 段抬高和 QRS 波呈 RBBB 型为特征，通常在侧导联中没有真正的 RBBB 所见的明显 S 波。最初描述了 3 种 ST 段抬高的形态，但目前的共识是 BrS 有 2 种典型的形态（图 17-35）：①1 型 ECG 的 ST 段呈穹窿形抬高≥2mm，呈上凸形下降，紧接倒置 T 波；②2 型 ECG 为 ST 段呈马鞍形并抬高≥0.5mm，伴直立或双相 T 波。只有 1 型形态被认为是诊断性的（图 17-36）。BrS 的诊断依据是 V_1 或 V_2 导联的 1 型或穹窿形 ST 段抬高，可以在第 2、第 3 或第 4 肋间常规记录到，或在静脉应用钠通道阻滞剂进行药物测试后记录到。以前的诊断标准要求至少存在以下一种情况：记录的心室颤动或多形

性室性心动过速、年轻时（＜45 岁）有 SCD 家族史、家族成员有 1 型 BrS ECG、其他原因不明的晕厥、夜间濒死性呼吸或程序性电刺激诱发 VT/VF。目前公认的 BrS 定义不再需要这些额外的标准，只要在 V_1 或 V_2 中出现 1 型 ECG 形态即可。当使用钠通道阻滞剂后，基线时存在的 2 型 ECG 形态转变为诊断性 1 型形态时，也可以诊断。这些特征性的 ECG 改变在一些患者中是一过性的或可变的，因此即使存在 BrS，ECG 也可能无法诊断。

植入式心脏复律除颤器（implantable cardioverter defibrillator，ICD）是治疗 BrS 的主要手段。对于因心室颤动或血流动力学不稳定（非可逆性原因所致）的持续性室性心动过速而导致的心搏骤停的幸存者，植入 ICD 为 I 类推荐，对于有晕厥或明确室性心动过速的 BrS 患者，植入 ICD 为 IIa 类推荐。奎尼丁类药物是唯一被证明可以有效防止 BrS 患者室性心律失常的药物。无症状 BrS 患者的最佳治疗方式仍然存在争议。

1型　　　　　　　　　　　　　　　　　　　　2型

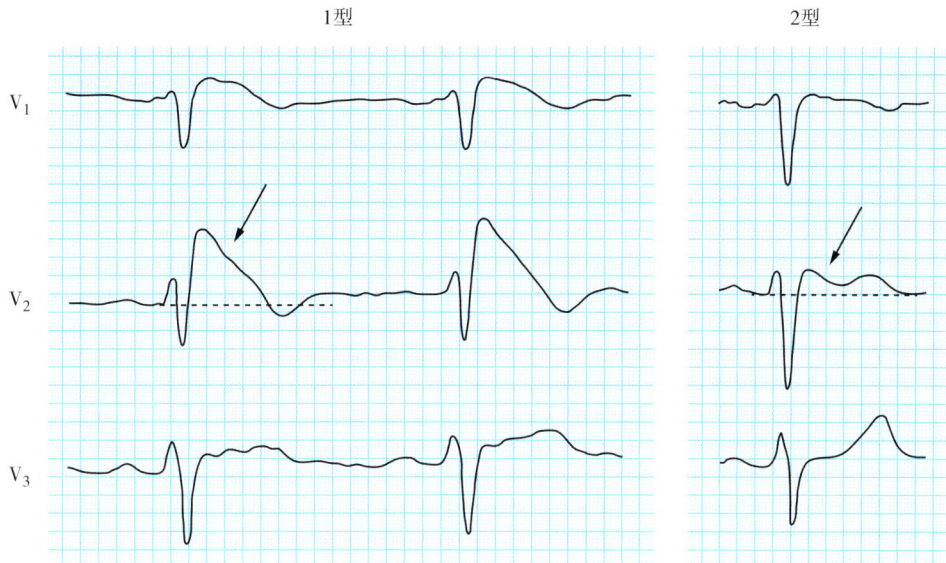

图 17-35　Brugada 综合征的两种 ECG 模式。1 型为 ST 段抬高和 T 波倒置,被认为是诊断型。2 型为鞍背型 ST 段抬高,V_1 为倒置 T 波,V_2 为直立 T 波

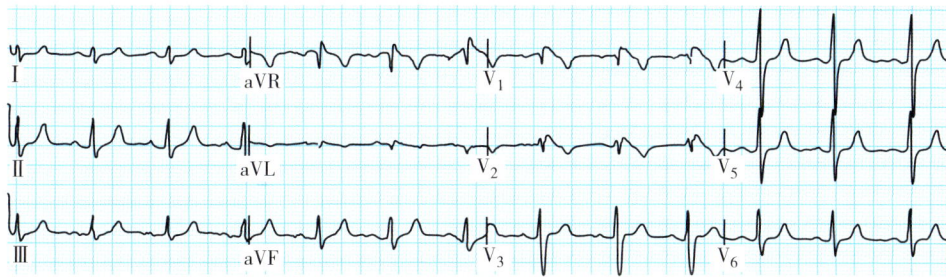

图 17-36　晕厥的年轻男性患者的 12 导联 ECG 为 1 型 Brugada 模式

QT 间期与长 QT 间期综合征

　　QT 间期是测量从 QRS 波群开始到 T 波结束的距离,临床上可用来反映心室复极时间。QT 间期与心率有关,它在心率快时缩短,在心率慢时延长,因此,测量的 QT 间期必须根据心率进行校正(QTc=根据心率校正的 QT 间期)。女性正常的 QTc<0.46 秒,男性<0.45 秒。QTc 延长提示心室复极异常延长,并与 TdP 和 SCD 相关。最常用的校正心率 QT 间期的方法是 Bazett公式:

　　QTc=测量的 QT 间期除以前一个 RR 间期的平方根(所有测量单位为秒)。

　　图 17-37 为如何使用 Bazett 公式。QTc>0.5秒会增加发生 TdP 的风险。

　　长 QT 间期综合征(long QT syndrome,LQTS)可以是获得性或先天性的。获得性通常由于药物延长心室复极或电解质异常,尤其是低钾血症或

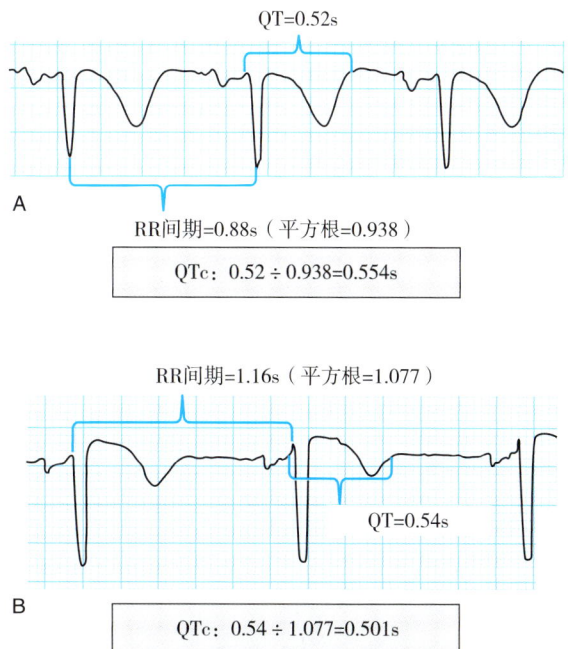

图 17-37　两个例子显示测量 QT 间期的 Bazett 校正

低镁血症。先天性由于基因突变影响心肌细胞膜上的离子通道，具有遗传性。两种类型的 QT 间期延长都会增加 TdP 的风险，可能是 SCD 的原因之一。

表 17-3 为按照 AHA 实践标准，住院患者 ECG 监测中的 QTc 监测的适应证。

每个医学中心都应该制订一个方案，定义一个统一的 QT 间期监测方法，供所有负责心脏监测的临床医生使用。该方案应定义所使用的设备（手动或电子）、确定 T 波终点的方法、心率校正公式，以及导联选择的标准，并要求哪个导联用于同一患者的连续测量。

美国重症监护护士协会（American Association of Critical-Care Nurses，AACN）对成人心律失常监测的实践警报针对 QT 间期监测列出了以下指导原则：

1. 在 T 波振幅至少 2mm 且 T 波末端清晰的情况下，使用同一导联测量 QT 间期并计算 QTc（心率校正的 QT 间期）。

2. QT 间期的测量不能包括一个明显独立的 U 波。

3. 对于符合美国心脏协会科学声明，医院 ECG 监测实践标准中确定的 QT 间期监测标准的患者，每班至少评估和记录一次 QTc。对于有一个或多个 TdP 危险因素的患者，应考虑将 QTc 监测作为常规操作。

4. 对于基线 QTc 延长、开始使用延长 QTc 的药物或增加剂量，或监护仪上观察到 TdP 的其他明显征兆的患者，应更频繁地评估 QTc。

5. 使用相同的导联、相同的设备和相同的公式进行心率校正，在使用延长 QTc 的药物之前和之后评估 QTc。

6. 用 QTc 鉴别 TdP 与 QT 间期正常的多形性室性心动过速（polymorphic ventricular tachycardia，PVT）。

7. 报告在给予 QTc 延长药物后，QTc＞0.50 秒或 QTc 增加＞0.06 秒。报告任何新发现的 QTc＞0.50 秒。

8. 当考虑到 QT 间期延长时，查看患者的药物列表，以了解实际或潜在的 QT 间期延长药物。在审查药物概况时，考虑与临床药剂师合作。

表 17-3　住院患者按患者人群分类进行 QTc 监测的适应证

起始用药
1. 具有或不具有 TdP 危险因素的患者，开始使用已知有 TdP 风险的抗心律失常药物（多非利特、伊布利特、索他洛尔、丙吡胺、普鲁卡因胺、奎尼丁）（Ⅰ类推荐）： 　a. 决定 QTc 监测持续时长的因素： 　　1. QTc 接近基线 　　2. 药物半衰期 　　3. 受肝肾功能影响的药物消除时间 　　4. 存在 QT 相关的心律失常 　b. 对于开始应用或增加丙吡胺、普鲁卡因胺、奎尼丁和索他洛尔的剂量的患者，继续监测 48～72 小时
2. 有或无 TdP 危险因素的患者，开始使用可能有 TdP 危险的抗心律失常药物（胺碘酮、决奈达隆、氟卡尼），QT 间期监测可能是合理的（Ⅱb 类推荐）
3. 有 QTc 延长病史或有 TdP 一般危险因素的患者，开始使用有 TdP 风险的非抗心律失常药物： 　a. 推荐对已知存在风险的药物进行 QTc 监测（Ⅰ类推荐） 　b. QT 间期监测对于可能或某些条件下产生风险的药物是合理（Ⅱa 类推荐）
4. 无 QTc 延长病史或无 TDP 一般危险因素的患者，服用具有 TdP 风险的非抗心律失常药物时，不监测 QTc（Ⅲ类推荐）
目标温度管理
1. 监测建议 QTc 至（Ⅰ类推荐）： 　a. 体温正常 　b. QTc 间隔正常 　c. 无 QT 相关心律失常的证据
先天性 LQTS
1. 遗传性 LQTS 患者出现不稳定的室性心律失常监测直至室性心律失常稳定（Ⅰ类推荐）
2. 遗传性 LQTS 患者出现药物或代谢诱导的 QTc 延长，监测直至药量加剧或代谢紊乱逆转（Ⅰ类推荐）

获得性长 QT 间期综合征

获得性长 QT 间期综合征最常见的原因是药物因素。许多药物通过抑制负责心肌细胞复极的钾通道来延长 QT 间期。最常见的导致 QT 间期延长和 TdP 的药物包括抗心律失常药、抗生素、抗精神病药和抗抑郁药、抗组胺药和胃动力药。获得性 LQTS 中的 TdP 发作通常由短-长 RR 间期引起，如由室性期前收缩（短间期）引起的代偿性间歇（长间期）。TdP 的发作也与心动过缓或频繁的节律暂停有关,因此,获得型通常被称为暂停依赖型 LQTS。

低钾血症或低镁血症、高剂量或快速静脉输注(IV)QT 间期延长药物、联合使用延长 QT 间期或减慢药物代谢的多种药物时,药物导致 TdP 的风险增加。TdP 的其他危险因素包括 HF 或心肌缺血、液体蛋白质减肥饮食或饥饿、心动过缓或心搏骤停、急性神经系统事件(如蛛网膜下腔出血)、老年、女性和 QT 间期延长的遗传易感性。与 TdP 相关的药物开始治疗后 QTc 的显著变化包括 QTc 从基线 QTc 增加>60ms,或 QTc>500ms。TdP 的其他警告信号出现在给药过程中,包括 T 波增宽或扭曲、U 波扩大或 T-U 波、心搏停顿时夸张的 T-U 波变形、T 波交替(相邻搏动之间 T 波振幅交替),以及在心搏停顿的 T 波上出现的室性期前收缩(premature ventricular contraction,PVC)偶联或短阵多形性 VT。

TdP 的治疗包括识别和处理病因,停用任何致病药物,纠正电解质失衡。静脉注射补镁可以控制 TdP 的发作,直到病因被纠正。以 80 次/min 或更快的速度超速心房或心室起搏可以防止可能导致 TdP 发作的间歇,且随着心率增加 QT 间期缩短。起搏和补镁是暂时的管理策略,直到病因被消除。如果 TdP 持续或恶化为心室颤动,则需要使用非同步电击进行除颤以终止发作。

先天性长 QT 间期综合征

先天性 LQTS 与控制心肌细胞钾或钠通道的几个基因突变有关。目前已发现 14 种不同类型的先天性 LQTS,分别命名为 LQT1~LQT14。3 种最常见的是 LQT1、LQT2 和 LQT3,它们是导致 LQTS 基因型病例高达 90% 的原因。LQT1 和 LQT2 是因为影响钾离子通道功能的基因(KCNQ1 和 KCNH2)突变,LQT3 是因为影响钠离子通道功能的 SCN5A 基因突变。3 种主要类型的突变都表现为长 QT 间期,但在几个方面彼此不同。LQT1 的 ECG 常表现为宽的 T 波,引起 QT 间期延长,心律失常事件常发生在体力活动中,尤其是游泳或潜水。在 LQT2 中,ECG 经常在多个导联出现有切迹的 T 波,心律失常事件通常由情绪不安或大声噪声(如闹钟或电话)触发。LQT3 通常显示长 ST 段,这是长 QT 间期的原因,心律失常事件通常发生在休息或睡眠期间。这 3 种类型常出现 T 波异常。这些类型在 ECG 和临床表现上有重叠。图 17-38 为先天性 LQTS 的 3 种主要类型。

先天性 LQTS 患者常出现在儿童期或青少年期。他们可能没有症状,在晕厥发作或其他家庭成员被诊断为 LQTS 时被偶然发现。症状包括心悸、头晕、癫痫发作和心搏骤停。诊断是通过家族史、对症状的仔细检查、可以确认的触发事件或确定的 ECG 表现得出。基因检测可以识别基因型,有助于指导治疗。

治疗取决于症状的严重程度和风险分层。生活方式的改变包括避免竞争性运动和极端消耗,尤其是 LQT1 患者避免游泳。LQT2 患者应避免令人惊吓的噪声,如闹钟或电话。必须避免低钾血症和低镁血症,因呕吐、出汗等引起的电解质丢失应予以补充。所有 LQTS 患者应避免使用已知会延长 QT 间期的药物。β 受体阻滞剂是所有 LQTS 患者的药物治疗的支柱,并且在降低 LQT1 和 LQT2 患者的运动诱发事件和 SCD 的发生率方面特别有效。它们在 LQT3 中不太有效。ICD 植入术用于任何因 VT 或 VF 而发生心搏骤停且无法确定可逆原因的患者,是 I 级推荐。ICD 用于接受 β 受体阻滞剂治疗时出现晕厥和/或室性心动过速的 LQTS 患者,是 IIa 类推荐。

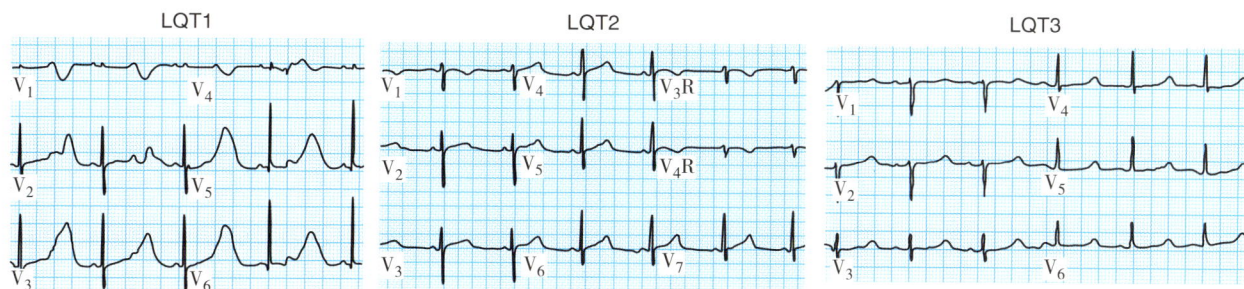

图 17-38　LQTS 的 3 个主要类型的典型 V 导联。LQT1 患者是一个 2 岁的女孩,二度房室传导阻滞,2:1 传导。LQT2 患者是一个 13 岁的女孩,在一次睡衣派对上发生心搏骤停。LQT3 患者是一名 17 岁的男孩,出现癫痫发作

心律失常解读进阶

对心律的研究为那些有兴趣了解心律失常的人提供了一个永无止境的挑战。在大多数基本的 ECG 课程中，内容仅限于起源于窦房结、心房、房室结和心室的基本节律，以及基本的 AV 传导异常，所有这些都在本文第 3 章中描述。本节讨论了一些更复杂的心律失常解释概念，并提供了一些线索，以帮助识别基础课程中通常没有涵盖的选定的心律失常。

室上性心动过速

室上性心动过速（ supraventricular tachycardia，SVT ）是一种起源于心室以上（心房或房室交界处）的快速心律，或利用心房或房室结作为维持心动过速的回路的一部分，但其确切起源尚不清楚。通常，SVT 被用来描述窄 QRS 波心动过速，其中心房活动（P 波）不能被识别，因此心动过速的起源不能从体表 ECG 确定。窄 QRS 波的出现表明节律起源于室上，并通过正常的希氏 - 浦肯野系统传导至心室。

SVT 有时伴有束支传导阻滞，导致 QRS 增宽，但并不改变室性心律起源于室上的事实。因此，SVT 可用于表述机制不确定的窄 QRS 心动过速或已知来自心室以上的宽 QRS 心动过速。

SVT 可分为房室结被动型和房室结主动型。**房室结被动型** SVT 指不需要房室结来维持心动过速，只是被动地将室上性冲动传导到心室。房室结被动型心律失常的例子包括房性心动过速、心房扑动和心房颤动，所有这些都起源于心房，不需要房室结来维持房性心律失常。在这些节律中，房室结被动地将心房冲动传导到心室，但不参与心律失常本身的维持。**房室结主动型**心动过速需要房室结参与维持心动过速。规则且窄 QRS 心动过速的两个最常见原因是使用旁路的房室结折返性心动过速（ AV nodal reentry tachycardia，AVNRT ）和环形运动性心动过速（ circus movement tachycardia，CMT ）。这两种方法都需要房室结积极参与维持心动过速。

心房颤动是一种室上性心律，由于其不规则性通常很容易被识别，但房性心动过速、心房扑动、交界性心动过速、AVNRT 和 CMT 都可以表现为规则的窄 QRS 心动过速，其机制往往不能从 ECG 中确定。因为 AVNRT 和 CMT 是规则的窄 QRS 心动过速的最常见原因，所以在这里进行详细讨论。

房室结折返性心动过速

在 AVNRT 患者中，房室结有两条能够将冲动传导到心室的通路。一条通路传导更快，比另一条通路有更长的不应期（ 图 17-39A ）。AVNRT 中，形成折返回路通常是房室结外的慢径路作为进入心室的顺行支，而房室结内的快径路作为返回心房的逆行支（ 图 17-39C ）。

窦性脉冲通常经过快径路下传进入心室，产生一个正常的 0.12～0.20 秒的 PR 间期。如果在具有较长不应期的快径路恢复传导能力之前，发生了房性期前收缩（ PAC ）并进入房室结，则冲动因其较短的不应期而沿慢径路传导进入心室（ 图 17-39B ）。这种缓慢的传导导致 PAC 的 PR 间期比窦性心动过速的 PR 间期长。通过慢径路的传导时间较长，使得快径路得以恢复传导，冲动就可能通过快径路反向传导进入心房。由于不应期很短，所以这个返回的冲动可能会再次进入慢径路，再次准备进行顺行，从而在房室结内建立折返回路，导致 AVNRT。图 17-39C 为最常见的房室结折返性心动过速的机制，其中慢径路上发生顺行传导，快径路上发生逆行传导。产生的节律通常是窄 QRS 心动过速，因为心室是通过正常的希氏 - 浦肯野系统激活的。由于心房和心室几乎同时除极，P 波要么完全看不见，要么在 QRS 波群的末端隐约可见，如图 17-40A、B 所示。

在存在原有束支传导阻滞或频率依赖性束支传导阻滞的情况下，AVNRT 的 QRS 波群较宽。在大约 4% 的 AVNRT 病例中，冲动通过快径路顺行进入心室，通过慢径路逆行进入心房，使房室结内的环路反向。这种房室结回路的反转导致 P 波出现在紧邻 QRS 波之前，这是因为通过慢径路的慢传导导致心房激动延迟。这些 P 波在下壁导联是倒置的，因为心房在逆行方向除极。

治疗

AVNRT 是一种房室结主动型 SVT，因为房室结是维持心动过速所必需的。因此，任何引起房室结阻滞的因素，如迷走神经刺激或腺苷、β 受体阻滞剂或钙通道阻滞剂等药物，都可以终止心动过速。AVNRT 通常有很好的耐受性，除非心室率非常快。如果不使用药物控制，发作会变得频繁，

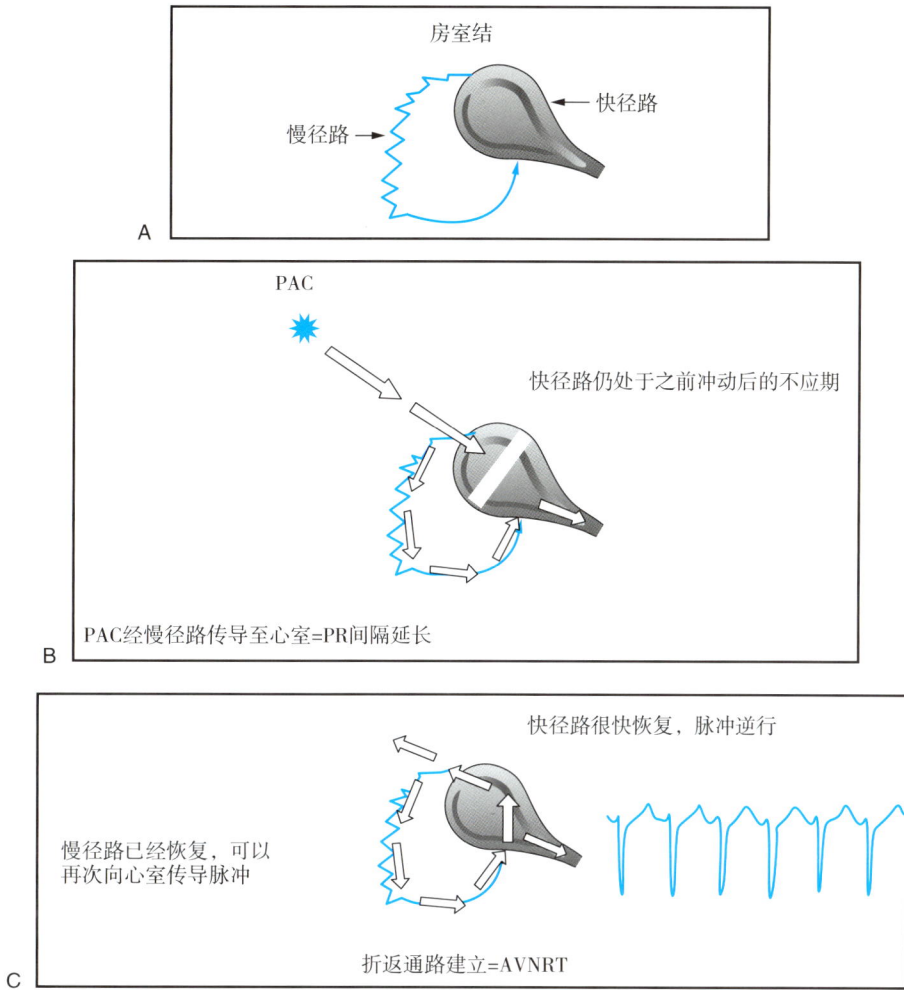

图 17-39　*AVNRT* 的作用机制。A. 说明负责 AVNRT 的房室结双径路。正常房室结为快径路，不应期较长；慢径路位于房室结外，不应期较短；B. PAC 发现快径路仍然是难治的，但能够通过慢径路传导；C. 当冲动到达慢径路末端时，房室结已经恢复并准备逆行到心房。由于慢径路其短的不应期已经恢复，并且能够将相同的脉冲传导回心室。这就建立了折返回路，引起房室结折返性心动过速

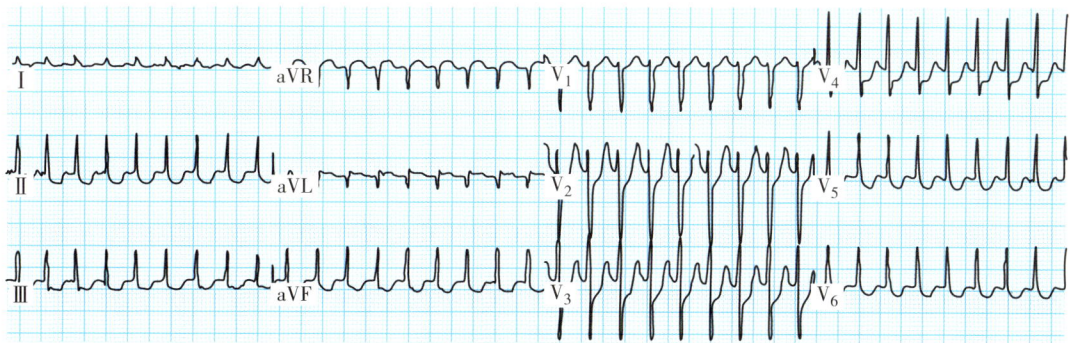

A

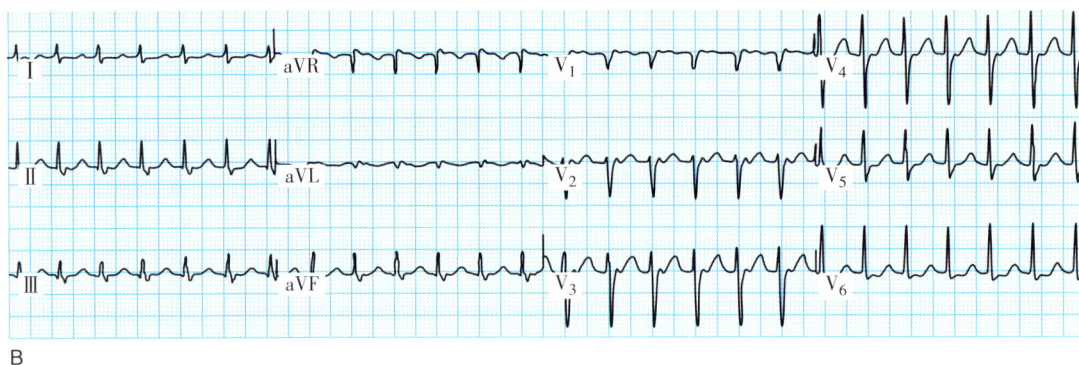

图 17-40　A. AVNRT，心率 214 次 /min，未见 P 波；B. AVNRT，心率 150 次 /min，P 波使导联 Ⅱ、Ⅲ、aVF 和 V₁～V₃ 的 QRS 波末端形态发生变化

从而影响生活方式。很多患者学习通过咳嗽或屏气刺激迷走神经来终止这种发作。急性药物治疗包括使用任何阻断房室结传导的药物，但腺苷通常是首选，因为它起效快，作用时间短，而且没有明显的副作用。射频消融可以破坏慢速传导途径，防止心律失常的复发。有关 AVNRT 管理的建议，请参阅第 3 章表 3-4。

环形运动性心动过速

环形运动性心动过速（circus movement tachy-cardia，CMT）是发生在有旁路的患者身上的一种 SVT（见前面预激综合征部分）。房室折返性心动过速（AV reentrant tachycardia，AVRT）也被用来描述这种心律失常，但为了避免混淆 AVRT 和 AVNRT，这里使用环形运动性心动过速。

在 CMT 中，冲动通过包括心房、房室结、心室和旁路的折返回路传播。顺向型是用来描述最常见的 CMT 类型，其中冲动通过房室结顺行进入心室，然后通过旁路逆行进入心房，如图 17-41A 所示。其结果是一个规则的、窄 QRS 心动过速，因为心室是通过正常的希氏-浦肯野系统激活。束支传导阻滞时 QRS 波增宽。由于心房和心室分别除极，P 波（如果可见的话）在 ST 段中 QRS 波群之后或在两个 QRS 波群之间出现，通常更靠近第一个 QRS 波。

逆向型描述了一种罕见的 CMT 形式，其中旁路将脉冲从心房传导至心室，而房室结将脉冲逆行传导回心房（图 17-41B）。逆向型 CMT 是一种规则的宽 QRS 心动过速，因为心室通过旁路异常除极。这种形式的 SVT 在 ECG 上常常与室性心动过速难以区分。

治疗

CMT 是一种房室结活动性心动过速，因为房室结对于维持心律失常是必要的。刺激迷走神经和阻断房室传导的药物可用于终止心动过速发作。急性期治疗的目的是通过迷走神经刺激或药物（如腺苷、β 受体阻滞剂或钙通道阻滞剂）减慢通过房室结的传导，或通过抗心律失常药物（如普鲁卡因胺或伊布利特）减慢旁路传导。CMT 的管理请参阅第 3 章表 3-4。

预激综合征合并心房颤动

有旁路的患者发生心房颤动的频率高于普通患者，并可能危及生命。心房扑动和心房颤动在存在旁路的情况下尤其危险，因为旁路可以迅速而无延迟地将冲动传导到心室，导致危险的快速心室率（图 17-42）。这些快速的心室率可恶化为心室颤动并导致猝死。当心房颤动是预激综合征中心动过速的机制时，由于冲动通过旁路传导到心室，QRS 波群宽大畸形。心室对心房颤动的反应是不规则的，但非常快，因为通过旁路的传导没有延迟，常接近 300 次 /min 或更高。心房颤动伴旁路传导必须与通过房室结传导的心房颤动相鉴别，因为这两种情况的治疗方法是不同的。当已知或怀疑有旁路传导时，推荐使用氟卡尼、伊布利特或普鲁卡因胺，因为它们能延长旁路的不应期，减慢心室率，并可能使心房颤动转为窦性心律。

维拉帕米常用于减缓心房颤动时通过房室结传导到心室的房室传导的速度，但当旁路存在时使用会非常危险，甚至致命。禁止在预激综合征伴心房颤动使用洋地黄、维拉帕米、地尔硫草和静

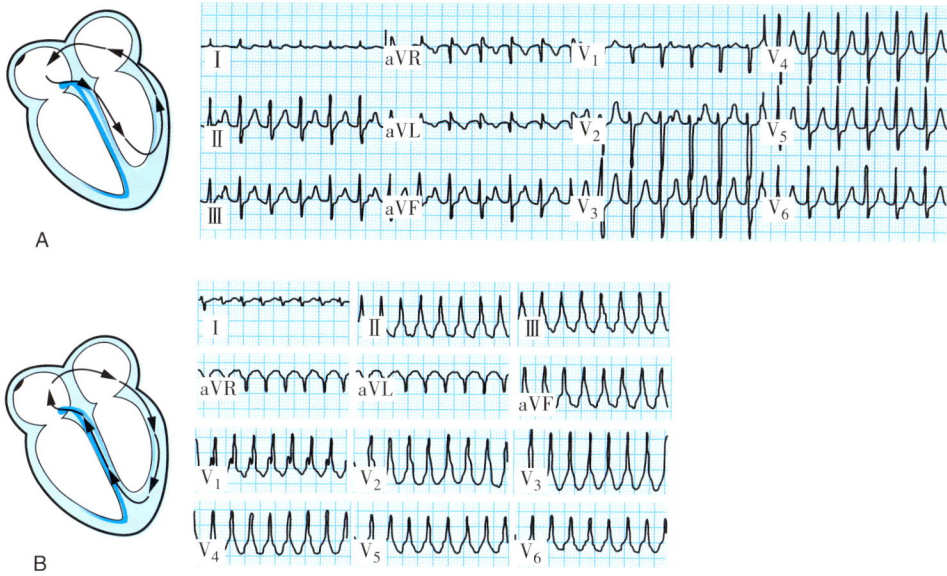

图 17-41　A. 顺向型环形运动性心动过速。在导联Ⅱ、Ⅲ、aVF 和 V₁～V₃ 的 T 波上行支可见 P 波；B. 逆向型环形运动性心动过速

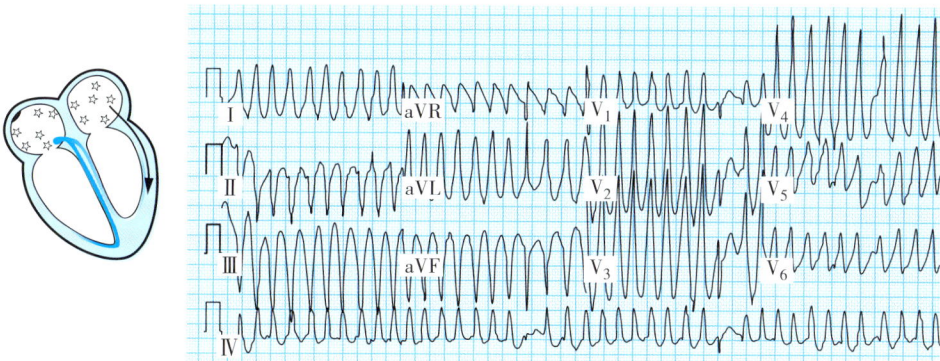

图 17-42　心房颤动通过旁路传导入心室。请注意 V 导联中极短的 RR 间期。QRS 波快速、宽而不规则

脉注射胺碘酮，因为它们会导致心室颤动。预激综合征伴心房颤动的处理见第 3 章表 3-4。

多形性室性心动过速

多形性室性心动过速（polymorphic ventricular tachycardia，PVT）是指具有不稳定的、连续变化的 QRS 波形的室性心动过速，通常以大约 200 次/min 的频率发生。它可以在短时间内反复出现、长时间的持续存在或者可以恶化为 VF 并引起 SCD。PVT 可以根据它是否与正常或延长的 QT 间期相关来分类。

虽然不是一种常见的心律失常，但 QT 间期正常的多形性室性心动过速可以发生在急性冠脉综合征期间或 MI 后存在心室缺血的情况下。图 17-43 为急性前壁 MI 患者的 PVT。合并心肌缺血

的 PVT 的治疗应以缓解心肌缺血为目的，无论是手术还是 PCI。如果怀疑局部心肌缺血，推荐使用 β 受体阻滞剂治疗 PVT。对于无长 QT 间期的复发性 PVT，静脉注射胺碘酮是有用的，利多卡因也可能有帮助。如果 PVT 持续或恶化为心室颤动，就需要进行非同步电除颤。第 3 章中的表 3-6 总结了管理 PVT 的建议。

TdP 指的是"扭转的尖端"，描述了心室复极异常时出现的多形态 VT。这种异常复极在 ECG 上表现为异常延长的 QT 或 QTU 间期。有关 LQTS 的更多信息，请参阅本章中关于 LQTS 的内容。

TdP 的特征性 ECG 表现为：①QT 间期明显延长，TU 波明显增宽；②长偶联间期的 R-on-T 室性期前收缩引发心律失常；③宽大畸形的、多形性 QRS 波群，其方向经常改变，似乎绕着等电线扭转

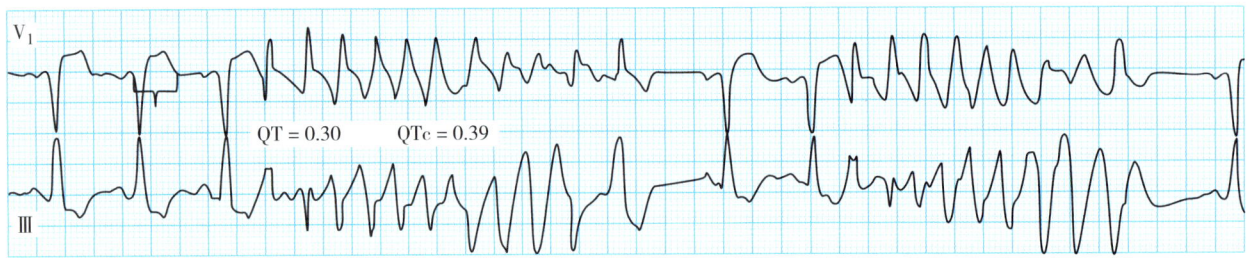

图 17-43　QT 间期正常的多形性室性心动过速。该患者为急性 MI（注意导联 V_1 中 ST 段抬高）

（图 17-44）。TdP 期间的心室率通常为 200～250 次 /min。TdP 通常自行终止，反复发作，但可恶化为心室颤动。静脉镁剂可以用于管理 TdP 发作，直到病因被纠正。

宽 QRS 波群和节律的鉴别

确定宽 QRS 波或宽 QRS 心动过速的起源是监护患者时遇到的最常见问题之一。心室传导异常的室上性搏动，看起来与起源于心室的搏动几乎相同。QRS 波群增宽畸形的问题在于它可能与室性心律失常相似，两者需要不同的治疗，预后也不同。QRS 波变形总是继发于一些其他的原发疾病，它本身并不需要治疗。护士必须尽可能地观察以便能够准确地识别是哪种机制导致的宽 QRS 节律，必要时启动适当的治疗，并避免不适当的治疗。

差异性传导机制

差异性传导是指室上性冲动在心室内的暂时性异常传导。当室上性冲动试图通过希氏 - 浦肯野系统或心室时，只要它仍有部分不应期，就会发生差异性传导。传导系统的不应期与前一个周期的长度成正比。长周期之后是长不应期，短周期之后是短不应期（图 17-45B）。提前的室上性搏动如 PAC，可能在其不应期的一部分进入传导系统，迫使通过心室的传导以异常方式发生。随着周期延长，搏动可能会异常传导，因为当周期延长时，不应期的长度会增加。右束支比左束支有更长的不应期（图 17-45），因此，尽管 LBBB 差异性传导在心脏病患者中很常见，但差异性传导往往以 RBBB 模式传导。

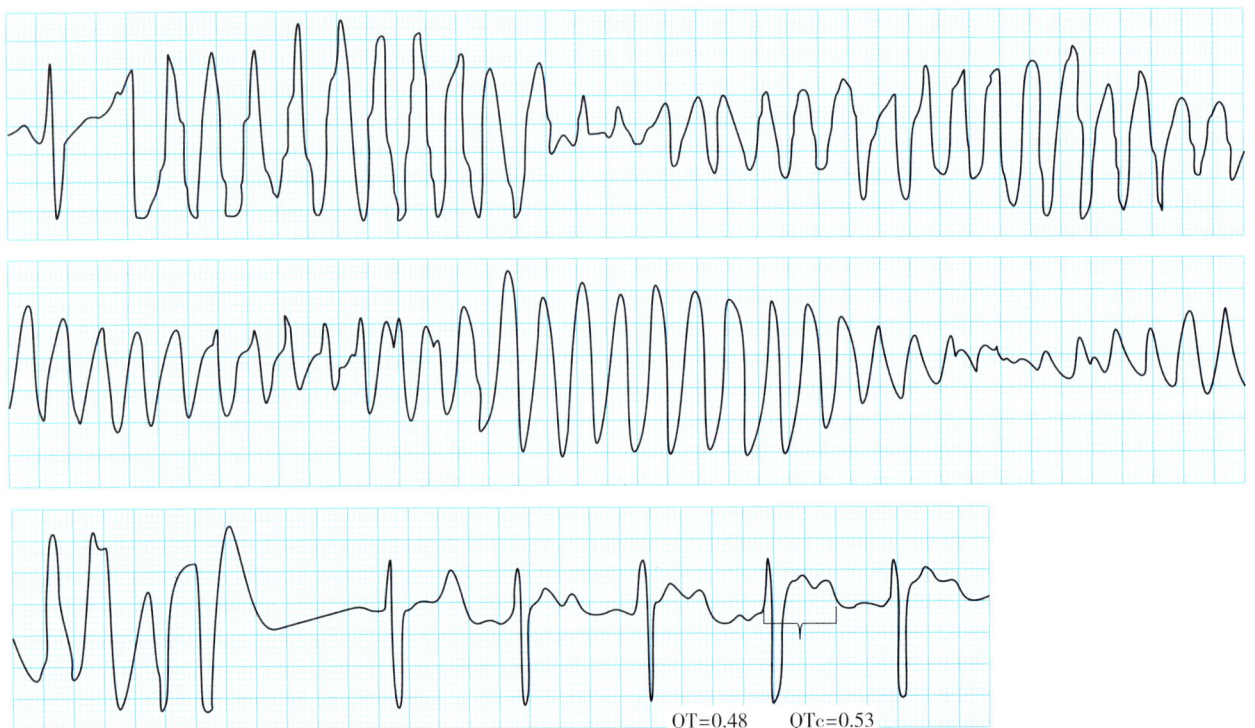

图 17-44　尖端扭转型室性心动过速。注意室性心动过速时特征性的 "扭转" 表现和窦性心律时的长 QT 间期

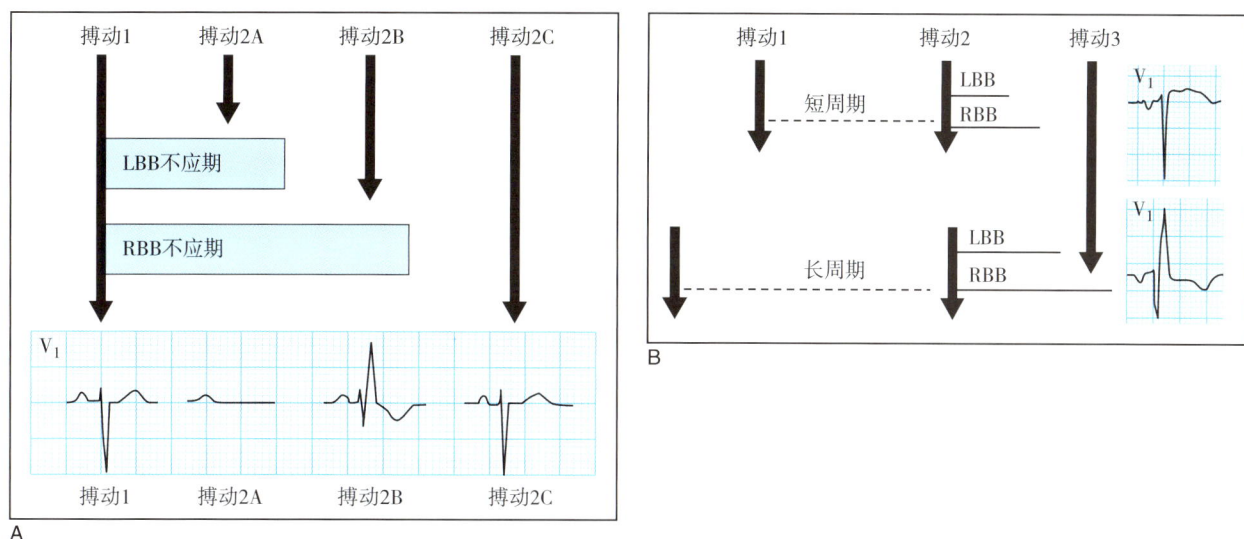

图 17-45　差异性传导的机制。A. 右束支的不应期比左束支长。搏动 2A 发生早，导致它不能通过任何一个束支分支传导。搏动 2B 遇到右束支的不应期，传导伴 RBBB。搏动 2C 落在两束支的不应期之外，并且能够正常传导；B. 束支的不应期与前一个周期的长度成正比。上图：短周期导致束支不应期缩短。下图：长周期导致束支不应期延长。当搏动 3 在短周期之后较早出现时（顶部），它可以正常传导，但是当它在长周期之后较早出现时（底部），右束支仍然处于不应期，并且搏动 3 传导伴 RBBB

宽 QRS 波和节律性 P 波起源的心电图线索

P 波

　　如果在宽 QRS 心动过速中可以看到 P 波，则它们对鉴别室性心动过速和差异性传导非常有帮助。心房活动表现为 ECG 上的 P 波，且出现在宽 QRS 波群或心动过速之前明确提示心律失常起源于室上。图 17-46 为 3 个宽 QRS 波，如果没有明显的 P 波在起始处出现，很容易被误认为室性期前收缩。

　　上述 P 波规则不包括在舒张末期的室性期前收缩。舒张末期室性期前收缩发生在舒张末期，即窦性 P 波出现之后，但在通过房室结传导进入心室之前。图 17-47 为窦性心律，舒张末期室性期前收缩发生在窦性 P 波后。这里，宽 QRS 波之前的 P 波仅仅是一种巧合，并不表明差异性传导。

PR 间期太短，不能产生 QRS 波群。另外，宽 QRS 波之前的 P 波并不是提前出现，它是准时出现的规律窦性心律。因此，在提前出现的宽 QRS 波之前的提前出现的 P 波通常与这些 QRS "结合"，表明差异性传导，而舒张末期室性期前收缩前的 "按时" 的 P 波不是提前出现，不引起宽 QRS 波。

　　宽 QRS 心动过速时所见的 P 波也有助于鉴别室性心动过速与增宽的 SVT 的鉴别诊断。如果每一个 QRS 波都伴有 P 波，则心律起源于室上性（图 17-48A）。P 波独立于 QRS 波群出现，与 QRS 波群无一致性关系提示存在房室分离，这意味着心房和心室分别由不同的起搏点控制，强烈提示为室性心动过速（图 17-48B）。

QRS 形态学

　　QRS 波群的形状对确定宽 QRS 节律的起源非

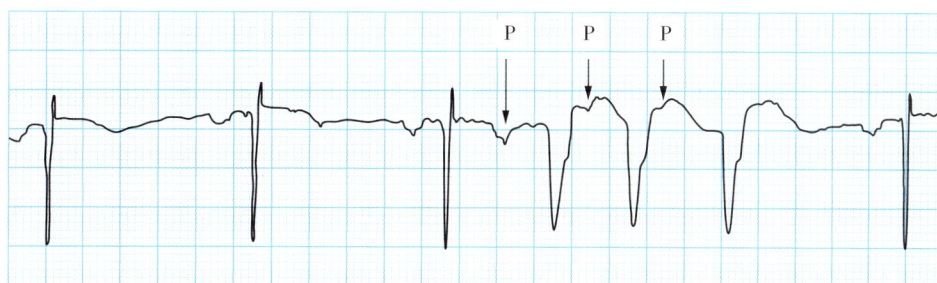

图 17-46　窦性心律伴 PAC 和 3 个宽 QRS 波，可能被误认为室性心动过速。注意宽 QRS 波前的 P 波，提示差异性传导

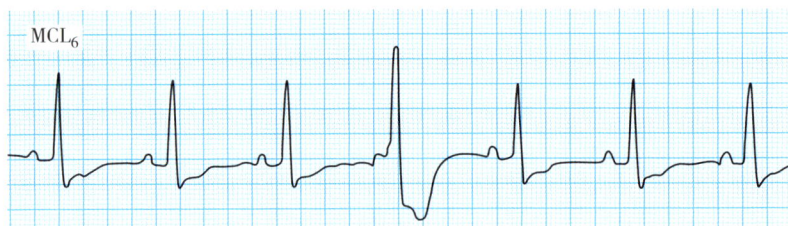

图 17-47 窦性心律伴舒张末期室性期前收缩。室性期前收缩前的 P 波是恰好出现在室性期前收缩前的窦性 P 波

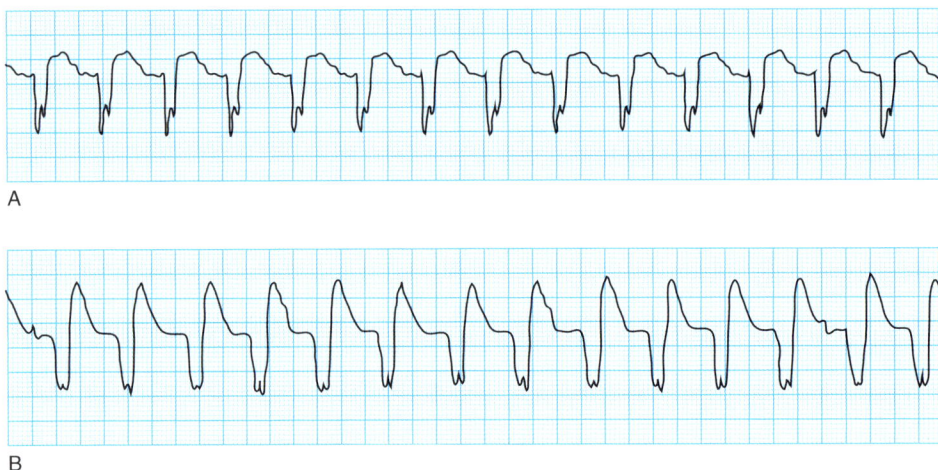

图 17-48 两个非常相似的宽 QRS 波心动过速。A. 窦性心动过速,心率 115 次 /min,在每个 QRS 波之前的 T 波的下降支上可以看到 P 波,表明心动过速起源于室上性;B. P 波独立于 QRS 波群,提示房室分离,倾向于室性心动过速

常有帮助。当使用 QRS 形态流程时,检查正确的导联并仅将标准应用于已被证明有帮助的导联是极其重要的。许多临床医生喜欢用导联Ⅱ监测,因为它通常显示直立的 QRS 波群和清晰的 P 波。然而,Ⅱ导联在确定宽 QRS 节律起源时没有价值。在某些情况下,监测心律失常最好的单个导联是 V_1,其次是 V_6 和 V_2。

当将 QRS 形态学标准应用于宽 QRS 节律时,首先确定 QRS 波群是 RBBB 形态还是 LBBB 形态是有帮助的。RBBB 形态节律在导联 V_1 为直立 QRS 波,而 LBBB 形态节律在导联 V_1 为负 QRS 波。

当评估宽 QRS 节律的 RBBB 形态(V_1 直立)时,遵循以下步骤评估 QRS 形态(图 17-49 和图 17-50A):

1. 观察 V_1,确定直立 QRS 波群是单相(R 波)、双相(qR)还是三相(rsR')。单相和双相复合波倾向于心室起源,或者左侧波峰("兔耳")较高。较高的右"兔耳"不支持这两种中的任何一种诊断。三相 rsR' 是 V_1 中典型的 RBBB 形态。

2. 观察 V_6,确定 QRS 波是单相(全部为负

QS)、双相(rS)还是三相(qRs)。 V_6 的单相或双相波群倾向于心室起源,三相 qRs 波群是 V_6 典型的 RBBB 畸变。

如果 QRS 波呈 LBBB 形态(V_1 为负),请按照以下步骤评估形态(图 17-49 和图 17-50B):

1. 观察 V_1 或 V_2(在这种情况下两者都有帮助),确定 R 波(如果存在)是宽还是窄。宽 R 波> 0.03 秒倾向于室性心律,而窄 R 波倾向于起源于伴有 LBBB 差异性传导的室上性心律。

2. 接下来看一下 V_1 或 V_2 中 S 波的下行。降支较缓或有切迹倾向于心室起源。LBBB 差异性传导如果存在的话,典型的表现为上行支变形。

3. 测量从 QRS 波群开始到 V_1 或 V_2 的 S 波最深处。测量值>0.06 秒倾向于室性心律,较窄的测量值倾向于 LBBB 差异性传导。值得注意的是,由于 R 波较宽或 S 波下行不明显,这一测量值可能延长,这两种情况中的任何一种都倾向于心律的心室起源。

4. 观察 V_6,确定是否存在 Q 波。任何 Q 波(无论是 QS 波还是 qR 波)都倾向于心室起源。

典型案例分析
晕厥患者

　　一名 20 岁的患者因晕厥伴癫痫发作后头部撕裂而入院。大约 1 个月前,他曾有过一次"昏厥",但没有就医。患者血压为 126/72mmHg,心率为 50 次/min,主诉撕裂伤部位疼痛,但清醒,可以配合定向检查。这是 12 导联 ECG,作为晕厥检查的一部分:

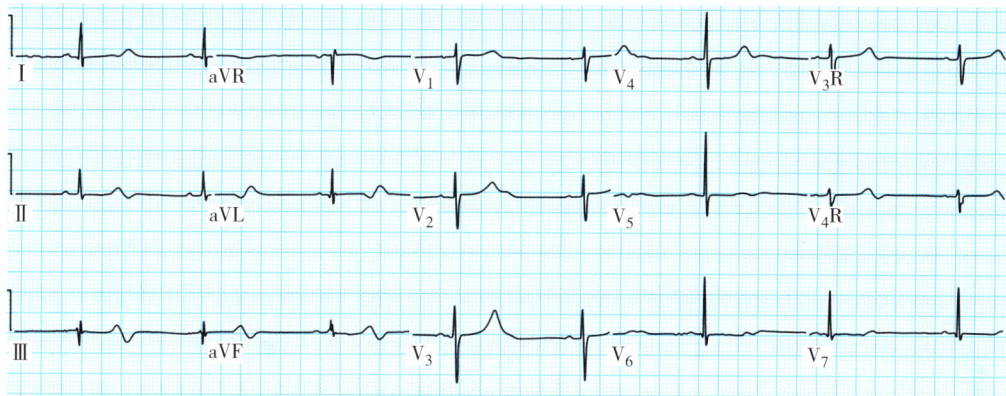

　　问题 1:你如何解释这个 ECG、心律、QRS 电轴和束支传导阻滞?
　　问题 2:ECG 上有什么可能提示患者"癫痫发作"的原因?

　　给患者的床旁监护设置警报。在接下来的几个小时内,患者保持稳定,然后你听到监护仪报警。当你进入房间时,患者主诉极度头晕,说他感觉自己可能要昏倒了。心电监护显示的心律如下:

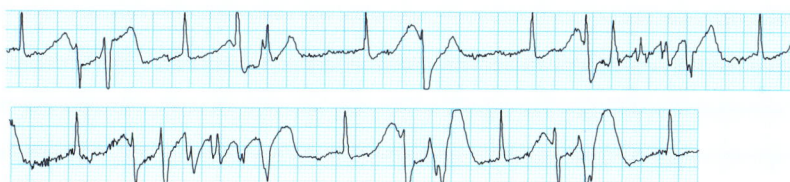

　　问题 3:这是什么节律?
　　问题 4:这种心律的急性和长期治疗指征是什么?

　　在下一分钟,出现以下节律:

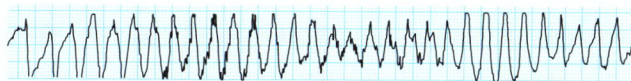

　　问题 5:现在的治疗方法是什么?
　　答案
　　1. 心律为窦性心动过缓。QRS 电轴正常。无束支传导阻滞。
　　2. QT 间期很长,导联 Ⅱ 约为 0.58 秒,导联 V_2 约为 0.60 秒。T 波为双相性或切迹性。这是一种先天性长 QT 间期综合征,会增加 TdP 和 SCD 的风险。患者通常表现为晕厥或癫痫发作,这是由于 TdP 发作持续足够长的时间,意识丧失。
　　3. 基本节律为窦性心律(窄 QRS 波)伴室性期前收缩(PVC)和短时间 TdP。
　　4. 短时间 TdP 的治疗包括静脉注射镁剂或超速起搏以缩短 QT 间期。任何可能导致 QT 间期延长的药物都应停用,并纠正发现的电解质紊乱。β 受体阻滞剂是长期治疗先天性长 QT 间期综合征的主要药物。经 β 受体阻滞剂治疗后仍有明显室性心律失常或发生 SCD 事件的患者应接受 ICD 植入治疗。
　　5. 这段节律代表 TdP 的持续运行。长时间的运行不会自发地终止,会导致意识丧失,并且通常恶化成心室颤动。除颤是治疗持续性 TdP 的有效方法。

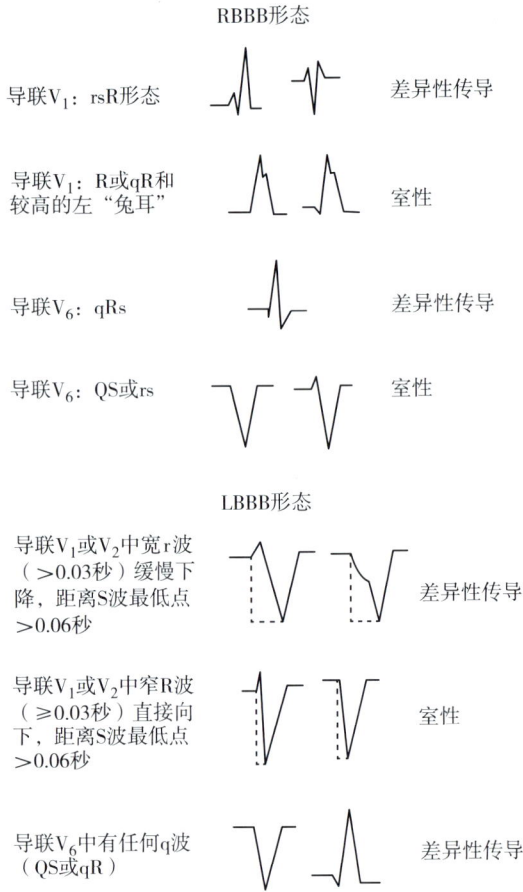

图 17-49 宽 QRS 节律与 RBBB 和 LBBB 模式的形态学线索

一致性

一致性是指从 $V_1 \sim V_6$ 整个心前区的所有 QRS 波群指向同一方向；正一致性是指它们都是直立的，负一致性是指它们都是负向的（图 17-51A）。当心动过速发生在宽 QRS 波群时，负一致性有利于室性心动过速的诊断，而正一致性则有利于排除预激综合征的室性心动过速。

融合和夺获

当心室同时被两个不同的电活动除极时，就会发生心室融合搏动。当室上性冲动通过房室结并开始使心室除极时，同时来自心室病灶的冲动使心室除极，常常会导致融合。当两个不同的冲动共同使心室除极，所产生的 QRS 的形状和宽度是由室上性和心室冲动的相对贡献。在宽 QRS 心动过速的情况下，融合性搏动的出现表明房室分离，这意味着心房和心室由不同的起搏点控制。夺获性心动过速发生于室上性冲动传导进入并通过心室，使心室除极（"夺获"），在宽 QRS 心动过速中产生正常的 QRS 波群。在宽 QRS 心动过速中出现融合和夺获是支持室性心动过速诊断的有力证据，但它们很少出现，不能作为诊断依据。图 17-51B 为宽 QRS 心动过速的融合。表 17-4 总结了有助于鉴别差异性

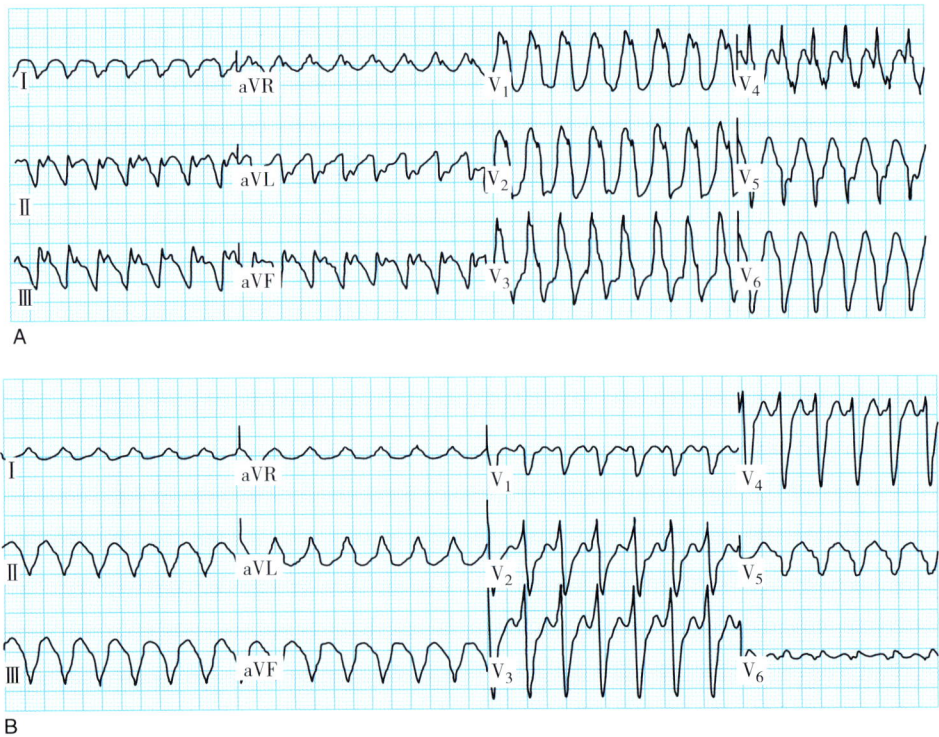

图 17-50 室性心动过速的 12 导联 ECG。A. 伴 RBBB 形态，注意导联 V_1 中有较高左"兔耳"的单相 R 波，导联 V_6 有 QS 波群；B. 伴 LBBB 状态，注意 V_1 和 V_2 的宽 R 波，以及 V_6 的 qR 模式

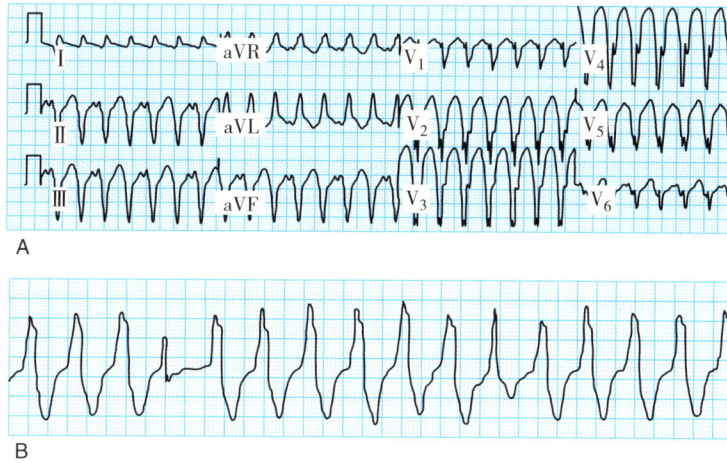

图 17-51 A.室性心动过速的 12 导联 ECG，负一致性；B.室性心动过速伴融合搏动的心律

表 17-4 心电图差异性传导与心室异位的鉴别

	差异性传导	心室异位搏动
P 波	先于 QRS 波群	与 QRS 分离或出现比 QRS 慢；如果存在 1∶1 的 V-A 传导，则每个 QRS 之后都有逆行 P 波
心前区 QRS 一致性	一致性直立 可能与预激综合征有关	一致性倒置倾向 VT；如果排除预激综合征，一致性直立倾向于 VT
融合或夺获搏动		强有力的证据支持 VT
QRS 电轴	通常正常；可能偏右或偏左	电轴极度右偏有利于 VT；经常向左或向右偏
LBBB QRS 形态	V₁ 窄 R 波（<0.04 秒）；V₁ S 波直线下行（上行时常出现顿挫或切迹）；V₆ 通常无 Q 波	V₁ 或 V₂ 中宽 R 波（>0.03 秒）；V₁ 中 S 波下行时出现顿挫或切迹；V₁ 或 V₂ 中 S 波最低点延迟大于 0.06 秒；V₆ 中出现任何 Q 波
RBBB QRS 形态	V₁ 三相 rsR' 形态；V₆ 三相 qRs 形态	V₁ 单相 R 波或双相 qR 波群；V₁ 左"兔耳"较高；V₆ 单相 QS 或双相 rS

传导与室性异位搏动的 ECG 线索。

ST 段监测

　　许多床边监护仪都有软件程序，除了常规的心律失常监测外，还可以连续监测 ST 段。在接受溶栓治疗或 PCI 治疗的急性 MI 患者中，连续 ST 段监测可以监测到与受累动脉再闭塞有关的心肌缺血。ST 段监测还有助于检测无症状心肌缺血（在没有胸痛或其他症状的情况下发生的心肌缺血发作），否则仅凭症状和心律失常监测无法发现无症状心肌缺血。早期发现心肌缺血改变对于确定那些需要在永久性损伤发生前进行血运重建治疗的患者至关重要。

　　面向受损心肌的导联中 ST 段抬高是心肌损伤的 ECG 征象。面向未直接受损心肌的导联（见表 17-2）中，ST 段压低通常记录为镜像变化。此外，面向心肌缺血组织的导联中可记录到 ST 段压低。因此，ST 段抬高或 ST 段压低均表明有心肌梗死的风险。动脉开通越早，缺血心肌或组织损伤心肌的血流恢复时间越早，挽救的心肌细胞就越多，并发症和死亡就越少。

ST 段测量

　　临床上有意义的 ST 段偏移被定义为基于 J 点或 J 点后 0.06 秒的基线或等电线，测量 ST 段抬高或压低≥1mm。J 点是 QRS 波结束和 ST 段开始的点。图 17-52A 为正常 ST 段，图 17-52B 为 ST 段抬高和压低。新型床边监护仪中的 ST 段监测软件

正常ST段

A

ST段抬高　　　　　　　　　　　ST段压低

B

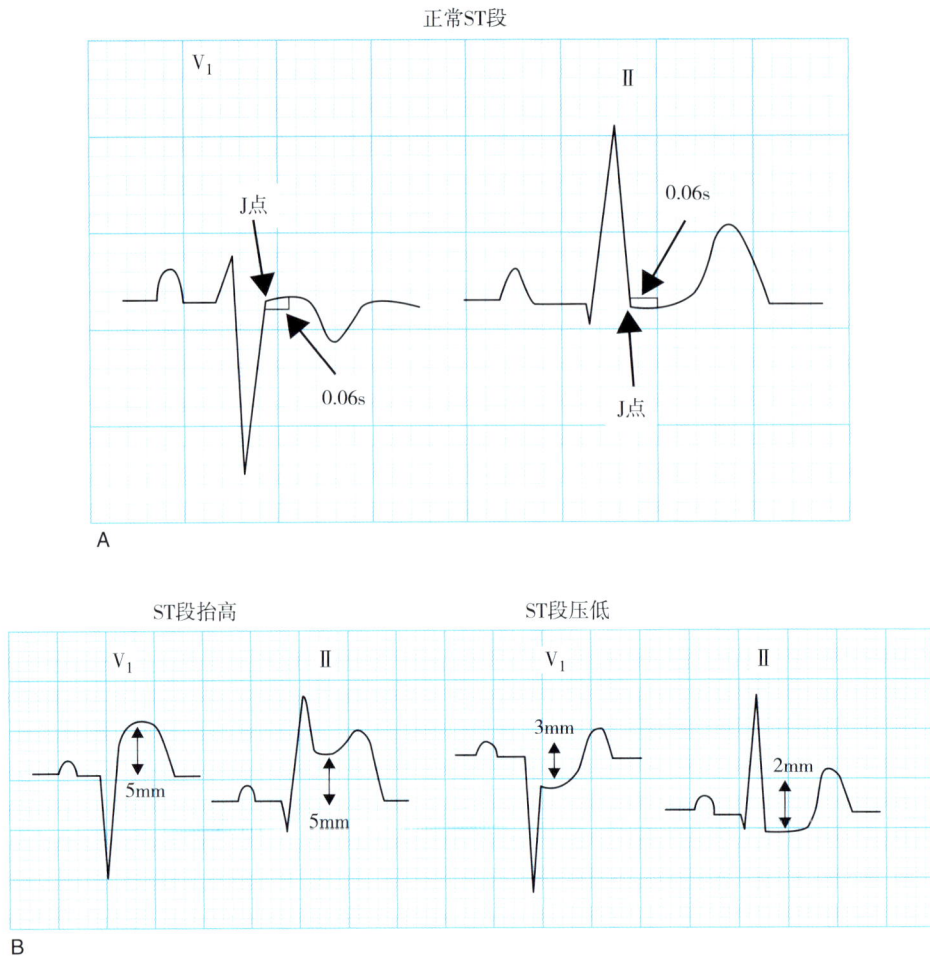

图 17-52　A. V₁ 和 Ⅱ 导联基线上的正常 ST 段；B. ST 段抬高和 ST 段压低

定义了基线和 ST 段测量点。它还设置默认报警参数，以便当患者的 ST 段超出定义的参数时，设备可以报警通知护士。大多数监护仪允许用户重新定义基线，重置 J 点，选择 ST 段测量的位置，并根据患者个体差异改变报警参数。监护仪在屏幕上显示 ST 段测量值，单位为毫米，大多数监护仪还允许在指定的时间间隔内观察 ST 段变化趋势。

为 ST 段监测选择最佳导联

　　一些监测系统提供连续的 12 导联 ECG 监测，这样就不需要根据临床情况选择"最佳"导联进行监测。大多数新型床边监护仪提供至少 2 个导联用于同步心电监护，有些提供 3 个导联。监测心律失常最好的单导联是 V₁，其次是 V₆。使用 2 个或 3 个导联进行 ST 段监测是最佳的，因为单个导联可能错过明显的 ST 段偏移。由于目前大多数床边监护仪一次只允许使用一根 V 导联，因此使用 V₁ 作为心律失常监测导联（或如果 V₁ 由于敷料覆盖

等原因不可用选择 V₆）意味着必须使用肢体导联进行 ST 段监测。下面讨论肢体导联如何监测。

　　选择 ST 段监测导联的最佳方法是了解患者的"缺血部位"。为了确定患者的缺血部位，在疼痛发作期间或 PCI 期间球囊扩张时获取 12 导联 ECG，并注意在急性缺血事件中哪些导联显示最多 ST 段移位（抬高或压低）。选择 ST 段移位最多的导联作为床旁 ST 段监护导联。如果没有明确的缺血部位，使用一个或多个通过研究确定最适合监测受累动脉的导联（表 17-5）。肢体导联中导联 Ⅲ 和 aVF 已被证明能最好地检测与所有三个主要冠状动脉（右冠状动脉、左前降支和回旋支）相关的心肌缺血。

　　在右冠状动脉（right coronary artery, RCA）中，导联 Ⅲ 和 aVF 直接面对该动脉供血的下壁，记录 ST 段抬高伴下壁损伤。左前降支和旋支分别供应前壁和侧壁。由于导联 Ⅲ 和 aVF 不直接面对这些壁，当发生前壁或侧壁损伤时，ST 段压低被记录为镜像改变。表 17-6 总结了 ST 段监测的关键要素。

表 17-5　用于持续心电监护的推荐导联

监测目的	最佳导联
心律失常	V_1（其次是 V_6）
RCA 缺血，下壁 MI	导联Ⅲ和 aVF
LAD 缺血，前壁 MI	导联 V_3（或 V_2；如果 V 导联不可用，就选 Ⅲ或 aVF）
LCX 缺血，侧壁 MI	导联 V_6（如果 V 导联不可用，选 Ⅰ或 aVL；Ⅲ和 aVF 为很好的镜像导联）
RV 心肌梗死	V_4R
电轴偏移	同时使用导联Ⅰ和 aVF

表 17-6　循证实践：ST 段监测

患者选择

ST 段监测应谨慎使用，仅用于高危患者，以避免频繁警报

Ⅰ类推荐：目前没有Ⅰ类推荐建议

Ⅱa 类推荐：ST 段监测适用于以下类型的患者：

- 早期 ACS（<24 小时）患者在明确诊断时有中至高危 NSTEMI 或 STEMI 风险。立即启动并不间断地监测 24～48 小时或直到排除[a]
- 心肌梗死后未进行血运重建或有残余心肌缺血性病变，立即启动并持续监测 24～48 小时，直至监测到没有正在进展的可改变的局部心肌缺血或血流动力学不稳定的迹象[a]
- 新诊断的左冠状动脉主干病变（直到血运重建）
- 血管痉挛性心绞痛（有助于记录一过性 ST 段改变，直至诊断和稳定）[a]
- 非紧急 PCI 后并发症或结果不理想。持续≥24 小时或直到并发症被处理[a]
- 心脏开放手术（术中）[a]

Ⅱb 类建议：ST 段监测可考虑用于：

- 心肌梗死后所有心肌缺血性病变的血运重建。血运重建后立即开始并持续监测 12～24 小时[a]
- 心尖球形扩张（应激性心肌病）：直到症状缓解[a]
- 在确定心搏骤停原因的基础上，进行目标温度管理（治疗性低温）时[a]
- 心脏开放手术：气管插管和镇静患者术后立即应用，直到能够识别和报告新的或持续的心肌缺血[a]
- 急性失代偿性心力衰竭：只有在可能是因为缺血引发的情况下（直到诱因被成功治疗）[a]
- 卒中：仅适用于心脏事件风险增加的急性卒中患者（24～48 小时）[a]

电极应用

- 在使用监测电极之前，确保皮肤清洁干燥[a,b]
- 当使用模拟的 12 导联 ECG 系统时，根据制造商的建议放置电极[a,b]
- 当使用 3 导联或 5 导联监测系统时，按如下方式放置电极：
  - 将手臂电极放置在锁骨下窝靠近肩部[a,b]或尽可能靠近手臂与躯干连接处的肩部顶部或后部
  - 将下肢电极放置在胸腔或臀部的最低点[a,b]
  - 将 V_1 电极放置在胸骨右缘第 4 肋间隙[a,b]
  - 将 V_6 电极与 V_4 电极在左腋中线成一条直线
- 用不褪色的墨水标记电极位置[a,b]
- 每天更换电极[b]

导联选择

- 如果 ST 段标记可用，则连续监测所有 12 个导联[b]
- 在所有多导联组合中使用 V_1（或 V_6，如果 V_1 由于敷料遮挡而无法使用）进行心律失常监测
- 尽可能根据心肌缺血发生时获取的患者"缺血部位"选择 ST 段监测导联[a,b]。使用导联最大 ST 段偏移（抬高或压低）
- 如果没有明显的缺血部位，使用导联Ⅲ[a,b]或 aVF（QRS 波群最高的导联）监测 ST 段
- 导联 V_3 是检测前壁 ST 段偏移的最佳导联，但它仅用在未使用胸前导联 V_1 监测心律失常时

警报管理

- 建立患者仰卧位 ST 段基线水平[a,b]
- 将最高危者除导联 V_2 和 V_3 外的所有导联的 ST 段抬高或压低基线 1mm 或更小设置为警报参数，其中女性的警告下限为 1.5mm，男性为 2.0mm[b]
- 警报限值应根据患者风险、机构政策和与医护人员的合作进行调整

Data compiled from：

[a] Sandau KE，Funk M，Auerbach A，et al. Update to practice standards for electrocardiographic monitoring in hospital settings. *Circulation*. 2017：136；e273-e344.

[b] AACN Practice Alert. Ensuring accurate ST segment monitoring. *Crit Care Nurse*. 2016；36；e17-e25.

心脏起搏器

第 3 章是基本心脏节律的解释和管理，描述了临时起搏系统的组件和基本起搏器操作。本节讨论单腔和双腔起搏器的功能和起搏器节律评估，以进行适当的夺获和感测。心脏起搏器按标准化的 5 个字母的起搏器代码进行分类，该代码描述了起搏导线的位置和起搏器的预期功能。表 17-7 为 5 个字母的代码。起搏器代码的第 1 个字母描述了被起搏的心腔［A＝心房，V＝心室，D＝双（心房和心室），0＝无］。第 2 个位置的字母描述了感应到内部电活动的心腔（A＝心房，V＝心室，D＝双心室，0＝无）。第 3 个位置的字母描述了起搏器对内部电活动的感应反应［I＝被抑制，T＝被触发，D＝双（被抑制或被触发），0＝无］。第 4 个字母表示存在或不存在的频率适应，第 5 个字母描述多位点起搏功能。要知道一个起搏器应该如何工作，有必要至少知道代码的前 3 个字母，它们描述了起搏器应该在哪里起搏、应该在哪里感知，以及当它感知时应该做什么。最后 2 个字母代表先进的起搏器功能不包括在本章的叙述中，请参阅本章末尾的参考文献。

用于重症监护或遥测设置的临时起搏器通常有 3 种类型。第 1 种是经外周或中心静脉置入右心室心尖的导联，设置为按需模式（对心室内活动敏感）。心室起搏总是在按需模式下进行，以避免起搏刺激进入心动周期的脆弱期，这可能会引起室性心动过速或心室颤动（见第 3 章）。这种类型的起搏器被称为 VVI 起搏器，它起搏心室，感知心室内部的电活动，并在感知发生时抑制其输出。

在重症监护或遥测中进行的第 2 种起搏是临时心外膜起搏（心房、心室或双腔），在心脏手术中通过起搏导联连接到心房和／或心室。如果心房起搏是在没有感知心房电活动的情况下进行的，也称为异步模式，起搏器作为 A00 起搏器工作，它起搏心房，没有感知，因此对固有的心房活动没有反应。如果心房起搏是通过感知心房电活动（也称为按需模式）来完成的，那么起搏器就像一个 AAI 起搏器——它对心房进行起搏，感知心房活动，并在感知到时抑制它的输出。双腔起搏可以在几种模式下进行，包括在一个或两个腔中的起搏和传感功能，并根据所选择的模式由起搏器代码描述。两种最常见的用于临时心外膜起搏（偶尔也用于临时经静脉起搏）的双腔模式是 DVI（起搏心房和心室，仅在心室中感知，并且当感知到时抑制起搏输出）和 DDD（起搏两个腔室，感知两个腔室，并且响应于感知触发或抑制起搏输出）。常见的双腔起搏模式见表 17-8。第 3 种临时起搏是体外（经皮）起搏。外部起搏是在紧急情况下，需要立即起搏时，放置临时静脉起搏导联是不可行的。体外起搏不如经静脉或心外膜起搏可靠，在可以进行经静脉起搏之前，它是一种临时措施。体外起搏在第 3 章中有简要描述。

表 17-7　起搏器代码

第 1 个字母： 室间隔	第 2 个字母： 受感应的心腔	第 3 个字母： 对传感的反应	第 4 个字母： 速率调整	第 5 个字母： 多位点起搏[a]
0＝无	0＝无	0＝无	0＝无	0＝无
A＝心房	A＝心房	I＝被抑制	R＝频率适应	A＝心房
V＝心室	V＝心室	T＝被触发		V＝心室
D＝双（心房和心室）	D＝双（心房和心室）	D＝双（被抑制或被触发）		D＝双

[a] AACN Practice Alert. Ensuring accurate ST segment monitoring. *Crit Care Nurse*. 2016；36：e17-e25.

表 17-8　双腔起搏模式

模式	起搏心腔	感知心腔	对感知的响应
DVI	心房和心室	心室	抑制
VDD	心室	心房和心室	心房感知触发心室起搏，心室感知抑制心室起搏
DDI	心房和心室	心房和心室	抑制
DDD	心房和心室	心房和心室	心房感知抑制心房起搏，触发心室起搏，心室感知抑制心房和心室起搏

起搏器功能评估

评估起搏器功能需要了解预期的起搏模式（即VVI、AAI）、起搏器的最小频率或起搏间隔，以及起搏器中的任何其他编程参数。基本功能包括刺激释放、夺获和感知。**刺激释放**是指起搏器的输出，或起搏器产生和释放起搏脉冲的能力。**夺获**是起搏刺激导致被起搏的心室除极的能力。**感知**是指起搏器识别和响应心脏内部电活动的能力。起搏器运行根据这三个功能进行评价。单腔起搏器的评价比双腔起搏器的评价简单得多。由于单腔心室起搏是危重监护和遥测设备中一种常见的临时起搏方式，因此本文对 VVI 起搏器的评价进行了讨论。

VVI 起搏器评估

在评估 VVI 起搏器时，刺激释放、夺获和感知都必须进行评估。VVI 起搏器应按设定的频率起搏心室，除非发生自发性心室活动抑制起搏。起搏器的设定速率或**起搏间隔**是指一个起搏刺激到下一个连续刺激的测量间期。起搏器有**不应期**，这是在腔室中起搏或感知之后的一段时间，在此期间起搏器不能对内在活动作出反应。在不应期，起搏器实际上是无法感知的，不能看到自发活动。在功能正常的 VVI 起搏器中，起搏钉出现在设定的起搏间隔，每个起搏钉引起心室除极（夺获）。如果出现自发性心室活动（无论是正常进行的 QRS

或 PVC），该活动被感知，并抑制下一个起搏刺激。图 17-53 所示为正常的 VVI 起搏器功能。

刺激释放

刺激的释放依赖于具有足够电池能量的起搏器产生电脉冲，并依赖于完整的起搏器导联系统将电刺激传递到心脏。在 ECG 或监护仪上出现起搏钉表示刺激从发生器释放并进入体内。起搏钉出现并不表明刺激在哪里传递（例如，心房或心室），只表明它进入体内的某个地方。当它们应该出现时却完全没有起搏刺激，可以提示脉冲发生器或电池发生故障，或导线断裂。当对内在电活动的感知抑制起搏时，起搏刺激也可以不存在。图 17-54 为起搏器电池耗尽后刺激释放完全丧失的情况。

夺获

夺获是一个起搏钉之后立即出现宽 QRS 波群，并代表起搏刺激心室除极的能力。出现起搏钉而没有 QRS 波跟随则表明夺获失败（图 17-55）。夺获失败的原因包括：

- 刺激强度不足，可以通过增加起搏器的电输出（调高毫安级）来纠正；
- 起搏电极移位且未与心肌接触，这可以通过重新定位电极或有时通过重新定位患者来纠正；
- 定位在心肌梗死组织中的起搏电极，可以通过将电极重新定位到心肌未受损伤并能够对刺激

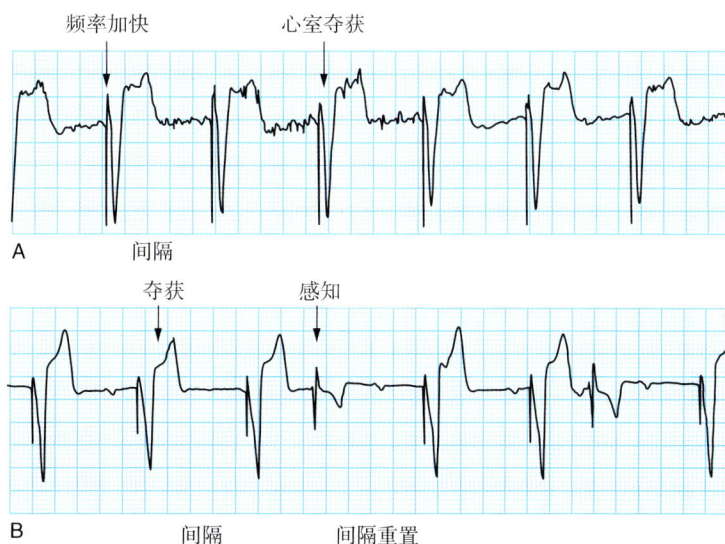

图 17-53　VVI 起搏器功能正常。A. 起搏电活动（"起搏钉"），随后出现宽 QRS 波，提示心室夺获。起搏器感应不能被评估，因为没有内在的 QRS 波群存在；B. 起搏器夺获和感知都正常。内在 QRS 波被感知，抑制心室起搏输出，并重置起搏间隔。心室缺乏固有电活动导致起搏发生夺获

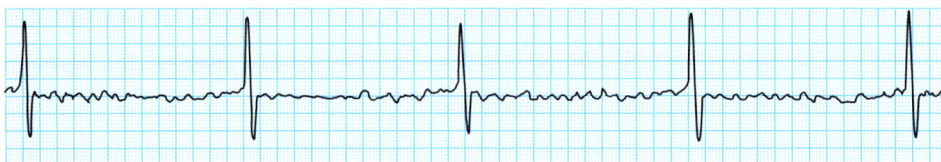

图 17-54　患者的永久性起搏器无刺激释放。潜在节律为心房颤动伴完全房室传导阻滞,心室速率极慢。起搏器的电池耗尽

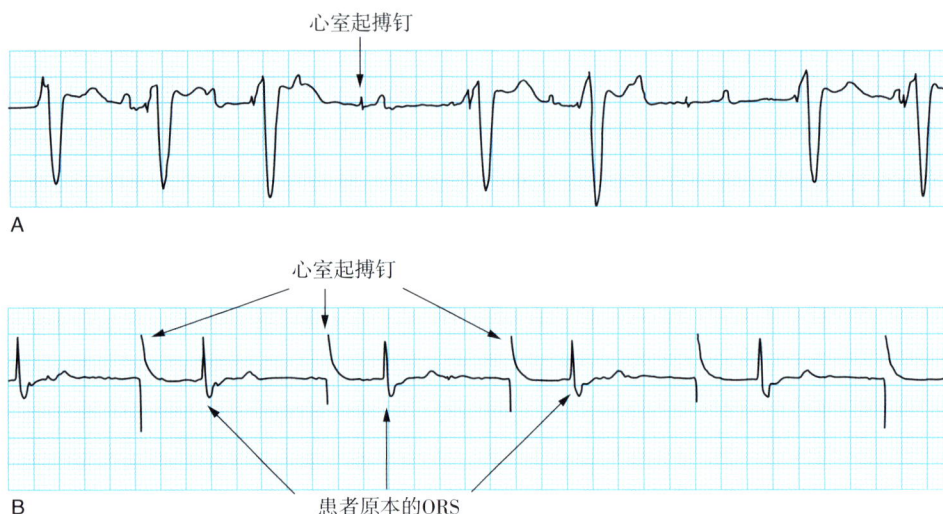

图 17-55　A.间歇性失去夺获的 VVI 起搏器;B.完全失搏的起搏器

作出反应的位置来校正;

- 电解质失衡或药物改变心脏对起搏刺激的反应;
- 当心脏在生理上不能对刺激作出反应时,在心室的不应期期间递送起搏刺激。这个问题发生在感知丢失(感知不足)时,可以通过修正感知问题来修正(图 17-56A)。

感知

　　感知到的心室内电活动会抑制下一次起搏刺激并重置起搏间隔。除非起搏器有机会感知,否则感知不会发生。它必须处于按需模式,必须有内在的心室活动发生,则起搏器有机会感知。如图 17-53A 所示,感知不能被评估,因为没有内在的心室活动发生,因此起搏器没有机会感知。如图 17-53B 所示,两个自发的 QRS 波群的出现为起搏器提供了一个感知的机会。在这个例子中,感知正常发生,因为没有下一个预期的起搏刺激和自发 QRS 波群重置起搏间隔。两个感知问题可能发生:感知不足(图 17-56A 和图 17-57A)和感知过度(图 17-57B)。感知不足,也称为"感知失败"或"感知丢失",可由以下原因引起:

- 异步(固定速率)模式,在这种模式下,感知电路

是关闭的。这个问题可以通过将灵敏度控制切换到需求模式来解决。

- 起搏电极移位或位于心肌梗死组织中,可通过重新定位电极来纠正。起搏电极的重新定位必须由医生来完成;然而,当起搏导联与心室失去接触时,患者侧卧有时会暂时起作用。
- 自发 QRS 电压太低,无法被起搏器感知。顺时针旋转灵敏度控制器或降低灵敏度数值,可以增加起搏器的灵敏度,使其能够"看到"更小的内在电信号。重新定位导联有时会有帮助。
- 连接中断、电池故障或脉冲发生器故障。检查并紧固起搏系统的所有连接,如果电池电量不足,请更换电池。胸部 X 线检查可发现导线断裂。如果无法以任何其他方式纠正问题,请更换脉冲起搏器。
- 心室固有活动在起搏器不应期下降。如果自发性 QRS 波群在起搏器间歇期间发生,起搏器是看不见的。这一事件发生时,起搏器夺获失败,这可以允许一个内在的 QRS 波发生在起搏器的不应期。这个问题是由于夺获损失,并不反映传感故障(图 17-56B)。

　　感知过度是指起搏器过于敏感,以至于不恰

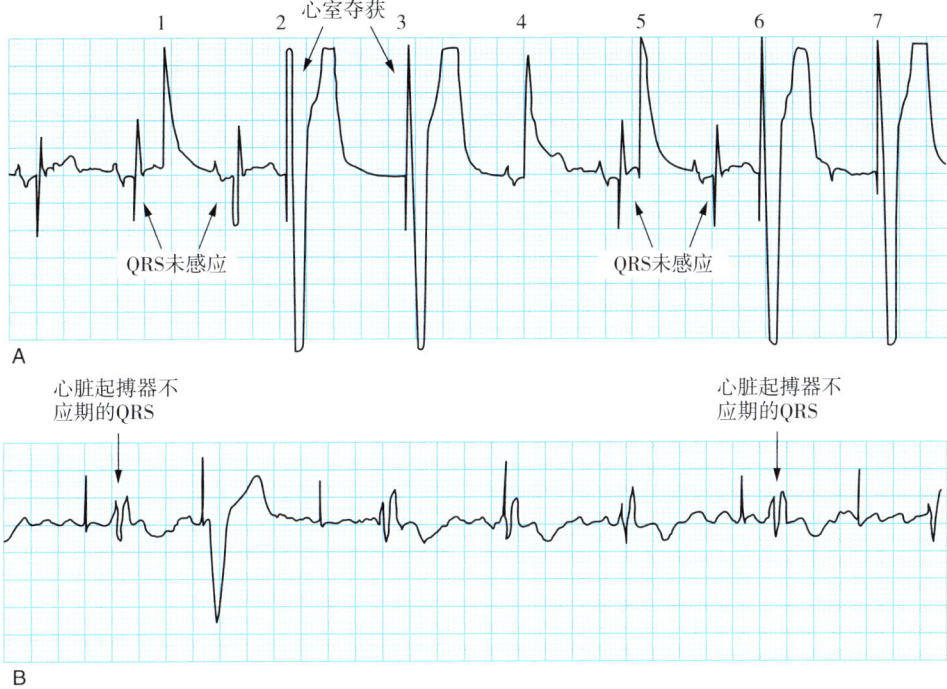

图 17-56　A. VVI 起搏器间歇性感知缺失。在心脏的不应期，起搏刺激的传递，使它出现的夺获丢失。由于心脏在生理上无法对起搏刺激作出反应，所以当它落在不应期时，这并不是一个夺获问题。起搏钉在 1、2、5 和 6 本不应该出现，它们的出现是由于感知丧失。起搏钉 4 与正常 QRS 波群同时出现，导致"假融合"搏动，并不代表感知丧失；B. VVI 起搏器夺获。只有一个起搏钉进入心室。两个 QRS 波群发生在起搏器的不应期，因此没有感知到。这并不代表感知丧失，因为起搏器在发生心室内在活动时是无法感知的

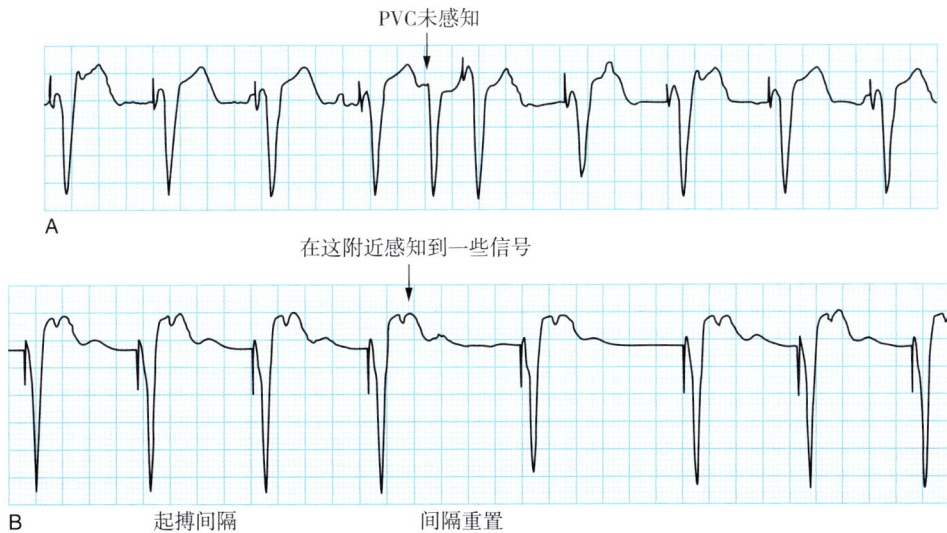

图 17-57　A. VVI 起搏器感知不足。室性期前收缩感知不到，在程序起搏间隔发生起搏，导致室性期前收缩 T 波上出现起搏钉；B. VVI 起搏器中的感知过度。起搏频率减慢了两个间隔，可能是由于 T 波附近感知到的东西，从感知发生的点重置起搏间隔

当地将内部或外部信号作为 QRS 波群来感知，并抑制其输出。可能干扰起搏器功能的外部信号的常见来源包括电磁或 RF 信号，或在起搏器附近使用的电子设备。内部干扰源可包括大 P 波、T 波高电压、心脏局部电位或骨骼肌电位（图 17-57B）。因为 VVI 起搏器的程序设定为在感知时会抑制输出，因此对于依赖起搏器的患者来说，过度感知可能是一种危险的情况，会导致心室停搏。感知过度通常是由于感应器的灵敏度控制设置过高，可以通过逆时针转动灵敏度刻度盘（增加灵敏度数值）从而降低起搏器灵敏度。建议将灵敏度控制设置在刻度盘上 1 点钟到 3 点钟的位置之间（约 2mV），而不是一直向右，除非需要更高的灵敏度才能使起搏器感知到 QRS 波群。

刺激阈值测试

刺激阈值是起搏器持续夺获心脏所需的最小输出。刺激阈值随时间而变化。当首次放置起搏电极时，刺激阈值通常很低。随着时间的推移，阈值增加，需要更多的输出才能导致夺获。当照顾一个装有临时起搏器的患者时，刺激阈值测试应该每班进行一次，直到达到一个稳定的阈值。一旦确定了阈值，将输出设置为高于阈值的 2～3 倍，以确保夺获有足够的安全裕度。要确定刺激阈值，请执行以下步骤：

- 确认患者的心律是否正常。起搏率可能需要暂时增加以覆盖固有的节律；
- 通过逆时针方向旋转输出控制器，在缓慢减少输出的同时持续观察监护仪；
- 注意起搏刺激何时不再夺获心脏（一个起搏钉，后面没有一个起搏心率）；
- 慢慢增加输出，直到恢复 1∶1 的夺获。这就是刺激阈值；
- 设置输出比阈值高 2～3 倍（即如果阈值是 2mA，设置输出在 4～6mA 的电压下工作）。

DDD 起搏器评估

双腔起搏器已经变得非常复杂，有多个可编程参数，不同的制造商有不同的功能。在一个章节中详细介绍双腔起搏器的功能是不可能的。为了了解双腔起搏器的功能，有必要了解双腔起搏的时间周期。有关双腔起搏器功能的更详细的信息可在本章末尾的参考文献中获得。在本节中，定义了主要时间周期，并以非常通用的方式介绍了基本的 DDD 起搏器评估，因为取决于制造商，所以每个起搏器都是不同的。双腔起搏器可以在多种模式下工作（见表 17-8）。由于 DDD 模式是最常用的，因此这里介绍基本的 DDD 功能。

根据起搏器代码，DDD 意味着两个腔室（心房和心室）都被起搏，两个腔室都被感知，并且根据感知到的腔室，对感知事件的响应模式被抑制或触发。当感知到心房活动时，除非发生到心室的内在传导，否则在程序化 AV 延迟后在心室触发起搏。当感知到心室活动时，所有的起搏器输出都被抑制。

以下时间周期决定双腔起搏器的功能：

- **起搏间隔**（或频率下限）：起搏器的基础频率是在两次连续的心房起搏刺激之间测量的。起搏间隔时间是一个可编程参数；
- **房室延迟**（或房室间期）：心房和心室起搏之间的时间，或 PR 间期，这是从心房起搏钉到心室起搏钉测量的，是一个设定的参数；
- **心房逸搏间期**（或 VA 间期）：从感知或起搏心室事件到下一次心房起搏输出的时间间隔。VA 间期代表起搏器在心室起搏后等待的时间，或在心房起搏前感知心室活动的时间。心房逸搏间期不是一个可程序化的参数，而是通过从起搏间期中减去房室延迟得出的。它的长度可以通过测量从一个心室起搏钉到下一个心房起搏钉来估计；
- **总心房不应期**（total atrial refractory period，TARP）：感知到 P 波或起搏心房事件后的一段时间，在此期间，心房通道对感知到的事件没有反应（即"闭眼"）。TARP 由 AV 延迟和 PVARP 组成（见下文）。
- **心室后心房不应期**（post ventricular atrial refractory period，PVARP）：内在 QRS 波或起搏心室搏动后的一段时间，在这段时间内，心房通道是处于不应期，对感知到的心房活动没有反应。PVARP 是一个设定的参数，但在 ECG 上并不明显。
- **空白期**：每次心房起搏器输出时出现的极短的心室不应期（ventricular refractory period，VRP）。心室电极"眨眼"，因此避免感知心房起搏信号，避免不恰当地抑制心室起搏。空白期是一个设定的参数，但在 ECG 上并不明显。
- **心室不应期**：心室起搏或 QRS 波后的一段时间，在这段时间内，心室通道忽略了固有的心室活动（即"闭眼"）。VRP 是一个设定参数，但在

ECG 上并不明显。

- **最大追踪间隔**（或速率上限）：心室通道追踪心房活动的最大速率。速率上限阻止快速心室起搏响应非常快速的心房活动（例如，房性心动过速或心房扑动）。最大跟踪间隔是一个设定的参数，通常是根据患者的活动程度和心室率的快慢来设定的。

因为双腔起搏器具有心房和心室起搏和感知功能，所以评估包括评估心房夺获、心房感知、心室夺获和心室感知。为了准确评估双腔起搏器的功能，有必要了解以下信息：功能模式（如 DDD、DVI）、最低频率、频率上限、房室延迟、PVARP 和 VRP。在床旁护理的现实实践中，这些信息并不总是可用的，所以要尽我们所能去获得信息。下面简要讨论在双腔起搏系统中评估心房和心室夺获和感知的问题。

心房夺获

心房夺获，与心室夺获不同，并不总是很容易看到。通常，心房对起搏的反应很小，以至于在许多监测导联中无法看到，所以我们不能依赖于每一个心房起搏钉后出现的 P 波作为心房夺获的证据。如果在每次心房起搏钉后出现一个清晰的 P 波，可以考虑心房夺获。在没有明显 P 波的情况下，只有当正常传导的 QRS 波群在程序性房室延迟内跟随心房起搏钉时，才能假设心房夺获。如果心房起搏钉夺获心房，并且存在完整的房室传导和正常 QRS 波，表明在心室起搏刺激被递送之前，心房必须已被夺获以发生传导进入心室。因为 DDD 起搏器在心房起搏之后以预设的 AV 间隔起搏心室，所以在心房起搏之后出现心室起搏心跳并不验证夺获，因为无论是否发生心房夺获，心室都在 AV 延迟结束时起搏。因此，只有在每次心房起搏钉后出现明显的 P 波或在程序性房室延迟内心房起搏钉后出现正常 QRS 波时，才可考虑心房夺获。

心房感知

心房感知是通过自发 P 波的存在证实的，程序的房室延迟结束，随后是一个有节奏的室性搏动。如果检测到 P 波，则开始房室延迟，并在房室延迟结束时触发心室起搏，除非室传导完整并产生正常 QRS 波。

正常的 P 波和正常的 QRS 波的出现只能证明房室传导是完整的，而不是起搏器感知到心房的电活动。因此，心房感知是通过一个自发的 P 波，其次是起搏 QRS 波验证。

心室夺获

心室夺获可通过心室起搏钉后立即出现的宽 QRS 波识别。心室夺获比心房夺获更容易识别，且与单腔心室起搏无差异。

心室感知

心室感知只有在自发性心室活动存在时才能被证实。当心房起搏器发出起搏钉后出现一个正常的 QRS 波抑制心室起搏钉，则证实心室感知，同样地，也能证明心房夺获。如果在下一个心房起搏钉到来之前检测到 QRS 波，心房和心室起搏刺激都被抑制，VA 间期（心房逃逸间期）被重置。

双腔起搏器能够在 4 种起搏状态下工作：心房和心室起搏（AV 顺序起搏状态）、具有心室感知的心房起搏、具有心室起搏的心房感知（心房跟踪状态），以及心房和心室感知。所有 4 种起搏状态都可以在短时间内发生，计时周期确定完成哪种起搏状态。图 17-58 为双腔起搏的 4 种状态，图 17-59 为双腔起搏器评估的基本原则。

双心室起搏的心脏再同步化治疗

慢性心力衰竭患者常存在心室内传导延迟（尤其是 LBBB），导致心室不同步，损害心功能。这种心室内传导延迟导致心室功能的电机械异常，从而干扰心室充盈，降低心输出量，加重二尖瓣反流，最终导致心力衰竭患者的死亡。LBBB 引起电机械异常，导致心室不同步收缩。心室间不同步是指右心室收缩和左心室收缩之间的延时，即右心室除极先于左心室收缩。心室内不同步是指 LBBB 时，由于左心室除极延迟且异常，左心室节段性收缩异常。

当右心室先于左心室收缩时，室间隔与右心室而不是与左心室一起收缩。正常情况下室间隔通过与左心室的收缩对左心室射血作出贡献，因此 LBBB 患者正常的室间隔功能丧失。由于室间隔与右心室一起收缩，当左心室开始收缩时，它是松弛的，左心室压力的增加通过将室间隔推向右心室而引起反常的室间隔运动。在 LBBB 中，负责使二尖瓣小叶紧闭的乳头肌在左心室收缩期不能使瓣膜小叶除极，不能阻止瓣膜小叶外翻进入

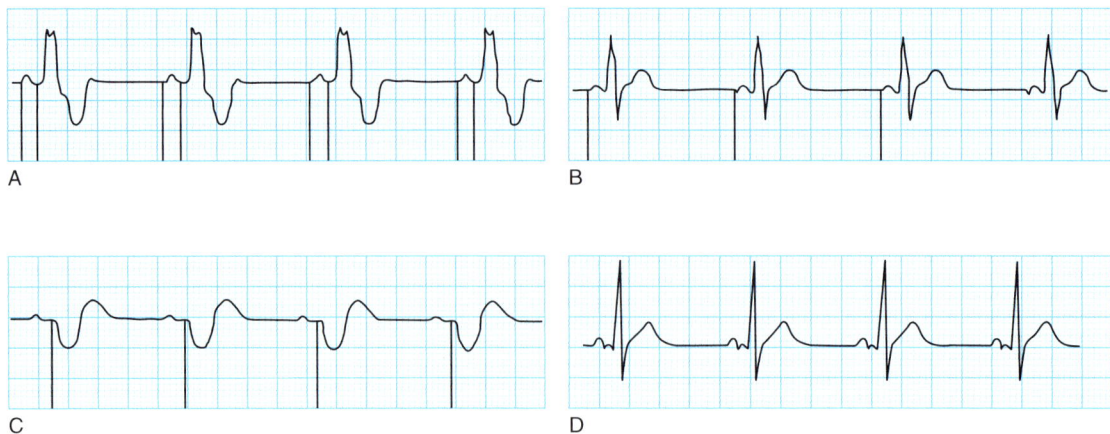

图 17-58　DDD 起搏的 4 种状态。A. 心房和心室起搏（房室顺序起搏状态）；B. 心房起搏，心室感知；C. 心房感知，心室起搏（心房跟踪状态）；D. 心房和心室的感知（抑制起搏状态）

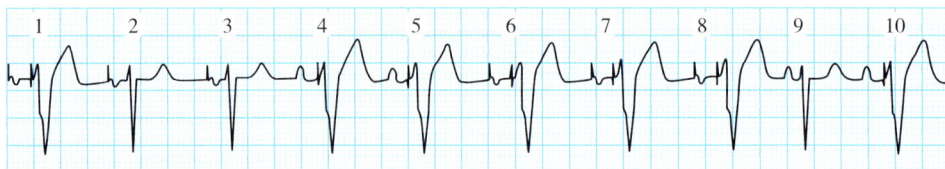

图 17-59　DDD 起搏器在所有 4 种起搏状态下工作。搏动 1、6、7 和 8 为 AV 顺序起搏（A 起搏和 V 起搏）；搏动 2 和 3 为心房起搏和心室感知；搏动 4、5 和 10 为心房感知和心室起搏；搏动 9 是具有正常 P 波和心室的正常传导的固有搏动。心房夺获在搏动 1、2、3、6、7 和 8 中是明显的；心房感知通过搏动 4、5 和 10 中得到验证；心室夺获在搏动 1、4、5、6、7、8 和 10 中明显；心室感知通过搏动 2、3 和 9 得到验证

心房，从而导致二尖瓣反流。反常的室间隔运动和二尖瓣反流共同导致了心力衰竭时左心室每搏量的减少。首先被激活的左心室部分早于晚激活的部分收缩，造成机械不同步，使收缩功能降低约 20%，每搏量减少，室壁应力增加，舒张延迟。

心脏再同步化治疗（cardiac resynchronization therapy，CRT）是一种双心室起搏，旨在改善衰竭心脏的肌电活动。CRT 的目标是通过恢复心室同步性来改善血流动力学，并通过症状缓解来改善生活质量。CRT 装置可以是独立的起搏器或 ICD 和双心室起搏器的组合（CRT-D），对于 CRT 的 I 类推荐包括具有以下特征的患者：美国纽约心脏病协会（New York Heart Association，NYHA）的 HF II 级、III 级或非卧床 IV 级症状；左心室射血分数小于 35%；存在明显的室内传导延迟（QRS 波持续时间 ＞150 毫秒）、窦性心律和在应用了指南指导最佳的药物治疗后仍有症状的心力衰竭。IIa 类适应证包括 LVEF 小于 35%、NYHA II 级、III 级或非卧床 IV 级症状；QRS 持续时间为 120～149 毫秒；非 LBBB 型 QRS 增宽 ＞150 毫秒；接近 100% 心室起搏的心房颤动患者以及接受新的或替代装置植入

且预计需要超过 40% 的心室起搏的患者。

CRT 是通过将标准起搏电极放置在右心房和右心室心尖，就像正常的双腔起搏。导联 III 通过冠状窦进入左心室的侧静脉或后静脉，用于左心室起搏（图 17-60）。

双心室起搏的目的是使双心室起搏同时除极和收缩，从而消除 LBBB 过程中出现的心室间和心室内的不同步现象。AV 间期通常比固有的 AV 传导更短，以迫使心室加快速度，而不是允许内部传导发生。双心室起搏使双心室同时收缩，使间隔与左心室收缩。控制房室延迟可恢复左心房收缩与左心室收缩的正常时间，使左心室乳头肌提前收缩，并在二尖瓣小叶上施加张力，以减少或防止二尖瓣反流。双心室起搏可使左心室完成收缩，并较早开始舒张，从而增加充盈时间，改善"心房搏动"。

双心室起搏功能的 ECG 评价比右心室心尖部单心室起搏更为复杂。从右室心尖起搏在 V₁ 导联产生一个 LBBB 形态的增宽负向 QRS 波群。左心室起搏是比较复杂的，因为事实上，左心室导联可以放置在左心室外侧或后静脉，也可以位于静脉

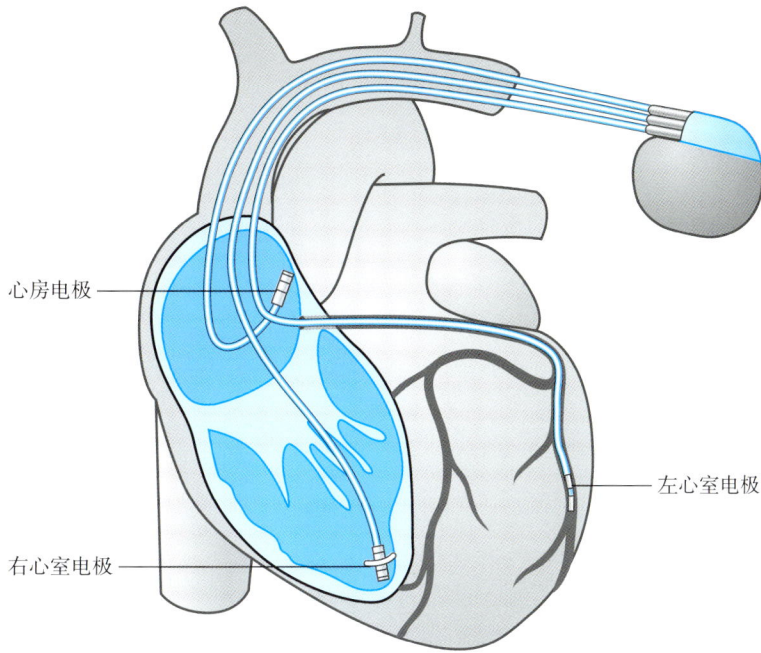

图 17-60　双心室起搏的导联放置图

的顶部或底部。取决于左心室导联的位置，产生的 QRS 波形态不同，但一般而言，LV 起搏产生一个 RBBB 模式，在导联 V_1 中有一个直立 QRS 波群。从逻辑上讲，同时起搏两个心室会导致在起搏钉之后出现窄 QRS 波群，但这种狭窄在双心室起搏中并不总是明显的。在一个或另一个心室夺获的损失应引起起搏 QRS 波群的变化，这将表明从心室的单腔起搏仍被夺获。心室丧失夺获也可能发生于额平面电轴偏转。

　　一些专家建议在植入时记录 4 个 12 导联 ECG：自身内在传导、右心室起搏夺获过程、左心室起搏夺获过程和双心室起搏夺获过程。应检查这些

ECG，以确定哪根导联最能显示所记录的 4 种起搏状态之间的明显差异，然后将最好的导联作为起搏器评价的监测导联。图 17-61 为导联 V_1 和 Ⅱ 记录的自身内在传导、右心室起搏、左心室起搏和双心室起搏。注意 RV 起搏和自身 LBBB 的 QRS 之间的相似性，表明这产生了"医源性"LBBB 形态。左心室起搏导联 V_1 未见心室起搏钉，该患者左心室起搏时 QRS 波为负，而左心室起搏时常见直立的 QRS 波。双心室起搏时 QRS 波群较自身心搏和单腔起搏时窄。导联 V_1 对于该患者来说是一个很好的监测导联，因为这 4 个例子中 QRS 形态存在差异。

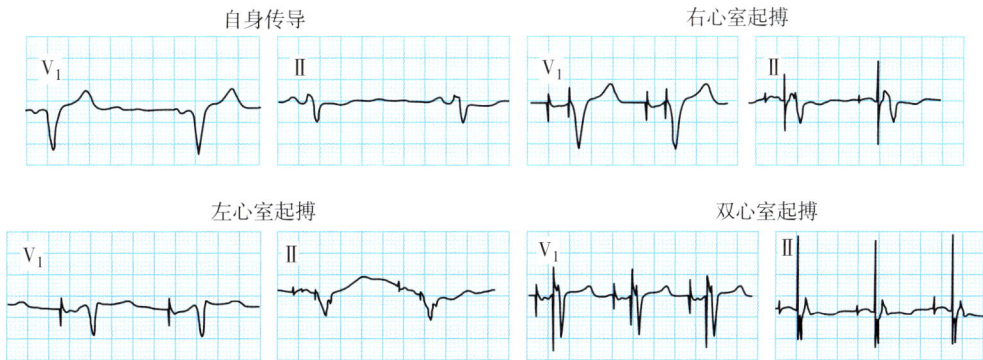

图 17-61　双心室起搏的心电图

（陈娜娜　译　秦峤　袁翠　审校）

参考文献

心电描记法

Bayes de Luna A, Goldwasser D, Fiol M, Bayes-Genis A. Surface electrocardiography. In: Fuster V, Harrington R, Narula J, Eapen Z, eds. *Hurst's The Heart.* 14th ed. New York: McGraw Hill; 2017.

Hanna EB, Gancy DL. ST segment depression and T wave inversion: classification, differential diagnosis, and caveats. *Cleve Clin J Med.* 2011:78:404-414.

Jacobson C, Marzlin K, Webner C. *Cardiovascular Nursing Practice 3rd ed: Cardiac Arrhythmias & 12 Lead ECG Interpretation.* Burien, WA: Cardiovascular Nursing Education Associates; 2021.

Mirvis DM, Goldberger AL. Electrocardiography. In: Zipes DP, Libby R, Bonow D, Mann G, Tomaselli G, eds. *Braunwald's Heart Disease: A Textbook of Cardiovascular Medicine.* 11th ed. Philadelphia, PA: Elsevier; 2019.

Sgarbossa EB, Pinski SL, Barbagelata A, et al. Electrocardiographic diagnosis of evolving acute myocardial infarction in the presence of left bundle-branch block. *N Engl J Med.* 1996;334:481-487.

Wiegand, DL, eds. Unit II: Cardiovascular. Section 6: Cardiac pacemakers and Section 8: Electrocardiographic leads and cardiac monitoring. In: *AACN Procedure Manual for High Acuity, Progressive and Critical Care.* 7th ed. St Louis, MO: Elsevier; 2017.

急性冠脉综合征

Buller CE, Yuling F, Mahaffey KW, et al. ST-segment recovery and outcome after primary percutaneous coronary intervention for ST elevation myocardial infarction. *Circulation.* 2008;118:1335-1346.

Moliterno DJ, Januzzi JL. Evaluation and management of non-ST-segment elevation myocardial infarction. In: Fuster V, Harrington RA, Narula J, Eapen ZJ, eds. *Hurst's the Heart.* 14th ed. New York, NY: McGraw Hill; 2017.

O'Gara P, Kushner FG, Ascheim DD, et al. 2013 ACCF/AHA guideline for the management of ST-elevation myocardial infarction. *Circulation.* 2013;127:e362-e425.

Patel MR, Singh M, Gersh BJ, O'Neill W. ST-segment elevation myocardial infarction. In: Fuster V, Harrington RA, Narula J, Eapen ZJ, eds. *Hurst's the Heart.* 14th ed. New York, NY: McGraw Hill; 2017.

长 QT 间期综合征和 Brugada 综合征

Brugada J, Campuzano O, Arbelo E, et al. Present status of Brugada syndrome. *JACC.* 2018;72:1046-1059.

Kusumoto F, Bailey K, Chaouki A, et al. Systematic Review for the 2017 AHA/ACC/HRS Guideline for Management of Patients With Ventricular Arrhythmias and the Prevention of Sudden Cardiac Death. *J Am Coll Cardiol.* 2018 Oct, 72 (14) 1653–1676.

Priori SG, Wilde AM, Horie M, et al. HRS/EHRA/APHRS expert consensus statement on the diagnosis and management of patients with inherited primary arrhythmia syndromes. *Heart Rhythm.* 2013;10(12):1932-1963.

心律失常

Bradfield JS, Boyle NG, Shivkumar K. Ventricular arrhythmias. In: Fuster V, Harrington RA, Narula J, Eapen ZJ, eds. *Hurst's the Heart.* 14th ed. New York, NY: McGraw Hill; 2017.

Calkins H. Supraventricular tachycardia: atrial tachycardia, atrioventricular nodal reentry, and Wolff-Parkinson-White syndrome. In: Fuster V, Harrington RA, Narula J, Eapen ZJ, eds. *Hurst's the Heart.* 14th ed. New York, NY: McGraw Hill; 2017.

Jacobson C, Marzlin K, Webner C. *Cardiovascular Nursing Practice 3rd ed: Cardiac Arrhythmias & 12 Lead ECG Interpretation.* Burien, WA: Cardiovascular Nursing Education Associates; 2021.

心脏起搏器

Barold SS, Herweg B, Giudici M. Electrocardiographic follow-up of biventricular pacemakers. *Ann Noninvasive Electrocardiol.* 2005;10(2):231-255.

Jacobson C, Marzlin K, Webner C. *Cardiovascular Nursing Practice 3rd ed: Cardiac Arrhythmias & 12 Lead ECG Interpretation.* Burien, WA: Cardiovascular Nursing Education Associates; 2021.

Kenny T. *The Nuts and Bolts of Cardiac Pacing.* Malden, MA: Blackwell Futura; 2005.

Swerdlow CD, Wang PJ, Zipes DP. Pacemakers and implantable cardioverter-defibrillators. In: Zipes DP, Libby P, Bonow RO, Mann DL, Tomaselli GF, eds. *Braunwald's Heart Disease: A Textbook of Cardiovascular Medicine.* 11th ed. Philadelphia, PA: Elsevier; 2019:780-806.

Upadhyay GA, Singh JP. Pacemakers and defibrillators. In: Fuster V, Harrington RA, Narula J, Eapen ZJ, eds. *Hurst's the Heart.* 14th ed. New York, NY: McGraw Hill; 2017.

循证实践

AACN Practice Alert. Accurate dysrhythmia monitoring in adults. *Crit Care Nurse.* 2016;36(6):e26-e34.

AACN Practice Alert. Ensuring accurate ST-segment monitoring. *Critical Care Nurse.* 2016;36(6):e18-e25.

Drew BJ, Ackerman MJ, Funk M. Prevention of Torsade de Pointes in hospital settings. *J Am Coll Cardiol.* 2010;55:934-947.

Epstein AE, DiMarco JP, Ellenbogen KA. ACC/AHA/HRS 2008 guidelines for device-based therapy of cardiac rhythm abnormalities: a report of the American College of Cardiology/American Heart Association Task Force on Practice Guidelines. *Circulation.* 2008;117:e350-e408.

Hancock EW, Deal BJ, Mirvis DM. AHA/ACCF/HRS recommendations for the standardization and interpretation of the electrocardiogram part V: electrocardiogram changes associated with cardiac chamber hypertrophy. A scientific statement from the American Heart Association Electrocardiography and Arrhythmias Committee, Council on Clinical Cardiology; the American College of Cardiology Foundation; and the Heart Rhythm Society. *Circulation.* 2009;119:e251-e261.

O'Gara P, Kushner FG, Ascheim DD, et al. 2013 ACCF/AHA guideline for the management of ST-elevation myocardial infarction. *Circulation.* 2013;127:e362-e425.

Page RL, Joglar JA, Caldwell MA, et al. ACC/AHA/HRS Guideline for the management of adult patients with supraventricular tachycardia: a report of the American College of Cardiology/American Heart Association Task Force on Practice Guidelines and the Heart Rhythm Society. *Circulation.* 2016;133:e506-e574.

Priori SG, Blomstrom-Lundqvist C, Mazzanti A, et al. 2015 ESC guidelines for the management of patients with ventricular arrhythmias and the prevention of sudden cardiac death. *Eur Heart J.* 2015;36:2793-2867.

Priori SG, Wilde AA, Horie M, et al. HRS/EHRA/APHRS expert consensus statement on the diagnosis and management of patients with inherited primary arrhythmia syndromes. *Heart Rhythm.* 2013;10:1932-1963.

Rautaharju PM, Surawicz B, Gettes LS. AHA/ACCF/HRS recommendations for the standardization and interpretation of the electrocardiogram part IV: the ST segment, T and U waves, and the QT interval. A scientific statement from the American Heart Association Electrocardiography and Arrhythmias Committee, Council on Clinical Cardiology; the American College of Cardiology Foundation; and the Heart Rhythm Society. *Circula-*

tion. 2009;119:e241-e250.

Sandau KE, Funk M, Auerbach A, et al. Update to practice standards for electrocardiographic monitoring in hospital settings. *Circulation*. 2017:136;e273-e344.

Surawicz B, Childers R, Deal BJ, Gettes LS. AHA/ACCF/HRS recommendations for the standardization and interpretation of the electrocardiogram part III: intraventricular conduction disturbances: a scientific statement from the American Heart Association Electrocardiography and Arrhythmias Committee, Council on Clinical Cardiology; the American College of Cardiology Foundation; and the Heart Rhythm Society. *Circulation*. 2009;119:e235-e240.

Thygesen K, Alpert J, Jaffe A, et al. Fourth universal definition of myocardial infarction. *JACC*. 2018;72:2018-2231.

Tracy CM, Epstein AE, Darbar D. 2012 ACCF/AHA/HRS focused update of the 2008 guidelines for device-based therapy of cardiac rhythm abnormalities: a report of the American College of Cardiology Foundation/American Heart Association Task Force on Practice Guidelines. *Circulation*. 2012;126:1784-1800.

Wagner GS, Macfarlane P, Wellens H, et al. AHA/ACCF/HRS recommendations for the standardization and interpretation of the electrocardiogram: part VI: acute ischemia/infarction: a scientific statement from the American Heart Association Electrocardiography and Arrhythmias Committee, Council on Clinical Cardiology; the American College of Cardiology Foundation; and the Heart Rhythm Society. *Circulation*. 2009;119: e262-e270.

第18章 心血管理论拓展

Barbara Leeper

学习目标

1. 阐述以下疾病的病因、病理生理学、临床表现和患者需求：
   - 心肌病；
   - 心脏瓣膜疾病；
   - 心包炎；
   - 主动脉瘤；
   - 心脏移植。
2. 比较以下疾病的治疗原则：
   - 心肌病；
   - 心脏瓣膜疾病；
   - 心包炎；
   - 主动脉瘤；
   - 心脏移植。
3. 识别主动脉内球囊反搏（intra-aortic balloon pump, IABP）和心室辅助装置（ventricular assist device, VAD）治疗的适应证、并发症和护理管理。

病理疾病

心肌病

心肌病是由一组涉及心肌纤维破坏的疾病组成，这些疾病会导致机械或电生理功能障碍，从而导致心输出量（cardiac output, CO）下降。人体对此的反应是启动多种神经内分泌反应，包括激活交感神经系统和肾素-血管紧张素-醛固酮系统，最终导致血管明显收缩、水钠潴留，以及心肌细胞进一步损伤。这一过程导致心室肌细胞重塑和心肌病不断地恶化。心肌病的病因往往不明。心肌病通常分为3种类型：扩张型、肥厚型和限制型（图18-1）。

扩张型心肌病是最常见的心肌病类型，通

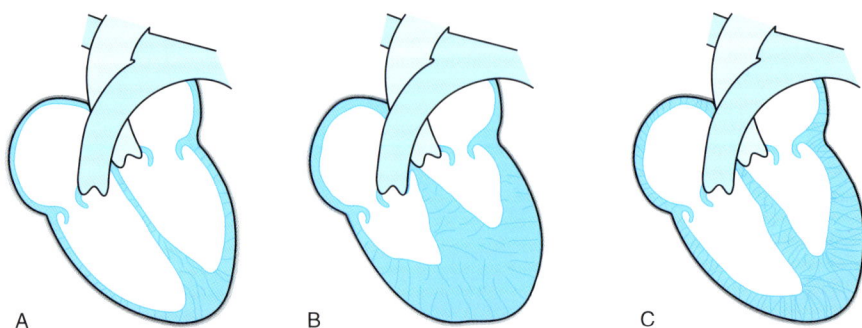

图 18-1　心肌病的类型。A.扩张型（心脏扩张和收缩力受损）；B.肥厚型（心室腔缩小，心室肌肉体积增大）；C.限制型（心室顺应性下降）

常由冠状动脉疾病引起，表现为心肌收缩力受损和左心室舒张末压（left ventricular end-diastolic pressure，LVEDP）升高。冠状动脉疾病会导致心室重塑，从而使射血分数降低。本章后面介绍的两个案例主要是关于扩张型心肌病患者。

肥厚型心肌病既可能发生在年轻人，也可能发生在老年人。肥厚型心肌病通常分为梗阻性和非梗阻性两种，这两种类型都会出现心室肥厚。如果同时存在室间隔肥厚，则可以诊断为梗阻性肥厚型心肌病（hypertrophic obstructive cardiomyopathy，HOCM），它是一种先天性疾病。在过去，用于描述这类心肌病的其他术语有：特发性肥厚型主动脉瓣下狭窄（idiopathic hypertrophic subaortic stenosis，IHSS）和非对称性室间隔肥厚（asymmetric septal hypertrophy，ASH）。肥厚的室间隔阻塞了主动脉瓣下方的左心室流出道，从而限制了射血。血容量被"困"在左心室腔内。

限制型心肌病是 3 种类型中最不常见的一种。这类心肌病的典型表现是心室纤维化，通常是异常组织（如肉瘤或淀粉样疾病）浸润心肌细胞所致。纤维化的肌肉组织变得非常僵硬，导致心室顺应性降低，从而限制舒张期的膨胀。

病因和病理生理学

多种疾病都可能导致或促成心肌病的发生（表18-1）。如前所述，在美国，冠状动脉疾病是扩张型心肌病最常见的病因。早期研究表明心肌细胞是新型冠状病毒感染的靶点。全球已有多份关于感染数周后发生心肌炎的报告。由于研究人员仍在继续调查这种病毒的影响，因此截至本书出版，实际发病率尚不清楚。

扩张型心肌病的病理生理学

扩张型心肌病病发时，心肌纤维会逐渐遭到破坏，从而影响心肌收缩。随着病情发展，左心室扩张，左心室舒张末期血容量增加。此外，心室顺应性降低，导致 LVEDP 增加、SV 和心输出量降低。心房努力克服较高的 LVEDP 并将血液射入左心室，导致左心房容积和压力增加。左心房压力增加通常会导致肺毛细血管压力增加，较高的充盈压力会反射回肺部血管床，从而导致肺动脉高压。右心室在肺血管床较高压力时收缩力增加的能力有限，最终会导致右心室衰竭。最终，右心室

表 18-1　心肌病的病因

扩张型心肌病
- 特发性
- 冠状动脉疾病
- 毒素，如铅、乙醇、可卡因
- 化疗药物
- 病毒、细菌或真菌感染
- 美洲锥虫病（寄生虫病）
- 围产期或产后状态
- 血色病
- 硬皮病
- 高血压
- 微血管痉挛

肥厚型心肌病
- 特发性
- 先天性
- 主动脉瓣狭窄
- 淀粉样变性

限制型心肌病
- 特发性
- 心肌纤维化
- 心肌肥厚
- 淀粉样变性
- 血色病
- 硬皮病

与左心室一起扩张。此外，房室瓣（二尖瓣和三尖瓣）可能会因扩张的心腔拉伸乳头肌并影响瓣膜关闭而出现关闭不全。

肥厚型心肌病的病理生理学

肥厚型心肌病患者的心室壁严重增厚（见图18-1）。由于心室肥大，心室腔大小急剧缩小的情况并不少见。在梗阻性心肌病中，室间隔也肥厚，而在非梗阻性心肌病中，室间隔相对正常。导致非梗阻性心肌病的常见原因包括主动脉瓣狭窄和高血压。肥厚的心室变得僵硬，降低了心室的顺应性和扩张性。心肌收缩能力受损，导致每搏量和心输出量下降。如果存在 HOCM，由于二尖瓣前叶压迫扩大的室间隔，流出道受阻，左心室收缩射血将受到影响。左心房在试图将血液推向僵硬的左心室时会受到压力。左心房被迫收缩以对抗左心室高阻力，常导致左心房扩大。

限制型心肌病的病理生理学

随着纤维组织浸润心肌，限制型心肌病患者的

心室变得僵硬。心室僵硬会降低心室的顺应性或扩张性，从而限制心室充盈并增加舒张末压。心肌收缩能力受损，导致心输出量下降。与其他类型的心肌病一样，当心房试图将血液推进僵硬的心室时，心房的工作负荷会增加。房室瓣关闭不全，肺血管床和外周静脉床的压力升高，导致外周水肿。

临床表现

患者在被诊断出心肌病之前，可能长期（数月

典型案例分析
心肌病——病例1

一名56岁的男子因呼吸过速被送进急诊室。胸部X线结果显示心脏增大和肺充血。12导联心电图显示：左心室肥大，心房颤动，心室率为102次/min。临床查体：听诊双侧心底向上1/3处有湿啰音，双侧下肢、小腿中部有水肿4+，颈静脉扩张（jugular venous distention，JVD），S₃和心尖处收缩期有杂音。急诊超声心动图显示：扩张的左心室收缩力受损。

问题1：患者入院并确诊后，医疗管理的首要任务是？

（A）启动正性肌力药物支持。

（B）请电生理学会诊，进行双心室起搏器检查。

（C）使用利尿剂以减轻体液超负荷。

（D）使用卡维地洛控制心室率。

问题2：该患者出现收缩期杂音的最可能原因是？

（A）主动脉瓣狭窄。

（B）二尖瓣关闭不全。

（C）三尖瓣狭窄。

（D）肺不张。

答案

1. C。应服用利尿剂以减轻其体液严重超负荷的症状和体征。

2. B。二尖瓣关闭不全会产生收缩期杂音（瓣膜在应该关闭的时候泄漏），在心尖处听得最清楚。主动脉瓣和肺动脉瓣的杂音在胸骨右缘（主动脉瓣）和胸骨左缘（肺动脉瓣）的第2肋间隙处听得最清楚。胸骨左缘第4肋间可听到三尖瓣的杂音。

典型案例分析
心肌病——病例2

一名32岁女性因妊娠31周时出现呼吸困难和乏力被送入高危围产病房。双肺肺底闻及啰音，脉搏血氧饱和度为88%。超声心动图显示：左心室明显扩张，弥漫性运动减弱，射血分数为20%～25%。

置入肺动脉导管后，获得了以下参数：

右心房（right atrial，RA）	12mmHg
PA	48/26mmHg
肺动脉阻塞压（pulmonary artery occlusion pressures，PAOP）	24mmHg
CO	3.7L/min
心指数（cardiac index，CI）	1.8L/(min·m²)

多巴酚丁胺起始以5μg/(kg·min)的速度输注，并给予鼻导管吸氧，氧流量为6L/min。

问题1：该患者最可能的医学诊断是？

（A）肥厚型梗阻性心肌病。

（B）限制型心肌病。

（C）围产期心肌病。

（D）特发性心肌病。

问题2：患者的血流动力学特征显示CI偏低，可能存在容量负荷过重，其证据是？

（A）PA 48/26mmHg。

（B）RAP（12mmHg）和PAOP（24mmHg）。

（C）EF 20%～25%。

（D）SpO₂ 88%。

问题3：您为该患者制订的护理计划包括以下哪项？

（A）改善组织供氧。

（B）增强心肌收缩力。

（C）谨慎管理前负荷，因为孕期血容量通常会增加1.5倍。

（D）关于心力衰竭的自我管理和应对策略的教育。

（E）以上全部。

答案

1. C。患者在妊娠31周时出现症状。

2. B。因为患者有呼吸困难的临床表现，而且双肺啰音证实了RAP和PAOP升高的原因。

3. E。所有这些策略对于该患者的治疗都很重要。

至数年）没有症状。当患者出现症状时，心肌收缩力可能已严重受损。早期，由于心脏试图维持足够的心输出量，心率会增加。随着病情的发展和/或在体力消耗时，尽管心率增加，但受损的心肌已无法维持足够的心输出量来满足组织的代谢需求。

扩张型心肌病

　　1. 无法维持足够的心输出量
- 疲劳；
- 虚弱；
- 窦性心动过缓；
- 交替脉；
- 脉压变小；
- 心输出量降低。
　　2. 左心室舒张末压（LVEDP）升高
- 呼吸困难；
- 端坐呼吸；
- 夜间阵发性呼吸困难；
- 湿啰音；
- S_3/S_4；
- 心律失常［心房颤动（atrial fibrillation，AF）、室性心动过速或心室颤动］；
- 与二尖瓣关闭不全有关的收缩期杂音；
- 血流动力学异常：
  - 肺动脉收缩压（pulmonary artery systolic pressure，PAS）和舒张压（pulmonary artery diastolic pressure，PAD）升高；
  - 肺动脉阻塞压（PAOP）升高；
  - 全身血管阻力（systemic vascular resistance，SVR）增加；
  - PAOP 波形上的 V 波升高，伴有二尖瓣关闭不全。
　　3. 右心室充盈压升高
- 外周水肿；
- 颈静脉扩张；
- 肝大；
- RA 波形上的 V 波升高和三尖瓣关闭不全的收缩期杂音。
　　4. 心房压力增加
- 心悸；
- 由于心房试图将血液射入僵硬的心室，可能会出现 S_4；
- 由于心房压力增加，可能出现房性心律失常，如房性期前收缩（premature atrial complexes，PAC）或心房颤动；
- PAOP 波形上的 A 波升高；
- RA 压力升高；
- RA 波形上的 A 波升高。

肥厚型心肌病

　　1. 无法维持足够的心输出量
- 心绞痛；
- 晕厥；
- 疲劳；
- 窦性心动过速；
- 室性心律失常，包括心室颤动；
- 心输出量最初正常，随后下降。
　　2. 心室充盈压升高
- 呼吸困难；
- 端坐呼吸；
- 心律失常，如室性期前收缩或室性心动过速；
- 血流动力学异常：
  - PAS 和 PAD 升高；
  - PAOP 升高；
  - SVR 增加。
　　3. 心房压力增加
- 由于心房试图将血液射入僵硬的心室，可能会出现 S_4；
- 由于心房压力增加，可能会出现房性心律失常（如 PAC、心房颤动）；
- 心悸；
- PAOP 波形上的 A 波升高；
- RA 压力升高。
　　4. 左心室流出道梗阻
- 由于室间隔肥厚，血液流经狭窄的流出道时产生收缩期杂音，在心尖处能听到。

限制型心肌病

　　限制型心肌病和心包炎的体征和症状相似。通常可在超声心动图检查后确诊。
　　1. 无法维持足够的心输出量
- 活动无耐力；
- 虚弱；
- 窦性心动过速；
- 心律失常；
- CO/CI 下降。
　　2. 左心室充盈压升高
- 呼吸困难；

- 颈静脉扩张；
- S_3；
- 脉压变小；
- 二尖瓣关闭不全的收缩期杂音；
- 血流动力学异常：
  - PAS、PAD 和 PAOP 升高；
  - SVR 升高；
  - 二尖瓣关闭不全伴 PAOP 波形上的 V 波升高。
    3. 右心室压力升高
- 外周水肿；
- 肝大；
- 黄疸；
- 颈静脉扩张；
- 三尖瓣关闭不全的收缩期杂音；
- 库斯莫尔征（吸气时颈静脉扩张加重）；
- 三尖瓣关闭不全伴 RA 波形上的 V 波升高。
    4. 心房压力增加
- 心悸；
- 由于心房试图将血液射入僵硬的心室，可能会出现 S_4；
- 由于心房压力增加，可能会出现房性心律失常（如 PAC、心房颤动）；
- PAOP 波形上的 A 波升高；
- RA 压力升高；
- RA 波形上的 A 波升高。

诊断性检查

扩张型心肌病

- **胸部 X 线**：左心室扩张，所有 4 个心腔都可能扩大和扩张。
- **12 导联心电图**：ST 段和 T 波改变；电轴左偏；左心室肥大和束支传导阻滞（最常见的是 LBBB）。
- **超声心动图**：左心室扩张伴有心腔增大（其他心腔也可能增大）；心室收缩力减弱；室间隔壁运动减弱；心室容积增大，射血分数降低。

肥厚型心肌病

- **胸部 X 线**：正常或左心房和心室肥大。
- **12 导联心电图**：ST 段和 T 波改变；室间隔肥厚导致室间隔 Q 波；左心室肥大。
- **超声心动图**：心室壁增厚伴有心腔缩小；室间隔增厚和二尖瓣瓣叶运动导致左心室流出道梗阻。

限制型心肌病

- **胸部 X 线**：左心房和左心室正常或轻微增大。
- **12 导联心电图**：ST 段和 T 波改变；QRS 波幅低。
- **超声心动图**：室壁增厚；心房增大；心室收缩力减弱；心室容积减小；心室舒张末压升高。

心肌病管理原则

心肌病治疗的主要目标是治疗潜在病因（如果已知），最大限度地发挥心脏功能，帮助患者和家属应对衰弱的慢性疾病，以及预防与心肌病相关的并发症。

改善心脏功能

扩张型心肌病

1. **改善心肌氧合**　随着心室扩张，心室壁张力增加，心肌工作量和耗氧量也随之增加。必要时启动氧疗以增加供氧量。脉搏血氧饱和度、混合静脉血氧饱和度（mixed venous oxygen saturation，SvO_2）或中心静脉血氧饱和度（central venous blood oxygen saturation，$ScvO_2$）和动脉血气有助于指导给氧治疗。

2. **增加心肌收缩力**　包括 β_1 受体激动剂（如多巴酚丁胺）和磷酸二酯酶抑制剂（如米力农）在内的肌力药物可产生正性肌力作用（如增强心肌收缩力），导致血管轻度扩张，从而减轻衰竭心室的工作负荷。

3. **降低前负荷和后负荷**　利尿剂可减少过多液体并降低心室舒张末期容积。可能还需要限制液体和钠的摄入。血管扩张剂（如硝酸异山梨酯、肼屈嗪）可扩张动脉和静脉血管，减少静脉回流和心室收缩射血阻力（后负荷）。

4. **使用β受体阻滞剂**（如美托洛尔、卡维地洛、比索洛尔）降低心源性猝死（心室颤动、室性心动过速）的风险，并防止心肌细胞功能进一步恶化。

5. **使用血管紧张素转换酶**（angiotensin converting enzyme，ACE）抑制剂、血管紧张素 II 受体阻滞剂（*angiotensin II receptor blocker*，ARB）或血管紧张素受体肾素抑制剂（angiotensin receptor neprilysin inhibitors，ARNI）阻断血管紧张素 II 对心脏细胞的负面影响，并减轻心室后负荷。ARNI 不能与 ARB 或 ACE 抑制剂同时使用，在最后一次服用 ACE 抑制剂或 ARB 至少 36 小时后才能开始使用 ARNI。

6. **使用机械心脏辅助装置** 如 IABP、VAD 治疗，以及在某些危急情况下使用体外膜氧合（extracorporeal membrane oxygenation，ECMO），以帮助改善 CO/CI 和组织供氧。

7. **双腔双心室起搏器 / 植入式心律转复除颤器** 请参阅第8章。

8. **心室重建术** 这是一种外科手术，通过切除因心肌梗死导致的心室壁瘤和左心室上的瘢痕组织，左心室将恢复正常形状，并能更有效地收缩。

9. 如果药物治疗无法缓解患者症状，可能需要进行**心脏移植**。

肥厚型心肌病

肥厚型心肌病患者的治疗重点是促进心肌松弛和减少左心室梗阻。

1. **降低心肌收缩力** 使用 β 受体阻滞剂降低心率、收缩力和心肌耗氧量。

2. 肥厚型心肌病患者通常**禁用**以下药物

- **利尿剂**，因为液体容量减少会降低心室充盈压和心输出量。
- **正性肌力药物**（如多巴酚丁胺、米力农），因为收缩力增加会导致左心室流出道梗阻加重。
- **血管扩张剂**（如硝酸甘油、硝普钠），因为它们会降低舒张末期容积，导致左心室流出道梗阻加重。

3. **减轻生理和心理压力** 肥厚型心肌病患者发生心脏性猝死的风险增加，压力过大会增加心脏性猝死风险。应限制剧烈的体力活动和避免心理压力。此外，应避免体位的突然改变，因为心脏无法对体位突然改变造成的体液转移做出反应。瓦尔萨尔瓦（Valsalva）动作也应避免。向患者传授加强自我放松的策略。放松疗法可包括有节奏的呼吸、生物反馈和想象。

4. **心脏手术** 心肌切除术适用于药物治疗无效且左心室流出道梗阻严重的患者。心肌切除术包括切除部分扩大的室间隔，以减轻左心室流出道梗阻并改善心肌功能。

5. **酒精室间隔消融术** 酒精室间隔消融术是将无水酒精（98% 乙醇）注入冠状动脉左前降支的选定间隔支中，造成相应肥厚部分的心肌梗死。其结果是减轻左心室流出道梗阻，改善心输出量。该手术由介入心脏病专家在心脏介入导管室进行。这种手术损伤较小，风险低于心肌切除术。

限制型心肌病

降低前负荷：利尿剂、钠和液体限制，以及血管扩张剂可降低心室舒张末期容积。僵硬的心室对微小的液体变化非常敏感，会显著增加心室舒张末压。

促进应对

对于大多数患者来说，心肌病是一种慢性疾病，有可能危及生命。患者及其家属需要面对不确定的远期预后。当家属努力应对疾病和心肌病对生活方式的影响时，情绪可能会摇摆不定。重点是帮助患者保持积极的生活方式和应对进行性疾病。家庭参与症状控制也很重要。放松疗法不仅能使患者受益，还能使家属受益。当预后不佳或治疗方案有限时，姑息治疗和临终关怀方案是患者管理的重要组成部分。

预防和管理并发症

1. **心律失常** 持续心电图监测；观察心脏药物的潜在副作用，严格遵医嘱用药。鼓励家人学习心肺复苏术（cardiopulmonary resuscitation，CPR）。

2. **血流动力学不稳定** 肺动脉压（pulmonary artery pressure，PAP）监测；根据血流动力学参数（如 RA、PAS、PAD 和 PAOP 等压力，以及 CO、CI、SVR、PVR）的变化趋势管理患者。

3. **血栓栓塞事件** 心室功能严重受损的患者和心房颤动患者必须进行抗凝治疗。在这两种情况下，由于体液容量增加和淤积，可能会形成血栓。

4. **心内膜炎** 建议对瓣膜受累的患者预防性使用抗生素。应在行口腔相关治疗、手术或其他侵入性操作前进行预防。

心脏瓣膜疾病

心脏瓣膜疾病既有先天性原因，也有后天性原因。心脏左侧的瓣膜更容易受到影响，因为它们经常暴露在较高的压力下。正常情况下，当瓣膜打开时，瓣膜上下的心腔或血管之间没有压力梯度或差异。随着心脏瓣膜疾病的发展，两个结构之间会产生压力梯度。

心脏瓣膜疾病通常分为瓣膜狭窄和瓣膜关闭不全。狭窄的瓣膜开口变窄，即瓣膜不能完全打开，从而减少了流经瓣膜的血液量。瓣膜关闭不全则是瓣膜不能正常关闭，从而使部分血液向后流动而不是向前流动。心脏瓣膜关闭不全也被称为瓣膜反流。心脏瓣膜病可累及一个或多个瓣膜。

心脏瓣膜疾病的发展通常是一个渐进的过程。正如本节的案例所示，患者的瓣膜问题是15年前的细菌性心内膜炎导致的二尖瓣关闭不全。

病因和病理生理学

先天性和后天性疾病均可导致心脏瓣膜病变（表18-2）。先天性瓣膜病可影响4个瓣膜中的任何一个，并导致瓣膜狭窄或关闭不全。先天性瓣膜病的例子：如主动脉瓣先天性二叶瓣，而非正常的三叶瓣。当血液流经狭窄的瓣口时，二叶瓣会导致湍流增加。当异常瓣膜上形成纤维组织和钙沉积物导致瓣膜狭窄时，患者可能会在晚年出现症状。主动脉瓣二叶瓣也通常被称为老年性主动脉瓣狭窄。

后天性瓣膜病有3种类型：退行性疾病、风湿性疾病和感染性心内膜炎。退行性疾病可能是由于瓣膜长期受到持续的机械压力而受损。这种情况可能随着年龄的增长而发生，也可能因高血压等疾病而加重。高血压会对主动脉瓣造成巨大的压力，通常会导致瓣膜关闭不全。

患有风湿热的人往往在多年后才出现瓣膜病。除了瓣叶钙化外，风湿性疾病还会导致瓣膜逐渐纤维化，腱索也可能发生缩短。风湿热通常会影响二尖瓣。

感染性心内膜炎可能是原发性感染，也可能是继发性感染。感染性病原体会破坏瓣膜组织。表18-2列出了导致心脏瓣膜疾病的其他疾病。

二尖瓣狭窄的病理生理学

二尖瓣瓣口狭窄或变窄是由多个过程共同造成的。最常见的是瓣叶边缘逐渐融合和瓣叶纤维化。此外，钙沉积物可能会侵入瓣叶，进一步阻碍瓣叶的运动。随着二尖瓣变得越来越狭窄，左心房必须产生巨大的压力才能推动血液通过二尖瓣进入左心室。左心房压力通常会升高，随着狭窄的加剧，左心房也会扩张。左心房压力增加可能导致肺血管压力增加（肺动脉高压），从而导致右心室衰竭（图18-2）。

二尖瓣关闭不全的病理生理学

二尖瓣的适当关闭非常重要，这样血液才能在心室收缩时向前射入主动脉，而不是向后反流至左心房。二尖瓣受损会影响瓣膜正常关闭的能

表 18-2　心脏瓣膜疾病的病因

二尖瓣狭窄
- 风湿性疾病
- 心内膜炎
- 退行性病变

二尖瓣关闭不全
- 扩张型心肌病
- 风湿性疾病
- 先天性
- 心内膜炎
- 二尖瓣脱垂
- 乳头肌功能障碍
- 腱索功能障碍

主动脉瓣狭窄
- 风湿性疾病
- 先天性（二叶瓣）
- 退行性病变

主动脉瓣关闭不全
- 风湿性疾病
- 先天性
- 高血压
- 心内膜炎
- 马方综合征

三尖瓣狭窄
- 风湿性疾病
- 先天性
- 心内膜炎

三尖瓣功能不全
- 风湿性疾病
- 扩张型心肌病
- 马方综合征
- 心内膜炎
- Ebstein 畸形（三尖瓣下移畸形）
- 先天性
- 继发于左侧瓣膜病
- 静脉使用药品

肺动脉瓣狭窄
- 风湿性疾病
- 先天性
- 心内膜炎

肺动脉瓣关闭不全
- 原发性肺动脉高压
- 继发于左侧瓣膜病
- 马方综合征
- 心内膜炎

力（图18-3）。在心室收缩期间，当血液向前射入主动脉时，血液也会通过关闭不全的二尖瓣向后反流。这种异常血流会导致左心房容积和压力增加，并最终导致左心房扩张。左心房压力增加可

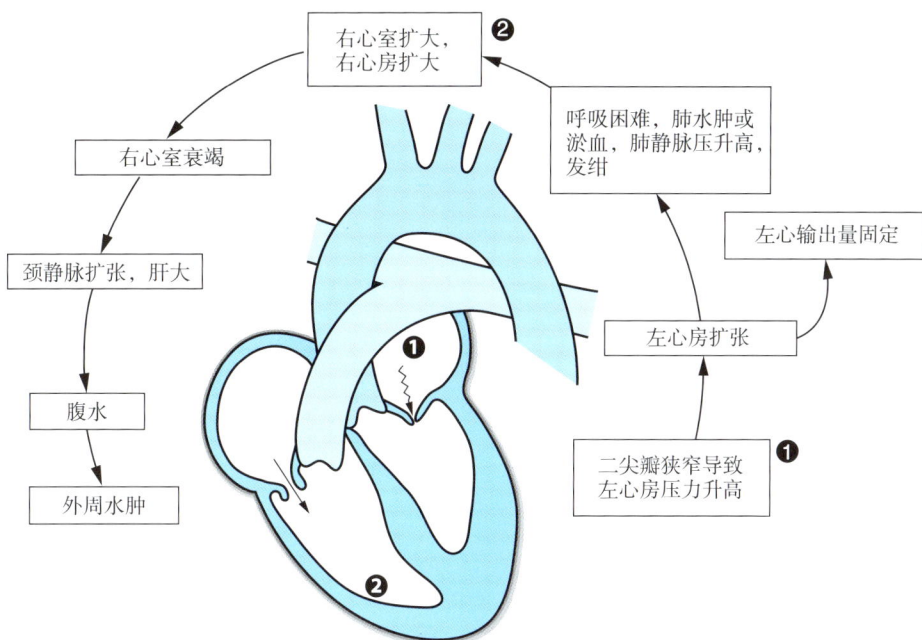

图 18-2　二尖瓣狭窄对心血管的影响

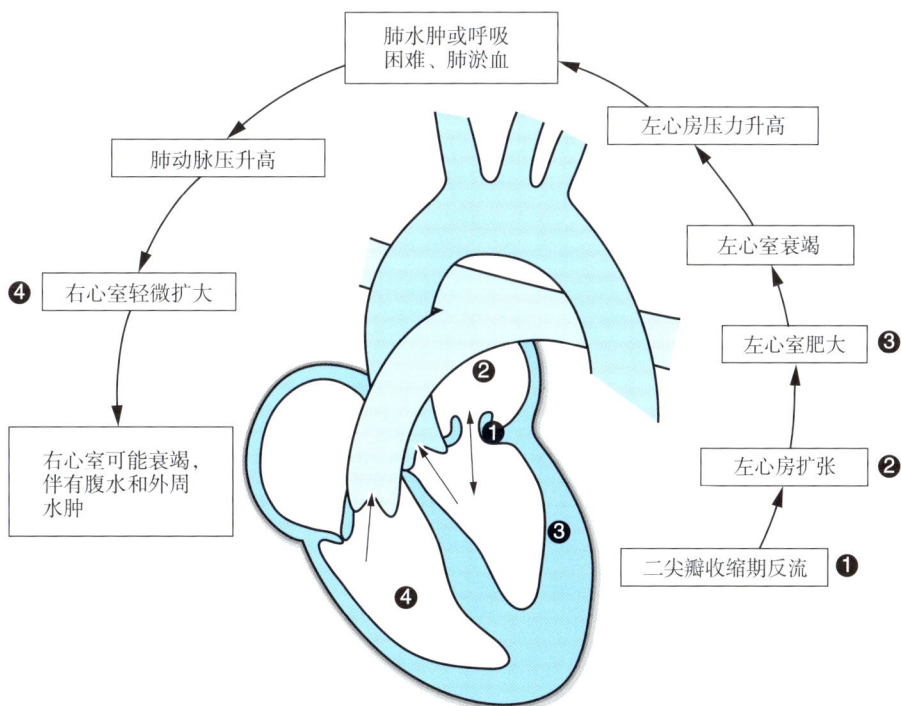

图 18-3　二尖瓣关闭不全对心血管的影响

能会导致肺血管压力增加和右心衰竭。随着时间的推移，左心室通常会随着舒张末期容积的增加和心输出量的减少而扩张和肥厚。

　　二尖瓣关闭不全通常与扩张型心肌病有关。随着左心室扩张，乳头肌被拉伸，在心室收缩时不再能维持二尖瓣关闭。乳头肌功能障碍或断裂可能会导致急性二尖瓣关闭不全。乳头肌收缩有助于防止瓣叶在心室收缩时向左心房内回缩。在急

性心肌梗死期间，如果组织供血减少或缺失，乳头肌可能会断裂。乳头肌的缺失会导致二尖瓣突然出现严重的关闭不全，导致左心室、心房容积和压力迅速增加。左侧高压影响肺血管系统，导致急性肺水肿。与慢性二尖瓣关闭不全不同，急性二尖瓣关闭不全时，心脏没有时间对突然增加的容量和压力进行代偿。

典型案例分析
心脏瓣膜疾病

一名48岁的女性因呼吸过速和疲劳加重被送入冠心病监护病房。患者15年前有过细菌性心内膜炎，导致二尖瓣关闭不全。入院时，她是窦性心律、频发房性期前收缩，血压150/94mmHg。胸部听诊显示左下肺有啰音。血流动力学参数包括：

RAP	12mmHg
PAP	35/25mmHg
PAOP	24mmHg
CO	4.8L/min
CI	1.9L/(min·m²)
SVR	2 100dyn·s/cm⁵

问题：对该患者进行医疗管理的首要任务是？

（A）改善组织供氧。

（B）考虑使用正性肌力药物。

（C）输注硝普钠以降低血压。

（D）降低前负荷。

答案

D。左下肺的啰音以及相关的RAP和PAOP增加表明前负荷增加。最初的目标是降低心脏前负荷。

主动脉瓣狭窄的病理生理学

主动脉瓣狭窄的过程与二尖瓣狭窄相似（图18-4）。主动脉瓣瓣叶上可能会出现瓣叶融合、瓣叶纤维化和钙质沉积，从而阻碍其运动。出现主动脉瓣狭窄时，左心室必须产生很大的压力才能推动血液通过主动脉瓣进入主动脉。左心室压力增加会导致左心室扩张和肥厚、心输出量下降。由于左心房必须产生更大的压力才能将血液射入左心室，因此左心房的容积和压力都会增加。最终可能会出现左心房扩张。左侧压力升高导致血液反流回肺部血管系统和右心室，最终导致右心衰竭。

主动脉瓣关闭不全的病理生理学

主动脉瓣关闭不全的过程与二尖瓣关闭不全相似（图18-5）。主动脉瓣的充分关闭比二尖瓣的充分关闭更为重要。如果主动脉瓣关闭不全，血液就会在舒张期从主动脉反流到左心室。这会严重影响进入主动脉的前向血流，从而影响心输出量。这会导致左心室的容积和压力明显增加，促使左心室逐渐扩张和肥大。与其他左心瓣膜病一样，肺血管压力增加也会导致右心衰竭。

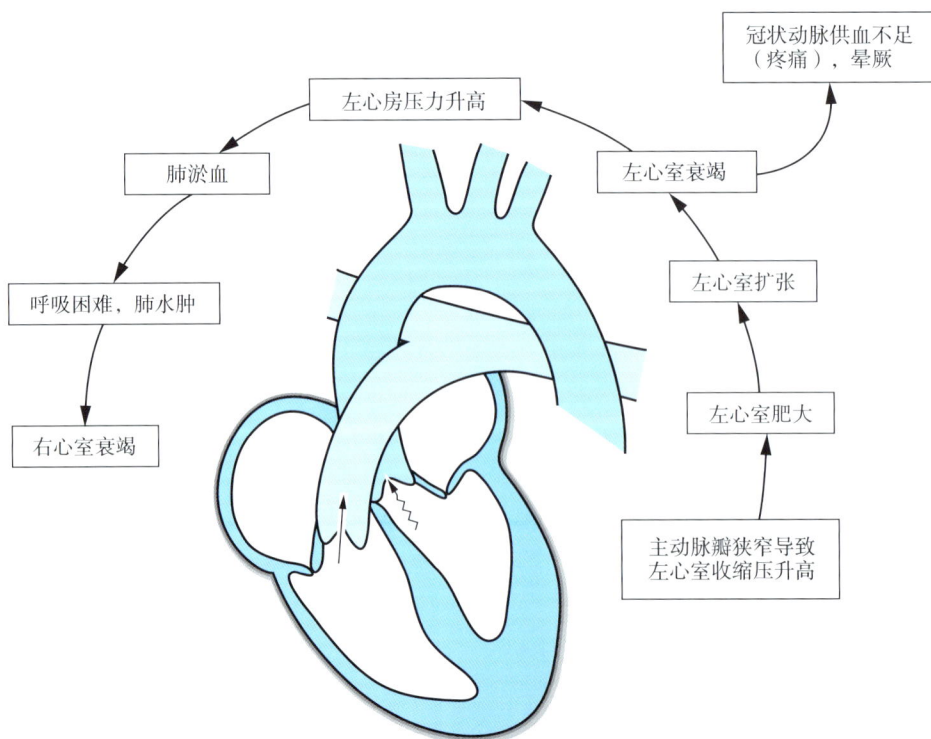

图18-4 主动脉瓣狭窄对心血管的影响

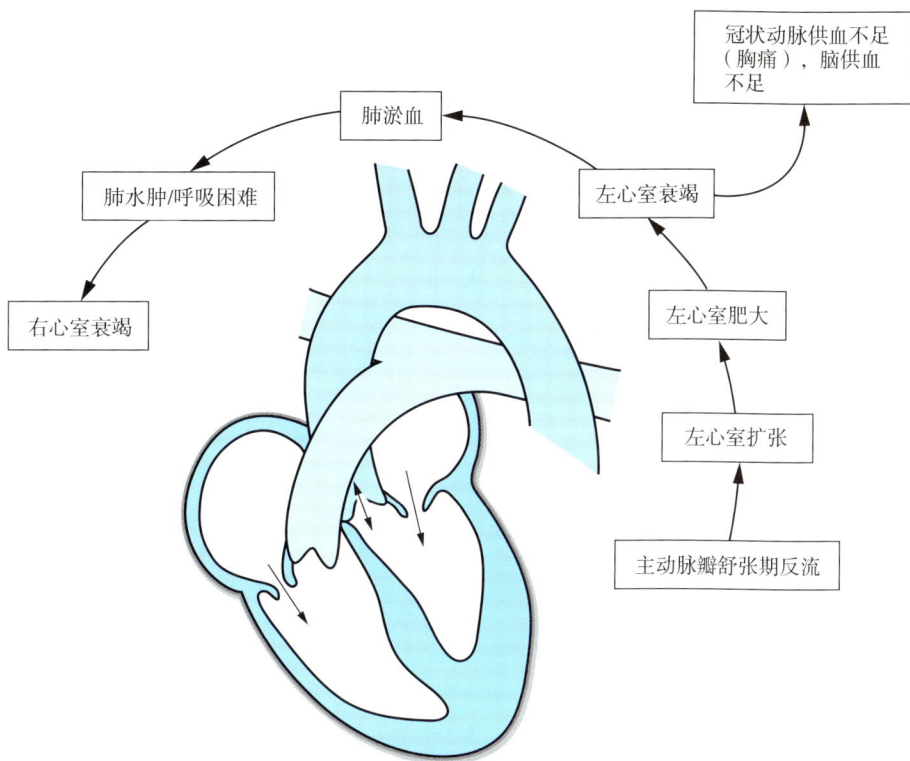

图 18-5　主动脉瓣关闭不全对心血管的影响

三尖瓣狭窄的病理生理学

瓣叶融合或纤维化也会使三尖瓣瓣口变窄。当右心房试图将血液向前推进到右心室时，右心房压力会增加。最终，右心房扩张，增加的右心房压力反射回静脉系统。

三尖瓣关闭不全的病理生理学

三尖瓣受损导致心室收缩时无法完全关闭，从而导致血液通过三尖瓣异常反流至右心房。右心房容积和压力增加，最终导致右心房扩张，并可能导致心输出量下降。三尖瓣关闭不全常见于扩张型心肌病。由于右心室扩张，乳头肌被拉伸，无法在心室收缩时保持瓣膜关闭。这种情况经常伴随二尖瓣关闭不全。

肺动脉瓣狭窄的病理生理学

肺动脉瓣瓣口狭窄会导致肺动脉狭窄。由于右心室试图将血液向前射入肺动脉，右心室压力会增加。随着时间的推移，右心室可能会扩张，右心室输出量下降。增加的压力可能会使血液反流至右心房，导致容量和压力增加，最终导致右心房扩张。这会使静脉系统的容量和压力增加。

肺动脉瓣关闭不全的病理生理学

关闭肺动脉瓣可防止血液在舒张期从肺动脉反流至右心室。肺动脉瓣关闭不全会导致血液在舒张期倒流进入右心室。由于血液向后而不是向前流入肺血管床，右侧心输出量减少。右心室容积和压力增加，最终可能导致扩张。增加的压力可能会反射回右心房和静脉系统。肺动脉狭窄和肺动脉瓣关闭不全很少见于成年人，更常见于儿童，通常是先天性缺陷造成的。

临床表现

二尖瓣和主动脉瓣疾病

所有左心瓣膜病都会出现以下症状和体征：
- 呼吸困难；
- 疲劳；
- 肺动脉压升高（PAS、PAD、PAOP）；
- 心输出量降低。

二尖瓣狭窄
- 心悸；
- 咯血；
- 声音嘶哑；
- 吞咽困难；

- 颈静脉扩张；
- 端坐呼吸；
- 咳嗽；
- 舒张期杂音；
- 房性心律失常（PAC、AF）；
- PAOP 压力波形上的 A 波升高。

二尖瓣关闭不全

- 夜间阵发性呼吸困难；
- 端坐呼吸；
- 心悸；
- S_3 和/或 S_4；
- 啰音；
- 收缩期杂音；
- 房性心律失常；
- PAOP 压力波形上的 V 波升高。

主动脉瓣狭窄

- 心绞痛；
- 晕厥；
- SVR 降低；
- S_3 和/或 S_4；
- 收缩期杂音；
- 脉压变小。

主动脉瓣关闭不全

- 心绞痛；
- S_3；
- 舒张期杂音；
- 脉压变大；
- De Musset 征（点头征）。

三尖瓣和肺动脉瓣疾病

所有右心瓣膜病都会出现以下症状和体征：

- 呼吸困难；
- 疲劳；
- RA 压力升高；
- 外周水肿；
- 肝大
- 颈静脉扩张。

三尖瓣狭窄

- 房性心律失常；
- 舒张期杂音；
- 心输出量降低；
- RA 压力波形上的 A 波升高。

三尖瓣关闭不全

- 传导阻滞；

- 室上性心动过速；
- 收缩期杂音；
- RA 压力波形上的 V 波升高。

肺动脉瓣狭窄

- 发绀；
- 收缩期杂音；
- RA 压力波形上的 A 波升高。

肺动脉瓣关闭不全

- 舒张期杂音；
- RA 压力波形上的 A 波升高。

诊断性检查

- **胸部 X 线**：显示特定的心影扩大、肺淤血、瓣膜钙化。
- **12 导联心电图**：有助于诊断右心室、左心室和左心房肥大。
- **超声心动图**：显示 4 个心腔的大小、是否存在肥厚、特定的瓣膜功能障碍、射血分数和反流量（如果存在）。
- **放射性核素检查**：确定非活动和活动时的异常射血分数。
- **心导管检查**：确定心腔压力、射血分数、反流和压力梯度（如果存在）。

心脏瓣膜疾病的管理原则

治疗心脏瓣膜疾病的首要目标是最大限度地发挥心脏功能、改善症状并预防与瓣膜疾病相关的并发症。

最大限度地发挥心脏功能：医疗管理

1. **改善氧气输送** 随着心室扩张，心室壁张力、心肌做功和氧耗都会增加。必要时开始氧疗，以提高血氧饱和度。脉搏血氧饱和度、SvO_2 和动脉血气有助于指导充分的氧疗。

2. **降低前负荷** 利尿剂可减少过多液体潴留和心室舒张末期容积。可能还需要限制液体和钠的摄入（例外情况：降低前负荷不属于主动脉瓣关闭不全患者的治疗范畴，因为左心室舒张末期容积减少可能会增加逆流，反而降低心输出量）。

3. **降低后负荷** 对于 SVR 增高且左心室功能受损（如主动脉瓣狭窄或二尖瓣关闭不全）的患者，可降低后负荷。

4. **改善收缩力** 正性肌力药物（如米力农、多巴酚丁胺）可增强心肌收缩力并改善心输出量。

5. **调整活动量** 限制活动有助于减少心肌耗氧量。指导患者交替活动和休息的重要性。

6. **瓣膜球囊成形术** 狭窄的二尖瓣和主动脉瓣可选择瓣膜球囊成形术。在透视下通过股动脉插入经皮导管，然后在狭窄病变处充气，以迫使融合的瓣膜开放并改善瓣叶活动度。

最大限度地发挥心脏功能：手术治疗

当药物治疗无法缓解患者症状时，就需要进行心脏手术。如果在左心室功能障碍之前进行手术，患者的手术效果可能会更好。

1. **瓣膜修复** 越来越多的人倾向于对功能障碍的瓣膜进行修复，而不是更换。固有瓣膜的血流动力学功能优于任何人工瓣膜。此外，还可避免瓣膜置换带来的风险。可以进行开放性交界切开术来缓解4个心脏瓣膜中任何一个的狭窄。在开放性交界切开术中，融合的瓣叶被切开，从而使瓣膜的瓣叶活动起来。瓣叶重建术也可以使用心包补片修补瓣叶撕裂。腱索重建术可拉长纤维化的腱索或缩短过度拉伸的腱索。也可以置入瓣膜成形环来矫正瓣环的扩张。

2. **人工瓣膜置换术** 用人工瓣膜替换原生瓣膜适用于瓣膜严重受损或无法修复的情况。整个原生瓣膜被移除，取而代之的是机械或生物[猪、牛或同种异体移植物（同种移植物或自体移植物）]人工瓣膜。

3. **心脏手术后的管理** 瓣膜手术后的管理与冠状动脉搭桥手术的管理类似（见第8章）。瓣膜修复和置换患者的特殊注意事项包括以下几点：

- **保持足够的前负荷**：心脏瓣膜疾病患者，尤其是主动脉瓣关闭不全和二尖瓣关闭不全患者，通常已经耐受了舒张末期容积增大。虽然瓣膜已经修复，但心脏需要时间来适应血流动力学的变化。一般来说，根据术后患者的体重、肺部症状、胸部X线和生命体征来调整容量。
- **监测传导障碍**：二尖瓣、三尖瓣和主动脉瓣紧邻传导系统。可能需要临时或永久性心脏起搏器来解决术后传导障碍。
- **启动抗凝治疗**：接受瓣膜置换的患者通常需要进行抗凝治疗。

4. **如果患者术前有心房颤动或心房扑动** 外科医生可能会实施迷宫手术，消融肺静脉周围的区域，以防止术后房性心律失常复发。

5. **经导管主动脉瓣植入术**（transcatheter aortic valve replacement，TAVR）：技术的进步使主动脉瓣置换术发展成为一种微创方法。在这种方法中，人工组织瓣膜通过支架状导引导管置入。瓣膜可通过股动脉或腋动脉插入，并横跨原主动脉瓣。术前评估包括确定最佳插入部位。另一种目前很少使用的方法称为经心尖法，即在前胸壁做一个小切口，然后通过左心室心尖将装置植入主动脉瓣位置。所有这些方法都避免了使用心脏手术体外循环（cardiopulmonary bypass，CPB）。起初，TAVR仅限于年龄较大（80岁或90岁）、身体虚弱无法耐受传统主动脉瓣置换手术方法的患者。患者的症状通常会立即得到缓解，并在几天内出院回家。

6. **另一种方法是经主动脉入路** 在这种方法中，需要进行一个小切口，然后通过主动脉进入瓣膜。与经心尖方法相比，这种方法的优点包括降低了术后出血的风险。瓣中瓣手术是最近开发的另一种方法。这包括使用经导管方法将人工组织瓣膜植入先前植入的人工组织瓣膜。瓣中瓣TAVR方法在PARTNER 2研究中进行了试验，结果发现对那些早先通过手术植入瓣膜需要更换、但患者不再适合手术的患者有积极的疗效。PARTNER研究纳入了为期10~12年的随机临床试验，比较了手术方法与经导管手术的疗效。PARTNER 3试验显示主动脉瓣狭窄的低风险患者更倾向于接受经导管瓣膜置换术。

使用经导管方法进行二尖瓣和三尖瓣置换的临床试验正在进行中。由于二尖瓣解剖结构复杂，预计这需要更长的时间才能完善。

改善症状

向患者传授放松技巧。深呼吸或冥想可能有助于缓解焦虑，尤其是在出现瓣膜功能障碍症状时。

讨论症状的影响和控制症状的策略，如交替活动和休息。向患者提供系统的支持教育，以便他们能够帮助患者解释和处理症状。

预防和管理并发症

1. **心律失常** 保持连续的心电图监测有助于及早识别心律失常。术后24~48小时内出现心房颤动很常见，尤其是如果患者术前就有心房颤动。如果围手术期进行了心房颤动消融术，则出现房室传导阻滞的风险会增加，需要起搏器支持。

2. **血流动力学不稳定** 血流动力学监测可以使用有创的肺动脉导管进行监测，也可以使用中心静脉导管和/或动脉压监测进行微创监测，或者完全无创监测。无论采用哪种方法,监测血流动力学指标的变化趋势都是至关重要的。

3. 血栓栓塞事件　左心室功能严重受损或心房颤动的患者,瓣膜手术后必须进行抗凝治疗。机械瓣置换术后的患者需要终身抗凝治疗。接受生物瓣置换术的患者通常需要进行短期抗凝治疗。

4. 心内膜炎　建议对瓣膜疾病患者和人工瓣膜患者进行预防性使用抗生素。在口腔相关治疗、外科手术或其他侵入性操作前进行预防。出院前,向患者和家属讲解预防的重要性。

5. 人工瓣膜功能障碍　生物瓣瓣膜功能障碍通常发展缓慢,逐渐出现症状和体征(如出现新的杂音、呼吸困难、晕厥)。机械瓣瓣膜功能障碍可能缓慢发生,也可能突然发生。当患者出现急性心力衰竭的症状和体征(低血压、心动过速、低 CO/CI、心力衰竭、心搏骤停)时,需要对快速发生的瓣膜功能障碍进行紧急干预。

心包炎

心包炎是心脏心包内膜的一种慢性或急性炎症。急性心包炎通常继发于其他疾病,一般会在 6 周内消退。而慢性心包炎可能会持续数月。

心包炎可能导致心包积液或心脏压塞。心包积液是指心包腔内积液,会压迫心脏,限制心室舒张末期充盈,损害心脏功能,从而导致心脏压塞。

本节心包炎的病例研究是一个例子,说明了准确诊断胸痛患者的重要性。心包炎的疼痛可能与心绞痛相似,但治疗方法却截然不同。

病因和病理生理学

多种不同的疾病和情况都可能导致心包炎(表18-3)。常见原因包括心肌梗死、感染、肿瘤、放射治疗、胶原血管疾病和尿毒症。

正常情况下,心包腔内有少量透明浆液,通常少于 50mL。这种液体位于心包脏层和壁层之间,在心脏膨胀和收缩时润滑心脏表面。心包发炎会增加脏层和壁层的摩擦。

表 18-3　心包炎的病因

特发性	风湿性疾病
感染(病毒/细菌)	红斑狼疮
心肌梗死	硬皮病
心脏手术	尿毒症
肿瘤	药物诱发
放射治疗	

心包发炎会导致心包积液增多,最多可增加1L 或更多。心包积液的逐渐积聚对心脏的影响可能很小,因此心包膨胀,血流动力学不会发生改变。然而,心包积液的突然增加会严重影响血流动力学状态。

慢性心包炎会导致心包内膜发生纤维化。脏层和壁层最终会相互粘连,限制心脏的充盈。这种情况可称为**缩窄性心包炎**。缩窄的心包所产生的压力会影响心脏正常扩张的能力,导致舒张末期容积和心输出量下降。这些变化可能会导致心室舒张末期压力和心房压力升高,从而导致肺血管和静脉系统压力升高。

典型案例分析
心包炎

一名女性患者在 7 天前曾发生急性前壁心肌梗死,她因胸骨下剧烈疼痛再次入住冠状动脉性心脏病监护病房(coronary care unit,CCU),吸气时胸痛加剧,呼吸过速,胸前导联和 I、II、III 导联 ST 段抬高。使用硝酸甘油后,胸痛仍未缓解。静脉注射 4mg 吗啡后,疼痛有所缓解。当患者坐起并身体前倾便于护士听诊呼吸音时,疼痛完全消失。

问题 1:心包炎的典型体征是?

(A)吸气时剧烈疼痛,身体前倾后疼痛缓解。

(B)颈静脉扩张。

(C)脉压变小。

(D)咳嗽。

问题 2:对该患者采取的重要护理措施是?

(A)继续使用吗啡止痛。

(B)鼓励患者尽可能多走动。

(C)告知患者这不是另一次心脏病发作,以缓解焦虑情绪。

(D)鼓励深呼吸运动以扩张肺部。

答案

1. A。吸气时的剧烈疼痛可在身体前倾时缓解,这是心包炎的典型症状。颈静脉扩张可能会伴随心包炎,但并不总是存在。

2. C。许多患者认为胸痛的出现表明他们又发生了心肌梗死。重要的是要告知患者并非如此。

临床表现

急性心包炎

- 胸骨下或心前区出现尖锐痛、刺痛、灼痛、钝痛或隐痛,疼痛在运动、吸气和咳嗽时加剧,在患者采取仰卧位时也会加剧;
- 心包摩擦;
- 发热;
- 窦性心动过速;
- 呼吸困难、端坐呼吸;
- 咳嗽;
- 疲劳;
- 脉压变小;
- 低血压;
- 心律失常;
- 心脏压力(PA、PAOP、RA)升高;
- 心输出量降低;
- 外周水肿;
- 颈静脉扩张。

慢性心包炎

- 呼吸困难;
- 厌食;
- 疲劳;
- 腹部不适;
- 体重增加;
- 活动无耐力;
- 颈静脉扩张;
- 外周水肿;
- 肝大;
- 库斯莫尔征(吸气时 RA 压力升高)。

诊断性检查

- **胸部 X 线**:心脏正常或增大;慢性心包炎可能导致心脏缩小。
- **ECG**:心前区导联(V 导联)和 I、II 或 III 导联的 ST 段抬高;ST 段返回等电位线后出现 T 波倒置;QRS 电压下降。
- **超声心动图**:心包腔积液增加;慢性缩窄性心包炎可表现为心包增厚和心室收缩力减弱。
- **实验室检查**:血沉增快、白细胞增高;可通过血液培养确定致病菌。
- **CT/MRI**:慢性心包炎患者心包增厚。

心包炎管理原则

治疗心包炎的主要原则是纠正潜在病因、减轻疼痛和促进舒适、缓解心包积液,以及预防和处理与心包炎相关的并发症。

促进舒适和缓解疼痛

1. **减轻疼痛** 告诉患者坐起来和/或身体前倾可减轻和缓解胸痛。全天候服用镇痛药、秋水仙碱和非甾体抗炎药有助于缓解疼痛。

2. **促进放松** 向患者传授放松技巧,如渐进式肌肉放松和可视化。这可以帮助患者应对疼痛。避免使用包括深呼吸在内的放松技巧,因为心包疼痛通常会随着深吸气而加剧。

3. **限制活动** 这在炎症急性期尤为重要。随着发热和胸痛的减轻,可逐渐增加活动量。协助患者找到舒适的体位。患者通常采取坐立和略微前倾的姿势会更舒服。

纠正潜在原因

1. **减轻心包炎症** 非甾体抗炎药(如吲哚美辛、布洛芬)可减轻心包炎症和相关疼痛,前几次服用一般是固定剂量,而不是按需服用。慢性、复发性心包炎可能需要皮质类固醇治疗。

2. **消除感染** 如果心包炎的病因是感染,则需要适当的药物治疗,包括抗生素治疗。

缓解心包积液

1. **心包穿刺术** 将针头或小导管置入剑突下的心包腔。液体通过针头抽出或连接导管排入真空瓶。进行此手术是为了清除心包积液,改善心肌功能。可以从排出的液体中获取培养标本并送往实验室进行分析。引流管可留置数天,直至引流量降至最低。

2. **心包切开术/心包开窗术** 这是一种外科手术,通过切除部分心包来降低心包对心脏的压力,使心包积液更容易排出。可将引流管置入心包,并穿过横膈膜向下延伸至腹腔。这样多余的液体就能不断排入腹腔,最终被淋巴系统吸收。对于反复发作的心包积液,可以进行这种手术。

3. **心包切除术** 通过手术切除整个心包。对于其他干预措施无效的慢性心包炎,可能有必要进行这种手术。

预防和处理并发症

1. 监测急性心力衰竭的体征和症状 这些症状包括低血压、心动过速、呼吸频率增快、呼吸困难、血氧饱和度下降、外周搏动减弱和尿量减少。氧疗和正性肌力药物有助于改善心肌收缩力。可能需要评估是否需要对心包炎进行手术治疗。

2. 心脏压塞 监测心脏压塞的症状和体征。这些症状包括低血压、心动过速、呼吸过速、呼吸困难、奇脉、脉压变小、心音低沉和颈静脉扩张。另一个提示压塞的征象是各压力一致化，血流动力学显示 PAS、PAD、PAOP 和 CVP 相差无几。需进行紧急心包穿刺术，以防止血流动力学状况进一步恶化。

主动脉瘤

主动脉瘤是主动脉壁扩张的区域。动脉瘤多发于男性，通常发生在 50～60 岁。如果不进行治疗，胸主动脉瘤的死亡率很高。

动脉瘤通常按类型分类（图 18-6）。**梭状动脉瘤**的特点是主动脉受影响部分的整个圆周都扩张。**囊状动脉瘤**的特点是一侧主动脉扩张。囊状动脉瘤的扩张膨出类似于鼓出的囊袋。动脉瘤还可根据其位置进行分类（图 18-7）：

- **升主动脉**：主动脉瓣和无名动脉之间。
- **横主动脉或主动脉弓**：在无名动脉和左锁骨下动脉之间。
- **降胸主动脉**：从左锁骨下动脉到膈肌。
- **胸腹主动脉**：从膈以上到主髂动脉分叉处。

动脉瘤有可能发生夹层或破裂。当主动脉内壁被破坏或撕裂，血液流入主动脉血管层时，动脉瘤就会发生夹层（图 18-6C、D）。当主动脉三层都被撕裂并出现大量出血时，就会发生破裂。夹层和破裂都会危及生命。案例研究展示了主动脉破裂突然出现的相关症状和体征、需要紧急干预挽救生命。

病因和病理生理学

主动脉瘤的病因多种多样，包括动脉粥样硬化、遗传、先天性畸形、高血压、马方综合征和胸部外伤。

主动脉由三层组成：内膜层、中层和外膜层。

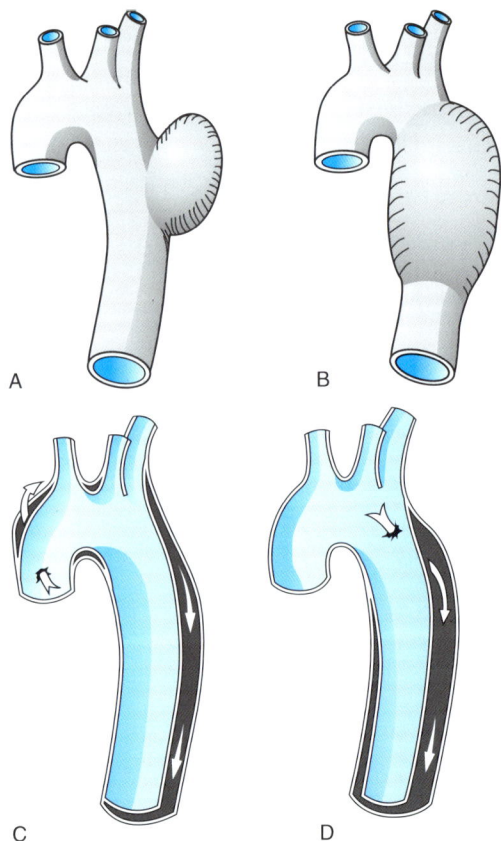

图 18-6 不同类型的主动脉瘤示意图。A. 囊状动脉瘤；B. 梭状动脉瘤；C、D. 两种主动脉夹层（Reproduced with permission from Underhill SL, Woods SL, Sivarajan ES, et al. *Cardiac Nursing*. Philadelphia, PA. JB Lippincott；1982.）

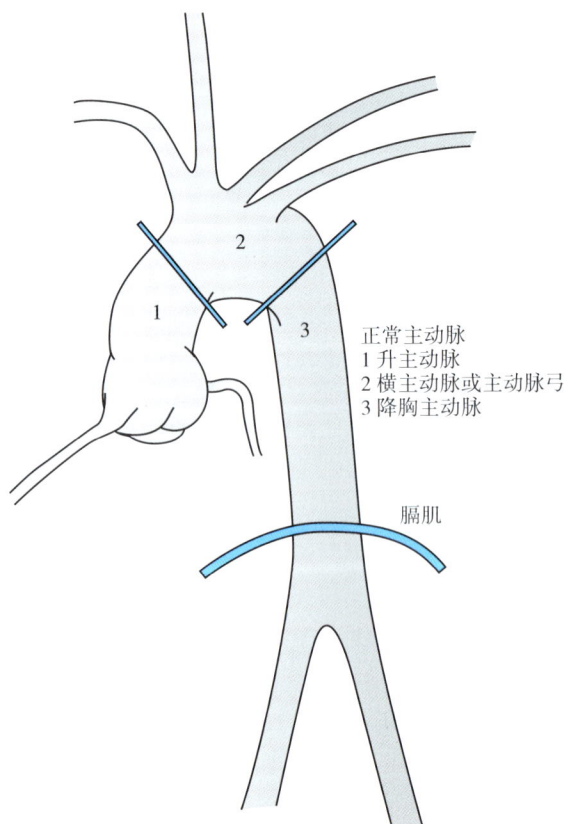

正常主动脉
1 升主动脉
2 横主动脉或主动脉弓
3 降胸主动脉

膈肌

图 18-7 根据位置对主动脉瘤进行分类（Reproduced with permission from Seifert PC. *Cardiac Surgery*. St Louis, MO：Mosby Yearbook；1994.）

主动脉内膜层的平滑肌细胞和弹性组织发生变性，削弱血管壁，导致主动脉各层扩张，从而引发动脉瘤。随着年龄的增长以及高血压发生，主动脉壁可能会进一步被削弱。

随着主动脉瘤逐渐扩大，主动脉夹层的风险也会增加。夹层始于内膜撕裂。血液通过内膜撕裂离开主动脉中央主腔，流经主动脉中层（见图 18-6C、D），这就形成了一个假腔。随着中层中血液量的增加，假腔中的压力也会增加，从而压迫主动脉主腔（图 18-6D）。这种压迫可能会减少或完全阻塞流经主动脉和/或其动脉分支的血流。如果主动脉夹层在症状出现后 2 周内发生，则被归类为急性主动脉夹层。如果症状出现超过 2 周，则被归类为慢性。

主动脉夹层有两种分类方法（图 18-8）。第一种（Stanford 分类）将夹层分为 A 型和 B 型，A 型累及升主动脉，B 型累及降主动脉（左锁骨下动脉远端）。A 型需要立即进行手术干预，而 B 型则在认为有必要进行手术之前先进行药物治疗。主动脉夹层的另一种分类方法将夹层分为三类：I 型，原发内膜撕裂始于升主动脉，夹层延伸至降主动脉；II 型，原发内膜撕裂始于升主动脉，并局限于升主动脉内；III 型，原发内膜撕裂始于并局限于降主动脉。

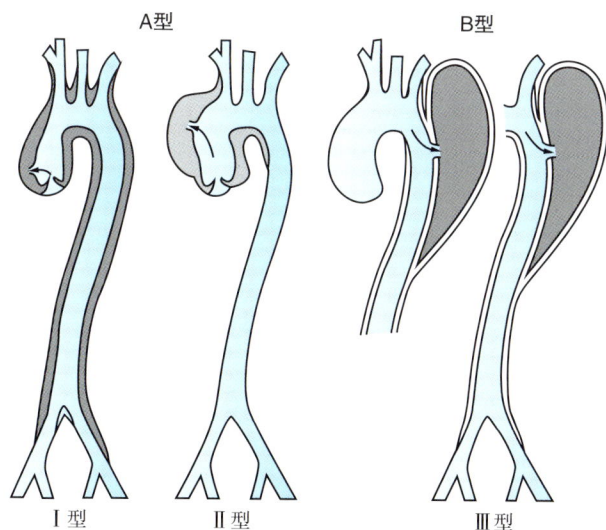

图 18-8　根据位置对主动脉夹层进行分类。Stanford 系统根据升主动脉受累（A 型）或未受累（B 型）对主动脉夹层进行分类。DeBakey 系统将主动脉夹层分为 I、II 或 III 型（Reproduced with permission from DeBakey ME. Surgical management of dissecting aneurysms of the aorta. *J Thorac Cardiovasc Surg*. 1965；49：131；Seifert PC. *Cardiac Surgery*. St Louis, MO：Mosby Yearbook；1994.）

临床表现

患者很少表现出主动脉瘤的早期症状。通常是在常规体检或胸部 X 线检查中发现。主动脉瘤的体征和症状会随着动脉瘤的扩大和压迫邻近器官、结构和/或神经系统而出现。

胸主动脉瘤

- 夹层的症状包括位于前胸或后胸肩胛骨之间的撕裂或劈裂痛，疼痛剧烈或疼痛难忍；
- 胸腔动脉瘤通常没有症状，直到不断增大的动脉瘤对周围神经和器官造成压力时才会出现症状；
- 胸痛；
- 背部疼痛；
- 吞咽困难；
- 声音嘶哑、咳嗽；
- 呼吸困难；
- 左右手臂血压不同；
- 左右手臂外周脉搏不同。

腹主动脉瘤

- 腹部、腰部或背部持续钝痛；
- 腹部肿块；
- 腹部搏动；
- 下肢搏动减弱；
- 恶心和/或呕吐。

主动脉夹层

- 胸部或背部突然剧烈疼痛（或疼痛强度突然增加）；
- 呼吸困难；
- 晕厥；
- 腹部不适或腹胀；
- 四肢无力；
- 少尿或血尿；
- 轻偏瘫、偏瘫或截瘫；
- 言语或视觉障碍；
- 血红蛋白和红细胞比容降低；
- 意识丧失。

主动脉破裂

- 疼痛突然停止；
- 疼痛再次发生；

- 休克的体征和症状，血压除外（破裂时血压偏高），包括心动过速、呼吸频率加快、面色苍白、皮肤潮湿和烦躁不安。

诊断性检查

- **胸部 X 线**：显示主动脉扩张、纵隔增宽和纵隔肿块。
- **CT/MRI**：确定主动脉大小、动脉瘤大小、夹层范围、其他动脉分支受累情况、管腔直径和管壁厚度。
- **超声心动图**：有时可显示动脉瘤的位置和大小。经食管超声（transesophageal echo，TEE）可能更有帮助，尤其是在观察胸腔动脉瘤和怀疑动脉夹层时。
- **主动脉造影**：确定动脉瘤的起源、大小和位置，以及其他动脉分支的受累情况。

动脉瘤管理原则

治疗主动脉瘤的主要目的是缓解疼痛和焦虑、降低血压从而减少动脉瘤所承受的压力、必要时进行手术修复、教育患者，以及预防并发症。

缓解疼痛和焦虑

必要时使用麻醉剂（如吗啡）。疼痛得不到缓解可能会加重焦虑、心动过速和高血压，所有这些都可能会加重病情。通过深呼吸练习或想象进行放松疗法可能会非常有帮助。

降低动脉瘤血管壁的压力

1. **降低后负荷**　可使用血管扩张剂（如硝普钠、尼卡地平、艾司洛尔）降低血压，从而降低动脉瘤的压力。在不影响重要器官灌注的情况下，尽可能将血压维持在较低水平（收缩压为 90～120mmHg）。

2. **降低前负荷**　限制口服和静脉输液，减少钠的摄入量，并根据情况使用利尿剂。降低前负荷会减少循环血量，从而降低动脉瘤部位的压力。

3. **降低心肌收缩力**　使用 β 受体阻滞剂（如艾司洛尔、拉贝洛尔）。降低每次心脏收缩的强度，从而降低动脉瘤上的搏动压力。

典型案例分析
主动脉瘤

一名 62 岁的男子因胸骨下胸痛被送入 ICU。服用硝酸甘油无法缓解胸痛。服用 8mg 硫酸吗啡后疼痛强度有所减轻。他的入院心电图正常；胸部 X 线显示纵隔增宽；主动脉造影显示胸腔动脉瘤。硝普钠输注量为 $1.0\mu g/(kg \cdot min)$，将收缩压维持在 100mmHg 以下。突然，患者大喊："疼，疼……又疼了……比以前还疼"。经过快速评估，发现情况如下：

BP	190/100mmHg
HR	110 次/min
RR	30 次/min
颜色	苍白
皮肤	湿冷
疼痛	在 0～10 的评分中评分为 10 分，描述为中间撕裂感

问题 1：在使用吗啡缓解患者疼痛并通知医生后，护士预计患者需要？

（A）胸部 X 线检查。

（B）胸部 CT 扫描。

（C）心导管检查。

（D）MRI。

问题 2：根据疼痛部位的描述，护士怀疑夹层位于？

（A）升胸主动脉。

（B）横主动脉。

（C）降主动脉。

（D）腹主动脉。

问题 3：胸主动脉瘤的治疗重点是？

（A）保持收缩压低于 120mmHg。

（B）保持舒张压低于 40mmHg。

（C）保持心率低于 100 次/min。

（D）将 CO 降至 2.0L/min 以下。

答案

1. B。CT 将显示动脉瘤的位置和范围。

2. C。胸痛是与降主动脉夹层有关的常见症状。

3. A。必须将收缩压保持在 120mmHg 或以下，以防止动脉瘤进一步剥离或破裂。

患者和家属教育

1. **随访**　如果患者需要接受药物治疗，则需要每隔 6 个月进行一次胸部 X 线、CT、MRI 和/或超声检查，以评估动脉瘤的状况。强调这些检查的重要性。

2. **饮食调整**　向患者和家属讲解低钠饮食的重要性。向营养师咨询食谱和食物烹饪技巧。

3. **戒烟**　协助患者了解戒烟计划。

4. **缓解生理/心理压力**　向患者和家属讲授压力的危害性以及缓解压力的重要性。讨论活动限制和放松疗法。

5. **药物治疗**　教导患者和家属坚持用药的重要性。强调即使患者可能没有症状，药物治疗也是必不可少的。

手术治疗

手术适用于急性动脉瘤破裂、主动脉夹层 A 型、药物治疗难治的主动脉夹层，以及无症状且梭状动脉瘤直径 ≥ 6cm（正常直径为 2.5～3cm）的患者。在某些非紧急情况下，主动脉瘤可以通过血管内支架移植术或血管内动脉瘤修复术（endovascular aneurysm repair，EVAR）进行非手术修复。在此过程中，会将一根导管插入股动脉。将导管推进主动脉，以便将支架移植物放置在血管扩张的部分。放置支架后，支架和主动脉瘤壁之间继发形成血栓和机化，从而防止动脉瘤的增大与破裂。与传统手术修复相比，这种方法缩短了手术时间和住院时间，降低了截瘫和肾衰竭等并发症风险。

1. 在手术修复过程中，主动脉瘤会被切除，然后将人工移植物缝合到位。原来的主动脉壁可能会包裹在人工血管上，以增加支撑力。

2. 如果发生急性夹层或破裂，患者正在等待手术室团队的到来：

- 使用麻醉剂止痛。
- 使用血管扩张剂，将患者的血压维持在尽可能低的水平（如果可以承受，90～120mmHg）。这样可以降低动脉瘤的压力。
- 输液以防止血容量不足。
- 使用血液替代品以维持足够水平的血红蛋白和红细胞比容。
- 如果发生破裂，将紧急打开胸腔/腹腔。患者死亡或出现并发症的风险很高，并发症包括脑缺氧、严重低血容量性休克和多器官功能障碍综合征（multiple organ dysfunction syndrome，MODS）。

3. 术后管理：

- 采取与上述相同的干预措施，以减轻疼痛和焦虑，并减少主动脉壁所承受的压力。重要的是减少对修复后主动脉的压力，以使缝合线能够愈合，并将出血控制在最低限度。
- 持续心电图和血流动力学监测。
- 持续脊柱压力监测（用于手术修复降主动脉夹层），必要时引流脑脊液，将压力保持在 10mmHg 或以下。
- 每 1～2 小时进行一次全面评估（包括重点神经系统评估）。
- 逐步复温，防止术后寒战，因为术后寒战会增加血压，并对缝合线造成额外压力。
- 通过呼吸机管理维持充足的氧合。
- 根据医疗机构的标准和外科医生的习惯逐步进行活动。
- 监测肾功能 [尿量、血尿素氮（blood urea nitrogen，BUN）] 和肌酐，尤其是在肾动脉上方交叉夹闭主动脉的情况下。
- 开始抗凝治疗：接受人工瓣膜的患者需抗凝治疗。

预防和处理并发症

1. **出血**　每小时评估生命体征和血流动力学参数，每天评估血红蛋白和红细胞比容。

2. **心律失常**　持续心电图监测；监测电解质并在必要时补充。

3. **血流动力学不稳定**　动脉和 PAP 监测；根据趋势管理血流动力学参数。

4. **灌注改变**　源自主动脉的动脉分支可能受损，导致心肌梗死、脑供血不足/脑血管意外、肠坏死、肾衰竭、截瘫和肢体缺血。评估并监测患者是否出现这些情况。

5. **主动脉瓣关闭不全**　如果动脉瘤位于升主动脉，则可能出现主动脉瓣关闭不全。动脉瘤的扩大或夹层可能会扩张或损坏主动脉瓣，导致急性心力衰竭和肺水肿。

心脏移植

自 1967 年以来，心脏移植已发展成为治疗终末期心脏病的标准方式。当内科、外科和药物干预无法改善生活质量和功能时，心脏移植可改善患者的生存状况。在美国，6个月存活率为93.6%，1年存活率为92.1%，3年存活率为85.6%，5年存活率为79.9%。心脏移植的主要适应证包括心肌病和缺血性心脏病。其他适应证包括心脏瓣膜疾病、先天性心脏病和心肌炎。

候选者选择

心脏移植手术的候选者通常NYHA心功能分级Ⅲ级或Ⅳ级，或者美国心脏协会（American Heart Association，AHA）心功能分级D期，不进行心脏移植手术的话预后会较差。有些患者在等待移植期间需要IABP、VAD或ECMO等心脏辅助装置来维持足够的血流动力学稳定。由于可用器官的短缺和移植后护理的复杂性，患者必须经过广泛的筛选过程，以确定他们是否适合列入候选名单（表18-4）。他们必须通过坚持医疗方案来证明自己对作为候选者和最终受体的严格承诺。

等待供体的过程可能会给患者和家属带来极大的压力。重要的是要了解他们对移植过程的看法、预期的结果，以及过去采用的应对方法。参加支持小组或与治疗师、精神科医生会面可能会有所帮助。对死亡和危重疾病的恐惧可能会加剧患者的焦虑。家庭成员可能需要接近患者，这可能有助于减轻焦虑。让他们参与患者的直接护理可能会提高应对能力。

移植前流程

心脏移植手术的最大延误是由于供体短缺。当发现脑死亡捐献者时，要对他们进行精心管理，以保持心血管状态稳定，避免电解质紊乱和肾脏并发症。器官共享联合网络（United Network for Organ Sharing，UNOS）是美国一个私立的、独立的、非营利性的组织。作为美国唯一管理器官供应与移植网络的机构，它根据等候名单协调美国的器官分配。捐献者必须与受体的ABO血型相合，且体型和体重相似。受者要与捐献者进行相对免疫兼容性测试，以避免超急性排斥反应。使用受者血清与随机淋巴细胞池进行面板反应抗体筛查。如果没有发生淋巴细胞破坏，则交叉配型为阴性，移植手术可以继续进行。根据超声心动图、放射性核素显像和心导管检查的评估，供体的心脏功能必须正常。供体应在最低限度的正性肌

表18-4　心脏移植的一般适应证

晚期心力衰竭患者考虑心脏移植的标准

一般适应证：
- 扩张型心肌病
- 缺血性心肌病
- 没有常规疗法或常规疗法失败的先天性心脏病
- 射血分数低于20%
- 肺血管阻力小于160dyn·s/cm^5
- 年龄小于70岁
- 能够遵守术后医疗延续护理
- 不吸烟

更新标准[a]：
- 根据西雅图心力衰竭模型预测1年存活率低于80%，或心力衰竭存活评分计算为高/中风险
- 所有成年候选者在进入候选名单时均应进行右心导管检查，并在移植前定期进行检查
- 使用LVAD后，应在3~6个月后重新评估血流动力学，以确定肺动脉高压是否可逆
- 建议减轻体重，使体重指数≤35kg/m^2
- 患严重症状的脑血管疾病
- 评估虚弱程度[5种可能症状中有3种：在过去1年中无原因的体重减轻≥4.54kg（10磅）、肌肉减少、疲劳、行走速度慢、体力活动少]
- 再次移植适用于出现明显的心脏同种异体移植血管病变和难治性心脏同种异体移植功能障碍，但无持续排斥证据的患者

[a] Data from Mehra MR, Hannan MM, Semigran MJ, et al. The 2016 International Society for Heart Lung Transplantation listing criteria for heart transplant: a 10-year update. *J Heart Lung Transplant*. 2016 Jan; 35(1): 1-23.

力药物支持下保持血流动力学稳定。

这一过程可能需要几个小时，因此必须经常向患者和家属通报最新情况，让他们了解临床护理计划。移植前的宣教，主要是对患者和家属掌握的知识进行回顾，以澄清误解并纠正知识缺陷。如果心输出量受损，脑灌注减少可能会影响注意力。在此期间，需要对受体进行密切监测，以保持心血管稳定。受体可能需要抗心律失常治疗、正性肌力药物、利尿剂和减轻后负荷的药物，以实现主要器官的灌注，满足细胞功能的需要。可能需要进行抗凝治疗，以降低心房颤动、左心室功能减退或外周静脉淤血导致的栓塞风险。

移植手术技术

在过去，心脏移植有两种手术方式。如今，几乎所有的心脏移植都是原位移植，即移除受体的心脏，在正常解剖位置用供体的心脏替代（图18-

典型案例分析
心脏移植

一名 54 岁的男子，因特发性心肌病接受了原位心脏移植手术（orthotopic heart transplant, OHT）后送入外科重症监护病房。患者目前经口气管插管，纵隔胸管引流液 60mL/h。起搏器导线有心房和心室心外膜 2 根导线，放置左侧桡动脉置管和右侧锁骨下肺动脉导管。

体温	35.8℃
BP	140/82mmHg
HR	90 次/min
正常窦性心律，存在 P 波	
RR	18 次/min
呼吸机设置：	
– 辅助控制通气模式，呼吸次数为 14 次/min	
– FiO₂ 50%	
– TV 700mL	
– PEEP 5cmH₂O	
CO	3.8L/min
尿量	60mL/h
CI	2.0L/(min·m²)
纵隔胸管	60mL/h
SVR	1800dyn·s/cm⁵

SvO₂	58%
SpO₂	96%
神经系统完好，四肢均可根据指令活动	

问题 1：下列哪项血流动力学测量结果会导致 CI 为 2.0L/(min·m²)？

（A）心率 90 次/min。

（B）SVR 1 800dyn·s/cm⁵。

（C）SvO₂ 58%。

（D）呼吸频率 18 次/min。

问题 2：以下哪种治疗方法适合提高 CO/CI？

（A）多巴酚丁胺改善心室收缩力。

（B）多巴胺改善肾脏灌注。

（C）硝普钠减轻后负荷。

（D）艾司洛尔控制心率。

答案

1. B。SVR 增加反映了左心室后负荷增加，导致心脏工作负荷增加。

2. C。硝普钠是一种动脉血管扩张剂，会降低 SVR，从而减少心肌做功。

9）。手术方法是胸骨正中切口；在上、下静脉腔、肺动脉和主动脉处切开受体心脏。供体和受体的静脉腔、主动脉和肺动脉对齐并吻合。这种技术被称为双腔技术。另一种较少见的技术是双心房技术。这种方法是切除原生心脏，但保留两个心房的上部/后部。这将保留原生窦房结，并可能导致心电图描记出现双 P 波（见图 18-9）。在这两种技术中，供体的心脏都是去神经支配的，因此不会受到受体神经系统的交感或副交感神经的影响。心脏移植后心输出量的变化取决于非心脏介质。

另一种手术方案是异位移植，从历史角度来看这很有趣。这种方法曾一度用于约 5% 的心脏移植手术，也被称为"猪背式"方法。供体心脏被放置在胸膜腔的右侧，作为本地心脏的辅助泵。在供体和受体大小不匹配或严重肺动脉高压的情况下，可以选择这种方法。这种方法现在已很少

采用。

心脏移植管理原则

术后的护理与常规开胸手术后的护理类似（见第 8 章）。术后早期的主要目标包括稳定心血管功能、监测改变的免疫反应和保护移植物，以及提供移植后的心理调整。

稳定心血管功能

1. **心脏去神经支配**　术后，迷走神经的影响消失，患者的静息心率通常高于正常值。

● 移植后的患者在运动或体位改变之前需要更多的稳定，以避免因去神经支配的这些影响而出现体位性低血压。随着迷走神经张力的丧失，如果窦性心率降低，就更有可能导致交界性节律。

● **手术操作和术后水肿**可能会降低供体窦房结的

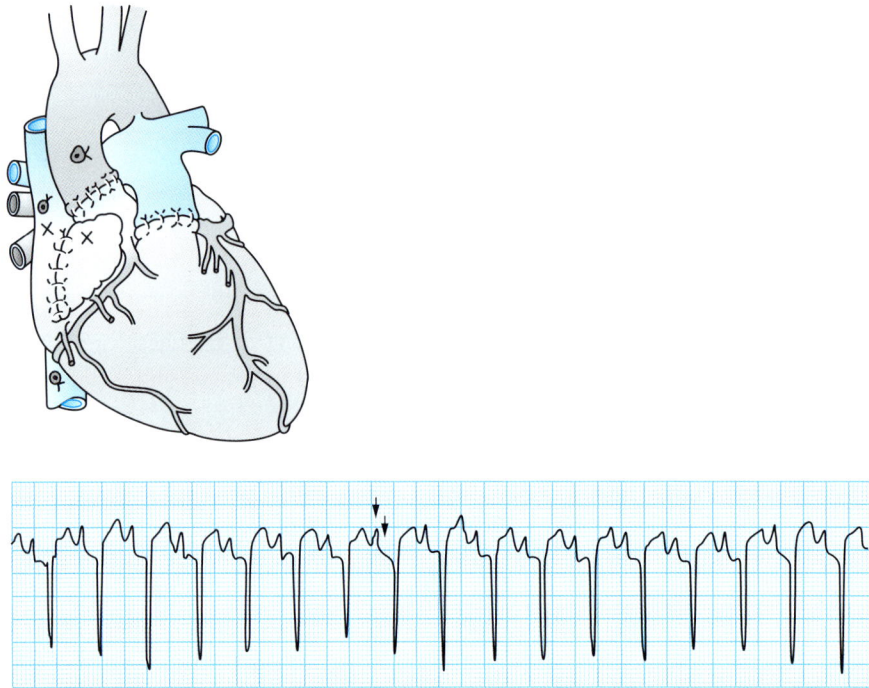

图 18-9　使用双心房方法进行原位移植。供体和受体的窦房结均完好无损（×）。这导致了如图所示的心电图描记。注意独立速率的双 P 波（箭头位置）（Reproduced with permission from Morton PG, Fontaine DK. *Critical Care Nursing: A Holistic Approach*. 9th ed. Philadelphia: Lippincott Williams & Wilkins; 2009.）

自律性，因此患者可能需要临时起搏器或使用异丙肾上腺素（isuprel）来提高心率。

- 如果出现室上性心动过速（supraventricular tachycardia，SVT）等**心律失常**，在这种情况下可使用 β 受体阻滞剂或钙通道阻滞剂来降低心率。必须评估患者对异丙肾上腺素的反应，因为这种药物会增加心肌耗氧量。

- **去神经支配**对患者造成的长期影响更大，如果心肌缺血，患者将不再出现心绞痛。痛觉冲动不会传递到大脑，因此必须教会患者报告心脏功能衰退的其他迹象（如运动耐力下降）。在慢性排斥反应中，即使存在弥漫性冠状动脉疾病，患者也不会出现心绞痛。因缺血性心脏病而接受移植的患者可能会觉得难以理解。

2. **心室衰竭**　任何肺动脉高压因素都会导致右心室功能障碍，最终也会损害左心室功能。可能需要使用正性肌力药和血管扩张药来增强心脏功能。在采集和植入过程中，必须排除任何可能影响心功能的心脏损伤。回顾手术过程有助于排除再灌注损伤或后置旁路问题。

3. **出血**　风险因素包括体外循环、凝血因子改变、右心室衰竭导致肝功能受损，以及术前抗凝治疗。受体的心包可能因移植前心脏肥大而增大。

如果供体心脏较小，则有更大的积血空间而无法及早发现。如果出血量超过 $100\sim200$ mL/h 并持续 2 小时，患者可能需要返回手术室。对所有药物进行检查，以确定其对血小板功能和凝血因子的潜在影响。

监测改变的免疫反应和移植物保护

心脏移植手术后，患者需要接受免疫抑制药物治疗，以保护移植物，并检测药物浓度使移植物功能达到最佳，同时减少不良反应。这些药物大大提高了患者的存活率，减少了再次移植的需要。

1. **免疫抑制**　大多数患者需要接受三联疗法免疫抑制：吗替麦考酚酯（cellcept®）、他克莫司（prograf®）和皮质类固醇。

- 他克莫司，以前称为 FK506，适用于预防和治疗器官排斥反应。它被归类为钙调磷酸酶抑制药，可抑制白细胞介素（IL）-2 生成所需的磷酸盐。主要作用是限制 T 淋巴细胞的活化。与环孢素相比，他克莫司与吗替麦考酚酯联合使用更受青睐，环孢素有不良反应，包括延长 QTc 间期和产生高钾血症，因此需要仔细监测血钾。测量他克莫司的浓度是为了评估治疗剂量和避免毒性。

- 环孢素通过选择性抑制 T 细胞，产生"选择性免疫抑制"。依赖体液免疫的 T 细胞仍然完好无损，不会出现骨髓抑制。T 淋巴细胞对 IL-1 失去反应，最终阻碍辅助性和细胞毒性 T 细胞的成熟。不良反应包括高血压、肾毒性、肝毒性、多毛症、震颤和牙龈增生。在首次静脉注射（intravenous，IV）时，必须密切评估患者是否可能出现类组胺反应和心血管衰竭。这与静脉注射溶液制剂有关，口服制剂不会出现这种情况。测量环孢素的浓度，以评估治疗剂量和避免毒性。

- 巴利昔单抗（simulect）是一种免疫抑制剂，属于 IL-2 拮抗剂。它适用于因慢性低心输出量而导致肾功能不全的患者，因为它具有肾脏保护作用。这种药物在术前和术后 2～4 天使用。

- 吗替麦考酚酯对淋巴细胞具有强大的细胞毒性作用。它能抑制 T 淋巴细胞和 B 淋巴细胞对肌源性刺激和同种异体刺激的增殖反应，还能抑制 B 淋巴细胞抗体的形成。不良反应包括胃肠道溃疡、恶心、呕吐和腹泻。它有严重的中性粒细胞减少作用，可导致贫血、白细胞减少和血小板减少。

- 皮质类固醇可用于预防和治疗排斥反应。皮质类固醇能够减少抗体的产生、抑制抗原-抗体的产生，以及干扰介质 IL-1 和 IL-2 的产生。它们的抗炎和免疫抑制特性都能为患者带来益处。术后应立即大剂量用药，在接下来的 6 个月内逐渐减量。但是，如果患者出现 2 次或 2 次以上的急性排斥反应，则仍需维持剂量。在出现急性或慢性排斥反应的情况下，患者可能需要"冲击疗法"使用类固醇。剂量为每天 500～1 000mg，静脉注射连续 3 天，其间停用其他类固醇。然后，患者恢复类固醇的维持剂量。类固醇治疗的并发症很多，包括感染、高脂血症、糖尿病、高血压、骨质疏松症、钠和水潴留、代谢性碱中毒、消化性溃疡、胰腺炎、食欲增加、肾上腺垂体抑制、淋巴细胞减少、机会性感染，以及股骨头和肱骨头无菌性坏死。患者通常需要服用组胺受体阻滞剂或抗酸剂来预防溃疡。必须严格保持体液和电解质平衡，并密切评估葡萄糖不耐受情况。抗炎反应可能会掩盖感染，因此必须报告乏力、厌食、肌痛、伤口外观变化、咳嗽或咽痛等症状。使用所有这些免疫抑制剂时，患者都有发生恶性肿瘤的内在风险，因此需要对患者进行免疫抑制疗法和所有预防性疗法的全面

教育。

- 新疗法可进一步改善移植结果。Muromonab-CD3（Orthoclone OKT3）是一种单克隆抗体，可用于逆转急性排斥反应，但很少使用。与 T_3 细胞表面抗原发生反应的抗体会干扰 T 细胞的抗原识别，使活跃的 T 细胞更难识别目标器官。每天静脉注射 5～10mg Muromonab-CD3，疗程为 10～14 天。由于存在突发性肺水肿的危险，因此要对接受这种药物治疗的患者进行严密监测，并准备好紧急插管设备，而且通常要预先服用类固醇、对乙酰氨基酚和苯海拉明。在服用 Muromonab-CD3 期间，通常使用环孢素，然后在治疗的最后 3 天重新测定环孢素浓度。在治疗的第 4 天和第 10 天，需要对 CD3 水平进行监测，以评估疗效。一些中心在术后初期使用单克隆或多克隆抗体进行诱导治疗。其他中心则将 Muromonab-CD3 等药物保留用于抢救治疗。

2. 感染风险 免疫抑制药物会降低正常的免疫反应，增加院内感染或超级感染的风险。移植患者更容易感染常见的细菌病原体，如大肠杆菌、肠球菌、葡萄球菌和链球菌。此外，巨细胞病毒（cytomegalovirus，CMV）和肺孢子菌等机会性感染也对免疫力低下的患者构成威胁。在移植后初期，类固醇剂量最高时，患者更容易发生感染。感染是发病和死亡的主要原因，预防和早期发现至关重要。

确定是否感染的最大挑战在于临床表现往往会被免疫抑制治疗所掩盖。由于接受了免疫抑制，患者可能不会迅速发热或出现白细胞升高。必须对每位患者的个体趋势进行评估，如果患者显得疲乏加重、主诉喉咙痛、出现新的咳嗽或低热，则必须高度怀疑感染。细菌、真菌、病毒和原虫感染可能会危及移植后的受体。

细致的皮肤护理可减少皮肤损伤、充足的营养和水分、尽快移除所有侵入性装置，以及限制不必要的手术可帮助降低败血症风险。向患者和家属提供有关感染传播风险的全面教育。因植入有创设备术后会使用抗菌药物治疗，但会限制其使用，以避免耐药微生物的生长。作为常规检查的一部分，对患者进行彻底的皮肤和口腔评估有助于识别病毒和真菌感染。

3. 评估排斥反应 移植后，患者要接受常规心内膜活检，以排除排斥反应（图 18-10）。在透视下，通过右颈内静脉进入右心室的心肌活检钳，采集多个（3～5 个）心肌样本。如果其中一个或多个

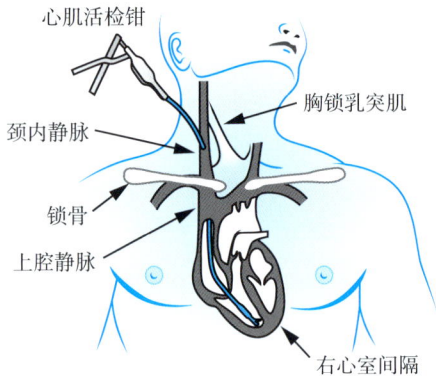

图 18-10 心内膜活检术（Reproduced with permission from Smith SL. *Tissue and Organ Transplantation*：*Implications for Professional Nursing Practice*. St Louis，MO：Mosby Yearbook，1990.）

样本显示出排斥反应，患者将接受适当的治疗方案（冲击使用类固醇或单克隆抗体）。其他诊断手段如经食管超声心动图和胸部 X 线检查也会常规进行。需常规监测环孢素和他克莫司水平（见第 7 章）。这些数据有助于早期发现排斥反应。

提供移植后的心理调整

移植后患者会受到许多情绪的影响。通常情况下，患者和家属在患病期间改变了自己的角色和责任。移植后的目标是鼓励患者重新调整角色，恢复患病前的日常生活活动。在感受到医院环境的"安全感"之后，恢复独立可能会让患者感到恐惧。

1. 参加移植支持小组可使患者和家属受益，减少焦虑、澄清误解。与其他受体见面可能会验证他们的感受，并增强患者的适应能力。

2. 一些受体会因多毛症和体重增加而对身体形象感到担忧。介绍应对这些变化的安全方法可以减少这些顾虑。

3. 通过饮食咨询和参加心脏康复活动可以减轻体重。

4. 与患者讨论生活质量可提高移植手术的积极意义。

5. 类固醇可能会导致情绪波动，从抑郁发作到兴奋。对患者和家属进行咨询可减少对性格变化原因的困惑。在类固醇冲击治疗期间，评估认知变化非常重要。在治疗过程中进行更密切的监测和安抚可能有助于减轻这种副作用。

主动脉内球囊反搏治疗

IABP 通过改善心肌供氧和减轻心脏工作负荷来提供心脏辅助。经皮或通过手术切口将 IABP 导管置入股动脉。导管推进到主动脉，正确定位后位于锁骨下动脉下方和肾动脉上方。

IABP 的工作原理是反搏。气体（氦气或 CO_2）从 IABP 控制台到 IABP 导管来回移动，导致球囊充气和放气（图 18-11）。球囊在心室舒张期充气，增加主动脉内压和流向冠状动脉的血流量。球囊在心室收缩前放气，降低主动脉内压，压力降低可减少左心室射血阻力或后负荷。

适应证和禁忌证

IABP 治疗可用于治疗药物难治性的心绞痛、左心室衰竭、心源性休克，以及心脏手术后 CPB 撤机失败。使用 IABP 的指征包括：心源性休克的体征[心动过速、收缩压<90mmHg、平均动脉压<70mmHg、CI<2.2~2.5L/（min·m^2）、PAOP 压力<18mmHg]、氧合下降、不稳定型心绞痛、外周灌注不足及尿量减少。一项关于溶栓和反搏改善心源性休克存活率的试验表明，通过 IABP 反搏增强舒张压可促进溶栓并加快再灌注。IABP 治疗的禁忌证包括中重度主动脉瓣关闭不全、主动脉瘤和严重的外周血管疾病。

主动脉内球囊反搏时机

根据心电图信号和动脉压波形，球囊充气和放气与左心室收缩和舒张同步进行。要避免阻塞左心室射血和严重损害心脏功能，就必须准确把握 IABP 的使用时机。正确掌握 IABP 的使用时机需要大量的知识和技能，这超出了本书的范围。

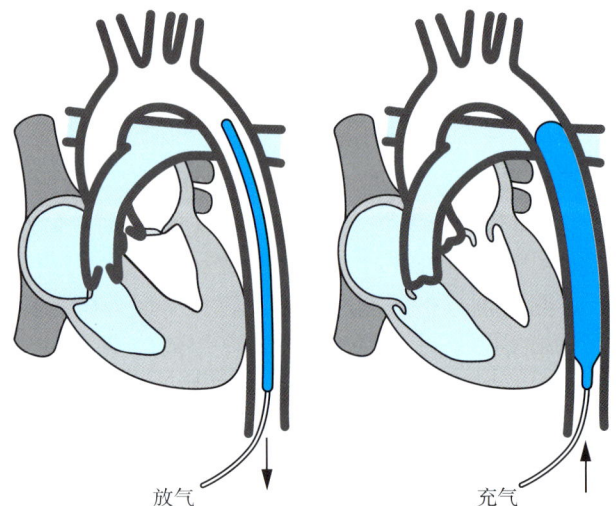

图 18-11 反搏。主动脉内的 IABP 充气和放气

请参阅 IABP 制造商的具体建议，了解使用时机指南。

主动脉内球囊反搏撤除

可以通过逐渐减少 IABP 反搏比[（1∶1）～（1∶3），取决于控制台]或减少 IABP 容量来实现撤机。患者在以下情况下可以撤除 IABP：

- 心率和心律正常。
- 平均动脉压＞70mmHg，且需极少的血管活性药物支持。
- CI > 2.2～2.5L/(min·m²)。
- PAOP＜18mmHg。
- 氧饱和度足够。
- 尿量充足。

主动脉内球囊反搏治疗的管理原则

主动脉内球囊反搏的维护

1. 监测血流动力学参数，以评估 IABP 治疗的效果，并确定是否需要调整处方中的血管活性药物。

2. 经常（每小时一次）监测球囊导管远端肢体的神经状态和血液循环。

3. 限制活动以保持导管的正确位置。

- 固定患肢，以免 IABP 导管移位或扭结。
- 根据 IABP 制造商的建议保持床头位置。
- 每隔 2 小时对患者进行 1 次体位调整，并根据情况对患肢进行一定幅度的活动。

4. 每隔 1 小时或根据机构规定检查穿刺部位是否有出血或血肿形成。

5. 遵循无菌原则每天更换穿刺部位的敷料。

主动脉内球囊反搏的撤除

1. 在撤除 IABP 前 4～6 小时停止抗凝治疗。

2. 在撤除 IABP 之前关闭 IABP。

3. 协助医生移除球囊。

4. 移除球囊导管后，按压穿刺部位 30～45 分钟，确保止血。

5. 穿刺部位加压包扎 2～4 小时。

6. 撤除第 1 小时内每 15 分钟监测一次生命体征和血流动力学参数，第 2 小时每 30 分钟监测一次，然后每小时监测一次。

7. 拔出导管后，每小时评估穿刺肢体的外周血流灌注情况，持续 2 小时，然后每隔 2 小时评估

一次。

8. 限制已拔除导管的肢体的活动，并保持卧床休息，24 小时内患者床头不超过 45°。

预防和处理并发症

1. **主动脉内球囊反搏导管移位**　如果 IABP 导管推进过远，肱动脉可能会闭塞；因此左臂（肱动脉、桡动脉）搏动减弱或消失，并出现肢体缺血的迹象。如果导管置入深度不够，肠系膜动脉和/或肾动脉可能会闭塞。其体征包括肠鸣音减弱或消失、腹围增大、腹痛或腹胀及尿量减少。

2. **血栓栓塞**　建议进行抗凝治疗，以减少与留置 IABP 导管有关的血栓栓塞的发生。避免从 IABP 导管的中央主动脉管腔快速冲洗和抽取血液样本。如果必须这样做，应确保 IABP 处于待机状态，并格外小心以确保气泡不会进入系统。如果患者出现心搏骤停，将 IABP 控制台转为固有频率触发。在此模式下，导管将在主动脉内跳动，以防止血栓形成。请参考 IABP 制造商的具体建议。

3. **出血**　通过 IABP 导管监测中心主动脉压力。该导管与传感器、加压冲洗系统和警报系统相连。中央主动脉管腔意外断开可能导致快速大出血。

4. **主动脉内球囊破裂**　破裂迹象包括：

- 球囊增强功能丧失。
- IABP 导管管内有明显的血液或棕色颗粒。
- 根据 IABP 控制台的型号，可能会激活"导管问题"警报。
- 血流动力学突然不稳定。

如果主动脉内球囊破裂，请关闭 IABP 控制台，夹住 IABP 导管，通知医生，并准备撤除或更换 IABP。注意：应在 30 分钟内撤除 IABP。观察患者的血流动力学状态，并相应调整血管活性药物。

心室辅助装置

与只能增加 8%～12% 心输出量的 IABP 相比，心室辅助装置能为心室衰竭提供更大的支持。当最大限度的药物治疗效果不佳时，可以植入 VAD。植入 VAD 的目的是减少心肌缺血和工作量，减少永久性心脏损伤，并恢复充足的器官灌注。

适应证

终末期心脏病患者、刚脱离 CPB 的患者，以及急性心肌梗死后出现心源性休克的患者都是 VAD

治疗的候选者。在某些情况下，植入 VAD 是心脏移植前的"过渡"。一旦安装了 VAD，患者在移植名单上的地位可能会改变，也可能不会改变。在这些情况下，如心肌梗死后，患者可能会接受 VAD 植入手术，希望心肌得到恢复，并最终撤除 VAD。这通常被称为"恢复前过渡治疗或永久性支持治疗"。植入 VAD 且患者康复，患者就可出院回家。有些患者在植入 VAD 后心肌得到恢复，然后可以进行手术撤除。当心肌恢复到可以维持足够心输出量时，就可以撤除 VAD。撤除 VAD 后，要密切监测患者是否再次出现心衰症状。VAD 也被用作"终点治疗/永久性支持治疗"，即非手术/非移植候选者接受 VAD 植入，并期望持续依赖该装置。在这种情况下，VAD 会一直存在，直到患者死亡或决定移除该装置。

根据血流动力学标准选择合适的候选者使用这些装置。如果增加了前负荷、降低了后负荷并使用了最大剂量的药物，但心血管损害仍然存在，那么 VAD 可能是实现患者存活的关键。植入 VAD 时应考虑的适当参数包括：

- CI < 2L/(min·m²)；
- SVR > 2 100dyn·s/cm⁵；
- 平均动脉压 < 60mmHg；
- 左或右心房压力 > 20mmHg；
- 尿量 < 30mL/h；
- PAOP > 15~20mmHg。

植入 VAD 的排除标准包括以下内容：

- 急性脑血管损伤；
- 肿瘤转移；
- 肾衰竭（与心力衰竭无关）；
- 严重肝脏疾病；
- 凝血功能障碍；
- 顽固性脓毒症；
- 严重肺部疾病；
- 严重外周血管疾病；
- 心理不稳定。

心室辅助装置原理概述

VAD 通过人工心室或血泵为原生心室"去负荷"。通过以生理速度循环的血液增强全身循环和冠状动脉循环来增加心输出量。

VAD 植入主要用于左心室。但是，如果右心室受损，也可用于支持两个心室。这就需要分别使用不同的 VAD，但这两个系统可以协同工作。

VAD 可用于心脏术后支持，桥接到康复、过渡到移植或作为终点治疗。VAD 可以是非搏动泵（滚筒式、离心式或轴流式），也可以是搏动泵（气动式或电磁驱动式）。以前，大多数 VAD 都是在手术室中植入的，但根据患者的病情和 VAD 治疗的适应证，经皮植入也是一种选择。插管的方法有多种，取决于所用设备的类型以及是否需要支持 1 个或 2 个心室。

一些小型 VAD 可以在心导管室通过经皮股静脉和 / 或股动脉置入。这些设备包括 Tandem Heart® 和 Abiomed Impella®。Tandem Heart® 需要通过股静脉将导管插入右心房。导管穿过卵圆孔进入左心房。动脉化的血液从左心房排出，通过轴流装置循环，然后通过经股动脉插入主动脉的导管重新进入动脉循环。Abiomed Impella® 经皮股动脉穿刺并穿过主动脉瓣。该装置旨在增强患者的心输出量。血液从左心室引出，输送到升主动脉。Abiomed RP® 支持右心室。该装置经股静脉穿刺进入右心室，然后向肺动脉远端推进。血液从右心室引出，然后排入肺动脉。

通常用作过渡至移植的 VAD 是 HeartMate 3™ 和 HeartWare™ VAD。较早版本的 HeartMate Ⅱ™ 是一种轴流式设备。轴流式设备最初通常不会出现可触及的脉搏。通常情况下，当心脏在数周内恢复收缩能力后，脉搏就会恢复。HeartWare™ 和 HeartMate 3™ 是离心式连续流泵。HeartMate 3™ 与 HeartWare™ 的不同之处在于，该泵能产生内在的人工脉搏。

HeartMate 3™ 和 HeartWare™ VAD 系统均已获得美国 FDA 批准，可用于终末治疗。终末治疗意味着患者不适合移植，也不会被列入移植候选名单。

作为移植手术的过渡或用于终末治疗的设备都是左心室辅助设备（left ventricular assist devices，LVAD）。它们都需要从胸骨切迹到脐部切开，将管路置入左心室心尖，与 LVAD 的流入端口相连，并将流出端口置入主动脉。LVAD 被植入在腹膜外的横膈膜下方。驱动线（电源线）穿过皮肤并连接到电源。驱动线出口处需要精心护理，以防感染。

LVAD 有一个监视器，可提供流速（类似于心输出量）和与设备相关的其他信息。VAD 可以支持达到向组织输送足够氧气的流速，同时减轻心脏工作负荷。

撤除和恢复

撤除计划取决于血流动力学的稳定性以及患者其他器官系统在灌注不良期后的恢复情况。对 CO、CI、SVR、PAOP 压力、平均动脉压和 SvO_2 的评估，将为启动撤除提供指导。在主要器官灌注充足的情况下，将药物支持维持在一个稳定的水平。

评估有创动脉血压波形是否出现微凹陷，有则证明左心室有足够的压力打开主动脉。在整个停泵过程中，VAD 会逐渐关闭，以评估患者的耐受性。停泵前必须开始使用普通肝素，设备流量不得低于 2L/min，以避免血栓形成。停泵结束后，患者返回手术室进行手术移除。

心室辅助装置的管理原则

管理使用 VAD 的患者的首要目标是优化心输出量、最大限度地提高应对能力和预防并发症。

优化心输出量

1. 在植入后的初期，双心室衰竭的风险仍然是最重要的，必须对患者进行密切评估。每 2～4 小时测量一次心血管情况，并向医生报告装置流量的变化。对药物支持进行调整，以达到稳定的平均动脉压和足够的 SvO_2。

2. 评估 VAD 的正常功能对于改善心血管状况至关重要。随着心肌的恢复，更多的支持来自心脏，而较少来自 VAD。这样，患者就可以在没有太多机械支持的情况下支持心输出量。

最大限度地提高应对能力

突如其来的疾病、ICU 的环境、与 VAD 相关的设备和失去生命的威胁可能会让患者和家属不知所措。如果讨论移植可能会大大增加他们的压力。他们可能需要密集的信息共享和澄清误解。

1. 促进情感和心理适应，评估恐惧和焦虑的非语言线索，并经常更新当天的目标和当前的护理计划。高级实践护士和患者的直接护理护士可以协调这种沟通。

2. 提供与预后相关的现实信息。20%～40% 的使用 VAD 的患者会在等待捐献心脏的过程中死亡，家属需要得到支持以应对这种可能性。社会工作者的早期参与也可以帮助患者和家属。密切评估其他情境压力因素，并回顾患者或家属之前认为有用的应对策略。

预防并发症

1. **血栓栓塞** 抗凝治疗可包括普通肝素、右旋糖酐或阿司匹林，以降低血栓栓塞的风险。血管导管可能会继发外周血管损伤。应经常进行神经血管检查，并立即报告任何变化。评估血管并发症的"5P"：
- 苍白（pallar）；
- 疼痛（pain）；
- 感觉异常（paraesthesia）；
- 运动障碍（paralysis）；
- 无脉（pulselessness）。

2. **出血** 定期监测血红蛋白、红细胞比容和凝血因子。评估所有导管部位和伤口有无渗血。对于等待移植的患者，必须将抗凝治疗维持在较窄的治疗范围内，以便在有捐献心脏的情况下逆转治疗。活化凝血水平应与设备相适应。抗凝治疗可能会增加发生心脏压塞的可能性。这是一种外科急症，可能需要再次手术以稳定病情。这种并发症的线索包括以下几点：
- 心房压力升高/颈静脉扩张；
- 由于泵无法正常充盈，心输出量降低；
- 肺循环压力升高；
- 无脉压；
- 平均动脉压降低；
- 心肌耗氧量下降。

3. **右心室衰竭** 观察是否出现中心静脉压升高/颈静脉扩张，同时 PAOP 低至正常。

4. **心律失常** 持续监测心电图。患者可能需要服用抗心律失常药物或进行心脏电复律。双心室支持可在心律失常时维持近乎正常的血流动力学。评估心律失常对心输出量的影响，视情况相应增加 VAD 流量。积极治疗所有电解质异常，以增强收缩力。根据具体的 VAD，与医生确认是否可以对心搏骤停患者进行心肺复苏。

5. **肾功能减退** 监测肾功能，包括每日尿素氮、肌酐和尿量。谨慎使用肾毒性药物，并确保根据肌酐清除率确定剂量。酌情使用血管升压药来增强肾脏灌注。保持足够的体液平衡，使前负荷在正常范围内。监测尿液分析是否可能出现异常，避免任何时期出现低血压而造成肾脏进一步伤害。

6. 感染　密切监测感染迹象，使用 VAD 的患者有电缆从皮肤穿出，这可能成为病原体进入的门户。使用 VAD 支持的患者由于基础虚弱，也更容易发生感染。等待移植的患者如果出现脓毒症，可能会失去手术资格。最好的预防措施包括：

- 在所有患者的护理活动前、后进行手卫生。
- 严格使用无菌技术。
- 体温超过 38.33℃（101°F）抽取血培养。
- 监测伤口有无红斑、渗液或水肿。
- 评估白细胞增多或其他计数增加情况。

7. 活动受限　在患者病危期间，提供细致的皮肤护理和频繁的体位变换，以降低皮肤损伤的风险。提供营养支持，降低分解代谢的风险。与理疗师合作，提供床边锻炼，并根据情况步行，以防止肌肉流失。使用足夹板以降低足下垂的风险。

8. 设备性能不佳　定期评估 VAD 的性能，并根据患者临床状态的任何变化进行评估。与 VAD 机械故障有关的危险包括血栓形成、血流阻塞或设备故障。设备故障可能导致全身灌注不足或无灌注，因此必须迅速采取紧急措施（表 18-5）。

表 18-5　VAD 故障或心搏骤停的紧急措施

- 如果发生机械故障，备用 VAD 已就位并可随时运行
- 通常不建议进行心肺复苏。应参考制造商的指南
- 如果需要紧急输血，评估血液制品的可用性
- 准备好血管夹，以便断开插管
- 如果 VAD 出现问题，向所有团队成员讲解应急措施
- 在已经安装 VAD 的情况下，可以安全地对患者进行心脏复律和除颤
- 连接紧急电源插座，以防停电

典型案例分析
批判性思维

您正在护理一名刚做完心脏手术回到外科重症监护病房（surgical intensive care unit, SICU）的患者。患者因二尖瓣关闭不全入院，今天已植入二尖瓣机械瓣。您的评估包括：

体温	36.28℃
HR	临时心房起搏 80 次 /min
BP	86/60mmHg
RR	呼吸机辅助下 12 次 /min
PAS	15mmHg
PAD	8mmHg
PAOP	4mmHg
RA	3mmHg
CO	4.9L/min
CI	1.9L/（ min·m² ）
SVR	2 200dyn·s/cm⁵

问题 1：患者出现低血压和 CO/CI 偏低的可能原因是什么？

（A）高血容量。

（B）心肌收缩力受损。

（C）低血容量。

（D）后负荷增加。

问题 2：应立即采取哪些干预措施来改善患者的心脏状况？

（A）多巴酚丁胺改善心室收缩力。

（B）硝普钠减轻后负荷。

（C）提高心率至 90 次 /min。

（D）输入液体以增加前负荷。

答案

1. C。根据患者的低 CVP 和肺动脉压，低血容量是最可能的答案。作为一种代偿机制，低 CO/CI 会导致 SVR 增加。

2. D。输注液体可使血压恢复正常并改善 CO/CI。

（余萌 译　张志娴　吴荣 审校）

参考文献

一般心血管疾病

Fuster V, Harrington RA, Narula J, Eapan ZJ. *Hurst's The Heart*. 14th ed. New York, NY: McGraw Hill; 2017.

Good VS, Kirkwood PL. *Advanced Critical Care Nursing*. 2nd ed. St Louis, MO: Elsevier; 2018.

Hardin S, Kaplow R. *Cardiac Surgery Essentials for Critical Care Nursing*. 3rd ed. Sudbury, MA: Jones & Bartlett Publishing; 2020.

Morton PG, Fontaine DK. *Critical Care Nursing: A Holistic Approach*. 11th ed. Philadelphia, PA: Wolters Kluwer; 2017.

Zipes DP, Libby P, Bonow RO, Mann DL, eds. *Braunwald's Heart Disease: A Textbook of Cardiovascular Medicine*. 11th ed. Philadelphia, PA: Saunders Elsevier; 2018.

心肌病

Bloom MW, Cole RT, Butler J. Evaluation and management of acute heart failure. In: Fuster V, Harrington RA, Narula J, Eapan ZJ, eds. *Hurst's The Heart*. 14th ed. New York, NY: McGraw Hill; 2017: chap 71. Accessed June 21, 2023. https://accessmedicine.mhmedical.com/content.aspx?bookid=2046&sectionid=176562062

Felker GM, Mann DL, eds. *Heart Failure: A Companion to Braunwald's Heart Disease*. 4th ed. St Louis: Elsevier; 2019.

Morton PG, Fontaine DK. *Critical Care Nursing: A Holistic Approach*. 11th ed. Philadelphia, PA: Wolters Kluwer; 2017, 378-381.

Siripanthong B, Nazarian S, Muser D, et al. Recognizing COVID-19-related myocarditis: the possible pathophysiology and proposed guideline for diagnosis and management. *Heart Rhythm*. 2020;17(9):1463-1471.

心脏移植

Freeman R, Koerner E, Clark C, Halabicky K. Cardiac transplant: postoperative management. *Crit Care Nurs Q*. 2016;39(3):214-226.

Freeman R, Koerner E, Clark C, Halabicky K. The path from heart failure to cardiac transplant. *Crit Care Nurs Q*. 2016;39(3):207-215.

Jasiak NM, Park JM. Immunosuppression tips in solid organ transplantation: essentials and practical tips. *Crit Care Nurs Q*. 2016;39(3):227-240.

Kittleson MM, Patel JK, Kobashigawa JA. History and overview of cardiac transplantation. In: Fuster V, Harrington RA, Narula J, Eapan ZJ, eds. *Hurst's The Heart*. 14th ed. New York, NY: McGraw Hill Companies; 2017.

Mehra MR, Canter CE, Hannan MM, et al. The 2016 International Society for Heart Lung Transplantation listing criteria for heart transplantation: a 10-year update. *J Heart Lung Transplant*. 2016;35(1):1-23.

心脏瓣膜疾病

Leeper B. Valvular disease and surgery. In: Good VS, Kirkwood PL, eds. *Advanced Critical Care Nursing*. 2nd ed. St Louis: Elsevier; 2018.

Leon MB, Mack MJ, Hahn RT, et al. Outcomes 2 years after transcatheter aortic valve replacement at low surgical risk. *J Am Coll Cardiol*. 2021;77:1149-1161.

Otto CM, Bonow RO, eds. *Valvular Heart Disease, A Companion to Braunwald's Heart Disease*. 5th ed. Philadelphia, PA: Saunders Elsevier; 2021.

Sorajja P, Moat N, Bradhwar B, et al. Initial feasibility study of a new transcatheter mitral prosthesis: the first 100 patients. *J Am Coll Cardiol*. 2019;73(11):1250-1260.

心包炎

Kloos JA. Characteristics, complications, and treatment of acute pericarditis. *Crit Care Nurs Clin North Am*, 2015;27(4):483-497.

胸腹动脉瘤

Khan NR, Smalley Z, Nesvick CL, Lee SL, Michael LM. The use of lumbar drains in preventing spinal cord injury following thoracoabdominal aortic aneurysm repair: an updated systematic review and meta-analysis. *J Neurosurg Spine*. 2016;25(3): 383-393.

Sidaway AN, Peria BA, eds. *Rutherford's Vascular Surgery and Endovascular Therapy*. 9th ed. Philadelphia, PA: Saunders Elsevier; 2018.

主动脉内球囊反搏

Murks C, Juricek C. Balloon pumps inserted via the subclavian artery: bridging the way to heart transplant. *AACN Adv Crit Care*. 2016;27(3):301-315.

Quall SJ. *Comprehensive Intraaortic Balloon Pumping*. St Louis, MO: CV Mosby; 1984.

心室辅助装置

Doty D. Ventricular assist device and destination therapy candidates from preoperative selection through end of hospitalization. *Crit Care Nurs Clin North Am*. 2015;27(4):551-564.

Han JJ, Acker MA, Alturi P. Left ventricular assist devices: Synergistic model between technology and medicine. *Circulation*. 2018;138:2841-2851.

Puhlman M, Bingham A. Ventricular assist devices. In: Wiegand DL, ed. *AACN Procedure Manual for High Acuity, Progressive, and Critical Care*. 7th ed. St Louis, MO: Elsevier; 2017.

Rose EA, Moskowitz AJ, Packer M, et al. The REMATCH trial: rationale, design, and end points. *Ann Thorac Surg*. 1999;67:723-730.

循证实践 / 指南

Baddour LM, Wilson WR, Bayer AS, et al. Infective endocarditis in adults: diagnosis, antimicrobial therapy, and management of complications: a scientific statement for healthcare professionals from the American Heart Association. *Circulation*. 2015. doi.org/10.1161/CIR.0000000000000296

Otto CM, Nishimura RA, Bonow RO, et al. 2020 Guideline for the management of patients with valvular heart disease. *Circulation*. 2021;143:e145-e171.

Cook JL, Colvin M, Francis G, et al. Recommendations for the use of mechanical circulatory support: ambulatory and community patient care. *Circulation*. 2017;135:e1145-1158.

Peura JL, Colvin-Adams M, Francis GS, et al. Recommendations for the use of mechanical circulatory support: device strategies and patient selection: a scientific statement from the American Heart Association. *Circulation*. 2012;126:2648-2667.

Yancy CW, Jessup M, Bozkurt B, et al. 2017 ACC/AHA/HFSA focused update on the 2013 ACCF/AHA/guideline for the management of heart failure: a report of the American College of Cardiology/American Heart Association Task Force on Clinical Practice Guidelines and the Heart Failure Society of America. *Circulation*. 2017. doi:10.1161/CIR.0000000000000509.

第19章 呼吸理论拓展：通气模式

John J. Gallagher

学习目标

1. 讨论在危重症患者中，机械通气模式的定义、患者选择程序、应用、评估和并发症。

2. 阐述双水平气道正压通气、压力控制和反比通气、容量保证的压力模式、气道压力释放通气（airway pressure release ventilation，APRV）、双相通气、适应性支持通气（adaptive support ventilation，ASV）、成比例辅助通气（proportional assist ventilation，PAV）和高频振荡通气等用于支持危重症患者的通气模式。

机械通气的高级模式

新概念：机械通气

机械通气对于呼吸衰竭患者来说是至关重要的支持策略。多年来，容量通气是通气的主要形式。随着呼吸机技术的进步，许多压力模式应运而生，目前在重症监护室中广泛用于疾病急性期到呼吸机撤离的患者。尽管这些压力模式的特性颇具吸引力，但其中一些模式并不能被充分理解，且尚未显示出与其使用相关的更优结果。急性呼吸窘迫综合征（acute respiratory distress syndrome，ARDS）的研究结果表明，长期以来传统的使用较大潮气量的通气方法对肺是有害的。因此，旨在肺保护的通气策略已在临床应用，以防止呼吸机相关肺损伤（ventilator induced lung injury，VILI）。本章将对这些概念进行描述。

急性呼吸窘迫综合征的机械通气

ARDS 在过去被描述为急性肺损伤（acute lung injury，ALI）最严重的表现形式，但 "ALI" 这个术语已被淘汰，取而代之的是 "轻度" "中度" 和 "重度" ARDS 的标签。ARDS 柏林定义包括明确发病时间、胸部影像学标准、肺水肿的起源，以及氧合状态等类别。轻、中、重度的严重程度分级是基于 PaO_2/FiO_2 和呼气末正压（positive end-expiratory pressure，PEEP）水平。ARDS 是由身体遭受急性损害引起的，可能是直接的（例如，特定的肺部疾病——肺炎）或间接的（例如，肺外的状况——脓毒症）。介质和其他有害物质的释放会影响肺泡毛细血管膜，导致非心源性肺水肿。病理表现包括肺顺应性降低、分流及难以纠正的低氧血症。过去，ARDS 的病死率高达 50%，通过采用肺保护和其他器官支持策略，这些年来其病死率有所降低。迄今为止，ARDS 还没有确定的治疗方法。治疗重点在于管理潜在病因，优化机械通气并提供支持性护理，直到肺部愈合。

对 ARDS 患者的研究表明，与低潮气量通气相比，高潮气量通气会导致更严重的肺损伤和更高的死亡率，前者通过减少过高潮气量（容积伤）、压力（气压伤）引起的肺泡牵张，以及病变肺泡的周期性开放和塌陷（萎陷伤），从而减少了肺损伤。尽管低潮气量通气会导致 ARDS 患者出现低通气和高碳酸血症，但采用这种方法的死亡率较低。

此外，研究表明，使用 PEEP 可以打开塌陷的肺泡并在呼气时防止塌陷，从而降低 ARDS 的死亡率，这种效应被称为肺复张。

最近的研究成果改变了 ARDS 患者的管理方法，在急性阶段，新出现的信息也进一步重新定义了治疗方法。在过去几年中，对肺膨胀所需的"潮汐能量"其他成分的关注不断增加，对其在 VILI 中的作用的理解也在增加。包括每分通气量与潮气压力（气流阻力、跨肺驱动压和 PEEP）在内的这些成分共同决定了通气功率。在正压通气过程中，气流阻力是由呼吸机环路、人工和自然气道及肺泡产生。在肺泡塌陷的情况下，肺膨胀的气流速率（速度）可能导致剪切损伤，因为充盈和塌陷的肺泡将以不同的速率膨胀，从而在相邻肺泡和肺间质组织中产生压力。跨肺驱动压是平台压与 PEEP 之间的差值，也可能导致肺损伤。

关于以压力为目标的通气是否等同于低容量通气，以及如何确定 PEEP 最佳水平的问题仍然存在。此外，数据表明，对于没有 ARDS 但有肺损伤风险的患者，较低的潮气量可能有益。在这些患者中，较高的潮气量可能触发炎症变化，随后导致肺损伤。

容量控制通气与压力控制通气

容量控制通气（volume control ventilation，VCV）以设定的流速提供一定的潮气量，气道峰压（peak inspiratory pressure，PIP）根据气道阻力和肺／胸壁顺应性的不同而变化。当气道阻力增加和肺／胸壁顺应性降低时，PIP 会增加。相反，气道阻力减少或肺／胸壁顺应性增加，PIP 会降低（见第 5 章）。作为一种安全措施，可在呼吸机上设置一个压力限值；如果超过此限值，为了防止过高压力导致的肺损伤，呼吸将在完整潮气量输送前终止。

相比之下，在压力控制通气（pressure control ventilation，PCV）中，设定吸气压力水平（inspiratory pressure level，IPL），而潮气量则随所选 IPL、气道阻力和肺／胸壁顺应性的变化而变化。当气道阻力增加或肺／胸壁顺应性降低时，设定的 IPL 将更快达到，输送的潮气量将减少。反之，气道阻力减少或肺／胸壁顺应性增加将导致设定 IPL 的潮气量增加。压力控制呼吸模式的特点是方形压力波形（图 19-1）和减速流量波形（图 19-2），这可能改善塌陷肺泡的气体分布。而 VCV 产生上升压力波

形和气流流速波形（方波），在吸气期间提供稳定且固定的气体流动（图 19-3）。然而，现代呼吸机允许根据临床需要更改 VCV 流量波形。

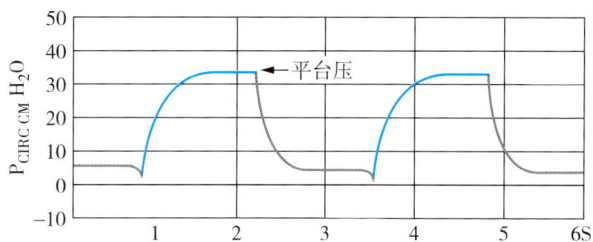

图 19-1　方形压力波形：压力呼吸

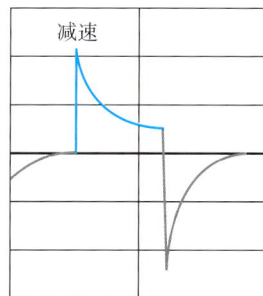

图 19-2　减速流量波形：压力呼吸（©2023 Medtronic. All rights reserved. Used with the permission of Medtronic.）

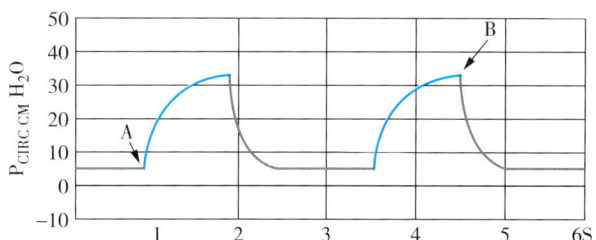

图 19-3　上升压力波形：容量呼吸

气流模式之所以重要，是因为它们会影响肺部的充气过程。气体沿着气道向下运动时，会选择阻力最小的路径，倾向于优先填充已经打开且顺应性好的肺泡。塌陷或部分打开的肺泡顺应性较差，不易充气。在容量目标通气中，气流可能十分混乱（特别是在采用短吸气时间时），气体分布不均；塌陷的肺泡保持关闭，而顺应性好的肺泡可接收到大部分新鲜气体。而在压力目标通气中，气流在开始时高但在呼吸末期减慢，气体分布更均匀。人们认为这是因为较慢的吸气末期流速导致气流湍流减少（称为层流），在疾病急性阶段和脱机过程中，有多种压力模式可供应用。下面提供了这些模式的描述，与这些模式相关的脱机具体信息，在第 5 章中有详细介绍。

压力支持通气

压力支持通气（pressure support ventilation，PSV），最早在20世纪80年代初被描述为稳定自主呼吸患者在脱机过程中的一种通气方式，如今已成为大多数重症监护室中常用的通气模式。压力支持的临床成功导致了许多其他压力模式的出现。

PSV是为自主呼吸的患者设计的，但需要临床医生选择压力支持水平。当患者开始自主呼吸时，呼吸机会感应到患者的呼吸（灵敏度"触发"）。这个触发可以设置为"压力触发"，患者必须在系统中产生负压来启动呼吸（通常设置为 $-1 \sim 2cmH_2O$），或设置为"流量触发"，患者从呼吸机吸取气体流量来启动呼吸（通常为 $2 \sim 3L$）。然后呼吸机在吸气初期迅速提供高流量的气体给患者，直到达到设定的压力水平。在吸气阶段会维持这一压力水平。当流量减少到约为初始流量的1/4时，呼吸机循环关闭，开始呼气（循环关闭机制因不同呼吸机而异）。这通常发生在吸气末期，肺部充气时。PSV的一个重要特点是它允许患者确定

吸气时间、容量和呼吸频率（respiratory rate，RR）。这一特点被认为解释了为什么压力支持是自主呼吸患者的"舒适"模式。此外，PSV减少了与循环、高呼吸频率和小型号气管套管相关的呼吸功。由于支持水平可以逐渐降低，这种模式对于脱机尤其有帮助。这种方法也可以用于不太稳定的患者，前提是密切监测潮气量。患者选择、应用、评估和潜在并发症在表19-1中有详细说明。

双水平气道正压通气

双水平气道正压通气（bilevel positive airway pressure，BiPAP）是一种无创通气模式，通过全面罩、鼻罩（最常见）或鼻垫将两种水平的正压（PSV和PEEP）结合在一起。呼吸机设计有补偿漏气的功能，但有时会使用下颌带以防止口部过度漏气。因为潜在的误吸风险很高，因此应谨慎使用全面罩通气。如果选择全面罩通气，患者应能够在即将发生恶心或呕吐时快速移除面罩。意识模糊的患者和分泌物过多的患者不适合双水平气道正压通气。

BiPAP提供多种选项，包括患者自主启动所

表 19-1　压力支持通气

定义

压力支持通气（pressure support ventilation，PSV）是一种用于增强自主呼吸的通气形式，通过医护人员选定的气道正压来辅助

PSV有两种应用方式：①独立模式；②混合模式，其中设置了备用频率。顺应性或阻力的变化可能导致潮气量和呼吸频率的变化

患者选择

1. 状态稳定、准备逐渐撤机且具有可靠的呼吸驱动力的患者
2. PSV有助于克服与呼吸环路和气道相关的阻力
3. 对于状态稳定性较差的患者，需要密切监测潮气量和呼吸频率

应用

1. 休息（称为PSV最大值）　调节PSV水平，以获得呼吸频率小于20次/min、潮气量为 $6 \sim 10mL/kg$，以及安静的呼吸模式
2. 工作　根据耐受程度逐渐降低PSV水平。这在患者之间会有所不同（从几小时到几天），并可能由单位的诊疗方案决定。工作间隔期间，呼吸频率可能较高，潮气量可能较低。每小时监测这两个参数，并在超过预定阈值时停止

评估

1. 舒适度　患者控制吸气时间、呼气时间、频率和容量。患者应感到舒适，无呼吸困难
2. 分泌物会增加阻力，减少潮气量。确保通过足够湿化和按需吸痰维持气道通畅。如果分泌物过多，则压力支持通气可能不适用
3. 顺应性变化　肺部顺应性下降会导致潮气量下降，通常还会导致呼吸频率增加
4. 训练　PSV随时间逐渐增加做功，有利于提高呼吸肌耐力。例如，PSV水平较高时，做功很少；PSV水平逐渐降低，做功量逐渐增加。在进行其他活动（如坐在椅子上、进行物理治疗）或当存在阻碍呼吸的身体障碍（如腹水、肥胖、腹胀）时，可能需要增加PSV水平。使用呼吸频率和潮气量来确定最佳支持水平

潜在并发症

1. 当存在胸管泄漏和套管泄漏时，请谨慎。胸管和/或气管内插管套管存在大量气体泄漏的患者不应进行PSV。当泄漏存在时，患者可能无法控制吸气时间、频率或容量参数
2. 哮喘患者或身体状态迅速变化的患者（如急性支气管痉挛会增加气道阻力；潮气量减少；呼吸频率增加）应非常谨慎地使用PSV

有辅助压力呼吸的自发模式；类似于 PSV 并具有备用频率的自发 - 定时选项（一些供应商称之为 A/C）；控制模式。控制模式需要选择控制频率和吸气时间。因为通常需要在系统中加入氧气，高 FiO_2 需求是使用 BiPAP 的相对禁忌证，许多呼吸机具有无创通气模式，允许设备提供 BiPAP。这种双功能在从有创（气管插管）到无创（面罩）通气时提供了灵活性。

BiPAP 的使用可避免危重症患者插管，也用于预防拔管后的再次插管。BiPAP 对于慢性阻塞性肺疾病和心力衰竭患者尤其有帮助，因为这些患者由于其本身的疾病原因，常规通气模式往往脱机困难。研究结果表明，无创通气可能改善免疫力低下患者的预后。患者选择、应用、评估和潜在并发症在表 19-2 中有详细说明。

表 19-2　无创双水平气道正压通气

定义

双水平气道正压通气（BiPAP）是通过面罩、鼻垫或鼻罩（尽管它也可以通过气管切开管提供，但在重症监护状态下很少使用）提供压力支持和 PEEP

患者选择

不需要进行有创通气的患者；睡眠呼吸暂停或低通气综合征患者；防止插管或再插管；心力衰竭患者。该模式不适用于无气道保护能力的患者或 FiO_2 需求非常高的患者

应用

1. 选择模式（名称因制造商而异）　自主（PSV）、自主 - 定时（辅助 - 控制）或控制
2. 自主模式　选择压力支持水平（吸气压力水平）和 PEEP 水平（通常两者之间必须至少有 5cmH2O 的压力差）
3. 自主定时　选择压力支持水平、PEEP 和备用频率
4. 控制　选择压力支持水平、PEEP、备用频率和吸气时间
5. 通过流量计调整 FiO_2 并"引入"环路以达到适当的 SaO_2 或 PaO_2。如果流速太大，呼吸机功能会受到不利影响。因呼吸机品牌和型号不同，具体可参考制造商的限制。一些型号配备了调整 FiO_2 的刻度盘

评估

1. 呼吸频率和模式　患者应看起来舒适，没有使用辅助呼吸肌的迹象，且呼吸频率合理
2. 虽然常常会测定动脉血气，但 SaO_2 结合评估呼吸频率和模式、精神状态及生命体征，可以大致了解患者对该模式的耐受情况
3. 这种通气方式需要大量人力，要求护士和呼吸治疗师共同协作，设定最适合患者的参数
4. 如果患者无法通过紧闭嘴巴来维持良好的密封效果，可以使用下颌带

潜在并发症

1. 精神意识状态下降是使用 BiPAP 的相对禁忌证，因为患者可能无法保护好气道。任何意识状态的急性变化都应立即报告医生，并仔细评估 BiPAP 是否可以继续使用。可能需要进行气管插管
2. 如果患者感到恶心，误吸风险会增加。确保患者能够在必要时迅速取下面罩或鼻罩
3. 过多的分泌物是使用这种模式的相对禁忌证，除非患者能够有效地清理呼吸道

压力控制和反比通气

压力控制和反比通气（pressure controlled/inverse ratio ventilation，PC/IRV）旨在为严重肺泡塌陷患者提供通气，如 ARDS 患者。压力控制选项允许临床医生在吸气期间控制（或限制）压力。由于 ARDS 患者的僵硬肺泡容易塌陷，因此可以通过延长的吸气时间使已塌陷的肺泡重新张开，而较短的呼气时间可以防止肺泡关闭（再塌陷）。在这种通气模式下，吸气与呼气比例（inspiratory to expiratory ratios，I/E），由通常的 1 : 2 或 1 : 3，增加到 1 : 1、2 : 1、3 : 1 或 4 : 1。短暂的呼气时间通常足以完成全部呼气；但在某些情况下，可能在下一次呼吸前未能完全呼气，从而产生内源性 PEEP（auto-PEEP）。在 PC/IRV 中，内源性 PEEP 是有益的，因为它可以防止通气间隙肺泡呼气末的塌陷。

压力控制和延长吸气时间这些选项，结合减速流速波形（图 19-4），是这种压力模式的益处。使用 PC/IRV 通常需要患者接受重度镇静剂和 / 或肌肉松弛药，以确保患者与呼吸机的同步。通常，这种模式不允许患者在吸气 / 呼气周期中自主呼吸，需要控制以优化呼吸的传递。然而，新型的模式（见本章后面描述的气道压力释放通气和双水平或双相通气）设计不同，允许在呼吸周期中有自主呼吸。在表 19-3 中对 PC/IRV 的患者选择、应用、

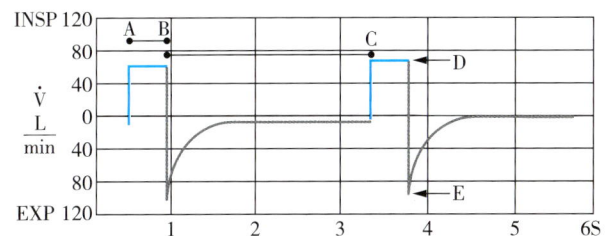

图 19-4　方波波形：容量呼吸（©2023 Medtronic. All rights reserved. Used with the permission of Medtronic.）

表 19-3　压力控制和反比通气

定义

压力控制和反比通气（PC/IRV）结合了 PCV 和反比通气，以降低气道峰压并改善气体分布（及氧合）

患者选择

$PaO_2 \leq 60mmHg$，且吸气压力峰值和平台压力不断上升的 ARDS 患者

应用

1. 选择吸气压力水平：通常初始设置在 30～35cmH$_2$O。可以逐渐降低以确保较低的潮气量或平台压力
2. 选择吸气与呼气比例（1∶1、2∶1、3∶1 和 4∶1）
3. 选择呼吸频率（通常较高——在大多数情况下 >20）
4. 设置 PEEP（在呼吸机上设置数值），最初可能保持不变。然而，反比例导致吸气时间延长，可能产生内源性 PEEP。内源性 PEEP 的产生可能是一个好的结果
5. FiO$_2$ 初始设置较高，但随着氧合改善可以降低
6. 使用 PC/IRV 的患者需要镇静，通常还需要使用肌肉松弛药。这是因为反比通气不符合生理学，患者/呼吸机不同步会导致通气不足

评估

1. 通过动脉血气分析、呼气末二氧化碳和脉搏血氧饱和度监测来评估氧合和通气的充分性
2. 当顺应性或阻力发生变化（如患者躁动、分泌物、气胸、支气管痉挛、腹部膨胀、液体超负荷等），潮气量会受影响。每小时监测潮气量，并在任何体位变化时监测
3. 患者舒适度/同步性　如果使用了肌肉松弛药，应确保适当使用镇静剂和镇痛剂

潜在并发症

1. 高度警惕气压伤　氧合、通气、潮气量和生命体征的急性变化可能预示着气胸的发生
2. 肺顺应性和阻力的急性变化会影响潮气量
3. 通常需要使用肌肉松弛药和强效镇静剂以确保人机同步

评估和潜在并发症进行了总结。

容量保证的压力通气模式

如前所述，传统压力通气模式（例如，PSV、PC 和 PC/IRV）的一个主要缺点是无法确保一致的容量输送。输送的容量取决于顺应性、阻力和设定的压力水平。在危重症患者中，如 ARDS 患者，顺应性的变化可能导致容量输送的变化，最终导致酸碱平衡紊乱。为了解决这一问题，呼吸机制造商设计了一些模式选项，可以在以压力呼吸（减速流量波形等）的方式输送容量时，保证规定的潮气量。这些模式通常被称为容量保证的压力模式或双控模式。这些新模式选项相关的技术是复杂的，且在不同制造商之间特点有所变化。然而，这些概念在制造商之间是相似的，并且可以在临床环境中应用。下面将描述两个不同的容量保证压力通气模式的例子，然而还有其他模式可供选择。

压力增强模式

这个模式选项允许临床医生选择所需的潮气量，并提供一个压力选项（称为压力增强）。这个选项确保所有由呼吸机提供的呼吸都是压力呼吸，除非内部计算显示（例如，通过呼吸过程中的顺应性、阻力和流量计算）预定的潮气量目标无法实现。如果发生这种情况，呼吸机会自动将吸气的剩余部分作为容量呼吸提供（呼吸内的"双重控制"）（图 19-5）。压力波形会随着临床医生调整压力水平而变化。这种模式可以作为控制模式（选择呼吸频率）或自主模式（无频率设定）使用。

容量支持和压力调节容量控制

在这些模式下，临床医生选择自主选项，即容量支持（volume support, VS）或控制选项，即压力调节容量控制（pressure-regulated volume control, PRVC），并设定所需的潮气量。两者都设定了压力限制。当选择 VS 时，呼吸机会在每次呼吸的基础上调整压力水平，以维持所需的容量（呼吸间的"双重控制"）。需要注意的是，保证最小设定容量，但最大容量不保证。患者的自主呼吸可能导致潮气量的大幅波动。压力波形（图 19-6）显示了自主呼吸患者所需的压力水平的逐步变化。

在 PRVC 模式下，有相同的机制来确保提供所需的潮气量。在 PRVC 模式中选择了设定的频率和吸气时间，但患者也可以进行自主呼吸。因此，

如同 VS 模式,最大潮气量可能会因患者的自主呼吸而变化。一般来说,患者发起的自主呼吸,有两种传递方式。它们可以设置为辅助/控制模式(在该模式中,自主呼吸按照 PRVC 选定的容量传递),或者可以设置为 SIMV 模式(在该模式中,自主呼吸按照患者自主呼吸的容量传递)。表 19-4 总结了与

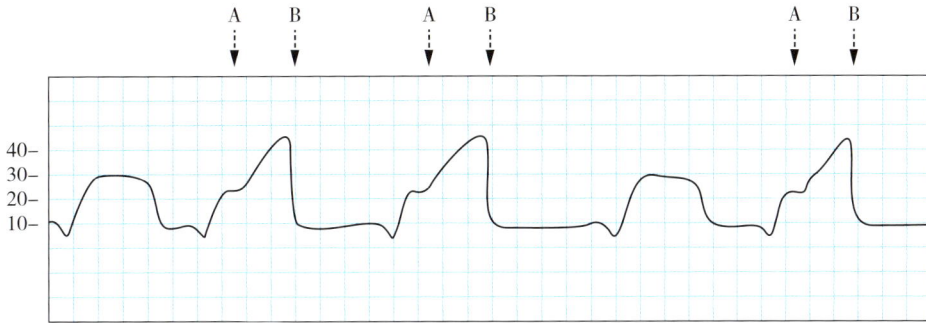

图 19-5　当无法提供所需的潮气量时,呼吸机会以容量呼吸的形式提供呼吸的剩余部分[A=起始压力呼吸(方形压力波形),B=容量输送(加速压力波形)]

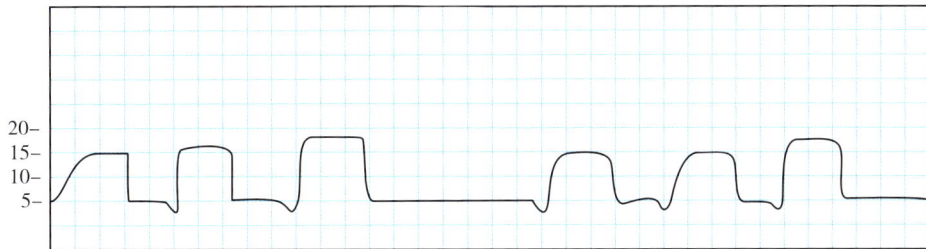

图 19-6　容量支持的压力波形:压力随着每次呼吸递增,以达到所需的潮气量

表 19-4　容量保证的压力通气模式

定义

容量保证压力通气模式(双控模式)在确保提供预定潮气量的同时,提供自主呼吸和控制呼吸的压力通气模式选项。容量保证特性有两种提供方式:一是呼吸机自动调整压力水平以达到预定潮气量(如 VS 和 PRVC),二是呼吸开始时为压力呼吸,但完成时为容量呼吸(如压力增强)

患者选择

1. 对于正在脱机和/或病情稳定的患者,自主呼吸选项(如 VS)可能是好的选择
2. 对于急性疾病患者和/或病情不稳定的患者,选择具有控制频率(如"备用频率")的选项,如 PRVC,以确保充分通气

应用

应用因具体的呼吸机不同而异

1. 选择所需潮气量
2. 在 VS 和 PRVC 中,压力水平自动调整以达到所需潮气量。可以设置压力限制
3. 对于控制模式选择呼吸频率,并在需要时设置备用频率
4. 使用 PRVC 时,也设置自主呼吸选项

评估

1. 临床症状和体征、动脉血气分析、呼气末二氧化碳和脉搏血氧饱和度
2. 监测压力波形,以确定是否需要调整压力/容量(报警也会在压力限值超出时发出,表明顺应性和/或阻力的变化)

潜在并发症

1. 气压伤是所有机械通气的潜在并发症
2. 如果对这些模式不了解,它们很难评估。理解特定呼吸模式的特点以及能够解读气道压力波形对防止模式应用错误非常重要
3. 使用这些模式可能会导致潮气量的大幅波动。设置的潮气量是将要达到的最小容量,然而,根据患者每次呼吸的吸气做功,实际潮气量可能会更大

容量保证的压力模式(压力增强、VS、PRVC 等)的通气相关的患者选择、应用、评估和潜在并发症。

气道压力释放通气和双水平或双相通气

气道压力释放通气(airway pressure release ventilation,APRV)和双水平(或双相)气道正压通气是一些呼吸机上可用的选项。这两种选项通常用于 ARDS 患者。APRV 选项使用高水平的持续正压通气(continuous positive airway pressure,CPAP)来使肺复张[即打开肺泡并恢复功能残气量(functional residual capacity,FRC)],并采用短暂的呼气"释放"(不超过 1.5 秒,通常更短),以设定的间隔(类似于频率)实现,以增强二氧化碳清除。

相比之下,双水平或双相模式使用两个不同水平的 CPAP,称为高 PEEP 和低 PEEP。像 PC/IRV 一样,设定频率和吸气时间。PC/IRV 与 APRV 和双水平气道正压通气之间的一个主要区别是,在两个压力水平下,患者都可以自主呼吸。还可以添加压力支持以减少自主呼吸做功。这些不受限制和兼容自主呼吸的特点使这些模式非常受欢迎,部分原因是可能不需要使用强烈的镇静剂和肌肉松弛药。表 19-5 总结了这些模式选项的患者选择、应用、评估和潜在并发症。

表 19-5　气道压力释放通气和双相通气

定义

气道压力释放通气(APRV):提供 CPAP,并定期进行短暂释放

双相通气:两个水平的 PEEP(高和低水平),允许在两个压力水平下自主呼吸

患者选择

需要肺复张的 ARDS 患者或肺顺应性降低的患者

应用

1. APRV CPAP 水平、FiO_2 和压力释放间隔(类似于频率或呼吸速率),以及持续时间(不超过 1.5 秒;较长的释放时间会导致肺"复张"失败,应避免)。可增加压力释放的频率及其持续时间(低时相),以降低二氧化碳含量

2. 双水平或双相通气　类似于设置压力控制通气。选择高 PEEP 水平(相当于设置吸气压力水平)和低 PEEP 水平(即 PEEP)。还需选择呼吸频率和吸气时间

3. 由于患者可以在两个支持水平下呼吸,因此通常不需要强烈镇静剂和肌肉松弛药。可设置 PSV,以协助患者在支持水平下自主呼吸

续表

评估

所有机械通气的应用目标都是舒适,使用这些模式的患者可能看起来呼吸急促,但实际感觉舒适

潜在并发症

与所有用于肺顺应性差的急性病患者的通气模式相同

适应性支持通气

适应性支持通气(adaptive support ventilation,ASV)也被称为"智能通气"。这种模式基于每次呼吸评估肺功能(控制环路通气),适用于自主呼吸和控制设置。医生根据患者预测体重(predicted body weigh,PBW)设定所需的每分通气量,呼吸机会自动调整吸气压力(潮气量)、频率和吸气时间与呼气时间的比值(吸呼比),以减少弹性和阻力负荷。系统会自动促进自主呼吸。在这种模式下,医生所需的操作很少(表 19-6)。制造商指出,"智能通气"的这一特点可能减少操作错误的可能性,并节省时间,这是任何呼吸机系统所期望的结果。该模式内置的算法具有"肺保护"功能。这些策略包括最小化内源性 PEEP(auto-PEEP)和预防窒息、呼吸过速、过度无效腔和过大的呼吸量。迄今为止关于 ASV 的研究表明,该模式可能会减少呼吸功(见表 19-6)。

表 19-6　适应性支持通气

定义

适应性支持通气(adaptive support ventilation,ASV)旨在基于每次呼吸评估患者的肺功能,并调整潮气量和呼吸频率,确保呼吸功最小化。系统会自动促进自主呼吸。呼吸机会自动减少内源性 PEEP,预防呼吸暂停、呼吸急促和深大呼吸。所需的呼吸机参数很少

患者选择

适用于从急性管理到逐步撤机的所有通气阶段

应用

设置理想体重、MinVol %(每分通气量)和高压限值。一旦参数设置后,ASV 模式启动,MinVol % 即可根据需要自行调整

评估

当呼吸机的吸气压力和频率(frequency,fx)降低时,表明患者需要的通气支持很少。低到零的水平可能表明患者需要很少或根本不需要吸气支持,且完全是自主呼吸

潜在并发症

与在急性病患者中使用的所有通气模式相同

典型案例分析
容量支持和压力调节容量控制

一位 50 岁的男性在遭遇车祸并因多发伤接受修复手术后，被送入了外科重症监护室（surgical intensive care unit, SICU）。患者伤情包括下肢多处骨折和腹部钝性创伤。修复手术后，患者腿部被石膏固定，并被收治入院以进一步治疗和观察腹部状况。患者的呼吸机辅助通气模式为 PRVC（具有 SIMV 选项）模式，呼吸频率为 20 次/min，潮气量为 500mL，PEEP 为 5cmH$_2$O，吸入氧浓度为 60%。入住 SICU 3 小时后，患者呼吸状况恶化，胸部 X 线显示有肺水肿。尽管腹部伤情稳定，但动脉血气分析（ABG）显示异常。

pH	7.25
PaCO$_2$	67mmHg
PaO$_2$	55mmHg
RR	35 次/min

患者接受了 20mg 的呋塞米治疗，PEEP 增加到 10cmH$_2$O，控制频率提高到 25 次/min。芬太尼输注维持在每小时 50μg，并额外给予 50μg 的静脉推注。

经过上述干预措施，患者迅速恢复，氧合和通气情况改善，当晚睡眠良好，未再发生其他事件。次日早晨，患者状态稳定，神志清醒，急切希望拔除气管插管。患者的呼吸机被调整到 VS 模式，设定潮气量为 350mL，吸入氧浓度为 35%。调整后，患者 SaO$_2$ 为 98%，自主呼吸频率（RR）为 20 次/min，呼吸不费力。医疗团队决定为患者拔管。患者拔管后情况良好，并于当天晚些时候转入病房。

问题 1：在这个例子中，患者的呼吸机辅助通气模式为 PRVC（带 SIMV 选项）模式。除了提高控制频率到 25 次/min，还有什么其他选项可以确保在 PRVC 模式下获得期望的潮气量？

问题 2：为什么医疗团队选择了 350mL 的潮气量而不是更高的潮气量？

答案

1. PRVC 模式可以通过使用辅助/控制选项来调整，以确保稳定的容量输送。使用这个选项时，患者自主呼吸的做功会产生与设定或"控制"呼吸相同保证容量的呼吸（即类似于传统的 A/C 设计）。

2. 容量支持是一种自主呼吸模式，确保每次自主呼吸都能输送设定的潮气量。如果患者正在逐渐恢复并且状况稳定，设置过高的潮气量将会阻碍逐渐恢复过程，因为会提供更高的"设定容量"。

典型案例分析
压力控制/反比通气和气道压力释放通气

患者因流行性感冒病情加重导致呼吸困难前往急诊室，胸部 X 线显示双侧弥漫性浸润，呈蜂窝状，与 ARDS 相符。气管插管后，设置呼吸机辅助控制通气模式：呼吸频率为 22 次/min，潮气量为 500mL。患者平台压非常高（60cmH$_2$O），需要 100% FiO$_2$ 和 10cmH$_2$O PEEP。该模式下患者动脉血气分析结果为 pH 7.23，PaCO$_2$ 为 38mmHg，PaO$_2$ 为 52mmHg。尽管已设置灵敏度为 -1cmH$_2$O、短吸气时间及高呼吸频率，患者仍表现烦躁、扭动和人机不同步。医生决定对患者使用镇静药和肌肉松弛药，并将呼吸机模式切换到压力控制/反比通气（PC/IRV）模式。设置参数如下：

PC 水平	30cmH$_2$O（产生 6mL/kg 的容量）
RR	20 次/min
I：E	2：1
FiO$_2$	0.6
PEEP	10cmH$_2$O

30 分钟后的动脉血气结果为：

pH	7.34
PaCO$_2$	55mmHg
PaO$_2$	66mmHg

经过一天的该模式辅助通气后,医疗团队认为最好停止使用肌肉松弛药,并减少镇静剂的使用量,以便患者能够自主呼吸,同时仍然保持高水平的肺复张。患者清醒并开始自主呼吸后,团队将呼吸机模式切换到APRV。

模式参数为:

P_{hi}(PEEP$_{hi}$)	25cmH$_2$O
P_{low}(PEEP$_{lo}$)	0cmH$_2$O
T_{hi}(Time$_{hi}$)	5s
T_{low} 释放时间	1.0s
FiO$_2$	0.6
自主呼吸频率	28 次/min

30分钟后的动脉血气结果为:

pH	7.35
PaCO$_2$	56mmHg
PaO$_2$	70mmHg

问题1:将设置改为PC/IRV后,患者的pH为7.34和PaCO$_2$为55mmHg,这是否适宜?

问题2:治疗团队希望在APRV上降低患者的CO$_2$水平。下一步的处理措施是什么?

答案

1. 团队认为该实验室结果是良好的,反映气体分布有所改善,这与压力通气及使用镇静剂和肌肉松弛药相关。此外,通过降低或控制平台压力,减少潮气量,降低了容积伤的风险。在较低的潮气量下,患者的二氧化碳水平预期会上升(pH会下降),这种情况称为"允许性高碳酸血症"。

2. 团队可以通过增加释放通气次数来帮助消除CO$_2$。释放会将系统压力降至零(或低PEEP水平),并允许更有效的CO$_2$交换。每次释放时也可以增加低压时间,以增强CO$_2$交换。

成比例辅助通气和神经调节辅助通气

成比例辅助通气(proportional assist ventilation, PAV)旨在防止呼吸做功而导致的疲劳,同时仍允许患者自主呼吸。启用该模式时,它会自动调整压力、流量和容量,以抵消每次吸气时系统的阻力和顺应性(患者和管路)。各种呼吸机之间的设置稍有所不同。这种模式,与之前讨论的其他模式一样,可能会允许患者有更多的控制权,改善患者与呼吸机的同步性,最终带来更好的治疗效果;然而,迄今为止的研究结果有些矛盾,需要进行更多的研究,以确定PAV在不同人群中的应用。

神经调节辅助通气(neurally adjusted ventilatory assist, NAVA)是PAV的一个改良模式;该技术通过置入内置多导联电极的专用胃管,实时监测膈肌电活动(electrical activity of the diaphragm, EAdi),进而触发呼吸机送气。相较于传统呼吸机触发机制(依赖患者-呼吸机连接界面的压力/流量变化感知),NAVA的膈肌电触发系统因胃管电极毗邻膈肌,能更灵敏地捕捉患者自主呼吸努力。操作中需将胃管尖端定位于食管胃连接处下方,并通过特征性电活动波形确认导管位置正确(表19-7)。

表 19-7　成比例辅助通气和神经调节辅助通气

定义

这些模式能够自动调整压力、流量和容量,以便按比例抵消系统的阻力负荷和弹性阻力,从而在每次吸气时提供帮助。其理念是为了预防呼吸做功导致的疲劳。神经调节辅助通气(NAVA)是成比例辅助通气(PAV)的一种迭代,它提供PAV功能,并使用带传感器的胃管来识别膈肌活动,生成信号让呼吸机启动送气

患者选择

适用于从急性管理到逐步撤机的所有通气阶段

应用(设置名称的差异取决于制造商)

1. 设置PEEP、FiO$_2$和所需的辅助比例
2. 使用NAVA时,必须放置带传感器的特殊胃管以从膈肌获得最佳信号。并需要动态调整

评估

1. 应注意呼吸模式是否舒适
2. 使用NAVA时,必须观察到期望的波形

并发症

与在急性病患者群体中使用的所有通气模式一样。如果使用NAVA,还必须考虑与胃管放置和该操作相关的潜在并发症

自动导管补偿

自动导管补偿(automatic tube compensation, ATC)是一种呼吸机选项(而非模式),旨在克服人工气道所增加的呼吸功。ATC通过调节压力(与

管道阻力成比例）来提供可变的快速吸气流量以适应自主呼吸。在设置选项时，需要输入气管插管内径的大小以及所需的补偿百分比（1%～100%）。部分临床医生在自主呼吸试验中使用此选项，以抵消与管道阻力相关的做功。虽然这是一个有用的呼吸机辅助工具，但其与其他通气模式结合使用的效果尚不明确。如果存在阻塞性肺疾病，使用该选项可能会增加内源性 PEEP（表 19-8）。

表 19-8　自动导管补偿

定义

自动导管补偿（automatic tube compensation，ATC）是一种通气选项，旨在减少人工气道所带来的呼吸功。压力会自动调节以抵消气道的阻力

患者选择

适用于所有患者；然而，与不同模式组合使用时的有效性还不清楚

应用

1. 输入气管导管的内径
2. 确定并输入所需的补偿百分比

评估

1. 一些研究表明，如果存在阻塞性疾病，该模式可能会增加内源性 PEEP。需测量内源性 PEEP 以评估其存在情况
2. 添加 ATC 以帮助减少自主呼吸期间的阻力性做功，应能获得更舒适的呼吸速率和模式

并发症

阻塞性疾病患者可能出现内源性 PEEP 增加

高频振荡

　　高频振荡（high-frequency oscillation，HFO）曾被建议用于 ARDS 患者。使用 HFO 时，通过振荡器提供偏置的气流，该振荡器以非常高的频率将气体分散到整个肺部。偏置的气流与振荡活动（极快的来回脉冲）的结合导致新鲜气体的持续输入和废气的排出。该方法围绕恒定的平均气道压力提供振荡，使肺部复张，并产生胸部"摇晃"。一些从业者认为，这种通气模式可以复张肺泡，防止潮气量应力和肺损伤。

　　一项振荡通气治疗急性呼吸窘迫综合征多中心试验（Multicenter Oscillatory Ventilation for Acute Respiratory Distress Syndrome Trial，MOAT）和一项早期 ARDS 患者应用高频振荡通气的试验（High Frequency Oscillation Ventilation in Early ARDS Trial）结果表明，与常规通气相比，高频振荡通气（high frequency oscillation ventilation，HFOV）没有明显改善死亡率。关于 HFOV 的其他担忧在于需要深度镇静甚至肌肉松弛药来确保适应该模式。该模式有点难以熟练掌握的现实也限制了其广泛适用性。其适应证、用途和相关并发症总结在表 19-9 中。

表 19-9　高频振荡

定义

高频振荡（high-frequency oscillation，HFO）是通过活塞产生的前后运动，因此具有主动的"吸气"和"呼气"阶段。新鲜气体通过偏置气流提供。潮气量取决于振荡器移动的体积以及偏置气流的大小和位置。

患者选择

1. 对于那些需要降低压力和改善气体分布（常规模式失败）的肺部大量漏气的患者（即支气管胸膜瘘），这是一项期望的治疗方案
2. 碎石术患者，需要稳定的胸腹壁
3. 气道手术过程
4. 迄今为止没有发现与使用传统的通气模式相比有何益处。一些可用作重症 ARDS 患者的挽救性治疗

应用

1. 偏置气流　以 L/min 表示，通常为 40～50L/min
2. fx　以赫兹表示
3. 平均气道压　通常比传统通气开始时略高
4. ΔP　压力变化或压力幅度（通常调整以达到胸壁振动）
5. FiO_2 水平　与传统通气相同
6. 吸气时间百分比　控制振荡器在吸气阶段所花费的时间百分比

评估

1. 动脉血气分析、脉搏血氧饱和度监测和呼气末二氧化碳监测
2. 胸部运动　通常可以看到胸部"摆动"。在气体交换充分的情况下，患者可能不会主动呼吸。自主呼吸的恢复可能表明 $PaCO_2$ 增加

并发症

1. 要达到足够的湿化通常很困难，可能会导致气道阻塞
2. 气压伤

多人共用一台呼吸机

　　在多起事故和其他公共卫生事件发生的情况下，有可能出现呼吸机短缺的情况。除了指导呼吸机分配，当没有其他选择时，还提出了使用单台呼吸机通气多个患者的方法。尽管这种方法在理论上有其优点，并已在实验和动物模型中进行了评估，但机械和临床局限性非常大。呼吸机是为单个患者通气而设计的，这限制了机器在没有对呼吸机进行实质性改装的情况下，有效地提供设定的参数和监测患者参数/报警的能力。此外，连

接到同一台机器上的患者的呼吸力学（肺顺应性）必须相似，否则会导致通气不均。因此，经改装的患者/呼吸机系统需要由有经验的呼吸治疗师进行密切监测。准备执行这些改装的设备应该作为机构灾难预案的一部分提前准备好，并进行教育和模拟以确保员工熟悉所选择的操作方案。本章"扩展阅读"中包含了一些方案实例。

结论

虽然本章描述的模式很复杂，但没有一个模式被证明比传统的容量控制模式更优越（第 5 章中有描述）。除了它们的复杂性之外，这些先进的通气模式的名称因制造商而异，且并不直观，这增加了团队成员之间实践变异和沟通误解的风险。理解这些通气模式不是单人的职责。如果医疗团队致力于实施先进的通气模式，就必须对多专业团队进行教育，并提供支持一致实践的资源。

重症监护护士是确保患者安全过渡的角色，这需要跨学科合作，以及认识到医疗团队每个成员带来的专业知识和在特定实践环境中可用的资源。在许多情况下，对于机械通气而言，最佳策略是所有医疗团队成员最熟悉的策略，而不是最先进的策略。欲了解更多信息，请参见参考文献。

（熊杰 译 邹灯秀 审校）

参考文献

机械通气：模式

ARDS Definition Task Force, Ranieri VM, Rubenfeld GD, et al. Acute respiratory distress syndrome: the Berlin Definition. *JAMA*. 2012;307(23):2526-2533.

Ashworth L, Norisue Y, Koster M, et al. Clinical management of pressure control ventilation: an algorithmic method of patient ventilatory management to address "forgotten but important variables." *J Crit Care*. 2018;43:169-182.

Briel M, Meade M, Mercat A, et al. Higher vs lower positive end-expiratory pressure in patients with acute lung injury and acute respiratory distress syndrome: systematic review and meta-analysis. *JAMA*. 2010;303(9):865-873.

Brochard L, Harf A, Lorino H, et al. Inspiratory pressure support prevents diaphragmatic fatigue during weaning from mechanical ventilation. *Am Rev Respir Dis*. 1989;139:513-521.

Brochard L, Pluskwa F, Lemaire R. Improved efficacy of spontaneous breathing with inspiratory pressure support. *Am Rev Respir Dis*. 1987;136:411-415.

Brochard L, Slutsky A, Pesenti A. Mechanical ventilation to minimize progression of lung injury in acute respiratory failure. *Am J Respir Crit Care Med*. 2017;195(4):438-442.

Chatburn RL. Understanding mechanical ventilators. *Expert Rev Respir Med*. 2010;4(6):809-819.

Chatburn RL, El-Khatib M, Mireles-Cabodevila E. A taxonomy for

mechanical ventilation: 10 fundamental maxims. *Respir Care*. 2014;59(11):1747-1763.

Conti G, Costa R. Technological development in mechanical ventilation. *Curr Opin Crit Care*. 2010;16(1):26-33.

Elsasser S, Guttmann J, Stocker R, Mols G, Prieve HJ, Haberthür C. Accuracy of automatic tube compensation in new-generation mechanical ventilators. *Crit Care Med*. 2003;31:2619-2626.

Fan E, Brodie D, Slutsky AS. Acute respiratory distress syndrome: advances in diagnosis and treatment. *JAMA*. 2018;319(7):698-710.

Fan E, Del Sorbo L, Goligher EC, et al. An official American Thoracic Society/European Society of Intensive Care Medicine/Society of Critical Care Medicine clinical practice guideline: mechanical ventilation in adult patients with acute respiratory distress syndrome. *Am J Respir Crit Care Med*. 2017;195:1253-1263.

Giannouli E, Webster K, Roberts D, Younes M. Response of ventilator-dependent patients to different levels of pressure support and proportional assist. *Am J Respir Crit Care Med*. 1999;159:1716-1725.

Grieco DL, Chen L, Dres M, Brochard L. Should we use driving pressure to set tidal volume? *Curr Opin Crit Care*. 2017;23(1):38-44.

Gurevitch MJ, Van Dyke J, Young ES, Jackson K. Improved oxygenation and lower peak airway pressure in serve adult respiratory distress syndrome. Treatment with inverse ratio ventilation. *Chest*. 1986;89:211-213.

Henderson WR, Chen L, Amato MBP, Brochard LJ. Fifty years of research in ARDS. Respiratory mechanics in acute respiratory distress syndrome. *Am J Respir Crit Care Med*. 2017;196(7):822-833.

Hickling KG, Walsh J, Henderson S, Jackson R. Low mortality rate in acute respiratory distress syndrome using low-volume, pressure-limited ventilation with permissive hypercapnia: a prospective study. *Crit Care Med*. 1994;22:1568-1578.

Kacmarek RM. Proportional assist ventilation and neurally-adjusted ventilatory assist. *Respir Care*. 2011;56(2):140-148.

Kallet RH. Patient-ventilator interaction during acute lung injury, and the role of spontaneous breathing: Part 2: airway pressure release ventilation. *Respir Care*. 2011;56(2):190-203.

Kang H, Yang H, Tong Z. Recruitment manoeuvres for adults with acute respiratory distress syndrome receiving mechanical ventilation: a systematic review and meta-analysis. *J Crit Care*. 2019;50:1-10.

Kirakli C, Ozdemir I, Ucar ZZ, Cimen P, Kepil S, Ozkan SA. Adaptive support ventilation for faster weaning in COPD: a randomised controlled trial. *Eur Respir J*. 2011;38(4):774-780.

Lellouche F, Brochard L. Advanced closed loops during mechanical ventilation (PAV, NAVA, ASV, SmartCare). *Best Pract Res Clin Anaesthesiol*. 2009;23(1):81-93.

Lim J, Litton E. Airway pressure release ventilation in adult patients with acute hypoxemic respiratory failure: a systematic review and meta-analysis. *Crit Care Med*. 2019;47:1794-1799.

Maitra S, Bhattacharjee S, Khanna P, Baidya DK. High-frequency ventilation does not provide mortality benefit in comparison with conventional lung-protective ventilation in acute respiratory distress syndrome: a meta-analysis of the randomized controlled trials. *Anesthesiology*. 2015;122(4):841-851.

Marini JJ. Evolving concepts for safer ventilation. *Crit Care*. 2019 Jun 14;23(Suppl 1):114.

Marini JJ, Rocco PRM, Gattinoni L. Static and dynamic contributors to ventilator-induced lung injury in clinical practice. Pressure, energy, and power. *Am J Respir Crit Care Med*. 2020;201(7):767-774.

Miller AG, Gentile MA, Davies JD, et al. Clinical management strategies for airway pressure release ventilation: a survey of clinical practice. *Respir Care.* 2017;62:1264-1268.

Mireles-Cabodevila E, Kacmarek RM. Should airway pressure release ventilation be the primary mode in ARDS? *Respir Care.* 2016;61:761-773.

Moerer O. Effort-adapted modes of assisted breathing. *Curr Opin Crit Care.* 2012;18(1):61-69.

Nichols D, Haranath S. Pressure control ventilation. *Crit Care Clin.* 2007;23(2):183-199.

Nieman GF, Gatto LA, Bates JHT, Habashi NM. Mechanical ventilation as a therapeutic tool to reduce ARDS incidence. *Chest.* 2015;148(6):1396-1404.

O'Croinin D, Ni Chonghaile M, Higgins B, Laffey JG. Bench-to-bedside review: permissive hypercapnia. *Crit Care.* 2005; 9(1):51-59.

Pham T, Brochard LJ, Slutsky AS. Mechanical ventilation: State of the art. *Mayo Clin Proc.* 2017;92(9):1382-1400.

Rittayamai N, Katsios CM, Beloncle F, et al. Pressure-controlled vs volume-controlled ventilation in acute respiratory failure: a physiology-based narrative and systematic review. *Chest.* 2015; 148:340-355.

Roberts KJ. 2018 year in review: adult invasive mechanical ventilation. *Respir Care.* 2019;64(5):604-609.

Santa CR, Rojas JI, Nervi R, Heredia R, Ciapponi A. High versus low positive end-expiratory pressure (PEEP) levels for mechanically ventilated adult patients with acute lung injury and acute respiratory distress syndrome. *Cochrane Database Syst Rev.* 2013;(6):CD009098.

Schmidt M, Kindler F, Cecchini J, et al. Neurally adjusted ventilatory assist and proportional assist ventilation both improve patient-ventilator interaction. *Crit Care.* 2015;19:56.

Slutsky AS. History of mechanical ventilation. From Vesalius to ventilator-induced lung injury. *Am J Respir Crit Care Med.* 2015;191(10):1106-1115.

Tharratt RS, Allen RP, Albertson TE. Pressure controlled inverse ratio ventilation in severe adult respiratory failure. *Chest.* 1998;94:755-762.

The Acute Respiratory Distress Syndrome Network. Ventilation with lower tidal volumes as compared with traditional tidal volumes for acute lung injury and the acute respiratory distress syndrome. *N Engl J Med.* 2000;342:1301-1307.

Turner DA, Rehder KJ, Cheifetz IM. Nontraditional modes of mechanical ventilation: progress or distraction? *Expert Rev Respir Med.* 2012;6(3):277-284.

Unoki T, Serita A, Grap MJ. Automatic tube compensation during weaning from mechanical ventilation: evidence and clinical implications. *Crit Care Nurse.* 2008;28(4):34-42.

Varelmann D, Wrigge H, Zinserling J, Muders T, Hering R, Putensen C. Proportional assist versus pressure support ventilation in patients with acute respiratory failure: cardiorespiratory responses to artificially increased ventilatory demand. *Crit Care Med.* 2005;33:1968-1975.

Vittacca M, Bianchi L, Zanotti E, et al. Assessment of physiologic variables and subjective comfort under different levels of pressure support ventilation. *Chest.* 2004;126:851-859.

循证实践

Annane D, Orlikowski D, Chevret S, Chevrolet JC, Raphaël JC. Nocturnal mechanical ventilation for chronic hypoventilation in patients with neuromuscular and chest wall disorders. *Cochrane Database Syst Rev.* 2007;4:CD001941.

Antonelli M, Bonten M, Chastre J, et al. Year in review in intensive care medicine 2011: III. ARDS and ECMO, weaning, mechanical ventilation, noninvasive ventilation, pediatrics and miscellanea. *Intensive Care Med.* 2012;38(4):542-556.

Antonelli M, Conti G, Esquinas A, et al. A multiple-center survey on the use in clinical practice of noninvasive ventilation as a first-line intervention for acute respiratory distress syndrome. *Crit Care Med.* 2007;35:18-25.

Briel M, Meade M, Mercat A, et al. Higher vs lower positive end-expiratory pressure in patients with acute lung injury and acute respiratory distress syndrome: systematic review and meta-analysis. *JAMA.* 2010;303:865-873.

Burns KE, Adhikari NK, Keenan SP, Meade M. Use of non-invasive ventilation to wean critically ill adults off invasive ventilation: meta-analysis and systematic review. *BMJ.* 2009;338:b728.

Caples SM, Gay PC. Noninvasive positive pressure ventilation in the intensive care unit: a concise review. *Crit Care Med.* 2005; 33:2651-2658.

Cortes I, Penuelas O, Esteban A. Acute respiratory distress syndrome: evaluation and management. *Minerva Anestesiol.* 2012; 78:43-57.

Ip T, Mehta S. The role of high-frequency oscillatory ventilation in the treatment of acute respiratory failure in adults. *Curr Opin Crit Care.* 2012;18:70-79.

Nava S, Schreiber A, Domenighetti G. Noninvasive ventilation for patients with acute lung injury or acute respiratory distress syndrome. *Respir Care.* 2011;56:1583-1588.

Peter JV, Moran JL, Phillips-Hughes J, Graham P, Bersten AD. Effect of non-invasive positive pressure ventilation (NIPPV) on mortality in patients with acute cardiogenic pulmonary edema: a meta-analysis. *Lancet.* 2006;367:1155-1163.

Putensen C, Theuerkauf N, Zinserling J, Wrigge H, Pelosi P. Meta-analysis: ventilation strategies and outcomes of the acute respiratory distress syndrome and acute lung injury. *Ann Intern Med.* 2009;151(8):566-576.

The ARDS Definition Task Force, Ranieri VM, Rubenfeld GD, et al. Acute respiratory distress syndrome: the Berlin Definition. *JAMA.* 2012;307(23):2526-2533.

Unoki T, Serita A, Grap MJ. Automatic tube compensation during weaning from mechanical ventilation: evidence and clinical implications. *Crit Care Nurse.* 2008;28:34-42.

扩展阅读

Gallagher, JJ. Alternative modes of mechanical ventilation. *AACN Adv Crit Care.* 2018;29(4):396-404.

患者/呼吸机参考资料

Columbia University College of Physicians and Surgeons, New York Presbyterian Medical Center. Ventilator Sharing Protocol: Dual-Patient Ventilation with a Single Mechanical Ventilator for Use during Critical Ventilator Shortages. Ventilator-Sharing-Protocol-Dual-Patient-Ventilation-with-a-Single-Mechanical-Ventilator-for-Use-during-Critical-Ventilator-Shortages.pdf (gnyha.org). Accessed September 27, 2021.

U.S. Public Health Service Commissioned Corp. Optimizing-Ventilator Use During the COVID-19 Pandemic. optimizing-ventilator-use-during-covid19-pandemic.pdf (hhs.gov). Accessed September 27, 2021.

第**20**章 神经学理论拓展

John C. Bazil，DaiWai Olsony

学习目标

1. 比较下列疾病的病理生理学、临床表现、患者需求和管理方法：
   - 蛛网膜下腔出血；
   - 创伤性脑损伤；
   - 急性脊髓损伤；
   - 脑肿瘤。
2. 阐述脑氧合和脑组织氧监测的概念。

蛛网膜下腔出血

病因、危险因素和病理生理学

蛛网膜下腔出血（subarachnoid hemorrhage，SAH）可由外伤、动脉瘤或其他血管畸形引起。本文重点讨论颅内动脉瘤破裂引起的 SAH。颅内动脉瘤通常发生在基底动脉环附近的动脉分叉处（图 20-1）。动脉瘤的大小和形状各不相同，囊状动脉瘤（也称为浆果状动脉瘤）是最常见也是最容易治疗的类型。当颅内动脉瘤破裂出血时，血液会沿阻力最小的路径流动，最常见的是进入蛛网膜下腔。随后，在脑室系统或脑实质中可能形成血凝块。一些患者由于蛛网膜下腔中的血液阻塞脑脊液（cerebrospinal fluid，CSF）循环，或堵塞具有重吸收 CSF 功能的蛛网膜颗粒（或蛛网膜绒毛）而引起脑积水。动脉狭窄通常被称为血管痉挛或脑动脉血管痉挛，在动脉瘤破裂后的几天内可以导致大量患者出现迟发性脑缺血（delayed cerebral ischemia，DCI）或迟发性缺血性神经功能障碍（delayed ischemic neurological deficit，DIND），但其机制尚不清楚。动脉瘤性蛛网膜下腔

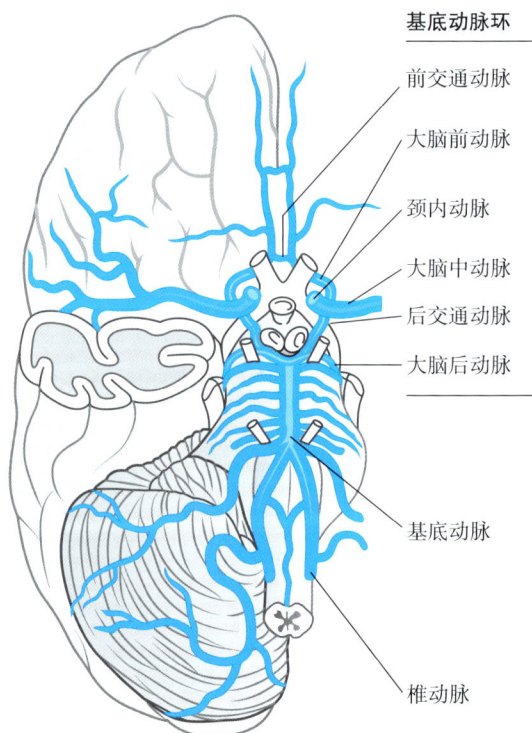

图 20-1　从大脑下方看到的基底动脉环（Reproduced with permission from Phipps WJ，Marek JF，Monahan FD，et al. *Medical-Surgical Nursing: Health and Illness Perspectives*. St Louis，MO：Mosby；2003.）

基底动脉环
前交通动脉
大脑前动脉
颈内动脉
大脑中动脉
后交通动脉
大脑后动脉
基底动脉
椎动脉

出血（aneurysmal subarachnoid hemorrhage，aSAH）的严重程度有几种分级标准，其中 Hunt-Hess 分级量表和世界神经外科医师联盟（World Federation of Neurological Surgeons，WFNS）分级量表（表 20-1）最常使用。

　　颅内动脉瘤形成的危险因素包括吸烟、高血压、菌血症、颅内动脉瘤家族史和某些遗传疾病（常染色体显性多囊肾病，埃勒斯 - 当洛综合征）。大约 10%～15% 的患者有多个动脉瘤。与动脉瘤破裂相关的危险因素包括动脉瘤大小、高血压、吸烟、年龄（风险随着年龄的增长而增加，在 50～60 岁达到顶峰）及使用兴奋剂（可卡因、安非他明）。aSAH 在 50 岁以下男性中更为常见，而在 50 岁以上的女性和总体人群中发病率更高。

　　aSAH 的死亡率和发病率很高，但这种情况正有所改善。大约 40% 的 aSAH 患者会在动脉瘤破裂时或住院期间死亡，剩下 2/3 的幸存者仍会遗留某种类型的神经功能缺陷。aSAH 患者预后的预测因素包括入院时的神经功能状况、年龄、合并症和初始计算机轴向断层扫描（computerized axial tomography，CT）所示出血量。

临床表现

　　大多数患者在动脉瘤破裂前无症状，但也有一些患者会有头痛或视力改变等前驱症状。动脉瘤破裂后，许多患者会经历突发的剧烈头痛，时常被描述为"雷击样""爆炸性"或"我一生中最严重的头痛"。可能会发生短暂或长时间的意识丧失。

急性高血压发作或剧烈的体力活动可能会增加动脉瘤的压力并导致其破裂。旁观者可能会将其描述成类似癫痫发作，但目前尚不清楚这是实际癫痫发作还是颅内压（intracranial pressure，ICP）突然升高相关的异常姿态。其他常见的体征和症状包括恶心呕吐、颈项强直、视力改变、精神状态改变和畏光，也可能发生局灶性功能障碍，如轻偏瘫、偏瘫或失语。

诊断性检查

计算机断层扫描

　　aSAH 患者通常会伴随一定的体征和症状，因此，颅脑 CT 扫描是用于诊断 aSAH 和排除溶栓治疗的首选影像学检查方式。颅脑 CT 也可用于评估脑积水。起病 3 天内进行 CT 扫描，几乎所有患者都能发现 SAH。随着蛛网膜下腔的血液开始分解，CT 扫描的灵敏度也随之降低。CT 血管造影可以在初次扫描时快速进行，并可以提示动脉瘤的位置。使用 Fisher 分级量表（见表 20-1）测量初始 CT 扫描的出血量可以预测血管痉挛发生的风险。

磁共振成像和磁共振血管造影

　　磁共振成像（magnetic resonance imaging，MRI）和磁共振血管造影（magnetic resonance angiogram，MRA）用于确定动脉瘤的位置和发现其他血管异常。这些检查对 CT 阴性或 CT 血管造影阴性的患者特别有用，也可用于肾损害患者。

表 20-1　蛛网膜下腔出血严重程度分级量表

分级	Hunt-Hess 分级 基于症状	WFNS 分级 基于评估	Fisher 分级 基于诊断成像
0	未破裂		
I	无症状或轻度头痛、颈项强直	GCS 评分 15 分 无运动功能障碍	颅脑 CT 未见出血
II	中度至重度头痛，颈项强直，除脑神经麻痹外，无其他神经功能障碍	GCS 评分 13～14 分 无运动功能障碍	弥漫性薄层蛛网膜下腔积血（垂直层厚度＜1mm）
III	嗜睡，意识模糊，或轻度局灶性神经功能障碍	GCS 评分 13～14 分 有运动功能障碍	局部血肿或蛛网膜下腔积血较厚（垂直层厚度≥1mm）
IV	昏迷，中度至重度轻偏瘫，可能有早期去大脑强直及自主神经功能障碍	GCS 评分 7～12 分 有或无运动功能障碍	脑内或脑室内积血，伴弥漫性蛛网膜下腔积血或无蛛网膜下腔积血
V	深昏迷，去大脑强直，濒死状态	GCS 评分 3～6 分 有或无运动功能障碍	

腰椎穿刺

对于高度怀疑有 SAH 病史的患者，如果 CT 不能证实 SAH，应进行腰椎穿刺（lumbar puncture，LP）。对于有 ICP 升高迹象或症状的患者，因存在小脑扁桃体疝的风险，应避免腰椎穿刺。LP 应在症状出现至少 6～12 小时后进行，以便让 CSF 中的红细胞（red blood cell，RBC）开始分解。RBC 的分解使离心后的 CSF 呈黄色，这种色素沉着被称为黄变症，如果 CSF 中的血液是由 LP 创伤造成的，则不会出现。

脑血管造影术

虽然在初始 CT 扫描时进行的 CT 血管成像（computed tomography angiography，CTA）可以发现许多动脉瘤，但脑血管造影仍然是金标准，能显示动脉瘤的位置、大小、形状或其他血管异常。大约 10%～20% 的 SAH 患者，首次血管造影可能无法发现动脉瘤。在这些患者中，有少数人在大约 1 周后复查血管造影时可发现动脉瘤。血管造影阴性伴有 CT 扫描明显出血可能提示非动脉瘤性中脑周围 SAH，这种诊断的患者预后良好。

对于许多动脉瘤患者，血管造影被用于指导血管内治疗（稍后介绍）。血管造影也用于检测动脉瘤破裂后数天内神经功能下降患者的动脉狭窄情况。血管成形术或直接药物注射可用于治疗动脉狭窄。护士应该知晓血管痉挛治疗正在迅速发展，新的治疗方法可能会在未来几年内被发现和测试。

动脉瘤性蛛网膜下腔出血的管理原则

颅内动脉瘤初次破裂后幸存下来的患者面临并发症的风险，增加了其发病及死亡的可能性。原发性中枢神经系统（central nervous system，CNS）并发症包括再出血、脑积水和动脉狭窄引起的 DCI。动脉狭窄的发生时间与 SAH 的分解过程密切相关，其机制包括动脉痉挛和导致血管壁增厚的炎症变化。这种现象通常被称为"血管痉挛"。尽管"血管痉挛"不能够完整反映对 DCI 病理生理

典型案例分析
蛛网膜下腔出血

一名 54 岁的信贷员在工作时突然出现剧烈头痛。她被送往当地一家医院的急诊科，她形容这种疼痛是"我一生中最严重的头痛"。CT 扫描确诊为 SAH，血管造影显示为左侧大脑前动脉与前交通动脉交界处动脉瘤。顺利行动脉瘤栓塞术。术后转入重症监护室（intensive care unit，ICU）。

问题 1：阐述该患者的护理重点。

在出血后的第 5 天，护士注意到这位之前神经系统正常的患者很难唤醒，醒来后，出现右上肢无力和言语困难。

问题 2：护士应该采取什么行动？

患者被送往放射科，CT 和 CT 血管成像（computed tomography angiography，CTA）显示正常的术后变化和动脉狭窄，特别是左侧大脑中动脉。她的症状通过液体复苏和诱导高血压得到短暂改善，但随后又复发。血管造影证实左侧大脑中动脉严重血管痉挛。动脉注射米力农改善了血管痉挛的影像学表现。

术后，患者能够清晰地说话（但不能准确地说出物体的名称），右上肢肌力 4 级。在 ICU 住了几天后，她被转至过渡病房，监测是否出现新发或加重的 DIND。患者神经功能持续改善，并在出血后第 14 天出院回家，接受门诊语言治疗以解决偶发构词困难和轻微认知障碍。

答案

1. 除了常规的血管造影术后护理外，护理重点还包括密切监测神经系统功能和容量状态。维持正常血容量对于降低血管痉挛引起 DCI 的风险很重要。密切监测神经系统功能状态，以便在出现并发症时及时干预。其他护理重点包括疼痛管理、鼓励活动和预防院内并发症。

2. 护士应为患者做好 CT 检查和可能的血管造影准备。监测液体平衡并遵医嘱给予补液。神经功能障碍可能是血管痉挛引起的脑缺血所致。初期治疗以维持正常血容量和正常至略微升高的血清钠水平为主。也可以适当地实施允许性或诱导性高血压。这些干预措施对潜在的血管内介入治疗是非常重要的。

学的理解，但该术语在实践中很常用，本文将使用其来反映 aSAH 后的动脉狭窄。

再出血

在通过手术夹闭或血管内弹簧圈栓塞动脉瘤之前，患者面临的最大风险是动脉瘤再破裂（或再出血）。再出血会显著增加死亡风险。这种风险在最初的 24 小时内最高。再出血的体征和症状包括突然复发或加重的头痛、恶心、呕吐、意识水平下降，以及新发的局灶性神经功能障碍。应每小时进行一次神经系统评估（如有指征，则更频繁地进行），以及时识别与再出血或脑积水有关的变化。如果有脑室外引流，必须精细管理以防止 CSF 过度引流，这可能因跨壁压力的改变而导致再出血。防止再出血的最有效方法是通过手术夹闭或血管内栓塞来保护动脉瘤。

在患者入院到确定性治疗前的这段时间，可采用血压（blood pressure，BP）管理和避免增高血压或 ICP 的活动等策略来降低再出血的风险。血压管理的目标是将血压降低至不影响脑灌注的水平。收缩压的目标上限通常为 150～160mmHg。建议使用可滴定的药物，特别是钙通道阻滞剂。避免使用血管扩张剂。在处理动脉瘤之前，通常嘱患者卧床休息。使用序贯加压装置预防静脉血栓栓塞症（venous thromboembolism，VTE）。大便软化剂用于防止因便秘而引起的排便用力。通常使用短效麻醉剂药物控制疼痛。通过提供护理关怀和心理支持减少焦虑。

有两种治疗方法可以保护动脉瘤并防止再破裂：通过开颅手术夹闭动脉瘤和通过导管对动脉瘤进行血管内栓塞。建议在能提供两种治疗方式并经常治疗 aSAH 患者的机构进行治疗，以确保疗效。选择开颅手术还是血管内栓塞手术取决于动脉瘤的位置、形态、合并症和入院时神经功能缺损的严重程度。当两种治疗方式均可时，通常进行血管内治疗。

在患者最容易发生血管痉挛的时期之前，应尽快处理动脉瘤。动脉瘤安全处理后，可以实施血管痉挛的标准管理策略，而不会造成额外出血的风险。动脉瘤手术是通过开颅切口进行。外科医生将会小心地剥离动脉瘤周围组织，并在瘤体颈部放置钛或钛合金夹（图 20-2）。有不同尺寸和形状的夹子可供选择。手术后，患者返回 ICU 继续接受治疗。术后可行影像学检查，包括 CT 扫描以检查手术部位是否出血以及行血管造影以评估

夹闭位置。术后护理包括密切的神经系统评估（最初每 15 分钟一次）、疼痛管理和术后并发症的预防，包括观察导管穿刺部位是否有血肿或出血、监测血流动力学变化和可能的允许性高血压。术后神经系统评估与术前评估相比较，任何变化都要报告神经外科医生。

血管内栓塞术通过防止血液流入动脉瘤减少再出血的风险。通过脑血管造影，神经介入医生将微导管置入动脉瘤，然后放置一个或多个植入式装置（通常称为弹簧圈）填充动脉瘤内的空间。弹簧圈通常由软金属（铂）制成，有各种形状和大小。动脉瘤的颈部必须足够窄，以使弹簧圈保留在动脉瘤腔内，而不会漂回到血管腔中。图 20-3 显示宽颈动脉瘤（浆果或囊状动脉瘤）的血管内弹簧圈栓塞。如果瘤颈较宽，可以使用特殊支架来辅助弹簧圈或跨越动脉瘤。弹簧圈填充了动脉瘤腔内的空间，防止血液流入动脉瘤，降低再出血的风险。与弹簧圈栓塞相关的主要风险是手术过程中动脉瘤破裂和血管腔内血栓形成相关的缺血。

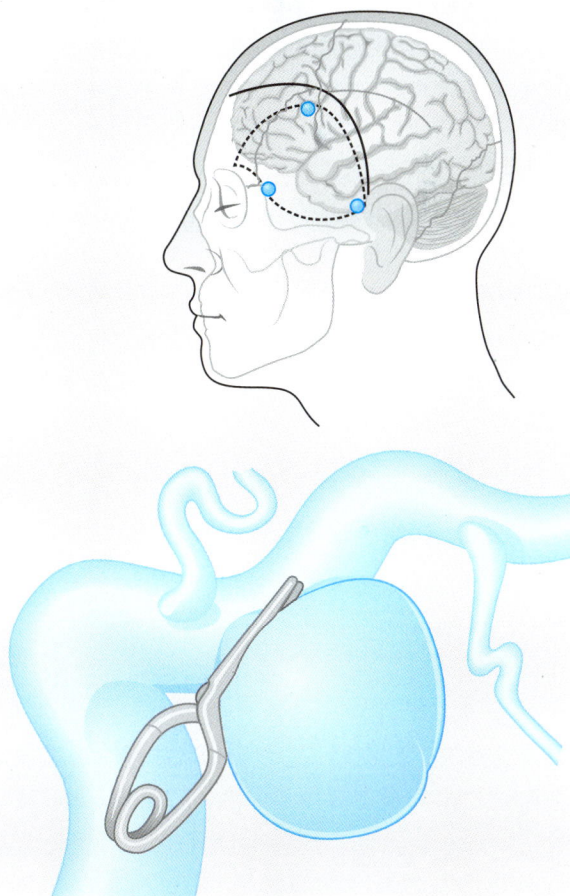

图 20-2　后交通动脉瘤夹闭术。夹子放置在动脉瘤颈部，使动脉瘤不再充满血液，但是血液可以继续流经载瘤动脉

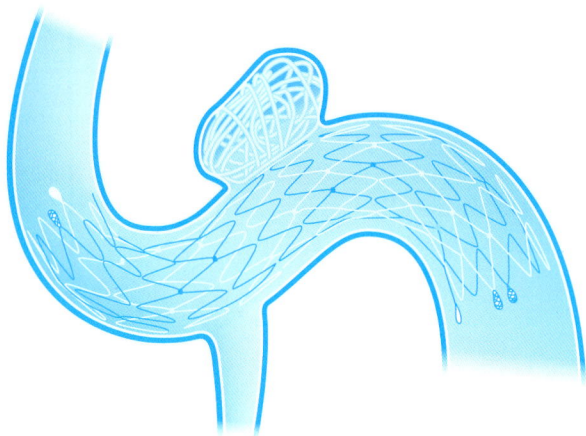

图 20-3　支架辅助的宽颈动脉瘤栓塞术。在血管内手术过程中，弹簧圈放置并解脱后，放置支架将弹簧圈保持在动脉瘤腔内

栓塞患者的术后护理与夹闭患者的术后护理相似，但增加了第 11 章中所描述的血管造影后的护理内容。

脑积水

SAH 通过两种机制破坏正常的 CSF 流动。脑室内血液可阻塞脑室引流系统，导致 CSF 积聚（梗阻性或非交通性脑积水）。此外，吸收 CSF 的蛛网膜颗粒可能会被细胞碎片阻塞。因此导致 CSF 的重吸收减少和交通性（非梗阻性）脑积水。护士会注意到与 ICP 增高有关的急性脑积水的征象。SAH 后急性梗阻性脑积水可通过脑室外引流或脑室 - 腹腔（ventriculoperitoneal，VP）分流术治疗。持续性脑积水患者需要放置脑室分流管。

迟发性或慢性脑积水可在 SAH 后数周发生。这些患者表现为头痛、步态不稳、大小便失禁和认知能力下降。治疗方法是放置脑室分流管。

动脉狭窄（血管痉挛）所致迟发性脑缺血

许多 aSAH 患者发生动脉狭窄，灌注减少，导致 DCI 和脑梗死（缺血性脑卒中）。如前所述，有几种机制导致动脉狭窄（通常称为“血管痉挛”）发生。血管痉挛通常在初次出血后 3～14 天发生，第 7 天左右达到高峰，是影响 aSAH 住院患者发病率和死亡率的最主要因素。大约 30% 的 aSAH 患者会因血管痉挛而发展为 DIND，另外 1/3 的患者行血管造影会提示动脉狭窄，但没有神经功能下降。初始 CT 扫描的出血量是血管痉挛和 DCI 风险的一个很好的预测指标。在许多机构，经颅多普勒超声（transcranial Doppler studies，TCD）（见第 11 章）被用来监测血管痉挛的进展。TCD 评估选定动脉的血流速度，随着血管变窄，血流速度会变快。TCD 是无创的，可以在床边进行，但准确性因患者和操作者特点而异。CT 血管造影也用于发现血管痉挛，但脑血管造影仍然是金标准。任何出现神经功能减退的患者都应怀疑是否发生血管痉挛，尤其是伴有意识水平下降、躁动、面部或身体一侧肢体麻痹或瘫痪，或失语。早期识别神经功能障碍可以快速干预，以改善脑灌注及预防脑梗死。

维持血容量对于降低 DCI 风险至关重要。不再推荐“3H”疗法（高血容量、高血压和血液稀释）。密切关注液体平衡是很重要的，必须加强对非显性液体丢失的识别。脱水会增加血液黏度，减少脑灌注。SAH 患者有脱水的危险，因为脑盐消耗，其中过量的钠被排出，导致失水量增加和低血容量。如果血清钠下降，限制容量会增加 DIND 的风险，这种处置是不当的。通常输注高渗盐水（hypertonic saline，HTS）来治疗低钠血症。

血压目标根据患者的反应不同而异，但通常设置在 160～200mmHg 的范围内。治疗目标主要基于神经系统检查的改善，而不是严格的血流动力学数值范围，这通常需要高级监测。尼莫地平是一种钙通道阻滞剂，可用于大多数 aSAH 患者。尼莫地平不能减少血管痉挛，但可能改善 aSAH 后 3 个月的预后。

血管痉挛可以通过腔内球囊血管成形术治疗，也可在痉挛时直接向动脉输注钙通道阻滞剂或磷酸二酯酶 3 抑制剂来治疗。

其他管理策略和并发症预防

患者可在就诊后立即给予短期（3～7 天）抗惊厥药物用于预防性治疗。临床发作或脑电图显示的癫痫发作患者根据癫痫发作管理标准进行治疗（见第 11 章），并在整个住院期间继续使用抗惊厥药物。aSAH 的全身并发症包括心肌功能障碍、心律失常和神经源性肺水肿。心脏并发症被认为是最初出血时大量儿茶酚胺释放所致。虽然可发生心室功能障碍，但通常在数天至数周后恢复到基线水平。与 SAH 相关的最常见的心电图（electrocardiogram，ECG）变化是 ST 段异常、T 波倒置和 QTc 间期延长，但也可能发生其他心律失常，如心房颤动、室性心动过速和心脏停搏。神经源性肺水肿相对罕见，可能是由 CNS 介导的血管通透性增加、大量交感神经放电或这些因素叠加引起的。神经源性肺水肿发展迅速，体征和症状与心源性肺水肿相似。支持性治疗通常包括机械通气。神经源性肺水肿通常在 72 小时内消退。患者还面临着制动并发症的风险，如感染和 VTE。

创伤性脑损伤

病因、危险因素和病理生理学

创伤性脑损伤（traumatic brain injury，TBI）的主要原因是跌倒、交通事故（motor vehicle accidents，MVA）和"被撞击/撞击"事件（如袭击或坠落碎片）。这些加在一起，占所有 TBI 相关入院人数的 80% 以上。跌倒造成的 TBI 常见于儿童和老年人，而 MVA 则更多发于 15～44 岁人群。男性 TBI 发病率高于女性，0～4 岁儿童的发病率高于其他所有年龄段。TBI 的入院率逐渐增加，但与其相关的死亡率却在逐渐下降。75 岁及以上人群的住院率和死亡率最高。TBI 的程度从轻微（短暂的意识改变）到非常严重（长时间无反应甚至死亡）不等。

尽管格拉斯哥昏迷量表（Glasgow Coma Scale，GCS）评分越高，预后越好，但 TBI 并不一定很严重才造成长期影响。TBI 的严重程度可通过 GCS 评分进行分类（见第 11 章）。轻度 TBI 指 GCS 评分为 13～15 分的患者，中度 TBI 指 GCS 评分为 9～12 分的患者，8 分及以下的患者为重度 TBI。轻度 TBI 可导致明显的功能障碍，在伤后数周和数月内逐渐显现；然而，这些患者除非有其他损伤，否则不会被送入 ICU。中度 TBI 患者通常需要入院接受密切监测，并可能需要积极干预。重度 TBI 患者是最具挑战性的危重症患者，需要频繁干预以防止继发性脑损伤。本章讨论的大部分内容仅限于中度和重度 TBI。

TBI 造成的损伤分为原发性和继发性。原发性脑损伤是最初的创伤对大脑和颅骨造成的生物力学影响。预防是避免原发性损伤的唯一方法。继发性脑损伤（secondary brain injury，SBI）是指由原发性损伤引起的病理生理变化所导致的并发症。SBI 的原因很多，包括低氧血症、低血压、ICP 增高、感染和电解质紊乱。这些问题危及脑细胞充分代谢所需的氧气和营养供应，导致废物堆积，造成脑缺血和不良预后。

损伤机制

TBI 是由头部钝性创伤、穿透性创伤（子弹或刺入物体）或爆炸伤造成的。

发生钝性创伤的原因包括：

- **减速**：头部移动，并撞击到静止物体（如人行道）。
- **加速**：移动的物体（如棒球棍）击中头部。
- **加速-减速**：大脑在颅骨内快速移动，产生多种致伤力，这种情况常见于 MVA。
- **旋转**：大脑在颅骨内发生扭曲运动，通常是由侧面撞击造成的。
- **变形/压缩**：头部的直接损伤会改变颅骨的形状，导致脑组织受压。

典型案例分析
创伤性脑损伤

一名 30 岁的建筑工人遭遇了一起汽车高速翻车事故。紧急医疗服务（emergency medical service，EMS）到达现场后，患者表现为去皮质强直，没有语言反应，也没有睁眼反应（GCS 评分为 5 分）。患者插管后由直升机送往最近的一级创伤中心，CT 扫描显示弥漫性脑水肿和少量（点状）出血。除了右锁骨骨折外，其他创伤评估结果均为阴性。患者被送入 ICU，并进行 ICP 监测以指导治疗。在最初的 24 小时内，持续输注芬太尼和咪达唑仑后，患者的 ICP 在 11～23mmHg 之间波动。伤后第 3 天，护士注意到患者的 ICP 持续在 28～30mmHg。

问题 1：可以尝试哪些独立的护理措施来降低 ICP？

通过这些干预措施，患者的 ICP 下降到 25mmHg 左右。患者体温正常，$PaCO_2$ 在理想范围内。医嘱为给予一定剂量的甘露醇。

问题 2：甘露醇如何降低 ICP？

使用甘露醇后，患者的 ICP 下降到 15～18mmHg，并在接下来的两天里一直得到良好控制。停止 ICP 监护和镇静。伤后第 7 天，患者刺痛可睁眼，且疼痛可定位。第 8 天，行气管切开，并留置胃管。受伤约 3 周后，患者可以自主睁眼并遵循简单的指令。后来患者被转到一家康复医院。事故发生 2 个月后，患者出院回家，由父母照顾。患者能够进行日常生活活动（activities of daily living, ADL），但由于判断力和认知能力下降，仍然无法工作。

答案

1. 护士通过让患者头部保持在中线位置、抬高床头 30°～45°，并确保正确佩戴颈托来改善颈静脉回流。此外，还需要快速静脉注射镇痛剂来控制疼痛。

2. 甘露醇是一种渗透性利尿剂，用于减轻脑水肿。由于甘露醇具有利尿作用，因此必须维持正常血容量以防止低血压。高渗盐水正迅速成为甘露醇的替代品。高渗盐水中较高浓度的细胞外钠会产生渗透梯度，有助于将液体从组织间隙吸入血管腔内（进而进入肾脏），从而减轻脑水肿。

在美国，枪伤（gunshot wound, GSW）是最常见的穿透性脑损伤类型。枪伤造成的伤害程度因枪支类型、子弹类型和弹道而异。脑组织会被子弹破坏，沿子弹轨迹会产生冲击波并形成空洞。有些子弹在进入颅骨后会发生跳弹，造成更多的组织破坏。造成穿透性脑损伤的其他原因包括刺伤和小口径飞行碎片（如射钉枪）。穿透性脑损伤的外科处理与闭合性损伤的处理不同，但很多与重症监护护士相关的问题仍然是相同的。

近年来，人们对爆炸造成的 TBI 的认识有所提高。人可能被飞溅的碎片击中，也可能被爆炸力抛出，造成钝性或穿透性创伤。大脑也被认为对最初的压力波很敏感，脑部结构受到巨大压力的弥漫性冲击，从而造成损伤。

颅骨骨折

颅骨骨折可能导致脑组织受伤，但也可能单独发生。颅骨骨折分为线性骨折、凹陷性骨折和颅底骨折。

- 线性颅骨骨折类似于颅骨上出现一条线或一条裂缝。一般来说，颅骨不会移位，无须治疗。
- 凹陷性颅骨骨折的特点是骨碎片向内凹陷。可能需要通过手术抬高凹陷的骨头。如果是开放性骨折，还需要在手术室清创，以消除局部污染，降低感染风险。

- 颅底骨折涉及颅底，包括颅前窝、颅中窝或颅后窝。颅底骨折的临床表现包括眶周瘀斑（熊猫眼）、乳突瘀斑（耳后淤血斑）、鼻漏（CSF 或血液从鼻腔流出）、耳漏（CSF 或血液从外耳道流出）、鼓膜后出血、结膜出血和脑神经功能障碍。出现鼻漏或耳漏表明硬脑膜撕裂，这会增加脑膜炎的风险。虽然大多数脑脊液漏会自行停止，但持续存在的脑脊液漏可能需要手术修复。脑脊液漏的处理方法包括抬高床头、使用抗生素，有时还需要腰穿引流 CSF，以减轻硬脑膜愈合的压力（图 20-4）。

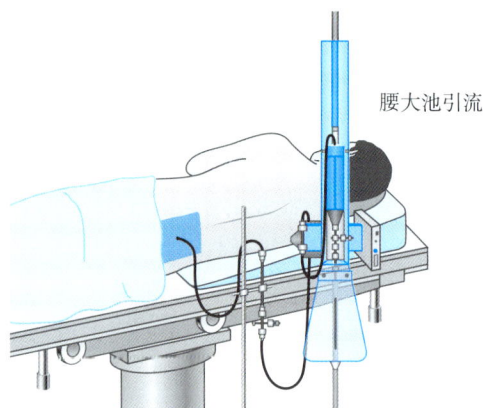

腰大池引流

图 20-4　腰大池引流

原发性脑损伤

原发性脑损伤发生在最初撞击时，会导致脑组织或脑血管发生局灶性或弥漫性解剖变化。局灶性损伤是指受伤部位的一处损伤，而弥漫性损伤则影响整个大脑。局灶性损伤会占据颅内空间，导致组织压迫、ICP 增高、脑移位和脑疝。局灶性损伤包括脑挫伤和血肿。弥漫性脑损伤涉及白质深处细胞的微小损伤。发生这种损伤的原因是头部横向运动导致大脑在颅骨内产生角度移动，造成轴突神经纤维断裂或拉伸。损伤程度取决于作用于大脑的力的大小。局灶性和弥漫性脑损伤通常不会单独发生，例如，局灶性脑挫伤患者也可能伴有某些弥漫性脑损伤的成分。常见原发性损伤如下。

- 挫伤：挫伤是大脑撞击颅骨内侧造成的皮质擦伤。可被描述为"冲击伤"（发生在撞击部位）或"对冲伤"（发生在撞击部位的对面）。额叶和颞叶是常见的挫伤部位。临床表现取决于脑损伤的部位和程度。进行性局灶性水肿和占位效应可能导致神经功能恶化。损伤的严重程度在最初的 CT 扫描中可能并不明显，因为挫伤组织的出血往往发生较晚，并导致颅内血肿。可以重复 CT 扫描以评估损伤进展情况。

- **硬膜外血肿**：硬膜外血肿（epidural hematoma，EDH）（图 20-5）是位于硬脑膜上方和颅骨下方的出血。EDH 与撕裂下层动脉的颅骨骨折有关，因脑膜中动脉撕裂而在颞部最为常见。患者可能会有一个中间清醒期，尤其是局部受损的情况下，然后随着出血增多、脑结构移位并导致 ICP 增高而迅速恶化。虽然清醒间歇期提示有 EDH，但许多患者并非如此。EDH 的症状包括意识水平下降、头痛、抽搐、呕吐、轻偏瘫和瞳孔散大。处理方法包括进行紧急手术以清除血肿。护理包括密切监测神经系统状态、卧床休息、尽量减少导致血压升高的活动以防止再出血。

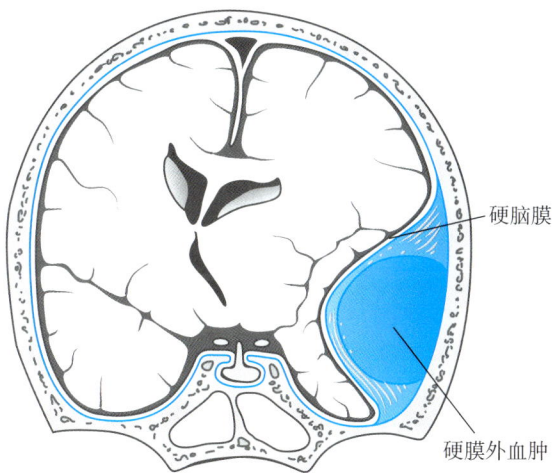

图 20-5　硬膜外出血示意图（Reproduced with permission from Waxman SG. *Clinical Neuroanatomy.* New York，NY：McGraw Hill；2003.）

- **硬膜下血肿**：硬膜下血肿（subdural hematoma，SDH）是发生在硬脑膜和蛛网膜之间硬膜下间隙的出血，对大脑造成直接的压力。SDH（图 20-6）是由大脑和硬脑膜之间的桥静脉破裂、脑组织挫伤或撕裂出血或脑内血肿扩展造成的。如果在受伤后 48 小时内开始出现症状，即为急性 SDH。许多患者在受伤后立即或 48 小时内就会出现明显症状。急性 SDH 患者表现为意识水平逐渐下降、头痛、躁动和意识模糊。可能会出现运动障碍、瞳孔变化和脑神经功能障碍，这反映了原发性脑损伤和占位效应。急性 SDH 的治疗包括开颅手术清除血肿。血液也可

能在硬膜下腔缓慢聚集，持续数天至数周（亚急性 SDH）或数周至数月（慢性 SDH）。此时症状发作具有隐匿性，因为大脑可以较好地代偿这种缓慢增加的肿块。症状包括逐渐加重的头痛、意识模糊、嗜睡，还可能出现癫痫发作、瞳孔异常或运动功能障碍。易发因素包括高龄、酗酒和导致凝血时间延长的疾病或治疗。亚急性或慢性 SDH 的治疗方法包括通过钻孔或开颅手术进行清除血肿，或放置引流管以排出血液（如硬膜下排空阀门系统或硬膜下排空导管）。

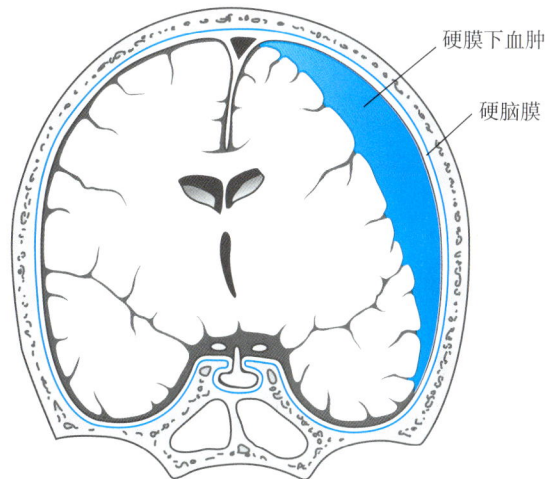

图 20-6　硬膜下血肿示意图（Reproduced with permission from Waxman SG. *Clinical Neuroanatomy.* New York，NY：McGraw Hill；2003.）

- **创伤性蛛网膜下腔出血**：创伤性 SAH 可单独发生，也可与其他类型的原发性脑损伤同时发生，可见于多达 1/3 的重度 TBI 病例。血管痉挛的风险低于 aSAH，这可能是因为创伤性 SAH 的出血量通常少于动脉瘤破裂导致的 SAH。对于创伤性 SAH 患者，尤其是在外伤原因不明确的情况下，应关注患者是否发生了 aSAH 导致的外伤事件。

- **弥漫性损伤**：弥漫性 TBI 存在于从脑震荡到严重弥漫性轴索损伤（diffuse axonal injury，DAI）的连续过程中。脑震荡是由快速加速 - 减速或头部突然受到撞击引起的短暂性神经功能障碍。症状包括头痛、意识模糊、定向障碍和失忆。大多数症状无须干预即可缓解。重度 DAI 患者通常会立即出现长时间的意识丧失，并表现出异常姿态。最初的 CT 扫描可能显示正常，也可能显示弥漫性脑水肿（脑室缩小、灰质和白质分化消失、脑沟消失），或显示很小的出血区域（点状

出血)。临床过程和预后取决于轴索损伤的严重程度。

继发性脑损伤

SBI 是指 TBI 后全身和神经系统并发症导致的持续性神经元损伤。重度 TBI 的治疗重点是通过改善脑部含氧血液的供应和降低脑部代谢需求,最大限度地减少继发性脑损伤。造成继发性脑损伤的主要因素包括以下几点:

- **低氧血症**:大脑需要持续的氧气供应以维持其功能,其对于造成低氧血症的全身性损伤非常敏感。造成 TBI 患者低氧血症的原因包括肺炎、肺不张、胸部创伤、神经源性肺水肿、气道梗阻和肺栓塞。低氧血症会导致脑组织缺氧和无氧代谢。与有氧代谢相比,无氧代谢产生的能量(ATP)较少,并且会产生一些代谢副产物。这些代谢副产物会对脑细胞造成进一步的损伤。

- **低血压**:低血压导致脑灌注减少(MAP<65~75mmHg),与 TBI 后死亡风险的增加相关。低血压还会降低脑血流量(cerebral blood flow,CBF),导致组织缺血和废物堆积。造成 TBI 后低血压的原因包括其他损伤、使用镇静药物及使用甘露醇所致的低血容量。多次发生低血压会增加死亡风险。

- **贫血**:贫血可能会减少大脑的供氧量,从而导致 SBI。关于脑损伤患者的最佳红细胞比容和输血使用存在争议,但建议尽量减少可避免的失血,如过度抽血化验。

- **低 / 高血糖**:大脑无法储存葡萄糖,需要持续供应以维持新陈代谢功能。必须避免低血糖,因为它会破坏这种供应并导致细胞功能障碍。TBI 后出现严重低血糖的情况并不常见,但受伤前服用降糖药物的糖尿病患者可能会出现这种情况。高血糖更为常见,显著的高血糖与死亡率增加有关;目前尚不清楚血糖升高是损伤严重程度的标志,还是导致死亡率升高的病理变化。血糖监测和管理对所有 ICU 患者的护理都至关重要,但 TBI 患者的最佳血糖水平尚不清楚。

- **颅内压升高**:ICP 升高(>22mmHg)会对脑灌注和神经元的活力产生负面影响。脑损伤后 ICP 增高的主要原因是脑水肿和占位性病变,如血肿。血管受压可导致特定区域缺血和梗死。严重 TBI 后,脑水肿通常会导致 ICP 升高。水肿可能发生在受伤部位的局部,也可能是弥漫性的。水肿的发病高峰和严重程度各不相同,但水肿高峰期为伤后 2~7 天,并可能持续 2 周。

- **丧失自动调节机制**:正如第 11 章中有关 ICP 的描述,正常大脑的自动调节机制可在平均动脉压(mean arterial pressure,MAP)的较大范围内(60~160mmHg)维持恒定的 CBF。当 MAP 降低时,脑血管舒张,以增加脑血容量来维持 CBF。当 MAP 升高时,脑血管收缩,以减少脑血容量来维持 CBF。受伤的大脑可能会丧失自动调节血流的能力。CBF 从而依赖于血压的变化。TBI 患者丧失自动调节能力的程度各不相同。由于丧失了大脑自动调节能力,受伤的大脑更容易因血流减少而缺血。

- **低 / 高碳酸血症**:低碳酸血症会升高 pH 并导致脑血管收缩,从而减少 CBF。脑血流量减少,ICP 下降可能造成缺血状态。高碳酸血症会导致脑血管扩张,并可能增加 CBF,但也会升高 ICP。

- **生化改变**:TBI 后会发生一系列生化改变,包括兴奋性氨基酸的释放、自由基的产生、炎症和钙的异常转移。变化背后的详细过程这里不再探讨。所有因素都会导致细胞功能发生变化,并可能造成细胞死亡。

- **代谢需求增加**:发热、躁动和癫痫发作会增加代谢需求。发热会升高 ICP,可能是由于感染过程或下丘脑受伤。

临床表现

TBI 患者通常会出现头部外伤的外部症状,如瘀斑、撕裂伤和擦伤。意识水平是判断损伤严重程度的最重要指标,可通过 GCS 评分进行评估。GCS 评分下降或瞳孔对光反射(pupillary light reflex,PLR)发生变化表明神经功能恶化,应立即通知医生。TBI 的类型、部位和严重程度决定了具体的神经系统评估结果。患者可能会出现轻偏瘫、偏瘫、语言障碍、认知改变或行为改变。如果伤势严重,患者可能会出现过屈或过伸姿势。生命体征和 PLR 变化可能反映出与严重 DAI 相关的 ICP 增高或自主神经功能紊乱(如发热、心动过速或高血压)。

轻度 TBI 通常称为脑震荡后综合征,患者可能不会出现偏瘫或轻偏瘫等局灶性障碍,但会出现各种躯体、认知和情绪症状。轻度 TBI 的体征和症状包括头痛、恶心/呕吐、头晕、平衡障碍、视觉异常、疲劳，以及对光或声音敏感。患者通常表示注意力难以集中、对近期事件的记忆力减退、思维迟缓、易怒、焦虑、悲伤和情绪激动。轻度 TBI 后睡眠障碍也很常见，包括嗜睡/睡眠需求增加和入睡困难。对这些患者的治疗可能包括在物理医学治疗和康复服务的监督下进行言语治疗、作业治疗和物理治疗。

诊断性检查

脑 CT 可用于快速识别颅内血肿、创伤性 SAH、挫伤、颅骨骨折和脑水肿。MRI 可用于检测 DAI、脑干损伤和血管损伤，并可能有助于预后。TBI 患者的诊断性检查包括寻找其损伤机制易引发的其他损伤。

TBI 的管理原则

对 TBI 患者的管理重点因损伤严重程度而异，但重点在于预防 SBI。轻度 TBI 患者通常不需要重症监护，除非有其他损伤。对这些患者的管理重点是评估神经系统状况和进行有关脑震荡后综合征的教育，包括头痛、注意力难以集中、头晕、疲劳、易怒、思维迟缓和睡眠障碍，并为患者和家属提供后续治疗资源。在大多数情况下，症状会得到缓解，但如果症状持续存在，建议由神经心理学家或康复专业人员进行评估。中度 TBI 患者给医疗团队带来了巨大的挑战。有些患者只需极少的干预就能得到改善，而有些患者则会病情恶化，需要接受与重度 TBI 患者类似的积极治疗。重度 TBI 患者的治疗重点是通过减少继发性脑损伤来促进功能恢复。维持脑灌注和防止缺血是治疗的主要目标。重度 TBI 患者的一般管理原则包括：

气道管理

GCS 评分<9 分的患者需要建立人工气道和机械通气。在排除脊柱损伤之前，TBI 患者应采取脊柱保护措施，因此在气管插管时应手动稳定颈椎。气管插管的固定不要对颈静脉造成压力，以免因颈静脉回流减少而导致 ICP 增高。对于重度 TBI 患者，通常会在病情稳定后行气管切开术，以便更快地脱离呼吸机，促进康复。

氧合

低氧血症会加重 SBI。重度 TBI 患者可能在人工气道置入前存在呕吐和误吸，可能有胸腔损伤，也可能出现神经源性肺水肿，从而使肺部治疗复杂化。使用较高水平的呼气末正压（positive end-expiratory pressure，PEEP）可能会增加某些患者的 ICP，但可以改善氧合情况；如果 ICP 升高能够得到有效控制，PEEP 对氧合情况的改善通常会超过对 ICP 的影响。吸痰和其他廓清气道操作可能会升高 ICP，但对维持充足的氧合至关重要。预先使用镇静剂可降低对 ICP 的影响。在有临床指征时对患者进行吸痰，并预先给氧。如果氧合严重受损，可考虑使用镇静剂和肌肉松弛药。这些措施会影响对神经系统状态的评估，但维持充足的氧合更为重要。

通气

一般来说，通气治疗的目标是维持正常的 $PaCO_2$ 和 $EtCO_2$。通气不足会导致脑血管扩张，从而可能引起 ICP 升高。长期或预防性过度通气会导致脑血管收缩，不推荐使用。

液体和容量管理

液体管理的目标是体液平衡。避免使用低渗溶液，因为它们会加重脑水肿。下丘脑或垂体受伤的患者可能会发生尿崩症（diabetes insipidus，DI）或抗利尿激素分泌失调综合征（syndrome of inappropriate antidiuretic hormone，SIADH），从而使液体管理更加复杂。有关 DI 和 SIADH 的更多信息，请参阅第 15 章。因 DAI 而躁动或自主神经不稳定的患者，在急性期之后由于出汗和发热所致大量非显性液体丢失，面临严重脱水的风险。

控制颅内压增高

大多数重度 TBI 患者都要接受有创 ICP 监测以指导治疗。通常在 ICP 持续超过 22mmHg 时开始干预，但在确定是否需要治疗时也要考虑影像学检查结果。预防和控制 ICP 升高的护理措施在第 11 章中讨论。除手术清除血肿外，降低 ICP 的手术干预措施还包括切除严重挫伤的组织和颅骨切除术（切除部分颅骨以降低 ICP，并允许组织肿胀到颅骨正常范围外）。脑室外引流管可用于 ICP 监测和引流 CSF。不使用类固醇，因为它们会导致 TBI 的预后变差。渗透疗法通常用于降低 TBI 后的 ICP。甘露醇以 0.25～1g/kg 的剂量推注给药，用于有脑疝体征的患者，甚至在 ICP 监测之前，也可用于 ICP 持续升高的患者。甘露醇是一种渗透性利尿剂，因此需要注意维持血容量和避免低血压。高渗盐水也被许多医生用于持续输注或弹丸式推注。持续输注的浓度范围为 1.8%～5%，弹丸式推注浓度为 23.4%。更高的浓度应通过中心静脉注射。高渗盐水的作用原理是将脑组织中的液体吸入血管腔内，从而减轻脑水肿。需密切监测钠水平。

维持脑灌注

低血压（SBP＜90mmHg）与 TBI 患者的不良预后有关。脑灌注压（cerebral perfusion pressure，CPP）的计算方法是 MAP 减去 ICP。CPP 是对 CBF 的间接估计。目标 CPP 可根据临床情况和其他脑灌注监测结果而变化，但应避免 CPP 低于 50mmHg，以免导致脑缺血。一旦血容量达到正常，就需要使用血管升压药（通常是去氧肾上腺素或去甲肾上腺素）来提高 MAP，从而提高 CPP。尽管患者年龄不同，对 CPP 的要求也会不同，但已证实将 CPP 提高到 70mmHg 以上会增加急性呼吸窘迫综合征（acute respiratory distress syndrome，ARDS）的风险，且不会改善预后，这可能是由于要达到这一目标需要大量的液体和血管升压药。监测脑组织氧合、CBF 或脑代谢可能有助于确定个体患者的最佳 CPP，相关证据还在不断研究中。

预防脑需氧量增加

癫痫发作、发热和躁动，会增加大脑的需氧量，应避免出现。在受伤后的前 7 天内，可使用抗惊厥药来预防创伤后癫痫发作，但 7 天后应避免使用。持续预防癫痫发作不会减少创伤后癫痫发作的出现，因此不建议继续使用。与钝性创伤患者相比，穿透性创伤患者的癫痫发作风险更高。

发热对受伤的大脑不利。脑温通常比核心温度高 0.5～2.0℃。温度每升高 1℃，大脑的新陈代谢就会增加约 6%。为防止对受伤的大脑造成额外的负担，可使用退热药、体表降温、血管内降温或综合使用多种方法控制发热。当体温正常后，必须警惕感染并发症的其他体征和症状。在治疗发热时，控制寒战非常重要，因为寒战会明显增加大脑的代谢需求。

躁动可能会增加大脑需氧量。减少躁动的策略包括保持平静、安静的环境（环境疗法），以及使用抗焦虑和镇静药物。机械通气患者可同时使用镇痛剂和镇静剂。对于未进行机械通气的中度 TBI 患者，应注意避免呼吸抑制，因为 $PaCO_2$ 可能会升高并导致 ICP 升高。丙泊酚（一种镇静催眠药）因其半衰期短，常用于神经科患者。必须注意避免低血压和 CPP 下降，并且必须限制使用时间，因为如果使用时间超过 48 小时，就有可能出现丙泊酚输注综合征。

其他管理策略

对于难治性颅内高压患者，可使用神经肌肉阻滞剂。神经肌肉阻滞剂可降低 ICP，这可能与胸膜腔内压降低和通气改善有关。诱导低体温（目标温度 32～34℃）在重度脑损伤的治疗中得到了研究证实。低体温可降低 ICP，但持续 48 小时以上会引起并发症。目前的研究支持急性 TBI 后维持正常的体温。

使用大剂量巴比妥类药物可通过减少脑代谢需求和调节导致水肿的神经化学反应来降低 ICP，但并未证明能改善预后。大剂量巴比妥类药物的并发症包括低血压、心肌抑制和瞳孔散大。

预防继发性并发症

常见的继发性并发症包括肺炎和其他感染、静脉血栓栓塞和肺栓塞及压力性损伤。高代谢和氮消耗在 TBI 患者中很常见。营养支持应尽快启动，目标是在创伤后 7 天内达到全部热量需求。VTE 预防应在入院时启动，可使用充气加压装置。药物预防因医生和受伤类型不同而异。如果出现下肢深静脉血栓形成（deep venous thrombosis，DVT），而抗凝治疗又是禁忌证，则可放置下腔静脉（inferior vena cava，IVC）滤器。

凝血障碍也是重度 TBI 后的常见问题。脑组织受伤导致组织储存的凝血酶释放，从而产生纤维蛋白溶解状态时，就会发生凝血障碍。治疗以实验室检查结果和医嘱为依据。

在 TBI 患者中，卧床并发症很常见。尽早进行脊柱检查可改善康复进展。各医院方案不尽相同，但通常包括一系列脊柱 X 线检查、CT 扫描和 MRI，以排除脊柱骨骼和韧带的损伤。

促进 TBI 后的恢复

在急性期病情稳定后，大多数重度 TBI 患者都会经历一系列恢复阶段，在此期间，他们的意识更加警觉，随后出现躁动、有目的意识行为，最后意识行为正常。对 TBI 患者来说，控制躁动常常是一项挑战。环境策略非常重要，但应因人而异，应指派固定的工作人员照顾患者。

应尽早拔除所有管路和导管（留置导尿管、静脉输液管）。药物治疗是控制 TBI 患者躁动的常用方法之一，但应在尽可能短的时间内使用尽可能小的剂量，因为这些药物可能会延缓患者的康复。在大规模的试验中，还没有任何一种药物显示出其优越性。除非患者或医护人员的安全受到威胁，否则应避免使用约束手段。

对 TBI 患者的最佳护理包括多学科参与。在患者住院初期就可进行物理治疗、作业治疗、言语治疗、营养学和社会支持的干预。家庭成员和其他专业人员，包括康复治疗师和神经心理学家，也可能会有所帮助。

家庭教育与支持

TBI 改变了伤者及其家人的生活。脑损伤康复的不可预测性令人难以接受。家庭成员可能会觉得不同工作人员提供的信息不一致或者隐瞒信息。TBI 患者的家属常常表示要参与护理工作，成为"团队的一员"。重症监护护士可以通过提供直接、坦诚的沟通（包括承认提供明确预后的困难），以及认识到家属需要在场并参与护理工作。从 ICU 到过渡病房或普通病房的过渡期对于家庭成员来说可能是一个压力很大的时期。重症监护护士可以与过渡病房及普通病房的同事合作，提供连续性护理和有关康复阶段的宣教，从而减轻家属的焦虑。

创伤性脊髓损伤

病因、危险因素和病理生理学

跌落、MVA 和暴力行为占所有脊髓损伤（spinal cord injury，SCI）事件的 80% 以上，运动相关损伤约占 SCI 的 9%，医疗或外科手术占 SCI 的近 5%。近 60% 的 SCI 涉及颈部脊髓，导致部分或完全四肢瘫痪（四肢功能丧失）。受伤时的平均年龄约为 43 岁，其中 78% 为男性。SCI 导致不同程度的瘫痪和损伤水平以下的感觉丧失，并影响身体、情感和社会功能。与脑损伤类似，功能缺陷是最初的

冲击（原发性损伤）和持续的生理变化（继发性损伤）导致的。

脊柱由堆叠的椎骨组成，由骨关节和椎间盘连接。韧带提供结构和支撑以防止椎骨移动。堆叠的椎骨的环状结构形成了一个中空的椎管，脊髓位于椎管内。当某些物质（如骨头、椎间盘或异物）进入椎管并破坏脊髓或其血液供应时，就会发生 SCI。损伤机制包括过屈、过伸、轴向载荷 / 垂直压缩、旋转和穿透性创伤（图 20-7）。SCI 可表现为震荡、挫伤、撕裂、横断、出血或脊髓供血血管损伤。震荡会导致暂时的功能丧失。脊髓挫伤包括脊髓出血、继发性水肿，以及水肿压迫或组织损伤可能导致的神经元凋亡，神经损伤的程度取决于挫伤的严重程度。撕裂伤是脊髓的撕裂，会导致永久性损伤。横断是脊髓的切断，导致损伤水平以下的功能完全丧失。脊髓撕裂或横断最典型的例子是穿透伤。脊髓供血血管受损可导致缺血和梗死，或因血管撕裂而出血。

无论原发性损伤的类型如何，继发性损伤都会发生于脊髓的细胞损伤、血管损伤、灰质和白质的结构改变及随后的生化反应。在损伤急性期，脊髓血流量减少，导致代谢功能改变、细胞膜破坏和自由基释放。颈或胸上段 SCI 后患者可发生神经源性休克。神经源性休克的发生是由于脊髓 $T_1 \sim L_2$ 区域交感神经系统影响（通常会使心率加快和血管收缩）的丧失。交感神经传出冲动的丧失导致心动过缓和血管阻力降低。血液在外周血管系统中淤积，导致低血压和心输出量减少。神经源性休克可导致灌注不足和继发性损伤。

临床表现

对 SCI 患者的初步评估从基础生命支持和脊柱固定开始，以防止进一步损伤。然后重点转移到运动和感觉功能的基线评估。在急性损伤后至少每 4 小时评估一次运动功能和感觉水平。损伤部位肿胀、椎体错位或鞘内血肿形成时可以观察到运动功能下降。功能发生改变时需要立即通知医生。

SCI 所致障碍的严重程度取决于损伤是完全的还是不完全的，以及受影响的脊髓水平。急性 SCI 可导致损伤水平以下部分控制的反射暂时抑制，这种现象被称为"脊髓休克"。在脊髓休克恢复之前，不能正式确定完全性或不完全性 SCI。完

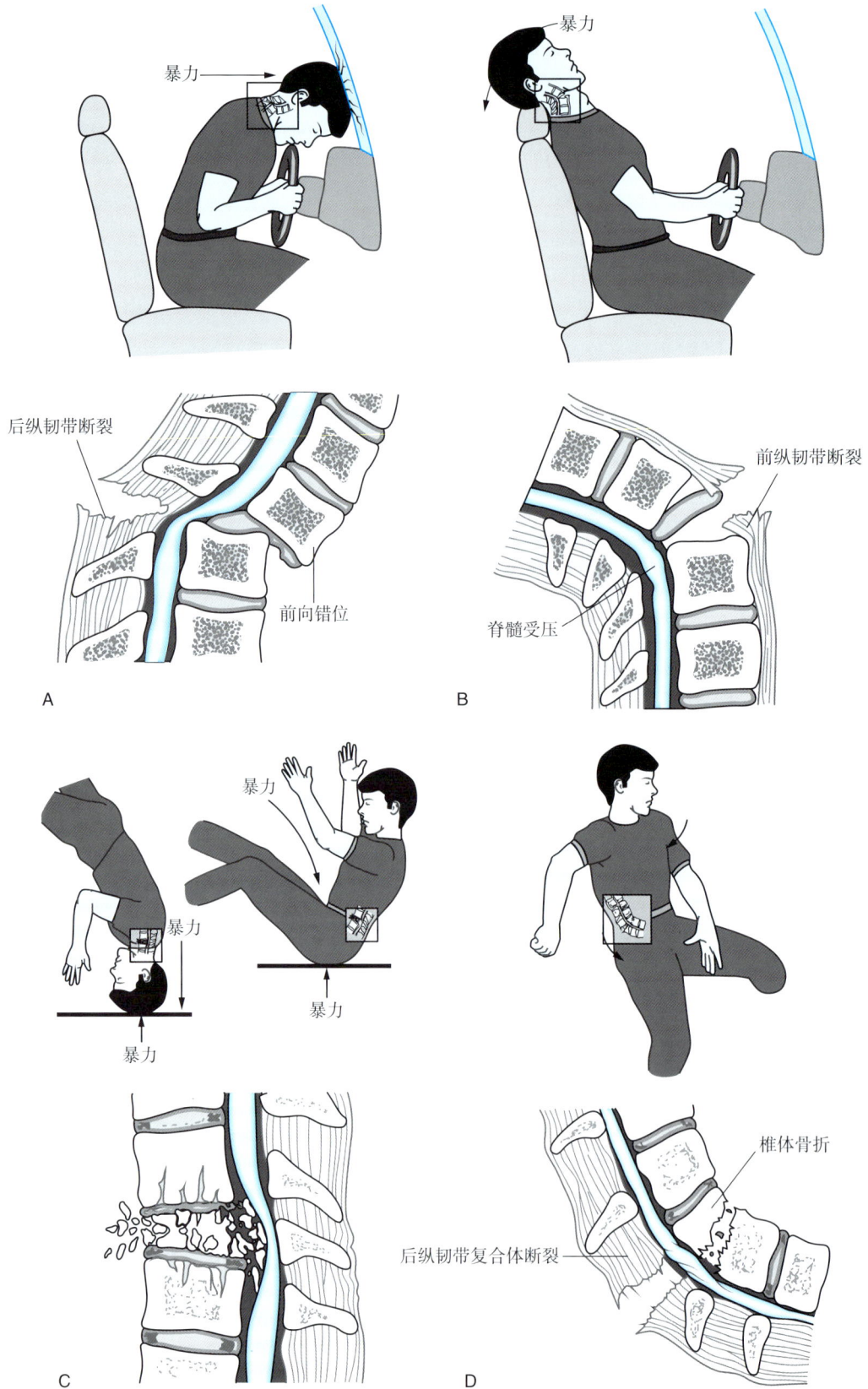

图 20-7 SCI 机制。A. 过屈；B. 过伸；C. 轴向载荷 / 垂直压缩；D. 旋转（Reproduced with permission from Phipps WJ，Marek JF，Monahan FD，et al. *Medical-Surgical nursing：Health and illness Perspectives*. St Louis，MO：Mosby；2003）

全性 SCI 由于运动和感觉通路完全中断,导致损伤平面以下感觉和运动功能完全丧失。不完全性 SCI 因为一些脊髓束保持完整,导致运动和感觉功能的混合性丧失。与不完全性 SCI 相关的综合征见表 20-2。

SCI 引起的障碍与损伤发生的部位(颈椎、胸椎或腰椎)有关。颈椎和腰椎损伤更为常见,因为这些部位具有最大的灵活性和运动性。颈椎损伤可导致四肢瘫痪。胸部和腰部受伤可导致截瘫。美国脊髓损伤协会(American Spinal Injury Association,ASIA)量表可用于评估和记录运动及感觉功能。

图 20-8 总结了不同损伤水平患者的功能目标。

表 20-2　不完全性 SCI 综合征

综合征	病理生理学	损伤水平以下运动功能	损伤水平以下感觉功能
中央脊髓综合征	中央灰质损伤,外层白质保留	上肢无力/瘫痪大于下肢	上肢感觉丧失比下肢更严重
前脊髓综合征	脊髓前部损伤,脊髓前动脉血流中断	麻痹	失去痛觉和温度感,保留振动觉和位置感
后脊髓综合征	后柱损伤	缺失	失去振动觉和位置感,保留痛觉和温度感
布朗-塞卡综合征	脊髓一侧损伤	同侧运动麻痹	同侧振动觉和位置感丧失,对侧痛觉和温度感丧失

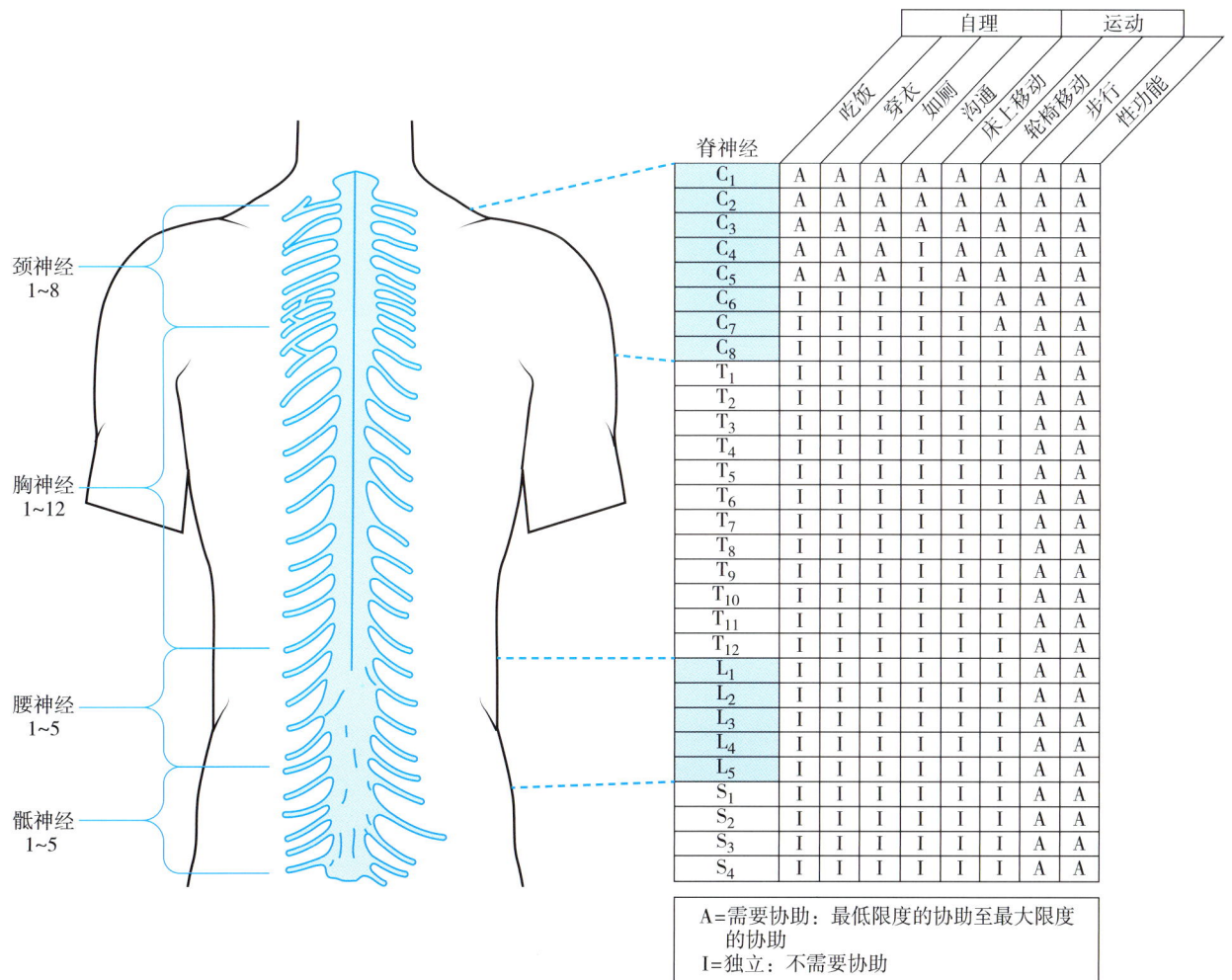

脊神经	自理						运动	
	吃饭	穿衣	如厕	沟通	床上移动	轮椅移动	步行	性功能
C₁	A	A	A	A	A	A	A	A
C₂	A	A	A	A	A	A	A	A
C₃	A	A	A	A	A	A	A	A
C₄	A	A	A	I	A	A	A	A
C₅	A	A	A	I	A	A	A	A
C₆	I	I	I	I	I	A	A	A
C₇	I	I	I	I	I	A	A	A
C₈	I	I	I	I	I	I	A	A
T₁	I	I	I	I	I	I	A	A
T₂	I	I	I	I	I	I	A	A
T₃	I	I	I	I	I	I	A	A
T₄	I	I	I	I	I	I	A	A
T₅	I	I	I	I	I	I	A	A
T₆	I	I	I	I	I	I	A	A
T₇	I	I	I	I	I	I	A	A
T₈	I	I	I	I	I	I	A	A
T₉	I	I	I	I	I	I	A	A
T₁₀	I	I	I	I	I	I	A	A
T₁₁	I	I	I	I	I	I	A	A
T₁₂	I	I	I	I	I	I	A	A
L₁	I	I	I	I	I	I	A	A
L₂	I	I	I	I	I	I	A	A
L₃	I	I	I	I	I	I	A	A
L₄	I	I	I	I	I	I	A	A
L₅	I	I	I	I	I	I	A	A
S₁	I	I	I	I	I	I	A	A
S₂	I	I	I	I	I	I	A	A
S₃	I	I	I	I	I	I	A	A
S₄	I	I	I	I	I	I	A	A

颈神经 1~8

胸神经 1~12

腰神经 1~5

骶神经 1~5

A=需要协助:最低限度的协助至最大限度的协助
I=独立:不需要协助

图 20-8　脊髓损伤功能活动图(Reproduced with permission from Monahan FD, Phipps WJ, Neighbors M, et al. *Phipps' Medical-Surgical nursing: Health and illness Perspectives*, 8th ed. Philadelphia, PA: Mosby Elsevier; 2006.)

一天深夜,一名 39 岁的男子在参加完聚会回家的路上迎面撞上了另一辆车。他感到脖子和全身剧烈疼痛,但很快就被手臂上的灼烧感所取代。当医护人员到达时,他的腿不能动,上肢运动功能受限。CT 扫描和颈椎 X 线显示 $C_5 \sim C_6$ 半脱位伴脊髓受压。除此之外,仅存在左手腕骨折。当患者被送到 ICU 时,心率为 42 次/min,血压为 92/50mmHg(MAP 为 64mmHg),呼吸浅快,为 28 次/min。

问题:除了维持脊柱固定外,对该患者的首要护理措施是什么?

患者开始静脉输液和去甲肾上腺素输注,以保持 MAP 大于 85mmHg。神经外科医生对患者进行 halo 支架牵引使半脱位颈椎复位,并计划进行手术。

答案

根据损伤的程度,患者有呼吸衰竭的危险,可能需要气管插管。密切监测患者的呼吸,做好气道护理是至关重要的,这样插管才能在可控的情况下进行。另外,他有神经源性休克的迹象。应考虑液体治疗和使用血管升压药物。

诊断性检查

在整个创伤评估过程中保持脊柱固定以防止进一步损伤。颈椎、胸椎和腰椎 X 线检查可识别脊柱损伤的存在,尽管这些检查越来越多地被 CT 扫描所取代。除了脊柱损伤外,CT 还可显示脊髓本身的损伤,如出血或明显的压迫。大多数疑似 SCI 的患者需要进一步行 MRI 检查,以发现更细微的脊髓和软组织损伤迹象,如支撑韧带损伤。即使没有骨骼异常,韧带和脊髓的损伤也是可能的。

急性 SCI 的管理原则

与脑损伤一样,宣教重点是初级损伤预防的宣教,重症监护管理以减少继发性损伤和预防并发症为基础。管理重点如下。

固定和预防进一步损伤

患者在院前环境中使用硬质颈托和背板固定,在医院中使用硬质颈托并卧床休息,直到通过 X 线检查临床证实或排除损伤。硬质颈托是暂时的,如果不能及时进行脊柱复位,应该用软质颈托代替。如果没有硬质颈托,或者延迟治疗,可以使用软质颈托或临时颈托。有些床垫(如充气床垫)不能给脊柱提供足够的稳定性支撑,应遵循厂家和机构的指导方案。

气道管理

气道保护能力下降可能与咳嗽力度不足、伴随的脑损伤或面部创伤有关。患者可发展为神经肌肉性呼吸衰竭,需要气管插管和机械通气。插管时要特别注意保持脊柱固定。做法是手动稳定颈部,行直接喉镜下插管或纤维支气管镜下插管。如果受伤后超过 24 小时,则不使用神经肌肉阻滞剂琥珀胆碱。琥珀胆碱可引起骨骼肌中钾的大量释放,导致高钾血症并可能导致心搏骤停。对于颈椎或高位胸椎 SCI 的患者,建议气管切开以促进气道通畅和呼吸机脱机。

呼吸管理

呼吸功能改变是高位胸椎或颈椎 SCI 患者的主要问题。在急性期,氧合受损会导致继发性损伤。口诀"3、4、5,保持肺活力"有助于记住为横膈膜提供运动和感觉输入的膈神经,它起源于 $C_3 \sim C_5$。C_2 或 C_2 以上完全损伤的患者由于膈神经功能的丧失而需要机械通气。横膈膜由膈神经控制,膈神经在 $C_3 \sim C_5$ 水平离开脊髓。

膈神经水平以下受伤的患者虽然能够自主呼吸,但由于肋间肌和腹肌麻痹,仍会出现呼吸功能受损。肋间肌麻痹导致胸壁松弛。横膈膜的收缩在胸腔中产生负压,肋间肌反常内陷,从而减少肺容量。躯干立位时横膈膜下垂,肋间肌进一步内陷,故平卧位可改善颈/胸段 SCI 患者的呼吸功能。腹带可能有用,特别是在体力活动/康复期间。随着病程进展,肋间肌可从弛缓变为痉挛,此时,胸壁不会随吸气而反常塌陷,患者通气改善,利于呼吸机脱机。

对于颈胸段 SCI 患者,应密切监测肺功能。持续评估最大吸气压(maximal inspiratory pressure,MIP)和肺活量可以早期识别呼吸衰竭的发生。一般来说,如果患者不能产生至少 $-20\text{cmH}_2\text{O}$ 的 MIP 或肺活量大于 $10 \sim 15\text{mL/kg}$,则需要气管插管和机械通气。对于 SCI 患者,没有明确更优的特定机械通气模式。有效的分泌物清除需要深吸一口气，然后紧闭声门，用力呼气。颈胸段 SCI 患者由于肋间肌和腹肌力量降低，咳嗽强度降低。不论是否机械通气都要为此类患者提供肺部护理。在脊柱稳定后，除非其他损伤有禁忌，可以手动辅助咳嗽。此外，可以使用机械咳嗽辅助装置（咳痰机）来清除分泌物。该装置通过正压和负压提供深呼吸，模仿生理性咳嗽。重要的是与呼吸治疗师密切合作，以优化 SCI 患者的肺部护理。

血流动力学支持

神经源性休克导致许多胸椎中段以上损伤的患者出现心动过缓和低血压。由于 SCI 可以掩盖其他创伤的体征和症状，包括腹部或骨盆损伤，因此必须排除 SCI 的低血压患者是否存在失血性休克。由于交感神经支配的丧失，SCI 患者对失血性休克的正常心动过速反应可能会减弱。SCI 后的心动过缓后果严重，高位颈椎损伤患者甚至可能发展为心搏骤停。心动过缓在吸痰时更常发生，通过维持充足的氧合和通气，这种风险可以降低但不能消除。症状性心动过缓初始治疗可以用阿托品，尽管有些患者可能需要临时或永久放置起搏器。

神经源性休克引起的低血压反映了外周血管扩张。与所有创伤患者一样，需要适当的容量复苏。持续输液不能纠正低血压，并可导致外周水肿或肺水肿，特别是在老年患者或有合并症的患者中。去甲肾上腺素主要被用于提高交感神经兴奋性。研究表明，SCI 后 7 天内血压升高（MAP＞85mmHg）可能改善神经系统预后。

神经保护

目前还没有神经保护剂被批准用以改善 SCI 的预后。神经保护是正在进行研究的领域，包括药物和非药物策略。

减压和稳定

SCI 的早期治疗包括椎管减压和脊柱稳定。对于颈椎损伤患者，牵引可用于调整脊柱并减轻脊髓压力。牵引装置包括基于床（即 Gardner-Wells 钳）和个性化胸腰椎骶骨矫形器（thoracolumbar sacral orthosis，TLSO）。牵引放置期间的护理包括患者监护、疼痛管理和镇静剂的使用。脊髓减压也可以通过手术来完成。紧急手术干预适用于神经系统检查恶化和持续脊髓压迫的患者。

脊柱稳定不能改善神经功能，但能使患者在不造成脊髓进一步损伤的情况下活动。对于需要椎管手术减压的患者，在手术时使用固定杆、螺钉或其他硬体固定脊柱。对于其他患者，手术时机各不相同。如果患者心肺状态稳定，通常在受伤后 24 小时内进行手术，因为早期手术可减少继发性并发症和缩短住院时间。有些骨折可以通过固定脊柱并使骨头愈合而不需要手术。固定是通过颈托、halo 支架或其他矫形装置实现的。皮肤护理是这些患者的首要问题，特别是感觉减退的患者，因为皮肤支架接触点可能会发生压力性损伤。

膀胱及肠道管理

脊髓休克引起的反射障碍导致尿潴留。入院时留置导尿管并维持到患者血流动力学稳定且液体摄入稳定。然后计划性地启动间歇导尿程序。入院后不久开始肠道管理，通常包括每日使用大便软化剂和直肠指力刺激。对于 T_6 或 T_6 以上受伤的患者，使用麻醉凝胶来降低自主神经反射异常（autonomic dysreflexia，AD；也称为自主神经反射亢进）。排便计划的目标是让患者在计划的时间内排便，两次排便之间没有失禁。有效的排便程序可以减少便秘和失禁，降低压力性损伤的发生，并增加患者的控制感。

疼痛管理

SCI 带来的疼痛会影响功能恢复，给治疗带来挑战。在损伤后的一段时间内，许多患者会经历肌肉骨骼疼痛和神经病理性疼痛（描述为烧灼感、感觉异常或痛觉超敏）。处方药物包括阿片类药物、肌肉松弛药，以及神经病理性药物，如加巴喷丁和普瑞巴林。抗抑郁药和抗惊厥药也可用于神经病理性疼痛的治疗。也可以采用非药物疗法，如按摩、音乐、视觉意象和分散注意力。

心理因素

恐惧、不确定和焦虑是 SCI 后常见的症状。SCI 的心理和情感创伤是压倒性的。患者或家属无法面对突然瘫痪这一重大变故。恐惧集中在伤害和生死的问题上。焦虑源于 ICU 环境、依赖感、感觉剥夺、无力感和不确定性。患者和医疗团队之间必须建立信任关系。对于使用机械通气的患者，沟通策略是根据患者个体的能力和需求制订的。眼神交流、耐心、真诚和始终如一的态度可以让患者放心。在患者的能力范围内鼓励自我照顾可以减少完全依赖的感觉。只要有可能，患者可以在日常护理过程中进行选择。家庭和其他重要的人可以被纳入护理计划。使用 ICU 日记可减少 ICU 后综合征。

并发症预防和处理

并发症的预防和有效管理可以最大限度地发挥康复潜力。常见的并发症包括：

- **呼吸系统并发症**：SCI 后经常并发神经肌肉性呼吸衰竭、肺不张和肺炎。除了先前在呼吸管理中描述的策略外，还可实施预防院内获得性肺炎的标准措施。
- **胃肠道问题**：受伤后常会立即出现麻痹性肠梗阻。首先放置口/鼻胃管进行胃肠减压。目前的建议是进行早期肠内营养。急性 SCI 患者发生应激性溃疡的风险也可能增加，需要预防性给予药物治疗。
- **压力性损伤**：由于皮肤血流量减少和皮肤对局部压力的反应减弱，因此 SCI 患者发生压力性损伤的风险很高。每天至少进行 2 次皮肤检查，并实施减压策略。在住院早期，鼓励需要协助改变体位的患者在预定的时间间隔内寻求帮助。这增加了患者的控制感和自我照顾的责任感，与改善长期预后有关。
- **体位性低血压**：交感神经调节血管张力功能丧失，导致下肢淤血。避免体位性低血压的护理策略包括在腿部使用弹力袜和弹力绷带，补充液体，逐渐达到直立姿势。如果这些措施无效，可能会按需服用升压药物。
- **体温调节改变**：T_6 或 T_6 以上水平的 SCI 患者无法通过血管收缩或寒战来保存热量。在受伤水平以下，由于无法出汗，散热受到影响。
- **静脉血栓栓塞**：急性住院期间推荐的预防策略包括从入院时开始对所有患者进行机械预防，随后使用低分子量肝素或低剂量普通肝素联合间歇充气加压装置。为预防肺栓塞，IVC 滤器可用于不能使用药物预防的患者。
- **痉挛**：脊髓休克时，损伤水平以下的运动功能完全丧失。随着脊髓休克消退，弛缓性瘫痪发展为痉挛性瘫痪。在重症监护阶段减少痉挛的措施包括频繁的活动范围练习和药物治疗。在住院治疗的早期进行作业治疗和物理治疗。

- **自主神经反射异常**：AD 是一种危及生命的并发症，发生在 T_6 或 T_6 以上的 SCI 患者中，原因是损伤水平以下的交感神经反应亢进。其可在脊髓休克消退后的任何时候发生。AD 由多种刺激引起，包括膀胱过度充盈（最常见）、直肠充盈、感染、皮肤刺激、压力性损伤和疼痛。刺激引起大量血管收缩，导致血压升高（相对于患者基线水平，SCI 后血压通常较低）。其他症状包括严重头痛、鼻塞、呼吸短促、恶心、视物模糊、面部潮红、出汗、竖毛和焦虑，但对一些患者来说，血压升高是唯一的体征。治疗包括立即将患者变为坐姿，然后识别和治疗根本原因（如膀胱充盈、粪便嵌塞）。密切监测血压和脉搏，并通知医生。如果症状持续，可使用短效抗高血压药。避免使用长效抗高血压药，因为一旦发现并消除刺激，血压就会下降。仔细注意肠道和膀胱管理有助于预防 AD。

未来脊髓损伤的治疗

SCI 的研究主要集中在限制继发性损伤引起的神经元损伤（神经保护）、促进神经元再生（神经再生）和增加功能神经元活性的益处（突触可塑性）。对于寻求参与临床试验的患者来说，美国国立卫生研究院是一个重要的资源。

脑肿瘤

病因、危险因素和病理生理学

脑肿瘤的流行病学因肿瘤类型不同而异。在所有原发性 CNS 肿瘤中，女性的发病率高于男性。这种整体性别差异归因于女性脑膜瘤发病率较高。预后效果因年龄（年轻患者预后较好）、肿瘤类型和分化程度、诊断时的功能状态及肿瘤位置不同而异。最常见的脑肿瘤包括脑膜瘤、胶质瘤和转移性病变。可以根据不同的标准对颅内肿瘤进行分类。

原发性与继发性

原发性颅内肿瘤起源于大脑的细胞和结构。继发性或转移性颅内肿瘤起源于大脑外的结构，如肺或乳腺的原发性肿瘤。

组织学起源

在胚胎发育的早期阶段，有两种未分化的细

胞类型：神经母细胞和胶质母细胞。神经母细胞分化成神经元。胶质母细胞形成多种对神经元具有支持、绝缘和辅助代谢功能的神经细胞。这些由胶质母细胞形成的细胞被统称为胶质细胞，又细分为星形胶质细胞、少突胶质细胞和室管膜细胞。这是颅内肿瘤的一大类胶质瘤的基础。脑胶质瘤分为星形细胞瘤、少突胶质细胞瘤、少突星形胶质细胞瘤（又称为混合性胶质瘤）和室管膜瘤。脑胶质瘤根据母细胞分化程度相关的组织学标准进行分级。级别越高的肿瘤恶性程度越高。多形性胶质母细胞瘤（glioblastoma multiforme，GBM）是一种生长迅速、分化低的肿瘤。GBM 是最具侵袭性的脑肿瘤，预后最差。

脑膜瘤是一种起源于脑膜的肿瘤。脑膜瘤生长缓慢，压迫但不侵袭大脑。如果肿瘤可以经外科手术切除，则预后良好。神经瘤（又称神经鞘瘤）是一种非侵入性的、生长缓慢的肿瘤，起源于形成髓鞘的施万细胞。垂体腺瘤，位于脑垂体，可以是分泌性的，也可以是非分泌性的。分泌性肿瘤会增加催乳素、生长激素、促肾上腺皮质激素、促甲状腺激素或促性腺激素等激素的产生。非分泌性垂体肿瘤通过占位效应引起症状，患者常由于视交叉受压而出现视力改变。垂体肿瘤治疗包括药物治疗、手术、放疗或者这些方式的联合。本章提及的肿瘤是在临床中最常见的，其他不太常见的脑肿瘤类型不在本章叙述的范围内。

解剖位置

这是指肿瘤的实际位置，如额叶、颞叶、脑桥或小脑。了解肿瘤的位置有助于根据该解剖位置的正常功能来预测功能障碍。解剖位置还可以指肿瘤相对于小脑幕的位置。小脑幕以上的肿瘤为幕上肿瘤（大脑半球），小脑幕以下的肿瘤为幕下肿瘤（脑干和小脑）。

良性与恶性

颅内肿瘤的良、恶性区别主要基于组织学检查。分化良好细胞组成的肿瘤在组织学上是"良性的"，预后一般好于细胞分化较差的肿瘤。然而，组织学上的良性肿瘤可能难以通过手术切除。这种"良性"肿瘤将持续生长，最终导致神经功能下降甚至死亡。良性肿瘤在其生长过程中可能转变为组织学上的恶性类型。

临床表现

脑肿瘤是一种占位性病变，会压迫大脑结构，侵及大脑组织的功能区，并且引起正常组织的移位。脑肿瘤可能破坏血脑屏障，导致脑水肿。肿瘤或水肿可能使 CSF 回流受阻，导致脑积水。肿瘤通常血供丰富，可能导致出血，造成额外的神经功能缺损。

颅内肿瘤最常见的症状和体征为头痛、癫痫发作、视盘水肿和呕吐。通常头痛进行性加重，并且平躺后更严重，如睡醒后。临床表现还可能包括意识水平降低、PLR 改变、视觉异常及性格改变。其他体征和症状取决于脑肿瘤压迫或侵及的位置（表 20-3）。

表 20-3　不同部位脑肿瘤的临床表现

部位	临床表现
额叶	行为怪异
	易分心
	无法集中注意力
	情绪不稳定
	安静但情感淡漠
	表达性失语
	癫痫发作
	头痛
	记忆力受损
顶叶	感觉过敏
	感觉异常
	实体感觉缺失（无法通过触摸来识别物体）
	自体部位失认症（无法定位或识别身体的各部位）
	左右辨别能力丧失
	失写症（无法书写）
	失算症（计算数字困难）
颞叶	精神运动性癫痫发作
	感觉性失语症
枕叶	视野缺损
	癫痫发作
垂体和下丘脑区	视觉功能障碍
	头痛
	垂体激素功能障碍
	下丘脑肿瘤导致液体失衡和睡眠改变
脑室	与脑脊液回流受阻相关的颅内压增高症状
小脑	共济失调
	不协调
	与脑脊液回流受阻相关的颅内压增高症状

诊断性检查

CT和MRI可用于区分肿瘤和脓肿,并确定肿瘤的位置和特征。功能磁共振成像(functional MRI,fMRI)通过在生理和认知活动期间进行MRI扫描来检测生理变化,并有助于绘制语言、感觉和运动功能图谱。磁共振波谱成像和正电子发射断层扫描(positive emission tomography,PET)可评估脑代谢并提供关于肿瘤侵袭性的信息(侵袭性强的肿瘤表现出更高的代谢活动),同时区分肿瘤和坏死或瘢痕。其他检查包括脑血管造影、视野和眼底检查、听力检查和内分泌检查。如果怀疑为转移性病变,还需要进一步的诊断性检查来确定原发肿瘤部位。病变活检可以明确肿瘤类型和分化程度。活检可以通过立体定向引导下的颅骨钻孔进行,也可以作为开颅肿瘤切除手术的一部分进行。

颅内肿瘤的管理原则

治疗方法可以单独使用或联合使用。在选择最合适的治疗方法时,治疗团队要考虑肿瘤的类型、位置和大小、相关症状及其严重程度,以及患者的一般情况。

皮质类固醇

皮质类固醇用于减少血管源性脑水肿,典型的如地塞米松。当肿瘤确诊并出现脑水肿时,就开始使用类固醇。治疗开始后,很快就可以看到神经系统状态显著改善。类固醇治疗的副作用可能包括胃肠道刺激、情绪波动、液体潴留、高血糖、肌病、失眠和感染风险的增加。

手术

手术的目的是在不损害正常组织的情况下尽可能多地切除肿瘤。在大多数情况下,手术切除需要开颅进行。对于某些类型的肿瘤,完全切除是可以治愈的。一些肿瘤由于其位置或组织学类型的原因不能完全切除。部分切除肿瘤仍然被认为是有益的,因为这可以暂时缓解与占位效应相关的症状。当出现CSF回流受阻时,可通过放置分流器,将CSF从脑室系统重新引流到身体的另一个部位(通常是腹膜腔)被再吸收。经蝶窦垂体肿瘤切除术是一种通过蝶窦到达垂体肿瘤的特殊技术(图20-9)。

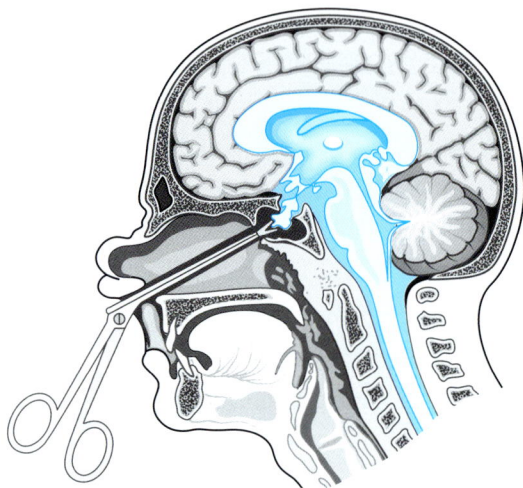

图20-9　经蝶窦垂体肿瘤切除术(Reproduced with permission from LD, Stacy KM, Lough ME. *Thelan's Critical Care Nursing*, 4th ed. St Louis, MO: Mosby; 2002.)

有几种策略可以降低与手术相关的并发症的发病率。越来越多的医院提供术中MRI,最常用于病变位于或靠近正常的皮质结构时(如运动带)、难以接近或小且可能难以定位时。术中MRI可以单独使用或与皮质定位技术联合使用。通过皮质定位,患者在手术开始被麻醉,术中被唤醒并被要求执行某些任务,使外科医生能够避开控制语言或运动功能的大脑区域。立体定向技术可以根据先前获得的图像进行靶向活检或切除。

大多数颅内肿瘤患者接受择期手术,术后可能需要在ICU接受治疗。术后管理包括通过一系列神经系统检查进行病情监测、控制疼痛,以及预防和处理并发症。术后短期内的潜在并发症包括:

- **血肿形成**:临床体征包括头痛加重、意识水平下降,以及出现新的局灶性神经体征。如果怀疑有颅内出血,应立即进行头颅CT扫描。如果发现明显出血,患者将返回手术室进行手术清除血肿和处理出血点。

- **脑水肿**:术后脑水肿可能由于长时间的手术过程和/或脑组织牵拉以暴露手术区域。如果患者术后出现新的神经功能缺损,或神经系统功能障碍比术前更严重,应怀疑为脑水肿。需要进行CT扫描,并开始使用甘露醇或高渗盐水进行治疗,以减轻水肿。如前所述,地塞米松在肿瘤相关水肿的治疗中是有用的。

- **感染**:手术后可能发生感染,这可能是手术室的污染或硬脑膜的缺失,造成CSF与大气相通导致的。接受经蝶窦垂体肿瘤切除术的患者有发生脑脊液漏的风险。可以收集鼻内的引流液并送到实验室检测 tau 蛋白，这是 CSF 中存在的一种蛋白质。患者不能经鼻吸痰，也不能擤鼻涕。经蝶窦切除术后严禁经鼻插入胃管。

- **静脉血栓栓塞**：神经外科患者发生深静脉血栓的风险增加。降低这种风险的预防措施包括使用间歇充气加压装置、早期活动和小剂量皮下注射普通肝素。
- **尿崩症**：DI 是由脑垂体后叶分泌抗利尿激素（antidiuretic hormone，ADH）功能紊乱引起的。如果 ADH 分泌量不足，患者就会产生大量低比重的稀释尿液。这可能会因脱水导致严重的液体和电解质失衡。治疗包括与尿量相关的静脉液体复苏（或允许患者根据口渴程度饮水）和给予抗利尿激素或醋酸去氨加压素（desmopressin acetate，DDAVP）。密切监测患者的容量状态、电解质（特别是钠）和血浆渗透压。DI 在垂体肿瘤手术后很常见。

放射疗法

放射治疗会优先破坏正在迅速分裂的肿瘤细胞，但也会影响正常细胞。治疗剂量取决于组织学类型、放射反应性、肿瘤的位置和患者的耐受性。水肿加重是放射治疗的常见并发症。患者通常在整个治疗过程中持续服用地塞米松。特殊技术，如立体定向放射外科或伽马刀放疗，通过多个方向聚焦辐射于肿瘤部位，并减少对正常组织的辐射。

化学疗法

化疗被用于减缓或停止异常细胞的增殖。治疗高级别胶质瘤的一种常用药物是替莫唑胺。替莫唑胺可口服，患者通常耐受性良好。

癫痫发作的预防和管理

高级别胶质瘤患者癫痫发作的发生率为 20%～50%。抗癫痫药物通常用于幕上肿瘤患者的预防性治疗。当癫痫发作时，根据第 11 章中描述的指导原则进行管理。术后立即癫痫发作提示应紧急行 CT 扫描以确认是否有血肿形成。

经蝶窦切除垂体肿瘤

垂体肿瘤患者的手术治疗方法有所不同，可以采用经蝶窦入路（图 20-9）。经蝶窦切除术是一种通过蝶窦到达垂体肿瘤的特殊技术。可以在患者的上唇下方做一个切口，也可以采用经鼻入路。由于垂体分泌许多激素，内分泌紊乱在手术的前后都很常见。术后护理与开颅手术患者相似，但需要关注某些评估项目。由于垂体位于视交叉附近，因此有必要进行视力和视野测试。密切监测脑脊液漏，并告知患者不要擤鼻涕或俯身。如果有鼻腔填塞物，通常由外科医生在术后第 1 天或第 2 天取出。如果垂体前叶被切除，患者将不再分泌促肾上腺皮质激素，因此应监测血清皮质醇水平。

由于 ADH 不足而导致的 DI 风险，需要密切监测液体平衡和电解质。脱水会导致严重的液体和电解质失衡。需经常监测出入量（最初为每小时一次）。需经常监测电解质（特别是钠）和尿比重，通常每 4 小时一次。也可监测血浆和尿液的渗透压。DI 的管理包括允许患者根据口渴程度按需饮水。治疗也包括与尿量相关的静脉输液治疗和给予抗利尿激素或醋酸去氨加压素（DDAVP）。

高级技术

有创 ICP 监测

请参阅第 11 章。

脑组织氧监测

随着对颅内病变的病理生理学认识的发展，对改良监测技术的探索也在加强。目前使用的几种方法包括 CSF 监测、连续脑电图（continuous electroencephalography，cEEG）、脑微透析导管对脑细胞外液采样、通过电极监测脑组织氧分压。其中，脑组织氧合（brain tissue oxygen，$PbtO_2$）监测是应用最广泛的。脑组织氧合的概念基于对大脑新陈代谢和血流的理解。正如本章和第 11 章中所讨论的，大脑依赖于持续的氧气和葡萄糖供应。任何减少脑灌注量或增加脑代谢需求的情况都会使脑细胞面临缺氧、缺血和最终死亡的风险。通过监测脑中的氧，可以指导治疗以避免或迅速纠正组织缺氧。组织缺氧和缺血由颅内或颅外原因引起。颅内原因包括 ICP 升高、血管痉挛和癫痫发作。颅外原因包括贫血、低血压和低氧血症。如前所述，$PaCO_2$ 也会影响血管直径和组织氧输送。

脑组织氧监测仪最常用于重度 TBI 或高级别

SAH患者。探头通过钻孔放入大脑白质并监测插入区域的局部氧合情况。对于TBI患者，探头可以放置在损伤区域附近或对侧；对于SAH患者，探头最常放置在被认为是血管痉挛风险最大的血管区域。长期低$PbtO_2$水平预示着不良预后，而治疗的目的是改善脑氧合。改善$PbtO_2$的干预措施包括：

- 血流动力学支持（液体容量复苏、提高MAP、纠正贫血）。
- 通气管理：调整FiO_2、PEEP以获得足够的氧合（$PbtO_2$、PaO_2和SaO_2），并调整潮气量和呼吸频率以优化$PbtO_2$、$PaCO_2$和$EtCO_2$。
- ICP管理。
- 减少代谢需求（体温管理、镇静/镇痛、神经肌肉阻滞剂）。

治疗的目标是及早识别和治疗会增加继发性脑损伤风险的因素。虽然还没有随机对照试验证实$PbtO_2$监测和治疗与改善预后有直接联系，但几项观察性研究表明，在实施了包括脑氧合管理在内的治疗方案后，TBI患者的状况有所改善。

脑血流监测

单光子发射CT（single photon emission CT，SPECT）、正电子发射断层扫描（PET）、氙气CT、TCD和有创热稀释导管都可以实现CBF监测的各个要素。每种技术都有不同的优缺点。SPECT、PET和氙气CT能看到全脑CBF，热稀释导管仅提供局部CBF，但具有能够连续监测CBF的优势。同样，TCD具有便携和无创的优势，但可以准确监测的血管数量有限。

脑微透析技术

脑微透析技术通过置入微细探针，缓慢注入溶质（0.3μL/min），以允许分子扩散到导管内。再对所产生的透析液进行分析，以获得选定分子的信息。通常情况下，乳酸、丙酮酸、葡萄糖、谷氨酸盐和甘油是最常被选择的分子。这些分子的绝对值和/或比率的变化预示着神经元代谢的变化。

总结

重症监护护士对急性神经系统疾病或损伤患者的预后起着至关重要的作用。神经学检查中的任何细微变化都不应被忽视。连续评估使护士能够发现这些细微变化。虽然许多不同的神经学诊断有相似之处，但了解疾病的病理生理学显然是有好处的。

（王鹏举　张欣婷 译　刘芳 审校）

参考文献

蛛网膜下腔出血

Boling B, Groves TR. Management of subarachnoid hemorrhage. *Critical Care Nurse*. 2019;39(5):58-67.

Delpirou Nouh C, Samkutty DG, Chandrashekhar S, et al. Management of aneurysmal subarachnoid hemorrhage: variation in clinical practice and unmet need for follow-up among survivors—a single-center perspective. *World Neurosurg*. 2020;139:e608-e617.

Liu X, Griffith M, Jang HJ, et al. Intracranial pressure monitoring via external ventricular drain: are we waiting long enough before recording the real value? *J Neurosci Nurs*. 2020;52(1):37-42.

Ortega-Perez S, Shoyombo I, Aiyagari V, et al. Pupillary Light reflex variability as a predictor of clinical outcomes in subarachnoid hemorrhage. *J Neurosci Nurs*. 2019;51(4):171-175.

Rao SS, Chung DY, Wolcott Z, et al. Intermittent CSF drainage and rapid EVD weaning approach after subarachnoid hemorrhage: association with fewer VP shunts and shorter length of stay. *J Neurosurg*. 2019;132(5):1583–1588.

Suarez JI, Sheikh MK, Macdonald RL, et al. Common data elements for unruptured intracranial aneurysms and subarachnoid hemorrhage clinical research: A National Institute for Neurological Disorders and Stroke and National Library of Medicine Project. *Neurocrit Care*. 2019;30(Suppl 1):4-19.

创伤性脑损伤

Carney N, Totten AM, O'Reilly C, et al. Guidelines for the Management of Severe Traumatic Brain Injury, Fourth Edition. *Neurosurgery*. 2017;80(1):6-15.

El Ahmadieh TY, Bedros N, Stutzman SE, et al. Automated pupillometry as a triage and assessment tool in patients with traumatic brain injury. *World Neurosurg*. 2021;145:e163-e169.

Olson DM, Parcon C, Santos A, Santos G, Delabar R, Stutzman SE. A novel approach to explore how nursing care affects intracranial pressure. *Am J Crit Care*. 2017;26(2):136-139.

Olson DM, Ortega-Perez S. The cue-response theory and nursing care of the patient with acquired brain injury. *J Neurosci Nurs*. 2018;51(1):43-47.

Ortega-Perez S, Amaya-Rey MC. Secondary brain injury: a concept analysis. *J Neurosci Nurs*. 2018;50(4):220-224.

脊髓损伤

Hills TE. Caring for patients with a traumatic spinal cord injury. *Nursing*. 2020;50(12):30-40.

Hollenbach PM, Ruth-Sahd LA, Hole J. Management of the pregnant patient with a spinal cord injury. *J Neurosci Nurs*. 2020;52(2):53-57.

Ong B, Wilson JR, Henzel MK. Management of the patient with chronic spinal cord injury. *Med Clin North Am*. 2020;104(2):263-278.

Rodger S, Bench S. Education provision for patients following a spinal cord injury. *Br J Nurs*. 2019;28(6):377-381.

Shank CD, Walters BC, Hadley MN. Management of acute traumatic spinal cord injuries. *Handbook of Clinical Neurology*. 2017;140:275-298.

脑肿瘤

Cohen-Inbar O. Geriatric brain tumor management part II: Glioblastoma multiforme. *J Clin Neurosci.* 2019;67:1-4.

Hatiboglu MA, Akdur K, Sawaya R. Neurosurgical management of patients with brain metastasis. *Neurosurg Rev.* 2020;43(2):483-495.

Niranjan A, Monaco E, Flickinger J, Lunsford LD. Guidelines for multiple brain metastases radiosurgery. *Prog Neurol Surg.* 2019;34:100-109.

Reed ME, Anthony PP, Rosenfeld PB, Ligon BL, Doris EM, Fox SW. Reflections on 50 years of neuroscience nursing: neuro-oncology, moving forward by looking back. *J Neurosci Nurs.* 2018;50(3):124-128.

Saito J, Masters J, Hirota K, Ma D. Anesthesia and brain tumor surgery: technical considerations based on current research evidence. *Curr Opin Anaesthesiol.* 2019;32(5):553-562.

Schiff D, Alyahya M. Neurological and medical complications in brain tumor patients. *Curr Neurol Neurosci Rep.* 2020;20(8):33.

Suh JH, Kotecha R, Chao ST, Ahluwalia MS, Sahgal A, Chang EL. Current approaches to the management of brain metastases. *Nat Rev Clin Oncol.* 2020;17(5):279-299.

高级技术：多模态监测

Al-Mufti F, Lander M, Smith B, et al. Multimodality monitoring in neurocritical care: decision-making utilizing direct and indirect surrogate markers. *J Intensive Care Med.* 2019;34(6):449-463.

Kebapçı A, Dikeç G, Topçu S. Interobserver reliability of Glasgow Coma Scale Scores for intensive care unit patients. *Crit Care Nurse.* 2020;40(4):e18-e26.

Khatibi K, Szeder V, Blanco MB, et al. Role of bedside multimodality monitoring in the detection of cerebral vasospasm following subarachnoid hemorrhage. *Acta Neurochir Suppl.* 2020;127:141-144.

Musick S, Alberico A. Neurologic assessment of the neurocritical care patient. *Front Neurol.* 2021;12:588989.

Sacco TL, Davis JG. Management of intracranial pressure part II: nonpharmacologic interventions. *Dimens Crit Care Nurs.* 2019;38(2):61-69.

Zeiler FA, Ercole A, Czosnyka M, et al. Continuous cerebrovascular reactivity monitoring in moderate/severe traumatic brain injury: a narrative review of advances in neurocritical care *Br J Anaesth.* 2020;S0007-0912(19)30966-3.

循证指南

Lee JM, Moon JR, Kim HJ, Kwon DY, Shin JY. Evaluation of evidence-based guidelines for fever management in critically ill adult patients with brain injury. *J Neurosci Nurs.* 2020;52(5):234-238.

Phillips SS, Mueller CM, Nogueira RG, Khalifa YM. A systematic review assessing the current state of automated pupillometry in the NeuroICU. *Neurocrit Care.* 2019;31(1):142-161.

Reuter-Rice K, Christoferson E. Critical update on the third edition of the guidelines for managing severe traumatic brain injury in children. *Am J Crit Care.* 2020;29(1):e13-e18.

Saherwala AA, Bader MK, Stutzman SE, et al. Increasing adherence to brain trauma foundation guidelines for hospital care of patients with traumatic brain injury. *Critic Care Nurse.* 2018;38(1):e11-e20.

第 **4** 部分

关键参考内容

第**21**章 | 实验室检查正常参考值表

Sarah A. Delgado

请注意：下面列出的值适用于本书中提出的情况。在评估患者数据时，请将结果与实验室的参考范围进行比较，以做出恰当的解释。

分类	缩写	定义	正常值	计算公式
酸碱				
	PH		$7.35\sim7.45$	
	$PaCO_2$	动脉血二氧化碳分压	$35\sim45mmHg$	
	PaO_2	动脉血氧分压	$75\sim100mmHg$	
	碳酸氢盐		$18\sim22mmol/L$	
	碱缺失/碱剩余		$(-3)\sim(+3)$	
	乳酸		$0.5\sim1mmol/L$	
心脏和血流动力学				
	BSA	体表面积	平方米（m^2）	数值从基于身高和体重的列线图中获取
	CI	心指数	$2.5\sim4.3L/(min\cdot m^2)$	$CI[L/(min\cdot m^2)]=\dfrac{心输出量（L/min）}{体表面积（m^2）}$
	CK	肌酸激酶	$<120\mu g/L$	
	CK-MB	肌酸激酶同工酶	$<3ng/mL$	
	CO	心输出量	$4\sim8L/min$	$CO=每搏量\times心率$
	CVP	中心静脉压	$2\sim8mmHg$	
	EF	射血分数	$>60\%$	$射血分数=\dfrac{SV}{EDV}$
	HR	心率	$60\sim100$次/min	
	LVSW	左心室每搏功	$8\sim10g/(m\cdot m^2)$	$LVSW=SI\times MAP\times0.0144$
	MAP	平均动脉压	$>70mmHg$	$MAP\approx\dfrac{收缩压+舒张压\times2}{3}$
	PAD	肺动脉舒张压	$8\sim15mmHg$	
	PAS	肺动脉收缩压	$16\sim24mmHg$	

续表

分类	缩写	定义	正常值	计算公式
	PAOP	肺动脉阻塞压	8~12mmHg	PAOP 通过 Swan-Ganz 导管获得
	PVR	肺血管阻力	100~250dyn·s/cm^5	$PVR(dyn \cdot s/cm^5)$ $= \dfrac{PAM(mmHg)-PAOP(mmHg) \times 80}{心输出量(L/min)}$
	RVEDV	右心室舒张末期容积	100~600mL	每搏量/射血分数
	RVSW	右心室每搏功	51~61g/(m·m^2)	$RVSW=SI \times MAP \times 0.014\ 4$
	SV	每搏量	60~100mL/次	CO/HR×1 000
	SVI	每搏指数	33~47mL/(m^2·次)	$SI[mL/(min \cdot m^2)]=\dfrac{每搏量}{体表面积}$
	SVR	体循环阻力	800~1 200dyn·s/cm^5	$SVR=80 \times (MAP-RAP)/CO$
	SVRI	体循环阻力指数	1 970~2 390dyn·s/(cm^5·m^2)	$80 \times (MAP-RAP)/CI$
	MYO	肌红蛋白(女性)	10~65ng/mL	
	MYO	肌红蛋白(男性)	10~95ng/mL	
	troponin I	肌钙蛋白 I	<0.4ng/mL	
	troponin T	肌钙蛋白 T	<0.1ng/mL	
功能性血流动力学				
	SPV	收缩压变异度	>10mmHg	$SBP_{max}-SBP_{min}$
	SPV%		>10%	$(SBP_{max}-SBP_{min})/[(SBP_{max}+SBP_{min})/2] \times 100$
	PPV	脉压变异率	>12.5%	$(PP_{max}-PP_{min})/[(PP_{max}+PP_{min})/2] \times 100$
	SVV	每搏量变异度	>12%	$(SV_{max}-SV_{min})/[(SV_{max}+SV_{min})/2] \times 100$
激素				
	ACTH	促肾上腺皮质激素	10~50pg/mL 下午通常低于 20pg/mL 午夜时低于 5~10pg/mL	
	ADH	抗利尿激素	1~5pg/mL	
	cortisol	皮质醇	清晨 10~20μg/dL 下午 3~10μg/dL 入睡后<5μg/dL 波动范围大	
	T$_3$	血清三碘甲状腺原氨酸	80~180ng/dL	
	T$_4$	血清甲状腺素	4.6~12μg/dL	
	TSH	血清促甲状腺素(促甲状腺激素)	0.5~6mIU/L	
血液学				
	RBC	红细胞计数	男性:(4.2~5.4)×10^{12}/L 女性:(3.6~5)×10^{12}/L	
	retic count	网织红细胞计数	0.5%~1.5%	
	WBC	白细胞计数	(4.5~10.5)×10^9/L	

续表

分类	缩写	定义	正常值	计算公式
	WBC 分类（总数百分比）	如下		
		中性粒细胞	50%～70%	
		分段频带	56%	
			0～3%	
		嗜酸性粒细胞	0～3%	
		嗜碱性粒细胞	0.5%～1%	
		单核粒细胞	3%～7%	
		淋巴细胞	25%～40%	
		血小板计数	$150～400×10^9/L$	
		出血时间	3～10min	
	INR	国际标准化比值	0.8～1.1	
		抗凝治疗	2.0～3.0	
	APTT	活化部分凝血活酶时间	30～40s	
		抗凝治疗	平均值的1.5～2.5倍	
	ACT	活化凝血时间	70～120s	
		抗凝治疗	150～210s	
	Fg	纤维蛋白原	200～400mg/dL	
	D-D	D-二聚体	＜1.37nmol/L	
免疫学				
	IgA	免疫球蛋白A	60～400mg/dL	
	IgG	免疫球蛋白G	700～1 500mg/dL	
	IgM	免疫球蛋白M	60～300mg/dL	
	IgE	免疫球蛋白E	3～423IU/mL	
肝功能				
	白蛋白		35～50g/L	
	血清总蛋白		6～8.3g/dL	
	胆红素	血清总胆红素	2～20μmol/L	
		直接胆红素	0～6μmol/L	
	ALP	碱性磷酸酶	50～100U/L	
	AST	谷草转氨酶	5～30U/L	
	ALT	谷丙转氨酶	5～30U/L	
肺功能				
	$PA-aO_2$	肺泡-动脉血氧分压差	当氧浓度为100%，肺泡-动脉血氧分压差约为75mmHg；当氧浓度为21%，肺泡-动脉血氧分压差为10～15mmHg	肺泡-动脉血氧分压差肺泡氧含量的计算见公式动脉血（PaO_2）通过动脉血气获取

续表

分类	缩写	定义	正常值	计算公式
	$Ca\text{-}vO_2$	动脉-静脉血氧含量差	4~6mL/100mL	$Ca\text{-}vO_2$（mL/100mL 或容量占比 $=CaO_2-CvO_2$ （CaO_2 和 CvO_2 的计算如下）
	CaO_2	动脉血氧含量	约为容量的20%	CaO_2（mL O_2/100mL 的血或者容量占比） $=(Hb \times 1.39)SaO_2+(PaO_2 \times 0.003\,1)$
	CvO_2	混合静脉血氧含量	约为容量的15%	CvO_2（mL O_2/100mL 血或者容量占比） $=(Hb \times 1.39)SvO_2+(PvO_2 \times 0.003\,1)$
	Cdyn	动态肺顺应性	30~40mL/cmH$_2$O	$Cdyn=Vt/PIP-PEEP$
	Cstat	静态肺顺应性	约50mL/cmH$_2$O	$Cstat=Vt/Plat-PEEP$
	FRC	功能残气量	2 400mL（基于身高）	在肺功能实验室测量
	NIP	吸气负压（negative inspiratory force，NIF）	-75~-100cmH$_2$O（负数越大，触发的压力越强）	在床旁或肺功能实验室测量
	ERO_2	氧摄取率	0.25	O_2 摄取率 $=\dfrac{Ca\text{-}vO_2}{CaO_2}$
	PAO_2	肺泡氧分压	104mmHg	$PAO_2=FiO_2(Pbar-PH_2O)-PaCO_2/RQ$
	$PaCO_2$	动脉血二氧化碳分压	35~45mmHg	$PaCO_2$ 值由动脉血气获得
	PaO_2	动脉血氧分压	受患者年龄及吸氧浓度影响。在空气中动脉血氧分压为 80~100mmHg，在 100% 浓度下动脉血氧分压≥500mmHg	PaO_2 值由动脉血气获得
	$PvCO_2$	混合静脉血二氧化碳分压	38~55mmHg	$PvCO_2$ 从肺动脉远端获得
	PvO_2	混合静脉血氧分压	35~45mmHg，受吸氧浓度、心输出量与氧耗影响	PvO_2 从肺动脉远端获得
	Q_S/Q_T	右向左分流（心输出量流过非通气肺泡或同等量的百分比）	5%~8%	Q_S/Q_T（%） $=\dfrac{0.031 \times PA\text{-}aO_2}{Ca\text{-}vO_2+0.0031 \times PA\text{-}aO_2} \times 100\%$
	RQ	呼吸商	0.8	$RQ=\dfrac{VCO_2}{VO_2}$
	SaO_2	动脉血含氧血红蛋白饱和度百分比	96%~100%（空气中）	
	SvO_2	混合静脉血血红蛋白饱和度百分比	60%~80%（空气中）	
	VO_2	氧耗	约250mL/min	
	VC	肺活量	65~75mL/kg	
	VCO_2	二氧化碳产量	约200mL/min	
	V_D/V_T	无效腔分数	0.25~0.40	$V_D/V_T=\dfrac{PaCO_2-PECO_2}{PaCO_2}$

续表

分类	缩写	定义	正常值	计算公式
	V_T	潮气量	6～8mL/kg	
肾功能				
	ACR	白蛋白与肌酐比值	每克超过 30mg	
	BUN	血尿素氮	7～20mg/dL	
	肌酐（血清）		女性：0.6～1.1mg/dL	注意：血清肌酐可能因患者体型而异
			男性：0.7～1.3mg/dL	
	CrCl	肌酐清除率	女性：88～128mL/min	
			男性：97～137mL/min	
	FENa	钠排泄分数	肾前损伤＜1%	FENa=［Na（尿）×肌酐（血清）］/［Na（血清）×肌酐（尿）］×100
			肾内损伤＞1%	
	FEUrea	尿素排泄分数	＜35% 提示肾前性损伤	［肌酐（血清）×尿素（尿）］/［尿素（血清）×肌酐（尿）］×100
			＞35% 提示肾性损伤	
	GFR	肾小球滤过率	＞90mL/（min·1.73m^2）	
	微量白蛋白（尿）		＞30mg	微量白蛋白（尿）
	Sosm	渗透压（血清）	285～295mOsm/kg	Sosm=2×血清钠（mmol/L）+血清葡萄糖（mg/dL）/18+血清尿素氮（mg/dL）/2.8

（马萌　刘铭　王艳国 译　孙建华 审校）

第 **22** 章 | 实施危机护理标准

Laura Webster

常规、应急和危机护理标准的情况

下表列出了在实施危机护理标准时的常规、应急和危机策略的情况。在对现有资源进行准确评估的基础上，依次实施干预措施。首先采用常规措施（节省或替代），如果资源不能满足需求，则采用应急措施（适应或再利用）。只有在动用了所有管理资源依然无法满足护理需求的情况下，才采用危机护理标准。

		常规		应急		危机	
		节省	替代	适应	再利用/扩展使用	分配	再分配
空间	医院床位	减少不必要的住院手术	扩展到麻醉恢复室、手术室等额外区域	利用家庭资源改变 术后/住院管理 快速出院方案	创建额外的临时空间	危机护理标准（crisis standards of care，CSC）决定哪些患者被收治	CSC决定哪些患者可以住院
物资	个人防护用品（personal protective equipment，PPE）	限制非必要的员工和访客。限制需要紧缺个人防护用品的非必要干预措施	订购不同品牌	延长个人防护用品的使用时间	重复利用个人防护用品	CSC决定哪些人获得个人防护用品	CSC决定哪些人持有个人防护用品
	透析	缩短或减少常规透析次数	改变透析模式	亚急性患者的强化内科管理	如果没有可用的设备，清洗并重复使用一次性耗材	对所有正在接受透析的患者应用CSC。CSC决定哪些患者需要透析	CSC决定哪些患者保留环路
		使用高效滤器增加清除效率	考虑腹膜透析方案				
		饮食和液体限制					

续表

		常规		应急		危机	
		节省	替代	适应	再利用/扩展使用	分配	再分配
	机械通气	确定并尊重患者对机械通气的意愿	使用转运呼吸机或手术室呼吸机对危重患者进行持续机械通气	使用无创呼吸机辅助通气	两人共用一台呼吸机，但要注意，重症监护协会不推荐这样做	CSC建立的标准适用于所有正接受机械通气的患者，以确定分配	CSC决定哪些患者接受机械通气
人员	医院员工	减少会议以增加工作人员的可用性，病情稳定的患者可居家护理	使用受过同样训练的员工	将日常生活活动委托给志愿者和家庭照护者	增加比例	CSC决定哪些患者可以得到员工的照顾	CSC决定哪些患者需要员工的持续照顾
		专注于核心临床技能	增加机构，每日补贴和储备员工	减少护理记录	额外工作或加班的奖励		
	重症护理人员	把手术室人员调到ICU	为非常规在ICU工作的医护人员提供及时的培训	将危重症患者转送到有更多资源的地方	采用团队护理模式，由具有重症护理经验的工作人员与具有其他技能的工作人员合作，以满足患者的需要	CSC标准应用于所有目前正在ICU接受治疗的患者，以确定分配	CSC决定哪些患者能够收住ICU接受治疗

日常工作中常规和应急护理的情况

		常规		应急		危机	
		节省	替代	适应	再利用/扩展使用	分配	再分配
空间	安置患者——收住ICU	延迟急诊/普通患者入院	扩展额外区域收治患者	派遣ICU/急救护士到病房进行护理	安置患者合住ICU	不适用	不适用
物资	10mL无菌注射器	仅限于"必要的"患者	使用更小的3mL注射器	从安瓿中抽取生理盐水到注射器中	不适用	不适用	不适用
人员	重症监护注册护士	每班结束时完成护理记录	储备注册护士到达	占用护士休息的时间（增加比例）	两班轮换	不适用	不适用

（马萌 刘铭 译 孙建华 王胜 审校）

第 23 章 血流动力学监测故障排除指南

Elizabeth J. Bridges, Mary Jo Kelly

表 23-1 动脉导管常见问题

问题	原因	预防措施	处理方法
拔针后出现血肿	穿刺处出血或渗血	拔针后用力按压穿刺点 5~15 分钟（必要时）	持续按压穿刺部位直至无出血
		穿刺部位可给予弹力胶带固定压迫，但不能成圈缠绕肢体（避免缺血）	
		对于股动脉穿刺部位，应放置沙袋或医院获批的加压装置压迫 1~2 小时，以防止渗血	拔除导管后，在穿刺部位放置沙袋或医院允许的其他装置压迫 1~2 小时
		如果患者正在接受普通肝素抗凝治疗，当导管拔除时，需要延长压迫时间	
穿刺部位远端脉搏减弱或消失	动脉痉挛	清洁、无创伤地进行动脉穿刺	建议医务人员进行局部利多卡因注射和/或将安全剂量的利多卡因注入动脉导管
	动脉血栓形成	使用 1U/mL 的普通肝素生理盐水	如果使用肱动脉或股动脉，在穿刺部位的远端和近端进行动脉切开取栓术和 Fogarty 导管取栓术，超过 90% 的情况可以恢复脉搏
血液回流至导管或换能器	加压输液袋压力不足连接松动	维持加压输液袋压力在 300mmHg 使用带鲁尔端口的三通，定期拧紧	更换传感器。通过加压"快速冲洗"拧紧所有连接处
出血	连接松动	保持所有连接处可见 经常观察连接处 使用内置报警系统 使用带鲁尔端口的三通	拧紧所有连接处
血栓	导管尖端的血凝块进入血流	冲洗前务必抽吸并丢弃。监测异常的波形（阻尼过度） 使用连续冲洗装置。轻轻冲洗 <2~4mL	拔除导管
局部感染	受污染的导管向前移动未严格进行无菌技术操作	仔细固定导管置入部位 严格执行无菌技术	拔除导管 遵医嘱使用抗生素
	导管的长时间使用	持续敷料覆盖，除非导管被拔除、更换或敷料潮湿、松脱或污染	

续表

问题	原因	预防措施	处理方法
脓毒症	未严格遵守无菌技导管的长时间使用	建议经皮穿刺,严格遵守无菌技术	拔除导管 遵医嘱使用抗生素
	静脉注射液中的细菌滋生	每96小时更换一次三通、换能器和输液器。遵照制度指南勤换静脉输液袋。不要使用含葡萄糖的静脉注射液。使用封闭式冲洗系统,而不是开放式系统。采血后,仔细冲洗三通内残留的血液	

Data from Blackburn J, Walton B. Risks associated with arterial lines: time for a national safety standard? *J Anesth Pract*. 2016, Nov 10. Lough ME. *Hemodynamic Monitoring: Evolving Technologies and Clinical Practice*. St Louis, MO: Elsevier; 2016; Simon EM, Summers SM. Vascular access complications: an emergency medicine approach. *Emerg Med Clin North Am*. 2017; 35(4): 771-788. Wiegand DL. *AACN Procedure Manual for High Acuity, Progressive, and Critical Care*. 7th ed. St. Louis, MO: Elsevier.

表23-2　动脉压力测量不准确

问题	原因	预防措施	处理方法
阻尼压力过高 	导管尖端贴壁	通常是无法避免的	通知医务人员调整、旋转或重置导管,同时观察压力波形
	导管尖端部分被血凝块阻塞	持续加压输液	用注射器抽吸血凝块并用生理盐水(<2~4mL)冲洗必要时考虑拔除
	三通或换能器处血栓	抽血后"快速冲洗"(2~4mL)采血后快速冲洗导管,重新进行静脉输注。使用连续冲洗装置	冲洗三通和换能器,如果没有改善,更改三通和换能器
	换能器或连接器管中有气泡	设置系统、连接导管时,仔细冲洗换能器和导管	检查系统;快速冲洗;断开换能器;冲洗气泡
	导管兼容性	使用硬质、较短的导管	缩短导管或使用硬质导管而非更软质的导管
读数异常高或低	换能器气液平面位置变化	维持气液平面在静脉静力学轴上传感器的端口位置,用于连续的压力测量	重新检查患者和传感器的位置
压力无法获取	换能器未打开	遵循常规、系统的步骤去设置和旋转三通	检查系统——三通、监护仪和传感器的设置
	监护仪设置不正确——仍然处于调零、计算或关闭状态		
	标度选择不正确	选择适当的标度以适应生理信号的预期范围	选择适当的标度

Data from Lough ME. Hemodynamic Monitoring: Evolving Technologies and Clinical Practice. St Louis, MO: Elsevier; 2016; Wiegand DL. *AACN Procedure Manual for High Acuity, Progressive, and Critical Care*. 7th ed. St. Louis, MO: Elsevier.

表 23-3　肺动脉导管相关问题

问题	原因	预防措施	处理方法
静脉炎或穿刺部位的局部感染	机械刺激或污染	置管前做好适当的皮肤准备。在置入和更换敷料的过程中，使用无菌技术。置入过程平稳且快速。使用含聚四氟乙烯涂层的鞘管。每 96 小时或根据医院的政策更换静脉输液袋、传感器、三通和连接管。拔除导管或更换置入位置	拔除导管 使用热敷 必要时给予镇痛药
心律失常	导管多条部分在右心房中环绕	仔细固定导管的置入部位；行胸部 X 线检查	通知医务人员重新调整导管位置，去除环绕部分
	导管从肺动脉移动到右心室		球囊充气状态使导管漂浮至肺动脉。快速推进至肺动脉。大多数医院不允许护士推进导管
	导管穿过时对对心内膜的刺激	导管尖端位于右肺动脉或左肺动脉主干 在推进过程中保持球囊充气状态；轻柔推进	回撤导管，直至监护仪出现右心房波形
球囊放气出现导管明显嵌顿	可能由于血流，右心室内过多的环绕部分或过度置入导管缝合不紧密，导管尖端前移	用 X 线或超声检查导管尖端，定位于右肺动脉或左肺动脉主干。仔细在穿刺点固定导管	从导管中抽取血液，如果导管嵌顿，样本将呈动脉血样目难以获得 如果导管嵌顿，缓慢回撤直到肺动脉波形出现。如果没有嵌顿，轻柔抽吸并用生理盐水冲洗导管；导管尖端可能部分凝血，导致类似于阻塞的 PAOP 波形

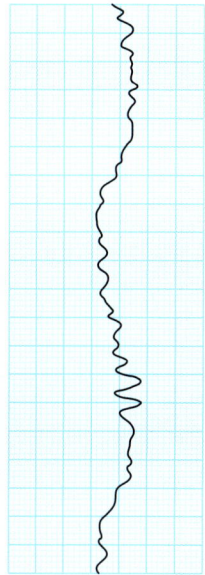

续表

问题	原因	预防措施	处理方法
肺出血、梗死或两者兼有	导管尖端向远端迁移	置管后立即行胸部 X 线检查	球囊放气（被动）
	导管持续或长时间间被嵌顿	保持球囊气状态	将患者置于侧卧位（导管尖端向下）
		仔细在穿刺点固定导管	停止抗凝
		如果导管自发嵌顿，请通知医务人员将导管拉回肺动脉	考虑"楔形"血管造影
		在导管处于嵌顿位置时不要冲洗	
	导管嵌顿时球囊过度充气	缓慢给球囊充气，只需充入适量足够的气体以获取肺动脉楔压波形	
	球囊无法放气	7 号导管充气不得超过 1.25～1.5mL，充气持续时间不超过 10～15 秒	
		监测患者有无肺梗死/破裂的症状或体征	
"过度嵌顿"或受阻的 PAOP	球囊充气过度	如果遇到阻力，不要充气；充气过程中观察波形，只注入适量足够的空气以获得 PAOP 波形	球囊放气；再重新缓慢充气，只需适量足够的气体以获取 PAOP
		7 号导管充气不得超过 1.25～1.5mL	
	球囊受力不均	置管前检查膨胀球囊的形状	
肺动脉球囊破裂	球囊充气过度	缓慢充气，只需适量足够的气体以获取 PAEDP，反映 PAOP 和 LVEDP	取下注射器，防止进一步注入空气
	球囊频繁充气	监测 PAEDP，反映 PAOP 和 LVEDP	监测 PAEDP
	注射器充气破坏球囊壁	允许球囊的被动放气充气后取下注射器	

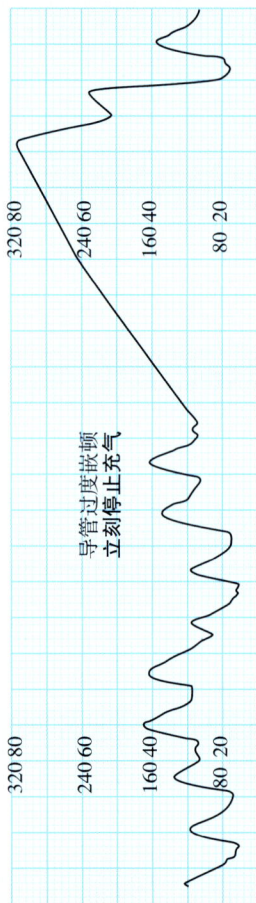

320 80　240 60　160 40　80 20

导管过度嵌顿立刻停止充气

问题	原因	预防措施	处理方法
感染	非无菌置管技术	使用无菌技术	拔除导管
	通过皮肤污染	使用无菌手套	按需使用抗生素
		使用有效消毒剂（氯已定）准备皮肤	
		每 2 天更换一次纱布敷料，或每 7 天更换透明敷贴，松动或污染变得潮湿、松动或污染时更换	
		3 天后再次评估导管需求，之后每天评估	
		避免颈内通路	
	通过三通端口或导管端口造成的污染	使用封闭冲洗系统而不是开放的系统	
		在所有三通端口上使用无菌帽	
		每 96 小时或按照医院政策更换导管、连续冲洗装置、传感器和冲洗液	
		不要使用含有葡萄糖的静脉注射液	
	通过传感器透明膜上的裂纹导致的液体污染	检查传感器是否有裂纹	
		每 96 小时更换一次传感器	
		不要使用含有葡萄糖的静脉注射液	
	导管放置时间长	对于有任何感染迹象的部位以及没有明显来源的感染，更换导管和/或置管部位（应进行微生物培养）	
		在临床可行时，尽快拔除导管	

续表

问题	原因	预防措施	处理方法
导管置入过程中的心脏传导阻滞	既往有左束支阻滞的患者出现希氏束的机械刺激	在球囊充气状态下迅速置入导管	使用临时心脏起搏器或带起搏导丝的漂浮导管
气胸	插入颈内静脉或锁骨下静脉	在肺动脉导管置入前经静脉置入起搏导管 置管后立即行胸部X线检查	放置胸腔引流管
空气栓塞	可发生在中央导管置入时	置入/拔除中央导管时床头向下倾斜。嘱患者屏住呼吸	及时将患者置于头足低足高左侧位，使气体浮向右心室心尖部，避免进入肺动脉入口

LVEDP，左心室舒张末压；PAEDP，肺动脉舒张末压；PAOP，肺动脉阻塞压。

Data from Lough ME. *Hemodynamic Monitoring: Evolving Technologies and Clinical Practice.* St Louis, MO: Elsevier; 2016; Wiegand DL. *AACN Procedure Manual for High Acuity, Progressive, and Critical Care.* 7th ed. St. Louis, MO: Elsevier.

表 23-4 肺动脉压力测量不准确

问题	原因	预防措施	处理方法
异常波形和压力不准确	导管尖端的部分凝血	保持足够的加压输液袋压力。采血后进行大量冲洗	抽吸，然后用快速冲洗方式冲洗导管（不在 PAOP 位置时）
	尖端贴壁	获得更稳定的导管位置	通知医务人员重新调整导管位置
	导管扭结	限制穿刺点的导管移动	如果怀疑有扭结，请重新调整位置以拉直导管。更换导管
异常低值或负值	气液平面参考水平不正确（在静脉静力学轴上方）	维持气液平面在静脉静力学轴口位置，患者位置改变后重新调零	重新确定气液平面传感器的位置；重新放置在静脉静力学轴；重新调零
	监护仪的调零和校准不正确	调零并且校准监护仪	重新检查调零和监护仪的校准
	连接松动	使用带管牙接口的三通	检查所有连接处
异常高值	三通操作顺序不当所捕获的压力	当在一个传感器上测量两个压力时，按正确顺序转动三通	用冲洗液彻底冲洗传感器（不要冲进患者体内）；按正确顺序转动三通后重新调零
	气液平面参考水平不正确（在静脉静力学轴上方）	维持气液平面在静脉静力学轴口位置，患者位置改变后重新调零	检查气液平面传感器的位置；重新放置在静脉静力学轴；重新调零
压力波形不适当	导管尖端移位（例如，在右心室或 PAOP 位置而不是在肺动脉里）	初次置入导管时，仔细放入在穿刺部位最佳位置，并将导管固定在患者的皮肤上	检查波形，如果为右心室波形，通知医务人员重新调整导管。复位后，在 X 线或超声下检查位置

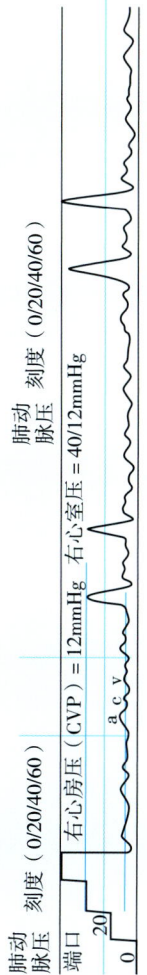

肺动脉 刻度（0/20/40/60）

右心房压（CVP）= 12mmHg 右心室压 = 40/12mmHg

肺动脉 刻度（0/20/40/60）

肺动脉压 = 40/12mmHg

续表

问题	原因	预防措施	处理方法
压力无法获取	传感器未打开	遵循常规、系统的步骤进行压力测量	检查系统、三通
	增强器仍处于打开、调零或关闭状态		
压力波形中的干扰或杂乱 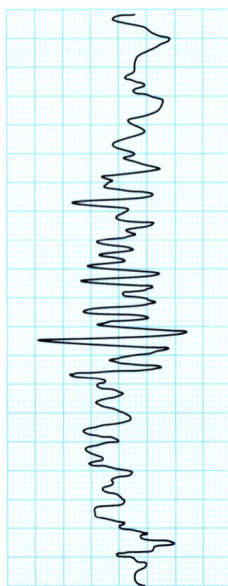	导管过度移动，特别是在肺动脉时	避免在心室内的导管长度过长	重新调整导管位置
	导管过长	使用尽可能短的导管 [<91.44~121.92cm (<3~4英尺)]	撤除多余的管道
	三通过多	使用最少数量的三通；清除气泡	撤除多余的三通

PAOP，肺动脉阻塞压。

Data from Lough ME. Hemodynamic Monitoring: Evolving Technologies and Clinical Practice. St Louis, MO: Elsevier; 2016; Wiegand DL. AACN Procedure Manual for High Acuity, Progressive, and Critical Care. 7th ed. St. Louis, MO: Elsevier

（孙建华 蔡晶 王欣宇 译 马萌 审校）

第24章 心脏节律、心电图特点及治疗指导建议

Carol Jacobson

心脏节律	心电图特点	心电图示意图	治疗
正常窦性心律（NSR）	• 心率：60～100 次/min • 节律：规则 • P波：规律出现在每个QRS波群之前；形态一致 • PR间期：0.12～0.20秒 • QRS波群：0.04～0.10秒	V₁导联 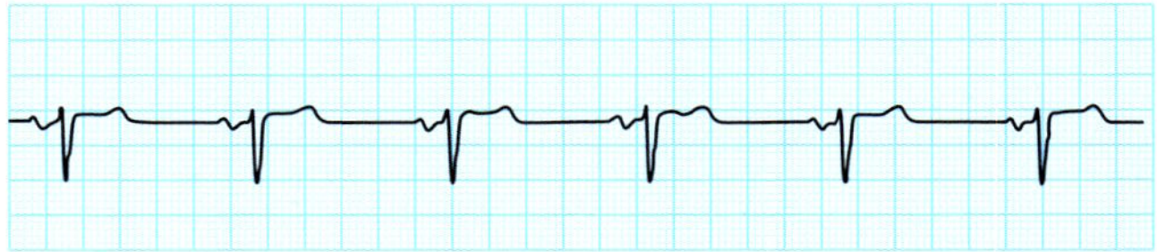	• 无
窦性心动过缓	• 心率：<60 次/min • 节律：规则 • P波：规律出现在每个QRS波群之前；形态一致 • PR间期：一般正常（0.12～0.20秒） • QRS波群：一般正常（0.04～0.10秒） • 传导：正常通过心房、房室结、束支和心室传导	V₁导联 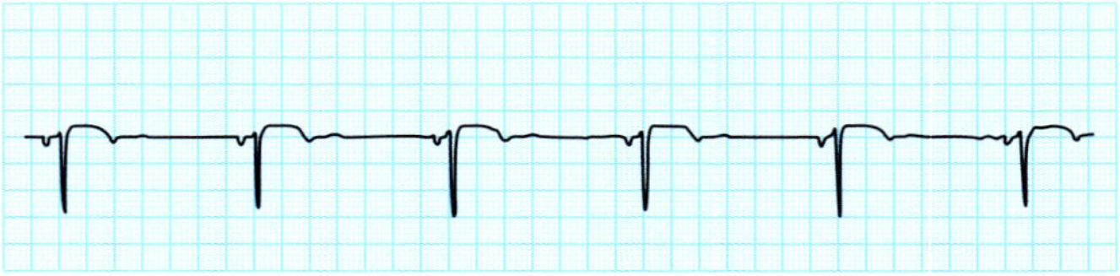	• 仅在有症状时才需要治疗 • 阿托品 0.5mg 静脉注射；在病因得到纠正之前，可能需要进行临时起搏
窦性心动过速	• 心率：>100 次/min • 节律：规则 • P波：规律出现在每个QRS波群之前；形态一致 • PR间期：一般正常（0.12～0.20秒）；如果 P 波隐藏在 T 波中，可能难以测量 • QRS波群：一般正常（0.04～0.10秒） • 传导：正常通过心房、房室结、束支和心室传导	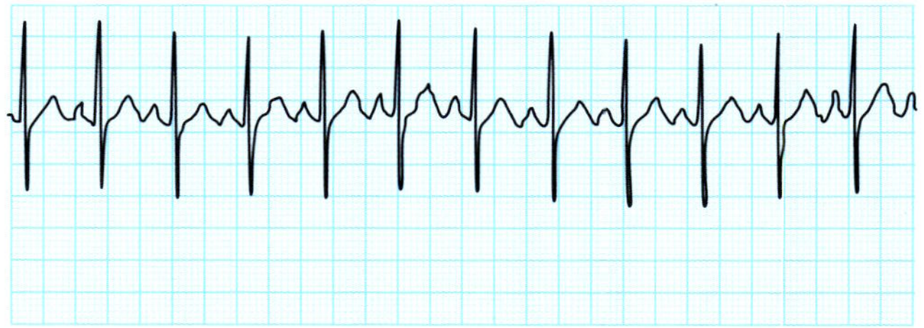	• 治疗潜在病因
窦性心律不齐	• 心率：60～100 次/min • 节律：不规则，可能随呼吸时相加快或减慢，也可能与呼吸无关 • P波：规律出现在每个QRS波群之前；形态一致 • PR间期：一般正常 • QRS波群：一般正常 • 传导：正常通过心房、房室结、束支和心室传导	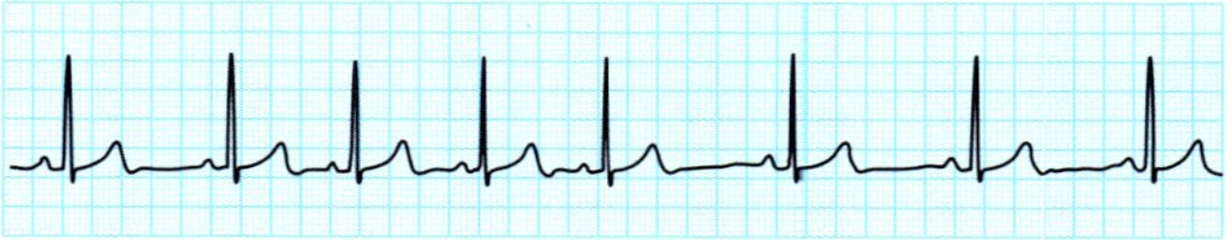	• 通常不需要治疗

续表

心脏节律	心电图特点	心电图示意图	治疗
窦性停搏/静止	• 心率：通常在正常范围内，也可能出现心动过缓 • 节律：窦房结发放电冲动障碍导致节律不规则 • P波：任窦房结发出冲动时出现，不发出冲动时消失。当P波存在时，其规律出现在每个QRS波群之前且形态一致。当只有一个窦性冲动缺失时，称为窦性停搏。当连续超过一个窦性冲动缺失时，称为窦性静止。 • PR间期：当存在P波时，一般是正常的 • QRS波群：当窦房结工作时的QRS波群一般表现为正常形态，窦性静止期间QRS波群消失，除非出现逸搏 • 传导：当窦房结发出冲动时，正常通过心房、房室结、束支和心室传导。当窦房结不发出冲动时，就没有通过心房的传导	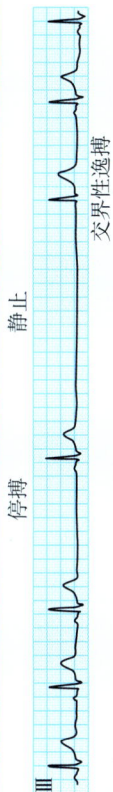 停搏　　静止 III 交界性逸搏	• 治疗潜在病因 • 停用可能诱发窦性停搏的药物 • 降低对迷走神经的刺激 • 对于频发窦性停搏引起的血流动力学不稳定，静脉注射0.5mg阿托品可以提高心率 • 对于难治性病例，可能需要心脏起搏器
房性期前收缩	• 心率：通常在正常范围内 • 节律：没有房性期前收缩时一般正常。房性期前收缩通常伴随不完全性代偿间歇 • P波：出现在每个QRS波群之前。期前收缩的P波形态与窦性P波不同 • PR间期：可能是正常的，也可能延长。当出现非常提早房性期前收缩时，这取决于干房性期前收缩出现的早晚。当出现非常提前的房性期前收缩时，房室交界区尚处于相对不应期，此时不能以正常速率传导，从而导致PR间期延长 • QRS波群：可能是正常的，变形（增宽）的或缺失，取决于期前收缩的提前量 • 传导：因为起源点与窦房结冲动不同，所以房性期前收缩在心房内的传导与窦性心律不同。期前收缩通过房室结、束支和心室的传导通常是正常的，除非房性期前收缩非常提前	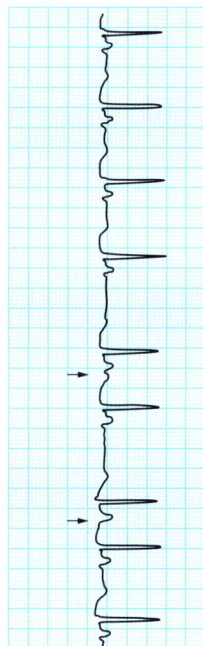 V₁导联 房性期前收缩的室内传导一般是正常的 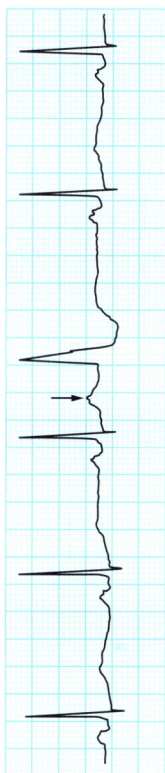 房性期前收缩伴室内差异性传导	• 通常不需要治疗 • 治疗潜在病因 • 必要时可以使用药物治疗（例如，β受体阻滞剂，丙吡胺，氟卡尼，普罗帕酮）

续表

心脏节律	心电图特点	心电图示意图	治疗
游走性房性起搏点/心律	• 心率：60~100 次/min • 节律：可能略不规则 • P 波：由于冲动起源于心房不同部位或交界区，因此 P 波形态多变（直立、低平、倒置、带切迹）。应看到至少 3 种不同的 P 波形态 • PR 间期：因起搏点与房室结的距离不同而异 • QRS 波群：一般正常 • 传导：心房内的传导顺序因起搏点位置不同而异。束支和心室的传导一般正常	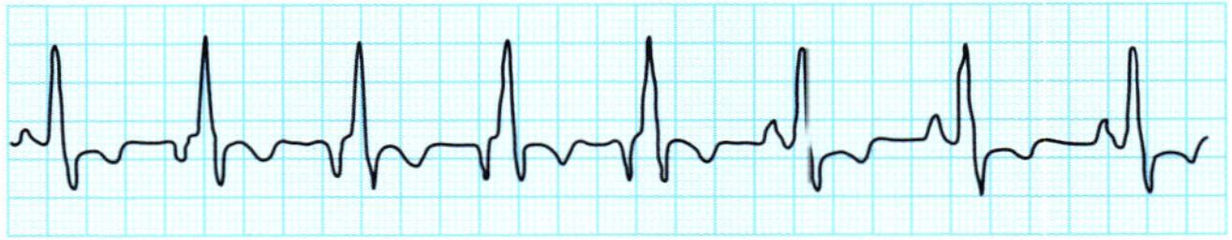	• 通常不需要治疗 • 治疗潜在病因 • 如果因心率缓慢而出现症状，可使用阿托品
多源性房性心动过速	• 心率：>100 次/min • 节律：不规则 • P 波：由于冲动起源于心房不同部位或交界区，因此 P 波形态多变（直立、低平、倒置、带切迹）。应看到至少 3 种不同的 P 波形态。常被误诊为心房颤动 • PR 间期：因起搏点与房室结的距离不同而异 • QRS 波群：一般正常 • 传导：心房内的传导顺序因起搏点位置不同而异。束支和心室的传导一般正常	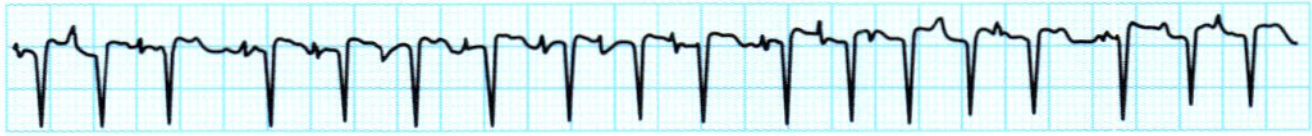	• 治疗潜在病因，通常是慢性阻塞性肺疾病除非出现症状或血流动力学不稳定，否则可能不需要额外的治疗 • 维持正常的血 Mg^{2+} 和 K^+ 水平 • 快速心率控制：静脉注射 β 受体阻滞剂，维拉帕米、地尔硫草 • 口服 β 受体阻滞剂，维拉帕米、地尔硫草 • 药物治疗难以纠正时，可能需要进行房室结射频消融并放置永久起搏器
房性心动过速	• 心率：心房率 120~250 次/min • 节律：心动过速则同规律，除非房室结处有不同程度的阻滞 • P 波：因为是异位节律，其形态与窦性 P 波不同。P 波出现在每个 QRS 波群之前，但可能隐藏在前面的 T 波中。当存在房室阻滞时，每个 QRS 波群之前可能出现一个以上的 P 波	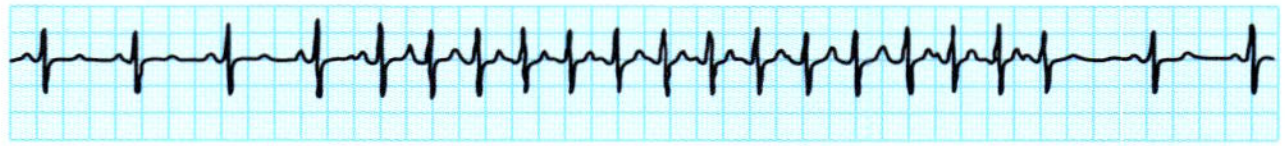	• 消除潜在病因，降低心室率 • 腺苷可能对某些房性心动过速有效 • 静脉注射 β 受体阻滞剂，维拉帕米或地尔硫草可减慢心室率

心脏节律	心电图特点	心电图示意图	治疗
	● PR 间期：可能较正常值缩短①，但是 P 波常隐藏于 T 波中，从而导致难以测量 ● QRS 波群：一般正常，当存在差异性传导时则增宽 ● 传导：通常正常经房室结传入心室。房性心动过速伴传导阻滞时部分心房冲动不能传导至心室。当心房冲动传导至心室时，如果心室仍处于相对不应期，则可能发生心室差异性传导		● 氟卡尼、普罗帕酮、胺碘酮、索他洛尔和多非利特可能对后续治疗有效 ● 心脏电复律可能对折返性房性心动过速有效，但对自律性房性心动过速无效 ● 射频消融通常有效
心房扑动	● 心率：心房率 250~350 次/min，通常 300 次/min。心室率取决于房室结阻滞情况 ● 节律：心房节律规则。心室节律是否规则则取决于房室阻滞程度是否发生变化 ● P 波：可见扑动波（F 波），其特征呈非正常规则的"锯齿"样。通常有一个 F 波隐藏在 QRS 波群中，当发生 2:1 传导时，F 波可能不太明显 ● FR 间期（扑动起始点到 QRS 波群起始点）：可能一致，也可能不同 ● QRS 波群：一般正常；也可能出现差异性传导 ● 传导：一般正常通过房室结和心室	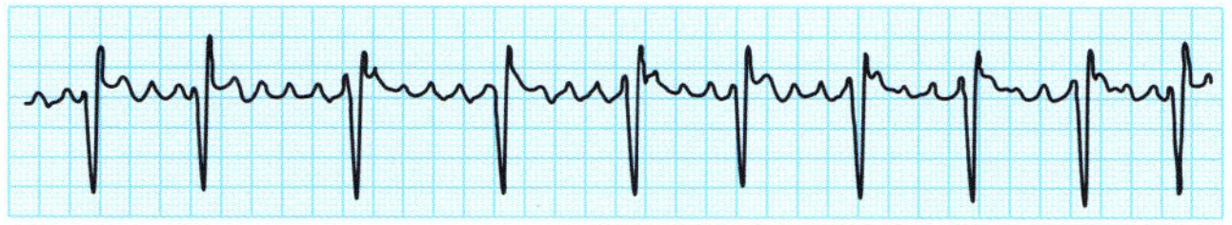 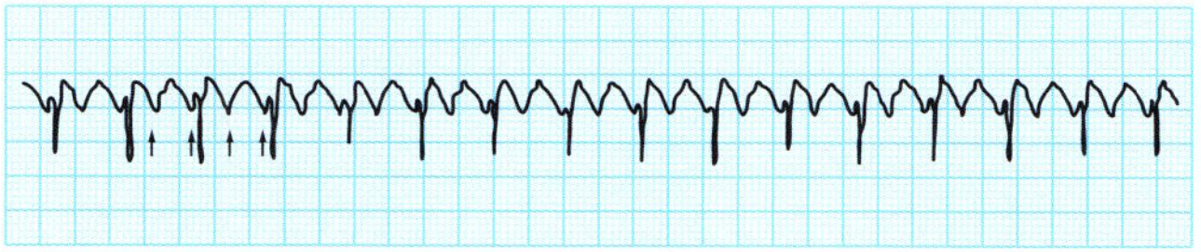	● 心输出量明显减少时首选心脏电复律 ● 如果没有预激，β 受体阻滞剂、维拉帕米或地尔硫䓬可以用于控制心室率。如果合并收缩性心力衰竭，β 受体阻滞剂无效或有禁忌且无心室预激时，静脉注射胺碘酮可用于控制心室率 ● 口服多非利特或索他洛尔可用于维持窦性心律。监测 QTc 间期 ● 胺碘酮、多非利特或索他洛尔可用于维持窦性心律 ● 射频消融通常是成功的

① 译者注：此处为尊重原著翻译。实际可能是 PR 间期延长，类似房性期前收缩；也可能是 P 波后的 R 波其实是前一个 P 波下传的，此时缩短的"PR 间期"是假象，实际 P 传导至 R 的时间同样是延长的。

续表

心脏节律	心电图特点	心电图示意图	治疗
心房颤动	• 心率：心房率 400～600 次/min 或更快。心室率因房室结阻滞程度不同而变化。新发心房颤动的心室率通常很快，可达 160～200 次/min；接受治疗后的心房颤动，心室率通常被控制在 60～100 次/min 的正常范围内 • 节律：不规则。心房颤动的显著特征之一是心室波明显不规则 • P 波：不存在。由于心房电活动是混乱的，因此没有成形的心房冲动。不规则的 f 波经常出现，大小从粗到细不等 • PR 间期：不可测量；没有 P 波 • QRS 波群：一般正常；常见差异性传导 • 传导：心房内的传导杂乱无章，没有现律。大多数心房冲动阻断在房室交界处。经房室交界传导的冲动通常在心室内传导正常。如果心房冲动到达束支系统时正处于其不应期内，则发生心室内差异性传导	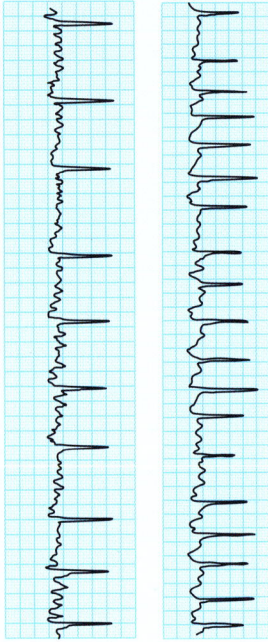	• 消除潜在病因 • 如果血流动力学不稳定，需要电复律。如果房颤持续时间超过 48 小时或未知，建议在电复律前或后进行抗凝治疗。经食管超声心动图可用于在紧急电复律前排除左心房和左心耳血栓 • 如果没有预激，首选钙通道阻滞剂和 β 受体阻滞剂用于急性心室率控制。不伴预激的重症患者，静脉注射胺碘酮 • 氟卡尼、多非利特、普罗帕酮、静脉注射伊布利特和胺碘酮可用于转复窦性心律 • 胺碘酮、多非利特、氟卡尼、奈达隆、普罗帕酮或索他洛尔可用于维持窦性节律 • 射频消融通常是成功的
交界性期前收缩	• 心率：60～100 次/min 或任何基础节律的速度 • 节律：规则，出现期前收缩时例外 • P 波：可出现在期前收缩 QRS 波群前、中、后，通常在 Ⅱ、Ⅲ 和 aVF 导联倒置 • PR 间期：缩短，当 P 波先于 QRS 波群时，通常等于或小于 0.10 秒 • QRS 波群：一般正常，但如果交界性期前收缩发生得很早，并在束支不应期传导到心室，则 QRS 波群形态可能异常 • 传导：逆行通过心房；正常通过心室	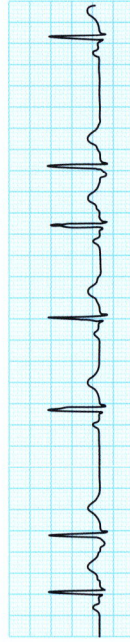 Ⅱ 导联 交界性期前收缩	• 通常不需要治疗

续表

心脏节律	心电图特点	心电图示意图	治疗
交界性心律	• 心率：交界性心律，40～60 次/min；加速性交界性心律，60～100 次/min；交界性心动过速，100～250 次/min • 节律：规则 • P 波：可出现在期前收缩 QRS 波群前、中、后，通常在 II、III 和 aVF 导联倒置 • PR 间期：缩短，当 P 波先于 QRS 波群时，通常等于或小于 0.10 秒 • QRS 波群：一般正常 • 传导：逆行通过心房，正常通过心室	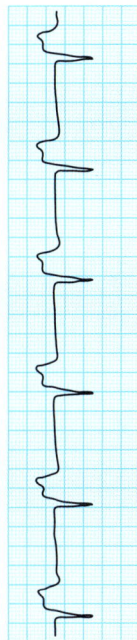 交界性心律 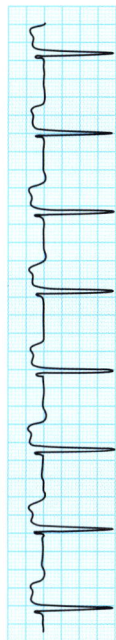 加速性交界性心律	• 通常不需要治疗，除非心率太慢或太快，难以维持足够心输出量 • 阿托品可用于增加心率 • 维拉帕米、普萘洛尔或β受体阻滞剂可用于降低心率 • 如果怀疑洋地黄中毒，应停用洋地黄
室性期前收缩	• 心率：60～100 次/min 或任何基础节律的速度 • 节律：因期前收缩而变得不规律 • P 波：与室性期前收缩无关。室性心律通常不会因期前收缩而中断，因此经常可见规则的窦性 P 波出现在整个心律中 • PR 间期：在大多数室性期前收缩前不存在。如果一个 P 波恰好发生在 PVC 之前，则 PR 间隔可以很短 • QRS 波群：宽大畸形；时程>0.10 秒。如果存在多个室异位起搏点，其形态（大小、形状）可能不同 • 传导：窄 QRS 波群。有些室性期前收缩可逆行进入心房，导致室性期前收缩后出现倒置 P 波	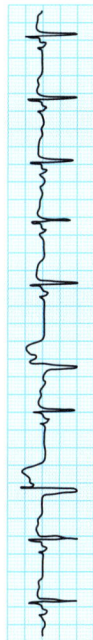 单形性室性期前收缩 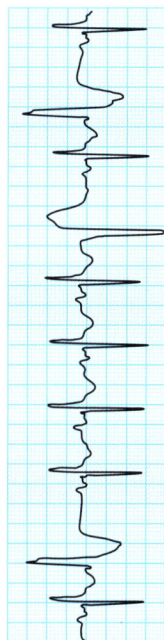 多源性室性期前收缩	• 消除潜在病因 • 通常不用药物治疗，但如果需要，利多卡因、胺碘酮、普鲁卡因胺、β受体阻滞剂可能有效
室性自主心律	• 心率：室性自主心律<50 次/min；加速性室性自主心律为 50～100 次/min • 节律：通常规则 • P 波：有时可见，此时其频率比心室率慢，与 QRS 波群分离 • PR 间期：无法测量	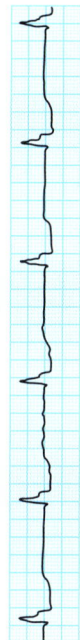 室性自主心律	• 对于室性逸搏节律，使用阿托品增加窦性心率并加速心室率 • 如果逸搏节律太慢，使用心室起搏来增加心室率

续表

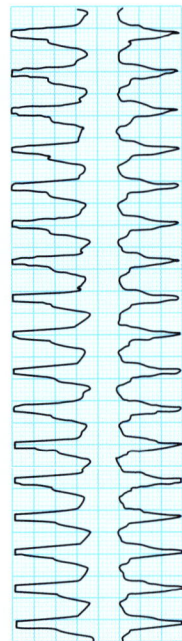

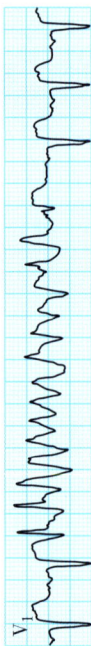

心脏节律	心电图特点	心电图示意图	治疗
	• QRS波群：宽大畸形 • 传导：如果基础节律为窦性心律，则心房传导正常。起源于心室的冲动通过心室肌细胞间传导，导致宽大的QRS波群		• 治疗取决于患者对心律的耐受性 • 如果患者病情稳定，应给予静脉注射利多卡因、胺碘酮或普鲁卡因胺 • 对于血流动力学不稳定的患者，首选心脏电复律 • 出现无脉性室性心动过速，应进行除颤 • 射频消融对于某些单形性室性心动过速是有效的
单形性室性心动过速	• 心率：心室率大于100次/min • 节律：通常规则，但也可略不规则 • P波：可能看到P波，但与窦性心律波群无关（房室分离）。如果窦性心律是潜在的基本心律，规律的P波通常隐藏在QRS波群中 • PR间期：由于P波与QRS波群分离，因此无法测量 • QRS波群：宽大畸形，时程>0.10秒 • 传导：冲动起源于一个心室，并通过两个心室间的心肌细胞传导扩散。冲动可能逆行传导至心房，但更常见的是窦房结继续有规律地发放冲动并使心房正常除极	加速性室性自主心律	
室性心动过速（多形性）	• 节律：不规则 • 心率：>100次/min，一般非常快 • P波：没有与室性心动过速相关的P波 • PR间期：无 • QRS波群：>0.12秒，有多种形状 • 正常心律时的QT间期正常（<0.47秒）	V₁ QT间期正常（QTc=0.39秒）	• 使用β受体阻滞剂，血管成形术/支架或冠状动脉旁路移植术治疗心肌缺血 • 可使用静脉注射胺碘酮或利多卡因 • 如果失去意识，需要进行除颤
尖端扭转型室性心动过速（与QT间期延长相关的多形性室性心动过速）	• 节律：不规则 • 心率：>100次/min，一般非常快 • P波：没有与室性心动过速相关的P波 • PR间期：无 • QRS波群：>0.12秒，多种形状，QRS波尖端常围绕基线扭转 • 正常心律时的QT间期延长；QT间期>0.50秒时其发生风险增加	QT间期延长（0.76秒）	• 停用致病药物 • 纠正电解质失衡 • 在病因得到纠正之前，可以静脉注射镁剂或使用超速起搏 • 如果失去意识，需要进行除颤

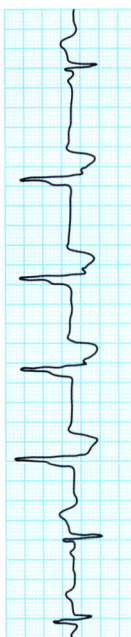

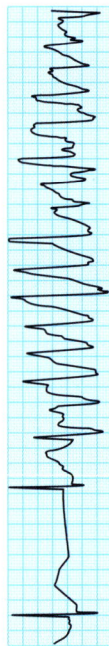

心脏节律	心电图特点	心电图示意图	治疗
心室颤动	<ul><li>心率：快速，不一致，为无效收缩</li><li>节律：杂乱，不规则</li><li>P波：不可见</li><li>PR间期：无</li><li>QRS波群：无成形的QRS波群；无特定模式的快速，不规则波动</li><li>传导：多个异位激动点在心室同时发出冲动，使心室除极不规则且无任何组织性。无心室收缩</li></ul>		<ul><li>立即除颤</li><li>使用除颤仪之前，需要进行心肺复苏术</li><li>常用胺碘酮、利多卡因和镁剂</li><li>转律后，使用静脉抗心律失常药物防止复发</li></ul>
心室停搏	<ul><li>心率：无</li><li>节律：无</li><li>P波：窦房结有功能时可见</li><li>PR间期：无</li><li>QRS波群：无</li><li>传导：如果窦房结有功能，心房传导可能正常，但激动不能传导到心室</li></ul>		<ul><li>立即进行心肺复苏</li><li>静脉注射肾上腺素</li><li>识别并治疗病因</li></ul>
一度房室传导阻滞	<ul><li>心率：可发生在任何窦性或房性心率，通常为60～100次/min</li><li>节律：规则</li><li>P波：正常，出现在每个QRS波群之前</li><li>PR间期：>0.20秒</li><li>QRS波群：一般正常</li><li>传导：心房传导正常，房室结传导延迟，心室传导正常</li></ul>		<ul><li>通常不需要治疗</li></ul>
二度I型房室传导阻滞（文氏或莫氏I型）	<ul><li>心率：可以发生在任何窦性或房性心率</li><li>节律：不规则，整体表现为"群组节奏"</li><li>P波：正常，部分P波没有下传到心室，但一组仅有一次不能下传</li><li>PR间期：逐渐延长。P波脱落前一个PR间期长于脱落后下一个PR间期</li><li>QRS波群：一般正常，除非合并束支传导阻滞</li><li>传导：心房传导正常，房室结传导逐渐延迟，直至一个冲动不能下传。下传比例不定，低至2：1（每隔一个P波被阻断），高至15：14（每15个P波中有一个被阻断）</li></ul>		<ul><li>治疗取决于传导比率、心室率和症状</li><li>使用阿托品治疗慢心室率</li><li>若心室率正常，可以不用处理</li><li>停用洋地黄、β受体阻滞剂和钙通道阻滞剂</li><li>当心室率过慢时，可能需要临时起搏器</li></ul>

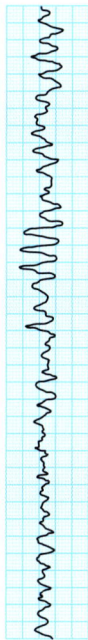

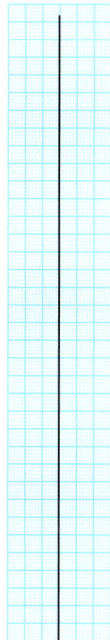

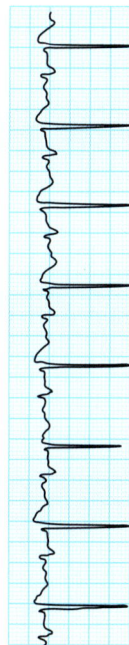

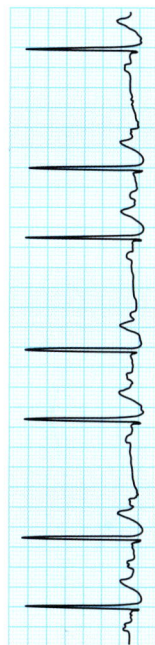

续表

心脏节律	心电图特点	心电图示意图	治疗
二度Ⅱ型房室传导阻滞（莫氏Ⅱ型）	● 心率：可以出现在任何基础心率 ● 节律：传导中断导致节律不规则 ● P波：通常规律出现在每个QRS波群之前。间歇性出现一个P波后面无QRS波群跟随。未下传P波的前一个和后一个PR间期相等 ● PR间期：有P波下传的PR间期固定。未下传P波的前一个和后一个PR间期相等 ● QRS波群：通常由于合并传导阻滞而变宽 ● 传导：心房和房室结传导正常，但间歇性传导阻滞到心室。由于束支传导阻滞，导致冲动不能到心室。由于束支传导阻滞，因此心室内传导异常缓慢。房室传导比例可以从2:1到偶尔发生阻滞	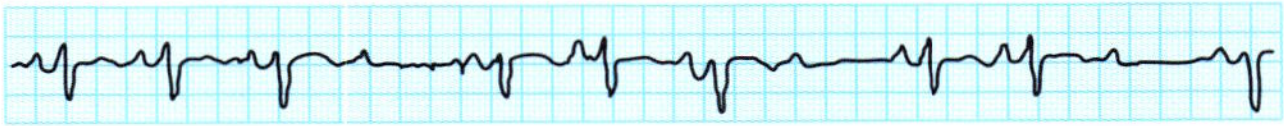	● 通常需要安装起搏器 ● 不推荐阿托品
高度房室传导阻滞	● 心率：心率<135次/min ● 节律：规则或不规则，取决于传导模式 ● P波：正常；出现在每个QRS波群之前，但2个或2个以上连续的P波没有QRS波群 ● PR间期：有房室传导的PR间期固定；可以正常或延长 ● QRS波群：Ⅰ型通常正常，Ⅱ型波形变宽 ● 传导：心房传导正常。2个或2个以上连续的心房冲动不能传导到心室。Ⅰ型心室传导正常，Ⅱ型心室传导异常缓慢	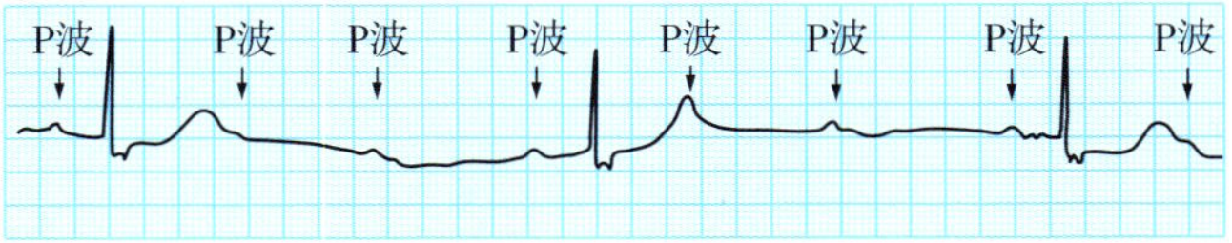	● 当患者有症状时需要治疗 ● 阿托品可增加心室率 ● 通常需要安装起搏器
三度房室传导阻滞（完全性）	● 心率：心房率通常正常；心室率<45次/min ● 节律：规则 ● P波：正常，但与QRS波群没有关系 ● PR间期：无固定PR间期，因为P波和QRS波群之间没有关系 ● QRS波群：心室受交界区节律控制则形态正常；受心室节律控制则变宽 ● 传导：心房传导正常。所有冲动不能传导到心室。如果冲动均在房室结或束支水平阻断而逸搏心律则传导可以正常；如果为心室逸搏心律，则心室内传导异常缓慢	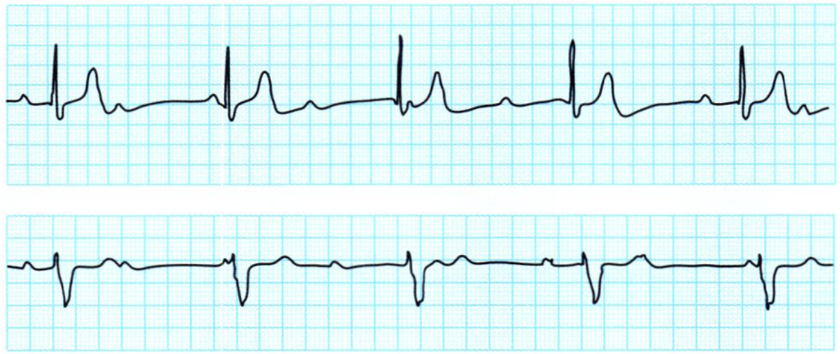	● 起搏器 ● 阿托品通常无效 ● 当心输出量严重减少时，应进行心肺复苏术，直到有起搏器可用

（关欣 译　宫晓艳　种甲 审校）